新编麻醉临床指南

时鹏飞等　主编

云南出版集团公司
云南科技出版社
·昆明·

图书在版编目（CIP）数据

新编麻醉临床指南 / 时鹏飞等主编. -- 昆明 ： 云南科技出版社，2017.9
ISBN 978-7-5587-0785-8

Ⅰ．①新… Ⅱ．①时… Ⅲ．①麻醉—指南 Ⅳ.
①R614-62

中国版本图书馆CIP数据核字(2017)第227746号

新编麻醉临床指南

时鹏飞等　主编

责任编辑：王建明　蒋朋美
责任校对：张舒园
责任印制：蒋丽芬
封面设计：张明亮

书　　号：978-7-5587-0785-8
印　　刷：长春市墨尊文化传媒有限公司
开　　本：889mm×1194mm　　1 / 16
印　　张：39.25
字　　数：650千字
版　　次：2020年9月第1版　2020年9月第1次印刷
定　　价：120.00元

出版发行：云南出版集团公司云南科技出版社
地址：昆明市环城西路609号
网址：http://www.ynkjph.com/
电话：0871-64190889

前　言

  麻醉学是临床医学中发展最快的学科之一，而且继续保持着高速发展的势头．近年来，基础医学以及与麻醉密切相关的生理、药理、病理学等学科的进步，为麻醉学理论和临床工作提供了广阔的发展空间．面临新科学、新理论和新技术的挑战，为适应麻醉专业发展的需求，我们特组织多位有多年临床经验的专家，编写了这本《新编麻醉临床指南》。

  本书重点阐述了麻醉前准备，各种麻醉方法等内容，亦对各种手术的麻醉方法与临床应用进行了系统的归纳与概括．全书内容新颖、详实，有较强的科学性和实用性，希望读者能从书中有所收益，提高对基础麻醉和临床麻醉处理的理解。

  本书在编写过程中参考了国内一些专家、学者的相关专著和成果，在此谨表示感谢！由于麻醉学科的发展日新月盛，其进展还有待于同道的共同开拓和探讨，加之编写时间所迫、篇幅所限，疏漏之处恐在所难免，若存在欠妥之处恳请广大读者斧正，使之日臻完善，不胜感激。

目 录

第一章 绪论

麻醉学 (anesthesiology) 作为一级学科包括临床麻醉 (clinical anesthesia)、疼痛治疗 (pain management)、急救复苏 (first-aid and resuscitation) 和重症治疗 (intensive care) 等，其中临床麻醉是麻醉学科的主要工作。

临床麻醉是使用药物或某种方法使患者暂时丧失意识 (unconsciousness)，或即使意识存在，但对疼痛无感知，以保证手术、诊断及治疗操作能够安全、顺利地进行；而在治疗完成后，意识、各种感觉及生理反射能够及时、平稳地恢复正常。根据麻醉药物给药途径及麻醉药物作用部位将临床麻醉分为两大类，即全身麻醉 (general anesthesia) 和局部麻醉 (local anesthesia)。

全身麻醉是麻醉药作用于中枢神经系统，患者暂时意识丧失，周身都不感到疼痛。全身麻醉又分吸入麻醉 (inhalational anesthesia) 和静脉麻醉 (intravenous anesthesia)。吸入麻醉是麻醉药物通过呼吸道到达肺泡，进入血液循环，作用于中枢神经系统，产生全身麻醉作用。静脉麻醉是将麻醉药物经静脉或肌内注射后进入血液循环，作用于中枢神经系统，达到全身麻醉状态。两种全麻方法各有优缺点，临床最常用的是静吸复合麻醉，即将静脉麻醉药物和吸入麻醉药物先后或同时使用，通常是先给予静脉麻醉药完成麻醉诱导，再给予吸入麻醉药维持麻醉。另外，麻醉性镇痛药和肌肉松弛药也是现代全身麻醉中不可或缺的药物。

局部麻醉是麻醉药物作用于脊髓的某一节段或某些外周神经，使机体的某部位暂时失去疼痛的感觉，包括表面麻醉 (topical anesthesia)、局部浸润麻醉 (local infiltration anesthe-sia)、区域阻滞 (regional block)、神经阻滞 (nerve block)、神经丛阻滞 (nerve plexusblock) 和椎管内阻滞 (intrathecal anesthesia)，椎管内阻滞包括蛛网膜下腔阻滞 (即腰麻，spinal anesthesia) 和硬脊膜外腔阻滞 (epidural anesthesia)，骶管阻滞 (caudal block) 实质也是硬脊膜外腔阻滞。

临床麻醉中经常将几种麻醉药物和 (或) 几种麻醉方法相互配合使用，以减少每一种麻醉药物的剂量以及可能出现的不良反应，既能够获得满意的麻醉效果，又比较容易维持患者生理功能稳定，患者麻醉苏醒快。有时为了更有效地为某些手术提供最佳的工作条件，可采取一些特殊措施，使患者相关的生理功能发生改变，以适应手术的需要，如控制性降压 (deliberate hypotension)、人工低温 (deliberate hypothermia) 及急性血液稀释 (acute hemodi-lution) 等。这些措施虽然与免除患者的疼痛感觉无关，但却是临床麻醉的一部分。临床已经证实，这些措施的及时、合理应用，减低了某些困难手术的死亡率，使得某些以往不可能施行的手术安全可行。

第一节 麻醉的基本概念及发展

一、麻醉的基本概念

一般认为，麻醉是由药物或其他方法产生的一种中枢神经和 (或) 周围神经系统的可逆性功能抑制，这种抑制的特点主要是感觉特别是痛觉的丧失。

麻醉 (anesthesia) 一词源于希腊文 narkosis，顾名思义，麻为麻木麻痹，醉为酒醉昏迷。因此，麻醉的含义是用药物或其他方法使患者整体或局部暂时失去感觉，以达到无痛的目的进行手术治疗。麻醉学 (anesthesiology) 是运用有关麻醉的基础理论、临床知识和技术以消除患者手术疼痛，保证患者安全，为手术创造良好条件的一门科学。现在，麻醉学已经成为临床医学中一个专门的独立学科，主要包括临床麻醉学、急救复苏医学、重症监测治疗学、疼痛诊疗学和其他相关医学及其机制的研究，是一门研究麻醉、镇痛、急救复苏及重症医学的综合性学科。其中临床麻醉是现代麻醉学的主要部分。

二、麻醉概念的发展

麻醉和麻醉学的范畴是近代医学发展过程中逐渐形成的，并且不断地更新变化。随着外科手术及麻醉学的发展，麻醉已远远超过单纯解决手术止痛地目的，工作范围也不局限于手术室，因而麻醉和麻醉学地概念有了更广的含义。它不仅包括麻醉镇痛，而且涉及麻醉前后整个围手术期的准备与治疗，监测手术麻醉时重要生理功能的变化，调控和维持机体内环境的稳态，以维护病人生理功能，为手术提供良好的条件，为病人安全度过手术提供保障，一旦遇有手术麻醉发生意外时，能及时采取有效的紧急措施抢救病人。此外，还承担危重病人复苏急救、呼吸疗法、休克救治、疼痛治疗等。麻醉工作者的足迹涉及整个医院和其它场所。

现代麻醉学，有分为临床麻醉学、复苏与重症监测治疗学及疼痛诊疗学等，成为一门研究麻醉镇痛、急救复苏及重症医学的综合性学科。它既包含有基础医学各学科中有关麻醉的基础理论，有需要广泛的临床知识和熟练的技术操作。麻醉工作者通过医疗、教学和科研工作，不断的充实提高临床麻醉工作和麻醉学的内容。

三、麻醉发展的三个阶段

(一) 古代麻醉发展阶段－－麻醉的发现与萌芽

从史前时期开始，古代医学的发展经历了悠久的岁月。人类在劳动和生活中，不断地寻找减除因灾害或禽兽引起的创伤或疾病疼痛的药物和方法。"神农尝百草，一日而遇七十毒"就反映了我国古代人民很久以来就千方百计寻找治病止痛的良药。在此其间出现过应用鸦片、大麻、曼佗罗等天然植物药物镇痛，但从麻醉的概念来看，不论其麻醉效果和安全性，均与现代麻醉应用的药物和方法无法相比，尚处在萌芽状态。

(二) 近代麻醉发展阶段－－临床麻醉学的形成

从 18 世纪，乙醚等全身麻醉成功地应用于外科手术，是为近代麻醉学地开端。这一阶段地特点是许多医学家、化学家、包括外科医生、医学生等为麻醉药的发现和临床应用作出了贡献。同时使麻醉方法和药物在临床的应用多样化。针对手术麻醉过程中的问题，也从单纯的镇痛发展到麻醉期间及麻醉前后比较全面的处理，到 20 世纪 30～40 年代积累了丰富的临床经验，逐步形成了临床麻醉学。

(三) 现代麻醉学的发展阶段

进入 20 世纪 50 年代，在临床麻醉学发展的基础上，麻醉的工作范围与领域进一步扩展，麻醉学的基础理论和专业知识不断充实提高，麻醉操作技术不断改进完善，麻醉学科和专业进一步发展壮大。迈进了现代麻醉学的发展第三阶段。这一阶段的特点表现在出现了大专职从事麻醉专业的人员，由于麻醉工作 范围与领域的扩展，麻醉学又分支出亚学科，随着新理论、新知识、新技术的运用，促进了麻醉学的现代化。

四、麻醉学在临床的重要作用

麻醉学在临床医学中日益发挥着重要作用，为外科 (包括基本、腹部、神经、矫形、胸心、血管、泌尿、小儿等)、妇产科、耳鼻喉科、眼科、口腔科等手术病人提供无痛、安全、肌松、无不良反应和知晓、良好的手术条件以完成手术治疗。同时通过它所掌握的复苏急救知识和技术，对各临床科室病人，特别是危重症病人发生的循环、呼吸、肝肾等功能衰竭的处理，并在加强治疗病房 (ICU)、疼痛诊疗门诊以及其它有关治疗诊断场合等方面，也都日益发挥着重要作用。

五、麻醉学与其它学科的关系

麻醉学是一门基础医学与临床医学密切结合的学科。在基础医学方面以药理、生理、生化、病理生理学为基础。近年来麻醉学又以生物物理、分子生物、免疫、遗传、生物医学工程学密切联系，进一步探讨和阐明疼痛与麻醉对机体的影响和机理。在复苏和危重症医学方面研究机体死亡与复活的规律。反过来通过临床实践，验证和丰富诸如疼痛学说、麻醉药作用机理、麻醉对遗传的影响等。随着整个医学科学和麻醉学的发展，麻醉学与其它学科的关系将更加密切，相互促进，共同提高。

第二节 麻醉科的结构及内涵

麻醉学属临床医学二级学科。麻醉科是医院的一级临床科室，麻醉科主任在院长领导下工作。凡以临床麻醉、重症监测治疗 (ICU) 和疼痛诊疗等为主要工作内容的麻醉科也可更名为麻醉与重症医学科。

麻醉科的工作任务包括临床医疗、教学与科研等方面。一个符合二级学科内涵的麻醉科应由麻醉科门诊、临床麻醉、麻醉恢复室 (RR) 及 ICU、疼痛诊疗和实验室等部门组成。麻醉科的建设虽应根据医院规模及其所承担的工作任务不同而有所区别，但各级医院均应努力按二级学科的内涵加以健全与提高。

一、麻醉科门诊

随着医院管理工作的进步，特别是为保证质量、提高效率和减轻患者负担，麻醉科门诊将成为医院门诊工作的重要组成部分。麻醉科门诊的主要工作内容如下。

(1) 麻醉前检查与准备。为缩短患者的住院周期，保证麻醉前充分准备，凡拟接受择期手术的患者，在手术医师进行术前检查与准备的基础上，入院前应由麻醉科医师在麻醉科门诊按要求作进一步的检查与准备。其优点是：

①患者入院后即可安排手术，甚至在当日即可安排手术，可显著缩短住院日期，提高床位周转率。

②可避免因麻醉前检查不全面而延迟手术，造成患者不必要的精神痛苦与经济损失。

③杜绝手术医师与麻醉医师因对术前准备项目意见或观点不一致而发生争执。

④患者入院前麻醉科已能了解到病情及麻醉处理的难度，便于恰当地安排麻醉工作。麻醉前检查与准备工作目前均在病房进行，随着医院现代化进程的加速，有条件的医院应逐步将这一工作转移到门诊。

(2) 麻醉后随访或并发症的诊断与治疗，特别是麻醉后并发症由麻醉科医师亲自诊治是十分必要的。目前的情况是：一方面某些并发症（如腰麻后头痛）辗转于神经内、外科或其他科室诊治而疗效不理想，而另一方面麻醉科医师却无机会对这些患者进行诊疗，随着麻醉科门诊的建立这些情况将不再发生。

(3) 麻醉前会诊或咨询。

(4) 疼痛诊疗可单独开设疼痛诊疗门诊或多学科疼痛诊疗中心，并可建立相应的病房。

(5) 呼吸治疗、药物依赖戒断（戒毒）等。凡利用麻醉学的理论与技术（包括氧疗及各种慢性肺部疾患患者的辅助呼吸治疗）进行的各种治疗也可称麻醉治疗学，麻醉治疗学是麻醉科的重要内容之一。

二、临床麻醉

临床麻醉的工作场所主要在手术室内，目前已拓展到手术室外，如导管室、介入治疗室及各种内镜检查等。在规模较大、条件较好的麻醉科，应建立临床麻醉的分支学科（或称亚科），如心血管外科、胸外科、脑外科、产科和小儿外科麻醉等，以培养专门人才，提高专科麻醉的医疗质量。

（一）临床麻醉的主要工作内容

(1) 对患者进行术前检查、病情评估与准备。

(2) 为手术顺利进行提供基本条件，包括安定、无痛、无不愉快记忆、肌松并合理控制应激反应等。

(3) 提供完成手术所必需的特殊条件，如气管、支气管内插管，控制性降压，低温，人工通气及体外循环等。

(4) 对手术患者的生命机能进行全面、连续、定量的监测，并调节与控制在正常或预期的范围内，以维护患者的生命安全。应当指出，对患者生命机能进行监测与调控已是临床麻醉的重要内容，因此，麻醉科不仅必须配备有完备与先进的仪器与设备，更要不断提高麻醉科医师的知识、素质与能力，只有这样才能进行及时准确的判断与治疗。

(5) 开展术后镇痛工作，预防并早期诊治各种并发症，以利术后顺利康复。

(6) 积极创造条件，开展"手术室外麻醉"和"非住院患者的麻醉"，以方便患者、节约医疗资源，但要有准备地实施，实施前必须建立相应的规范与制度，以确保患者安全。

（二）临床麻醉常用方法

临床麻醉的方法（技术）及其使用的药物虽然众多，根据麻醉药作用于神经系统的不同部位，概括起来可分为局部（区域）麻醉和全身麻醉两大类，临床麻醉方法分类如表1-1所示。

局部浸润麻醉是指沿手术切口线分层注射局麻药，阻滞组织中的神经末梢。

目前已较少使用单一的药物或单一的方法进行麻醉，临床上使用较多的是复合麻醉或称平衡麻醉和联合麻醉，复合麻醉指同时使用两种或两种以上麻醉药及（或）辅助药物以达到麻醉的基本要求，可以减少单个药物的用量及副作用。联合麻醉指同时使用两种或两种以上方法以达到麻醉的基本要求，以能取长补短综合发挥各种方法的优越性。例如，使用镇静、麻醉镇痛与肌松药进行静脉复合全麻，又如全身麻醉与硬膜外阻滞麻醉联合应用等。

表 1-1 麻醉药作用于不同神经部位与麻醉方法分类

分类	麻醉方法	给药方式	作用的部位
全身麻醉	吸入全麻 静脉全麻	吸入、静脉注射 肌内注射 直肠灌注	中枢神经系统
局部（区域）麻醉	蛛网膜下隙阻滞 硬膜外阻滞 神经干（丛）阻滞 局部浸润麻醉	局麻药注入蛛网膜下隙 局麻药注入硬膜外隙 局部麻醉药注入神经干 （丛） 局麻药局部浸润	蛛网膜下脊神经 硬膜外脊神经 神经干（丛） 皮肤、黏膜神经末梢

三、麻醉恢复室

麻醉恢复室(RR)是手术结束后继续观察病情，预防和处理麻醉后近期并发症，保障患者安全，提高医疗质量的重要场所。RR 应配备有专门的护士与医师管理患者，待患者清醒、生命体征稳定后即可送回病房。若患者病情不稳定，如呼吸、循环功能障碍者应及时送入 ICU。RR 可缩短患者在手术室停留时间、利于接台手术以提高手术台利用率，也有益于病房管理。

四、ICU

凡由麻醉科主管的 ICU 也可称麻醉科 ICU(AICU)，AICU 主要针对手术后患者，是围术期危重病诊治、保障重大手术安全、提高医疗质量的重要环节，是现代高水平、高效益医院的必然产物。

ICU 的特点是：

1.配备有先进的设备以能对患者生命机能进行全面、连续和定量的监测。

2.具备早期诊断及先进的治疗设备与技术。

3.采用现代化管理，因而具有高工作效率和抢救成功率。

4.拥有一支训练有素的医疗护理队伍。

进入 ICU 的患者由麻醉科医师和手术医师共同负责，麻醉科医师的主要任务是：对患者进行全面、连续、定量的监测；维护患者的体液内稳态；支持循环、呼吸等功能的稳定；防治感染；早期诊治各种并发症及营养支持等。手术医师侧重于原发病和专科处理。待患者重要脏器功能基本稳定后即可送回原病室。

五、疼痛诊疗

疼痛诊疗是麻醉科工作的重要组成部分，工作内容主要包括术后止痛及急、慢性疼痛的诊断与治疗。应当强调疼痛诊疗的多学科性和临床诊断的重要性，因此，从事疼痛诊疗医师必须有扎实的临床功底，必须具有麻醉科主治医师的资格再经规范化住院医师专业培训后才能准入。

第三节 现代麻醉学的范畴

麻醉学发展至今已有 160 多年的历史，经过一个多世纪的演变与发展，其范畴不断扩展，现代麻醉学包括临床麻醉、重症监测治疗、急救复苏、疼痛诊治四个方面，成为临床医学的重要组成部分。21 世纪是科技、信息高速发展的时代，生命科学是新世纪主导学科之一。临床医学作为生命科学的重要组成部分将飞速发展，现代麻醉学也会与时俱进、前景广阔。

一、临床麻醉

在现代医院中，不管是综合医院还是专科医院，尽管级别不等、规模太小不一，手术室仍是麻醉科的重要工作场所，临床麻醉仍是麻醉医师的主要任务。临床麻醉的基本要求是安全、无痛，麻醉前要求对患者进行全面评估，麻醉中各项操作规范、熟练，成功率高。围麻醉期应消除患者的顾虑和不良记忆，维持呼吸、循环、体温等生理功能在正常范围内，预防麻醉或与麻醉相关的并发症。防止差错事故，避免不良反应和意外事件的发生。

要作好临床麻醉，必须有一个管理现代化、制度化，医、教、研全面发展的麻醉科，按科室规模大小有较完整的人才梯队和称职的、有开创精神的、德才兼备的学科带头人。现代化麻醉科应有一流的管理水平，且有各项工作制度和操作常规，同时有健全的学习和培训制度。重视继续教育和人才培养。此外，按等级医院要求，麻醉科需要仪器设备完善、装备性能良好、功能较齐全。做到每一台手术都有基本麻醉设施 (麻醉机和监护仪)，以保证麻醉手术的安全。各级麻醉人员还必须不断更新业务知识，保持高度责任心，不断提高自身的素质。

麻醉科涉及学科广泛，与许多科室有业务联系，麻醉的发展离不开相关科室的支持与发展，因此加强科室之间的团结、交流、协作也是至关重要的。

现代麻醉科除了在手术室内进行麻醉外，还需在放射科、门诊手术室、各病区治疗室等协助进行大量的诊断性和治疗性操作。如麻醉下的内窥镜检查与治疗、心律失常复律术、心脑血管造影以及介入治疗等。如果在暗室、设备简陋的场所实施麻醉，必须术前做好充分准备，配备氧气、吸引器、抢救用具以及药品等，以防抢救时措手不及，发生意外事件。

术后呼吸道梗阻、低氧血症、继发性脑出血等是严重并发症，常见于术后的早期，因此建立恢复室或麻醉后监测治疗室 (PACU) 很有必要。可在 PACU 等待患者意识清楚，肢体活动恢复，呼吸循环稳定后送回病房，确保患者安全。

二、重症监测治疗

重症监测治疗室 (ICU) 是由麻醉恢复室或因各种原因引发的急性呼吸衰竭演变而来的，已有 50 多年的历史，目前已形成了一门专业学科即危重病医学。由于医院历史背景、级别与规模的不同，我国 ICU 在医院中的规模、设施、人员组成及归属差异也很大，有的受麻醉科领导；有的由外科管理；有的是独立的科室，直属医院领导。不管怎样，ICU 收治的患者大多是创伤、严重并发症以及各种重症严重威胁生命者，急需组织抢救。如急性呼吸衰竭需呼吸机支持，各种类型的休克需要进行抗休克治疗等。麻醉人员对呼吸衰竭的病理生理、诊断以及治疗都比较熟悉，尤其呼吸机的应用与管理；对休克的治疗不管是出血性、创伤性还是心源性休克都有较熟练的掌握；另外对呼吸、循环等监测的掌握运用也熟练，因此 ICU 与现代麻醉学密切相关，为现代麻醉学的组成部分。由于 ICU 患者的特殊性和复杂性，往往需要多学科的医师参与诊治。麻醉科医师在 ICU 除了发挥自己的专长外，还需向其他专业的人员学习，如肝肾功能的保护与治疗、营养治疗、影像诊断技术等，不断充实自己才能完全肩负起 ICU 的责任。

三、疼痛诊治

自 1988 年召开全国第一次疼痛治疗专题学术会议以来，国内许多医院麻醉科开设了疼痛专科门诊，有的医院还建立了疼痛科，设置了病房。从事疼痛诊治的人员以麻醉科医师为主，他们利用自己的麻醉知识和掌握的麻醉技能，尤其是神经阻滞方面的优势，积极开展疼痛治疗，不但拓宽了我国现代麻醉学的业务范围，而且还为疼痛学的发展做出了贡献。

卫生部 2007 年 227 号文件提出了在二级以上医院可增设一级诊疗科目"疼痛科"，主要进行慢性疼痛的诊断与治疗，同时还规定了从事"疼痛科"的医师应来自麻醉科、骨科、神经内外科、康复科、风湿科等。这给疼痛诊疗指明了发展方向，也是疼痛治疗发展的良好机遇。

四、急救复苏

麻醉是特殊而有一定风险的工作，因此麻醉医师在学习和培训过程中必须掌握急救复苏的理论知识，熟练掌握急救复苏的操作技能，比如心、肺、脑的初期和二期复苏以及复苏后期的脑保护和脑水肿处理等。在医院各种危重患者抢救过程中，在重大自然灾害、严重交通事故及其他伤害性事件救治过程中，麻醉医师应利用自己的急救知识和操作技能，参与一线实际的抢救工作，在急救复苏工作中担当主要角色。因此，急救复苏是现代麻醉学的重要内容。

在急救复苏后期，往往出现许多并发症如多器官功能衰竭、成人呼吸窘迫综合征、弥散性血管内凝血、严重感染等，在此情况下需要许多相关科室的医师参与协同抢救方能成功。麻醉医师应从中向有关专家学习新知识和新经验，不断提高并充实自己。

第四节 麻醉学进展

一、全麻机制蛋白学说的研究进展概况

麻醉学的进展不仅是指新理论和新技术的出现，还有一个对既往的理论和观点再认识、再提高的问题。"全身麻醉是怎样产生的？"这是一个长期以来一直令我们困惑的谜团。自 1845 年 Mortem 首次公开演示乙醚全身麻醉至今，现代麻醉学已走过了 150 余年的发展历程，期间随着各种新型全麻药物的研制开发和全麻技术的不断改进，全身麻醉的实施在今日已非难事。但事实上，即使是目前最新的全麻药物，其毒性作用和应用风险仍然是相当高，按照治疗指数（即 50% 致死剂量与 50% 有效剂量的比值）进行比较，常规药物的治疗指数均超过数百或数千，而全麻药物的治疗指数一般为 3 ~ 4，可见全麻药物的应用本身就具有极高的风险。当前全身麻醉的安全实施在很大程度上可以说只是得益于训练有素的麻醉工作者和日益发展的先进监测技术。因此，无论是全麻药物，还是全麻技术均有待于进一步的提高和改进。但限于目前对全身麻醉本质和机制认识上的局限性，我们在全身麻醉的安全性、可控性，乃至新药开

发等的研究方面均受到了极大的制约。时至今日，麻醉工作者始终摆脱不了"知其然而不知其所以然"的尴尬境界。事实上，自 20 世纪初 MeyerOverton 首先提出著名的脂质学说以来，全世界的麻醉学家、神经生理学家、药理学家等为全麻原理的阐明进行了不懈的努力和探索，并先后提出了多达百余种的假说和理论。尽管其中的多数已先后遭到否定和摒弃，现存的一些假说和理论也可能只窥见了全麻原理的冰山一角，而与问题的实质尚有较长的距离。但是长期的研究积累，特别是近年来取得的许多进展，其成果仍然很令人鼓舞。近 10 年来，对全麻机制的研究在亚细胞和分子水平取得很大进展，主要发现全麻药通过与细胞膜上的受体及通道蛋白发生直接的相互作用而发挥作用。这些发现对传统的脂质学说提出了严峻的质疑和挑战，并逐渐形成和提出了全麻机制的蛋白学说。

其依据是：

1. 药理研究发现，药物作用的普遍规律与蛋白质发生直接作用而产生其效应。因此，推测全麻药也应以同样方式发挥作用。

2. 发现全麻药的确可与离子通道蛋白或其他蛋白质发生直接相互作用。

3. 全麻药的分子结构可影响其效能及在离子通道上的作用；反之，受体或通道亚基或肽链成分改变也可影响全麻药的作用。因此，认为全麻药的作用部位在蛋白质而不是脂质，确切位点可能是神经突触的离子通道或其调节系统。

二、新药应用

（一）吸入全麻药

安氟醚和异氟醚均属强效全麻药，主要用于麻醉维持。由于该药不会引起燃烧和爆炸，临床浓度不会引起肝炎，对循环抑制较轻，所以尽管已有七氟醚和地氟醚等新药问世，但安氟醚和异氟醚依然是常用药。上世纪 90 年代初七氟醚和地氟醚问世，其特点是血 / 气分配系数小，作用起效快，苏醒迅速，尤适用于非住院手术的麻醉。七氟醚的气味宜人，可用于小儿全麻的诱导和维持。

（二）静脉全麻药

早在 1934 年硫喷妥钠已用于临床，由于麻醉诱导迅速副作用又较小，至今仍为标准静脉诱导药，也可用于脑保护和解痉。依托咪酯具有对呼吸抑制小，血流动力学平稳等优点，故适用于重症患者等。咪唑安定属第三代苯二氮卓类药，适用于术前用药、全麻诱导维持、部位麻醉、ICU 中催眠镇静等。该药与其他静脉麻醉药、麻醉性镇痛药等联合使用，可减少各自的用药剂量和不良反应。异丙酚是常用的新药，其特点是作用时间短，约 5 ~ 10 min，有良好的镇吐作用，又有抗氧化剂作用，用于全麻诱导和维持，预防和治疗不同原因诱发的恶心呕吐，以及 ICU 中辅助用药等。近年研制的新药还有：埃尔泰洛尔、S- 氯胺酮等，目前正在临床试用中。

（三）肌松药

常用的肌松药有两大类：即去极化类，如琥珀胆碱等；非去极化类，又可分短效（如米瓦库铵）、中效（如阿曲库铵、维库溴铵等）及长效（如哌库溴铵等）。由于琥珀胆碱作用短暂（仍适用于气管插管术）。某些情况下可出现高血钾、甚至心搏骤停等，临床应用日益减少。阿曲库铵和维库溴铵，常用于全麻维持、术中或术后机械通气。

近年，新的肌松药如顺式阿曲库铵、罗库溴铵、099 487 等已用于临床，其特点是：起效快；

作用时效短；不良反应少。

（四）麻醉性镇痛药

芬太尼是目前常用的麻醉性镇痛药，其强度比吗啡大 100 ～ 180 倍，常用量 2 ～ 5 μg/kg，静脉注射后立即生效，维持 30 ～ 60 min。使用较大剂量芬太尼 (10 ～ 50 μg/kg)，能显著降低应激反应，作用时效明显延长 (3 ～ 5 h)，常用于高血压、冠心病和瓣膜性疾病患者。芬太尼对心血管抑制轻，但剂量增大可能出现心动过缓，注射太快可引起胸壁强直，呼吸抑制。此外，还有舒芬太尼和阿芬太尼，这两种药国内尚少使用。瑞芬太尼是一种新颖、强效阿片受体激动剂，具有起效快、作用短 (消除半衰期 10 ～ 20 min)，无蓄积作用，对心血管无明显抑制作用等优点。

（五）局部麻醉药

普鲁卡因属酯类局部麻醉药 (局麻药)，由于作用弱、起效慢等，故临床极少使用。取而代之的是利多卡因，为酰胺类，其特点是作用较强，时效 1 ～ 1.5 h，浓度 0.5% ～ 2%，适用于局部浸润麻醉、神经和神经丛阻滞以及椎管内麻醉等。布比卡因属酰胺类，时效 3 ～ 4 h，常用 0.25% ～ 0.5% 溶液，适用于神经和神经丛阻滞和椎管内麻醉。但布比卡因对心脏毒性作用较大，一旦发生心搏骤停，往往复苏困难。左布比卡因属长效酰胺类药物，是布比卡因的左旋异构体，不含具有毒性作用的 R(+) 型镜像体，对心脏和脑组织的亲和力低于右旋布比卡因，因此，中枢神经系统和心脏毒性均明显低于布比卡因，且不引起致命性的心律失常。左布比卡因与布比卡因相比有许多优势，在临床的研究及应用已较广泛。罗哌卡因是新一代酰胺类长效局麻药，毒性低，无明显心脏毒性作用。

三、新方法和新技术

（一）经皮和经黏膜给药

皮肤的角质层较厚，药物很难经皮肤吸收，也难以产生全身作用。多瑞吉是近年研制的芬太尼经皮敷贴剂，主要适应证是慢性、顽固性癌痛。首次使用时需经 6 ～ 12 h 芬太尼血浆浓度才产生镇痛效应，稳定状态，可维持 72 h。可按每 4 h 吗啡剂量或 24 h 口服剂量选择。敷贴部位通常选择上臂、躯干等平整部位。取下时，芬太尼血浓度逐渐下降，经 17 h 下降约 50%，该药不宜用于任何急性疼痛。恩纳是含有利多卡因和丙胺卡因的皮肤乳青和敷贴制剂，具有良好的局部镇痛作用，起效 30 ～ 60 min，维持约 2 h，适用于皮肤局部穿刺或切割前预防疼痛。成人鼻腔黏膜有丰富的血管，咪唑安定、氯胺酮等可经鼻腔给药。芬太尼与糖制成棒糖制剂 (OTFC)，经口腔黏膜给药，适用于小儿术前用药、急症手术镇痛和癌痛治疗。

（二）关节腔内镇痛

由于关节局部富含受体，受体经药液阻滞后，可产生镇痛效果＞且药液在关节内弥散受到限制，极少被吸收进入循环而产生全身作用。同时，关节腔给药其镇痛效果优于全身用药，适用于关节腔手术术后镇痛，尤其是膝关节手术。于关节腔内注入吗啡 1 mg 或 2 mg，也可注入 0.25% 布比卡因 20 ～ 40 mL。此外，使用芬太尼 10 pg、哌替啶 10 mg、可乐定以及非甾体类抗炎镇痛药等均可取得良好的术后镇痛效果。

（三）静脉区域麻醉

静脉区域麻醉指于上、下肢浅静脉注射局麻药 (肢体近端缚止血带)，可产生肢体局部麻醉，以施行上、下肢从软组织至骨骼的手术，通常手术时间为 1 h 左右。

1. 适应证

(1) 手部、前臂和肘部手术，手术时间不超过 1 h。

(2) 足部、膝关节以下短、小手术等。

2. 禁忌证

(1) 患者拒绝使用。

(2) 中度或重度高血压。

(3) 运动员身材，肢体肌肉丰满者。

(4) 骨骼肌畸形者。

(5) 对局麻药过敏等。

3. 注意事项

为提高麻醉效果，预防局麻药毒性作用，应注意：

(1) 采用双止血带法。

(2) 缚止血带时间至少维持 20 min，即使手术已结束。

(3) 需解除止血带时，可间断松开止血带，但每次不超过 30 s，通常为 2 ～ 3 min。

(四) 连续蛛网膜下隙阻滞

1. 优点

(1) 作用起效迅速。

(2) 局麻药用量小，可调至需要的水平。

(3) 对循环 / 呼吸影响小。

(4) 麻醉时间可延长。

(5) 停止用药后麻醉作用恢复快。

(6) 可用于手术后镇痛。

2. 指征

(1) 有蛛网膜下隙阻滞的适应证，手术时间超过 2 ～ 3 h。

(2) 若调节阻滞平面合适也适用于循环不稳定的患者。

(3) 手术类别有：普外、骨科、泌尿科、外周血管和妇科手术。

(4) 急症手术、产科分娩和疼痛治疗等。为防止脑脊液外漏，预防并发马尾综合征，近年采用 Spino-cath 套管针和导管，因导管的直径比套管针粗，故可避免脑脊液外溢，术后很少并发头痛。

(五) 蛛网膜下隙和硬膜外间隙联合阻滞

1. 优点

具有脊髓麻醉和连续硬膜外麻醉的优点：

(1) 作用起效快。

(2) 麻醉时间不受限制。

(3) 可施行术后镇痛。

(4) 麻醉水平较易调控。

(5) 对呼吸、循环抑制轻，毒性低，并发症少。

(6) 可用于非住院手术患者。

(7) 操作简便易掌握，成功率高。

2. 适应证

(1) 妇产科手术，正常无痛分娩。

(2) 腹部和下腹部手术，时间超过 2 h。

(3) 术后镇痛和疼痛治疗等。目前常用的方法是以双针单间隙原理设计的"针套针"方法。

(六) 静脉给药输注系统目前临床使用的输注系统有：

1. 计算器输注泵

计算器输注泵指可在固定的速率下持续静脉输液给药，药物输注的速度是恒定的，可按患者体重和给药时间计算，如 μg/(kg•min)，通过计算器输注泵按钮，即可持续给药。

2. 微机 (智能型) 输注泵微机输注泵主要有 2 种：

(1) 以药物血浆浓度为目标：是一种新型的静脉给药系统，采用药代模式，能迅速达到和维持几乎恒定的药物血浆浓度。

(2) 以效应器官为目标：由于药物血浆浓度与效应器官药物有效浓度存在差异，近年开展以效应器官药物浓度为目标的静脉输注泵，以达到更稳定的麻醉水平。

3. 自动给药装置

自动给药装置指静脉输注栗系统中使用反馈系统，采用程序信号调控静脉给药速率。现代麻醉正不断地向安全、有效、合理、舒适、经济等目标发展，我们有责任努力加以完善，更好地为临床麻醉和手术患者服务。

第二章 麻醉前的评估与准备

麻醉前病情评估不仅对麻醉科医生，而且对手术科室医生都至关重要。其意义涉及保障病人麻醉和手术中的安全，以及减少围术期并发症的发生率和病死率。多数麻醉药对机体的重要生命器官和系统的功能，例如呼吸、心血管系统等都有非常明显的影响。麻醉药的治疗指数（半数致死量／半数有效量）仅 3～4。相比之下，大多数非麻醉药的治疗指数却是数百甚至数千。麻醉药这么窄的安全范围，说明了麻醉自身的风险性，然而更重要的方面是来自病人的病情和手术的复杂性，以及病人对麻醉和手术的承受能力。因此麻醉的危险性，手术的复杂性和病人的承受能力是麻醉前病情评估的要点。一个普通的外科手术病人可能会并存有严重的内科疾病，例如心脏病、高血压、糖尿病等。随着老龄化社会的到来，百岁老人做手术已不再是罕见。科学发展到今天，许多过去认为是手术的禁忌证，如今却因为能够改善生命功能成为手术的适应证，如急性心肌梗死的病人做急诊（绿色通道）冠状动脉搭桥手术，晚期严重的慢性阻塞性肺病的病人做肺减容手术，终末晚期器官功能衰竭的病人行器官移植手术等。外科已几乎无手术禁忌证可言。然而面对这样的手术却给麻醉带来极大的风险和挑战。麻醉的出现是外科学发展的里程碑，麻醉学的发展又极大的推动和保障了外科学的进步。美国已从法律上将手术室内"船长"的位置由外科医生交给麻醉科医生。

第一节 一般情况的麻醉前评估与准备

麻醉术前评估作为围术期患者管理的临床基础和工作框架，可降低患者围术期并发症的发病率并改善临床结局。术前评估主要是获取患者现病史和既往史中有价值的信息，评估手术风险，优化麻醉方案。麻醉术前评估也能减少因手术延期及取消所致的昂贵费用，提高围术期效率。

术前评估试图解决以下三个问题：①患者是否处于最佳的健康状况？②术前患者心理或生理状况是否有改善的可能或必要？③患者是否需要接受对围术期产生影响的药物治疗？为确保降低患者麻醉风险，需了解增加围术期麻醉风险的因素，并尽力消除这些因素。麻醉医师是围术期医学专家，也是术前评估医师，能够真正评估与麻醉相关的风险。麻醉医师可于术前进行有针对性的临床检查，制订医疗干预和优化方案；讨论围术期护理和术后镇痛方案；交待麻醉风险，并获取知情同意。术前评估给操作者自信，不会对患者的意外状况感到惊讶；术前评估也给患者信心，使他们了解医护人员是针对个人情况给予治疗。术前患者教育和面对面访视能极大地减少患者对围术期麻醉过程的焦虑和恐惧。

一、麻醉前探视与检查

（一）复习病史

复习全部住院病史记录，现病史、既往史、手术史及麻醉类型、有无麻醉相关并发症等。

现病史提供患者手术的原因及方案，了解患者的外科情况以及与此次患病相关的既往治疗。确认疾病的严重程度、疾病稳定性及计划治疗方案。既往手术史可反映患者或家属的恶性高热史或可疑恶性高热史。同时要对全身各个器官系统进行全面回顾。例如，询问患者是否曾有心、肺、肾、肝或神经系统的疾病，是否有肿瘤、贫血或出血性疾病，是否由于任何原因住过院，近期或既往是否使用违禁药品等。系统回顾尤其有助于发现某些症状从而找出未曾诊断的疾病。

（二）全身状况

观察患者有无发育不全、营养不良、贫血、脱水、水肿、发绀、发热、消瘦或过度肥胖。了解患者是否吸烟、饮酒，活动耐量如何。判断患者的心肺代偿能力有助于指导进一步的麻醉评估和预计围术期并发症。运动或工作活动可以通过计算活动时消耗的氧气体积来衡量，并采用体力活动代谢当量 METs) 进行量化。缺乏运动会增加罹患心脏病的风险。与此相反，心肺疾病也会削弱运动能力。如，外周血管病患者因跛行活动受限，缺血性心脏病患者由于劳累时气短或胸部不适而减少活动。无法进行平均强度运动 (4 ～ 5 METs) 的患者有出现围术期并发症的风险。

（三）精神状态

观察患者是否紧张，估计其合作程度。询问患者对手术和麻醉有何顾虑及具体要求，酌情进行解释和安慰。遇有明显精神症状者应请精神科医师会诊并治疗。

（四）器官功能及化验检查

全面了解患者的心、肺、肝、肾、脑等器官的功能状况，有无高血压、冠心病、瓣膜病、糖尿病等，有无近期心绞痛发作和心律失常；心血管疾病用药情况及疾病控制情况。是否有呼吸困难、肺气肿、气管炎、哮喘、结核；是否有肝硬化、肝炎、黄疸、肾结石、肾衰竭、透析、反酸、胃灼热、胃溃疡。注意血液化验等常规检查的结果。对拟行复杂大手术的患者或常规检查有明显异常者，以及合并各种内科疾病时需进一步做有关的实验室检查和特殊功能测定，包括胸部 X 线检查、肺功能测定、心电图、心功能测定、凝血功能检查、动脉血气分析、肝功能检查、肾功能检查、基础代谢测定及内分泌功能检查等，必要时请有关专科医师会诊。

（五）体格检查

麻醉前体格检查至少应包括生命体征 (血压、心率、呼吸频率、血氧饱和度)、身高和体重。体重指数 (body mass index，BMI) 根据身高和体重计算：$BMI=Wt(kg)/Ht(m)^2$。$BMI \geq 40$ 为极度肥胖，30 ～ 39.9 为肥胖，25 ～ 29.9 为超重。BMI 增加预示了气道问题，并且是发生心脏病、肿瘤和糖尿病等慢性疾病众多相关因素之一。

从麻醉医师的角度来讲，查看气道情况是体格检查中最重要的部分。如果缺少气道评估和管理的专业培训，非麻醉医师很难做出充分评估。气道评估包括张口度、Mallampati 分级、颈部活动度、甲颏距离、颈部长度、颈周径、有无浓密的胡须等；并注意有无小下颌、牙齿松动、义齿、面型畸形。了解是否存在困难插管史、鼾症及呼吸睡眠暂停史等；拟插双腔管的患者还需参阅 CT 片判断气管及左右主支气管情况。Mallampati 分级方法：让患者头处于自然位张大口，尽量伸舌但不发音。Ⅰ级：软腭、咽门、整个悬雍垂均可见；Ⅱ级：软腭、咽门和部分悬雍垂可见；Ⅲ级：部分软腭和悬雍垂可见；Ⅳ级：只可见硬腭。肥胖、高血压和较大颈周径 (无论性别大于 60 cm) 预示着发生睡眠呼吸暂停的可能性增加，同样也会增加面罩通气和插管的困难。

1. 呼吸系统

肺部检查应包括听诊哮鸣音、呼吸音减低或异常；注意发绀或杵状指，是否应用辅助呼吸肌呼吸；有无呼吸道不通畅或胸廓异常活动和畸形。对合并急性呼吸道感染 (鼻塞、咽充血、咳嗽、咳痰或发热等) 者除非急症，手术应暂停，至少要推迟到治愈 1 周以后再手术。对有慢性气管支气管炎或肺部疾患患者，或长期吸烟者，要注意痰量、性状、浓稠度、是否易于咳出，并应采取预防术后肺部并发症或病变播散的措施。

2. 心血管系统

除检查血压、脉搏、皮肤黏膜颜色和温度等外周循环外，要注意心脏听诊和叩诊，周围浅动脉、眼底动脉和主动脉情况。有心脏扩大，桡动脉和眼底动脉硬化，主动脉迂曲伸长者在麻醉用药量、麻醉深度、氧供应、输液速度和输液量以及消除手术刺激不良反应等处理上都必须格外谨慎，这类患者对麻醉的耐受都较差。有心律失常者，需用心电图确诊其性质并予以治疗。40 岁以上的患者术前需常规检查心电图以排除冠心病。观察外周静脉评估有无静脉穿刺困难。如需行桡动脉置管直接测压者，需做 Allen 试验。听诊颈动脉杂音对于曾经接受头颈放疗、卒中及短暂性脑缺血发作的患者很重要。

3. 脊柱

对拟行椎管内麻醉者，常规检查脊柱情况和脊髓功能。明确脊柱有无病变、畸形，穿刺点邻近组织有无感染，是否存在出血性疾病或使用抗凝药治疗；是否有经常头痛史，是否存在隐性脊髓病变。如果存在或怀疑有上述情况，为避免加重脊髓病变或椎管内血肿形成继发截瘫等并发症，应进一步明确诊断，调整麻醉前药物治疗方案或更改麻醉方式。

4. 神经系统

基本神经系统检查应记录患者语态、步态、颅神经功能，根据患者的手术和病史也可检查运动感觉功能。

(六) 手术情况

向手术医师了解手术目的、部位、切口及切除脏器范围，手术难易程度，预计出血量，手术需时长短和手术危险程度，以及是否需要特殊的麻醉技术 (如低温、控制性低血压等)。

二、病情评估分级

根据麻醉前访视结果将各种信息综合分析，对患者的全身情况及麻醉耐受力做出较全面的评估，决定是否还需要作进一步的检查和专科医师会诊。

美国麻醉医师协会颁布的患者全身体格健康状况分级标准 (American Societyof Anesthesiologists Physical Status classification，ASA PS)。第 1、2 级患者的麻醉耐受力一般良好，麻醉经过平稳；第 3 级患者对接受麻醉存在一定的危险，麻醉前需尽可能做好充分准备，对麻醉中和麻醉后可能发生的并发症要采取有效措施积极预防。第 4、5 级患者的麻醉危险性极大，充分、细致的麻醉前准备尤为重要。

三、麻醉前一般准备

(一) 精神状态准备

手术患者多数有恐惧、紧张和焦急心理，可致中枢神经及交感神经系统过度兴奋。为此术前应尽可能就有关麻醉和手术的相关问题向患者作具体解释。对过度紧张而不能自控的患者术前可服用适量安定类药物。

（二）胃肠道准备

择期手术中除用局麻做小手术外，不论采取何种麻醉方式均需常规排空胃，以防止术中或术后反流、呕吐，避免误吸、肺部感染或窒息等意外。胃排空时间正常人为 4 ～ 6 小时，情绪激动、恐惧、焦虑或疼痛不适等可使胃排空显著减慢。为此，成人一般应在麻醉前至少 8 小时开始禁饮禁食，以保证胃彻底排空。3 岁以上小儿同成人；3 岁以下小儿术前也应禁食肉类脂肪类固体食物 8 小时，配方奶 6 小时，母乳 4 小时，清水 2 小时。

（三）膀胱准备

患者送入手术室前应排空膀胱，以防止术中排尿和术后尿潴留，对盆腔或疝手术则有利于手术野显露和预防膀胱损伤。危重患者或大手术需于麻醉诱导后放置导尿管以利观察尿量。

（四）口腔准备

对预行气管内插管全麻的患者要留意口腔及牙齿的情况，进手术室前应将活动义齿摘下以防麻醉时脱落，或者被误吸入气管或嵌顿于食管，有松动龋齿者应术前向患者交代有牙齿脱落的可能。

（五）治疗药物的检查

对于术前接受药物治疗的患者，麻醉前除检查药物治疗效果外，还应考虑某些药物与麻醉药物之间存在相互作用的问题，以防在麻醉中引起不良反应。例如，皮质激素和抗癫痫药一般都需要继续用至术前；对 1 个月以前曾服用较长时间的皮质激素而术前已经停服者，手术中有可能发生急性肾上腺皮质危象，故术前需考虑恢复使用外源性皮质激素直至术后数天。患者长期服用某些中枢神经抑制药如巴比妥类、阿片类、单胺氧化酶抑制药、三环抗抑郁药等均可影响对麻醉药的耐受性可能在麻醉中易诱发呼吸和循环意外。安定类药、抗高血压药、抗心绞痛药等可能导致麻醉中出现低血压，心动过缓，甚至影响心肌收缩力，故需考虑选择合适的麻醉方法和麻醉药物。

（六）术前用药

1. 镇静催眠药

包括地西泮、劳拉西泮、咪达唑仑、巴比妥类。均有镇静、催眠、抗惊厥作用，对局麻药的毒性有一定的预防作用。巴比妥类药物没有遗忘作用。

2. 麻醉性镇痛药

吗啡是常用镇痛药，通常术前 60 ～ 90 分钟 5 ～ 10 mg 肌注。也常用哌替啶 50 mg 肌注。

3. 抗胆碱药

可松弛多种平滑肌，抑制多种腺体分泌。常用阿托品 (0.4 ～ 0.8 mg 肌注，或半量静注) 和东莨菪碱 (0.3 ～ 0.4 mg 肌注或静注)。

4. H_2 受体拮抗剂

用于易发生反流误吸的患者如孕妇、食管裂孔疝患者、肠梗阻患者和肥胖患者，可减少胃酸，防止误吸。常用药物有西咪替丁 (200 ～ 400 mg 口服、肌注或静注)，雷尼替丁 (150 ～ 300 mg 口服，或 50 ～ 100 mg 肌注或静注)。

第二节 急诊手术的麻醉前评估与准备

急诊手术患者发病快，病情危重，手术范围广泛，因而，对于手术室护理工作提出了更高的要求。

一、原则

（一）识别危急伤情，优先处理原则

处理严重多发伤时要有轻重缓急的意识，应首先明确危及生命安全的情况：气道梗阻、伴呼吸困难的胸部损伤、严重的外出血或内出血、腹部损伤。如同时有多个患者，应按严重程度决定其接受治疗的顺序。

（二）有序快速评估原则

创伤患者的麻醉前评估可分为初步检查 (primary survey)、进一步检查 (secondary survey) 和后续检查三部分。创伤救治的基本步骤包括：A- 气道 (airway)，B- 呼吸 (breath)，C- 循环 (circulation)，D- 伤残、快速神经系统评估 (disability)，E- 暴露、全身检查 (exposure)。初步检查不应超过 2 ～ 5 分钟。

（三）救治与评估同时进行

如果前三项检查之一存在功能障碍，必须立即开始复苏。心肺复苏详见相关章节。创伤复苏也包括两外两项内容：控制出血和确切修复损伤。对于严重创伤患者，需创伤医护人员同步进行复苏与评估过程。对于前三项稳定的患者才能开始进一步检查。

二、初步评估与救治

（一）A- 气道

首要步骤是建立并维持气道通畅，紧急气道管理的目标是确保有足够的氧合与通气，同时保护颈椎、防止患者发生误吸。

语言清晰的患者一般气道是通畅的。气道梗阻的表现包括鼾声、咕噜声、喘鸣或异常呼吸音、呼吸费力或反常呼吸、焦虑不安（低氧）和发绀。此时禁止给予镇静药。无意识的患者可能需要气道和通气支持，需特别警惕气道异物。应充分吸氧，气道管理基本技术包括手法开放气道（为避免颈部后仰应采用双手下颌前托法）、放置口咽 / 鼻咽通气道、清除分泌物和异物。

为确保气道通畅需进一步气道管理的指征包括：持续性气道梗阻、颈部穿透伤伴血肿扩大、严重颅脑损伤、严重胸部损伤、颌面部损伤等。进一步气道管理包括气管插管、环甲膜切开或气管切开术（详见后续专题内容）。

（二）B- 呼吸

通过视、触、叩、听评估通气情况。视诊有无发绀、呼吸幅度和频率、呼吸模式、辅助呼吸肌的运动、连枷胸、穿透或吮吸性胸壁损伤。触诊有无气管移位、肋骨骨折、皮下气肿。叩诊对鉴别血胸与气胸有帮助。听诊呼吸音是否正常减弱或消失。对于呼吸窘迫的患者，应高度警惕张力性气胸和血胸的发生。一旦怀疑，应在 X 线检查前放置胸膜腔引流，紧急情况下可用粗针头在第二肋间隙穿刺入胸膜腔减压。

创伤患者通气不足的原因：继发于外伤性脑损伤、休克、中毒、低温或过度镇静的呼吸动力抑制；高位颈椎损伤造成呼吸肌麻痹；上气道梗阻；继发于烟雾或毒性气体吸入的支气管痉挛；气管或支气管的直接损伤；气胸或血胸；胸壁损伤；误吸；肺挫伤等。

简易呼吸器(带有单向活瓣的可自动膨胀的呼吸囊)可在气管插管后和转运过程中提供充足的辅助通气。长期辅助通气应使用呼吸机。如有条件应尽早为患者行动脉血气分析。

(三)C- 循环

一般监测项目除血压、心电图、脉搏血氧饱和度及脉搏以外，急症患者可酌情选用直接动脉测压、中心静脉压、肺动脉压及肺毛细血管楔压、心排出量、体温等监测。急症患者补充血容量过程应监测血压、中心静脉压、尿量、末梢循环状况等指标作为输液输血的指导。

根据血压、心率、呼吸和脉搏、外周灌注的变化可判断循环系统状态。循环不足的表现为心动过速、外周脉搏细弱或不能触及、低血压、苍白、湿冷或发绀，毛细血管再充盈时间延长、尿量减少等。

创伤、烧伤、急腹症等患者可因失血、失液导致低血容量甚至休克。失血量的估计和血容量补充是急症患者术前、术中及术后处理的重点问题之一。创伤失血与受伤部位、损伤程度有关，一个手掌大小的表面性伤口失血可按 500 ml 计，大血管损伤者更甚。大腿、骨盆、胸腔或腹腔创伤，失血量可达 1 000 ～ 4 000 ml。血细胞比容或血红蛋白浓度在急性失血时下降并不明显；在肠梗阻、腹膜炎或烧伤等失液为主的低血容量患者反而会升高。

应第一时间建立外周静脉通路，进行液体复苏，必要的时候进行输血治疗。对于血流动力学不稳定者，可建立有创动脉监测和中心静脉监测，但应注意有创操作较费时并易引起并发症，不应影响初级评估和救治的时间。复苏时注意加温液体和为患者保温(详见后续专题内容)。

(四)D- 伤残、快速神经系统评估

1.Glasgow 昏迷评分

是用来判断昏迷深度的方法。总分 3 ～ 15 分，评分越低说明昏迷越深，脑组织的损伤程度也越重。当积分≤ 7 分表明病情严重，积分 3 ～ 5 分预后不良，积分≥ 8 分时预后较好。

2.AVPU 系统

若没有时间做 Glasgow 评分，可采用 AVPU 系统：清醒 (awake)、言语反应 (verbal response)、疼痛反应 (painful response) 以及无反应 (unresponsive)。

(五)E- 暴露、全身检查

为检查伤情，需脱掉患者的衣服。如疑有颈部或脊髓损伤，则应采取线性制动措施。

三、进一步评估

(一)时机

初级评估和救治完成后，如果前三项(气道、呼吸和循环)不稳定，应重新按顺序进行评估和救治。待前三项稳定后开始进一步检查。进一步检查应从头至脚对患者进行全面检查。为避免漏诊，特别是对多发钝挫伤的患者，应进行后续检查确认和再评估伤情。询问既往病史、用药史、过敏史及家族史等。

(二)辅助检查

一般包括全血细胞计数、电解质、血糖、血尿素氮和肌酐、血型和交叉配血，以及动脉血气分析；所有创伤患者均应做胸部 X 线检查。疑有脊椎骨折时应在床旁行 C 形臂透视。其他影像学检查包括颅骨、骨盆和长骨的 X 线。超声检查可在床旁迅速完成，用于确诊腹腔内出血和心包填塞，还可发现胸腹腔脏器损伤和出血。

1. 水、电解质和酸碱失衡

急症患者的水电解质失衡以脱水、低钾或高钾较为常见，且对患者生理机能干扰也较大。急症患者发生的脱水一般为等渗性脱水，如肠梗阻大量呕吐、弥漫性腹膜炎及大面积烧伤的渗液，是水和钠同时丢失。脱水均伴血容量不足，故在纠正低血容量时脱水状态也得到部分纠正。烧伤、大面积损伤尤其是肌肉组织损伤可引起高血钾；而肠梗阻，颅脑外伤后反复的脱水治疗以及创伤后剧烈的应激反应都可引起低血钾。血钾异常不仅影响心肌的兴奋性，而且与麻醉选择有一定关系。在创伤、烧伤等患者用琥珀胆碱可能引起高血钾，所以对创伤等急症患者术中应监护心电图，必要时应检查血清钾浓度。

一般低血钾患者在扩容后，当尿量恢复到 40 ml/h 时即可静脉补钾，但应根据低钾程度调整补钾速度。高血钾患者有心律失常时可用 10% 葡萄糖酸钙 10 ml 静脉推注，暂时对抗钾离子的作用。继之再用 10% 葡萄糖 50 ml 加胰岛素 10 U 静脉推注，随后接 5% ～ 10% 葡萄糖液静脉滴注，每 2 g 葡萄糖加 IU 胰岛素，使钾离子向细胞内转移，静滴半小时左右血钾可下降 1.0 ～ 1.5 mmol/L。

急诊患者呼吸、循环功能受损以及水、电解质失衡往往导致酸碱失衡。代谢性酸中毒，是临床最常见的酸碱失衡类型。例如失血性及感染性休克所致急性循环衰竭，组织缺血缺氧，乳酸大量堆积，发生乳酸酸中毒；糖尿病引起的酮症酸中毒；急、慢性肾衰亦导致酸中毒。代谢性酸中毒可降低心肌收缩力和周围血管对儿茶酚胺的敏感性，患者容易发生心律不齐、急性肾衰竭和休克。病因治疗应放在治疗的首位。对于血浆 HCO_3^- 浓度低于 10 mmol/L 的重症酸中毒患者，应立即输液和碳酸氢钠治疗。HCO_3^- 需要量 (mmol)= [HCO_3^- 正常值 (mmol/L)- HCO_3^- 测得值 (mmol/L)]× 体重 (kg)×0.4，一般将计算值的半量在 2 ～ 4 小时内输入。临床上根据酸中毒严重程度，补给 5% $NaHCO_3$ 首次剂量约 100 ～ 250 ml，2 ～ 4 小时后复查血气及电解质，根据测定结果再决定是否继续输给。原则是边治疗边观察。代谢性碱中毒常见于：大量胃液丢失、缺钾、大量使用利尿剂的患者。救治碱中毒不宜过于迅速，一般也不要求完全纠正，关键是解除病因。呼吸性酸中毒常见于呼吸系统结构和功能损伤的患者，常同时合并缺氧，应积极采取措施改善通气。呼吸性碱中毒由过度通气导致，例如发热、疼痛、中枢神经系统疾病、低氧血症等。可用药物阻断其自主呼吸，由呼吸机辅助通气。

水、电解质和酸碱失衡的处理原则包括：充分了解病史，检查体征；积极治疗原发病；根据轻重缓急首先处理威胁生命的几种失衡，例如积极恢复血容量、纠正缺氧、纠正严重的酸碱中毒以及处理重度高血钾症；应密切监测，逐步调整，切勿操之过急。

2. 伤情评分与分级

麻醉医师在处理急症患者时需对患者一般情况和伤情做出全面评估，除了解损伤情况外，更应重视全身和重要器官功能状况。

(1)ASA 分级：为了对患者的全身情况和麻醉耐受力做出全面的评估，美国麻醉医师学会(ASA) 将患者的全身状况进行了分级，这～分级方法已在全世界得到承认和使用。1 ～ 2 级患者麻醉耐受力良好，麻醉经过一般较平稳；3 级患者麻醉存在一定危险性，麻醉前须作好充分准备，对可能发生的并发症要采取有效措施进行预防；4 ～ 5 级患者危险性极大，麻醉中随时有死亡的危险。急症患者在每级数字前标注"急"或"E"字。

(2) 创伤分级：急症患者因发病突然，病情变化迅速，有时仅凭 ASA 分级判断病情尚存在一定缺陷。对于创伤患者，采用创伤分级判断病情，可能更具有临床价值。按创伤分级评估，总分为 1 ～ 16 分，评分越低表明创伤越严重，麻醉危险性也越大。动脉收缩压、脉搏及毛细血管充盈情况主要用来判断患者的循环功能状态。严重失血、休克及心功能低下时，表现为动脉压下降和外周循环障碍。失血、休克时外周血管收缩，动脉舒张压可能变化不显著，不能较敏感地反映循环状态，而收缩压的下降除可反映血容量外，还可反映心肌收缩功能。呼吸频率加快表明有缺氧、二氧化碳蓄积、循环功能低下或呼吸困难，但呼吸频率显著变慢可能是严重缺氧、中枢抑制、颅内高压等危重情况的表现。呼吸运动反常表明有严重上呼吸道梗阻或多根肋骨骨折。Glasgow 昏迷评分是用来表示昏迷深度的评分法，评分越低，说明昏迷越深，脑组织的损伤程度也越重。

(3)APACHE 评分：自 2 阿世纪 80 年代以来，美国健康服务中心推荐使用急性生理和慢性健康状况评估法 (acute physiology and chronic health evaluation，APACHE)。发展至今，APACHE- Ⅱ 和 APACHE-Ⅲ 被广泛用于危重病患者的病情分类和预后的预测。它可对患者病情作出定量评价，分值越高，表示病情越重，预后越差。APACHE- Ⅱ 由急性生理学评分 (APS)、年龄评分和慢性健康评分 (CHS) 三部分组成。

第三节 呼吸系统的麻醉前评估与准备

麻醉前对病人重要系统和脏器功能进行客观评估，完善麻醉前的各项准备工作，对提高围术期治疗的安全性具有重要意义。由于呼吸系统在麻醉中的特殊意义，不论我们准备采用何种麻醉方式，均应向患者及家属详细了解既往病史和现病史至关重要，特别是呼吸系统相关的症状，然后结合查体和实验室报告进行准确评估，才能针对个体进行恰当的麻醉准备。

一、病史和实验室检查

(一) 病史

患者近期两周内有呼吸道感染病史，麻醉前无任何症状和体征 (即临床痊愈)，围麻醉期呼吸道并发症发生率比无呼吸道感染病史者高数倍，因为他们仍处于呼吸道病理生理阶段，其呼吸道黏膜的应激性高。麻醉药物可引起腺体比正常生理阶段分泌更多的分泌物，引发气道平滑肌收缩的自主神经的兴奋阈值也降低，浅麻醉下的任何刺激 (疼痛，分泌物，低氧等) 都可以激发气道痉挛。呼吸道感染病史遗漏时，麻醉医师如果手术前查体认真仔细仍然可能发现阳性体征 (咽部充血，呼吸音粗糙)。正值呼吸道疾病时查体有相应症状，体征，通过询问患病症状的发生和发展经过，用药情况，结合胸部 X 线片，血常规可以初步确诊。择期手术时对有近期呼吸道感染病史或现病史的患者来说，力图降低麻醉引发的呼吸道并发症的发生率的最佳方案是"等待"，等呼吸道疾病临床痊愈1个月后，再接受麻醉。而急诊手术需要通过我们手术前充分评估和准备，将风险降到最低。

（二）实验室检查

1. 动脉血气分析

动脉血气分析是评价肺功能最容易获得的定量指标，通过血气分析可以了解患者术前通气状况、酸碱平衡和氧合状况。还可以反映患者肺部疾患的严重程度、病程的急慢性以及患者肺功能的基础水平。一般认为患者术前$PaCO_2 > 45$ mmHg、$PaO_2 < 50$ mmHg提示在大型手术后（例如胸腹部手术）需要长时间呼吸支持。

2. 肺功能测定

肺功能测定有利于诊断肺部疾患的类型，确定病变的范围和严重程度，判断治疗效果。阻塞性通气功能障碍FEV_1、FEV_1/FVC下降，而肺总量(TLC)不变或增加。限制性通气功能障碍患者的FVC和FEV_1均降低，而FEV_1/FVC接近正常，TLC降低。限制性通气功能障碍的特点是肺和胸廓的总顺应性下降，从而导致功能残气量(FRC)下降，而阻塞性通气功能障碍常导致FRC增加和内源性PEEP。一般认为大手术前患者的FVC小于预计值的50%，FEV_1小于2 L或FEV_1/FVC小于50%，术后可能需要长时间的呼吸支持。

肺功能测定的另一项重要内容是测定肺的气体交换功能，通过一氧化碳的弥散率DL_{co}表示，它反映了整个肺实质中肺泡-毛细血管之间所有的功能性表面气体交换的能力。如预计术后$DL_{co} < 40\%$预计值，则提示围术期心肺并发症的发生率高。

3. 6分钟步行试验

除了肺功能外，还需要衡量心肺的综合功能，即患者的活动耐量。一般的症状性描述往往不够客观和精确。最能反映活动耐量的实验室指标是最大氧耗量(VO_{2mx})，但测试需要专门的设备和环境。6分钟步行试验结果与VO_{2mx}有较好的相关性，正常成年人的6分钟步行距离中位数在$580 \sim 600$ m左右，与年龄和性别相关。如果步行过程中指氧饱和度下降超过4%，提示术后心肺系统的发病率和死亡率明显提高。6分钟步行试验另一主要功能是检测治疗的效果，被广泛应用于肺间质病、肺动脉高压、心功能不全等疾患的治疗评估。

二、常见肺部疾患和注意事项

1. 慢性阻塞性肺病(COPD)

COPD以不完全可逆的气流阻塞为特征。大多数患者早期无或有轻度症状。后期症状多为大量咳痰、呼吸困难和喘息。肺功能检查显示阻塞性通气功能障碍、无效腔量增加。通常被分为慢性支气管炎和肺气肿两类，但多数患者两种情况都有。慢性支气管炎是指连续2年中有至少3个月出现症状，或反复大量咳痰以致严重损害呼气功能。肺气肿是由于终末小支气管远端腔隙持续性扩张，并伴有肺泡壁结构的破坏性改变，导致正常的肺弹性回缩功能丧失，引起呼气时气道提前关闭。

COPD患者很多合并肺部感染，因此问诊和查体需要注意痰量、痰的颜色和其他感染征象的改变。桶状胸和缩唇呼吸提示疾病较为严重，严重程度与缺氧和高碳酸血症相关。实验室检查需要测定血气和肺功能，以及了解平时的血氧饱和度。胸片有利于评估肺部感染的情况。心电图可能显示心电轴右偏、RBBB、P波高尖。一些患者合并肺动脉高压，并有可能因慢性肺病导致右心室改变。

COPD 患者择期手术之前的治疗以支持治疗为主，可以改善患者的转归。戒烟 8 周可以有效减少气道分泌物，戒烟 24 小时即可改善红细胞的携氧能力。有可逆性气道梗阻的患者应长期使用支气管扩张剂、糖皮质激素或异丙托溴铵，同时雾化吸入帮助排痰。让患者术前熟悉肺活量锻炼计和体位引流的方法，开始练习咳嗽并进行深呼吸锻炼。支气管炎发作或痰的性质改变提示有感染时，应使用抗生素控制。存在慢性低氧的患者 ($PaO_2 < 55$ mmHg) 需采用低流量吸氧 (1 ～ 2 L/min)。

2. 哮喘

哮喘是一种气道对刺激产生炎症反应和高敏反应的气道阻塞性疾病。刺激物或气道操作会引起支气管可逆性收缩和水肿、分泌物增加，并使小气道气流阻力增加。哮喘根据发作频率以及程度，分为间歇性 (轻度) 或持续性 (轻、中或重度)。轻度和控制良好的哮喘患者的麻醉和手术风险并不高于正常人。因此术前评估的重点是最近的病史、近期有无急性发作、发作时是否为哮喘持续状态，以及目前控制的如何。

应当询问患者目前有无气短、胸部紧迫感、咳嗽 (尤其是夜间咳嗽)、最近有无加重、是否曾经住院和插管治疗。以没有喘鸣、无呼吸困难和咳嗽为较理想状态。肺部听诊注意有无哮鸣音和感染征象。实验室检查主要包括胸片、肺功能测定及支气管舒张试验。胸片可以帮助判断是否有肺气肿和感染。肺功能有助于判断患者目前的状态是否良好和治疗是否充分。对于怀疑哮喘的患者可以行支气管舒张试验确诊。长期口服激素的患者需要测血糖，围术期需补充激素。

哮喘患者如果使用支气管扩张剂，吸入和口服的皮质醇及抗生素在手术当日继续使用。对于任何确诊或怀疑有气道高反应疾病的患者，都应该在手术间准备 β 受体激动剂、糖皮质激素和抗过敏药物。对哮喘患者的气道操作和管理需要谨慎，插管时务必要有足够的麻醉深度，尽量避免使用能引起组胺释放的药物。良好的术前准备和气道管理可以使哮喘患者的围术期并发症发生率与正常人一样。

3. 限制性肺病

限制性肺病的特点是肺或胸廓的顺应性下降，肺总量下降而气道阻力一般正常，某些疾病还可导致肺弥散量减少而引起低氧血症。病因主要分为内源性和外源性。内源性包括：肺水肿 (如心衰)、肺间质病 (如结节病和肺间质纤维化)。外源性包括：胸膜疾病 (如胸腔积液)、胸壁畸形 (如脊柱侧凸和漏斗胸)、膈肌受压 (如腹水和肥胖)。择期手术患者一般为慢性内源性或外源性的限制性肺病，常为进行性加重疾患，原发病在术前常无法改善和逆转。因此评估的主要目的是了解患者目前的呼吸功能水平，挑选出那些术后可能需要长时间呼吸支持的患者。不能单纯以肺总量来评估疾患的严重程度，FRC 的明显下降对麻醉影响更大。在肺叶切除或脊柱矫形术后患者的呼吸功能可能进～步降低而导致患者无法在术后即刻脱机拔管。对于术前已经出现低氧、弥散量 DLco < 40% 以及活动耐量≤ 4 METs 的患者可以耐受小型手术，但在大型手术 (全麻插管、肺叶切除等) 后需要长时间呼吸支持。

4. 肺动脉高压

定义为静息时用右心导管测定平均肺动脉压大于 25 mmHg 和 (或) 收缩压 > 30 mmHg。

临床常由超声心动根据三尖瓣反流速度和右房压估测肺动脉收缩压 (> 40 mmHg)，虽然这受到很多因素的制约，但超声心动是目前无创测定肺动脉压最可靠的方法。肺动脉高压患者围术期的病死率很高。轻度肺动脉高压很少影响麻醉，但是重度肺动脉高压 (肺动脉收缩压 > 70 mmHg) 增加右心衰竭和猝死的风险。重度肺动脉高压的体征和症状包括：晕厥史、静息时呼吸困难、肺动脉瓣反流和右心衰竭、缺氧、代谢性酸中毒。询问病史时应注意相关体征，怀疑肺动脉高压者应行超声心动图检查，可用于测定肺动脉压、评估右心室功能、发现右心衰竭以及瓣膜病或先天性心脏病。6 分钟步行试验可以帮助评估患者的活动耐量和治疗效果。患者术前可能使用吸氧、利尿剂、抗凝剂、钙通道阻滞剂、西地那非、内皮素受体阻滞剂和前列腺素等方法和药物治疗。某些药物需持续经静脉输注，短暂的中断都有可能会造成严重的后果。所有的药物在术前都应持续应用。

5. 肺栓塞

肺栓塞并非均有临床表现，或者临床表现没有诊断上的特异性。栓子主要来源于下肢和盆腔静脉，有时来源于右心。静脉淤血和高凝状态容易诱发深静脉血栓。深静脉血栓的高危因素包括：长期卧床、产后状态、下肢骨折、心衰、既往深静脉血栓史、高凝状态。小的栓塞常没有症状，较大的栓塞显著的特点是低氧血症和咯血。受影响的肺泡表面活性物质下降，在 24 ~ 48 小时内出现相应区域的肺不张和肺梗死。大面积梗死将造成持续的右心后负荷增加而导致急性梗阻性右心衰。

病史询问应包括呼吸困难、晕厥、胸痛和咯血病史。体格检查可能发现胸膜摩擦音、喘鸣、啰音、第二心音固定和分裂以及下肢静脉血栓形成的表现 (如腓肠肌压痛、下肢淤血性肿胀)。心电图可表现为 $S_1 Q_{II} T_{III}$ 波形，CT 肺动脉血管显影 (CT pulmonary arteriography，CTPA) 或肺灌注显像可以用以诊断或排除肺栓塞。对于高度怀疑的患者，应进行血管造影检查并开始抗凝和纤溶治疗。肺栓塞最佳的治疗是预防，可以术前 12 小时应用低分子肝素或术前 2 小时应用肝素预防静脉血栓 (及肺栓塞) 发生。高风险患者的常规治疗应包括应用低分子肝素和间歇加压弹力袜。术前行下肢静脉超声有助于发现潜在的血栓，查 D-dimer 有助于排除血栓形成，对于已发现有深静脉血栓的或既往有肺栓塞史的可以在下腔静脉置入滤网或行栓子取出术。

6. 肺癌和肺叶切除

对肺癌患者的评估主要集中在五个方面，其中某些情况将影响到麻醉的决策和操作：

(1) 肿块的占位效应：包括阻塞性肺炎、肺脓肿、上腔静脉综合征、气管或支气管扭曲、肺上钩肿瘤综合征、喉返或膈神经麻痹。

(2) 副肿瘤综合征表现：Lambert-Eaton 综合征、高钙血症、低钠血症、库欣综合征。

(3) 肿瘤转移情况：脑、肝、骨转移。

(4) 化疗药物毒性：如博莱霉素有肺毒性 (特别是高浓度吸氧时)、阿霉素有心脏毒性、顺铂有肾毒性。

(5) 患者的呼吸功能和活动耐量，是否能耐受手术和麻醉，术后是否需要呼吸支持。

肺癌或怀疑肺癌的患者通常需要行肺段、肺叶甚至是一侧全肺切除。术前应评估手术对患者术后肺功能的影响，某些证据能够提示患者术后残存的肺无法代偿呼吸功能，可能需要改变手术策略或术后长期呼吸支持。

虽然目前没有明确的循证医学证据能够说明术前肺功能情况和术后肺部并发症的确切关系，但基于临床经验和专家共识，肺功能检查可用于术前评估是否可以行肺叶切除。

(1) 如预计行肺切除术后 $FEV_1\% > 40\%$，通常提示可以在手术室内拔管。

(2) 如预计术后 $30\% < FEV_1\% < 40\%$，且患者术前活动耐量良好、预计术后 $DL_{50} > 40\%$，也可以考虑在手术室内拔管。

(3) 如预计术后 $FEV_1\% < 30\%$，意味着患者很可能无法在手术室拔管，术后需要长时间呼吸支持。

第四节 心血管系统的麻醉前评估与准备

手术与麻醉既是医治外科疾病的有效手段而又潜在许多危险，尤以心血管疾病者为著。据统计，心血管疾病的手术死亡率比无此病者高 25% ～ 50%。因此，麻醉与手术的实施不可贸然从事，而应三思而后行：(1) 手术的必要性与迫切性；(2) 病人的耐受性；(3) 是否具备安全保障。业已证实，充分的术前评估与相关处理，是极为重要的安全措施。评估并不是猜想和臆断，而是在详尽掌握病情并结合重要器官功能、手术创伤大小与时间长短等资料后，运用理论和经验进行推断所作出的科学预测。评估后若风险性很大且经治疗可使其降低者，非 救命手术均应暂缓实施，经积极准备待条件具备时方行择期手术。

一、缺血性心脏病

心肌缺血发生于心肌的氧耗超过氧供的情况下。心肌的氧耗主要取决于心率、室壁张力，其次是心肌收缩力。因此减慢心率、减少前负荷与后负荷均可以减少心肌氧耗。心肌的氧供主要依靠冠状动脉，因此增加冠状动脉灌注压(舒张压)、扩张冠状动脉、增加灌注时间(减慢心率)、增加血液含氧量均可以提高心肌氧供。

对于没有任何症状，且 5 年内做过冠脉重建或 2 年内有良好的连续心脏评估的患者，除了常规检查外，不需要额外进行进一步的心脏检查。

在美国，大约有 1 600 万人患有冠状动脉疾病 (CAD)。CAD 是围手术期心脏事件发生的一个危险因素，其发病率随年龄增加而增加。围手术期心脏事件是围手术期死亡的主要原因，这些事件包括心肌梗死 (MI)、不稳定型心绞痛、充血性心力衰竭 (CHF) 和严重的心律失常。

(一) 生理

氧的供需平衡：在心肌需氧量超过供氧量的情况下发生心肌缺血。

1. 氧的供应

心肌的血液灌注来自冠状动脉。左冠状动脉分为左前降支和左旋支，供应左心室的大部分 (LV)、室间隔 (包括房室束) 和左心房的血液。右冠状动脉供应包括窦房结和房室结在内的室间隔的血液。冠状动脉血管是终末血管，仅有很少的侧支循环。心肌的氧供取决于冠状动脉的口径、左室舒张压、主动脉舒张压及冠状动脉血中的氧含量。

(1) 冠状动脉血流量取决于主动脉根部和冠状动脉之间的压力梯度。大部分冠状动脉血液灌注发生于心室舒张期。正常人的冠状动脉血流量主要由局部介质来调控。有严重心脏病的病人在休息时血管可极度扩张。

(2) 心率与心室舒张期长度成反比。心率增加会缩短冠状动脉最大灌注的持续时间。

(3) 血氧含量取决于血红蛋白浓度、氧饱和度及溶解于血浆中的氧量。吸入氧分压和 (或) 血红蛋白浓度的升高均可增加血氧含量。

2. 氧的需求：影响心肌耗氧量 (MVO_2) 的主要因素是心室壁张力和心率 (缩短速率)，其次是心肌收缩力。

(1) 心室壁张力可以用拉普拉斯 (Laplace) 定律计算：

心室壁张力 -(心室跨壁压 $\times$ 心脏半径)/2$\times$ 心室壁厚度

上述任何一个参数的改变均可影响心肌需氧量。

(2) 心率：健康心脏对心动过速有良好的耐受性。发生粥样硬化的冠状动脉不能充分扩张以满足心率增加所带来的耗氧量增加。

(3) 心肌收缩力随钙离子、儿茶酚胺或心肌拉伸力的增加而增强，收缩力增强则心肌耗氧量亦增加。

3. 供需平衡：动脉粥样硬化是氧供需失衡最常见的病因。其他情况如显著心肌肥厚和心室内高压，即使冠状动脉无病变时也可增加氧耗量而产生氧供需失衡，例如主动脉瓣狭窄、体循环高血压和肥厚型心肌病。治疗目标是改善心肌氧的供需失衡状态。

(1) 增加氧的供应

a. 提高冠状动脉灌注压：扩容或给予 "受体激动药以升高主动脉舒张压。

b. 增加冠状动脉血流量：给予硝酸酯类以扩张冠状动脉。

c. 增加血氧含量：提高血红蛋白浓度或血氧分压。

(2) 减少氧的需求

a. 降低心率：可通过 β 受体阻滞药直接降低心率，也可以通过阿片类药物和抗焦虑药降低交感神经兴奋性来间接降低心率。

b. 缩小心室大小 (降低心室壁张力)：通过给予硝酸酯类药、钙拮抗药或利尿药来降低心室前负荷。偶尔通过缩小心室和降低心室壁张力、增加心肌变力性而减少心肌需氧量。

c. 降低心肌收缩力：如果不过分增加心室大小和室壁张力可降低 MYO_2。钙通道阻滞药和吸入麻醉药可降低心肌收缩力。

d. 主动脉内球囊反搏术：通过提高主动脉舒张压来增加冠状动脉的血液灌注，还可降低左室射血阻力，从而缩小左室和降低室壁张力。

(二) 非心脏手术术前心血管评估

美国心脏病学会和美国心脏病协会 (ACC/AHA) 已制定了关于接受非心脏手术病人术前心血管评估的指南。初期评估主要包括病史、专科检查和常规实验室检验。可通过询问病史明确病人心脏危险因素和心脏功能状态。应根据病人病史确定实验室检查。患有心血管疾病病人，应该进行静息心电图、胸片、血红蛋白和血清肌酐水平的检查。40 岁以上男性和 50 岁以上女性，术前也应进行心电图检查。65 岁以上的男性，所有年龄女性或预期大失血的病人，术前均应检验血红蛋白。在 ACC/AHA 指南中，依据病人的临床病史、心脏功能状态和外科手术程序，提出有利于明确病人病情需要进一步心血管检查的路径。

1. 初步筛选

(1) 需急诊手术者优先进行进一步心脏检查。

(2) 在所有其他情况下，依据病人的临床评估、功能状态及手术风险，进行心血管进一步的评价。

2. 临床评估识别是否存在活动性心脏疾病及临床心血管风险的因素。

(1) 活动期心脏疾病包括急性心肌梗死 (< 7 天)、近期心肌梗死 (术前 1 个月内)、不稳定型心绞痛、心功能不全失代偿期、严重心脏瓣膜病和明显的心律失常 (重度房室传导阻滞、有症状心律不齐、未控制心室率的室上性心律失常和室性心动过速)。

(2) 临床危险因素包括有心肌缺血病史 (急性心肌梗死前期，心电图上有异常 Q 波)、心功能不全代偿期、心脑血管疾病、糖尿病、肾功能不全 (肌酐 ≥ 2 mg/ dl 或肾小球滤过率降低)。

3. 可以用代谢当量值 (MET) 来表示心功能储备。1 单位的 MET 为静息时的心肌氧耗量。

(1) 运动能力低于 4 METs 时可定义为心功能储备不足。低于 4 METs 者要求的活动量有烹饪、跳慢舞、玩一杆高尔夫球、以每小时 2 ~ 3 英里①的速度能步行 1 ~ 2 个街区。

(2) 运动能力高于 4 METs 时则可定义为心功能储备中度或良好。属于心功能储备中度的运动包括爬一段楼梯、以每小时 4 英里的速度步行、短跑、擦地板或者玩多杆高尔夫球游戏。能够参加剧烈运动如游泳，单人打网球或踢足球，则属于心功能储备良好。

4. 手术相关风险

按危险性级别可分为低风险手术、中等风险手术、血管手术。

(1) 大血管手术在围手术期的心脏病发病率高于 5%。依风险级别，大血管手术确为最高风险。大血管手术包括开放性主动脉和外周血管手术。而血管内主动脉瘤修复和颈动脉内膜剥脱术为中等风险。

(2) 中等风险手术是指心脏病发病率低于 5% 的手术，如不太复杂的腹腔和胸部手术、颈动脉内膜剥脱术、腹主动脉瘤血管内修复术、头颈部手术、整形及前列腺手术等。

(3) 低风险手术的心脏病发病率低于 1%，包括鼻内镜、体表、乳腺及白内障手术等。

5. 术前心血管评估 ACC/AHA 指南

(1) 有活动性心脏病病人择期手术应推迟进行，有待进一步评估和心功能达最佳状态。进一步心血管评估，包括有创和无创检查。

(2) 低风险手术或无临床风险因素的病人可直接手术，无需进一步评估。

(3) 心功能储备 ≥ 4 METs 且无症状病人，可以进行择期手术，无需进一步评估。倘若检查结果能够改变治疗方案，存在危险因素的病人要考虑应用无创检查。

(4) 如检查结果能够改变治疗方案，存在心功能储备不足 (< 4 METs) 的病人，拟施中等风险手术时，可考虑行相关无创检查。不然的话，该类病人应经适当的医疗处理再接受手术。

(5) 心功能储备不足 (< 4 METs) 的病人，拟行血管手术的处理，应基于临床危险因素的多少而定。≤ 2 AI 临床危险因素的病人可以进行医疗优化手术。如检查结果能够改变治疗方案，可以进行无创检查。伴有心功能储备不足且临床风险因素 ≥ 3 个的病人，拟行血管手术时，如检查结果能够改变治疗方案，则需要做更进一步的检查 [有创和 (或) 无创检查]。

（三）心脏的补充评价

当提示需要测量心功能储备，识别心功能不全和评价围手术期心血管风险时，需进行心脏补充评估。

1. 所有拟行血管手术及伴有≥1个临床风险因素行中等风险手术的病人，建议做静息12导联心电图检查。此外，年龄超过50岁即使无症状者，也推荐术前心电图检查。

2. 超声心动图

用于评价左心室功能。如用于存在心功能不全，不明原因呼吸困难病史和有瓣膜心脏病病史病人左心功能的评估，同时用于评估新发现的诊断性心脏杂音。

3. 负荷试验

(1) 运动负荷试验：是测量心功能储备的客观指标，是能够承受适当工作负荷病人的首选检查。其对多支冠状动脉疾病 (CAD) 的敏感性和特异性分别是81%和66%。当出现缺血性ST段改变时 [ST段改变大于2 mm，改变持续至恢复运动前水平和 (或) 伴有低血压]，运动负荷试验具有很高的预见性。在低负荷条件下动态心电图就出现异常的病人，围手术期心血管事件的风险会显著增加。放射性核素显像或超声心动图可联合运动负荷试验，用于基础心电图无阳性结果的病人。

(2) 药物负荷试验：应用增加心肌耗氧量药物 (多巴酚丁胺) 或扩张冠状动脉药物 (双嘧达莫或腺苷)，适用于不能做运动负荷试验的病人。负荷试验通常是联合超声心动图来检测，多巴酚丁胺通过增加心肌活动负荷引起心脏壁的异常运动。双嘧达莫或腺苷负荷试验多是联合放射性核素显像来检测心肌的高危部位。患有多支冠状动脉疾病病人所有血管已经扩张到最大限度，所以应用血管扩张药试验有假阴性结果的风险。在这两种情况下，围手术期心脏风险程度与在放射性核素显像中发现心肌的风险程度成正比。

4. 心导管检查

是评价冠状动脉疾病 (CAD) 的"金标准"。获得的信息包括解剖学上心脏直观显像和血流分布、血流动力学以及心脏的整体功能情况。

5. 心脏科会诊

能够指导病人接受有助于诊断的检查，并能够向病人解释相关检查结果。会诊有助于优化病人术前药物治疗并进行术后随访。在开始应用一种新药治疗、放置起搏器或心内植入除颤器 (ICD) 的病人，术后随访至关重要。

（四）术前冠状动脉重建术

适应于冠状动脉旁路移植术和经皮冠状动脉介入治疗 (PCI)，这与非手术适应证相同。即使不考虑血管疾病的严重程度或是左室射血分数的降低，手术本身并不是冠状动脉重建术的适应证。

（五）麻醉前考虑

1. 病人会表现焦虑不安。术前访视和安慰，对缓解病人焦虑极为有效。抗焦虑药物会降低交感神经张力，因此不宜应用。

2. 术前通常继续进行心脏病的药物治疗。但要除外血管紧张素转换酶抑制药 (因为有持续血管扩张作用)、缓释或长效药物及利尿药。

(1)β 受体阻滞药：临床资料显示，围手术期应用 β 受体阻滞药可以降低 CAD 病人围手术期缺血和心肌梗死的发生率。近期大规模多中心随机对照试验显示，术前大剂量应用 β 受体阻滞药将增加病人脑卒中风险和病死率。术前已使用 β 受体阻滞药的病人，围手术期应继续服用。没有禁忌证 (如既往药物的不良反应，充血性心衰) 的情况下，拟行高风险心血管手术的病人术前应给予 β 受体阻滞药治疗。在可能的情况下，在择期手术前数天到数周应用 β 受体阻滞药，但应谨慎调整药物剂量。低、中度风险手术的高危病人，围手术期应用 β 受体阻滞药的收益尚不明确，可能风险大于益处。

(2) 他汀类药物：观察性研究和荟萃分析发现，围手术期应用他汀类药物可能减少心脏并发症和病死率。

(3) 可乐定：术前小剂量应用可乐定对心脏有保护作用并降低病死率。

3. 经皮冠状动脉介入治疗术 (PCI) 的时机，应由心血管医生与外科手术医生协商后做出选择。

(1) 无支架植入球形血管成形术：现有的研究推荐非急诊手术可推迟 2 ～ 4 周。阿司匹林应用至围手术期。

(2) 裸金属冠状动脉支架 (BMS)：ACC/AHA 建议经皮置入冠状动脉裸金属支架术的病人，择期非心脏手术应推迟 4 ～ 6 周。这期间应进行吩噻吡啶治疗，使支架处形成完整的内皮。经皮冠状动脉介入治疗术 (PCI) 后 30 天内发生心肌局部缺血性事件的风险最高，其次是术后 30 ～ 90 天内，再其次是术后 90 天后。在围手术期应继续应用阿司匹林治疗。

(3) 药物洗脱支架 (DES)：放置药物洗脱支架一年半后可能有血栓发生，这往往与围手术期忽略应用吩噻吡啶类药物有关。近来一致建议行药物洗脱支架治疗者择期手术应推迟至 1 年后实施。在围手术期仍应继续应用阿司匹林治疗。

(4) 经皮冠状动脉介入治疗术 (PCI 后，在双重抗血小板治疗期间，行非心脏手术病人，要考虑整个围手术期持续抗血小板治疗。如果有出血风险，必须停止吩噻吡啶类药物治疗，可继续阿司匹林治疗一段时间后尽快再次应用吩噻吡啶类药物。

4. 辅助吸氧

所有存在明显心肌缺血风险，尤其是术前给予镇静药的病人应该辅助吸氧。

5. 麻醉方式

在围手术期发生心血管事件风险方面，还没有令人信服的数据说明哪种麻醉方式更好。

二、高血压

(一) 问诊查体和实验室检查

应询问患者有无心绞痛、心梗、脑卒中的病史，发作性高血压或青年高血压应除外血管狭窄、甲亢、嗜铬细胞瘤的可能。体格检查着重于心血管系统，应检查四肢的血压和脉搏情况。根据病史和查体决定进一步检查。除常规检查外，怀疑缺血性心脏病需要做心电图、超声心动，测血浆尿素氮和肌酐，详细评估症状和冠心病的其他危险因素。怀疑甲亢应查甲状腺功能；怀疑嗜铬细胞瘤应查尿儿茶酚胺和卧立位血压；怀疑心功能不全应查超声心动；服用降压药的患者应查电解质。

(二) 术前治疗和干预

高血压患者术前可能服用多种降压药，目前常见的降压药物主要包括：利尿剂、β受体阻滞剂、α受体阻滞剂、钙离子拮抗剂、血管紧张素转化酶抑制剂(angiotensin converting enzyme inhibitors，ACEI)和血管紧张素Ⅱ受体阻滞剂(angiotensin Ⅱ receptor blockers，ARB)类。这些降压药物应当服用至手术当日清晨，需要禁食水的患者应用尽可能少的水将药物服下。应当注意这些药物特别是ACEI和ARB有可能在全麻诱导过程中引起低血压。对于术前新发现的高血压，降压治疗不应该进行过快，不能为了尽快手术立即使血压降至正常。应该在几个星期或者几个月内将血压降至靶目标，以便全身各脏器有足够的时间适应血压的变化。

（三）麻醉准备

麻醉准备应充分估计到患者有可能在诱导即刻和术中出现血压剧烈波动，这在术前未控制血压或控制不规律的患者中更加明显。诱导前可适当补充容量，预备好血管活性药物，牢记术中长时间低血压比高血压的危害更大。血压应控制在平时血压的±20%范围内，尽量接近平时血压并减少波动。

三、瓣膜病

评估的主要目的是了解瓣膜的损害程度及其造成的血流动力学影响、残存的心室功能及其对肺血管和肝肾功能的影响。某些瓣膜反流并非由于瓣膜本身的病变，而是继发于缺血性心脏病或高血压引起的心脏重构。而继发于感染性心内膜炎、腱索断裂和急性心肌梗死的瓣膜反流性疾病可以造成患者迅速死亡。因此有缺血性心脏病危险因素的患者，特别是老年人出现瓣膜反流，应该更加关注心肌缺血的程度和心室功能，而不是纠结于反流量的多少。同时应当了解患者服用抗凝药物的情况，手术前坚持药物治疗非常关键。

（一）问诊查体和实验室检查

注意询问患者平时的活动耐量情况，注意有无慢性咳嗽、咯血史，有无心衰体征，是否容易疲劳，有无下肢水肿、夜间憋醒或不能平卧。有无发绀或任何缺血性心脏病症状，有无心脏瓣膜手术史。体格检查主要听诊心前区有无病理性杂音、有无心律不齐、有无颈静脉回流征和颈静脉充盈、有无肺部啰音。有心脏杂音的患者都应做心电图。病史、体检或心电图有显著异常的患者都应考虑进一步行超声心动检查，并请心脏科医师协助评估。通常超声心动等无创检查对瓣膜病患者已经足够。

（二）主要瓣膜疾病类型和术前注意事项

1. 主动脉瓣狭窄

是唯一与围术期心肌缺血、心肌梗死和死亡率增加直接相关的瓣膜疾病。严重主动脉瓣狭窄的心脏症状有心绞痛、心力衰竭和晕厥。患者常见主诉为活动耐量下降和劳力性呼吸困难。查体听诊在胸骨右缘第二肋间有收缩期喷射性杂音，可放射至颈部。颈动脉搏动延迟和S_2分裂。需行心电图和超声心动图检查。患者常有左心室肥厚，心电图有ST-T改变、心电轴左偏或左束支传导阻滞。瓣口面积$< 1.0 \text{ cm}^2$为重度狭窄，如果面积$< 0.7 \text{ cm}^2$则为极重度狭窄，此时跨瓣压常非常高($\geq 50 \text{ mmHg}$)，心输出量明显受限。通过无创检查测定的瓣口面积通常是通过计算和估测间接得到的，且受心输出量的影响，因此了解患者实际症状的严重程度比纠结于瓣口面积的具体数值更有意义。有重度或极重度狭窄的患者在心脏科医师评估并充分考虑风险或瓣膜置换之前，不能进行非心脏手术(除非急救手术)。中到重度主动脉瓣狭窄患者由于继发获

得性血管性血友病综合征，有胃肠道血管异常出血的风险。

术前应维持窦性心律、治疗心动过速、心动过缓和心律失常，心率维持在 60 ～ 90 次 / 分为宜。如出现室上性心动过速应立即电复律。要维持足够的血容量，患者通常对血容量的改变非常敏感，左室容积的轻度减少会引起心输出量的显著下降，因此必须慎用硝酸酯类药物和扩血管药物。如果合并心肌缺血还应给予缺血性心脏病的防护和治疗。

麻醉选择上应该以全麻为主，重度狭窄的患者不宜使用椎管内麻醉。诱导和术中维持应尽量选择对心肌抑制小、对血流动力学影响小的药物。术中可以准备肺动脉导管和经食道超声 (TEE) 来较准确地评估心脏情况。

2. 肥厚性心肌病

非对称左室肥厚，多为遗传性疾病。患者以舒张功能障碍为特点。肥厚型心肌病的患者可由于心室收缩期的二尖瓣前叶前向运动 (systolic anterior motion，SAM 现象) 而发展为流出道梗阻。大多数患者初期没有症状，有症状者常为劳力性呼吸困难、易疲劳、晕厥、心绞痛。症状多与流出道梗阻的程度不平行。室上性和室性心律失常都很常见。心电图典型表现是左室肥厚和深而宽大的 Q 波。超声心动可用于评估左室流出道狭窄的程度并确诊此病。术前应继续服用 β 受体阻滞剂和钙离子拮抗剂。

麻醉前准备要注意维持正常的心率和充足的血容量，降低交感神经兴奋性。如果需要提升血压，首选去氧肾上腺素，避免心动过速。避免使用正性肌力药物，对于梗阻明显的患者反而应当适度抑制心肌。慎用硝酸酯类药物和周围血管扩张药物。

3. 主动脉瓣反流主动脉瓣关闭不全

通常进展缓慢，但也可快速形成。慢性主动脉瓣关闭不全可产生于主动脉瓣膜病变、主动脉根部扩张，或两者均有。风湿性心脏病、二尖瓣疾病、结缔组织病及心内膜炎均可导致瓣膜病变。主动脉根部扩张可伴发于强直性脊柱炎、成骨不全、梅毒、高血压、年龄相关退行性变、马方综合征和免疫性瓣膜病。临床表现可为充血性心力衰竭、心动过速。查体可发现胸骨旁第三四肋间全舒张期递减性吹风样高调杂音，放射至颈部。心尖部可闻及 Austin-Flint 隆隆样杂音。脉压差增大而表现为水冲脉，常伴有颈动脉异常搏动。心电图可发现电轴左偏及 ST-T 改变，伴随房性或室性期前收缩也不少见。超声心动可见左房和左室扩大，此时测量的左室 EF 值由于反流量的存在而高估，一个 EF 测量为 50% 的患者如果伴有中度的反流，则实际可能已经需要手术重建瓣膜。患者在围术期一般可以耐受慢性关闭不全。功能状态良好且左心室收缩功能尚可的患者很少发生麻醉并发症。

术前应注意维持患者的左室功能，避免使用心肌抑制药物。维持充足的血容量，但应警惕肺水肿的发生。应将心室率控制在正常上限 (80 ～ 100 次 / 分)。心动过缓或外周阻力增加都会增加反流量，因此使用外周血管收缩药物应谨慎 (例如去氧肾上腺素或大剂量的肾上腺素)。如果出现传导异常，应请心脏科医生会诊以决定是否需要安装起搏器。在容量充分的前提下，一般都能耐受椎管内麻醉或全麻。

4. 二尖瓣狭窄

常由风湿性心脏病引起，常伴随主动脉瓣疾病或二尖瓣反流。二尖瓣狭窄患者左房压力和容量负荷增大，常伴有房颤和血栓，血栓脱落会造成全身各脏器栓塞梗死。患者的肺静脉压和肺血管阻力增大，肺小动脉长期痉挛会出现肺动脉高压，进而引起右室压力增高和扩大。瓣口面积 $< 1.0\ cm^2$ 或静息时跨瓣压大于 10 mmHg 提示为重度狭窄，此时轻量体力活动也无法耐受。

评估包括判断患者有无呼吸困难、疲劳、端坐呼吸、肺水肿和咯血等病史。查体可在心尖区闻及舒张中晚期隆隆样杂音向腋下放射，部分患者有"二尖瓣面容"。心电图可出现肺性 P 波，超声心动可以评估瓣口面积、是否伴有反流和左房血栓、估测肺动脉压。房颤患者需要抗凝以避免左房血栓，伴心动过速时应控制心室率。重度狭窄会导致肺动脉高压和右心衰竭，应注意右心衰的症状和体征。伴有心衰患者可能同时服用利尿剂和地高辛，应注意钾离子水平并避免洋地黄中毒。

麻醉准备要预备控制心室率的药物，对有心衰的患者则不宜用 β 受体阻滞剂，而应考虑洋地黄类。既要避免容量不足，又要避免容量超负荷。避免加重肺动脉高压：低氧、高碳酸血症、酸中毒和拟交感药物均可增加肺血管阻力。对于大型手术或估计有体液大量转移的患者，肺动脉导管对监测血容量、肺动脉压和心输出量有帮助。

5. 二尖瓣反流

慢性二尖瓣反流原因主要有：二尖瓣脱垂、二尖瓣狭窄、缺血性心脏病、结缔组织病等，急性二尖瓣反流通常是心梗或感染性心内膜炎引起。老年人可能有瓣膜功能的退化而伴有少量反流。血液在收缩期反流入左心房，主要靠左室扩张及左室舒张末期容积增大来代偿。慢性二尖瓣反流患者对手术耐受一般较好，除非有其他瓣膜病（如二尖瓣或主动脉瓣狭窄）或伴有左心功能不全。这类患者术前通常无症状或症状很不特异，常常由超声心动发现。严重者可出现劳累、呼吸困难和房颤。查体可在心尖部闻及全收缩期高调吹风样杂音，放射至腋下。心电图无特殊表现，超声心动主要用于寻找二尖瓣狭窄的潜在病因。

麻醉准备注意维持前负荷，并且适当减轻后负荷。对于急性心肌梗死导致的二尖瓣反流，如危及生命的，应考虑主动脉球囊反搏。心率应维持在正常高限，避免心动过缓。

四、心律失常

术前有心律失常病史的患者应主要评估如下两个方面的问题：①是单纯的心律失常还是合并或继发于其他疾病。低血钾、缺血性心脏病、酸中毒、低镁血症、药物毒性和内分泌疾病都可以引起心律失常。例如房颤是否合并甲亢、瓣膜病、缺血性心脏病？心肌梗死引起的束支传导阻滞？甲状腺功能减低引起的心动过缓？如果有上述情况则说明围术期发生不良事件的风险增高。②心律失常的严重性：是偶发的、持续的或永久性的？预激综合征是否合并房颤？是否引起血流动力学改变？是否需要进一步干预，例如安装临时起搏器。

（一）问诊查体和实验室检查

对快速型心律失常的患者应主要询问活动耐量，注意有无心衰体征，有无缺血性心脏病病史。对慢速型心律失常患者应主要询问有无晕厥或类似晕厥的情况，有无特殊药物服用情况，有无内分泌疾病基础。还应询问患者心律失常的既往治疗情况及是否安装过起搏器。实验室检查主要依靠心电图、24 小时动态心电图监测和超声心动。

（二）常见心律失常类型和术前注意事项

1. 室上性心律失常偶发的室上性心律失常无需特殊处理。对于房颤患者控制心室率（< 100 次 / 分）更为重要，用于控制心室率的 β 受体阻滞剂、地高辛或钙离子拮抗剂应继续服用。心

室率控制不佳，特别是合并有心功能不全征象的，择期手术应推迟进行。房颤患者需要长期抗凝，围术期的预防性抗凝药物应继续使用。从口服抗凝药过渡为静脉肝素或低分子肝素，用量需咨询心脏科医生根据患者情况个体化。

预激综合征 (Wolff-Parkinson-White，WPW) 是经旁路同时上行和逆行的室上性心动过速。心电图 QRS 波群起始处可见到 delta 波。在择期手术之前可以通过射频消融治疗 WPW 综合征。利多卡因和普鲁卡因胺推荐用于 WPW 综合征患者控制心动过速。β 受体阻滞剂、钙通道阻滞剂和地高辛能增加旁路传导，导致室颤而应避免使用。

2. 室性心律失常无合并其他心脏疾病的偶发室性早搏无需特殊处理。每小时多于 30 次室性早搏、每分钟多于 5 次、多源性室性早搏、R-on-T 波形，或无合并其他心脏疾病的非持续性室性心动过速具有潜在的猝死风险，需要进一步行超声心动、心肌负荷试验、PCI 或电生理的检查，请心脏科医生会诊决定是否干预。有持续性室性心动过速、室颤、晕厥病史或伴有基础性心脏病的，特别是血流动力学改变或心输出量明显下降的情况通常预示猝死风险大，必须进一步检查并请心脏科医生会诊，常需要安装带有自动除颤功能的起搏器 (ICD)。尖端扭转型室性心动过速 (torsadesde pointes) 是一种以发作性电极极性交替转换、QRS 波群主峰围绕等电线连续扭转为特点的心律失常，对常规抗心律失常药物反应不良。使用延长 QT 间期的药物会加重尖端扭转型室速，急救措施包括给予镁剂或进行电转复。

3. 心动过缓和传导阻滞术前心电图发现有心动过缓及束支传导阻滞的患者，需明确是否有安装起搏器的指征：

(1) 有相关症状的窦性心动过缓 (心率常 < 40 次 / 分)。

(2) Ⅲ度房室传导阻滞。

(3) 严重的Ⅱ度房室传导阻滞 (连续 2 个 P 波脱落)。

(4) 有症状的莫氏Ⅰ或Ⅱ型房室传导阻滞。

(5) 莫氏Ⅱ型房室传导阻滞伴有 QRS 波群增宽或双束支传导阻滞。

(6) 有症状的心脏变时功能异常。

(7) 窦房结功能异常，出现晕厥。

(8) 长期心率 < 30 次 / 分或停搏 > 3 秒。

左束支传导阻滞 (left bundle branch block，LBBB) 与缺血性心脏病相关度高，特别是新近发现的 LBBB，常需要进行负荷试验或心脏科会诊。右束支传导阻滞 (right bundle branch block，RBBB) 多数是先天性的，或者由于传导系统钙化、退变或是继发于肺病产生，无症状的 RBBB 不需进一步评估和处理。对于 ECG 提示双分支 (右束支、左前束支和左后束支中的两支) 传导阻滞的患者，应考虑患者可能有冠心病和左室功能不全。虽然这类患者没有必要预防性安装临时起搏器。但应预建立一条中心静脉通路以备紧急情况下需要置入临时起搏器。

五、慢性心功能不全

心力衰竭主要是因为心脏收缩功能不全、舒张功能不全，或两者兼有，从而引起心输出量下降，引发一系列的症状。心功能纽约分级为Ⅲ或Ⅳ的患者施行全麻或者行中至高风险手术之前有必要请心脏科会诊。患者状况稳定时可在麻醉监护下接受低风险手术。失代偿性心力衰竭是心脏的高危状态，应推迟择期手术。

应详细询问患者的活动耐量，以及既往心衰的就诊和治疗情况。右心衰主要表现为体循环淤血的体征和症状，而左心衰主要表现为肺循环淤血的体征和症状。所有心力衰竭或可疑心力衰竭的患者都应在术前查心电图、电解质、肌酐、B 型尿钠肽 (B-type natriuretic peptide, BNP)。胸片有助于诊断可疑的肺水肿或心力衰竭失代偿。超声心动可以客观地测量左心室射血分数 (LVEF)。正常的 LVEF 大于 50%，低于 25% 为重度左室收缩功能不全。还应询问患者目前的药物用量，例如利尿剂、β 受体阻滞剂、地高辛等。

对于必须行手术治疗的心衰患者，或心衰短期内无法进一步改善的患者，麻醉时应严密监测血流动力学，考虑直接动脉测压和肺漂浮导管。β 受体阻滞剂、利尿剂和地高辛等药物治疗在术前需要加以优化并持续进行。代偿良好的心力衰竭患者，如果要接受长时间高风险手术并预计会大量失血或需大量补液的患者，最好在手术当日早晨停用强效利尿剂。短效钙离子通道阻滞剂降低左心室功能加重症状，增加死亡风险，应避免使用。注意避免容量负荷过多，避免使用抑制心肌的药物。

六、先天性心脏病

对这些患者术前评估的主要目的是了解患者的心脏解剖异常、分流的类型、心脏状况及手术本身对生理的影响。先天性心脏病特征和病因复杂，病理生理变化多样。非心脏手术术前有先天性心脏病的患者日益增多，其心脏情况可能已经治愈或缓解，也可能入院后才刚刚发现且没有得到纠正。不经治疗通常能存活至成人的常见先天性心脏病主要有：主动脉二瓣化畸形、主动脉缩窄、肺动脉瓣狭窄、房间隔缺损、室间隔缺损、动脉导管未闭。某些患者同时存在多种缺损，而且往往是因为伴发的分流性缺损才得以存活。心血管损害的病理生理改变或手术疤痕可能导致心律失常。发绀型患者通常因为慢性缺氧而导致红细胞增多，血液黏滞度上升，有血栓和脑卒中的风险，术前如果红细胞比容 > 60% 应考虑血液稀释。发绀型患者凝血功能异常非常常见。有分流存在下静脉输液有体循环空气栓塞的潜在风险，输液通路中必须除去气泡并采用空气过滤装置。术前必须有详细的超声心动检查，可以确诊或排除其他畸形或并发症、评估缺损的生理意义和治疗的效果。如果患者合并心脏瓣膜修复术后、人工瓣膜植入术后、复杂性缺损、二尖瓣脱垂并反流，则应当预防感染性心内膜炎。

第五节 内分泌系统的麻醉前评估与准备

由于患有内分泌系统疾病的患者在临床上表现各异，故对常见疾病分别加以分析。

一、嗜铬细胞瘤

高血压病患者中有不到 0.1% 的患者是由嗜铬细胞瘤或来源于嗜铬组织的可以分泌儿茶酚胺的肿瘤引起的。嗜铬细胞瘤通常发生在肾上腺髓质，也有一小部分发生在其他部位，如右心房、脾脏、卵巢阔韧带或主动脉分叉处的 Zuckerkandl 组织。有不到 15% 的嗜铬细胞瘤呈现恶性播散，通过血管或淋巴管转移至肝脏。有些嗜铬细胞瘤还表现出家族遗传倾向，或者是多腺体肿瘤综合征 (pluriglandular-neoplastic syndrome) 的一部分。

术前可以发现的提示嗜铬细胞瘤的症状和体征包括大汗、头痛、高血压、体位性低血压、以往麻醉诱导或腹部检查时出现高血压或心律失常；还包括阵发性的大汗、头痛、心动过速和高血压发作；糖耐量异常；红细胞增多、体重减轻及精神异常。

（一）麻醉前准备

1. 血和尿中儿茶酚胺及代谢产物（如 3- 甲氧基 -4- 羟基扁桃酸，VMA），可乐定抑制试验、酚妥拉明抑制试验、^{131}I- 间位碘苄胍（^{131}I-MIBG）造影有助于诊断。

2. 治疗和控制高血压，恢复血容量术前使用 α- 肾上腺素受体阻断剂有助于降低高血压危象的发生率、减轻瘤体处理过程中的血压波动（特别是在离断肿瘤静脉血管之前），并减少围术期心功能不全的发生率。在术前 2～3 周应用短效 $α_1$ 阻滞药哌唑嗪 1 mg，3 次 / 天或长效 $α_1$、$α_2$ 阻滞药酚苄明 10 mg，2 次 / 天。根据症状缓解的程度（特别是出汗的症状）及血压平稳的程度来判断药效。术前 12 小时停用哌唑嗪，术前 48 小时停用酚苄明。α 受体阻断药尚可促使胰岛素释放，降低嗜铬细胞瘤患者的血糖水平，所以需注意血糖水平的调整。

术前应用酚苄明治疗的最佳时限还没有得到证实。以血压平稳和症状缓解为标准，大多数患者需要使用 10～14 天。推荐下列标准：

(1) 术前 48 小时内测得的血压不应超过 165/90 mmHg。通常在应激环境中测量患者的动脉血压（麻醉后恢复室），每分钟一次，持续测量 1 小时。如果没有血压超过 165/90 mmHg，即可认为满意。

(2) 体位性低血压可以存在，但站立位血压不能低于 80/45 mmHg。

(3)ECG 中可逆性的 ST-T 改变消失。

(4)5 分钟内室性期前收缩的数量最多 1 个。

(5) 鼻塞。

协和医院还成功的使用乌拉地尔（亚宁定）作为嗜铬细胞瘤患者术前控制血压用药，可阻断 $α_1$、$α_2$ 受体，并可激活中枢 5- 羟色胺 1 A 受体，降低延髓心血管调节中枢的交感反馈作用，术中患者血压较平稳，可显著降低外周阻力，对心率影响小，无反射性心动过速。

3. 心动过速时用 β- 阻滞药必须并用 α 阻滞药否则单独应用 β 阻滞药可激动 α 受体，导致高血压。阿替洛尔和美托洛尔均是选择性 $β_1$ 肾上腺素能受体阻滞剂，无心肌抑制作用，25～50 mg，2～3 次 / 天。儿茶酚胺导致的心肌病患者慎用 β 肾上腺素能受体阻滞剂。

4. 纠正血容量在应用 α 受体阻滞药扩张血管的同时进行液体治疗，使血球比容降低至 40% 左右。体重增加。

5. 微循环感觉有轻度鼻塞，四肢末端发凉感觉消失或有温暖感，甲床由治疗前的苍白转变为红润。这些现象表明微循环灌注良好。

（二）麻醉选择

以全身麻醉为安全，最好在麻醉诱导前先行桡动脉监测动脉血压及中心静脉穿刺置管，持续测量动、静脉压，尤其对儿茶酚胺性心肌病患者和循环不稳定者，可置入 Swan-Ganz 导管，以便早期发现血流动力及心率变化，及时进行处理。

血管活性药可选择去氧肾上腺素或多巴胺升血压，选择硝普钠处理高血压。酚妥拉明起效较慢且作用时间长。偶尔也可使用 β 受体阻断剂（目前常用药物为艾司洛尔）治疗不伴有高血压或容量不足的严重心动过速。

二、皮质醇增多症

(一)麻醉前准备

注意评估气道条件,由于患者肥胖颈短,可能会出现气管插管困难。麻醉前应注意控制血压、纠正水电解质与酸碱平衡紊乱,特别注意钾的补充,控制感染与血糖过高及纠正负氮平衡。但对继发性糖尿病,控制症状即可。若已用胰岛素治疗者,在手术前 1 天要停药,以防术后发生低血糖。除了常规麻醉前用药外,还应补充激素,在术前 3 ~ 4 天开始补充皮质激素,必要时术前 1 天和术日晨补充氢化可的松 100 mg,或术中静脉滴入氢化可的松 300 mg 或地塞米松 30 mg。

(二)麻醉选择

全麻是目前较为常用的麻醉方法。大多数吸入性麻醉药以及丙泊酚特别是依托咪酯均有抑制肾上腺皮质功能的作用。苯二氮革类和阿片类药对肾上腺功能无明显影响。目前临床上多采用静脉诱导吸入维持的全麻方法。也可选用连续硬膜外麻醉,肌肉松弛良好,对电解质、水和酸碱平衡影响较少,呼吸道并发症少,术后恢复较快,可于单侧肾上腺肿瘤切除患者。对肥胖及骨质疏松者,有时穿刺有一定困难。

皮质醇激素增多的患者通常对麻醉药物的耐受性较低,应激能力差,因此麻醉药物、肌松药物和术中辅助药物一般较正常患者相对用量减少。

三、原发性醛固酮增多症

(一)麻醉前准备

注意电解质情况,手术前可应用安体舒通。但长期应用此药可出现男子乳房发育、阳痿、女性月经失调等副作用,也可改用氨苯蝶啶或阿米洛利,以助保钾排钠,同时应补充钾(氯化钾 3 ~ 6 g/d,分次口服)并加用降压药物,可选择钙离子拮抗剂、醛固酮受体阻断剂及 α 受体阻断剂等。高血钠症及高血压患者,应限制饮食中的钠盐。

(二)麻醉选择

由于有高血压,硬膜外阻滞时应注意血压的波动,可选用小剂量多次阻滞法防止平面过宽、血压下降。但因为手术部位往往较深,术中常为腰部抬起,头脚放低的"桥"式体位,使硬膜外麻醉阻滞不完全而且清醒患者会感觉不适。应用全身麻醉时,由于低血钾症,可延长非去极化肌松药的时效,故肌松药的剂量宜小。

四、甲状腺功能亢进

(一)麻醉前准备

关键在于防止术中、术后危象的发生,手术前一般先用抗甲状腺药控制病情,然后用碘化物以减轻甲状腺肿胀、充血。如用碘化钾溶液两周,则甲状腺充血、肿胀明显减轻。也可把碘化物与普萘洛尔、艾司洛尔伍用或单用心律平作甲状腺功能亢进术前准备,使心率下降至每分钟 80 ~ 85 次为宜,同时患者的激动、神经质、震颤、心悸均会好转。抗甲状腺药物和 β 受体阻滞剂应用直到手术当天早晨。手术后普萘洛尔或心律平的用量可视病情逐渐减少,术后 4 ~ 7 天停服。

(二)麻醉前用药

避免用阿托品，可用东莨菪碱或异丙嗪肌内注射。神经安定镇静药、巴比妥酸盐、氯丙嗪等宜用足量以减少患者烦躁不安和兴奋。

（三）麻醉选择

如无气道梗阻，平卧头后仰无呼吸困难，基础代谢率控制在 20% 以下，脉率每分钟不超过 100 次，可采用颈丛阻滞。如有气道梗阻或基础代谢率经用药后仍在 30% 以上，宜用气管内插管麻醉。体温高时可用冰袋体表降温。气管受压变形或移位者宜用表面麻醉清醒气管插管或用安定、羟基丁酸钠使患者入睡后再行表面麻醉气管插管，麻醉前应备齐各种型号的气管插管以备气管狭窄时应用。拔管时也应注意是否存在气管萎陷。

五、原发性甲状旁腺功能亢进

（一）麻醉前准备

术前评估包括评价容量以避免诱导期低血压。补充生理盐水和给予呋塞米利尿可使血清钙降到可接受的水平（< 3.5 mmol/L）。术前给予低钙饮食、多饮水等纠正脱水和电解质失常。充分估计肾功能情况。

麻醉前用药以小剂量巴比妥类药或麻醉性镇痛药、东莨菪碱或阿托品常规用量即可。用药后患者应卧床、防止产生直立性低血压及骨折。

（二）麻醉选择

对诊断明确、部位肯定的轻症患者，可用局麻或颈丛麻醉。对于有气管压迫症状的患者，气管插管全麻较为理想。手术过程中必须注意防止骨折发生，有低钙现象时可静脉注射氯化钙 0.5 ～ 1.0 g。

如术前存在钙作用于神经肌肉接头引起的肌无力，则应警惕该患者对神经肌肉阻滞剂的反应可能有所改变。

六、胰岛素细胞瘤

（一）麻醉前准备

注意低血糖的发生，可用糖皮质激素，如醋酸可的松 100 mg 于手术日晨肌内注射，静脉滴入 10% 葡萄糖 50 ml 或 50% 葡萄糖 40 ml。但此法可加重手术后正常高血糖反应和组织对葡萄糖的利用。

（二）麻醉选择

连续硬膜外阻滞完善时，能满足手术要求，且保持患者清醒状态，有利于识别低血糖反应，但对肥胖患者，若阻滞范围过广，可导致呼吸抑制，血压下降，全身麻醉要防止 $PaCO_2$ 过低，造成脑血流下降而减少血糖供应，因为首先受低血糖损害的即为脑组织。另一方面可选择降低脑代谢的麻醉方法，减少脑对葡萄糖的需要及应用对血糖无影响的麻醉药。全麻诱导可静注安定、丙泊酚、硫喷妥钠，对血糖和肝功能无明显影响，同时还可降低脑组织耗氧量。吸入麻醉药安氟醚 3% 的浓度可减少脑耗氧量 50%，但应注意安氟醚可提高胰岛素的敏感性，易发生低血糖休克。采用静 - 吸复合麻醉，加 N_2O、芬太尼、泮库溴铵较为理想。术中进行严密的血糖监测。

七、糖尿病

（一）麻醉前准备

1. 病情估计

(1) 年轻的患者，病情大多严重，容易并发冠心病及酮血症，几乎都需用胰岛素作控制。

(2) 了解是否应用胰岛素及其剂量，日用胰岛素量超过 40 U 的即属中度糖尿病。

(3) 术前应控制空腹血糖在 7.7 mmol/L(140 mg/dl) 以下，最高不应超过 12.99 mmol/L(198 mg/dl)，因为高血糖可加重术中脑缺血引起脑损害。

(4) 胰岛素依赖型患者，除非急诊手术，应控制酮症阴性及血糖在正常范围。

(5) 术前充分估计心脏功能，还应估计肾脏功能及感染与否。

(6) 糖化血红蛋白 (HbA$_{1c}$) 水平可以帮助鉴别围术期高血糖风险较高的患者。

(7) 糖尿病伴发高血压的患者中 50% 可能同时存在糖尿病自主神经病变，会影响患者的容量反应性，血流动力学不稳定甚至心源性猝死，尤其在合并使用血管紧张素转换酶抑制剂或血管紧张素受体拮抗剂时升高。自主神经病变还会导致胃排空延迟 (胃轻瘫)。

2. 择期手术患者的准备

至少在两周以前控制糖尿病，达到空腹血糖为 5.5 ～ 7.7 mmol/L(100 ～ 140 mg/dl)，24 小时尿糖＜ 10 g，酮体阴性，术前不宜过分限制糖类，每天至少应给 150 g。手术日晨应将日需量的 1/2 胰岛素皮下注射，同时输入 10% 葡萄糖，按每 2 ～ 3 g 给胰岛素 lU。如果未输葡萄糖液，则不应给予胰岛素。

3. 急症手术患者的处理

急症手术应一边控制病情，一边进行麻醉和手术，并争取先给葡萄糖及胰岛素，以降低血糖和酮体，然后进行麻醉和手术。合并酮症酸中毒的处理，如血糖＞ 16.6 ～ 22.2 mmol/L(300 ～ 400 mg/dl)，血酮体增高，第一小时给胰岛素 100 U，当血糖下降到 13.8 mmol/L(250 mg/dl) 时，每小时给胰岛素 50 U，静注葡萄糖 10 g，同时监测血糖及尿糖，每 4 ～ 6 小时继续给胰岛素 10 ～ 15 U。术中输液在开始 2 ～ 3 小时仍先以生理盐水或乳酸钠一林格液 1 500 ～ 2 000 ml 静滴，每 2 小时给氯化钾 0.25 g，根据排尿量对输液进行调整，尿量多时应注意测定血电解质水平并作出相应调整。当血 pH ＞ 7.1 时，原则上可不给碱性药物，若 pH ＜ 7.1，应给 5% 碳酸氢钠 250 ml 静脉滴注，并按血气变化及 pH 值结果来调整剂量。

(二) 麻醉选择

尽量选用对患者的糖代谢影响小的麻醉药及方法。如避免应用交感兴奋药及苏醒时间较长的全麻方法。一般认为局部麻醉、硬膜外麻醉引起的改变较全麻轻。硬膜外麻醉还可部分地阻断交感神经，减弱手术时引起的肾上腺皮质与高血糖反应，还相对抑制术中内源性儿茶酚胺的上升，但合并有动脉粥样硬化的患者，容易引起低血压。全身麻醉药中氧化亚氮及麻醉性镇痛药对血糖影响最小。

第六节 神经系统的麻醉前评估与准备

一、神经系统评估

(一) 颅内顺应性和颅内高压

颅内顺应性会因为颅内占位性病变(如肿瘤、血肿和脓肿)而降低。周围正常的脑组织可因受压而导致血脑屏障受损、脑水肿和脑自动调节功能丧失。当仰卧位颅内压持续超过 15 mmHg 即可诊断为颅内高压;持续超过 30 mmHg 提示预后不佳;持续超过 50 ～ 90 mmHg,则往往无救。

(二) 昏迷

手术患者可能并存昏迷,术前对其诱因要尽可能加以鉴别和纠正。麻醉药物的使用可加重昏迷,患者对麻醉耐受性较差。从麻醉处理角度看,较常见的昏迷有以下几类:

1. 意识消失,但存在呵欠、吞咽或舔舌等反射动作,提示为"浅"昏迷,脑干功能尚无损害。

2. 意识消失,呼吸、瞳孔反应和眼球活动仍正常,亦无定位性运动障碍体征,最可能为代谢抑制(如尿毒症、低血糖、肝性昏迷、乙醇中毒、低磷血症、黏液水肿和高渗性非酮症性昏迷等)或药物中毒(如麻醉性镇痛药、安定镇静药、催眠药等)所致。除非急症手术,术前应尽可能纠正昏迷,但对尿毒症或高渗性非酮症性昏迷的纠正不宜过快,否则可因尿素的反跳作用促进水向脑组织转移,导致脑水肿而加重昏迷程度。

3. 昏迷伴上肢和下肢均呈伸直位肌强直者提示双侧上位脑干结构损害或深部大脑半球损害;昏迷伴上肢肘部呈屈曲位肌强直提示有双侧大脑半球功能障碍但脑干无损害,这类情况可见于脑外伤或心搏骤停复苏后脑缺氧损伤后遗症。

4. 昏迷伴癫痫大发作,提示有深部中线性脑干或丘脑损害或运动中枢有局灶性改变,术前对其诱因应力求弄清并给予积极处理,麻醉中避免选用有可能诱发脑电图癫痫样改变的药物(如安氟醚等)。

Glasgow 昏迷评分是用来判断昏迷深度的方法。总分 3 ～ 15 分,评分越低说明昏迷越深,脑组织的损伤程度也越重。当积分≤7 分表明病情严重,积分 3 ～ 5 分预后不良,积分≥8 分时预后较好。

(三)CT 和 MRI

中线移位和脑室或脑池受压提示颅内顺应性降低。应注意肿块周围脑水肿的程度和病变的位置与颅内重要血管和结构的关系。靠近硬膜静脉窦的病变需向大气暴露窦腔,发生静脉空气栓塞的危险较大。

(四) 术前水电解质紊乱和糖耐量异常

应警惕因进食差、应用利尿药和类固醇以及中枢介导的内分泌异常所致的水电解质紊乱和糖耐量异常。

(五) 瞳孔反应

经治疗后瞳孔仍持续散大和眼球固定患者,病死率甚高。

（六）多发性损伤或伴随疾病

10%～40% 的颅脑损伤患者伴其他部位损伤，包括颈椎骨折、脱位，四肢骨折，肋骨骨折或胸、腹腔内出血等。急性颅内高压患者还可伴有其他严重系统性疾病，如高血压、心力衰竭或呼吸功能障碍等。

二、麻醉前准备

（一）麻醉前用药

对严重颅内高压患者，选用术前用药应注意避免引起呼吸抑制，尤其是老年或昏迷患者，只需用阿托品即可，伴体温升高者，改用东莨菪碱。颅内压增高、颅脑外伤或颅后窝手术禁用吗啡类药。

（二）麻醉前准备

应慎用。因为有颅内病变的患者可能对中枢神经系统抑制药物非常敏感。如果需要镇静，可给安定 0.1～0.2 mg/kg 口服。急性颅内高压患者术前准备的基本原则是避免任何引起和加重颅内高压的因素，避免呼吸抑制和采取积极措施降低颅内压。所以颅内顺应性降低或颅内压升高的患者应避免用阿片类药物，因为其有呼吸抑制作用从而导致高碳酸血症，进一步增加脑血流量。

1. 利尿常用利尿药有两类：高渗性利尿药和袢利尿药。前者常用药为 20% 甘露醇，剂量 1～2 g/kg。后者常用药为呋塞米。最好两药交替使用，可快速脑脱水。其作用原理是，甘露醇形成渗透压梯度，使脑实质脱水，呋塞米通过加速血管内水的排出来维持该梯度。

2. 过度通气

对原先 $PaCO_2$ 正常患者，过度通气使 $PaCO_2$ 降至 25～30 mmHg，颅内压可下降25%，从而使脑缺血的危险性减小。术前正常碳酸水平的患者，应尽量避免 $PaCO_2 < 25$ mmHg，因为当 $PaCO_2 < 20～25$ mmHg 时并不能进一步改善颅内顺应性，且可能造成脑组织缺血等不利效果。

3. 类固醇激素

给予类固醇激素可降低脑水肿的发生率。其起效较慢，不用于处理术中的紧急颅内压升高，但择期手术前 48 小时使用可减轻水肿形成，并改善开颅手术期间的临床症状。

4. 冬眠低温

通常是全身降温结合头部降温。

5. 抗惊厥药

一般认为，大脑皮质的任何刺激都可能导致惊厥。苯妥英作用缓和，在没有禁忌证时对于大多数幕上开颅患者以及颅脑损伤和蛛网膜下腔出血患者可常规使用，用量为 < 50 mg/min，缓慢输注。

6. 监测开颅手术

患者大多监测动脉压。因需要过度通气，需要呼气末气体分析仪。留置尿管有助于液体治疗及观测利尿效果。有创血流动力学监测如肺动脉导管应用于有严重心脏病、肾和肺部疾病的患者，需警惕利尿引起明显液体转移的情况。神经外科手术时由于不便在颈部操作，所以中心静脉置管应考虑臂部及锁骨下静脉穿刺。

1) 脑电图：脑血流量降低到不足以维持组织功能之前就可发现 EEG 的变化。分析脑电波的频率和幅度，可推测脑活动与代谢情况。但低温、低血压、低血糖、低氧、肿瘤、血管畸形和癫痫会影响 EEG 结果。

2) 诱发电位监测：包括感觉诱发电位、运动诱发电位、肌电图等，广泛应用于颅脑手术。

（三）麻醉选择

局部麻醉适用于颅内浅表手术或颅骨钻孔减压术，正规操作可做到完全无痛。全身麻醉有利于清除呼吸道异物和分泌物，保持气道通畅，充分供氧和施行过度通气。除氯胺酮外，镇静药和镇痛药可降低脑血流量和脑代谢率。而所有的挥发性麻醉药具有剂量依赖性的脑血管扩张。其扩张血管程度的顺序是氟烷＞恩氟烷＞异氟烷＞地氟烷＞七氟烷。但异氟烷、地氟烷和七氟烷引起的脑血流量变化不明显。

体位方面，开颅时，维持头部抬高 15°～20° 的体位有利于静脉回流。慢性硬膜下血肿术后应平卧位以防再出血。脑脊液引流术后也应平卧以避免脑室迅速塌陷。仰卧位常用于额骨、颞骨或顶骨入路的正中位或旋转位的手术。半侧卧位用于行乳突后入路的三叉神经微血管减压术。侧卧位适用于顶骨后部、枕部和后颅窝手术，包括小脑脑桥角肿瘤以及脊柱和基底动脉处的动脉瘤。俯卧位适用于脊髓、枕叶、颅骨连接处和后颅窝的手术。

第七节　肝脏系统的麻醉前评估与准备

预防麻醉后肝功能障碍，减少肝功能障碍的发生率和死亡率最重要的因素是确认高危病人和已存在肝脏疾病的病人。术前应做仔细评估确定是否已有肝脏疾病和麻醉诱导肝脏疾病的危险因素。

一、肝脏功能的评估

慢性肝病在早期常无症状，中后期可能出现皮肤和巩膜的黄染、瘙痒、大便颜色变浅、蜘蛛痣、肝掌、腹水、肢体水肿、肝性脑病、肝肾综合征、肝肺综合征、胃底食管静脉曲张、出血倾向、脾大脾亢和各种代谢紊乱。没有一个化验可以反映全部的肝脏功能，每项化验只能反映肝功能的一部分。常用的化验检查如下：

1. 胆红素总胆红素反映胆汁生成和排泄之间的平衡，分为直接胆红素（结合胆红素）和间接胆红素（未结合胆红素）。总胆红素超过 3 mg/dl 时可见到明显的黄疸症状。直接胆红素升高为主可见于梗阻性黄疸，而间接胆红素升高主要见于溶血性黄疸。肝细胞性黄疸时直接和间接胆红素都升高。

2. 血清转氨酶当肝细胞受损或死亡时，会释放转氨酶 AST 和 ALT 入血。AST 不仅存在于肝脏，还存在于心脏、骨骼肌。而 ALT 相对特异性要高一些。AST 和 ALT 与慢性肝病的严重程度相关性差，主要用于评估急性肝损伤（如急性肝炎、药物性肝损害等）。慢性肝病患者突然急性加重时可能出现转氨酶的先升高后降低，而胆红素则持续性升高，说明疾病已经到了终末期，是预后不良的提示。

3. 碱性磷酸酶 (ALP) 和 γ- 谷氨酰转肽酶 (GGT) 这两个酶也被称为"胆道酶"，它们的升高往往提示肝内胆汁淤积或胆道梗阻。GGT 可被酒精诱导，酒精性肝病时可见明显升高。

4. 血清蛋白在无肝病患者中，人血白蛋白主要反映营养状态。在肝病患者中人血白蛋白低于 25 g/L 提示严重肝功能障碍或营养不良。低蛋白血症会使血液胶体渗透压下降而导致水肿、腹水、胸腔积液，并影响术后吻合口愈合。

5. 凝血酶原时间 (PT) 除Ⅷ因子外的所有凝血因子均在肝脏合成，肝细胞功能轻度受损时很少引起凝血酶原时间延长。一旦出现凝血酶原时间的延长，提示肝功能受损较重，可以用新鲜冰冻血浆纠正。出现梗阻性黄疸时，肠道不易吸收脂溶性维生素 K，而维生素 K 是某些凝血因子合成的重要辅酶。因此梗阻性黄疸出现凝血异常时可补充维生素 K 纠正。

该分级之所以常用，因为它基本涵盖肝脏功能的几个主要方面：总胆红素反映了胆汁生成和排泄功能；白蛋白反映了蛋白质代谢合成的能力；凝血酶原延长时间反映了合成凝血因子的能力；腹水反映了肝脏在水电解质平衡中的作用 (醛固酮灭活减少、低蛋白血症等)；肝性脑病反映了肝脏在解毒和氨基酸代谢中的作用。Child-Pugh 可以预测术后死亡率，A 级死亡率 ＜ 5%，B 级死亡率为 5% ～ 25%，C 级死亡率 ＞ 25%。一般认为 B 级和 C 级患者不适合行大型手术，术后有急性肝衰竭的可能。

二、肝病与麻醉

(一) 麻醉减少入肝血流

全麻和区域阻滞都减少入肝血流，原因包括麻醉药物直接或间接的作用、术中的通气模式以及某些靠近肝区的手术。所有的吸入麻醉药都会减少入肝血流，以氟烷最明显。异氟烷和七氟烷在临床浓度下对肝脏血流的直接影响很小。全麻药物主要通过降低血压和心输出量来减少入肝血流。某些升压药物令交感神经兴奋，使得内脏的动静脉血管收缩而减少入肝血流。较高平均气道压的正压通气可减少回心血量和心输出量，PEEP 的影响更加显著。低氧或低碳酸血症也可以通过激活交感兴奋而减少入肝血流。接近肝区的手术操作可以使入肝血流下降约 60%，机制也许是交感神经激活、局部反射和对门脉及肝脏循环的直接压迫。

(二) 肝病影响机体对麻醉药物的反应

慢性肝病会影响麻醉药物的药代动力学和药效学的参数。慢性肝病由于有毒代谢产物的堆积，中枢神经系统的功能出现障碍和电解质紊乱，使得中枢神经系统对麻醉药的敏感性增加。由于水钠潴留、有效循环容量减少，使得药物的初始分布容积和再分布容积变化。细胞外液容积的扩大使高度解离的药物 (如非去极化肌松药) 分布容积扩大，表现出诱导时的药物抵抗，常需要增加插管时的剂量。低蛋白血症使得高蛋白结合率的药物 (如依托米酯) 药效增加，应减量使用。

(三) 肝病影响麻醉药物的代谢

许多麻醉药需要通过肝脏代谢或清除，肝功能不全使得这些药物的作用时间延长。常用的镇痛药如吗啡、芬太尼、舒芬太尼，静脉麻醉药如巴比妥类、苯二氮䓬类、氯胺酮、依托米酯，非去极化肌松药如泮库溴铵、维库溴铵、罗库溴铵，这些药物或多或少需要肝脏代谢或清除。肝功能不全患者应用这些药物的维持剂量应减少。

三、常见的肝脏病变

根据病因和严重程度，肝病主要分为急性肝细胞损害、慢性实质性肝病和胆汁阻塞性肝病。每种情况的病理生理改变不尽相同，术前应关注的问题也不一样。

（一）急性肝细胞损害

有多种病因可导致急性肝细胞损害：病毒感染、药物反应、接触肝毒性物质等。术前评估主要关注炎症反应的严重程度和坏死肝细胞的数量。但没有单独一项化验能准确地反映还有多少残余的肝细胞，应通过多项检查综合评估患者肝功能状态，例如 AST、ALT、ALP、TBil、ALB、PT 等。大面积的坏死可以引起急性暴发性肝衰竭。急性肝炎的所有择期手术都应当延期进行，直至肝功能检查正常。这些患者有围术期肝脏功能恶化和肝衰竭的危险。如果急诊手术必须进行，则麻醉评估应集中在明确病因和肝脏受损程度上。纠正容量不足和电解质异常，避免术前用药，用维生素 K 或血浆纠正凝血障碍。尽量减少药物种类，手术期间避免肝血流的进一步减少，维持血压和氧合。

（二）慢性实质性肝病

最典型也是最常见的慢性实质性肝病是肝硬化。肝硬化实质上不是一种疾病，而是大多数肝病进展到后期的一种病理表现，并将最终进展为肝衰竭。无论何种因素导致的肝硬化，都会导致全身多系统的受累。

1. 呼吸系统

胸腔积液、肺不张使患者的 FRC 减少，出现限制性通气功能障碍和低氧血症。肝肺综合征是由于肺血管异常扩张和分流的增加，表现为患者平卧后氧合改善，而坐起或直立时出现气短和氧合下降。这些问题将一直延续到术中和术后，严重者不宜在手术间拔管，且需要长时间呼吸支持。大量腹水使腹压增高，误吸的风险增加，可考虑快速顺序诱导气管插管。

2. 消化系统

对胃底食管静脉曲张的患者，有消化道大出血的风险，尽量不放置胃管，如必须放置则通过食管时动作应足够轻柔。胃底食管静脉曲张可以用内镜下曲张血管硬化术或断流术治疗，非手术治疗方式包括血管加压素、生长抑素、普萘洛尔、三腔二囊管压迫止血等。

3. 神经系统

肝性脑病的临床表现从最初的睡眠障碍和扑翼样震颤，直至嗜睡和昏迷。术前应请消化科和神经科会诊，积极治疗脑病，还要避免各种诱发因素，包括：胃肠道出血、蛋白摄入过量、便秘、低钾性碱中毒和感染。脑病患者不应使用术前镇静药物，且肝硬化患者全麻后出现谵妄状态的风险高。

4. 血液系统

脾功能亢进引起血细胞三系减低，其中血小板减少增加术中出血风险，因为患者还常伴有凝血因子缺乏和 PT 时间延长，因此术前输血小板的指征应放宽。建议血小板计数只要低于正常低限 $(100 \times 10^9/L)$ 且合并 PT 时间延长，大型手术前入室时就应考虑输血小板。PT 时间延长的应采用肌注维生素 K 或输注新鲜冰冻血浆纠正。有凝血异常或血小板减少的患者术中出血量可能很大，应准备好可靠的深静脉通路和有创血流动力学监测。

5. 感染

白细胞降低、胸腔积液、肺不张等容易引起住院患者院内肺部感染，这种感染常是致命的。

长期大量腹水有可能改变肠道的通透性，引起自发性腹膜炎（致病菌常为大肠埃希菌）。这些感染在术前应该使用抗生素控制，并在术中继续使用。

6. 水电解质平衡

围术期谨慎的容量和电解质管理非常重要，术前即需要监测 24 小时出入量和体重。患者有效血容量相对不足，肾灌注量减少，极易发生肾功能不全，常需要补充容量。但同时患者常全身水肿伴大量腹水和胸腔积液，又需要限水和利尿。矛盾解决的方法主要依靠补充胶体液并使用利尿剂，目标是在维持血管内有效循环容量和尿量的基础上减轻水肿，改善呼吸功能。利尿剂首选螺内酯，严重者配合使用袢利尿剂。使用袢利尿剂的患者应注意血钾水平。对于大量腹水和胸腔积液只在紧急或需要诊断时才行穿刺术，单纯为了减少积液而穿刺不仅有可能导致循环衰竭，而且积液很快又能达到穿刺之前的水平。肝硬化患者常有低钠血症，主要为稀释性低钠，需要限制水的摄入。另一方面由于醛固酮灭活减少、肾功能不全以及外周水肿，患者也需要限制钠的摄入。低钾患者应补充钾，以免诱发碱中毒和肝性脑病。

7. 营养代谢

白蛋白低于 21g/L 或顽固性全身水肿利尿效果不佳时应补充人血白蛋白。严重的肝功能衰竭患者可能发生低血糖，应监测血糖水平，静脉补充葡萄糖。

8. 保肝药物

B 族维生素、维生素 C、维生素 E、辅酶 A 和葡萄糖都有保护肝细胞、促进肝功能恢复的作用。术前常用的其他保肝药物有：多烯磷脂酰胆碱（易善复）、葡醛内酯（肝泰乐）、谷胱甘肽、复方甘草酸（美能）等。这些药物可以用至手术当日。

术前访视应充分评估有无上述情况，查阅患者最近的血生化检查结果，对于 Child-Pugh 分级 A 级的患者，择期手术无需推迟。B 级患者应请消化科会诊，择期手术应待肝脏功能尽可能改善后再次评估，如仍未达到 A 级则不宜进行大型手术，只能耐受一些局麻或神经阻滞下的浅表手术。C 级患者应取消所有的择期手术。

（三）胆汁阻塞性肝病

肝外胆管阻塞由结石、肿瘤（胰腺、胆囊、胆管、壶腹）或瘢痕引起。肝内胆管阻塞也可以由结石或肿瘤引起，还可见于原发性胆汁性肝硬化和原发性硬化性胆管炎，最初都表现为胆汁淤积，最终可发展为肝实质病变和肝硬化。患者可以出现黄疸、瘙痒、腹痛、尿色变深或白陶土样便。实验室检查可见总胆红素升高，以直接胆红素为主。ALP 和 GGT 明显升高。怀疑胆道梗阻时应行胆道超声检查，必要时行 ERCP、MRCP 或经皮经肝穿刺胆道造影，以明确梗阻的部位。如果未发现明显梗阻部位而考虑为肝内胆汁淤积时，常用内科治疗。腺苷蛋氨酸（思美泰）和熊去氧胆酸（优思弗）是两种常见帮助胆汁排泄的药物。长期的肝外胆管梗阻（＞1 年）可引起继发性胆汁性肝硬化和门脉高压。

任何原因引起的肝内外胆管阻塞都容易发生维生素 K 缺乏。术前可肌注或静脉补充维生素 K，但需至少 24 小时才能完全起反应。对于维生素 K 不能纠正的 PT 时间延长，可用新鲜冰冻血浆尝试纠正。胆红素水平较高时术后肾衰的风险增加，术前和术中要保持足够的血容量。重型化脓性胆管炎需要急诊手术，其围术期死亡率很高，术中需要有创血流动力学监测。

第八节 肾脏系统的麻醉前评估与准备

一、肾功能评估

（一）病史

了解患者是否有肾脏疾病的症状，如多尿、口渴、疲乏无力、无尿、水肿等。了解患者的用药情况，特别是利尿药、降压药、钾制剂、碳酸酐酶抑制剂、改变渗透性的药物等。对于透析的患者应了解透析的日程、透析水量及患者对液体负荷的反应。高血压在慢性肾病中较常见。低血容量可引起少尿、脉压减少、体位性低血压及心动过速等。还应注意患者每日体重的变化，特别是透析患者。有动静脉瘘的患者应明确其是否通畅，并在对侧肢体建立静脉通路和测量血压。

（二）实验室辅助检查

1. 尿检查

尿液酸化的能力可提示肾脏的代偿功能状态。尿浓缩功能丧失常表现在其他检查结果出现明显改变以前，是评价体液内环境稳定及体液状态的指标。大量蛋白尿提示有严重的肾小球损伤。尿糖阳性提示有糖尿病，但静脉滴注右旋糖酐的患者也可能出现尿糖阳性。

2. 电解质

血 Na^+ 或 K^+ 的异常可加重心律失常并影响复苏的结果。肾衰可引起低钙血症、磷酸盐潴留及轻度高血镁。肾衰竭进展到晚期前，$[Na^+]$、$[K^+]$、$[Cl^-]$ 及 $[HCO_3^-]$ 通常正常。如 $[Na^+]$ < 131 mmol/L、$[K^+]$ < 2.5 mmol/L 或 > 5.9 mmol/L，均可加重心律失常和心功能抑制，对择期手术应权衡利弊。

3. 血清尿素氮 (BUN)

反映肾小球滤过率，同时也受体液状态、饮食、体重变化及心输出量的影响。正常的 BUN/Cr 比值是 (10 ~ 20):1。低血容量、低心排或胃肠道出血时可出现 BUN 不成比例的升高。

4. 血清肌酐 (Cr)

肌酐水平受机体肌肉代谢的影响。肌酐清除率 (creatinineclearance rate，Ccr) 是测定肾储备功能的最好指标之一，正常值是 80 ~ 140 ml/min。Ccr=[(140- 年龄)× 体重 (kg)/[72×Cr(mg/dl)]，女性再 ×0.85。低于 25 ml/min 表示有严重的肾衰。肾功能改变时血清肌酐不再是可靠的肾小球滤过率的指标，这时肌酐清除率可能是判定非无尿患者肾功能的最好指标。

5. 血细胞计数

肾脏病变患者因红细胞生成素缺乏，常存在贫血。肾移植患者因用免疫抑制药，红细胞、白细胞、血小板计数都会降低。

6. 动脉血气和 pH

肾衰患者常有代偿性代谢性酸中毒。

7. 蛋白低蛋白血症

将引起外周水肿并影响药物的利用度。

（三）高危因素评估

围术期发生急性肾衰竭的高危因素：高龄；术前已存在的肾功能不全可显著降低肾储备；术前血清肌酐超过 20 mg/L(176.8 μmol/L)，急性肾衰竭的发生率和死亡率都增加。

二、麻醉前准备

麻醉前准备的基本原则是保护肾功能，维持正常的肾血流量和肾小球滤过率。

（一）一般准备

1. 注意休息和营养

避免不必要的活动，降低新陈代谢率。营养的处理原则是给予足够的碳水化合物和脂肪，根据肾功能适当限制蛋白的摄入。为了增强机体的抵抗力，避免发生感染，应补充大量维生素。

2. 高血钾症的防治

肾衰竭患者血清钾高于 7 mmol/L 时，是麻醉的主要危险之一。因此，麻醉前必须进行处理，使血清钾保持在 5 mmol/L 以下。

(1) 离子交换树脂灌肠或口服。

(2) 碳酸氢钠溶液或乳酸钠溶液。

(3) 用 25% 葡萄糖溶液及胰岛素 3 ～ 4 U/200 ml，缓慢静脉滴注，可使 K^+ 进入细胞内而降低血清钾。

(4) 如情况危急，可用 10% 葡萄糖酸钙溶液 20 ml，缓慢静脉注射或加入葡萄糖溶液内滴注，以对抗 K^+ 对心脏的毒性作用。

3. 控制高血压

噻嗪类药物对水钠潴留、血管收缩所引起的高血压有效，还可降低周围血管阻力，常用作基本治疗药物。对血压更高者，可选作用于中枢神经及交感神经的降压药和血管扩张药，如甲基多巴、可乐定、肼屈嗪类。对于顽固性高血压可使用甲硫脯氨酸，它是血管紧张素转化酶的抑制剂，既能抑制血管紧张素 II 的生成，又有促进激肽生成的作用，故有较强的降压效果。对于慢性肾功能不全高血压患者，降压不宜过快、过低，因血压骤降和血压过低均可减少肾血流量，加重肾功能损害。

4. 心力衰竭的防治

心力衰竭是水钠潴留、高血压、贫血、代谢产物积蓄的结果。因此控制高血压与水、钠潴留，有预防心力衰竭的作用。如果心力衰竭严重，以透析治疗最有效，洋地黄效果差，如用地高辛则需根据肌酐清除率调整剂量。

5. 贫血的治疗

慢性肾功能不全的贫血患者如有症状可输浓缩红细胞，血细胞比积维持在 25% 较适当，很少需要提升至 25% 以上。

6. 代谢性酸中毒的治疗

尿毒症患者发生代谢性酸中毒时，轻者可通过纠正水、电解质平衡失调来改善，也可用碳酸氢钠口服。严重酸中毒者，应根据患者情况给予静脉碳酸氢钠、乳酸钠。

7. 透析方法和指征

(1) 有尿毒症恶化的早期症状，如厌食、恶心、呕吐、精神失常、肌肉抽搐，可作早期透析。

(2) 水中毒、充血性心力衰竭、肺水肿、脑水肿、软组织水肿。

(3) 血液非蛋白氮＞ 150 mg/dl，每日上升 30 mg/dl，血清尿素氮＞ 100 mg/dl。

(4) 进行性酸中毒，二氧化碳结合力＜ 20 mmol/L。

(5) 血清钾高于 6.5 mmol/L。

（二）麻醉方法

对肾功能障碍的患者，除了局部浸润麻醉不加重肾功能损害外，连续硬膜外阻滞也是可取的。尤其对并发高血压，水、钠潴留的患者，还可起到减轻心脏前后负荷的作用。但如肾衰竭伴有明显出血倾向和尿毒症神经炎的患者，硬膜外腔穿刺后易出血发生椎管内血肿和引起永久性神经损害的危险，则应慎用。

（三）麻醉药物的选择

对慢性肾功能不全患者，首先应注意采用的药物是否对肾脏有害，其次应注意是否主要经肾脏排出，凡使用经肾脏排出量＜ 15% 的药物较为安全。氯胺酮有儿茶酚胺释放作用，应慎用。肌松药应禁用阿库氯铵。高血钾症时应禁用琥珀胆碱。全身麻醉方法应采取复合麻醉方法，以减少各药剂量。

避免使用缩血管药，因为其大多数易导致肾血流量锐减，加重肾功能损害，必要时只能选用多巴胺和甲苯丁胺。

第三章 麻醉相关生理

第一节 体液的渗透平衡及失常

渗透力 (osmotic forces) 是体内水分布的主要决定因素。因之，保持细胞内、外液于正常的渗透力平衡状态，在维持人体细胞正常状态和功能方面起到重要作用。为此，在处理危重病人时必须熟知渗透效应的生理概念，以便能合理地选用静脉输液，避免和纠正血浆渗透克分子浓度 (Posm) 的失常。麻醉科医师在处理危重患者时，必须熟知渗透效应的生理知识，以便能合理地选用静脉输液，避免和纠正血浆渗透浓度的失常。渗透力是体内水分布的主要决定因素。麻醉前、中、后保持细胞内、外液于正常的渗透力平衡状态，是麻醉科医师的责任，以维持人体细胞正常功能起到重要作用。

一、概念

（一）渗透现象和渗透压

渗透 (osmosis) 是一种物理现象。产生渗透现象和渗透压必须具备两个条件：一是在溶剂（例如水）中必须有溶质存在，构成溶液；二是需存在只能透过溶剂而不能透过溶质或只能透过小分子而不能透过大分子的半透膜。

1. 条件

产生渗透现象和渗透压的两个条件如下。

(1) 溶质：在溶剂中必须有溶质存在，构成溶液。

(2) 半透膜：需存在只能透过溶剂而不能透过溶质，或只能透过小分子而不能透过大分子的半透膜。

2. 渗透

溶剂或小分子的溶质的单方向转移称为渗透或渗透现象。渗透是一种物理现象。

3. 渗透压

终止或对抗溶剂或小分子溶质单方向移动的升高的静水压，就是该溶液的渗透压；也可为阻止溶剂或小分子溶质单方向转移所需施加的压力，或就是半透膜两侧的静水压梯度。

4. 渗透压与溶质的关系

溶液的渗透压与单位容积溶剂中所含溶质分子颗粒的多少（颗粒浓度）成正比例，而与溶质分子颗粒的形式、大小、原子价或重量无关。

5. 渗透浓度

溶液中溶质所产生渗透压的有效渗透颗粒称为渗透浓度。

（二）血浆渗透克分子浓度的单位

在溶液中，任何不离解或不能再进一步离解的溶质，其每一摩尔 (mole，以下简写成 mol) 都含有 $6.023 \times 1\,023$ 个颗粒（即 Avogadro 常数）。因血浆和其他体液所含起渗透作用的溶质克

分子数 (osmole) 较低，故均以它的千分之一，即毫渗透克分子数 (milliosmole，简写为 mOsm) 计量。

血浆渗透克分子浓度 (Posm) 有两种单位，一是重量渗克分子浓度 (osmolality)，另一是容积渗克分子浓度 (osmolarity)。两种名称常被混用，其实前者是指每公斤纯水中所含渗透克分子数，在其中不仅包括 1 L 纯水，还得加上溶质所占的相对较小的容积，以 mOsm/kg 作单位；后者是指在每升血浆中所含的渗透克分子数，其中纯水的容积不足 1 L，其余容积被溶质所占据，以 mOsm/L 作单位。

由于溶剂的容积永远小于溶液的实际容积，所以重量渗克分子浓度的数值总是大于容积渗克分子浓度。例如血浆含水 93% 左右，若 Posm 为 280 mOsm/kg，换算成容积克分子浓度则必须乘以 0.93，即 $280 \times 0.93 = 260$ mOsm/L；若其容积克分子浓度为 280 mOsm/L，则重量克分子浓度为 $280 \div 0.93 = 301$ mOsm/kg。在实际应用中，由于体液中溶质浓度极低，两者的差别常予不计，但在概念上必须明确区别。

利用下式可将某一溶质的 mmol/L 换算成为 mOsm/kg：

$$mOsm/kg = n \times mmol/L \cdots\cdots\cdots\cdots\cdots\cdots(1)$$

n 为每 1 分子溶质所能离解成的颗粒数，例如 Na^+、Cl^-、Ca^{2+}、尿素和葡萄糖的 n 均等于 1，mOSm/kg 的数值就等于 mmol/L。但如果某一溶质的分子能离解成一个以上或更多的颗粒，则 1 mmol/L 所发挥的渗透效应将大于 1 mOsm/kg。例如 NaCl 在溶液中 75% 离解成 Na^+ 及 Cl^-，25% 仍保留 NaCl 原形，那么一分子 NaCl 将离解成为 0.75+0.75+0.25 = 1.75 个颗粒，其 n=1.75，则 1 mmol/L NaCl 将形成渗透效应 1.75 mOsm/kg。

目前，应用超冻 (supercooling) 原理所测的 Posm 或尿渗透克分子浓度 (Uosm) 都是以 mOsm/kg(H_2O) 作单位，mOsm/L 已日趋少用。

(三) 血浆渗透浓度

血浆渗透浓度 (POsm) 测定是临床判断水盐代谢的标志。

1. 毫渗浓度

血浆和其他体液所含的起渗透作用的溶质浓度较低，故均以它的千分之一即毫渗浓度计量。

2. 血浆渗透浓度单位

血浆渗透浓度有两种单位。

(1) 重量渗透浓度：指每千克纯水中所含渗透克分子数，包括 1 L 纯水加上溶质的容积，以 mmol/L 作单位。

(2) 容积渗透浓度，指在每升血浆中所含的渗透克分子数，其中，纯水容积＜ 1 L，余容积被溶质所占据，以 mmol/L 作单位。由于溶剂的容积永远＜溶液的容积，故重量渗透浓度＞容积渗透浓度。如血浆含水 93%，POsm-280 mmol/L，重量渗透浓度 =280÷0.93=301 mmol/L；容积渗透浓度 =280×0.93=260 mmol/L；在实际应用中，因为溶液中溶质浓度极低，二者的差别常予不计，但概念上必须明确区分。

3. 换算

溶质的 mmol/L 换算成 mOsm/kg。

4. 检验报告

目前应用超冻原理所测的血浆 POsm 或尿渗透浓度 (UOsm) 都是以 mmol/L 作单位报告。mOsm/kg 已趋少用。

(四)POsm 与渗透压的关系

血浆中溶质渗透浓度，特别是血钠变化使体液渗透压发生改变。

根据 Van' tHoff 定律，渗透压 (π) 的关系式：π =CRT，π 为渗透压，以大气压为单位；C 为溶质总浓度，以 moL/L 为单位；R 为一常数，与气体常数相同；T 为绝对温度，以 K 为单位。此式在医学上有一定局限性，用以起渗透效应的浓度 Os(Osm/kg) 来代替溶质总浓度 C(moL/L) 更为合适，故改为：π =Os·RT。Os 为渗透浓度。

2. 人体血浆渗透压

在一个大气压 (760 mmHg=101.08 kPa) 时，1 mmol/L(H_2O) 相当于 19.3 mmHg(2.57 kPa)。人体血浆的渗透压为 280×19.3=5 404 mmHg=7.11 ata=718.73 kPa。

3.POsm 的作用

在正常情况下，POsm 处于相对稳定数值范围，和体温、pH、电解质浓度等，共同维持细胞正常生命活动的相对稳定的内环境。

4. 测定 POsm 意义

临床上处理危重患者时测定和了解 POsm(或 UOsm) 是判断水、盐代谢及肾功情况的重要标志。及时发现低渗或高渗血症。

(五) 血浆渗透压

血浆渗透压约 300 mmol/L(770 kPa)。体液渗透压分为晶体和胶体两种渗透压。

1. 晶体渗透压

是小分子颗粒，如无机离子和不离解的溶解 (如尿素、葡萄糖等) 所产生渗透压的总和。其中 98% 物质是由电解质 (钠占 50%、氯占 30%) 提供的。目前不能用简单方法实际测定，只能用超冻原理测出体液的渗透浓度的总和，再测定实际的血浆蛋白质盐渗透压 (COP)，然后间接算出晶体渗透压。

2. 胶体渗透压

由分子量＞ 3 万的大分子提供。生理上血浆中的蛋白质是以蛋白盐的形式存在，蛋白阴离子和伴随的阳离子一同起渗透作用。可理解为 "实际的血浆蛋白盐渗透压" (COP) 的 5/6 由自蛋白提供。胶体渗透压在总渗透中所占分量极小，但在保留血管内外体液分布却起很大作用。血浆的胶渗压为 3.2 kPa(24.6 mmHg)。自蛋白对血浆胶体渗透压起重要作用。

(六) 有效渗透分子与无效渗透分子

溶质在细胞膜两侧的浓度变化决定其为有或无效渗透分子。在正常人体中，细胞膜对不同溶质的通透性是不完全相同的。例如 Na^+ 和葡萄糖都不易通过细胞膜进入细胞内液 (ICV)，当其在细胞外液 (ECV) 中的浓度发生变化时，能直接造成二者之间的渗透压梯度，而引起水的转移，故 Na^+ 和葡萄糖都是有效渗透分子。尿素能自由通透细胞膜，在膜的两侧不能产生渗透梯度，是无效渗透分子。

COP 梯度：微血管壁也属半透膜，将血液与组织液相隔，水、小分子颗粒如 Na^+、葡萄糖等能通过，而大分子的颗粒如蛋白质则不易通过。故血浆的蛋白质浓度得以保持高于组织间液，而形成 COP 梯度。在正常情况下，COP 虽仅占总渗透压的 0.4%，但在将水保留在血管内，维持有效循环量方面却占有重要作用。因 Na^+ 和葡萄糖在此部位都不能产生渗透梯度，故属无效渗透分子，只有蛋白质是有效渗透分子。

（七）渗透浓度的测定和计算

渗透浓度的测定和计算对指导静脉输液治疗和判断危重患者预后有重要意义。

1. 测定

利用溶质降低水冰点的"超冻"原理，来直接测定溶液的 mmol/L，但不能测定其总渗透压。不含溶质的净水冰点为 0℃。如将 1 种或几种溶质加入 1 kg 净水中，水的冰点将降低 1.86℃，含溶质的血浆水的冰点在正常时约为 -0.521℃。则其渗透浓度为：0.521+1.86=0.280 mmol/L。因所有溶质（包括无效渗透分子的尿素和大分子的蛋白在内）的颗粒都参与降低冰点的作用，所以用超冻原理可测得各种体液的总渗透浓度。

2. 计算

在无监测渗透浓度条件的场合，可凭血浆 Na^+、葡萄糖、尿素代入公式计算 POsm 近似值：

POsm=2×[Na^+]

或 POsm=17.5×[Na^+]+(BUN(mg/dL))/2.8+(血糖 (mg/dL))/18

所得之值为容积渗透浓度近似值，除以 0.93(血浆含水比率) 方为重量渗透浓度近似值，但一般不再换算。

3. 渗透量空隙

因为计算的渗透浓度值只包括血浆的 [Na^+]、[葡萄糖] 和 [BUN]，而其他溶质都未包含在内，故计算值总是小于实测值。二者之差称为"渗透量空隙"，正常值在 10 mmol/L 范围内。在 20 ～ 30 mmol/L，则提示存在有高脂血症或高蛋白血症；或输入高渗溶液，或存在内源性有毒物质（如乳酸）所致。若＞ 40 mmol/L，即致死。可见于脓毒血症和休克患者，对判断危重患者的预后有重要的参考价值。

（八）等张溶液和等渗溶液

在术中输液中值得注意的是液体的等张和等渗液。

1. 等张溶液

凡输入的溶液与 ICV 间不存在渗透梯度，血细胞比容和形状都不发生改变者为等张溶液。渗透浓度＜ ICV，使水向细胞内转移，从而使细胞肿胀者为低张溶液；渗透浓度高于 ICV，使细胞内水向外转移，从而使细胞容积收缩者为高张溶液。常用的等张溶液有 5% 葡萄糖及 0.9% NaCl 溶液，可用下式计算其 mmol/L。

毫渗浓度 (mmol/L)=n×mg/dL×10/ 分子量。

5% 葡萄糖溶液毫渗浓度葡萄糖溶液，n=1，分子量 =180，毫渗浓度为 1×5 000×10/180=277.78 mmol/L。

0.9% 氯化钠溶液毫渗浓度：0.9%NaCl 溶液，n=1.75，分子量 =58.5，毫渗浓度为 1.75×900×10/58.5=269.23 mmol/L。

两液体的渗透浓度为血浆渗透浓度：如果要使以上溶液的渗透浓度 =280 mmol/L，那么两液的浓度也可用上式算出。设葡萄糖浓度为 xg/dL，列式 1 X××10/180=280 mmol/L，x=5 040 mg/L=5.04 g/dL；设 NaCl 溶液浓度为 yg/dL，列式 1.75 Xy×10/58.5=280 mmol/L=9.36 g/L。以上两液的浓度都得以适当提高，方可达到 280 mmol/L。

2. 等渗溶液

溶液的渗透压与血浆渗透压相等的称为等渗溶液。等张葡萄糖和 NaCl 溶液都可以算作等渗溶液，但等渗溶液并不都是等张溶液。如 1.68% 尿素的渗透浓度为 280 mmol/L，虽为等渗溶液，但因它能自由通过半透膜，在红细胞膜两侧不能形成张力梯度，水随尿素进入红细胞内，红细胞膨胀而破裂 (溶血)，其效应与蒸馏水相似。又如抗酸的 5% 碳酸氢钠溶液，其渗透浓度为 1 094.8 mmol/L，其含水比率为 0.984，故实际数值为 1 094.8+0.984=1 112.6 mmol/L，为血浆渗透浓度 280 的 4 倍，故属于高渗溶液。

二、渗透的正常生理

1.ICV 与 ECV 的渗透平衡

Na^+-K^+APT 泵的作用，把 Na^+ 限制在 ECV，Na^+ 就成为保留于 ECV 中；同理 K^+ 被限制在 ICV 中，各成为主要活性渗透颗粒。因 ICV 中不能通过细胞膜的蛋白质浓度明显比 ECV 高，通过 Gibbs-Donnan 效应，ICV 有较多的离子颗粒，但因多余的阳离子与蛋白结合后，失去其本身的渗透活性，并有钠泵在起作用，放 ICV 与 ECV 仍能达到渗透平衡。

2. 血浆与组织间液 (ISF) 的渗透平衡

根据 Starling 定律，毛细血管内外水的转移，是由于静水压和 COP 相互作用的结果。

3. 血浆渗透浓度的调节

为达到体液平衡目的，POsm 受以下因素调节。

(1) 中枢调节：POsm 正常值为 275 ～ 290 mmol/L，若有 1% ～ 2% 变异，触发下丘脑 - 渴感 - 神经垂体素 (加压素) 分泌，使 POsm 恢复正常。

(2) 水负荷：水负荷使 POsm 降低，机体抑制加压素的分泌，增加肾排出，使 POsm 不会持续性降低。利尿高峰在水负荷 90 ～ 120 min 后出现。

(3) 机体缺水：缺水时 POsm 增高，加压素分泌增多，减少肾排水量。渴感是 POsm 增高的预防反应，增加摄水量，纠正脱水。机体体液溶质增多，如 Na^+ 负荷时，POsm 增高，血容量增多与渗透调节系统都将发挥作用，促肾排除多余 Na^+ 和多余的溶质，增加摄水量，有助于 POsm 降至正常。

三、渗透状态失常

(一) 低渗状态

1. 病因

(1) 有效循环量减少：如呕吐、腹泻、胃肠瘘及肠梗阻等经胃肠道丢失；利尿药和耗钠性肾病等经肾丢失；烧伤等经皮肤丢失，血管外水潴留、心力衰竭、肝硬化、肾病综合征等水肿状态；钾丢失。

(2) 肾祥利尿药：如呋塞米、利尿酸钠、氯噻嗪。

(3) 肾衰竭。

(4) 肾上腺皮质功能不全。

(5) 加压素作用：分泌失调综合征 (SIADH)，有效循环量减少。

其病因：

①加压素分泌增多，下丘脑分泌加压素增多的因素。一是神经精神病，如感染性 (脑膜炎、大脑炎、脑脓肿)、血管性 (栓塞症、蛛网膜下隙出血、硬膜外血肿)、原发性或转移性颅内新生物、Guillain-Barre 综合征急性精神病；二是药物，如氯磺丙脲等和其他；三是肺部感染，如肺结核和肺炎；四是手术后患者；五是内分泌紊乱，如甲状腺功能过低。

②异位产生加压素，即不在下丘脑，如肺结核、癌、肺燕麦细胞、支气管、十二指肠、胰和胸腺等。

③强化 ADH 效应，如氯磺丙脲及其他因素。

④外源性摄入 ADH，即血管加压素和缩宫素等。

2. 临床表现

体液低渗时症状如下。

(1) 中枢神经症状：POsm 降低，血液与脑组织间形成渗透梯度，水向脑组织转移，脑水肿。

(2) 恶心不适：$[Na^+]P < 125\ mmol/L$；头痛、乏力及神志迟钝，达 $110 \sim 120\ mmol/L$；抽搐、昏迷等，甚至后遗永久性神经细胞损害，应降至 110 mmol/L 以下。

(3) 低钠血症：低钠血症合并高 POsm(如高血糖症) 患者中，症状仍因高渗状态所引起，而非 $[Na^+]P$ 降低所致，要明确区别。治疗着重降低 POsm，而不能相反。

3. 诊断

病史、体检。确诊凭测定 POSm、UOSm、$[Na^+]P$、$[K^+]P$、$[Cl^-]P$、血糖、BUN、尿 Na^+ 及 pH，然后进一步明确病因，尤以测定尿 Na^+ 有助于对低钠血症时，有效循环量多少做出鉴别性诊断。

4. 治疗

(1) 针对病因：首先使患者脱险，使 $[Na^+]P > 120\ mmol/L$。

(2) 补 NaCl：缺钠总量 =0.6× 体重 (140- 实际 $[Na^+]P+140)×$ 减轻的体重。

(3) 纠正水过剩：水过剩量 =0.6× 体重 (1- 实际)。

一是限制水摄入；二是用呋塞米利尿；三是静脉注射高渗盐水，3% ～ 7.5% NaCl 溶液以弥补钠的排出，必要时可重复应用，直至患者脱离险境；四是补充有效循环量，输入含钠溶液；五是在肾上腺皮质功能不全时，用激素同时补钠。

(二) 高纳血症

以缺水为主，呈高钠血症性高渗透状态。

1. 病因

(1) 不显性失水：体温增高、高温环境使大量水分蒸发、烧伤、气道感染、呼吸增快等。

(2) 经肾失水：中枢性尿崩症；肾源性尿崩症；渗透性利尿等。

(3) 丘脑病变：少饮症 (渴感减退) 和原发性高钠血症。

(4) 静脉输入高张 NaCl 或 NaHCa 溶液；吞服大量钠盐；原发性醛固酮增多症及库欣 (Cushing) 综合征等。

2. 临床表现

高钠血症时主要是神经症状，包括全身无力、肌肉软弱、震颤、抽搐及昏迷，甚至死亡。

3. 诊断

从化验做出诊断，测定尿 UOsm 为最有用。＞ 800 mOsm/kg，为 Na^+ 负荷、不显性失水及原发性少饮，无中枢性尿崩症的患者；＜ 300 rmnol/L，甚至低于 POsm，则是中枢性或肾性尿崩症；若处于 300 ～ 800 mmol/L，表示中枢性尿崩症合并血容量减少，或是部分性中枢性尿崩症、肾性尿崩症或渗透性利尿。还可作血管加压素试验或限水试验。

4. 治疗

原则是急性者与慢性者不同的治疗。对急性高渗状态，可快速降低 POsm，使脑迅速恢复原有容积；若慢性高渗患者，快速降低 POsm 将使水进入脑细胞内，脑容积增大，形成脑水肿，发生抽搐或死亡。故须严格掌握，POsm 的降低度＜ 30 ～ 35 mmol/L，在 4 ～ 6 h 内。应根据具体情况采取具体措施。

(1) 补水：失水时。

(2) 中枢性尿崩症：可选 ADH 制剂，促进 ADH 分泌的药物，或加强 ADH 作用的药物。

(3) 肾性尿崩症：利用 ADH 效应及直接补充水以纠正高钠血症。

(4) 下丘脑异常：原发性少饮症可强迫饮水；无效时，口服降糖药氯磺丙脲 (降糖灵)。

(5) Na^+ 负荷：肾功能正常时，很快经尿排 Na^+；肾衰时若静脉输液过多，可用利尿药加快水和 Na^+ 的排出，用 5% 葡萄糖液补充所失尿量。

(6) 心肺复苏后及婴儿可用 8% 葡萄糖溶液作腹膜透析，同时减轻 Na^+ 负荷和水潴留。

(三) 高血糖症

血糖超过正常值，呈高渗透状态。

1. 病因

糖尿病未得到控制，伴有严重的代谢性酸中毒 (酮体酸中毒) 及血容量减少。急性葡萄糖负荷、药物 (抑制胰岛素分泌和抗胰岛素作用)，如甲苯噻嗪、苯妥英钠和激素等也可引起高血糖症。

2. 临床表现

呈高血糖及高渗症状：全身乏力、神志迟钝、昏迷。严重的神经症状可在 POsm ＞ 340 ～ 350 mmol/L(相当于血糖浓度＞ 38.86 ～ 44.89 mmol/L) 时方才出现，非酮体性昏迷 (NKC) 血糖浓度＞ 55.61 mmol/L。

3. 诊断

多尿、多饮、消瘦、血容量减少、过度通气、呼出气呈丙酮香味等症状，测定血糖、酮体和尿糖可以确诊。

4. 治疗

胰岛素疗法。补充 HCO_3^-、K^+、输液等。

第二节 麻醉与呼吸

要理解麻醉和手术中出现的呼吸功能紊乱及血气变化机制，必须首先充分了解正常的呼吸生理。呼吸系统的主要功能是吸入新鲜氧气和呼出二氧化碳。同时，它还有调节体内酸碱平衡、分泌激素和排泄的作用。熟悉和掌握肺脏的生理，是安全麻醉的基础。

呼吸系统由鼻、咽、喉、气管、支气管（叶、段、亚段）、细支气管、终末支气管、呼吸性支气管及肺泡等组成。呼吸系统的基本结构，除包括气道、肺与肺泡组织外，还应包括胸廓、各种呼吸肌及肺和胸廓的血供、淋巴、神经支配等。

一、呼吸种类与呼吸道

（一）呼吸种类

机体吸收氧和排出 CO_2 的过程，称为呼吸。

1.以呼吸的粗细分：有风、喘、气、息四种呼吸。

（1）风呼吸（息）：呼吸带有声音谓之风呼吸。由于这种呼吸气息比较粗，出入量比较大，往往呼、吸气都带有声音，故称风呼吸。大的呼吸动量不易使人入静。过去修炼者都不主张用这种呼吸。但近年来的实践表明，这种呼吸对于一些病邪较重的患者来说却有一定的疗效。

如郭林老师用风呼吸二吸一呼或四吸三呼办法来疗癌症、重症、病邪比较实的疾病。风呼吸一般指用鼻子呼吸，有声音，气的出入量比较大，这种呼吸虽然能引起脑神经的兴奋，但这种呼吸练功法不需入静，只要把精神集中到呼吸上来，反而容易减少杂念，同时吸入大量氧气。对实性病效果较好，虚中加实可以用，感冒鼻子不通气的做风呼吸鼻子也可以很快好起来。但体虚的病人用此应注意补养，征之临床效果也很好，这是把古人所说的禁忌打破了，因为他们过去是要成仙，此法不易入静不能用来练功。而我们现在利用它的兴奋度高，不需入静这点来治病，就可以为人民解除病痛，为民造福。

（2）喘呼吸（息）：是指呼吸深度比较表浅的呼吸，而且气息较粗，似乎在喉部换气，吸不能达于下焦，呼亦无力送出，因而喘之急促，神不易安定。过去修炼中不用这种呼吸。但喘息与有意识的吐气不等同。

喘息多属病态，如老年性气管炎，气喘息得比较粗，大部分用口呼吸，换气量小且短，达不到一呼气、一吸气而气通五脏的作用。

（3）气呼吸（息）：一般指正常人的呼吸，没有声音，只是气出入于肺之间。日常生活中每个人都在呼吸，但感觉不到。人出生后第一个后天运动哭就是呼气，是自然而然带来的。在练功时，老师提醒不让注意呼吸，反而总觉得自己在呼吸，散不开，丢不掉。有的竟因此而出现急躁，这是因为入静后，感觉功能被敏锐了，虽然是轻轻的活动已成了可感知的兴奋内容，若能神与呼吸相合一的呼吸，则能逐步神安心静而息得调。

（4）息呼吸：指深细匀长的呼吸，这是练修炼所需要的呼吸，具体内容待讲调息时详述。

2.以呼吸的部位分：有喉、肺、肩、腹四种。

（1）喉呼吸：

①指表浅的呼吸，似在喉部呼吸，此在过去是贬意词。庄子讲："众人之息在喉，真人之息在踵。"

②指喉头的缩张作动力的呼吸，是一种特殊的呼吸方法：吸气时开始张着嘴发"喝儿"音，呼气用鼻子也发"喝儿"音，这是吃气法的练法。吃气法也叫服气法，具体的待讲调息时再详述。这是练功中的秘传功法，饿了也可以吃气。

(2) 肩呼吸：不是指用肩来呼吸，而是指换气部位在肺尖部，说明呼吸比较表浅，借助抬肩来完成呼吸动作，一般练修炼不用肩呼吸，因其换气量小。肩呼吸与喘呼吸相接近。

另一方面，虽然呼吸只限于在肺尖部是不可取的，但如果掌握了深呼吸，再借助于抬肩来增加吸量，如搞竞走时，借助用肩的抖动，既是呼吸又帮助走路，则是一种帮助运动的方法。

(3) 肺呼吸：通过胸廓的扩张与收缩来完成的呼吸，也叫胸式呼吸。这是一般人的呼吸方式，尤其女性以肺呼吸为多（男性以腹呼吸为多）。肺呼吸的动力在胸廓处，胸廓一扩张肺形成负压空气就进去了，一般是从肺中叶开始，而后至肺尖、肺底，至肺中、肺尖、肺底吸气皆满，则称为满息。运用肺呼吸的方法练修炼，一吸气能使气上升，一呼气能使气下降，通过呼吸的升降来促使身体内真气的升降。

(4) 腹呼吸：通过膈膜的运动来完成呼吸，又分二种：

1) 顺呼吸：是正常人的呼吸方式。吸气膈膜下降，把腹内脏器向下推，腹部向前膨出；呼气膈膜上升，恢复原来位置，腹内脏器上来，腹部凹进。这种呼吸符合正常生理机制，所以叫顺呼吸。它不仅可以加大肺的换气量，而且对腹腔内脏起到按摩作用。更为重要的是：上下往复运动，推动中宫起到加强斡旋中气的作用。一般修炼中调息用的呼吸主要指此。

2) 逆呼吸：也是腹式呼吸，吸气时小腹收缩，呼气时小腹突出。吸气时膈膜下降，腹部要收缩，实际增加了腹压。开始多练顺呼吸，有一定基础后才允许练逆呼吸。逆呼吸的好处是能使上、下二气往一块聚，呼气时后天气往下，吸气小腹收缩，会阴上提，先天气往上提，两个气往一块挤，能使丹田气更集中、更加强。

3. 以呼吸性质分：有后天呼吸、先天呼吸二种。

(1) 后天呼吸：指一般人通过口、鼻、肺进行的呼吸。由于它主要是与外界进行气的交换，因此又可以称为外呼吸。古人讲鼻通天气，口通地气。鼻通天气，右鼻孔通天气的阳气，左鼻孔通天的阴气，根据时辰（六个阴时与六个阳时）与男女性别而变化。实践证明，阳时通右面，阴时通左面，后天呼吸顺应阴阳，而身体一旦发生变化需要与外界保持平衡时也可能会反过来。

(2) 先天呼吸：古人认为是胎儿的呼吸形式。胎儿在母体内肺不呼吸，通过脐带胎盘与母体气血进行营养交换。可以理解为先天气的出入交换方式。此中又分为两种形式：

1) 胎息：按道家修炼的根本理论认为，胎息是在人体内气达到一定程度（结胎）后，胎内气机自动开张进行的呼吸才叫胎息。这时肺的呼吸基本停止，但不是完全停止，肺与皮肤粘膜部分都有一定程度的呼吸作用，人体内练得结胎后，内呼吸状况、细胞层次的呼吸状况就明显了。

现在有以腹式呼吸为胎息者，有以闭息为胎息者（闭息就是不喘气，能憋很长时间，不是停止呼吸。现代医学讲，一般脑细胞 5 ~ 6 分钟没有氧气就要受损伤，而练功者可以把这个时间延长到 7 ~ 8 分钟、10 分钟甚至半小时。闭息不是胎息，胎息是结胎了用内呼吸而肺呼吸自动停止）。有以体呼吸为胎息者，有以踵息为胎息者。庄子说真人之息在踵，所谓踵息即一吸气意念引气到脚后跟，一呼气从脚后跟引上来再吐出去。还有一种解释—吸气意念引气从踵到肺，一呼气从肺到踵，这些都可做为一家之言吧！

2) 体呼吸：用意念在体表进行呼吸。吸气，气从外面透过皮肤毛孔而入；呼气，从毛孔而出，这时肺呼吸若有若无。(把鹅毛放到鼻孔处，鹅毛不动就是若有若无，有人用此法测量呼吸的深、细、匀、长。) 此亦称先天呼吸的一种方式，因为它对细胞间的呼吸也起到了巨大的推动作用。

（二）气道

外界气体被吸入肺泡及肺泡内气体排出体外所经过的管道，称为气道。包括上、下气道，解剖无效腔等。

1. 上气道

从鼻腔至喉头，内有鼻咽、口咽部。

2. 下气道

喉头以下部分，有气管、支气管和终末细支气管。

3. 解剖无效腔

由鼻孔至终末细支气管的气道，无肺泡，不进行气体交换。

4. 生理无效腔气量

指因某些生理和病理因素的影响，一部分肺泡不进行气体交换的气量，这个气量比解剖气量要大得多。

5. 麻醉危险区

指会厌以下至声门这一区域，是麻醉最易发生阻塞的部位。

6. 平滑肌

支气管周围有平滑肌包绕，交感神经兴奋，肌肉松弛，气道扩张；迷走神经兴奋，肌肉收缩，气道狭窄，气流阻力增大，是下气道阻塞的主要因素之一。

7. 分泌物

气道内衬以上皮，位于气管和大支气管的支气管腺，分泌浆液性及黏液性分泌物，上皮内的杯状细胞的黏液颗粒可分泌更黏稠的分泌物。

8. 肥大细胞

位于气道远端的肥大细胞的表面受体，能被抗原、激素及药物所刺激，释放组胺等介质，产生支气管痉挛。

二、肺通气

（一）正常呼吸的特点

呼吸实现肺通气。实现肺通气的器官包括气道、肺泡和胸廓等。

1. 呼吸规律

呼吸次数稳定，16 ~ 20 次 / 分。潮气量较稳定，约 500 mL。

2. 呼吸运动

呼吸是通过呼吸运动而进行的。呼吸时胸腹部同时起伏，吸气因肋间外肌收缩和肋骨的移动，膈肌的收缩使胸廓的前后径、横径和上下径均增大，胸膜腔因肺的弹性回缩，常保持负压状态，使肺膨胀。胸廓扩大时，胸膜腔负压增大 [平静吸气末为 -0.8 kPa(-6 mmHg)]，肺随之扩大，

肺内压低于大气压 [平静吸气末为 -0.26 kPa(-1.95 mmHg)]，空气向肺内移动。呼气是胸廓恢复原来位置、胸膜腔内压减低 [平静呼气末为 -0.32 kPa(-2.4 mmHg)]，肺回缩，容积缩小，肺内压高于大气压 [平静呼气末为 +0.4 kPa(+3 mmHg)]，空气从肺排出。(1 kPa=7.5 mmHg)。

3. 呼吸方式

立位时，胸式呼吸 (以肋间外肌收缩为主的) 明显。仰卧位时，腹式呼吸 (以膈肌收缩为主的) 较胸式呼吸明显。

4. 副呼吸肌呼吸运动

深呼吸或呼吸困难时，副呼吸肌也参加呼吸运动，包括深吸气时斜角肌、胸锁乳突肌等收缩；深呼气时肋间内肌和腹壁肌收缩。

5. 呼吸比

呼与吸之比，为 1:(2 ～ 3)。

(二) 通气量

通气量 (VV) 包括以下内容。

1. 补吸气量 (IRV)

平静吸气后，做最大吸气所吸入的气量为 1 500 ～ 2 500 mL。

2. 补呼气量 (ERV)

平静呼气后，用力作最大呼气后呼出的气量，约为 1 000 mL。

3. 深吸气量

平静呼气后，尽力吸气所吸的气量 (等于潮气量加补吸气量)，为 2 000 ～ 3 000 mL。

4. 残气量 (RV)

竭力呼气后存留肺内的气量为 500 ～ 1 000 mL；功能残气量 (FRC)，平静呼气后留肺内的气量，为 1 500 ～ 2 500 mL。

5. 肺活量 (VC)

最大吸气后，作最大呼气呼出的气量，为 3 000 ～ 4 000 mL。

6. 肺总量 (TLC)

深吸气后肺内所含的气量为 4 500 ～ 5 000 mL。肺活量 + 残气量。

7. 每分钟通气量 (VE)

每分钟通气量 - 潮气量 × 呼吸频率，为 5 000 ～ 8 000 mL。

8. 有效通气量

有效通气量 (肺泡通气量)=(潮气量－呼吸无效腔量)× 呼吸频率。

9. 潮气量 (VT)

每次呼吸时吸入或呼出的气量，为 400 ～ 600 mL，平均 500 mL。

10. 最大通气量 (MVV)

竭力深呼吸后，每分钟所能吸入或呼出的最大气量，为 70 000 ～ 120 000 mL(70 ～ 120 L)。

三、气体交换和运输

1. 气体成分

吸入气体中氧占 20.95%，CO_2 占 0.04%，氮占 79.01%，呼出气体中氧占 16.4%，CO_2 占 4.1%，

氮占 79.5%，误差是肺毛细血管从肺泡吸氧、并排 CO_2 于肺泡之故。

2. 气体移动

肺泡与血液间的气体移动是通过弥散，即从分压高处向分压低处移动。CO_2 的弥散能力相当于氧的 25 倍，故 CO_2 易从血液弥散到肺泡。

3. 运输

气体的移动靠血液运输。99% 的氧和 95% CO_2 都是以化学结合的方式存在于血液内，氧与红细胞内的血红蛋白结合而成氧合血红蛋白 (每克血红蛋白能结合 1.34 L 的氧)，其饱和度受氧分压和二氧化碳分压的影响，氧分压升高，血红蛋白的氧饱和度也随之增加，反之亦然。在同样氧分压下，CO_2 分压愈高，则氧饱和度愈低。当氧合血红蛋白被带到组织时，此处氧分压低和 CO_2 分压高，氧被分解出来供组织利用。

CO_2 在体内释放后经碳酸酐酶的作用变成碳酸，小部分碳酸 (约20%) 与血红蛋白结合；大部分则与血浆内的钠离子结合成碳酸氢盐而运至肺，转变成碳酸，并迅速分解成 CO_2 和水，经肺排出。正常时，血浆中碳酸氢盐与碳酸之比保持 20:1 的比例。

四、调节

(一) 呼吸中枢的控制

位于脑桥和延髓上 1/3 的呼吸中枢，延髓中的呼吸中枢又分为吸气中枢和呼气中枢，脑桥中的中枢称为呼吸调节中枢，共同管制，使呼吸不间断地进行。平时只有吸气中枢主动地发出神经冲动，大部分下传至脊髓的肋间神经中枢和膈神经中枢，使肋间外肌和膈肌收缩，产生吸气动作。一部分冲动上传至呼吸调节中枢，到达一定程度时，便发出冲动，刺激呼气中枢而抑制吸气中枢，使吸气停止而呼气开始。故呼吸调节中枢调节着呼吸的频率和强度。

(二) 肺牵张反射

吸气时位于肺泡壁上的拉长感受器受到刺激，发出冲动，沿迷走神经上传至延髓，兴奋呼气中枢而抑制吸气中枢，吸气终止，开始呼气。呼气时，肺缩小，缩小感受器受到刺激而发出冲动，经迷走神经上传至呼吸中枢，吸气中枢兴奋，再次吸气，呼气停止，开始一个新的呼吸周期。

(三) 中枢化学感受器

位于延髓腹外侧的表面，对 CO_2 发生反应，非常敏感，当血液内 CO_2 分压升高 0.2 kPa(1.5 mmHg) 时，通气量即增加 1 倍。缺氧时主动脉体和颈动脉体受到刺激，反射性地作用于呼吸中枢而使呼吸加快。

五、麻醉对呼吸的影响

1. 手术麻醉的影响

麻醉影响肺的交换功能及呼吸总顺应性。有诸多影响因素如下。

(1) 麻醉前用药：过重的麻醉前用药抑制呼吸中枢。

(2) 麻醉方法及药物：过深的麻醉或全身麻醉的固有作用。

(3) 麻醉器械：麻醉器械如制作不当，可增加呼吸无效腔和阻力，从而减小有效通气量。

(4) 麻醉并发症：如呼吸道阻塞，影响氧的吸入和 CO_2 排出。

(5) 椎管内麻醉：过宽过广的脊椎麻醉平面。呼吸肌的运动神经受阻。

(6) 体位：手术体位安置不当，限制呼吸运动而影响肺通气。

(7) 手术：浅麻醉下手术刺激引起呼吸紊乱。

(8) 肌松药：肌松药的应用和辅助呼吸不当等，影响通气，导致缺氧和 CO_2 蓄积，甚至危及患者生命。

2.CO_2 蓄积

麻醉时缺氧易被发现，而 CO_2 蓄积未被普遍重视。CO_2 蓄积时，患者出现呼吸深快、血压升高、脉搏频速有力、皮肤潮红、多汗、手术野渗血、体温上升、瞳孔散大、肌肉紧张等表现。如未能及时纠正，则可导致血压下降、呼吸停止、心律失常、惊厥，甚至心搏骤停。

3. 加强管理

麻醉时密切观察呼吸，如有频率、类型或通气量改变，立即寻找原因，设法纠正。

第三节 麻醉与肝脏

肝脏是人体最大的实质性脏器，位于腹腔右上部，占右季肋部、腹上部一部分以及左季肋部一小部分，其大小因人而异，一般左右径（长）约25.8 cm，前后径（阔）约15.2 cm，上下径（厚）约 5.8 cm，肝脏重 1 200 ～ 1 500 g，约占成人体重的 1/36。肝脏是由肝实质和一系列管道结构组成。肝内有两个不同的管道系统。一个是 Glisson 系统，另一个是肝静脉系统。前者又包含门静脉、肝动脉和肝管，三者被包裹于一结缔组织鞘内（称 Glisson 鞘），经肝脏脏面的肝门（称第一肝门）处出入于肝实质内。这三者不论在肝门或肝门附近，都是在一起走行的。肝静脉是肝内血液的输出道，单独构成一个系统，它的主干及其属支位于 Glisson 系统的叶间裂或段间裂内，收集肝脏的回心血液。没有独立的肝静脉，左右中肝静脉经肝脏后上方的腔静脉窝（称第二肝门）分别直接注入下腔静脉。

过去人们常常以肝脏膈面的镰状韧带分界，将肝脏分为左、右两叶。这种肝脏的分叶法与肝内血管分布并不相符合，因而不能适应肝脏外科的需要。现在临床上广泛采用的是从门静脉系统分布提出的肝脏分叶、分段的概念。通过对 Glisson 系统或单独对门静脉系统的灌注腐蚀标本进行肝内结构的研究表明，肝脏内存在有明显有裂隙，从而形成各叶段间的分界线。肝脏有 3 个主裂，2 个段间裂和 1 个背裂，并依此将肝脏分成 5 叶 6 段。正中裂将肝分成左、右两半肝；左半肝又被左叶裂分成左外叶和左内叶，右半肝又被右叶间裂分成右后叶和右前叶；背裂划出了尾状叶。此外，左外叶被左段间裂分为上下两段，右后叶也被右段间裂分为上、下两段；尾状叶被正中裂分为左、右两段，分别属于左、右半肝。这种肝叶的划分法，对于肝脏疾病的定位诊断和安全地施行肝脏手术都有重要的临床意义。

一、肝脏功能

（一）合成和储存

1. 蛋白质：普通成年人的肝脏每天合成 12 ～ 15 g 蛋白质，包括以下几种：

(1) 白蛋白：仅在肝脏合成，半衰期约 20 天。占循环中全部血浆蛋白的 50%，是最重要的药物结合蛋白，特别是有机酸如青霉素类及巴比妥类药物。白蛋白维持胶体渗透压，也作为胆红素和激素的载体蛋白。

(2)α-酸性糖蛋白：是一种"急性期反应蛋白"，并负责与碱性药物的结合，如酰胺类局麻药、普萘洛尔和阿片类药物。

(3) 假性胆碱酯酶：负责琥珀胆碱、米库氯铵和酯类局麻药的降解。在肝功能重度受损或遗传因素导致酶缺乏病人，血浆中的假性胆碱酯酶水平降低可引起严重的临床表现。

(4) 凝血因子：除凝血因子Ⅷ由血管内皮合成之外，所有的蛋白质类凝血因子均在肝脏合成。因子Ⅱ（凝血酶原）、Ⅶ、Ⅸ和Ⅹ，以及蛋白C、S和Z的合成是维生素K依赖性的；维生素K缺乏或肝功能障碍可能导致凝血因子缺乏和广泛出血。Ⅶ因子半衰期最短 (4～6小时)，其血浆浓度的下降速率与蛋白C接近 (9小时)。由于Ⅶ因子作用于外源性凝血途径，可通过凝血酶原时间 (PT) 评估，Ⅶ因子活性的早期下降使 PT 延长，而此时其他凝血途径尚未受到影响。因子Ⅱ、Ⅸ和Ⅹ的半衰期分别约为 60、24 和 36 小时，其活性需 4～6 天才能下降至最低水平，因而实现抗血栓效应，与 INR 相关。

2. 糖类

肝脏主动参与血糖水平内环境稳态的调控（糖原合成和糖异生）。正常的肝脏可储存足够的糖原以满足禁食 12～24 小时内所需葡萄糖的供应。此后，葡萄糖由氨基酸、甘油和乳酸的糖异生作用产生。

3. 脂类：人体内大部分脂蛋白及胆固醇和磷脂均由肝脏合成。

4. 血红素和胆汁

(1) 肝脏是胎儿红细胞生成主要器官，直至约 2 月龄一直是血细胞生成的主要部位。健康成年人，肝脏负责体内 20% 血红素的合成。血红素合成异常可能导致卟啉病。

(2) 肝脏每天产生约 800 ml 胆汁。胆盐是一种去污剂：可辅助脂类的吸收、转运和排泌；胆汁也可将代谢废物和药物代谢产物从肝脏运至小肠。作为一种乳化剂，胆汁可以促进小肠吸收脂肪。胆汁合成或分泌障碍导致黄疸，影响脂肪和脂溶性维生素（维生素 A、D、E 和 K)的吸收，并导致脂肪泻、维生素缺乏和凝血功能障碍。

(二)、分解

1. 蛋白质

肝脏是蛋白质降解的主要部位。氨基酸在这一过程中被分解，并产生尿素以清除氨。肝病病人可能缺乏生成尿素的能力，这导致血浆中氨的浓度迅速上升，并引起肝性脑病。

2. 甾类激素

胆固醇主要由肝脏降解，其副产物可作为合成胆盐、甾类激素和细胞膜的底物。肝脏也是甾类激素降解的主要场所，肝功能衰竭会导致甾类激素过剩。肝病病人常出现血清醛固酮和皮质醇水平升高，导致对水和钠的重吸收增加及钾经尿液丢失，进而引起水肿、腹水及电解质紊乱。雌激素代谢的下降及转化为雄激素过程的障碍导致肝脏疾病临床外表特征，包括蜘蛛痣、男性乳房发育、肝掌及睾丸萎缩。

3. 血红素和胆汁

胆红素结合在白蛋白上，并被转运至肝细胞，然后与葡萄糖醛酸结合，形成水溶性复合物。

这些产物由胆汁分泌，通过粪便或尿液排出。

（三）药物代谢

1. 肝脏有双重血液供应，它接收来自肝动脉和门静脉的血液。肝脏摄取率 (HER) 是衡量肝脏从入肝血液中清除药物能力的一个指标。它被定义为人肝血液中某浓度的药物通过肝脏代谢和清除的比例。高摄取率的药物从肠道吸收并运送到肝脏，它们在进人体循环之前就可能被代谢 (首过代谢)。具有高摄取率和显著首过代谢作用药物的口服生物利用度低。

2. 肝脏清除率 - 肝脏摄取率 (HER)× 肝血流速率。有些药物由肝脏迅速代谢，其 HER 接近 1.0(如丙泊酚)。在这种情况下，肝脏代谢速度主要取决于肝血流，肝功能轻度改变对清除率影响不大。其他药物的 HER 小于 1.0，其清除率由肝功能和肝血流变化二者决定。

3. 蛋白结合

药物与蛋白结合的程度取决于该药物与蛋白质的亲和力及蛋白质的浓度。肝病病人常出现血浆蛋白浓度降低，这使得未结合药物的比例增加。而仅有未结合的药物具有药理活性和转化为无活性形式。因此，血浆蛋白水平的下降可影响药物的效能和 (或) 清除。

4. 分布容积和门体分流

肝病病人的分布容积往往增加，门体分流使口服药物绕过肝脏，减少了首过效应，这二者都可以改变药物的效能和代谢。

5. 酶的诱导 / 细胞色素 P450

在肝脏中合成，负责许多药物的代谢。某些药物如巴比妥类、乙醇和苯妥英，能够诱导细胞色素 P450。细胞色素 P450 的诱导增加了对该药物的耐受性，同时也增加了对细胞色素 P450 酶系代谢的其他药物的耐受性。

6. 肝脏药物消除包括两个步骤

(1)l 相反应通过氧化、还原或水解反应改变化合物的结构 (主要是通过细胞色素 P450 酶)。这一相的产物可能是有代谢活性的。对细胞色素 P450 复合物具有高亲和力的药物(如环丙沙星)可能会降低与其同时应用药物的代谢。

(2) Ⅱ 相反应可能伴随或不伴随工相反应之后进行，它是指在酶促作用下与葡萄糖醛酸、硫酸根、牛磺酸或甘氨酸结合。通过这些结合，增加了代谢产物的水溶性，有利于经尿液排出。

二、麻醉对肝脏的影响

1. 药物影响

所有全麻药物都对肝脏有一定影响，以氯仿最大，严重时肝细胞广泛坏死和脂肪变性。氟烷、巴比妥类和乙醇等对肝有不同程度的抑制作用。

2. 不良作用

药物对肝产生不良作用。

(1) 直接的毒性作用：如氯仿，其毒性与剂量直接有关。

(2) 药物性肝炎：不产生肝细胞损害，仅引起胆汁淤滞型肝炎，如氯丙嗪。

(3) 暂时的功能抑制：如氟烷、苯巴比妥等。

3. 其他影响因素

(1) 麻醉管理：麻醉期间低血压、缺氧和 CO_2 蓄积，对肝脏引起的损害最大。

(2) 营养状态：术前营养不良。

(3) 意外：手术创伤、出血、输血反应和其他药物的影响等。

4. 麻醉技术

对肝功能障碍的患者实施麻醉时，选择适宜的麻醉药固然重要，然而熟练掌握麻醉的技术更为重要，避免低血压、缺氧和 CO_2 蓄积现象。重视术前准备，术前应纠正贫血、加强营养、增加糖原储备、补充蛋白质、改善凝血机制等。术后注意维持水与电解质平衡，避免用吗啡类等对肝有损害作用的药物。

第四节 麻醉与免疫

免疫是机体对非己物质的识别并将其排除，从而保持正常生理平衡的重要生理功能之一。20 世纪 70 年代后期，借助于各学科，尤其是分子生物学发展的成就，使免疫学发展到现代免疫学阶段，即在基因、分子、细胞和整体的不同的、又互为基础的层次上，研究免疫细胞生命活动基本规律的机制，使细胞活化、信号转导、细胞凋亡、细胞分化发育和细胞活动的生物活性调节分子等根本问题得以深入理解。免疫系统由免疫组织、器官、免疫细胞和免疫活性分子等组成。免疫系统一方面执行生理性的免疫防卫功能，另一方面也可在一定条件下导致免疫性病理损伤或疾病。具体包括三个方面的功能：①防御感染，即阻止、识别和清除各种病原体的侵袭，如其功能失调可出现反应过高如超敏反应，或反应低下如严重感染；②自身稳定，即维护体内免疫功能的稳定，不断清除变异和受损细胞等，并维持细胞正常的凋亡，如其功能失调可发生自身免疫性疾病；③监视，即识别和清除体内经常发生的突变细胞，如癌变细胞，如其功能失调突变细胞无限增生会发展成肿瘤。免疫功能的执行主要是以免疫应答方式（详见后）对抗入侵者。

一、概述

（一）免疫反应分型

免疫反应是经过免疫机制所致的反应，又称变态反应或超敏反应，是指机体受到某种物质（抗原或半抗原）的刺激后呈致敏状态，当该抗原再次进入机体时，引起特异性抗体与抗原结合，导致组织的损伤。不经免疫机制介导（直接激发炎性细胞释放介质）的反应称为过敏样反应或称为类过敏反应。变态反应按照其发生机制，分成 4 种类型。

1. I 型变态反应

亦称速发型超敏反应。临床上最常见，麻醉中也多见。分致敏和发敏两个过程阶段。

2. II 型变态反应

亦称细胞溶解型或细胞毒型超敏反应。ABO 血型不相容的溶血性反应及 Rh 溶血性反应属于此类。

3. III型变态反应

亦称免疫复合物型超敏反应。

4. Ⅳ型变态反应

亦称迟发型超敏反应，约占 10%。

（二）免疫系统功能免疫系统具有 4 方面功能。

1. 防御感染功能

即清除和阻止各种病原体的侵袭。其功能失调，出现变态反应。

2. 自身稳定功能

即维持体内细胞的均一性，不断清除衰老和受损细胞等废物，参与体内代谢活动。如功能失调发生自身免疫病。

3. 监视作用

即识别和清除体内经常发生的突变细胞，这一功能失调时便发生肿瘤。

4. 保护作用

预防术后感染和癌肿的转移，以及移植排斥反应有重要意义。

（三）免疫反应

人体受抗原物质（变应原）刺激后可出现正常免疫反应和异常免疫反应。正常免疫反应是一种生理反应。异常免疫反应是人体免疫稳定功能失调、生理功能紊乱。

1. 非特异性免疫

又称先天免疫，是机体对多种抗原物质的生理性免疫应答，是由先天遗传决定的。

(1) 免疫屏障：包括皮肤黏膜、血脑和胎盘屏障。

(2) 炎症损害反应：局部血流增加、释放化学物质、增加内皮系统的通透性和小静脉括约肌的张力，局部红、肿、发热等。

(3) 吞噬作用：血液中的中性粒细胞、单核细胞和组织中的巨噬细胞对进入人体的微生物、异物及自身衰老细胞及时地吞噬清除。

(4) 溶解细胞作用：正常体液和组织中抗微生物物质，其中，最重要的是补体系统、溶菌酶和干扰素等，配合其他杀菌因素起到杀菌、溶菌、灭活病菌（毒）、溶解细胞和抗病毒等。

2. 特异性免疫

又称获得性免疫，是指人体在生活过程中与抗原物质接触所获得的，主要特点是免疫作用有针对性。包括体液免疫和细胞免疫。

(1) 体液免疫：是指抗体参与的特异性免疫。B 细胞在抗原的刺激下产生抗体，抗体与相应的抗原在体内结合发生的各种反应，统称为体液免疫反应。抗体是一种免疫球蛋白 (Ig)，按理化性质及免疫学性能，Ig 可分为 5 类：即 IgA、IgD、IgE、IgG、IgM。IgG 和 IgM 与补体一起在防御细菌入侵方面起重要作用。IgE 对皮肤、气道的致敏反应起重要作用。IgA 对肠、上气道起局部防御作用。

(2) 细胞免疫：是指 T 细胞在抗原的刺激下所产生的一种特异性免疫功能。发病机制：一是直接杀伤，增强靶细胞的杀伤能力；二是释放淋巴因子或淋巴活素等可溶性活性物质，抑制其移动而发挥免疫作用；三是改变血管壁的通透性，引起炎症反应，配合发挥非特异性的免疫效能，使抗原在人体局限化或可从人体内排除。

细胞免疫的主要作用：一是抗感染，如病毒、真菌；二是免疫监视，杀伤肿瘤细胞；三是移植物排斥，同种异体器官移植排斥和延迟的过敏反应；四是参与迟发型变态反应和自身免疫病的形成；五是辅助 T 细胞和抑制 T 细胞，还参与体液免疫的调节。

3. 两种免疫的关系

非特异性免疫和特异性免疫是密切相关的一对免疫现象。非特异性免疫是基础，特异性是在非特异性免疫基础上建立和发展的，两种免疫是互相渗透、互相促进和互相制约的。

4. 一氧化氮

一氧化氮 (NO) 是一种新被认识的细胞信使，是血管内的内皮衍生松弛因子，在中枢神经系统是一种重要的神经递质。作为一种杀伤因子，它参与免疫系统的防御作用。其作用尚待深入研究。

二、麻醉对免疫的影响

1. 白细胞

发生感染或肿瘤时，有大量白细胞浸润，是机体免疫功能的作用。但此反应受麻醉影响而改变，主要是起抑制作用。

2. 吞噬作用

主要是应用麻醉药时炎性反应可能受到抑制，细胞从血管转移到组织间隙的活动过程受限，其作用是可逆的。麻醉可抑制吞噬反应。

3. 细胞免疫

表现在 B 细胞和 T 细胞功能都受麻醉和手术的抑制。

4. 淋巴细胞转化

实验室发现氟烷抑制淋巴细胞的转化，抑制程度直接与剂量有关。氯胺酮等并不抑制淋巴细胞的转化。手术创伤对淋巴细胞的抑制，立即出现并延至术后 3 周，这与手术创伤严重度、手术时间、输血量及本身的疾病严重性有关。

5. 麻醉与应激反应

非特异性应激反应能使免疫机制，尤其是手术麻醉下典型的应激反应能使免疫抑制物质——肾上腺皮质激素和儿茶酚胺增高。

三、麻醉时的免疫反应

(一) 感染

氟烷等吸入麻醉药在高浓度时有抑菌作用。传染性肝炎患者麻醉后病程延长。手术后切口感染率与手术麻醉时间有关，受手术操作方法及全身疾病的影响。患者的免疫状况对术后感染影响很大，故凡有感染时，应尽量避免手术。急诊手术前用有效的抗生素以及其他抗感染治疗。

(二) 变态反应

变态反应是由抗原 (变应原) 刺激人体产生抗体 (变应素)。抗原具有两个性质：即免疫原性和反应原性。仅有反应原性缺乏免疫原性的化学物质叫做半抗原，如青霉素、磺胺、麻醉药或代谢产物皆属此类。这类抗原对大多数人是无害的，但对过敏体质的人就可引起疾病。麻醉期间的变态反应发生率最近在上升，麻醉中发生危及生命的严重反应发生率为 1/3 500 次麻醉，法国为 1/6 500，澳大利亚为 1/10 000。其特点是药物诱发，急性突然发作。全麻不能保护变态反应免于发生。临床表现取决于释放出生物活性物质，如组胺产生的部位不同，其作用表现不同。发生在皮肤小血管处时，出现皮肤瘙痒、红斑、团块；发生在咽喉部，出现局部水肿、炎症；发生于平滑肌时，出现支气管痉挛、肠痉挛、剧烈腹痛、呕吐、便血；发生在全身小血管，出现毛细血管扩张、血管通透性增高、血压下降、休克等。细胞内的 cAMP 增加，可抑制组胺及 SRS-A(缓慢反应物质 A) 的释放。

（三）变态反应的预防和治疗

麻醉中遇到变态反应时，必须立即大力抢救。

1. 切断变应原

立即中断变应原的继续输入。

2. 注射拟肾上腺素药物

静脉注射肾上腺素 5 μg/kg，使血管收缩，增加周围血管阻力，促使血压上升，使组织血流灌注改善。异丙肾上腺素每次 0.25 ～ 1 mg，加入 5% 葡萄糖液 100 mL 内输注。可增加肥大细胞和嗜碱细胞内 cAMP 的量，抑制组胺及 SRS-A 释放。

3. 氨茶碱

静脉注射氨茶碱治疗支气管痉挛变态反应，使支气管平滑肌松弛，增加心排血量，抑制磷酸二酯酶对 cAMP 的降解，从而增加了胞内的 cAMP，抑制了组胺和 SRS-A 的释放。

4. 阻滞胆碱能刺激

阿托品 0.5 ～ 1.0 mg 静脉注射，对抗组胺所引起的支气管平滑肌痉挛，阻滞胆碱能刺激就能抑制变态反应时的递质释放。

5. 抗组胺

苯海拉明 0.5 ～ 1 mg/kg，或异丙嗪 25 ～ 50 mg 静脉注射，可通过对特异性受体竞争而发生作用，对组胺引起的荨麻疹较为有效。

6. 激素

肾上腺皮质激素，氢化可的松每次 100 ～ 1 000 mg，输注，或地塞米松每次 5 ～ 10 mg，静脉注射。减轻各种临床免疫反应，使组胺的再生受到抑制。

（四）器官移植与麻醉

器官移植性手术越来越多，麻醉中主要存在两个问题。

1. 排异反应

排异反应是免疫功能的正常反应，但对移植器官的存活不是有利的。对这类患者麻醉是否适当，应以能否抑制对移植器官的免疫排异反应来判断。

2. 麻醉抑制免疫反应

麻醉对任何免疫的抑制，均对移植组织和器官的存活有利。氟烷、硫喷妥钠等麻醉药均有抑制免疫反应的作用。利血平、异丙嗪和氯丙嗪等镇静药也有抑制免疫作用。硫唑嘌呤等代谢药，干扰核蛋白的合成，抑制抗体的形成，延迟排异反应，主要不良反应是对骨髓的抑制产生白细胞减少症及肝脏损害等。环磷酰胺等化疗药是强有力的免疫抑制剂，能替代硫唑嘌呤。不良反应大，若用小剂量不良反应就不会出现。肾上腺皮质激素，具有减少淋巴细胞及稳定溶酶体的作用。可以抑制抗体的形成及免疫活性淋巴细胞的形成，使用大剂量时可延长移植组织的存活，但不能完全阻止排异反应的出现。异种抗淋巴细胞血清 (ALS) 及其球蛋白衍生物 (ALG)

等生物制剂，已从对人类淋巴细胞起免疫作用的动物如马、兔和羊取得。一般与硫唑嘌呤或环磷酰胺及泼尼松一并使用，直接杀伤人类的淋巴细胞。

四、术前麻醉管理

（一）增强免疫功能

术前应增强患者免疫功能，提高机体的抵抗力。这对术中耐受麻醉、手术的刺激，降低术后感染、癌肿转移有密切关系。

1. 治疗感染

积极治疗术前感染。

2. 加强营养

注意加强营养，对贫血、低蛋白症者，术前小量多次输血，使血红蛋白尽量达 80～100 g/L。

3. 稳定内环境

纠正酸碱平衡失调，改善心肺功能。

4. 减少消耗

安静休息，降低代谢，避免不必要的活动，使机体有足够代偿能力。

（二）了解药物反应史

事先知道该患者对某种药物过敏而免用。

（三）选用恰当麻醉方法和药物

尽量选择对患者生理扰乱小的麻醉方法和麻醉药。除氯胺酮、丙泊酚、安泰酮、丙泮尼地、琥珀胆碱、维库溴铵、泮库溴铵、阿曲库铵、筒箭毒碱、加拉碘铵、右旋糖酐、乳胶等可引起变态反应、使用时应注意外，所有麻醉药都是免疫抑制药，尽量减少对免疫的抑制。危重患者尽量选用局麻和神经阻滞。注意诱导平顺，镇痛完善，麻醉不宜过浅，充分供氧，维护循环稳定，保证足够的呼吸交换量。

（四）减少刺激

手术尽可能操作轻柔，创伤范围小，手术时间短，以减少手术创伤打击所致的血中肾上腺皮质激素和儿茶酚胺过多释放，产生免疫抑制。

第五节　麻醉与内分泌

内分泌系统功能正常对于机体适应内外环境变化以及维持内外环境平衡十分重要。内分泌系统是由多个内分泌腺体及某些脏器的内分泌组织所组成的体液调节系统，它分泌的激素作用于靶细胞后产生一系列生物反应而发挥其效应。内分泌腺体功能亢进或功能减低时出现机体内分泌紊乱，引起机体多系统器官功能障碍及代谢异常。许多内分泌疾病能够通过外科手术得到治疗，一些需要接受手术治疗的病人又常常合并有内分泌系统疾病和 / 或内分泌功能异常，同时麻醉和手术对内分泌系统也有不同程度的影响。因此，麻醉医生应熟悉内分泌系统的主要生理功能及病理生理变化，了解有关麻醉与内分泌系统的相互影响，正确处理好围手术期间各种内分泌系统的功能紊乱，对选择合适的麻醉方法及麻醉用药、改善麻子管理、使病人安全、顺利地渡过围手术期均十分重要。对内分泌系统的研究反过来指导临床工作，例如硬膜外阻滞麻醉可减低上腹部手术的应激反应，对于减少手术麻醉等应激对机体的损害提供了理论基础。

一、麻醉方法对内分泌功能的影响

（一）低温及体外循环

低温使垂体-肾上腺皮质应激反应受到抑制，因而肾上腺皮质功能受到抑制。动物实验时狗的肾上腺静脉内皮质醇显著减少。在人直肠温度 30℃～32℃时，乙醚麻醉下，肾上腺皮质对手术刺激仍有轻度兴奋反应，体温降至 28℃以下时，反应缓慢降低。中度或深低温时，未发现麻醉药引起的肾上腺皮质反应有何差别，复温时肾上腺皮质功能恢复正常。血浆去甲肾上腺素和肾上腺素均降低，特别是 28℃以下明显减少，复温时迅速增高。甲状腺功能于降温开始有亢进现象，随着体温下降而受到抑制。低温时胰腺功能受到抑制，胰岛素分泌减少，血糖及乳酸增高。施行体外循环后胰岛素分泌也减少，一组乙醚全麻下心血管手术患者，在施行体外循环后，在短时间暂停体外循环前，肾上腺素血中浓度平均增高 3.35 $\mu g/L$，去甲肾上腺素增高 1.93 $\mu g/L$。如使用氟烷麻醉进行体外循环，血中肾上腺素浓度亦增高，但没有乙醚那样显著。

（二）椎管内麻醉

包括蛛网膜下隙和硬脊膜外阻滞。血浆 ACTH、促甲状腺激素、生长激素、甲状腺素、皮质醇、17-羟类固醇、醛固酮、儿茶酚胺、胰岛素与血糖比值均无显著变化。由于交感神经阻滞，肾上腺素减少，甲状腺功能抑制，血糖无变化，高位脊麻时血糖下降。

（三）局部浸润及神经阻滞

主要是内分泌腺功能变化，基本上与椎管内麻醉相同。

二、麻醉用药对内分泌功能的影响

（一）麻醉前用药

麻醉前由于患者精神紧张不安，可以引起抗利尿激素分泌增加，血浆皮质醇及肾上腺素或其他代谢产物增高。吗啡可促进抗利尿激素的分泌，有抗利尿作用，有人观察用吗啡 5～10 mg 后，尿量即减少。由于临床上对抗利尿激素的定量困难，而是观察尿量，术前术中由于限制饮食，肾血流量减少均可使尿量减少，因此影响的因素较多。吗啡的拮抗药烯丙吗啡，对吗啡的抗利尿作用也有拮抗作用。吗啡抑制下丘脑促肾上腺皮质激素释放激素的分泌，因而影响垂体 ACTH 及肾上腺皮质激素的分泌，静脉注射吗啡 0.2 mg/kg，血浆肾上腺素增高，去甲肾上腺素有下降趋势，血糖亦升高，对甲状腺功能基本上无影响。术前给哌替啶，对抗利尿激素的分泌无促进作用，对 ACTH 有抑制作用，尿中 17-羟类固醇减少，对术前不安引起的肾上腺皮质功能兴奋无抑制作用，对甲状腺功能无影响。术前用哌替啶 2 mg/kg，血浆中儿茶酚胺不增高，但镇痛新 1.2 mg/kg 静脉注射后 5 min，血浆儿茶酚胺浓度升高 70%。巴比妥类对抗利尿激素无影响，对下丘脑-垂体-肾上腺有关的肾上腺皮质功能有抑制作用，尿中 17-羟类固醇减少，对甲状腺功能无影响，血糖可增加。术前用戊巴比妥 2 mg/kg，安定或硝基安定 0.2 mg/kg，可使血浆皮质醇减少，但 ACTH 不变。吩噻嗪类药物较长时间应用可抑制下丘脑垂体 ACTH 分泌，而短时间给药，ACTH 增加，尿中 17-羟类固醇增多。也有报道认为，吗啡对肾上腺皮质功能有兴奋及抑制双重作用，对肾上腺髓质具有 α 肾上腺素能受体阻滞作用。氯丙嗪对儿茶酚胺有一定抑制作用，但以应用冬眠合剂作用为明显。丁酰苯类（如氟哌利多等）也有 α 肾上腺素能受体轻度阻滞作用。术前使用阿托品或东莨菪碱后，尿中儿茶酚胺代谢产物的排泄量无变化。

（二）吸入麻醉药

乙醚是比较广泛而明显地兴奋内分泌活动的全身麻醉药。单纯乙醚全麻 30 min，血浆抗利尿激素从 $(2.9 \pm 1.3) \mu g/mL$ 增加至 $(16,9 \pm 6.2) \mu g/mL$，较对照组增加 2～6 倍，加上手术则可增加到 $(34.5 \pm 15.6) \mu g/mL$，是对照值的 8～10 倍，同时伴有尿少、尿渗透浓度上升。不同的麻醉药对下丘脑 - 垂体的影响程度不同，因此对抗利尿激素的影响亦异。乙醚全麻时，血浆生长激素明显升高 3～4 倍，由麻醉前的 1.4～1.8 $\mu g/mL$ 上升到 6.14 $\mu g/mL$，如加上手术刺激，在手术开始后 1 h 左右达到高峰。乙醚麻醉后 20 min，血清 T_4 升高 11.5%，手术期间升高 35.5%，安氟醚、异氟醚麻醉时 T_4 无变化，乙醚麻醉时血浆 ACTH 也增加，血浆皮质醇浓度增高。乙醚吸入后 15～20 min（麻醉深度：Ⅱ期 1～2 级）皮质醇明显上升，吸入 30 min；皮质醇由麻醉前 430.4 nmol/L(15.6 mg/dL) 上升至 665.2 nmol/L(24.1 mg/dL)，手术开始后 1 h 增加至 966 nmol/L(35 mg/dL)。乙醚麻醉后血浆儿茶酚胺浓度升高，一组开胸心脏手术应用乙醚吸入麻醉的患者，肾上腺素浓度平均增加 1.3 $\mu g/L$，去甲肾上腺素增加 1.12 $\mu g/L$。乙醚全麻下 45 min 不进行手术时，血浆醛固酮浓度超过全麻诱导前的 2.5 倍。乙醚麻醉后血浆胰岛素无变化，但血糖增高 2～3 倍，这是由于乙醚对交感神经兴奋引起儿茶酚胺增加的结果。实验研究表明，乙醚麻醉 1 h，肝糖原可以减少 50%，在切断肾上腺神经后，则血糖可不升。小鼠实验乙醚麻醉下睾丸静脉血中睾酮浓度减少。单纯氟烷全麻时，血浆皮质醇平均升高到 184.9 nmol/L(6.7 mg/dL)，比乙醚轻，加上手术则进一步升高。血浆中儿茶酚胺显著降低或无变化，对促甲状腺激素没有影响，但甲状腺素、生长激素及醛固酮的血浆浓度明显升高。氟烷麻醉时血糖上升，而血浆胰岛素不变。吸入氟烷 45 min 后，血浆睾酮由 (292.8 ± 17.3)pmol/L，降低为 (257.5 ± 18)pmol/L，减少 12%，加上手术则减少到麻醉前的 80%，术后次日为麻醉前的 48%，术后 1 周持续偏低。甲氧氟烷麻醉时血浆抗利尿激素和生长激素含量增高，但程度较乙醚轻。血浆促甲状腺激素和甲状腺素浓度无明显影响，血浆醛固酮和儿茶酚胺浓度不变，血浆胰岛素浓度也无变化，血糖无变化或略有升高。安氟醚不使 ACTH 增加，而使皮质醇轻度减少，生长激素不增加，对血糖无影响。

（三）静脉麻醉药

硫喷妥钠可以兴奋下丘脑 - 垂体分泌抗利尿激素的作用，尿量减少。单独用硫喷妥钠对生长激素、ACTH、胰岛素无影响，血糖无变化或降低，血浆甲状腺素和儿茶酚胺浓度降低。在硫喷妥钠 - 氧化亚氮麻醉下，黄体生成素有统计学意义的升高，加上手术则更明显，术后又下降至术前水平。氯胺酮也有同样的结果，氯胺酮和 γ- 羟丁酸钠使血浆 ACTH 和皮质醇浓度增高，但对促甲状腺激素和甲状腺素无明显影响。用氯胺酮 2 mg/kg 及琥珀胆碱 1 mg/kg 静脉注射后 2 min 儿茶酚胺增加 50% 以上，安泰酮对生长激素、甲状腺素、胰岛素无明显影响，使黄体生成素明显上升，比其他麻醉药增加 0.4～2.5 倍，为兴奋下丘脑 - 垂体的结果。用普尔安、安泰酮麻醉时，血浆皮质醇浓度无明显变化。应用羟丁酸钠和神经安定镇痛药氟哌利多、喷他佐辛和哌替啶时，生长激素增加。氟哌利多 0.15 mg/kg、芬太尼 0.003 mg/kg 与氧化亚氮合用后 45 min 追加芬太尼 0.005 mg，血浆皮质醇虽有一过性减少，但改变不显著，而氟哌利多 0.15 mg/kg、喷他佐辛 1 mg/kg 与氧化亚氮并用，血浆皮质醇由 339.4 nmol/L(12.3 mg/dL) 上升到 554.8 nmol/L(20.1 mg/dL)，明显增加。氟哌利多与氧化亚氮麻醉下儿茶酚胺增高，而氟哌利多、喷他佐辛与氧化亚氮麻醉时儿茶酚胺无明显增加。神经安定镇痛合剂使血浆胰岛素及血糖增高。氟哌利多、芬太尼或氟哌利多、喷他佐辛麻醉时血中睾酮减少，对黄体生成素无明显影响。

（四）肌肉松弛药

在氟烷麻醉下并用泮库溴铵、筒箭毒碱、琥珀胆碱、加拉碘铵，对血浆皮质醇浓度无明显影响，筒箭毒碱、泮库溴铵对血糖无影响。

三、麻醉期间其他因素对内分泌的影响

（一）手术

手术，特别是一些大的手术和严重的创伤、广泛的烧伤等，可以引起比麻醉更为显著的内分泌反应。首先通过神经系统兴奋交感神经和肾上腺髓质，儿茶酚胺分泌增多，肾上腺素抑制胰岛素分泌和促进胰高血糖素的分泌，增强糖原分解和异生，血糖升高，呈负氮平衡。手术使抗利尿激素增加，大手术比小手术增加的幅度大，腹膜刺激和内脏牵拉反应使抗利尿激素显著增加。有的报道发现手术后的抗利尿激素变化持续 5 d 才恢复正常。由于垂体促肾上腺皮质激素分泌增加，皮质醇、醛固酮及抗利尿激素分泌亦增加。甲状腺素和三碘甲状腺原氨酸增加。手术对黄体生成素、卵泡刺激素没有明显的影响。

（二）出血和低血压

用狗做出血性休克实验，抗利尿激素明显增加，当循环血量减少10%，动脉压尚无变化时，血浆抗利尿激素已增高达 6 倍。低血压改善后，抗利尿激素恢复到低血压前水平。抗利尿激素增加是休克后尿量减少，发生肾功能不全的一个因素。血容量不足时儿茶酚胺增加。在出血性休克动物试验时，血中肾上腺素较对照值增加 32 倍，去甲肾上腺素增加 6 倍。肾上腺皮质激素的分泌增加，血浆皮质醇增高 1.5 倍，其他如生长激素、胰岛素、血糖值均上升。持续低血压休克时，胰岛素和血糖同时缓慢下降。低血容量、低血压时，肾动脉收缩，促使肾小球旁细胞释放肾素，通过血管紧张素促使醛固酮在血中的浓度增高，后者使细胞外液增加，以维持体液、电解质平衡。低血压改善时，醛固酮又恢复到低血压前的水平。狗出血性休克实验时，血浆睾丸酮减少 50%。应用神经节阻滞药行控制性低血压，血浆皮质醇升高。

（三）缺氧及二氧化碳蓄积

低氧血症时垂体分泌的 ACTH 使血浆皮质醇浓度升高；重度低氧血症时，皮质醇分泌反而受抑制。呼吸性酸中毒时亦有同样倾向。在乙醚、氟烷、甲氧氟烷、硫喷妥钠等全麻下，如有二氧化碳蓄积，则血浆儿茶酚胺显著升高，也可以刺激肾上腺皮质使皮质醇浓度升高。

麻醉对内分泌功能的影响是极其复杂的，虽然由于近年来对许多激素可以进行定量测定，以观察麻醉对它的影响，实际上有许多因素可以影响内分泌功能以及激素的变化，而且由于测定方法、对象（人或动物）、条件（麻醉、手术）等差异，使所测定的数据和结果也不尽相同，因而产生不同的看法，甚至产生互相矛盾的结论。

总的来看，可以归结为以下几点：

①麻醉对内分泌功能的影响，一般中小手术较大手术影响小。

②各种麻醉方法中以全身麻醉的影响较椎管内麻醉以及其他神经阻滞、局部麻醉为大。

③全身麻醉药物中以吸入麻醉药影响较大，其中乙醚影响显著，其次为氟烷、甲氧氟烷、安氟醚、氧化亚氮等。

④全身麻醉时如同时存在二氧化碳蓄积、低氧血症、出血、休克等情况，则增加对内分泌功能的影响。

⑤麻醉手术对内分泌功能的影响主要通过中枢神经、下丘脑、垂体、甲状腺、肾上腺皮质和髓质、胰岛等靶腺的功能变化，因而产生循环、呼吸、神经、消化、泌尿、骨骼肌、生殖系统以及糖、蛋白质、脂肪、水电解质代谢等主要生理功能的变化。

四、麻醉时内分泌功能紊乱的处理原则

麻醉前应详细了解病史、病情、症状、实验室检查结果等。首先，应确定有无内分泌功能紊乱；其次，应明确内分泌功能紊乱是由于内分泌腺体本身的病变，还是继发于其他系统的疾病。内分泌疾病的诊断，主要依靠临床表现和实验室检查，包括生化测定、有关激素的测定、腺体功能的检查 (如各种兴奋或抑制试验、激发试验、负荷试验等)、细胞学检查、X 线检查、免疫学测定等。最近新开展的一些内分泌功能检查方法，如体液激素的测定 (采用免疫测定、蛋白结合测定及微量生物测定等)、X 线血管造影等，对于诊断内分泌腺某些疾病均有一定价值。麻醉医师除进行科研外，虽不需要掌握这些方法，但应有一定的了解。

麻醉前有内分泌功能紊乱或疾病的患者，基本上包括因内分泌腺疾病进行手术治疗的患者，以及合并有内分泌疾病而需要施行其他外科手术的患者。前一类患者多因内分泌腺体肿瘤 (良性或恶性)、肥大、增生等引起功能亢进 . 需进行手术切除。不论何者，其内分泌功能紊乱基本上表现为功能亢进和减退。对于前者除直接采用手术治疗外，常配合放射或药物激素或其他化学药物、生物制品等治疗。对于后者一般采用补充替代疗法，补充生理上所缺乏的激素，以及中药、饮食等治疗。对于功能紊乱所产生的各种并发症，应针对不同问题，进行对症处理。

麻醉前无明显内分泌功能紊乱及疾病的患者，可能由于麻醉、手术等各种因素引起麻醉期间或术后患者内分泌功能紊乱，必须针对麻醉后患者所出现的临床症状，术中的化验检查，结合内分泌系统功能变化的病理生理特点，从麻醉药物、方法，麻醉期间有无出血休克、二氧化碳积蓄、缺氧等影响，进行对症处理。对于某些症状表现严重，经过一般对症处理仍无效果的麻醉手术患者，应考虑有无隐性内分泌功能障碍或疾病 (如慢性肾上腺皮质功能减退症)，进行有效的对症治疗，当然这种病例是极其少见的。近年来，在外科严重创伤、大出血、休克、严重感染中毒、药物过敏反应以及循环骤停复苏等情况下，多合并应用肾上腺皮质激素治疗。使用时一定要结合病情，权衡利弊选用药物，配合其他治疗措施，进行综合治疗。

五、糖尿病

(一) 糖尿病 (DM)

是以胰岛素绝对或相对缺乏为特点的慢性全身性疾病。这是围手术期最常见的内分泌疾病。

(二)DM 的生理学

胰岛素在胰腺 β 细胞内合成。葡萄糖、β 肾上腺能受体激动药、精氨酸和乙酰胆碱可刺激胰岛素分泌，α肾上腺能受体激动药和生长抑素抑制其分泌。胰岛素促进葡萄糖和钾跨细胞膜转运，增加糖原合成，抑制脂肪分解。在应激状态下 (如手术、感染和体外循环)，外周组织有对抗胰岛素的作用。禁食期间，低水平胰岛素持续分泌，可防分解代谢和酮症酸中毒。

(三)DM 分类

1. 型糖尿病

由于 β 细胞产生自身免疫性破坏作用，导致胰岛素绝对缺乏而发病。病人常于年龄较小时确诊，身体多瘦弱，对小剂量胰岛素敏感，且易发生酮症酸中毒。此型应用胰岛素治疗。

2. 型糖尿病

占成人糖尿病的90%。病人外周组织有抗胰岛素作用，需高水平胰岛素才能维持血糖正常。病人多为老年、肥胖，很少发生酮症，但易出现高渗性并发症。病人早期多采用单纯饮食和运动疗法。需要时，可加用口服降糖药、胰岛素激活剂，以及 (或) 胰岛素治疗。此型糖尿病常发生代谢综合征，包括肥胖、高脂血症、高血压 (HTN) 和胰岛素抵抗。

3. 妊娠糖尿病

2%～5% 孕妇并发妊娠糖尿病，其中 50% 以上随后可发展为 2 型糖尿病。

4. 继发型糖尿病

继发于其他原因的胰岛素绝对或相对不足。胰岛素分泌不足可见于胰腺囊性纤维化、胰腺炎、血色素沉着病、癌症和胰腺术后所致的胰腺破坏。胰高血糖素瘤、嗜铬细胞瘤、甲状腺毒症、肢端肥大症或糖皮质激素过多，均可导致糖耐量下降。

(四) 糖尿病的门诊治疗

1. 口服降糖药

(1) 磺脲类促进胰腺释放胰岛素。格列本脲是目前临床上最长效磺脲类药物，用药后可致低血糖达 50 小时。氯磺丙脲可致低钠血症和双硫仑样作用。磺脲类通过置换与血清白蛋白结合的噻嗪类利尿药、巴比妥类药和抗凝药，增强这些药物的作用。

(2) 氯茴苯酸类和 D- 苯丙氨酸衍生物类通过非磺脲受体途径快速促进胰腺释放胰岛素。

(3) 双胍类减弱对胰岛素抵抗，降低肝脏生成葡萄糖，抑制肠道对葡萄糖的吸收。单独应用不产生低血糖，但与乳酸酸中毒有关，尤其用于伴充血性心衰、休克或肝肾功能不全者。腹泻是其常见副作用。

(4) 噻唑烷二酮类降低肝脏生成葡萄糖，增强胰岛素在肝脏和骨骼肌的作用，减弱胰岛素抵抗。副作用包括水肿、腹部肥胖、贫血和肝毒性。

(5)α 葡萄糖苷酶抑制剂延缓糖类消化，减少餐后高血糖的发生。副作用包括吸收不良、胃肠胀气和腹泻。

(6) 二肽基肽酶Ⅳ (DPP- Ⅳ) 抑制剂增加内源性胰高血糖素样肽 1(GLP-1) 的水平，从而以葡萄糖依赖的方式增加胰岛素分泌，减少胰高血糖素分泌。不产生明显的胃肠道副作用或低血糖症。

(7) 多巴胺激动药通过恢复下丘脑神经元的昼夜节律活动，改善血糖控制。可降低空腹和餐后葡萄糖、三酰甘油和自由脂肪酸水平。副作用包括疲劳、头痛和眩晕。

2. 注射药物

(1) 胰岛素：餐前给予短效胰岛素以防发生餐后高血糖。中效胰岛素常每天多次给药，以提供胰岛素的基础和峰值水平。长效胰岛素每天应用一次，以模拟基础胰岛素分泌。胰岛素也可通过胰岛素泵持续应用。胰岛素由肝脏和肾脏代谢。因此，临床上肾功能低下的病人胰岛素作用时间延长。

(2) 支链淀粉类似物：抑制餐后肝脏释放葡萄糖，抑制胰高血糖素分泌，延缓胃排空而减少饥饿感。单独应用不致低血糖，但与胰岛素合用时，可致低血糖。最常见的副作用为恶心。

(3)GLP-Ⅰ类似物：增强葡萄糖刺激胰岛素分泌，降低胰高血糖素水平，减缓胃排空，增加胰岛素生物合成。最常见的副作用包括恶心、呕吐及腹泻。同时应用 GLP 类似物和磺脲类药物增加低血糖的危险。

（五）糖尿病的急性并发症

糖尿病酮症酸中毒 (DKA) 和高血糖高渗透压综合征 [HHS，先前称作高血糖性高渗性非酮症状态 (HONK)]，均由胰岛素缺乏、应激状态下 (如感染、手术、心梗、脱水和创伤) 胰岛素抵抗或用药所致。

1.DKA 主要见于 1 型糖尿病，并可能是其首发症状。

(1) 临床特征：DKA 可抑制心肌收缩力，降低血管张力，出现酮症阴离子间隙酸中毒、电解质异常、高血糖和高渗透状态。病人由于高血糖渗透性利尿、呕吐和纳差出现严重血容量不足。总体 K^+ 虽降低 (3 ～ 10 mmol/kg)，但由于酸中毒使细胞内 K^+ 向细胞外转移，血清 K^+ 呈假性正常甚至增高。血糖每升高 5.6 mmol/L(100 mg/dl)，Na^+ 浓度下降 1.6 mmol/L。由于渗透性利尿，病人常发生低磷酸盐血症和低镁血症。临床表现为恶心、呕吐、腹痛、多尿、烦渴、虚弱、肾功能不全、休克、有水果味深快 (Kussmaul) 呼吸或出现精神症状。如能早期诊断和治疗，DKA 病死率小于 5%。

(2)DKA 的治疗：包括容量治疗、应用胰岛素、纠正电解质紊乱、识别和治疗潜在应激因素 (如心梗、感染等)，以及支持疗法。

①第 1 小时给予生理盐水 15 ～ 20 ml/kg，继以 5 ～ 15 ml/(kg·h)。若血清 Na- 正常或增高，给以 0.45% NaCl，速率相同。监测血流动力学和尿量，考虑有创监测。

②病人排尿且血 K^+ < 5.5 mmol/L，开始补钾。若血 K^+ 显著下降≤ 3.3 mmol/L)，则立即补钾 40 mmol/h。补钾后方可应用胰岛素。

③静脉注射正规胰岛素治疗高血糖和胰岛素缺乏。首次推注 0.1 ～ 0.15 U/kg，随后持续输注 0.1 U/(kg·h)。每小时测血糖和电解质，频繁测定 pH、渗透浓度和酮体以调整胰岛素用量和补充电解质。若 1 小时后血糖下降幅度 < 2.8 mmol/L(50 mg/dl)，胰岛素输注速度应加倍，直至血糖下降幅度为 2.8 ～ 4.2 mmol/(L·h)(译者注：原文为 50 ～ 75 mg/h)。血糖浓度降至 13.9 mmol/L(250 mg/dl) 以下后，减慢胰岛素输注速度至 3 ～ 6 U/h，同时加用 5% 葡萄糖。持续应用胰岛素，直至阴离子间隙和血清碳酸氢盐正常。过早停用胰岛素，可导致 DKA 复发。

④肾功能、尿量正常后，可按需补镁和磷酸盐。只有严重酸中毒 (pH < 7)、血流动力学不稳或心律失常时，才考虑应用碳酸氢钠。

⑤识别和处理潜在诱因。

⑥病人出现精神症状，需做气管插管以保护气道。

2.HHS 可能为 2 型糖尿病的首发症状。

(1) 临床特征：HHS 时血糖水平常超过 33.6 mmol/L(600 mg/dl)，伴有电解质紊乱、中枢神经系统功能障碍 (意识不清、抽搐和昏迷)、严重高渗状态、低血容量和由于渗透性利尿所致血液浓缩。液体缺失常达 8 ~ 10 L。病人可表现为视物模糊、神经功能缺陷、体重减轻、小腿痉挛、烦渴或多尿。尽管胰岛素水平不足以防止高血糖症，但足以阻止脂肪分解、酮体生成和酮症酸中毒的发生。HHS 病死率可高达 15%。

(2)HHS 的治疗

①第 1 小时输注生理盐水 1.5 L(15 ~ 20 ml/kg)，然后根据血钠的高低以 5 ~ 15 ml/(kg·h)速度输注生理盐水或 0.45% 氯化钠。液体缺失总量的一半应在最初 12 小时内给予，余量在随后 24 ~ 48 小时内缓慢补充。初始液体复苏后，应在 24 小时内逐渐纠正严重的高血糖和高渗状态，以减少脑水肿的发生。高龄或有充血性心衰病史者，补液速度应相应调整。

②容量治疗开始即补充胰岛素。单纯容量治疗可使血糖浓度降低 4.48 ~ 11.2 mmol/(L·h)[80 ~ 200 mg/(dl·h)]。胰岛素用法与 DKA 相同。单次推注 0.1 ~ 0.15 U/kg 后，以 0.1 U/(kg·h)速度持续输注。每小时可加倍胰岛素输注量，直至血糖出现合适的反应。持续输注胰岛素以保持血糖 < 13.9 mmol/L(250 mg/dl)，直至病人心血管、电解质和代谢参数正常。

③每小时检测血糖和电解质水平。钾和其他电解质的补充与 DKA 治疗相似。由于 HHS 不发生酸中毒，钾缺失较 DKA 轻。

④寻找并治疗激发诱因非常重要。

⑤出现精神症状可气管插管以保护气道。

⑥考虑预防静脉血栓形成，此类病人具有较高血栓形成风险。

(六) 糖尿病人的麻醉注意事项

应重点考虑减低风险、维持血糖正常、防治糖尿病急性并发症、预防与糖尿病慢性并发症相关的围手术期并发症。

1. 择期手术应于术前治疗 DKA、HHS 和代谢异常。急诊手术，应在术中积极处理。

2. 血糖管理

维持血糖 6.7 ~ 10 mmol/L(120 ~ 180 mg/dl)，预防 DKA、HHS 和低血糖。高血糖降低白细胞的趋化性和功能，增加感染概率，延缓伤口愈合，导致渗透性利尿而致脱水，促进血液高黏度和血栓形成，还可增加移植肾排斥、恶化心肌梗死、休克、烧伤、脑外伤和脊髓损伤的预后。因此，围手术期亦应避免高血糖。

(1) 口服降糖药和胰岛素增敏药物 (磺脲类、氯茴苯酸类和 D 苯丙氨酸衍生物类)：可致低血糖，应于手术日停用。支链淀粉类似物和 GLP- Ⅰ类似物可延缓胃排空，也应停用，以减少术后恶心呕吐 (PONY) 的发生。二甲双胍可致乳酸酸中毒，应于手术日停用直至术后肾功能恢复正常。噻唑烷二酮类和 DPP- Ⅳ抑制剂不引起低血糖，可用至手术日。α 葡萄糖苷酶抑制剂虽不引起低血糖，但对于禁食水 cNPO) 病人无效。对于血糖控制良好的 2 型糖尿病病人行短小手术，如术前停用口服降糖药，可不用胰岛素。但所有病人均应持续监测血糖，以防发生未诊断的高血糖或低血糖。应用口服降糖药者，需输注葡萄糖。血糖控制不佳或预行大手术者，需胰岛素治疗。

(2) 胰岛素治疗的 2 型糖尿病病人，手术前夜应持续用胰岛素。给予约 1/2 晨量的中效或长效胰岛素。应用无高峰效应的甘精胰岛素 (glargine) 替代，可最大程度减少低血糖的发生。短效胰岛素不宜应用。尽早应用含糖溶液 [5% 葡萄糖 1.5 ml/(kg·h)，已住院或当天入院的病人应并用晨量胰岛素]。安排手术较晚的病人应及早来院以在禁食水的情况下应用葡萄糖和胰岛素。密切监测 (每 2 ～ 4 小时一次) 血糖。如血糖 < 6.7 mmol/L(120 mg/dl)，应加快葡萄糖输注。如血糖 > 10 mmol/L(180 mg/dl)，则开始输注正规胰岛素，并持续至整个围手术期。皮下注射吸收不可靠，故术中宜静脉注射胰岛素，尤其存在低温、血流动力学不稳或需用血管加压药时。术中输注正规胰岛素的指南。静脉注射胰岛素期间，至少每 1 小时测血糖一次，血糖稳定后每 2 小时测定一次。输注胰岛素期间监测血钾。如出现肾功能不全，应减慢胰岛素输注，并避免静脉补钾。

(3)1 型糖尿病：无论血糖低或正常，均须胰岛素治疗，以防酮症酸中毒。需同时输注含糖溶液以防低血糖的发生。对应用胰岛素泵或是每天注射 3 次或更多次胰岛素的新的积极治疗方案的 1 型糖尿病的围手术期治疗，应预先与负责治疗该病人的内科医师共同商讨。

(4) 门诊病人常应用固定比例的混合胰岛素 (如 70/30 中性鱼精蛋白锌胰岛素 / 正规胰岛素，50/50 精蛋白锌赖脯胰岛素 / 赖脯胰岛素，或 75/25 精蛋白锌赖脯胰岛素 / 赖脯胰岛素)。与内科医生商讨后，病人术前应转为个体化胰岛素准备方案。长效胰岛素只有减量 (大约 50%) 后，才可在术日晨应用。

3. 血管疾病

糖尿病人极易患各种血管疾病。大血管疾病 (冠状动脉、脑血管和外周血管) 和小血管疾病 (视网膜和肾病) 均较普通人群更常见，发病率更高和发病更早。缺血性心脏病是糖尿病围手术期并发症的最常见原因。由于有自主神经病变，心肌缺血可能无症状。主要治疗方法是高度怀疑和围手术期持续应用 β 受体阻滞药。DM 和高血压通常并存。由于长期抗高血压治疗或渗透性利尿，病人可能发生低血容量，导致诱导后出现显著低血压。对于伴自主神经病变者，因其不能代偿血管扩张，低血压更为显著。DM 是需血液透析的慢性肾功能不全的最常见原因。对静脉注射造影剂的病人应避免肾毒素并考虑肾脏保护治疗。

4. 神经系统病变

慢性 DM 病人中有 20% ～ 40% 伴自主神经病变，可致无症状性心肌缺血、下段食管括约肌张力下降、胃蠕动减弱、膀胱无力和血压不稳。由于心脏自主神经功能紊乱、中枢神经系统对低氧的通气反应减弱，病人发生心源性猝死的危险增加。自主神经病变的病人术中更易发生低体温、高胃容量引发的误吸，不易代偿区域麻醉引起的交感神经阻滞。心脏自主神经病变包括静息心动过速、直立性低血压、深呼吸时心率变异性下降。术前静脉注射甲氧氯普胺 10 mg，对于胃蠕动减弱的病人可促进排空。如果胃蠕动严重减弱，应考虑术前 1 ～ 2 天食用清流饮食。外周神经病变可引起疼痛和 (或) 麻木，病人更易发生体位性损伤，因此应小心垫以软垫。区域麻醉前应记录神经病变。

5. 气道管理

(1) 关节僵硬性疾病可使气道管理困难。大约 30% 的 1 型糖尿病病人由于颞颌关节和颈椎棘突活动度下降，可能插管困难。

(2) 肥胖：代谢综合征或 2 型糖尿病病人，常见睡眠性呼吸暂停和咽部组织增生。

6. 鱼精蛋白：应用中性鱼精蛋白锌胰岛素或精蛋白锌赖脯胰岛素的病人更易出现鱼精蛋白反应。

六、低血糖

（一）病因

常见原因包括应用胰岛素或口服降糖药过量。不常见的原因包括胰腺腺瘤（胰岛素瘤）或胰腺癌、肝硬化、垂体功能减退、肾上腺皮质功能不全、肝癌、肉瘤、乙醇摄入和肾功能衰竭（胰岛素清除减少）。

（二）症状和体征

低血糖的肾上腺素能反应，引发心动过速、出汗、心悸、高血压和发抖。神经低血糖症导致易激动、头痛、意识模糊、木僵、抽搐和昏迷。全身麻醉可掩盖低血糖的症状和体征。长期糖尿病和既往有低血糖发作的病人，常对低血糖产生缺乏交感神经反应，称作未察觉的低血糖。未察觉的低血糖更常见于严格控制血糖的病人。

（三）麻醉注意事项

持续输注葡萄糖并定时检测血糖。预测手术应激和胰岛素瘤操作所致的血糖波动。

七、甲状腺疾病

甲状腺疾病是围手术期第二常见的内分泌疾病，成人发病率约 1%。女性与男性比为 5:1 ～ 10:1。

（一）生理学

垂体前叶分泌的促甲状腺激素 (TSH) 刺激甲状腺腺体摄入碘，生成三碘甲状腺原氨酸 (T_3) 和 L- 甲状腺素 (T4)。80% 的 T_3 是在外周组织由 T_4 转化而来。T_3 的效价是 T_4 的 20 ～ 50 倍，但半衰期较短。大部分 (> 99%)T_3 和 T_4 与血浆蛋白结合，但只有游离的（未结合）甲状腺激素具有生物活性。T_3 和 T_4 是代谢活动的主要调节物质，改变生化反应速度、总体耗氧量和产热量。

（二）实验室检查和评估

测定血清 TSH，是目前评估门诊病人甲状腺功能的最好初筛指标。甲状腺功能减退时 TSH 水平升高，甲状腺功能亢进时 TSH 水平下降。评估病人的甲状腺功能较复杂。TSH 可因饥饿、糖皮质激素、应激、多巴胺和发热而降低。测量病人总体 T_4、游离甲状腺素指数、总体 T_3 可有助诊断。

（三）甲状腺功能亢进

1. 病因学

引起甲状腺功能亢进的疾病按发生频率依次为突眼性甲状腺肿 (Graves 病)、毒性多结节性甲状腺肿、亚急性甲状腺炎（急性期）、毒性腺瘤、脑垂体或胎盘肿瘤所致 β 人绒毛膜促性腺激素分泌过多刺激 TSH 受体、分泌甲状腺素的卵巢肿瘤（卵巢甲状腺肿样瘤）。摄入过量甲状腺激素、过多碘或胺碘酮也可致甲状腺功能亢进。

2. 甲状腺功能亢进

是一种高代谢状态。病人表现为神经质、怕热、疲乏、腹泻、失眠、多汗、肌无力、震颤、月经不调和体重减轻。心血管体征包括心律失常（窦性心动过速和房颤）、心悸、高血压、高心排血量或缺血性充血性心衰。病人可有白细胞减少、贫血或血小板减少。代谢增加使凝血因子浓度降低，导致病人对抗凝治疗敏感。眼征仅见于 Graves 甲状腺功能亢进。

3. 治疗

慢性甲状腺激素过多可行甲状腺部分切除术或放射碘治疗，也可应用特异的抗甲状腺药物 [如丙硫氧嘧啶 (PTU) 和甲巯咪唑] 抑制激素合成。需 2～6 周药物治疗才使激素恢复正常。抗甲状腺药物最严重的副作用是肝炎和粒细胞缺乏症，常见的副作用是荨麻疹。

4. 甲状腺危象

严重的甲状腺功能亢进所致的生理失代偿状态，是一种内分泌急症。感染、手术、创伤、中断抗甲状腺药物、过量摄入碘、静脉注射碘化造影剂、胺碘酮可诱发。甲状腺危象可于术后 6～18 小时发生。表现为腹泻、呕吐、高热 (38～41℃)，致血容量减少、心动过速、充血性心衰、休克、无力、易激动、谵妄和昏迷。甲状腺危象酷似恶性高热、抗精神病药恶性综合征、脓毒症、出血、嗜铬细胞瘤危象或输液 / 药物反应，其病死率超过 20%。

5. 甲状腺危象的治疗

包括阻止甲状腺激素合成和释放、阻止 T_4 转化为 T_3，应用 β 受体阻滞药抑制交感神经反应，支持疗法 (积极降温、哌替啶减弱寒战所致的产热、充分补充液体和电解质)。如有肾上腺功能不全 (包括心血管虚脱) 征象，应用类固醇激素。PTU 至少在碘治疗前 1 小时给予，以避免甲状腺功能亢进恶化。

6. 麻醉注意事项

术前最好应纠正甲状腺功能至正常，以免诱发甲状腺危象。抗甲状腺药物、治疗性药物碘和 β 受体阻滞药应持续应用至术中。

(1) 甲状腺功能亢进病人急诊手术，应于术前 1 小时内静脉注射大剂量普萘洛尔或艾司洛尔 [100～300 μg/(kg·min)]，使心率低于 100 次 / 分。

(2) 除非有气道功能受损顾虑，术前用药考虑使用大量镇静药。避免交感神经兴奋 (疼痛、氯胺酮、泮库溴铵和局麻药中加用肾上腺素)。

(3) 甲状腺功能亢进病人更适用区域麻醉，因其可阻断交感神经反应。避免局麻药中加用肾上腺素，因有加重心动过速和高血压的风险。开始区域麻醉前，应核查血小板计数。

(4) 病人因高血压、腹泻和出汗可能存在血容量不足。低血压宜选用直接作用的血管加压药和液体治疗。抗胆碱药更易引发心动过速。

(5)Graves 病病人，眼皮可能无法完全闭合，应保护好眼球。

(6) 甲状腺功能亢进病人代谢快速，药物代谢及麻醉药需要量增加。某些 Graves 病病人，可发生重症肌无力 (发生率增加 30 倍)，肌松药剂量应谨慎确定。

(7) 大甲状腺肿可使气管受压移位而影响气道通畅。甲状腺肿病人行紧急气管造口术可能发生困难。

(四) 甲状腺功能减退

1. 病因学

甲状腺功能减退可以是先天性的，也可因甲状腺损伤 (手术、放射性碘和辐射) 或继发于脑垂体疾病。其他原因包括桥本甲状腺炎、碘缺乏、药物治疗（锂、胺碘酮或保泰松）和晚期亚急性甲状腺炎。桥本甲状腺炎是成人甲状腺功能减退最常见的原因，可伴其他自身免疫性疾病（系统性红斑狼疮、风湿性关节炎、原发性肾上腺功能不足、恶性贫血、1型糖尿病或Sjogren综合征）。

2. 临床特征

包括嗜睡、精神受损、抑郁、畏寒、颜面浮肿、舌体增大、体重增加、声音嘶哑、感觉异常、月经不调、腹水、贫血、凝血异常、便秘、麻痹性肠梗阻伴胃排空延迟。心血管和血流动力学特点包括舒张期高血压、心包积液、心动过缓、血管内容量不足、可逆性心肌病、ECG传导异常及压力感受器反射减弱。伴发症状包括自身免疫性肾上腺破坏致皮质醇和醛固酮减少，水排除减少和肾小球滤过率 (GFR) 下降致高容量低钠血症，以及抗利尿激素分泌不全综合征 (SIADH)。

3. 治疗

长期治疗包括口服甲状腺激素。T_4每天一次，需7～10天方可见效，达稳定状态需治疗3～4周。T_4剂量需根据 TSH 水平每4～6周调整一次。T_3因半衰期短，不用于甲状腺功能减退的常规治疗。谨慎静脉注射或口服甲状腺激素负荷量可加速康复。冠心病病人静脉注射甲状腺激素应谨慎，因其可增加代谢和氧耗而诱发心肌缺血。

4. 黏液性水肿昏迷（严重甲状腺功能减退）

是一种临床诊断。手术、药物、创伤和感染可诱发严重甲状腺功能减退病人出现此失代偿状态。病人如有精神委靡不振、对 CO_2 反应差、充血性心衰、低体温及甲状腺功能减退症状加重，即可诊断。

5. 黏液性水肿昏迷的治疗

包括每 12 小时静脉注射 T_3 25 μg，被动复温、支持疗法（可能需气管插管 / 机械通气），纠正电解质异常，氢化可的松（每 8 小时静脉注射 50 mg 或持续静脉输注），处理低血压、充血性心衰、心包积液以及诱因 [如心肌梗死、脑血管事件 (CVA) 或感染]。

6. 麻醉注意事项

只有严重甲状腺功能减退的病人需推迟择期手术。

(1) 由于舌体增大、口咽组织松弛、甲状腺肿和胃排空延迟，可能难以保证气道安全。

(2) 由于血容量不足和压力感受器反射减弱（特别是使用心脏抑制药和血管扩张药），病人易发生低血压。

(3) 病人对 CO_2 反应不敏感，对中枢神经系统抑制药和肌松药敏感。

(4) 可能需要补充皮质类固醇。

(5) 易发生充血性心衰、低体温、低血糖、低钠血症和苏醒延迟。

（五）甲状腺手术

手术指征包括诊断肿瘤性质、甲状腺恶性肿瘤、药物治疗无效的甲亢、胸骨后甲状腺肿、甲状腺肿致气道梗阻或影响美观。

1. 麻醉注意事项

气管插管全身麻醉是最常用的麻醉方式。

(1) 术前评估包括甲状腺功能和潜在的困难气道。

(2) 某些外科医生应用肌电图 (EMG) 监测喉返神经完整性。将记录电极置入喉部肌肉或外部电极固定于气管导管，监测喉部肌肉对神经刺激的反应。还可应用喉罩气道 (LMA) 管理气道。LMA 允许术中应用光纤设备观察声带功能。在此情况下避免或尽可能少用神经肌肉阻滞药。

(3) 术后并发症包括喉返神经麻痹、甲状腺功能低下、甲状旁腺功能减退或低钙血症、膈神经损伤、气胸、甲状腺危象，及出血、水肿、气管软化和双侧喉返神经麻痹所致的气道梗阻。

八、钙代谢和甲状旁腺疾病

(一) 生理学

钙在神经肌肉的兴奋性、心脏自律性、有丝分裂、凝血、肌肉收缩、神经递质和激素的分泌与起效以及许多酶的活性方面至关重要。甲状旁腺激素 (PTH) 和维生素 D 维持细胞外钙浓度在很窄的生理范围。PTH 增加肠道对钙的吸收，增加钙和磷从骨释放，减少肾脏对钙的清除，并促进肾脏 1，25 二羟维生素 D 的生成。PTH 的分泌取决于离子钙和镁的水平。维生素 D 可增强 PTH 效应，且是胃肠道钙吸收的必需物质。甲状腺 "C" 细胞所分泌的降钙素通过抑制肾脏对钙的重吸收和破骨细胞的活性，来降低钙和磷的浓度，但其在人体的生理作用有限。

(二) 血清钙以结合钙 (主要与白蛋白结合) 和非结合钙 (游离、离子钙)

两种形式存在。磷酸盐、枸橼酸盐和其他阴离子约与总钙量的 6% 结成复合物。低白蛋白血症可致血清钙下降，白蛋白低于正常 (40 g/L) 的情况下，每下降 10 g/L，则血清钙下降近 0.2 mmol/L(8 mg/L)。酸中毒和碱中毒可改变钙与白蛋白的结合，前者使离子钙增加，后者使之减少。离子钙具有重要生理作用，可直接在全血中测得。

(三) 高钙血症

1. 病因学

包括甲状旁腺功能亢进 (50% 门诊病例)、恶性肿瘤、制动、肉芽肿性疾病、维生素 D 中毒、家族性低钙尿性高钙血症、甲状腺毒症、药物 (锂、噻嗪类利尿药、钙、维生素 A、茶碱)、Paget 病、肾脏病、AIDS 和肾上腺功能减退。甲状旁腺功能亢进的特征是高钙血症和低磷酸盐血症伴完整的 PTH 水平升高，通常因甲状旁腺腺瘤所致。甲状旁腺四个腺体增生仅导致 10% 的病例甲状旁腺功能亢进。甲状旁腺增生可伴多发性内分泌腺瘤 (MEN) 工型的脑垂体腺瘤和胰腺肿瘤，或 MEN II a 型的甲状腺髓样癌和嗜铬细胞瘤。甲状旁腺癌是甲状旁腺功能亢进和高钙血症的罕见原因。恶性肿瘤引起高钙血症的原因，是肿瘤释放 PTH 样分子 (PTH 相关蛋白)，以及细胞因子介导或直接骨破坏导致骨骼中钙重吸收。

2. 临床特征

轻度高钙血症常无症状。当总血清钙 (根据白蛋白水平校正后) 超过 3 ~ 25 mmol/L(13 mg/dl)，其终末器官钙化、肾结石和肾钙质沉着症的危险增加。当血清钙超过 3.5 ~ 3.75 mmol/l.(14 ~ 15 mg/dl) 时应视为内分泌急症，病人可出现尿毒症、昏迷、心搏骤停或死亡。

3. 治疗

(1) 初期治疗是静脉输注生理盐水以维持尿量 100 ~ 150 ml/h，伴容量超负荷症状者，可加用呋塞米。须监测病人以防低钾血症、低镁血症、液体过负荷和利尿药引发低血容量的发生。

肾衰或心衰的病人应考虑透析治疗。还应治疗高钙血症的潜在原因。可能需要在 ICU 中治疗。

(2) 双磷酸盐（氨羟二磷酸二钠 60 ～ 90 mg 经 4 小时缓慢静脉注射，或唑来膦酸 4 mg 经 15 分钟静脉注射）可降低骨对钙的重吸收，用于治疗严重或危及生命的高钙血症，以及恶性肿瘤所致的高钙血症。效应高峰在 2 ～ 4 天。副作用包括肾功能不全、发热、肌痛、葡萄膜炎和颌骨坏死。肾功能不全者二磷酸盐应减量。

(3) 鲑降钙素（皮下注射 4 ～ 8 IU/kg，每 12 小时一次），可在 4 ～ 6 小时内使血钙下降 0.25 ～ 0.5 mmol/L(1 ～ 2 mg/dl)，但作用时间短。

(4) 硝酸镓 [静脉注射 100 ～ 200 mg/(m^2·d)，连续 5 天] 可抑制骨对钙的重吸收，对于恶性肿瘤的体液性高钙血症有效。因其肾毒性，且需经 5 天连续输注，故应用受限。

(5) 糖皮质激素（泼尼松 40 ～ 100 mg/d，口服 3 ～ 5 天）对某些多发性骨髓瘤、维生素 D 中毒和肉芽肿性疾病所致的高钙血症有效，对其他原因所致高钙血症则无效。

(6) 麻醉注意事项：术前血钙超过 3 mmol/L(12 mg/dl) 应予以纠正。应监测并纠正血管内容量和其他电解质失衡。高钙血症对神经肌肉阻滞具有难以预测的作用，故肌松药剂量应小心确定。高钙血症所致的肌无力可使呼吸功能恶化。病人可有骨质疏松，应小心置放体位。高钙血症病人易发生洋地黄中毒，引起心脏传导异常。避免通气不足，因酸中毒可增加游离钙水平。

（四）低钙血症

在没有低蛋白血症和 pH 异常的情况下，曲清钙＜ 2.125 mmol/L(8.5 mg/dl) 即为低钙血症。

1. 病因学

主要原因为甲状旁腺功能减退，是由于 PTH 生成不足所致，或偶可由于终末器官组织对 PTH 具有拮抗作用所致。颈部手术损伤甲状旁腺可致 PTH 生成不足，常在术后早期出现症状，也可发生于术后数天或数周。PTH 生成不足的其他原因包括放射治疗、含铁血黄素沉积症、浸润性病变（恶性肿瘤、淀粉样变）和严重低镁血症 [＜ 0.4 mmol/L(lmg/dl)]。低钙血症较少见的原因包括严重的维生素 D 缺乏以及大面积烧伤、脂肪栓子和胰腺炎所致钙从循环分隔开来。呋塞米、高磷酸盐血症和抗癫痫药也可引发低钙血症。在手术室内大量输血 [30 ml/(kg·h) 特别是对于肝功能衰竭的病人，当枸橼酸盐和钙结合时就会发生低钙血症。

2. 临床特征

如血钙不低于 1.75 mmol/L(7 mg/dl) 或离子钙不低于 0.7 mmol/L(2.8 mg/dl)，尤其钙浓度缓慢降低时，常无症状。

(1) 慢性低钙血症可致昏睡、肌肉痉挛、QT 间期延长、肾功能衰竭、白内障、谵妄和性格改变。

(2) 急性低钙血症可致神经肌肉兴奋性增加，伴肌肉痉挛及手、足和口周感觉异常。叩击病人面神经出现刺激症状 (Chvostek 征) 或用止血带致缺血 3 分钟可出现腕痉挛 (Trousseau 征)。

(3) 严重低钙血症可致喘鸣、喉痉挛、强直、呼吸暂停、凝血障碍、对儿茶酚胺抵抗的低血压、精神错乱 / 意识模糊和对常规治疗无效的抽搐。

3. 治疗

(1) 对严重或有症状的低钙血症应静脉注射钙剂。钙剂对静脉有刺激作用，应尽可能从中心静脉给予。10 ml 葡萄糖酸钙含钙元素 93 mg，而 10 ml 氯化钙含钙元素 273 mg。急救时，可经 10 ～ 20 分钟缓慢静脉注射葡萄糖酸钙 20 ml 或氯化钙 10 ml。非急救情况，可经 8 ～ 12

小时静脉输注 15 mg/kg 的钙元素。肠道外用药必须监测血钙、肌酐、心电图和血流动力学状态。治疗目标是使总血清钙接近 2 mmol/L(8 mg/d)。且尿钙含量低。监测磷、钾和镁浓度，如有异常应予纠正。高磷血症时可口服能与磷酸盐结合的药物治疗。低镁 [＜ 0.4 mmol/L(lmg/dD] 可经肠道外给予硫酸镁治疗。

(2) 轻度至中度低钙血症可口服钙和维生素 D 治疗，病人每天需分次服用 1.5 ～ 3 g 钙 (碳酸钙 3 750 ～ 7 500 mg) 和 1，25- 二羟维生素 D(骨化三醇 0.25 ～ 3.0 μg/d)

(3) 长期补钙的病人，除钙外可加骨化三醇或维生素 D(钙化醇 50 000 IU，每周 1 ～ 3 次)。

(4) 麻醉注意事项：纠正钙和其他电解质异常。呼吸性或代谢性碱中毒、体温过低、快速输注血制品 (尤其伴肝功能障碍者) 和肾功能不全可加重低钙血症。密切监测凝血状态。病人可出现对 β 受体激动药不敏感的低血压、QT 间期延长、高度房室传导阻滞和对洋地黄不敏感。对神经肌肉阻滞药的反应不可预测。病人可有骨质疏松，故应小心置放体位。

(五) 甲状旁腺手术

1. 麻醉注意事项和手术并发症与甲状腺手术相似。可选用全麻或区域阻滞麻醉。术中术者可行喉返神经监测。为确保切除合适大小的甲状旁腺组织，术中应抽血检测 PTH 水平，下降 50% 是手术成功的标志。循环中 PTH 的半衰期仅为数分钟。

九、肾上腺皮质疾病

(一) 生理学

肾上腺由分泌糖皮质激素、盐皮质激素和雄激素的肾上腺皮质，以及分泌儿茶酚胺的肾上腺髓质组成。这些激素在应激状态下具有稳定内环境的作用。

1. 糖皮质激素

皮质醇是此类最重要的激素，受垂体前叶分泌的促肾上腺皮质激素 (ACTH) 调控，每天以昼夜形式分泌。去甲肾上腺素在肾上腺髓质内转化为肾上腺素，以及血管紧张素的生成，均需皮质醇参与。皮质醇有抗炎作用，且对糖类、蛋白质和脂肪酸代谢产生众多效应。应激可使皮质醇释放增加，通过增强儿茶酚胺诱导的血管收缩而升高血压。

2. 盐皮质激素

醛固酮是此类最重要的激素，是细胞外液容量和钾稳态的重要调节物质。其生成受肾素—血管紧张素系统和血钾浓度的调控。醛固酮可促进远端肾小管重吸收钠以及分泌 K^+ 和 H^+。

3. 雄激素

雄激素分泌异常很少影响麻醉管理。

(二)、药理学

人工合成的各种类固醇激素所含糖皮质激素与盐皮质激素比例及效应不同，作用强度亦不同。

(三) 原发性醛固酮增多症 (Conn 综合征)

1. 病因学

包括可分泌醛固酮的肾上腺腺瘤，或双侧肾上腺增生所致醛固酮生成过多。

2. 临床特征

病人表现为舒张期高血压、低钾性碱中毒、头痛和肌无力。

3. 治疗

分泌醛固酮的肾上腺腺瘤，应行肾上腺切除术。双侧肾上腺增生，需用醛固酮受体拮抗药螺内酯 (安体舒通) 或依普利酮。

(四) 糖皮质激素过多 (Cushing 综合征)

1. 病因学

最常见的原因是应用外源性类固醇。内源性原因包括脑垂体分泌 ACTH 过多 (称作 Cushing 病)、身体其他部位的肿瘤分泌 ACTH，以及继发于肾上腺腺瘤或双侧肾上腺微小结节性增生 (BAMH 的皮质醇分泌过多。

2. 临床特征

病人有向心性肥胖、满月脸、胃食管反流疾病、高血压、高钠血症、血管内容量过多、高血糖、低钾血症、红色或紫色皮肤条纹、伤口愈合不良、肌肉萎缩无力、骨质减少或疏松、高凝状态伴血栓栓塞、精神状态改变和情绪不稳、无菌性骨坏死、胰腺炎、良性颅内高血压、消化性溃疡、青光眼或感染。

3. 麻醉注意事项

病人常表现为难治性高血压。利尿药可减少过多的血管内容量，但必须补钾。监测血糖水平，必要时应予治疗。伴骨质疏松症者应小心置放体位。病人可有隐性冠心病，应考虑预防静脉血栓形成。肾上腺腺瘤或 BAMH 需在开腹或腹腔镜下行肾上腺切除术。单侧和双侧肾上腺切除术后均应补充糖皮质激素。仅双侧肾上腺切除术后需补充盐皮质激素。分泌型肿瘤致 ACTH 分泌过度可手术治疗。

(五) 肾上腺皮质功能减退

1. 病因学

特发性功能减退、自身免疫破坏、手术切除、放射治疗、癌转移破坏、感染、出血、药物 (酮康唑、利福平和美替拉酮)、肉芽肿浸润、脉管炎、肾上腺静脉血栓形成或失去 ACTH 刺激等，均可致肾上腺皮质功能减退。应用外源性类固醇激素，停药后下丘脑 - 垂体 - 肾上腺仍可被持续抑制长达 12 个月。

2. 临床特征

糖皮质激素缺乏可引起间歇性发热、腹痛和低血压，难与外科急腹症相鉴别。盐皮质激素缺乏可致尿钠排泄增加，对循环中儿茶酚胺敏感性下降和高钾血症。

(1) 原发性肾上腺功能不全 (Addison 病)：皮质醇和醛固酮水平均降低，致体重下降、头痛、虚弱、倦怠、厌食、恶心 / 呕吐、腹痛、直立性低血压、腹泻或便秘及色素沉着。

(2) 继发性肾上腺皮质功能不全：ACTH 分泌异常所致。特点为体内皮质醇水平下降，但醛固酮功能正常。病人可有 TSH、生长激素 (GH) 或促性腺素缺乏等全垂体功能减退症状。

(3) 急性肾上腺功能不全 (Addison 样危象)：发生于手术、创伤或感染等应激状况下的急症。病人有明显心动过速和低血压，且输液治疗无效，伴恶心、腹痛和精神状态改变。

3. 治疗

在基础状态下，每天给予氢化可的松 10 ～ 20 mg(清晨 10 ～ 15 mg；16:005 ～ 10 mg) 或泼尼松 4 ～ 7.5 mg/d。在应激情况下，糖皮质激素须加量。Addison 样危象的治疗包括补液 (5%

葡萄糖盐水) 和补充类固醇激素 (氢化可的松 100 ～ 150 mg 或地塞米松 6 mg 静脉注射, 随后氢化可的松 30 ～ 50 mg, 每 8 小时静脉注射一次或持续静脉输注), 必要时给予增强心肌收缩力的药物。同时纠正电解质紊乱。病人可有低血糖和精神状态的改变, 须查找并治疗诱因。根据临床情况, 氢化可的松用量每 1 ～ 2 天递减 50%。对于原发性肾上腺功能不全者, 当氢化可的松用量低于 50 ～ 75 mg/d 时, 应增加氟氢可的松 (flo-rinef)0.05 ～ 0.1mg/d 口服。

4. 麻醉注意事项

评估容量、血流动力学、血糖和电解质, 必要时予以纠正。肾上腺功能不全者应避免使用依托咪酯, 因其可能进一步抑制肾上腺功能。肾上腺功能减退的病人对镇静药、麻醉药或血管活性药非常敏感, 应仔细确定剂量以免抑制心血管。围手术期是否给予类固醇尚存争议, 应遵循个体化原则。凡在 1 年内曾接受超生理剂量类固醇治疗 14 天以上者, 围手术期应补充糖皮质激素。以下是围手术期静脉注射氢化可的松的剂量建议:

(1) 小手术 (腹股沟疝修补术、泌尿科或妇科小手术、口腔手术或短小整形手术), 术前应用 25 mg 或平时日常量的类固醇激素 (应用较大剂量)。术后第 1 天恢复日常剂量。

(2) 中等手术 (开腹胆囊切除术、关节置换术和肢体血管重建术), 术前应用 50 ～ 75 mg 或平时日常量的类固醇激素 (使用剂量较大者), 术中用量 50 mg/8 h, 术后第 1 天用量 20 mg/8 h, 术后第 2 天恢复日常剂量。

(3) 大手术 (胸心或腹部大手术), 术前 2 小时内应用 100 ～ 150 mg 或平时日常量的类固醇激素 (使用剂量较大者), 之后每 8 小时使用 50 mg 直至术后第 2 ～ 3 天, 随后每天减量 50% 直至达术前剂量。

十、肾上腺髓质疾病

(一) 生理学

交感神经系统节前纤维刺激肾上腺髓质释放儿茶酚胺。其外周效应包括对心脏的变力性和变时性作用, 血管张力改变、肝糖原分解增加, 以及胰岛素释放抑制。儿茶酚胺在肝脏和肾脏被生物转化为 3- 甲基肾上腺素、去甲肾上腺素和香草扁桃酸。

(二) 嗜铬细胞瘤

1. 流行病学

嗜铬细胞瘤是能分泌活性儿茶酚胺的肾上腺髓质肿瘤, 其中 10% 是双侧, 10% 是转移而来, 10% ～ 25% 为家族性 (作为 Ⅱ 型或 Ⅱ b 型 MEN 的一部分发病, 或伴神经纤维瘤病、结节性硬化症、vonHippel-I。indau 或 Sturge-Weber 综合征), 10% 肿瘤发生于肾上腺外 (称作旁神经节瘤)。嗜铬细胞瘤是高血压的罕见原因 (约 0.1%)。大多数肿瘤分泌肾上腺素、去甲肾上腺素和多巴胺, 其分泌不受神经控制。

2. 临床特征

儿茶酚胺释放过量引起临床症状和体征。其典型症状是阵发性高血压伴心悸、头痛和出汗, 但 10% 病人可无高血压。其他症状包括焦虑、震颤、高血糖、直立性低血压和体重减轻。嗜铬细胞瘤病人常有脱水和血液浓缩。其常规的粗筛是测定 24 小时尿中儿茶酚胺及其代谢产物。因术中诊断出的嗜铬细胞瘤病人的病死率接近 50%, 所以术前诊断非常重要。此症需手术切除治疗。

3. 术前评估和准备

术前了解终末器官的损害使其达到最佳状态至关重要。20% ～ 30% 病人可发生儿茶酚胺导致的扩张型或肥厚型心肌病。充血性心衰、血容量减少、颅内出血、高血糖和肾功能衰竭是该类病人的潜在问题。应查找并治疗并存的内分泌病。术前治疗的目标是恢复血管内容量并减轻儿茶酚胺对终末器官的损害。

(1) 最初口服 α 受体阻滞药酚苄明，该药为长效不可逆性 α_1 和 α_2 肾上腺素受体阻滞药 (初始计量为 20 ～ 30 mg/d，逐渐增至 60 ～ 250 mg/d，直至血压控制满意)。也可口服短效竞争性 α_1 受体阻滞药哌唑嗪 (1 ～ 6 mg/d，每天 4 次) 或多沙唑嗪 (4 ～ 12 mg/d)。获得满意的 α 受体阻滞可能需 14 天。术前准备应达如下指征：血压 < 165/95 mmHg，直立性低血压 (但血压 > 80/45 mmHg)，室性早搏最多每 5 分钟 1 次，ECG 1 ～ 2 周内无变化，以及鼻塞。分别于术前 12 小时和术前 48 小时应停用哌唑嗪 / 多沙唑嗪和酚苄明。

(2) 体重增加和血细胞比容降低，表示容量补充足够。

(3) β 受体阻滞药须小心应用 (由于有潜在的心肌病)，且必须在足够的 α 受体阻滞药起效后方可使用 (防止血管 α 受体激动而加重高血压)。

(4) 术前较少应用的策略是偶应用儿茶酚胺抑制药——甲基酪氨酸 (1 ～ 4 g/d)，以耗尽储存在肾上腺髓质的儿茶酚胺。其临床终点与哌唑嗪、多沙唑嗪和酚苄明相同。

4. 麻醉注意事项

目标是避免低血压或交感神经过度兴奋，因二者均可诱发肾上腺素能危象。术前镇静有利于病人。避免使用拟交感神经药、迷走神经抑制药或组胺释放药，避免诱导、插管、气腹和手术刺激引起的交感神经反应。联合硬膜外麻醉可有效地消除交感神经反应 (但不能消除儿茶酚胺激增)，但须积极避免低血压。

(1) 应行动脉直接测压，根据病人状况决定是否需用其他有创监测。

(2) 镁可阻断儿茶酚胺受体及肾上腺髓质和周围交感神经末梢释放儿茶酚胺，是很有用的辅助药 (静脉注射 40 ～ 60 mg/kg 负荷剂量，持续输注 2 g/h，必要时 20 mg/kg 单次静脉注射)，但可致苏醒延迟和肌肉无力。

(3) 术中可出现心律失常和严重高血压 (高血压危象)。治疗可选用：静脉注射硝普钠 50 ～ 100 μg、尼卡地平 1 ～ 2 mg、镁 20 mg/kg，或酚妥拉明 1 ～ 5 mg。高血压治疗后，可能需用拉贝洛尔或艾司洛尔以阻滞 β 受体。

(4) 结扎肿瘤静脉后，由于循环中儿茶酚胺水平降低和残留的 α 及 β 受体阻滞作用，可能出现血压骤降。应常规采用容量支持和使用直接作用的血管加压药，如去氧肾上腺素。血管加压素也可应用。

(5) 围手术期应监测血糖，因病人术前可有高血糖，术后可有低血糖发生。

(6) 在肿瘤切除后不久，内源性儿茶酚胺水平应恢复正常，但血压恢复正常需很长时间。病人可能需要在 ICU 监护治疗。双侧肾上腺切除术的病人需要糖皮质激素和盐皮质激素替代治疗。

十一、脑垂体疾病

(一) 垂体前叶

1. 生理学

垂体前叶通过分泌 TSH、ACTH、卵泡刺激素、黄体生成素、GH 和泌乳素，调控甲状腺、肾上腺、卵巢、睾丸、生长和泌乳。外周激素可负反馈地抑制垂体前叶的分泌。垂体前叶腺瘤可致激素过量或垂体功能减退。巨大腺瘤 (直径＞ 1 cm) 可压迫周围组织导致视觉障碍、癫痫或颅内压增加。21 垂体前叶功能亢进：最常见的原因是垂体腺瘤。泌乳素瘤一般不影响麻醉处理。腺瘤分泌 TSH 引起的甲状腺功能亢进和分泌 ACTH 引起的肾上腺功能亢进。分泌生长激素的肿瘤因解剖和生理学改变，麻醉医师应小心处理。

(1) 指端肥大症 (GH 分泌过剩)

①临床特征：GH 刺激骨、软骨和软组织生长，引起凸颌、声门下气管狭窄及唇、舌、会厌和声带软组织过度生长。结缔组织过度生长 致喉返神经麻痹、腕管综合征和其他周围神经病变。此类病人可有糖耐量低、肌无力、关节炎、骨质疏松、高血压、阻塞性睡眠呼吸暂停、充血性心衰和心律失常。冠心病和结肠癌的发病率高于常人。此症采用手术切除肿瘤治疗。术后仍存在疾病需用药物治疗，包括多巴胺受体激动药 (溴隐亭和卡麦角林)、生长抑素类似物 (奥曲肽) 和 GH 受体拮抗药 (培维索孟)。常采用经蝶骨入路切除 GH 分泌性垂体腺瘤。

②麻醉注意事项：术前应评估病人是否并存其他内分泌病和心脏病。通常的面罩通气及气管插管可能困难。应备有高级气道设备和气管造口设备。可考虑纤维支气管镜下清醒插入较细气管导管。密切监测血糖，并在周围神经刺激器的监测下确定肌松药剂量。病人可有骨质疏松并易出现周围神经病变，因此，应妥善置放体位。有阻塞性睡眠呼吸暂停者，术后出现呼吸道梗阻的危险性增加。

3. 垂体前叶功能减退瘫

(1) 病因学：最常见的原因是垂体腺瘤。其他原因有创伤、放射治疗、垂体卒中、肿瘤、浸润性疾病和垂体切除术。Sheehan 综合征是产妇由于出血性休克引起血管痉挛和随后的垂体坏死所致。

(2) 麻醉注意事项：垂体毁损后 4 ～ 14 天可出现肾上腺功能减退，故围手术期应补充糖皮质激素。由于甲状腺激素半衰期为 7 ～ 10 天，所以垂体手术或垂体卒中后 3 ～ 4 周才可出现甲状腺功能减退症。

(二) 垂体后叶

1. 生理学

垂体后叶由起源于下丘脑神经元的神经末梢组成。抗利尿激素 (ADH)、血管加压素和催产素储存于垂体后叶。ADH 具有调控血浆渗透浓度和细胞外液容量的作用，还可促进肾小管重吸收水。血管内容量减少、创伤或术后疼痛、恶心和正压通气均可刺激 ADH 分泌。催产素可刺激临产子宫发生收缩和哺乳期泌乳。

2. 尿崩症 (DI)

(1) 病因学：尿崩症是由于垂体后叶分泌 ADH 不足 (中枢性尿崩症) 或肾小管对 ADH 无反应肾原性尿崩症) 所致。中枢性尿崩症的原因包括颅内创伤、垂体切除、垂体炎、恶性肿瘤转移至垂体或下丘脑，以及浸润性疾病。肾原性尿崩症的原因包括低钾血症、高钙血症、镰状细胞贫血、慢性骨髓瘤、阻塞性尿路疾病、慢性肾功能不全和锂剂治疗；亦可见于妊娠 7 ～ 9

个月，还可是先天性的。

(2) 临床特征：包括烦渴和多尿。尿液稀释与血清高渗状态不成比例。每天尿量超过 2 L。

(3) 麻醉注意事项：轻度尿崩症 (尿量 2 ～ 6 L/d，口渴产生机制正常) 不需治疗。不能饮水者，初始治疗应采用等渗液 (生理盐水) 以逆转休克。一旦渗透浓度 < 290 mmol/L，则给予低渗液 (0.45% 盐水)。体内缺水总量可用下列公式估算：缺水量 (L)-[0.6× 体重 (kg)]× {([Na$^+$]-140)/140)}。式中体重为脱水前体重。须密切监测尿量、血浆容量、钠和渗透浓度。

①中枢性尿崩症可给予合成的血管加压素类似物——去氨加压素 (DDAVP)，1 ～ 2 μg 皮下或静脉注射，根据需要每 6 ～ 24 小时一次 (或在术中持续输注)。DDAVP 的副作用包括低钠血症、高血压和冠状动脉痉挛。

②肾原性尿崩症给予血管加压素不能减少尿量。应确保经口或肠道外补充足够的水。氯磺丙脲 (口服降糖药) 可增强 ADH 对肾小管的作用，对治疗有益。抑制前列腺素的合成 (布洛芬、吲哚美辛或阿司匹林)，或应用噻嗪类利尿药轻度排盐，可减少尿量。

3.SIADH 是指在无渗透浓度刺激的情况下持续分泌 ADH。

(1) 引起 SIADH 的原因包括恶性肿瘤、中枢神经系统疾病 (创伤、感染或肿瘤)、肺部疾病 (结核、肺炎、正压通气、慢性阻塞性肺疾病) 和药物 (尼古丁、麻醉性镇痛药、氯磺丙脲、氯贝丁酯、长春新碱、长春碱、环磷酰胺和 5- 羟色胺重吸收抑制剂)。其他原因包括狼疮、HIV、Guillain-Barre 综合征、甲状腺功能减退、Ad-dison 病、充血性心衰、肝硬化或卟啉病。SI-ADH 病人的尿渗透浓度大于血清渗透浓度 (血清渗透浓度低)，尿钠 > 20 mmol/L 和血清钠 < 130 mmol/L。如血清钠 < 110 mmol/L，可出现脑水肿和抽搐。

(2) 对有轻度低钠血症的 SIADH，主要采用限制液体量 (800 ～ 1 000 ml/d) 治疗。无症状的慢性低钠血症基本不会致死。因此，含钠液体仅用于症状明显的严重低钠血症 (血清钠 < 120 mmol/L)。低钠血症宜缓慢纠正，每小时血钠浓度增加不得超过 0.5 mmol/L，因过快补钠可致中心性脑桥髓鞘破坏，为不可逆性神经功能紊乱。地美环素可对抗 ADH 对肾小管的效应，可能有利治疗。

第六节　麻醉与循环

循环系统生理是麻醉学的重要基础理论，目前的循环生理不仅仅停留在生理学范畴，而且已经拓展到分子生物学水平。本章主要探讨有关循环系统生理和解剖，包括心脏收缩的机理，收缩的调节及心功能的评估等。

心脏是机体的总"泵"，自个体出生前直至死亡，它始终持续工作着。一个 70 岁的人，如果心率平均为 70 次 / 分，其心脏在一生中大约收缩 26 亿次；如果心输出量是 3 ～ 5 升 / 分，则其心脏在一生中大约泵出 1 ～ 2 亿升血液，为机体组织提供了约 96 亿升的氧。因此心脏是一个可靠而经久耐用的"泵"。

一、心脏

(一) 血液循环

心脏的跳动推动血液流经全身，将营养和氧气输送给器官，并从此处运走废物和 CO_2，并保证了体内各种激素和调节物质的运输。心脏是推动血流的器官，是循环系统的原动力。循环系统的生理是麻醉学的重要基础理论。

(二) 心肌

心肌具有兴奋性、收缩性、传导性和自动节律性的特性。才能使心脏不断地进行有规律的舒缩活动 (心搏)。心搏一次构成一个心动周期。先见两心房收缩，继而舒张；当心房开始舒张时，两心室同时收缩；然后心室舒张，接着心房又开始收缩。

(三) 兴奋传导

心搏起源于窦房结，位于上腔静脉与右心房的上部连接处。兴奋由此下传导，一方面，沿心肌纤维，另一方面，沿心内特殊传导系统 (房室结、房室束及浦肯野纤维)，传导到全部心室肌纤维而引起收缩。心脏的兴奋过程可产生电位变化，用心电图描记器记录下来就是心电图。

(四) 心排血量

心排血量 (CO) 是指心室每分钟射出到周围循环的血量。每一次心室收缩射出的血量称为每搏量 (SV)，故心排血量 (CO)=SV× 心率。心脏指数 (CI) 表明了心排血量与体表面积的关系，即 CI=(CO)/ 体表面积 (BsA)。正常 70 kg 成人 CO 平均为 5 ～ 6 L/min，CI 为 2.5 ～ 3.5 L/(min•m^2)。左、右心室的 SV 为每次 60 ～ 90 mL。心率为 60 ～ 100/min。

1.CO 变化的原因

引起 CO 变化有众多原因。

CO 增加的原因：

①心率增快 (一定范围内)。

②左心室容量增加 (前负荷增加)。

③回心血量增多。

④周围血管扩张所致后负荷减少。

⑤动静脉瘘。

⑥内源性和外源性儿茶酚胺增加。

CO 减少的原因是：

①兴奋副交感神经，心率减慢。

②前负荷降低。

③后负荷增加，

④心肌收缩性减退等。

2. 心率的调节

心率快慢取决于窦房结的自律性。受神经和体液两个外因因素的控制。兴奋交感神经，心率增快；兴奋副交感神经，心率减慢。心率太快，心脏充盈时间短，SV 减少；心率太慢，回心血量相对增加，舒张期过长，心室充盈量已达到其限度，故未必能再提高 SV。

3. 每搏量 (SV)

可反映心肌纤维缩短的程度，是测定心功能的指标之一。SV 决定于 4 个因素。

(1) 心脏前负荷：根据 Starling 心脏定律，心室舒张期容积增加，可增强心缩力量。前负荷取决于左心室舒张期末容积 (LVEDV)，但临床上难以测出，可借助于超声心动图、心室腔造影和核扫描等方法测得。进行心脏手术时左房压力 (LVP) 可反映前负荷，同时反映 LVEDP。使用漂浮导管测肺小动脉楔压 (又称肺毛细血管楔压，PCWP)，也能间接提示 LVP 的变化。中心静脉压 (CVP) 不能反映 LVEDP。影响心脏前负荷的因素有总血容量、体位、胸内压力、心包膜腔压力、静脉张力、骨骼肌驱血作用和心房收缩作用。临床上应用漂浮导管进行血流动力学测定，并用温度稀释法测 CO、SV 等，用数据描出 Starling 功能曲线簇。

(2) 心脏后负荷：后负荷指左心室射血时心肌壁所受的力，与心室大小、形态、压力和壁厚度有关。当主动脉瓣正常时，是左心室射血时的阻抗；取决于大动脉的弹性，体循环血管阻力 (SVR、TPR) 等。测定平均动脉压反映后负荷，测定 SVR 更能反映后负荷，更为确切。

(3) 心肌收缩性：若前后负荷恒定，则 SV 即能反映心肌收缩性的状态。增强心肌收缩性的因素：

①兴奋交感神经。

②抑制副交感神经。

③用增强心肌收缩性药，如毛花苷 C 等。

减低心肌收缩性的因素：

①兴奋副交感神经。

②抑制交感神经。

③用 β 肾上腺素能阻滞药。

④心肌缺血和梗阻。

⑤心肌病。

⑥低氧血症和酸中毒。

(4) 左心室壁运动异常：常见于冠心病和二尖瓣狭窄者，常能使前后负荷、收缩性和 SV 均降低。

二、血管

血管分为动脉、静脉和毛细血管三大类。动脉和静脉是运输血液的通道，毛细血管是血液与组织之间进行物质交换的场所。

(一) 动脉

动脉管壁有弹性，心室射血时推动血流向外周加速流动。动脉管壁因内部压力增高而扩张。容纳一部分血液，心室开始舒张时，心室停止射血，血管仍依靠自己的弹性而回缩，压迫血液，使其继续流动。动脉中血压随着心脏收缩与舒张而一高一低。心缩时动脉血压的最高值称为收缩压 (代表心脏收缩力)；心舒时动脉血压的最低值称为舒张压 (代表周围阻力)；两者之差称为脉压 (代表心脏输出)。影响血压的因素如下。

1. 心肌收缩力

主要取决于心肌的健康程度、冠状血流量及心律有无严重失常，同时也与回心血量多少有一定关系。

2. 循环血容量

增多时血压上升。反之亦然。

3. 周围阻力

决定因素为血液黏滞性和血管口径，尤其是小动脉的口径。血管收缩时周围阻力增加，动脉压上升；反之，血管舒张则动脉压下降。

（二）毛细血管

1. 对血压的调节

毛细血管扩张时，大大增加血管容量，静脉回流量减少，心排血量减少，血压下降。

2. 通透性

在缺氧、某些物质（如组胺）的影响下，通透性大大增加，以致液体可大量渗出，血压下降。

（三）静脉

静脉的功能，主要是输送血液流回右心房。静脉回流量主要取决于腔静脉与右房间压力差，还与胸腔内负压、肢体肌肉收缩、伴随动脉的搏动和静脉的作用有关。

三、冠状循环

冠状动脉是心肌唯一的供血系统。左右冠状动脉起源于主动脉根部瓣膜的主动脉窦（又名乏氏窦）。冠状动脉无侧支循环，因此，一旦栓塞形成，心肌便发生梗死。心肌的小静脉汇集至较大的心前静脉入右心房，占心脏静脉血的15% ~ 20%，来自左心室小部分和右心室大部分静脉血；左心室大部分静脉汇至心大静脉和其静脉经冠状窦入右心房，容量为65% ~ 75%；3% ~ 5%静脉血经心室壁内心最小静脉直接入左右心室。

（一）血流量

成人70 kg静息时冠状循环血流量为225 mL/min，为CO的4% ~ 5%，最大活动时能增至10%。

（二）调节

主要受心动周期、神经、心率等影响。

1. 主动脉舒张压

心室舒张时，主动脉舒张压升高，冠状动脉不再受到挤压，故血流加速；反之，心缩时冠状动脉受挤压，血流减慢或无法流动（左心肌）。

2. 神经和神经内分泌

当兴奋交感神经时，冠状动脉扩张；兴奋迷走神经时冠状动脉收缩。

3. LVEDP

升高时心内膜下冠状血流减少；主动脉舒张压（DP）下降时，冠状血流也减少。这是因为冠状动脉灌注压（CPP）降低引起。CPP=DP-LVEDP。凡DP下降或LVEDP升高，都能使CPP下降。

4. 心率变化

人体70%以上的冠状血流在舒张期流入心肌，心动过速时，舒张期缩短，使冠状血流减少；反之，心动过缓时，冠状血流增多。

5. 心排血量（CO）

CO增多时冠状血流增多。

6. 冠状动脉口径

口径大时冠状血流增多；反之，口径小时冠状血流减少。

7. 局部代谢物质

缺氧、贫血、肾上腺素、乳酸和二氧化碳过多时，使冠状动脉扩张。

四、微循环

(一) 组成及功能

微循环是指毛细血管结构及其有关结构，包括小动脉末梢的微动脉、中间微动脉、毛细血管、微静脉和小静脉，它对组织的血液供应、正常循环的维持，以及减缓休克的发展等起重要作用。在小动脉与小静脉之间，有中阔小动脉 (或称直接通路或称中心通道)、真毛细血管网和动静脉岔路 (或称动静脉吻合支，或称动静脉短路)。

(二) 病理生理

直接通路的动脉端亦有收缩性能 (静脉段则无收缩性)。毛细血管的始端有毛细血管前括约肌，交感神经兴奋可使其收缩。静息时，毛细血管前括约肌处于闭锁状态，血流通过直接通路直接流入小静脉内，当组织内缺氧、CO_2 蓄积、乳酸增多或组胺释放时，可使直接通路和毛细血管前括约肌开放，血液流经毛细血管，从而增加组织供氧并加速排除代谢产物。当机体受侵害后，小动脉及直接通路短期内扩张，继之就出现代偿性收缩，此时小动脉、小静脉、直接通路及毛细血管前括约肌均关闭，血液只能通过动静岔路入小静脉，故造成静脉缺氧。如未能及时纠正，由于严重缺氧、代谢产物堆积或毒素的刺激，使小动脉及毛细血管前括约肌麻痹，广泛的毛细血管扩张，大量血汇进入毛细血管。缺氧使毛细血管通透性增强，血浆外渗，血细胞在微循环内积聚，使有效循环血容量减少，血压下降。

五、心血管调节

(一) 中枢神经调节

调节心脏活动的神经冲动是从下丘脑和脑干及延髓的迷走神经和心交感中枢发出的，支配血管运动神经冲动也来自延髓血管运动中枢。其受内环境和高级中枢影响。

(二) 神经体液调节

心脏受自主神经，即迷走神经和交感神经的支配。当刺激迷走神经，心率减慢时，心房肌缩减弱 (对心室肌无影响)，兴奋性降低和房室传导延缓。当刺激交感神经时，心率增快，心肌缩增强，传导速度增快和兴奋性提高；如兴奋过度致室颤。缩血管神经属交感神经，存在于各部分血管，其末梢释放交感素的去甲肾上腺素，使血管收缩。舒血管纤维来源不一致，既有来自副交感神经，也有来自交感神经的。当血液和脑脊液中 CO_2 过多时，刺激缩血管中枢兴奋，内脏血管收缩，血压升高。低钠或低钾时血管收缩反应减弱或毫无反应。皮质激素可加强血管对血管收缩物质的反应，但在低钠和低钾时不起作用。血管内的血管兴奋物质为肾脏所产生，其作用是增强毛细血管前小动脉对肾上腺素的反应；血管抑制物质为肝脏所释放，其作用恰恰相反。当机体遭受侵袭，或肝、肾缺氧时，先是血管兴奋物质增加，促进循环代偿，继之血管抑制物质即增多，削弱循环代偿功能。体内乙酰胆碱和组胺的大量释放，均可使血管扩张，血压下降。

(三) 心血管反射

心血管功能是通过反射途径来实现的。

1. 压力感受器降压反射

主动脉弓和颈动脉窦压力感受器因动脉压过高受刺激时，通过迷走神经的降压神经纤维发出冲动，兴奋迷走神经中枢和抑制交感神经中枢，使血压下降，心率减慢

2. 压力感受器加压反射

腔静脉和心房壁的压力感受器因腔静脉压力升高而受刺激时，通过加压神经的传入冲动而反射性地使心率增快，周围阻力增加，血压升高。

3. 化学感受器反射

当颈动脉体和主动脉体化学感受器受到缺氧和 CO_2 过多等刺激时，发出冲动，一方面刺激呼吸中枢使呼吸增多，另一方面也刺激缩血管中枢，引起加压反射，使血压升高。

4. 肠系膜等血管反射

当腹腔神经节受刺激时可引起收缩压下降，脉压减小。

5. 眼心反射

压迫眼球可使心率减慢。这些反射在麻醉和手术中都有重要意义。

六、循环和麻醉的关系

1. 麻醉影响

麻醉对人体循环功能有很大影响，由于麻醉药、手术操作以及 CO_2 蓄积等因素的影响，心血管功能常发生变化，导致循环失代偿，重要器官低灌注，严重者危及患者生命。麻醉时应当密切观察，及时纠正循环失代偿，以求正常心血管功能的维护。

2. 麻醉中循环监测

注意质和量的变化，有助于及时发现和适当处理。

3. 麻醉前准备

原有心血管功能不佳的患者，对麻醉的耐力较小，尤其是对冠心病患者更应特别提高警惕。

七、非冠状动脉心脏病

(一) 感染性心内膜炎

感染性心内膜炎与发生心脏有关的不良后果风险最高。推荐牙科操作时应预防性应用抗生素，这些操作部位包括牙龈组织、牙根尖周围或者贯穿口腔黏膜。发生感染性心内膜炎高危因素还有人工心脏瓣膜置换、人工材料瓣膜修复、既往有感染性心内膜炎、伴有瓣膜反流心脏移植受体和先天性心脏病 (CHD) 病人。接受肠胃或泌尿生殖系统手术病人，不推荐进行心内膜炎的防治。对有呼吸道黏膜破损操作的高危病人，推荐进行心内膜炎的防治。

(二) 主动脉瓣狭窄

1. 病因

通常是进行性钙化和正常瓣膜或二瓣叶狭窄。瓣膜口面积小于 1.0 cm^2，或者跨瓣压大于 40 mmHg 时，可判定为重度狭窄。而瓣膜口面积大于 1.5 cm^2，或者跨瓣压小于 25 mmHg 时，可定义为轻度狭窄。中度狭窄介于二者之间。

2. 症状

主动脉狭窄发展到后期就会出现心绞痛、晕厥或心衰。在没有手术干预的情况下，此病出

现上述症状后平均存活 2 ～ 3 年。

3. 心室肥大

心肌由于压力负荷增加而变得肥大和僵硬。适时协调心房收缩在保持心室充盈和射血量方面起重要作用。由于心肌肥大和心室压力增加，导致冠状动脉灌注压降低，心室易发生心肌缺血。

4. 麻醉方面的考虑

主动脉瓣膜狭窄是唯一与围手术期心肌缺血、心肌梗死的发生和病死率增加有直 关系的瓣膜疾病。

(1) 维持正常的窦性心律和充足的血容量。病人不能耐受低血压、心动过速 (心充盈不足，需氧量增加) 和严重心动过缓 (心排血量减少)，必须积极处理以维持冠状动脉灌注压。

(2) 治疗心动过缓应该考虑病人的心脏起搏功能。室上性快速心律失常应积极给予直流电复律。

(3) 肺动脉导管可用于评估基础充盈压、心室功能，观察对药物治疗、液体治疗以及心率和节律变化的反应。肺动脉导管还能提供一种房室起搏的方法。

(4) 必须慎用硝酸酯类和外周扩血管药，因为左室容积轻度的减少就可能使心排血量明显下降。

(5) 心肌缺血处理：要通过增加冠状动脉灌注压以增加氧供，又要降低氧耗 (通常是降低心率)。

(三) 主动脉瓣反流

1. 病因

包括风湿性心脏病、心内膜炎、刨伤、胶原血管病及使主动脉根部扩张的疾病 (如动脉瘤、马方综合征和梅毒)。

2. 病理生理

(1) 急性主动脉瓣反流可导致突然的左室容量超负荷，伴左室舒张末期压力和肺毛细血管楔压的增高。临床表现包括心排血量降低、CHF、心动过速和血管收缩。

(2) 慢性主动脉瓣反流可导致左心室扩张和向心性肥大。在左心衰发生之前无明显症状。

3. 麻醉方面注意事项

(1) 保持心率正常或轻度增快可使反流降低到最小程度，同时维持主动脉舒张压和冠状动脉灌注压。

(2) 维持充足的血容量。

(3) 使用扩血管药物可改善前向血流，降低左室舒张末期压力和心肌室壁张力。

(4) 外周动脉收缩药物可能加重反流，应避免使用。

(5) 考虑安装起搏器。这类病人传导异常的发生率很高。

(6) 主动脉瓣反流的病人禁止应用主动脉球囊反搏术。

(四) 二尖瓣狭窄

1. 病因

几乎都是风湿性心脏病。

2. 病理生理

(1) 左房压力和容量负荷增加,使左房内径增大,并可导致房颤。

(2) 左房压力增高使肺静脉压力和肺血管阻力增高。因此,在心排血量一定的情况下,右心室压力可增高。慢性肺动脉高压会导致肺血管重构。

(3) 肺动脉高压可能导致三尖瓣反流、右心衰及心排血量降低。

(4) 心动过速可减少舒张期充盈时间,降低心排血量和增加左房压力,二尖瓣狭窄病人难以耐受心动过速.

3. 麻醉注意事项

(1) 避免心动过速。房颤病人,可用药物来控制心室率或考虑电复律。在围手术期继续服用地高辛、钙通道阻滞药和 β 受体阻滞药。

(2) 避免肺动脉高压。缺氧、高碳酸血症、酸中毒、肺不张和拟交感神经类药均可增加肺血管阻力。给氧、低碳酸血症、碱中毒、硝酸酯类药物、前列腺素 E_1 和吸入一氧化氮可降低肺血管阻力。

(3) 低血压可能由低血容量引起。但必须高度怀疑存在右心衰。正性肌力药和降低肺动脉压药物可能有效 (如多巴胺、多巴酚丁胺、米力农、氨力农、硝酸酯类、前列腺素 E_1 和吸入一氧化氮)。

(4) 肺动脉导管对围手术期评估血容量、心内压和心排血量有帮助。

(5) 术前用药要充分缓解焦虑,预防心动过速。低血压、肺动脉高压和低心排血量病人应慎用。

(五) 二尖瓣反流

1. 病因包括二尖瓣脱垂、缺血性心脏病、心内膜炎和心梗后乳头肌断裂。

2. 病理生理:二尖瓣反流即在收缩期左心室血液被再次射入左心房。反流量取决于左房和左室内压力梯度、二尖瓣口面积和左室收缩期长短。

(1) 急性二尖瓣反流常发生在心梗病人。急性左心容量负荷过重导致室壁张力增加伴有左室功能障碍。

(2) 慢性二尖瓣反流可逐渐导致左房和左室超负荷和扩张,伴有左房、左室代偿性肥厚。

(3) 射血分数不能以向前血流和反流比进行定量测定,因为瓣膜关闭不全使心脏收缩期产生直接双向血流。

3. 麻醉注意事项

(1) 相对的心动过速有助于减少心室充盈时间和降低心室容积。心动过缓可致左室容积及反流增加。

(2) 减轻后负荷是有益的。全身血管阻力增加导致反流增多。

(3) 维持前负荷。

(4) 如需用心肌抑制药时,应小心滴定。

(六) 肥厚型心肌病

是一种遗传性心脏病,其特点是左室不对称性肥厚。虽然大多数肥厚型心肌病病人,在静息状态下不会增加左室流出道的梯度,但多数病人可随心排血量增加而发生动力性流出道梗阻。主动脉瓣下左室流出道梗阻机制是心脏收缩期二尖瓣叶向前运动与室间隔接触所致。

1. 加重流出道梗阻的因素包括动脉压降低、心室内容积下降、心收缩力增加及心率增快。

2. 临床表现和治疗与主动脉瓣狭窄相似。

3. 麻醉注意事项

(1) 维持正常的窦性心律。

(2) 考虑应用电复律治疗室上性心动过速。

(3) 继续应用钙通道阻滞药和 β 受体阻滞药治疗。

(4) 维持正常血容量。

(5) 使用 α 受体激动药纠正血管扩张以防心动过速和心肌收缩力的明显改变。

(6) 慎用正性肌力药，因为这些药可能加重流出道梗阻。

(7) 应用硝酸酯类药和外周扩血管药应特别小心。

第七节 麻醉与血液

血液病包括出血性疾病及凝血机制障碍。患此疾病者，如合并有外科疾病需要行紧急外科手术，或为了治疗一些出血性疾病而需行脾切除术，或手术期间并发的血液病，均给麻醉和手术带来一些困难，其中主要危险是出血。

一、麻醉对造血器官的影响

现知多数吸入和静脉麻醉药在一定剂量范围和一定的接触时间内对骨髓造血和淋巴细胞的增殖和转化均有一定影响，这可能是麻醉药物直接作用于细胞，抑制和改变细胞内 DNA 的合成或离子通道以及酶系统的结果，亦可能由于麻醉和手术应激导致机体内分泌功能的改变，间接影响造血器官的结果。

(一) 吸入麻醉药

长期吸入氧化亚氮可抑制组织细胞快速分裂，干扰白细胞的生成，引起白细胞减少症。给家兔吸入氧化亚氮 3 d 以上，可出现骨髓损害，使成熟的骨髓细胞减少，红细胞、骨髓细胞和淋巴细胞胞浆内空泡形成。吸入 20% 氧化亚氮还可使淋巴细胞的产生减少，经 1～3 d，网织细胞和白细胞减少，但脾、下颌和肠道淋巴组织切片镜检正常，经 3 d 后骨髓和血象恢复正常。氧化亚氮的作用可能是对造血细胞直接抑制的结果，而非其代谢产物的毒性。氟烷在体外试验中，对小鼠骨髓细胞的生成呈剂量相关性抑制，0.5% 氟烷的抑制程度类似于 75% 氧化亚氮，而 2% 氟烷可完全中断骨髓细胞增殖。吸 0.8% 氟烷 24 h 后，小鼠股骨骨髓细胞的 DNA 合成受到抑制；长期接触氟烷可导致脾淋巴细胞和外周血白细胞数下降，其减少量与接触时间成正比。吸入氟烷还可使人体淋巴细胞对植物血凝素 (PHA) 诱导的增殖和转化受到抑制。吸入乙醚可抑制骨髓造血细胞，家兔吸 20% 乙醚 3～5 d 后，骨髓细胞数目和外周血中淋巴细胞数目减少，但骨髓原巨核细胞不受影响，恢复吸入空气后，骨髓及外周血象改变 3 d 内可恢复。吸入异氟醚或安氟醚 24 h 后，小鼠脾脏 T 淋巴细胞亚群发生改变：T 抑制细胞 (Ts) 升高，T 辅助细胞 (Th) 降低，Ts/Th 比例的变化持续到麻醉后 72 h。七氟醚和地氟醚在高浓度吸入时对造血器官有一定影响，如 T 淋巴细胞数减少，对 B 淋巴细胞有抑制作用。

（二）静脉麻醉药

巴比妥类药和吗啡在体外实验中能抑制骨髓造血祖细胞，前者还可减少脾脏淋巴细胞数目。催眠剂量的苯巴比妥可使有丝分裂原诱发的淋巴细胞增殖与转化受到抑制，这可能与其阻滞了细胞 DNA 合成的生物通道有关。在临床剂量或高于临床剂量范围内，硫喷妥钠以剂量相关形式抑制淋巴细胞转化反应，而芬太尼、吗啡、安定未见对淋巴细胞转化反应有抑制作用。吩噻嗪类药中氯丙嗪对造血影响较大，可引起再生障碍性贫血，患者血象和骨髓象可见红细胞系列形态异常，红细胞核分叶、多核、固缩破裂，浆内空泡形成，多见于晚幼红细胞，成熟红细胞亦出现程度不同的畸形；氯丙嗪还直接抑制骨髓内粒细胞系细胞内 DNA 合成，致使细胞分裂异常，临床应用可引起药物性粒细胞减少症。此外，氯丙嗪对人和小鼠体外淋巴细胞转化反应有抑制作用，这可能与其阻滞淋巴细胞的有丝分裂原增殖信号以及抑制了淋巴细胞的 Na^+-K^+ 通道、Ca^{2+} 通道和淋巴细胞激活的某些酶系统有关。麻醉性镇痛药和安定类药也有抗细胞内有丝分裂的作用，影响骨髓钾胞的发育。长期应用某些麻醉药所致的白细胞减少，可能是麻醉药对细胞周期的不同阶段的影响，导致整个细胞代谢受到抑制的结果。

（三）麻醉中低氧血症和高压氧对造血器官的影响

麻醉中因操作、管理失当和患者病理生理的改变常可出现低氧血症，此时血浆中无活性的红细胞生成素前体在肾和肝生成酶(90% ～ 95% 来自肾)的作用下转变成活性的红细胞生成素，刺激骨髓以加速红细胞的生成。急性低氧时，外周血中出现网织红细胞，红细胞数增加并不多；数天以上的慢性缺氧，血中成熟红细胞数才显著增多。

短期应用高压氧对造血系统影响甚微，但若长期使用，则可抑制红细胞的生成和血红蛋白合成，且红细胞脆性增加，易破碎，使血中红细胞数目减少，同时伴有血白细胞增多和血黏度降低。

二、麻醉期间血液流变学的变化

研究血液及其组成成分（血细胞、血浆）的流动性质和变形规律的学科称为血液流变学。血液能正常地循环于血管之中，完成向各脏器组织运输气体和营养物质、代谢产物以维持机体内环境的稳定，并参与体内免疫和体液的调节等生理功能，除与心脏血管功能有密切关系外，血液本身的流变性质亦是重要的因素。

（一）血液流变学的基本概念

血液在血管内做稳态流动时分成许多平行流动的液层，称为层流。它在单位面积上受到的切线压力或单位面积上的摩擦力称为切变力，切变的速度梯度（每单位时间内的流动距离）称为切变速率，其单位为秒$^{-1}$(S^{-1})。血流在近血管中心部位，流速最快，切变速率最小；越近管壁处，流速越慢，切变速率越大。流体内各液层间分子或颗粒内摩擦力大小的量度为黏度，黏度与流体的流动性成倒数关系，黏度越大，流动性越小。黏度等于切变力与切变速率之比，单位为帕秒(Pa•s)。血液是由血浆和悬浮于其中的血细胞组成，故影响血浆黏度的因素都会影响血液黏度。影响血液黏度有以下几个因素。

1. 红细胞比容

血黏度以对数的倍数随红细胞比容增加而增高，红细胞比容大于 0.40 时更显著，红细胞比容达 0.80 则血液可丧失流动性。

2. 血细胞的聚集性

血浆内结构不对称的蛋白质,如纤维蛋白原、α_2 巨球蛋白、异常球蛋白等,使红细胞易于聚集;而血管内皮受损,抗原抗体复合物,内源性或外源性凝血酶,应激引起血儿茶酚胺增多,血小板释放 ADP、5-羟色胺 (5-HT),均可促使血小板聚集;白细胞大量增多(如慢性粒细胞白血病)或肿瘤患者的白细胞膜上吸附一层异常的蛋白质,均导致其变形性下降,聚集性增高。血细胞聚集性增高,可明显增加血黏度。

3. 红细胞的变形性

红细胞容积与表面积之比增大,变形性减弱;酸中毒、感染,异常血红蛋白、红细胞内酶缺陷引起的 ATP 形成减少,胞内 Ca^{2+}、Mg^{2+} 增多,维生素 E 缺乏致膜脂质过氧化变等,均可使其柔韧性和变形性减弱。

4. 温度

体温上升至 40℃或高达 41℃时,血浆蛋白和红细胞膜柔韧性改变使血黏度增高。气温升高,过多出汗,易使血液浓缩,亦可增高血黏度;气温突然下降时,机体因抗利尿激素分泌增多,尿量增加,也可使血液浓缩。

5. 血浆黏度

主要与血浆内纤维蛋白原和球蛋白的水平和温度有关,上述蛋白质增高,则血浆黏度增高;同时血浆黏度随温度下降而升高。

(二)麻醉期间血液流变学的变化

1. 麻醉药物的影响

Arongon 研究发现,吸入氟烷后血纤维蛋白和白蛋白量减少,血浆黏度降低;同时红细胞比容、高或低切变率血液黏度亦明显下降,推测与氟烷扩张外周血管、促进组织间液进入循环有关。氟烷还通过抑制血小板的聚集性降低血黏度。用硫喷妥钠、安定诱导麻醉期间即出现血细胞比容下降,血液黏度显著降低,该变化一直持续至麻醉维持期,且不受手术刺激的影响。局麻药中利多卡因可预防手术期间白细胞因化学趋化游走、黏附及运动造成的大量内皮细胞损伤,在血细胞和内皮细胞之间发挥某种稳定作用,还可使血管内皮细胞产生前列环素明显增加,后者可抑制血小板聚集、黏附及白细胞聚集,降低血黏度。静脉滴注普鲁卡因在稳态血浓度范围 (12 ~ 24 μg/mL) 时抑制 ADP 诱导的血小板体外聚集功能,但在普鲁卡因静脉麻醉行上腹部手术的患者,观察到因红细胞膜 Na^+-K^+-ATP 酶活性明显降低,致使膜通透性增加,膜变形性下降,脆性增加,其机理之一可能是麻醉药与红细胞膜发生可逆性结合后改变了膜蛋白-脂质的相互作用和构型以及膜胞浆面与胞浆间的凝溶状态,引起各种膜结合酶活性降低。

2. 麻醉中其他影响血黏度的因素

连续硬膜外麻醉时,下肢可形成较大的血流,以对抗血栓形成,术中及术后血液流变学的改善较为明显。但下肢高血流状态发生于腰段硬膜外麻醉。低温麻醉下血液流变学有不同程度的变化,浅低温(体温降至 35℃~ 30℃)时,可出现血小板数减少,血小板肿胀且形态改变,黏附性和聚集性均增加,但血液流变性尚无显著变化;中低温及深低温(体温分别在 30℃~ 25℃及低于 25℃)时,血小板数呈持续性减低,血小板呈不可逆性聚集,同时纤维蛋白原含量减低。此时外周血管内液体向血管外转移，造成红细胞比容增高，血浆蛋白浓缩，纤维蛋白原增高，从而导致血黏度增高，血流减慢，甚至血液停滞。加之低温下 pH 值降低，造成血管内皮细胞损伤，亦促进血细胞的聚集。手术麻醉期间输注过多的红细胞悬液或少浆全血，或者利尿药使用不当，导致脱水和血容量不足，血小板和白细胞聚集性增高，可使血黏度增高。严重创伤和大手术时，首先是交感 - 肾上腺髓质系统兴奋，血中游离脂肪酸增多，使红细胞变形能力降低，血液黏度增加；同时因应急和应激刺激，循环血中血小板数量和纤维蛋白原含量增加，加之广泛的血管内皮损伤和血流缓慢、淤滞，组织缺氧和酸中毒等因素使血黏度明显增加，容易产生血栓倾向。紧闭麻醉行控制呼吸时，若长时间吸入纯氧或氧浓度过高对肺组织有损害，可造成弥散性肺泡充血，影响肺泡气体交换和动脉血氧合，导致血细胞流变性改变，使细胞聚集性增加。

3. 高黏综合征与血液流变学

高黏综合征主要包括红细胞增多症、高纤维蛋白血症、巨球蛋白血症、癌症、糖尿病、遗传或免疫异常及毒素所致血液黏度增高的综合征。通常受急性感染、发热、情绪和体力应激、创伤、变态反应的影响，如应激时可导致儿茶酚胺的释放与血小板的聚集，且常伴有血浆纤维蛋白原与因子 MI 等大分子物质含量增高；剧烈体力活动可造成脱水与局部缺氧，并增加红细胞的浓度与脆性；某些癌组织分泌物可导致血浆黏度升高。上述因素必然导致血流滞缓，易诱发血栓形成。对此类患者围手术期采用血液稀释疗法降低血黏度，是预防血栓形成的重要措施之一。当血液稀释至血细胞比容达 30% 时，体内载氧能力达最佳状态，血流速率增加，脑、心及其他组织灌注得以改善。

三、麻醉对凝血的影响

(一) 凝血机制

血液凝固是一个复杂的生理、生化过程，是人体止血机制中重要的一环。人体的止血机制包括血管、血小板、凝血三方面因素。当微血管损伤后，首先出现局部缩血管反应，使血流变慢停滞，其次是血管内膜损伤暴露出的内膜下组织激活血小板和血浆中的凝血系统，血小板黏附、聚集于内膜下组织，形成松软的止血栓，随即血浆内形成的纤维蛋白与血小板一起构成牢固的止血栓，有效地制止了出血。

目前所知凝血过程是一系列凝血因子的连锁性酶的反应。已获公认的凝血因子有 12 个，其中除钙离子外，均为蛋白质。因子Ⅲ为组织因子，其他因子均存在于血浆中。国际上通常用罗马数字表示凝血因子，见表 3-1。

表 3-1 血液凝血因子

因子	同义名称	因子	同义名称
Ⅰ	纤维蛋白原	Ⅶ	抗血友病球蛋白
Ⅱ	凝血酶原	Ⅸ	血浆凝血活素成分
Ⅲ	组织凝血活素	Ⅹ	Stuart-Prower 因子
Ⅳ	钙离子 Ca^{2+}	Ⅺ	血浆凝血活酶前质
Ⅴ	易变因子	Ⅻ	接触因子

因子	同义名称	因子	同义名称
XIII	稳定因子	XIII	纤维蛋白稳定因子

凝血过程一般可分为三个阶段，第一阶段是凝血活酶生成期，即从凝血开始到凝血活酶形成，所需时间 3 ～ 8 min，该阶段因发生途径不同又分为内源性 (血液) 凝血系统和外源性 (组织) 凝血系统。前者仅由血液中凝血因子即可完成，无需组织因子介入，它起始于因子Ⅻ的激活，此后相继激活因子 XI、IX、Ⅶ，在 PF_3(血小板第Ⅲ因子) 和 Ca^{2+} 的参与下，最终因子 $X\alpha$ 与因子 V、PF_3 和 Ca^{2+} 结合，形成血浆凝血活酶。外源性凝血系统由组织凝血因子激活开始，经因子Ⅲ、Ⅶ及 Ca^{2+} 的作用，最终亦形成组织凝血活酶。两个系统虽各自独立，但都激活因子 X。第二阶段为凝血酶生成期，血液和组织的两种凝血活酶使凝血酶原转变为凝血酶，后者除可使纤维蛋白原变为纤维蛋白外，还可加速凝血过程，且能与血小板直接结合，使其释放出几种血小板因子。第三阶段是纤维蛋白生成期，凝血酶作用于血浆的纤维蛋白原，使其释放纤维蛋白肽 A 及 B 后形成纤维蛋白单体，后者相互聚合形成不稳定型纤维蛋白多聚体，再经Ⅻ及 Ca^{2+} 的作用，多聚体形成稳定的纤维蛋白，它标志着凝血过程的完成。

正常人体内既有促血液凝固系统，又有抗凝血系统。抗凝血系统包括纤维蛋白溶解系统、生理性抗凝物质、单核 - 巨噬细胞系统等。通过纤溶活动，机体可将纤维蛋白及其他蛋白质因子 V、Ⅶ、IX、Ⅶ等及时水解清除，防止血栓形成。促凝和抗凝两个系统处于不断相互对抗、相互依存的动态平衡中，使血液在血管中保持液体状态。若平衡失调，如抗凝系统占优势，则发生出血倾向；反之，凝血系统占优势，则血栓形成。

(二) 麻醉手术期间凝血障碍发生的原因

通过对以上正常凝血及抗凝血机制及其过程的了解，可知麻醉手术期间任何妨碍凝血过程或促进抗凝过程的因素，特别是纤维蛋白系统的作用过度，都可引起凝血障碍和异常出血。麻醉手术期凝血障碍和异常出血的原因如下。

1. 患者本身的因素

(1) 血小板减少、增多或功能缺陷：一般认为，血小板在 50×10^9/L 或以下时，术中和术后不可避免地会发生创面渗血过多，因此，将血小板＜ 50×10^9/L 视为手术的禁忌。血小板在 20×10^9/L 以下时，不进行手术即可致自发性出血。如患者手术前长期服用潘生丁、阿司匹林、苯海拉明、吲哚美辛类药物，可能发生因血小板功能异常所致的出血。药物对骨髓功能的抑制和各种恶性肿瘤骨髓转移可引起再生障碍性血小板减少；而脾功能亢进和某些药物过敏则通过血小板破坏消耗导致血小板减少。对此类患者术前必须积极地治疗血小板减少的原因，除脾功能亢进及原发性血小板减少性紫癜可做脾切除术外，可输注新鲜血液、血浆和富含血小板血浆，亦可输给浓缩血小板，保证术前 24 h、术中和术后 72 h 血小板在止血水平 [$(70 ～ 80)\times10^9$/L] 以上。

某些患有真性血小板增多症、慢性粒细胞性白血病、原发性血小板增多症、骨髓纤维化的患者常有血小板增多，且伴有血小板黏附、聚集功能异常，释放反应障碍，PF_3 有效性减弱和出血时间延长，易发生术中出血，对此类患者外科手术前须使血小板降至 $(200 ～ 400)\times10^9$/L，且使血小板功能恢复正常。

先天性血小板功能缺陷疾病有血小板无力症、血小板Ⅲ因子缺乏症等，而获得性血小板功能缺陷性疾病多见于骨髓增生异常综合征、尿毒症、肝硬化、异常蛋白血症和 DIC 等，术前唯一有效的防治措施是输注新鲜血小板和应用血小板单采和置换。

(2) 凝血因子缺乏或异常：各种凝血因子无论是先天性还是后天性缺乏，均可导致术中异常出血，最常见的遗传性凝血障碍性疾病是因子Ⅱ缺乏症(血友病甲)、因子Ⅸ缺乏症(血友病乙)和血管性假血友病 (vWD)，临床上以自发性或轻微伤后出血难止为特征，术中则可出现严重出血不止，术前须用相应凝血因子作替代疗法，使其达到止血所需的血浆浓度。大多数凝血因子缺乏为后天获得性，且呈多因子综合性缺乏，见表 3-2。

表 3-2 常见的获得性凝血因子缺乏症

原因	疾病	缺乏的因子
维生素 K 缺乏	阻塞性黄疸、新生儿自然出血症、吸收不良综合征、口服抗凝药等	n、VD、K、
肝脏疾病	急性重症肝炎、肝硬化、肝癌、肝叶切除术后等	x、u
DIC	各种导致 DIC 的疾病和诱因	i、n、v、XI、1
大量输血	输血量＞ 250 mL	v、M、iv(ca2+)

(3) 肝损害：凝血因子Ⅰ、Ⅱ、Ⅴ、Ⅶ、Ⅸ、Ⅺ、Ⅶ均在肝内合成，肝功能异常可导致这些凝血因子生长障碍，特别是抗凝血酶Ⅲ (AT-Ⅲ) 减少。因此，对肝功能障碍或行肝叶切除手术患者，应考虑发生上述情况的可能，需备新鲜血或新鲜冷冻血浆，补充维生素 K，必要时应用抗纤溶药 (EACA) 和补充纤维蛋白原等。

2. 麻醉因素的影响

麻醉药物可通过：①干扰凝血过程。②使末梢血管扩张。③使动脉或静脉压升高等途径，使手术区出血增加。长时间乙醚、氟烷、甲氧氟烷及三氯乙烯麻醉过度可引起纤溶亢进，产生低纤维蛋白原症。硫喷妥钠、乙醚、氟烷、氧化亚氮等全麻药和筒箭毒碱、琥珀胆碱等肌松药对各种凝血因子无明显影响，亦不使凝血时间、凝血酶原时间发生显著改变，但乙醚、氟烷、甲氧氟烷和环丙烷可抑制 ADP 诱发的血小板聚集。氟烷 - 氧麻醉可增加出血时间，芬太尼 -N_2O氧麻醉亦轻度增加出血时间，而安氟醚、异氟醚麻醉则无此作用。一般认为，深麻醉下易致血管扩张、渗血增加，而乙醚、氟烷、硫喷妥钠、甲氧氟烷、东莨菪碱均有扩张血管的作用。硬膜外麻醉时，若阻滞平面低于 T_9，可出现体内纤溶活动增强，而平面在 T_4 以上则纤溶变化不明显。现认为手术应激时血中可的松水平升高是导致纤溶活性增强的主要因素，而阻滞平面高于 T_4 即可阻断由于应激引起的激素释放，进而阻断其促进纤溶的反应。

低温麻醉对凝血因子的影响与在常温下无明显差别，但出血时间延长。体外循环时输入大量肝素或手术结束时肝素中和不全可增加循环抗凝物质水平，同时体外循环中血小板水平降低，输入氯化钙亦有促进血液纤溶活性的作用，上述因素均可造成创面渗血增加。麻醉期间若发生呼吸道梗阻、呛咳、胸内压增高、补液过量等，均可使静脉压上升＞而体内有二氧化碳蓄积时，不仅使血管扩张，且使动脉压升高，组织血液灌流量加大，以上均使手术区渗血明显增加。麻醉期间各种原因所致的缺氧及继发的代谢性酸血症，使血管的收缩反应减弱，纤维蛋白原转变为纤维蛋白所需的时间明显延长。如 pH 值为 7.5 时凝血酶原时间活动度为 100%，当 pH 值降至 6.5 时则凝血酶原时间活动度下降为 50%。

3. 与输血补液有关的异常出血

手术期间误输异型血液时，因血型不合导致血管内凝血，使血小板、纤维蛋白原、凝血酶原耗损或出现纤维蛋白溶解亢进，故手术区常出现大量渗血。术中快速输血超过血容量 80% 时，可能引起凝血障碍。库存血温度低，凝血因子 V、Ⅶ和血小板均减少；且枸橼酸含量高，它可改变血管壁的通透性，降低毛细血管张力，且与钙结合使血钙下降，而钙是参与凝血全过程所必需的离子。需要大量输血的患者多因失血而丢失凝血因子，加之休克状态下微循环衰竭、组织灌流不足、低氧、酸中毒等，不仅是导致凝血障碍和异常出血的原因，也是促发弥散性血管内凝血 (DIC) 的因素。因此，大量输入库存血时，应考虑补充凝血因子，如给予新鲜血液 (贮存时间不超过 24 h) 或新鲜冷冻血浆，还可酌情给予合理的成分输血。术中输入大量右旋糖酐，可因为它广泛覆盖于血小板表面和血管壁上造成出血倾向。

4. 手术因素的影响

(1)DIC：外科手术是诱发 DIC 的重要原因之一。外科疾病导致的 DIC 的出血率达88.5%。按 DIC 的发病机制可分类如下。

①循环衰竭：见于各类休克、脱水和血液浓缩患者，术前常被忽视。

②组织破坏、烧伤与挤压伤可使大量组织凝血活酶进入血液循环，引起高凝状态。心脏、大血管、肺、肝、胰与前列腺等脏器的手术易诱发 DIC，其中，尤以心胸手术为多见，究其原因除与手术范围大和肺组织含组织凝血活酶较多外，还与心脏手术体外循环有关。

③免疫反应：脏器移植，因移植物排异导致微血管病变；输用不合血型的血液，多系溶血反应引致 DIC，且常呈亚急性。

④单核 - 巨噬细胞系统损害：主要见于脾切除后，系机体对凝血物质的灭活功能减退所致。

⑤局部血管病变，如巨大血管瘤与动脉瘤等。DIC 表现为急性或慢性过程，以局部血栓形成为主，病程发展常呈自限性。鉴于以上因素，如手术过程中发现异常出血，血小板明显减少，无凝血块，同时存在严重的休克，应考虑有 DIC 的可能。

(2) 原发性纤维蛋白溶解：见于严重创伤和外科手术时，尤多见于胸腔、胰腺、子宫、卵巢和前列腺手术等，亦可见于肝硬化、门脉高压与病理产科 (羊水栓塞、胎盘早期剥离、流产)。因大量组织激活因子进入血液循环，使纤维蛋白溶酶原转变为纤维蛋白溶酶，而发生纤溶，低纤维蛋白原血症是其血液学中最明显的凝血功能障碍。肝功能正常时可使内源性纤维蛋白溶酶原活化素灭活，故肝损害患者易致原发性纤维蛋白溶解。与 DIC 不同的是，该类患者的血小板计数正常。

(三) 麻醉手术期间异常出血的诊断和处理

术中发生异常出血情况时，应分析引起出血的原因，并做必要的化验检查。可以直接从出血部位来初步判断病因，如浆膜腔 (胸腔、心包腔) 出血，多半是止血缺陷所致。前列腺癌患者全身渗血可能是纤溶亢进引起，前列腺手术的局部出血若无全身纤溶亢进，则可能系泌尿道的尿激酶增强所致。因获得性凝血缺陷导致的出血，很少出血迅猛以致需要持续输血才能维持血压。术前、术中做以下实验室检查有助于明确诊断。

1. 出血性疾病的筛选试验

①出血时间：出血时间延长提示血小板的数量与质量有缺陷，但血友病患者的出血时间正常。

②血小板计数：血小板数目低于 $50 \times 10^9/L$，应想到大量输血或合并 DIC 所致。

③凝血酶原时间：凝血酶原时间异常可提示为 DIC、纤溶亢进、肝功能异常或应用了各种抗凝血制剂。

2. 凝血象的筛选试验

①激活的部分凝血活酶生成时间：对于术前未能诊断的血友病有筛选价值。

②凝血酶时间：凝血酶时间延长指示肝素化过量、DIC 或纤溶亢进。

③纤维蛋白原测定：在低纤维蛋白原时，血浆在 1:32 或更低的稀释倍数中亦无血块形成。

3.DIC 的实验室检查

当有血小板、凝血酶原及纤维蛋白原减少时，应首先考虑到 DIC 的可能。检查可见凝血时间延长，试管法大于 12 s；血小板计数低于 $30 \times 10^9/L$，凝血酶原时间大于 20 s；血浆鱼精蛋白副凝试验 (简称 3 P) 阳性；纤维蛋白原低于 1 g/L。

当估计可能发生凝血障碍或异常出血时，术前和术中需考虑应用促凝血药，如安络血、止血敏、维生素 K、维生素 C 等药物；麻醉中注意避免使用加重出血的药物，慎重选择麻醉方法，全麻插管时要防止损伤气管黏膜，形成黏膜下血肿而阻塞呼吸道，同时应防止低氧和高碳酸血症的发生，纠正碱中毒或酸中毒。硬膜外阻滞应慎用或不用，以防因穿刺造成的硬膜外血肿。麻醉手术期间出现异常出血时，可输注 24 h 内的新鲜血或新鲜冷冻血浆，以补充凝血因子。如系纤溶亢进，则可静脉输入纤维蛋白溶酶抑制剂 6- 氨基己酸 (EACA)5 ～ 10 g、对羟基苄胺 (PAMBA)100 ～ 200 mg、凝血酸 250 mg、氢化可的松 400 ～ 800 mg；过量肝素化所致出血者可用鱼精蛋白对抗。同时可采用静脉注射碳酸氢钠、氧吸入等综合治疗措施。

(四) 麻醉手术期间血栓栓塞

血液有形成分在心脏或血管内形成异常血凝块状物或在心内壁和血管壁上发生沉积物，称为血栓形成。血栓形成可发生于动脉系统、静脉系统和微血管系统。血栓本身可占据整个血管腔，亦可部分或全部脱落，随血流移至远端，堵塞血管腔而造成栓塞。血栓栓塞是术后重要的并发症之一。

1. 并发血栓形成的机制

造成围手术期血栓栓塞可能是多种因素综合影响的结果，其中，术前患者的病理生理状态，如高龄、心脏病、静脉曲张、肥胖、癌症及与手术相关的因素，如长时间手术、大量输血、严重血液丢失、全身麻醉等，均是术后深静脉血栓形成的高危因素。这些因素作用于血管或血小板，影响血流速度、血液黏稠度和凝血过程，最终导致血栓形成。

(1) 血液凝固性增高：

①激活凝血系统，手术时组织和血管内皮细胞遭受损伤，使组织凝血活酶进入血流，且内皮下的胶原和微纤维暴露，内、外源凝血途径均被激活。

②激活血小板，约 50% 经历大手术的患者，术后 1 ～ 10 d 内血小板数逐渐升高，这些血小板平均体积增大，黏附性和聚集性增强，释放反应增加，花生四烯酸代谢产物增多，有利于血小板血栓形成。

③抗凝作用减弱，大手术后患者抗凝血酶Ⅲ、蛋白 C 和纤溶酶原的血浆含量减低。

(2) 血管壁的损伤和破坏：

①促血栓形成作用增强，受手术破坏和损伤的血管内皮细胞合成的 vWF 释放增多，后者促进血小板黏附、聚集，增强其释放反应。

②抗血栓形成作用减弱，由于血管壁的破坏，使 PGI_2 合成酶释放及 PGI_2 合成随之减少，PGI_2 与 TXA_2 的动态平衡失调；同时组织纤溶酶原激活物 (t-PA) 的抑制剂 (t-PAI) 释放增加，致使 t-PA 活性减低亦有利于血栓形成。

(3) 血流减慢和血黏度增高：

①血流减慢，术后患者卧床，常于 8 ～ 12 d 内发生深静脉血栓形成；腹部或妇产科手术后，由于肠麻痹或半坐位，易促发髂静脉血栓形成；手术中若阻断局部血管超过 10 min，再通后则血流缓慢；休克时，微循环淤滞或灌注不足均有利于血栓形成。

②形成涡流，血流在粗糙的血管吻合口、心瓣膜置换、血管内皮细胞剥离及动脉粥样硬化斑块形成处可形成涡流，进而损伤血管内皮，促进血栓形成。

③血黏度增高，术中血流缓慢或淤滞，或有微循环衰竭、缺氧和酸中毒，纤维蛋白原和血脂增高，输注较多红细胞悬液或少浆全血，利尿、脱水或血容量不足，血小板和白细胞聚集性增高等因素，均可导致血黏度增高，诱发血栓形成。

2. 深静脉血栓形成的诊治

临床资料证明，深静脉血栓 85% 来自下肢，10% 来自头、颈、胸和上肢，5% 来自腹部和盆腔。约 2/3 的深静脉血栓和栓塞患者常无临床症状，仅 1/3 的患者有临床症状。非对称性下肢肿胀 (52%) 和局部压痛 (25%) 是最早的体征；症状由小腿向近端伸展，小腿肌肉可触及深部结节 (68%)，此外，浅表静脉扩张和皮肤温度升高 (34%)，亦是深静脉血栓形成的后果之一。

特殊检查：静脉造影包括上行性外周静脉造影、股静脉造影、经骨髓腔静脉造影及 ^{99m}Tc 标记人血清蛋白做静脉造影，其确诊率可达 95%；超声血流探测仪对腘、股、髂或腔静脉的完全阻塞的确诊率高，而对小腿和大腿肌肉内静脉血栓的诊断无价值，其阳性率仅 65%。^{125}I- 纤维蛋白原摄取试验对大腿中部以下的深静脉血栓形成的确诊率为 95%，但有假阳性和假阴性。电阻扰体积描记法的阳性诊断率较静脉造影及 ^{125}I- 纤维蛋白原摄取试验为低。

深静脉血栓形成的治疗包括抗凝和溶栓疗法，肝素和抗凝血酶Ⅲ (AT-Ⅲ) 是目前使用最广泛的抗凝药，肝素可显著降低凝血因子 $X\alpha$ 和凝血酶的活性，对因子Ⅸa、Ⅺa、Ⅻa 亦有抑制作用，静脉注射后 15 min 即可发挥抗凝作用，一次用药可维持疗效 4 ～ 6 h，常规剂量 200 ～ 480 mg/24 h(25 000 ～ 60 000 U/24 h)，静脉滴注或注射，可用于急性血栓形成。抗凝血酶Ⅲ是活性最强的生理性抗凝物质，其作用机制主要是抑制一系列与凝血过程有关的凝血因子的生物活性，其抗凝作用在肝素存在的条件下显著加强，常用剂量为每次 500 U，每日 1 ～ 4 次，静脉注射或持续滴注。口服抗凝药中应用最广者当属香豆素类，主要包括双香豆素、新双香豆素、新抗凝、华法林 (苄丙酮香豆素)，此类药物主要作用于肝脏，抑制维生素 K 依赖因子 (凝血酶原，因子Ⅶ、Ⅸ和Ⅹ）的生物合成。静脉血栓形成时可先用肝素，待急性期过后再用口服抗凝药。溶栓疗法可用链激酶、尿激酶或蝮蛇抗栓酶等溶栓药，抗血小板聚集可用低分子右旋糖酐、小剂量阿司匹林等，均可有效地防治静脉血栓形成。

（五）麻醉期异常的高凝现象 DIC

血液高凝状态是一种凝血和抗凝血平衡失调的病理过程，是血栓形成或血栓塞性疾病的亚临床状态。当血液凝固成分活力增高（包括血浆凝血因子和血小板数目过多或被激活）或抗凝成分（包括纤溶、抑制因子和血流）的活性减低，以及两者同时变化时，结果使血液凝固性增高，易于形成血栓和（或）发生 DIC。在某些生理状态（包括高龄、低温、妇女妊娠和口服避孕药以及应激状态）时和许多疾病过程中，常有血凝平衡的改变，使血液处于高凝状态；麻醉手术期间，各种因素综合作用亦常使血液处于高凝状态，一旦凝血过程启动并持续发展，各种凝血因子和血小板大量消耗，同时伴有继发性纤维蛋白溶解亢进，最终导致 DIC 的发生。

1. 手术麻醉期间凝血纤溶系统的变化

(1) 凝血因子的变化：手术创伤作为一种应激刺激，使机体血浆凝血因子Ⅶ迅速增加，同时纤溶酶原激活剂 (PA) 亦很快升高，上述变化持续至术后数天，持续时间长短与组织损伤程度有关＜术后 2～3 d，凝血因子Ⅴ减少，然后很快上升到接近正常。手术后 24 h 因子Ⅶ下降至术前的一半，术后 3～4 d 即恢复正常。组织损伤使组织促凝血酶原激酶释放入血，导致血中凝血因子的激活。抗凝血酶Ⅲ (AT-Ⅲ) 在术后水平降低，持续时间长短不一，可能与其在创口愈合过程中被消耗有关。

(2) 纤溶系统的变化：纤维蛋白原在手术后第 1 天开始高于正常，并保持多日，持续时间决定于手术范围的大小，手术进程和创伤治疗的快慢。纤溶酶原激活物水平在初始短暂的升高之后，出现一种活性降低阶段，即纤溶"关闭"，可持续 7～10 d，这可能与它被加速从循环中清除，血中纤溶酶原缺乏以及 α_2- 抗纤维蛋白溶酶水平升高有关。

(3) 血小板的改变：小手术后最初几天，血小板计数保持不变，比较大范围手术时，其数目在消耗早期降低，随后又升高，偶可达到很高水平（超过 $1\ 000\times10^9$/L），如手术创伤大，则血小板升高可持续几周。术后血小板存活时间短，血浆和尿中可测出血小板分泌释放的氏血小板球蛋白，表明血管内血小板激活和释放反应增强。

2. 血液高凝状态的发生机制

(1) 血管内皮细胞损伤：长期休克、手术创伤、酸中毒、缺氧等情况易造成血管内皮细胞受损。

(2) 组织促凝物质及其他促凝物质进入血液循环：如羊水、胎盘组织、肿瘤、白血病化疗后肿瘤组织破坏等均使活性组织因子进入血液循环，进而启动外源性凝血系统。

(3) 红细胞、血小板大量受损：体外循环大量红细胞破坏，使血循环中形成凝血酶，血小板聚集黏附变形受损，导致血液高凝状态与 DIC 出血倾向。

3. 弥散性血管内凝血

弥散性血管内凝血是一种在多种疾病基础上发生的临床综合征，其主要特征是在各种病因作用下，人体凝血与抗凝之间平衡失调，弥散性地发生于小血管内，特别是毛细血管内纤维蛋白及血小板血栓形成，导致凝血因子及血小板消耗性减少、微循环障碍及组织缺血，并引起继发性纤维蛋白溶解亢进等病理变化。在临床上表现为出血、休克、脏器功能不全等症状与体征。

可以引发 DIC 的原发病多种多样，但从国内外报道资料看，感染、恶性肿瘤、手术与创伤、病理产科是 DIC 的四大常见病因。通常将由于诊断技术和治疗措施导致的 DIC 称为医源性 DIC，其中，因外科手术麻醉引起的占 8.4%，多见于大型手术及广泛而严重的创伤，如肺、胰腺、前列腺、妇产科、骨科手术，体外循环、人工瓣膜置换、器官移植及肢体挤压伤、广泛烧伤以及术中输血意外（异型血、污染血、陈旧血等）。某些患有肿瘤、感染、造血系统疾病、血管疾病以及老年冠心病、高血脂症患者，围手术期血液常处于高凝状态，其血浆与血细胞流变性降低，红细胞变形性降低，血黏度增高，且有血小板黏附性增加，若术中出现低血压、低氧血症、脱水、休克以及组织大量损伤致凝血因子入血，极易诱发 DIC 的形成。麻醉手术及创伤所致 DIC，临床上有以下特点：①起病较急骤，多为急性型。②常以手术及创伤伤口持续性渗血及休克为主要表现。③如原发病能及时控制，DIC 预后较好。

DIC 的发病机制是一个动态过程。多数引起 DIC 的原发病，通常在开始阶段凝血因子和血小板处于动员状态，往往纤溶系统受到抑制，故血液易凝，称为 DIC 前期。进入 DIC 后，尽管凝血与纤溶系统基本上同时启动，但凝血过程有一系列的正反馈放大作用，进行甚快；而纤溶过程相对较慢，故第一阶段以血管内凝血为主，叫凝亢期。随后血管内凝血仍在进行，但继发性纤溶愈来愈显著，此阶段血管内凝血和纤溶同时并存，称为凝溶期。其后因凝血因子与血小板过分减少，特别是 FDP 的强大抗凝作用，使血管内凝血过程逐渐减弱以至停止，但纤溶过程仍在进行；继续发展下去，由于纤维蛋白原裂解产物对纤溶过程本身具有抑制作用，最后纤溶过程也逐步减弱，所以第三阶段称为凝衰期。上述分期界限并不分明，临床医师应根据病情变化与实验室检查，及时综合做出判断。

按病理生理学观点，可将 DIC 分为三型：失代偿型、代偿型与过代偿型。失代偿型临床表现危重，实验室突出表现为血小板、纤维蛋白原、因子 V 与 Ⅶ 减少，FDP 显著增多。代偿型 DIC 临床表现较轻，实验室所见以消耗与补偿相互平衡为特征，表现为血小板、纤维蛋白原、因子 V 与 Ⅶ 正常，但 FDP 增多。过代偿型 DIC 无明显临床表现，实验所见以补偿过盛为特征，血小板、纤维蛋白原、因子 V 与 Ⅶ 超过正常范围，唯 FDP 增多。临床医学根据起病急缓与病情，将 DIC 分为急性、亚急性及慢性三型。围手术期发生的 DIC 多属急性，通常在数小时至 1～2 d 内发病，病情急剧而凶险，其临床表现为以下几个方面。

(1) 出血倾向：国内报道出血发生率高达 84%～100%，出血多呈自发性、持续性渗血，多见于皮肤、黏膜、齿龈、伤口及穿刺部位；其次为某些内脏较大量出血，表现为咯血、呕血、尿血、便血或颅内出血。出血多突然发生，难用原发病解释，出血部位广泛，常呈多部位；出血同时多伴有 DIC 及其他临床表现，如休克、皮肤栓塞坏死及脏器功能不全; 用常规治疗措施(止血) 疗效多不显著，而抗凝治疗等综合措施有一定效果。

(2) 休克或微循环衰竭：为 DIC 最重要和最常见表现之一，发生率在 30%～80% 之间。DICK 致休克除有一般休克的表现外，还具有以下特点。

①休克常突然发生，难找到最常见的休克原因，如失血、中毒、过敏及剧烈疼痛。

②休克常与出血倾向、栓塞等 DIC 其他表现并存。

③休克早期即可出现多种生命重要脏器功能不全，如肾、肺及大脑皮质功能衰竭。④ DIC 休克多属难治性休克。

(3) 微血管栓塞征：多为广泛且弥散的微血管栓塞，发生于体表浅层者，表现为皮肤黏膜发绀，进而发展为斑块状坏死，有坏死灶形成，呈散在性分布，多见于眼睑、四肢、胸背及会阴部等部位；口腔、消化道、肛门等部位黏膜可呈弥散性灶性坏死及溃疡形成，亦可为大片斑块状坏死、脱落。栓塞发生于体腔深部者，多表现为脏器功能不全，急性肾功能衰竭发生率最高，约占54.0%，其次为肺，主要表现为成人急性呼吸窘迫综合征及呼吸功能不全，约占34.8%，再次为大脑皮质弥散性栓塞，患者出现不同程度的意识障碍及原因不明的颅内高压综合征。其他还有心肌及肝脏、肾上腺皮质、脑垂体等部位的微血管栓塞。

(4) 微血管病性溶血：发生率约25%，血细胞破坏在诊断上极为重要，溶血最主要原因为微血管病变，多数缺乏急性血管内溶血的典型症状和体征，如畏寒、发热、腰痛、黄疸等，部分病例迅速出现不明原因的进行性贫血，血常规检查可发现进行性血红蛋白下降，血片中大量红细胞碎片及破碎红细胞，以及呈三角形、盔形、棘皮状等异形红细胞。

可参照全国血栓与止血会议标准 (1986 年，西安)：

①存在易于引起 DIC 的基础疾病。

②有下列两项以上临床表现，多发性出血倾向；不易用原发病解释的微循环衰竭或休克；多发性微血管栓塞的症状和体征；抗凝治疗有效。

③实验室检查有三项以上异常，血小板低于 100×10^9/L 或呈进行性下降；纤维蛋白原低于 1.5 g/L 或进行性下降，或高于 4 g/L；3 P 试验阳性或 FDP 高于 20 mg/L；凝血酶原时间缩短或延长 3 s 以上或呈动态性变化，或激活的部分凝血活酶时间缩短或延长 10 s 以上；纤维蛋白溶解时间缩短或纤溶酶原减低。

④疑难、特殊病例应有下列一项以上实验异常，因子Ⅶ：C 降低，vWF：Ag 升高，VIE：C/vWF：Ag 比值降低；抗凝血酶 DI 含量及活性减低；血浆 β- 血栓球蛋白或血栓素 β_2 升高；血浆纤维蛋白肽 A 升高或纤维蛋白原转换率增速；血栓试验阳性。纤溶系统物质的作用，因而出血和凝血均可得到适时制止。

(1) 血小板减少 ($< 100 \times 10^9$/L)

(2) 凝血酶原时间延长

(3) 纤维蛋白原降低 (< 1.5 g/L)

如以上三项中仅两项异常，则需有以下三项中的一项以上异常

(1) 凝血酶凝固时间延长

(2) 血清中 FDP 较正常增高 4 倍 (或 3 P 试验阳性)

(3) 纤维蛋白溶解时间缩短

第八节 麻醉与肾脏

肾脏是一个具有多种功能的重要器官，其主要功能包括外分泌排泄功能和内分泌功能。肾脏的外分泌排泄功能是通过改变水的排泄、维持血浆渗透压；维持每一种电解质的血浆浓度于

正常范围之内；通过排 H^+、保 HCO_3^- 维持血浆 PH 于 7.4 左右；排出蛋白代谢所产生的含氮废物，主要有尿素、尿酸、肌酸等，从而保持机体内环境稳定。此外，肾还具有多种内分泌功能：产生肾素－在血压调节中起重要作用；生成促红细胞生成素－刺激骨髓生成红细胞的重要因子；活化维生素 D_3 使维生素 D 转化为活化型；降解胰岛素、生成前列腺素等。

一、应激、手术、麻醉对肾的影响

机体对付外来伤害性刺激以保全自身存活，应激反应是不可缺少的。然而超限的强烈反应和毫无能力做出反应的结果一样，都能使其致命。出现太强烈的应激反应，能导致肾血流自动调节的丧失；过度的抑制同样也会造成肾功能代偿不全乃至衰竭。肾血流动力学及水电解质维持平衡，与内分泌系统有密切的关系。

（一）激素分泌与肾功能

1. 肾素 - 血管紧张素 - 醛固酮系统

该系统主司血压和电解质平衡的经常调控，包括液量、液压、血压、水、钠和钾的动态平衡。肾脏对外来刺激诱发的肾动脉压下降，或肾小管远端的低钠做出的反应是肾素分泌。肾素进入循环经由血浆球蛋白，释放出血管紧张素 I，迅速经血管紧张素转化酶而生成血管紧张素 II，使血压上升；并且促使肾上腺皮质分泌醛固酮，直到钠和血压恢复到稳定平衡，消除了兴奋信号，肾素的分泌才告中止。

2. 精氨酸血管升压素

以前称抗利尿激素。由下丘脑前叶核团合成，经脑垂体后叶分泌。它对血浆渗透压改变的反应极为敏感。外科手术的伤害性刺激，使精氨酸血管升压素大量释放，从而导致水分潴留、低渗压和低血钠，常能持续到术后 2～3 d 之久。

3. 前列腺素

不同结构的前列腺素，对肾血管影响可以相反。由于机体缺氧产生花生四烯酸，衍化而成的一些外源性前列腺素，能使肾血管扩张；而其他一些结构不相同的前列腺素，则具有血管收缩的作用，使肾素分泌减少。但当缺氧造成肾灌流下降的时候，前列腺素与肾素之间调控血管张力以保持血流动力平衡的作用削弱，其影响已无足轻重。

4. 细胞内钙离子的增减影响肾素分泌

正常生理状态下，由电势控制的近肾小球细胞内离子通道所进入的那些钙离子，并不会导致肾素分泌的改变。只有在钙离子受外来损害性因素影响，更多地进入近肾小球细胞之后，作为第二信使，它才刺激压力感受器，引起儿茶酚胺释放，血管收缩促进排钠，从而表现对肾素分泌的抑制。使用钙通道阻滞药，可以阻断部分失控的钙通道，以减少细胞外钙离子进入细胞内。无论是由于钙离子进入量的增加，或是移出的减少，都能促使儿茶酚胺释放。后者作为第一信使，对肾素分泌具有特异性拮抗作用。钙离子的细胞内增加为什么导致儿茶酚胺释放而影响肾血流自动调节，还有待于深入探索。

（二）手术应激与麻醉药效应

大手术中补液超量，比脱水更为多见，故几乎无例外地有术后水钠潴留。机体应激反应使抗利尿激素大量分泌，即使是健康肾也只能在当日排除术前负荷的 1/4 水分。3～4 d 后才由钠水潴留转向恢复，促进排钠和抑制水再吸收。术中高血糖发生的一个重要因素是乳酸在肝脏转化，产生 HCO_3^-，进入外周血。外周乳酸的增加，促进乳糖转化过多，则导致肝细胞内酸化，延缓乳酸代谢和清除而呈现酸中毒。短暂的低灌流，即使三磷酸腺苷合成还未受到明显影响，心、肾等脏器，也会出现有意义的乳酸增高。休克、外伤和有些大手术，使肾脏发生低灌流缺血而致功能减退。如果持续时间没有超过耐受阈限，还不致造成不可逆损害，仅是恢复功能的时间延迟。麻醉药对缺氧的保护作用极其有限，安氟醚、异氟醚等抑制心、肝、肾脏线粒体内的电子转移似乎有利，但再灌流有害。再灌流也许能改善缺氧，但未必能使已遭受缺氧损害的细胞生理功能重建。代谢改变程度才是最后决定细胞存亡命运的关键所在。

硬膜外阻滞 T_4 至 L_1 节段，将使交感神经兴奋引起肾血管收缩因素解除，转为扩张。对高血压患者减少心脏负荷而不影响重要脏器灌流，可使患者获益；但一旦血容量不足以代偿血管扩张，使重要脏器出现低灌注而恶化，功能必将受损。降压药物使血管扩张，对肾血流造成的双相改变也相仿。钙通道阻滞药在临床作为肾移植、腹主动脉手术或心脏换瓣中的肾保护措施，已见有初步成效的报道，认为与下列机理有关：降低肾脏高血压及肾代谢活性，拮抗血管紧张素Ⅱ，矫正钙离子向细胞内异常转移和减少自由基生成。但都还有待更多论据予以肯定。

仅就肾脏灌流而言，低血容量状态用氯胺酮进行麻醉不及硫喷妥钠。但由于氯胺酮对应激反应抑制最轻，在出血性休克的实验研究中，动物长期存活率要比硫喷妥钠或氟烷麻醉时高。先给钙通道阻滞药作为预防缺血的肾保护措施，施行麻醉对肾缺血 $30 \sim 60$ min 后的功能保护作用，在应用芬太尼时表现最明显。通过对腹主动脉瘤或梗阻的手术，用不同麻醉药配伍观察原先没有心肾功能不全表现的病例，比较麻醉药在钳夹阻断肾血流前、中、后对肾功能影响。结果显示氟烷及氟硝安定组患者，在阻断主动脉之前的肾功能，已因手术应激反应兴奋交感神经系统，诱发肾血管挛缩而减退；而氟哌利多、异氟醚，特别是后者对主动脉钳夹所致肾缺血，呈现有意义的保护作用。硬膜外阻滞却未能影响由于主动脉钳夹所引起的肾血流动力改变。氟烷及氟硝安定麻醉，用于主动脉手术，都有较严重的一过性肾血流动力改变；氟哌利多、芬太尼虽有阻滞钳夹主动脉，起保护缺血肾功能的作用，但对敏感患者是否可靠仍需深入研究。

用尼卡地平阻滞钙通道，钳夹主动脉期间，将平均动脉压和肺毛细血管楔压都予以控制，使之不发生明显改变，此时心搏出量下降，外周血管阻力上升。开放主动脉之后，心搏出量增加，外周血管阻力减低。由于钙通道阻滞药组的心搏出增加肾灌流比率，得以使肾血流和肾小球滤过率维持不变，在主动脉开放后，肾血流与肾小球滤过率之比，也较对照组高。然而使用抑制肾素－血管紧张素药依那普利，并未发现肾功能检测指标在钳夹主动脉过程中优于对照组，提示肾血管挛缩主要是局部。肾血管的反应，钙通道阻滞药的肾保护作用可能与其抑制肾内皮细胞分泌内皮素，或抑制对张力敏感的离子通道有关。异氟醚的肾保护机制，也和钙通道阻滞药近似。

采用体外循环和控制性低血压于无肾功能损害的患者，只要不失控，不必过多顾虑导致肾功能代偿不全的威胁，虽然肾血流和肾小球滤过率都会呈现一过性下降，但能随着血流动力的好转而恢复。

二、肾脏生理

肾血流通过内在自动调节机制而保持稳定，以维持体液量及其组成成分的恒定，协助机体排泄代谢产物和毒性物质，保留营养物质。尽管人体摄入的液体量和溶质量存在很大波动，肾脏仍可维持机体稳定的内部平衡。肾脏生理功能包括调节血管内血容量、渗透浓度和酸碱、电解质的平衡，分泌激素以及排泄代谢产物和药物。

（一）血流量调节

1. 肾血流量约占心排血量的 20%，其中 94% 流经肾皮质。肾髓质虽仅获总肾血流量的 6%，但其摄氧量约占肾脏总摄氧量的 80%，因此，肾髓质对缺血相当敏感，尤其是在髓袢 (Henle 袢) 升支粗段。

2. 平均动脉压在 60 ～ 150 mmHg 范围内，肾血流量通过内在机制 (出、入球小动脉张力变化) 进行自身调节而保持平衡。交感缩血管神经、多巴胺能受体和肾素 - 血管紧张素系统等外在因素也可改变肾血流量。肾脏自身调节机制在严重脓毒症、急性肾衰竭和心肺转流时减弱。肾脏内无 β_2 受体。

（二）体液调节

1. 体液总量 (TBW) 约占体重的 60%。肥胖病人应根据理想体重计算体液总量。

(1) 细胞内液占 TBW 的 2/3。

(2) 细胞外液占 TBW 的 1/3。

①细胞外液的 2/3 为组织间液，1/3 在血管内。

②估算血容量 = 70 ml/kg，估算血浆容量 = 50 ml/kg。

2. 髓袢升支粗段上的致密斑细胞为化学感受器，可感受肾小管内钠浓度变化，有助于调节容量变化。

3. 低血容量时机体可通过激活血管收缩神经及贮盐神经内分泌系统进行调节，它包括：

(1) 肾素—血管紧张素—醛固酮系统

①肾脏低灌注时，近球细胞器分泌肾素，NaCl 排出减少，交感神经活动增加，肾素使血管紧张素原转变为血管紧张素 I，后者在肺脏和其他组织内由血管紧张素转换酶 (ACE) 催化转化为血管紧张素 II。

②血管紧张素 II 可引起小动脉收缩，并刺激醛固酮释放。

③醛固酮是肾上腺皮质分泌的一种盐皮质激素，血管紧张素 II、血 [K^+] 增高、血 [Na^+] 降低和促肾上腺皮质激素 (ACTH) 均可促使其释放。醛固酮作用于远曲小管，增加 Na^+ 重吸收，同时排出 K^+ 和 H^+。

④利尿药通过减弱肾髓质浓度梯度，进而破坏肾浓缩尿液的能力。急性肾小管坏死 (ATN) 早期无法浓缩尿液，主要是由于髓质 Henle 袢的升支粗段细胞极性丧失致使 Na^+/K^+ -ATP 酶泵崩溃所导致。

(2) 血管升压素 (AVP)，又称抗利尿激素 (ADH)，在血浆渗透浓度升高、细胞外液减少、正压通气、手术刺激以及疼痛情况下，由垂体后叶释放。AVP 通过作用于镶嵌在集合管腔膜上的"水通道蛋白"，增加集合管对水的通透性，从而回吸收水分和浓缩尿液。

4. 高血容量

(1) 心房利钠肽 (ANP)：是一种神经肽，主要促进盐的排出。在血管紧张素 II 分泌减少和交感神经兴奋性降低时 ANP 分泌增加，减少钠的重吸收，产生稀释的尿液 (300 mmol/kg)，增加尿钠含量 (80 mmol/L)。甚至在低血容量时应用髓袢利尿药可产生类似的效果。

(2) 激肽：激肽原在激肽释放酶催化下转化为激肽。激肽受盐摄入、肾素释放和激素水平的调节，可引起肾血管舒张并增加尿钠排泄。

5. 渗透平衡

(1) 通过 Henle 袢的逆流倍增作用，可维持肾髓质的高渗状态。

(2) 渗透浓度计算公式：

渗透浓度值 (mmol/kg)=2[Na$^+$]+[BUN](mg/dl)/2.8+[Glu](mg/dl)/18。正常值为 290 mmol/kg。

(3) 渗透浓度差值 - 渗透浓度实测值—渗透浓度计算值，正常情况下，渗透压差值小于 10。当血中含有大量无法测定的具有渗透活性的物质 (如乙醇、甘露醇、甲醇和山梨醇等) 时，渗透浓度差值将增加。

6. 成人每天水摄入量：大约为 2 600 ml。其中饮水 1 400 ml，固体食物含 800 ml，内生水 400 mLl。每天最少摄入水量约为 600 ml，以保证排泄溶质负荷。

(三) 维持电解质平衡

1. 钠平衡失调

(1) 低钠血症：血清钠浓度 < 134 mmol/L。

①TBW 可以是增多、减少或正常 (通常表明 "自由水" 过量)。

②低钠血症常导致血浆渗透浓度降低。

③假性低钠血症：高血糖症 (未控制的糖尿病)、高脂血症或高蛋白血症 (多发性骨髓瘤) 可引起假性低钠血症，临床上应加以除外，以免误治。

④临床表现：可因低血钠程度和进展快慢而异，若血钠浓度 > 125 mmol/L，一般无明显临床症状。

(a) 中度或缓慢发展的低钠血症：表现为意识模糊、肌肉痉挛、嗜睡、厌食和恶心。

(b) 重度或快速发展的低钠血症：表现为惊厥和昏迷。

⑤治疗：一般而言，不需要快速纠正低钠血症，应以每小时 0.5 mmol/L 的速度将血 [Na$^+$] 逐渐纠正至 120 mmol/l，以防止快速纠正低钠血症所致的并发症 (如脑水肿、脑桥中央髓鞘溶解和惊厥)。血 [Na$^+$] 达 120 mmol/L，病人即可脱离危险，血 [Na$^+$] 应在几天内逐渐被纠正至正常水平。治疗时应依据病人不同血容量状况选择治疗方案。

(a) 高血容量性低钠血症：病因为肾功能衰竭、充血性心力衰竭、肝硬化或肾病综合征。治疗原则为限制钠和水的摄入，必要时应用利尿药。

(b) 低血容量性低钠血症：诱因为利尿、呕吐或肠道准备，可输入生理盐水纠正。严重的低血容量性低钠血症可输注 3.5% 高渗盐水，经 6 ~ 8 小时将血 [Na$^+$] 提高到 120 mmol/L 或血浆渗透浓度调整至 250 mnlol/L，水、钠潴留 (如充血性心力衰竭) 病人输注高渗盐水具有危险性。

(c) 正常血容量性低钠血症：病因为抗利尿激素分泌失调综合征 (SIADH)、甲状腺功能低下、使用抑制肾排水的药物或水中毒。治疗以限制液体入量为主。

(2) 高钠血症：血清钠浓度 > 144 mmol/L。通常是由于口渴感觉或摄水能力受损所致。

①TBW 可增加、减少或正常 (通常表明自由水的缺失)。

②临床表现：因高钠程度和进展快慢而异，可表现为震颤、无力、易激动、精神错乱，甚

至惊厥和昏迷。

③治疗：应根据病人血容量状况加以纠正。过快纠正可能诱发脑水肿、惊厥、永久性脑神经损害甚至死亡。纠正血 [Na$^+$] 时，速度不应超过每小时 0.5 mmol/L。若存在水分缺失，缺水量可按下列公式计算：应补充的缺水量 (L)-[0.6× 体重 (kg)×(血 [Na$^+$]-140)/140]

(a) 高血容量性高钠血症：继发于盐皮质激素过量、高渗溶液透析以及输注高渗盐水或碳酸氢钠 (NaHCO$_3$) 所致的钠潴留。体内钠总量 (即容量) 过多，可通过透析或使用利尿药治疗。缺失的水分采用 5% 葡萄糖溶液 (D5 W) 补充。

(b) 低血容量性高钠血症：继发于失水多于失钠 (如腹泻、呕吐、渗透性利尿) 或水摄入不足 (例如口渴感觉受损、意识障碍)。若并存血流动力学不稳或低灌注表现，治疗应首先输注 0.45% NaCl，甚至输注 0.9%NaCl。补充容量后，采用 D5 W 补充余下的自由水缺失量直至血 [Na$^+$] 下降，之后再输注 0.45%NaCI。

(c) 正常血容量性高钠血症：常见于有正常口渴反应的尿崩症病人。治疗包括病因治疗及输注 D5 W 纠正自由水缺失，对中枢性尿崩症应同时给予外源性血管加压素。

2. 钾平衡失调

(1) 低钾血症：血清 [K$^+$] < 3.3 mmol/L。

①由于人体内 98% 的钾存在于细胞内，血清钾不能反映总体钾水平。因此，当血清 [K$^+$] 减少时，已有大量 K$^+$ 丢失。一个体重 70 kg、pH 正常的成年男性，血清 [K$^+$] 由 4 mmol/L 降至 3 mmol/L 时，表示体内总体钾缺失 100 ～ 200 mmol。当低于 3 mmol/L 时，血清 [K$^+$] 每下降 1 mmol/L，则表示总体钾再丢失 200 ～ 400 mmol。

②病因

(a) 总体钾含量欠缺。

(b) 钾分布异常 (细胞外钾向细胞内转移)。

③钾丢失原因

(a) 胃肠道 (如呕吐、腹泻、鼻胃吸引、慢性营养不良或回肠梗阻)。

(b) 肾脏 (如使用利尿药、盐皮质激素和糖皮质激素过多、某些类型肾小管酸中毒)。

④碱中毒时可发生钾分布改变 (H$^+$ 转移到细胞外而 K$^+$ 进入细胞内)，故当采用过度通气或 NaHCO$_3$ 快速输注纠正酸中毒时，可引起低钾血症。

⑤临床表现：只有当血清 [K$^+$] < 3 mmol/L 或快速降低时，才出现临床表现。

(a) 体征为软弱无力、神经肌肉阻滞加重、肠梗阻以及心肌收缩力减弱。

(b) 低钾血症增加心肌兴奋性，使病人更易出现各种心律失常，此类心律失常较难控制，需先纠正低钾血症。心电图改变包括：T 波低平、出现 U 波、PR 和 QT 间期延长、ST 段下移以及房性和室性心律失常。应用洋地黄治疗者更易发生室性心律失常。

(c) 血清 [K$^+$] < 2.0 mmol/L，可出现血管收缩和横纹肌溶解。

⑥治疗：快速补钾可引发比低钾血症本身更多的问题，故麻醉诱导前不必纠正慢性低钾血症 ([K$^+$] ≥ 2.5 mmol/L)。若低钾血症导致心肌传导障碍或收缩力减弱，则需补钾，每 3 ～ 5 分钟静脉注射 K$^+$ 0.5 ～ 1.0 mmol/L 直至纠正。补钾期间必须密切监测血清 [K$^+$]。

(2) 高钾血症：血清 [K$^+$] > 4.9 mmoL/L。

①可加重高钾血症的情况和药物：分解代谢状态、酸中毒、非甾体抗炎药、ACEI、保钾性利尿药、8 受体阻滞药。

②病因

(a) 排出减少 (如肾功能衰竭、醛固酮减少症)。

(b) 细胞内钾转移到细胞外 (如酸中毒、组织缺血、横纹肌溶解症、肿瘤溶解综合征及给予琥珀胆碱等药物)。酸中毒时 pH 每降低 0.1 单位，血清 $[K^+]$ 升高 0.5 mmol。

(c) 肾功能衰竭病人接受输血、青霉素钾盐以及盐替代等治疗。

(d) 血样本溶血引起的假性高钾血症。

③临床表现：急性高钾血症较慢性高钾血症更多见。

(a) 症状与体征：包括肌无力、感觉异常和心脏传导异常 (当血清 $[K^+]$ 接近 7 mmol/L 时可发生危险)，可引起心动过缓、心室颤动甚至心脏停搏。

(b) 高钾血症可抑制电传导。心电图 (ECG) 表现包括 T 波高耸、ST 段下降、PR 间期延长、P 波消失、R 波变低、QRS 波增宽及 QT 间期延长。

④治疗：应根据 ECG 改变的性质及血清钾水平来确定治疗方案。

(a) 心电图改变者，可缓慢静脉注射氯化钙 $(CaCl_2)$0.5 ～ 1.0 g；未改善者，间隔 5 分钟可重复一次。

(b) 过度通气和静脉注射 $NaHCO_3$ 溶液可促进 K^+ 向细胞内转移。$NaHCO_3$50 ～ 100 mmol(经 5 分钟静脉注射)，间隔 10 ～ 15 分钟可重复一次。

(c) 胰岛素也可促进 K^+ 向细胞内转移。一般采用葡萄糖 25 g(50% 葡萄糖溶液)+ 正规胰岛素 (10 U)，在 5 分钟内静脉注射。30 分钟后检测血糖，避免出现低血糖症。

(d) 上述治疗是通过促进 K^+ 向细胞内转移而降低血 $[K^+]$，均是临时措施。有条件者，应尽早口服或直肠给予阳离子交换树脂 [聚丙乙烯磺胺钠 (kayexalate)20 ～ 50 g 加山梨醇] 以促使钾从体内缓慢排出体外。应用透析治疗也可降低血 $[K^+]$。

(四) 肾外调节和代谢功能

1. 红细胞生成素

红细胞生成素 (促红素) 可刺激红细胞生成。应用外源性重组促红素，可防止慢性肾功能衰竭及其后遗症导致的贫血。

2. 维生素 D

维生素 D 在肾脏可转化为最具生物活性的形式：1.25- 羟维生素 D_3。

3. 甲状旁腺激素

促进肾脏重吸收钙和抑制磷酸盐的重吸收，增加维生素 D 生物转化。

4. 多肽及蛋白类激素

如胰岛素在肾脏代谢，故随着肾功能衰竭的进展，机体对胰岛素的需要量减少。

三、药物经肾移除的变化与肾毒性

药物进入机体，被摄取产生药理作用，改变或调整生理功能，包括肾功能；与此同时，药物通过代谢和转化，又使药效有所改变，本身或代谢产物中，有的具有肾毒性。最后有不少成分会随尿排出体外。

麻醉药大多数是高脂溶性，若不能经过代谢过程转化成水溶性，就会全被肾小管吸收，长期滞留体内。药物分子与血浆蛋白结合之后，也随即失去药效，并难以通过肾小球血管的膜孔，保留在血液中。药物的解离分子才有药理效能，才能被过滤掉。当清除率低于滤过率的情况下，解离的药物分子仍然会被再吸收而保留下来。蛋白结合率高的药物，会由于血浆蛋白含量不够，而呈现超量成倍的解离分子，增加毒副作用。

尿的酸碱度对药物清除也有影响，碱性尿使巴比妥或哌替啶等酸性药排泄增加；麻黄碱等碱性药物，在酸性尿中排泄加快。

尿量减少使药物清除延缓；尿量增加则使排泄加速。

（一）关于肾功能检查

术前测定肾功能的常用简便方法，可靠性都较差。譬如血浆尿素氮，它的改变受蛋白质摄取量的影响，要比肾小球滤过率下降程度来得大。又如肌酐的生成，与肌肉丰盛与否密切相关。所以患者的尿素氮/肌酐比值未增加，未必就能表明肾脏有正常代偿功能的储备。尤其是对老年患者脏器功能的判定，要更加慎重。

近年采用膀胱内示踪药物贮积量测定的方法，效果较上述检查略强。只是示踪药在慢性肾功能不全情况下，原本应经肾排除的，会转从胆管移除，而自胆管的流失量还超过肾的清除量，这样就影响测定结果的判定。

想对术中肾功能做出及时正确的估计，更不是件轻而易举的事。用通常的清除率作肾小球滤过率指标，结果和实际出入误差相当明显。测定物在血浆内浓度存在动态改变，它受合成、转化及肾小管回收量、尿量、膀胱潴留量等的综合影响。血浆肌酐的升高，须经几小时乃至好几天才表现出来。特别当快速扩容的情况下，更加容易失真。

血浆尿素氮水平，除了与尿素合成的多少相关以外，受脱水程度的影响很大。依照肾小管对尿素的回收来推断肾小球滤过率，常较实际要低。而按临床尿量在单位时间内的改变判定围手术期的肾功能，会受测定阶段前后给药的明显影响，如输液量、利尿药、高血糖、激素等，故很不可靠。多尿和少尿都可能是肾功能不全的表现，不能单以尿量为依据。

常用的肾功能判定指标有尿量、渗透浓度、尿素或肌酐含量的尿/血浆比值等项。作为肾灌流不足最为敏感的指标，当属钠/肌酐排除的差值比(FENa)小于1%。但若同时使用了利尿药，它的可信性就成问题。而尿素/肌酐排除的差值比(FEUr)不大于35%却可不受利尿影响对肾灌流不足进行判定，只是需要保持血容量，才不会出现误认肾功能有所好转的假象。测定无需留24 h尿，但血浆与尿标本要求同时采集。

Kaplan和Kohn通过93例患者的观察，表明治疗过程中，有少数患者的FENa与FEUr明显不相对应：出现FEUr≤35%，FENa≥1%，或FEUr>35%，FENa<1%的现象。在这种场合下，FEUr要比FENa具有更大的诊断意义，而且还具推断预后的价值：FEUr<20%的死亡率为60%(11/18)，而FENa>20%的死亡率只是17%(12/71)。

尿中尿素/血浆内尿素的数值意义和变化，要比FEUr差得多。尿素的排除受肾小管重吸收的影响较少，主要是通过肾小球过滤。使用血管紧张素合成酶抑制药治疗心衰，会促进尿素的清除，出球小动脉阻力降低，使FEUr值上升，血容量不足则会出现FEUr值下降。FEUr>35%和FENa<1%并存时，不能视作肾功能异常。血容量正常的患者，只要钠的摄取稍有减

少，就会使 FENa ＜ 1%。抗生素毒性所诱发的肾小管急性坏死，在血容量没有减少的情况下，FEUr 数值仍然正常 (50% ～ 60%)。对灌流不足导致的肾功能不全，FEUr 异常要比 FENa 变化可靠。尿量增加可以使 FEUr 值上升，但 FEUr 的上升，则未必与尿量的增加有联系。

（二）药物经肾清除的变化

肾脏清除药物，对药效的改变有重要影响。清除的首要条件要依靠心血管系统，保持一定灌注压。如果灌注压失去调控而超出阈限，由于肾小管缺氧和水钠的潴留，刺激肾素和血管紧张素分泌，兴奋肾小球动脉的压力感受器，使肾血管挛缩，增大肾血管阻力，造成更严重的。肾脏低灌流，出现恶性循环。

肾小管接触毒性药或毒素以后，细胞发生肿胀，管内压力增高，最后发生梗阻。若梗阻时间持续过长，肾功能损害就转为不可逆，恢复正常肾血管灌流也无济于事。

消除半衰期仅表明一次注药后的浓度削减到峰值一半所需的时间，未必能据此正确推断药效消逝的快慢。影响药物代谢的因素有属于患者方面的，如种族、年龄、性别、遗传、肝血流、缺氧、活动量、禁食、饥饿、饮食品种、烟酒习惯等；还有与药物相互作用和酶的影响有关的，如强化、拮抗、温度、脂溶性、溶解度、用量、配伍、酶的诱导及抑制等。药效长短取决于药物与靶细胞结合的浓度和强度，一个药物如果分配容量够大，可能在被清除之前就能使药效明显减退乃至消失。

静脉诱导药中，硫喷妥钠使肾小球滤过减少 20% ～ 30%，现已少见应用。遇重症肾衰，因耐量大减，仅需常规用量的 1/4 即够。药效还随尿毒症严重程度延长，更加不好掌握。神经安定镇痛药物组合如氟哌利多芬太尼合剂，抑制部分交感神经活动，肾血流和肾小球滤过率下降都比硫喷妥钠要少，被认为可能对病肾有保护作用而被推荐。氯胺酮用 2 mg/kg，虽然不致增加肾素活性或导致肾脏缺血，但有可能加重心脏负荷，用于高血压、冠心病伴有肾病者应慎重。吗啡主要是由肝脏裂解，代谢产物大部从尿清除，原形排除仅占 12%，有 10% 经胆管进入肠道，代谢产物被肠道内的酶水解后，又转成母体，经吸收再返回血液中，称为肝肠循环，成为导致少尿和延长呼吸抑制的一个因素。吗啡减少肾血流 9%，降低肾小球滤过则达到 17%；哌替啶和吗啡类似，原形经肾排除不过 10%，肾小球滤过却下降 21% ～ 45%，肾血流的减少也超过吗啡，对肾功能不全患者不利。氯丙嗪是肝肠循环的典型，自尿排泄量小。它抑制抗利尿激素，使尿量增加。但如因超量导致血压下降，肾血流减少，必然少尿；若因血容量不足发生休克，可能危及生命的安全。

咪唑安定的部分结构与依托咪酯类似，消除半衰期为 2 ～ 5 h，比安定可控性好。用于静脉点滴则清醒慢，但可用特异性拮抗药氟马西尼催醒。异丙酚在体内的分布量大而广，药效在分布期间随即迅速减退，所以必须持续静脉滴注使用。它的代谢主要是在肝内，一小部分在肝外。给药后 30 min 代谢物即占到 81%，其中的 88% 经肾排除，清醒之快甚至能超过吸入麻醉药，明显地提高了可控性。有肝肾功能障碍的患者，分布和消除半衰期都比正常人要大，苏醒时间虽有所延长，临床尚未见严重后果的报道。

肌松药的血浆蛋白结合率一般都不高，最多只有 50%，而且药物的解离分子与结合分子间的平衡很快就能建立。因此，蛋白结合方面的改变，对肌松药的移除影响很小。过去曾认为，将肌松药用于肾功能不全病例，须警惕因排除延迟出现"再箭毒化"。这种情况的发生，并不仅因为作拮抗用的胆碱酯酶抑制药的作用先于肌松药消退，还因为存在排除延迟而使药效延长。为防止排除延迟，一次给药后的重新分布，对降低血浆内浓度能起不少作用。肌松药还可经其他途径清除。对肾功能衰竭病例而言，琥珀胆碱不像对严重烧伤、创伤或神经系统疾患那样激发血钾猛增。如果患者血钾低于 5.5 mmol/L，给一次临床剂量做气管内插管，仍属于认可使用之列。依靠再分配药效就能消逝的单次用量，无须顾虑肾功能不全使清除延迟的影响。

直到最近，人们才开始注意肌松药代谢产物的血浆浓度，增加了一些新的认识。肾病患者的肌松药耐量常偏大，包括维库溴铵、阿曲库铵、哌库溴铵等。阿曲库铵本身不受肾功能不全的影响而改变药效，但其有害代谢产物 Laudanosine 则不然，肾衰会使其清除时间延长 10 倍。在安全许可限量目前还是未知数的情况下，应用大量必须慎重。维库溴铵的排除，40% 通过胆汁，20% 通过肾脏。其中有一个代谢产物是含 3-OH 的化合物，占注射用量的 20%，却有相当于母体 50% 的肌松活性，也要注意不宜大量使用。泮库溴铵属长效药，更要限量给药。加拉澳铵和阿库氯铵的排泄几乎全靠肾脏。这类药物对肾功能不全的患者，理所当然属于禁忌。

吸入麻醉药乙醚和氟烷，在国内已极少使用。七氟醚和地氟醚对循环方面的抑制，多数都与剂量大小密切相关。N_2O 如不发生缺氧，对肾功能的影响最少。安氟醚、异氟醚则使肾小球滤过率下降和肾血流减少 1/5～1/2 不等，通常在停药后能较快恢复；但如发生休克或缺氧，会加重抑制而导致恢复延迟。

以前认为，无机氟代谢物浓度的肾毒阈限是 50 $\mu mol/L$，现知肾毒性发生与无机氟峰值和持续高浓度时间相关。假若血浆内无机氟的高浓度持续时间很短，瞬间一过性明显超阈限的峰值，也不致产生不可逆的肾功能损害，这已被最近对七氟醚的临床研究所肯定。

安定的代谢产物不仅有镇静药效，消除半衰期还能高出几倍，其中有的长达 96 h。咪唑安定在 ICU 持续使用，也有蓄积。这些药的血浆内浓度大幅度减退，未必意味着药效完全丧失。安定以 0.1 mg/kg 量做静脉注射，门诊患者至少 6 h 内不得驾车；增量至 0.3～0.45 mg/kg，须延长到 10 h 以后。安氟醚用于门诊麻醉后的禁忌驾车时限为 7 h；异氟醚则允许略为提前。

（三）含氟类吸入麻醉药的肾毒性

在含氟类吸入麻醉药中，甲氧氟烷的代谢转化率高居首位，是 50%，国外已列入淘汰不再生产。对健康肾的患者，用阈下剂量低浓度，使血浆无机氟限在 30 $\mu mol/L$ 以下，总计不超过 2.5 MAC，还不致造成临床肾脏损害，但不得与其他具有潜在的肾毒性药并用。氟烷代谢转代率为 15%～20%，国内已很少应用。

临床麻醉给 3.1 MAC 的异氟醚，做 2～7.5 h 的手术，血浆无机氟仅由术前的 2.2 $\mu mol/L$ 增高到 4.4 $\mu mol/L$。若麻醉使用 6.5 MAC，患者血浆峰值出现在停药以后 6 h，为 5.6 $\mu mol/U$ 而特别肥胖的患者虽仅用药 2.5 MAC，峰值却可到 6.5 $\mu mol/L$，且出现在停药后的 12 h，表明有脂肪内蓄积。一个儿童接受 73 MAC 的血浆无机氟峰值为 9.5 $\mu mol/L$；另一个两岁女孩为控制舞蹈病，并用巴比妥类药和苯妥英钠，给异氟醚 107 MAC，可能诱发增强了促解酶作用，无机氟峰值达到 37 $\mu mol/L$。

危重病例接触长时间低浓度异氟醚的转化过程，要比单纯用于麻醉复杂，经实测比预计峰值高出相当多。已经发现因长时间吸入异氟醚，尿浓缩功能减退的情况。尿量、尿酸度、酸碱平衡对血浆和尿无机氟数值都产生影响。目前对血浆无机氟肾毒性阈值限尚未能取得一致认识，多数学者同意为 50 μmol/L。但有产科孕妇产程中用甲氧氟烷低浓度间断吸入，峰值高至 100 μmol/L 仍然无恙的报道；也有另一报道称峰值只有 33.6 μmol/L，但超过 20 μmol/L 的时间为 18 h 时出现了肾毒性。据此表明，无机氟的峰值和持续高值的时间对肾都有危害，而高值持续时间长短看来更为关键。目前还未找出血浆内无机氟和检测肾功能指标间存在明显相关关系。

四、药理学与肾脏

（一）利尿药

可用于增加尿量，治疗高血压和调节水、电解质和酸碱平衡。利尿药（如呋塞米＞的应用可缩短少尿期和减少血液透析的需要性，但不能降低 ARF 病死率和促进其康复。

（二）多巴胺和菲诺多巴

可扩张肾小动脉，增加肾血流量，增加尿钠排泄和 GFRo 小剂量多巴胺 [0.5 ～ 3 mg/(kgmin)] 曾主张用于预防和治疗 ARF，但其疗效从未证实。菲诺多巴为特异的多巴胺 -1 受体激动药，低剂量的菲诺多巴可保护肾功能，无多巴胺毒性。

（三）麻醉药对肾脏的影响

肾功能正常的病人即使血压和 心排血量没有明显变化，也会出现麻醉后短暂的肾功能改变，提示这种改变系血流在肾内分布不均所致。短时间的麻醉，肾功能改变是可逆的（肾血流和 GFR 在几小时内恢复正常）。大手术和长时间的麻醉后，肾脏排泄水负荷和浓缩尿液功能受损，可持续数日。

1. 间接作用

所有吸入麻醉药和许多诱导药均可引起心肌抑制，低血压和轻至中度肾血管阻力增加，导致肾血流量减少和 GFR 减低。代偿性儿茶酚胺分泌可引起肾皮质血流的重新分布。氟烷和吗啡麻醉不影响 AVP 水平，但手术刺激使 AVP 升高。麻醉诱导前补液，可减轻疼痛刺激引起的 AVP 升高。脊麻和硬膜外腔麻醉可降低肾血流 .GFR 和尿量。

2. 直接作用

含氟类麻醉药的直接毒性作用与氟化物 (F) 抑制代谢过程、影响尿浓缩能力有关，并能导致近曲小管肿胀和坏死。体内 [F] 增高的程度取决于麻醉药的浓度和持续应用时间。

(1) 异氟烷和地氟烷不引起 F 明显释放。

(2) 吸入的恩氟烷仅 2% 在体内代谢成 F，故只产生低水平的 [F] < 15 Wumol/L)。理论上，肾功能不全病人吸入恩氟烷可导致 F 的蓄积和额外肾毒性。

(3). 七氟烷也可代谢产生 F。有充足证据显示，低流量吸入麻醉时七氟烷可在二氧化碳吸附剂内蓄积并被降解为肾毒性产物，其肾毒性已在大鼠动物实验中发现。美国食品和药物管理局警告禁止低流量吸入七氟烷，有人不主张对于术前已存在肾脏疾病病人应用。

(4) 氟烷代谢生成的 F 水平很低。

五、药理学与肾功能衰竭

肾功能衰竭影响许多常用麻醉的作用，其原因为：分布容积、电解质和 PH 值（酸血症使非解离型药物的浓度增高）的改变；血清蛋白减少，导致与蛋白质结合的药物生物利用度增加；药物生物转化受损；药物经肾脏排出减少。在 CRF 病人中，药物快速输注后起效时间取决于其再分配而不是其消除率，故不需要显著改变其负荷量。药物重复给予或长期输注时，其作用持续时间取决于药物的消除，对肾脏排泄明显增加的药物，其维持剂量应减少。

（一）脂溶性药物

一般而言，此类药物在体内很少解离，需经肝脏代谢为水溶性形式，再经肾脏排出。除少数外，其代谢产物几无生物活性。

1. 苯二氮䓬类和丁酰苯类

此类药物均先经肝脏代谢成有活性和无活性两部分，再由肾脏清除。苯二氮䓬类 90%～95% 与蛋白质结合。地西泮半衰期长且代谢产物具有活性，故需慎用。对于严重肾功能衰竭病人，苯二氮䓬类药物和其代谢产物出现蓄积。苯二氮䓬类药不易经透析清除。

2. 巴比妥类、依托咪酯和丙泊酚

此类药物蛋白结合率高，在低白蛋白血症病人中，药物到达受体部位比例大为增加。酸中毒和血脑屏障改变更进一步减少其诱导需要量，故在肾功能衰竭病人应减少这些药物的初始剂量。

3. 阿片类药

此类药物经肝脏代谢，但在肾功能衰竭病人（尤其伴低白蛋白血症者），因阿片类药与蛋白质结合减少，故其作用增强，时间延长。吗啡和哌替啶活性代谢产物可延长其作用时间；并且去甲哌替啶蓄积可引起惊厥。肾功能衰竭病人中芬太尼、舒芬太尼、阿芬太尼和瑞芬太尼的药代动力学无改变。

（二）解离型药物

解离度高的药物在生理 pH 正常时以原形经肾排出，肾功能不全时其作用时间可延长。

1. 肌肉松弛药

因米库氯铵、顺式阿曲库铵和罗库溴铵作用时间可预知，更适用于存在肾功能损害的病人。

2. 胆碱酯酶抑制药

由于肾功能受损，胆碱酯酶抑制药清除减少，半衰期延长。延长时间与泮库溴铵或氯筒箭毒碱的肌肉阻滞时限相似或更长，故给予足量胆碱酯酶抑制药后，罕见再出现肌肉松弛（再箭毒化）。

3. 地高辛

经尿排出，肾功能衰竭病人发生洋地黄中毒的危险增加。

（三）血管活性药

在肾脏疾病病人，应用血管活性药具有某些值得关注的特性。

1. 儿茶酚胺类药物

具有 α 肾上腺素能作用的儿茶酚胺类药物（如去甲肾上腺素、肾上腺素、去氧肾上腺素、麻黄碱）可收缩肾血管，减少肾血流量。

2. 异丙肾上腺素

也减少肾血流量，但程度较轻。

3. 硝普钠

含有氰化物，经肾脏代谢后以硫氰酸盐排出。肾功能衰竭病人，因硫氰酸盐积聚过多，更易产生以神经系统为主的毒性。

第四章 麻醉相关解剖

第一节 脊柱

脊柱由 26 块脊椎骨合成，即 24 块椎骨（颈椎 7 块、胸椎 12 块、腰椎 5 块）、骶骨 1 块、尾骨 1 块，由于骶骨系由 5 块，尾骨由 4 块组成，正常脊柱也可以由 33 块组成。这样众多的脊椎骨，由于周围有坚强的韧带相连系，能维持相当稳定，又因彼此之间有椎骨间关节相连，具有相当程度的活动，每个椎骨的活动范围虽然很少，但如全部一起活动，范围就增加很多。

脊柱的前面由椎体堆积而成，其前与胸腹内脏邻近，非但保护脏器本身，同时尚保护至脏器的神经、血管，其间仅隔有一层较薄的疏松组织。椎体破坏时，在颈部，脓液可聚集于咽后，或沿颈部下降至锁骨下窝，亦可沿臂丛至腋窝；在胸部可沿肋间神经至胸壁，亦可波及纵隔；在腰部可沿腰大肌筋膜下降，形成腰大肌脓肿，可流注至腹股沟下方，亦可绕过股骨小转子至臀部。

脊柱的后面由各椎骨的椎弓、椎板、横突及棘突组成。彼此借韧带互相联系，其浅面仅覆盖肌肉，比较接近体表，易于扪触。脊柱后部的病变易穿破皮肤。

在脊柱前后两面之间为椎管，内藏脊髓，其周围骨性结构如椎体、椎弓、椎板，因骨折或其他病变而侵入椎管时，即可引起脊髓压迫症，甚至仅小量出血及肉芽组织即可引起截瘫。

一、椎骨

按所在部位分为 5 部：颈椎 7 节、胸椎 12 节、腰椎 5 节、骶椎 5 节（常合成 1 块骶骨）尾椎 3～5 节（常合成 1 块尾骨）。5 部椎骨各有特征，但基本形态大体相同。一般椎骨都有椎体、椎弓和由椎弓发出的 7 个突起。椎体在腹侧，短圆柱状。椎弓连于椎体后面，和椎体共同围成椎孔，各椎椎孔叠连成为椎管。椎孔形似半环，由左右两半组成，每半前部较狭，称椎弓根，其上、下缘凹陷，分别称椎骨上、下切迹。相邻两椎的对应切迹围成椎间孔，通行脊神经和血管。椎弓后部较宽，为椎弓板。椎弓在结构上密质较厚而松质较少。椎弓发起的突起有脊突 1 个，从后面正中突向后方；横突 1 对，从根、板结合处突向两侧；上、下关节突各 1 对，从根、板结合处分别突向上、下，并有关节面与邻椎关节突关联。

（一）颈椎

颈椎 7 节，椎体小，水平断面横椭圆形。椎孔大，三角形。椎弓根自椎体突向后外，上、下切迹大致相等。横突短（颈部瘦弱者可从侧方触及），有横突孔，内通椎动、静脉。横突孔将横突分为前根和后根，两根末端膨大成前、后结节。第 6 颈椎横突前结节特别显著，可从胸锁乳突肌内侧触及，颈总动脉在其前方经过，头颈外伤出血时可将颈总动脉压向此结节急救止血，故有颈动脉结节之称。颈椎横突前、后结节间借助横突棒（或称结节间板）相连，棒上面为槽状脊神经沟，颈神经沿沟走出。临床施行颈深丛阻滞，局麻药即注射此处。由于颈椎横突短，距椎孔近，穿刺针易误入椎管。颈椎上、下关节突纵列如柱；上关节突关节面朝后上，下关节突关节面朝前下。棘突短，末端分两叉。第1、第2、第7颈椎与一般颈椎相比具有特殊的形态特征。

1. 第1颈椎又名寰椎，呈环形。由前、后弓，和左、右侧块组成。它没有椎体，也没有典型的棘突和关节突。前弓短，前面正中有小突起，称前结节，后面正中有小关节面，称齿突凹，与第2颈椎的齿突构成关节。前弓两侧连于侧块。侧块上面有椭圆形的上关节凹，与枕骨髁构成关节；侧块下面较平，为下关节面，与第2颈椎的上关节面构成关节。从侧块向外侧伸出横突，有横突孔，但无结节与脊神经沟。侧块后方接连后弓，后弓较前弓长，恰在上关节凹后方有椎动脉沟，椎动脉与枕下神经沿此沟进出椎管。后弓后面正中也有小突起，为后结节。寰椎椎孔甚大，在保留软组织的标本上，此孔为寰椎横韧带分为前、后两部，前部容齿突，仅后部相当于固有椎孔。

2. 第2颈椎或称枢椎，与一般颈椎略似，但椎体上延形成指状的齿突。寰椎连同头颅左右旋转时，即以齿突作为枢轴，枢椎因此而得名。

3. 第7颈椎亦称隆椎，棘突特长，末端不分叉，隆起于皮下，循项沟自上向下触查时，第一个易于触及的便是此突，它是颈部和上胸部椎管穿刺进针的标志。隆椎横突大，前结节不明显，有时独立成颈肋；横突孔小，通常只有椎静脉穿行，

4. 每节颈椎椎弓根上方各有同序颈神经从椎管穿出。其中第1、第2颈神经在相应关节面后方走过 (CI 枕下神经的前支继沿椎动脉内侧前行)，第3～7颈神经前支沿关节突前方、椎动脉后方经行。

（二）胸椎

胸椎12节，椎体由上而下逐渐增大，一般胸椎椎体两侧后部近上、下缘处各有一半圆形小关节面，分别称上、下肋凹；两邻椎的对应肋凹连同其间的椎间盘合成全凹，与肋头构成关节。第5～8胸椎椎体左侧稍平，贴邻胸主动脉；胸主动脉瘤时该段胸骨可受侵蚀。胸椎椎孔圆而较小。椎弓根平伸向后；除第1胸椎外，椎骨上切迹均不明显，而椎骨下切迹深著。椎弓板阔，相邻弓板上下掩叠。横突圆柱状，突向后外，末端圆钝，前面有小关节面为横突肋凹，与肋结节构成关节。上关节突关节面朝后上，下关节突关节面朝前下。棘突长，断面三角形，第1胸椎棘突几乎水平突向后方，在隆椎下易触及；向下各椎棘突渐次倾斜，指向后下，彼此掩叠，中胸部的最为陡直；第11、第12胸椎棘突复渐取平，且变短变扁，趋近腰椎。由于胸椎棘突倾斜掩叠，故胸部椎管穿刺时，应使患者脊柱充分屈曲，使棘突分开，同时将穿刺针斜上刺入，与棘突方向一致，方可进入椎管。在第1、第2胸椎棘突间穿刺时，针体应与背部成60°倾斜，而在第7、第8胸椎间隙穿刺时，则需成35°斜角。

（三）腰椎

1. 腰椎5节，椎体阔厚，自上而下逐节增大，上下面轮廓作肾形。椎孔三角形，间作三叶草状，孔径较胸椎的大，但比颈椎的小。椎弓根粗，上切迹浅而下切迹深；椎弓板宽厚，但互不掩叠。横突扁细，与肋同源，L1～L3递次加长，向下复变短，它是腰部椎旁神经阻滞进针的标志。在横突基部后下有小的副突，是真正横突的残迹。

2. 棘突扁阔，矢状平伸向后。由于腰椎棘突呈水平位，相邻棘突间隙大，椎弓互不掩叠，所以临床上常在此部棘突间作椎管穿刺。术时若使患者脊柱屈曲则可增大棘突间隙，但非绝对

必要；于一般病例，脊柱虽处于自然位，穿刺亦无困难。

3. 穿刺定位可参考两侧髂嵴最高点连线，在男性此线通过第 4 腰椎棘突 (55.3%) 或第 4、第 5 腰椎棘突之间 (36.5%)，少数可通过第 5 腰椎棘突 (5.3%) 或第 3、第 4 腰椎棘突之间 (2.3%)。在女性此线以通过第 4、第 5 腰椎棘突之间为最多 (53.2%)，其次为通过第 5(24.6%) 及第 4(21.6%) 腰椎棘突。

4. 通常选 L3、L4 或 L4、L5 棘突间垂直于脊柱刺入椎管。此外，L5 棘突与骶正中棘上端之间的腰骶棘突间隙尤其宽大，故在腰椎穿刺失败时可改行腰骶穿刺，即在髂后上棘最低点上方 1 cm、内侧 lcm 处进针，向内上方经此隙刺入椎管，多易成功。

（四）骶骨

1. 骶骨由 5 节骶椎长台而成，呈倒三角形，分一底一尖、前后两面与左右两侧部，内有骶管纵行贯穿。骶骨底为第 1 骶椎的上部，中间是卵圆形的椎体，前缘突出为骶岬；椎体后方是三角形的骶管上口，亦即第 1 骶椎椎孔；孔侧有上关节突，关节面朝后内；在椎体、椎弓和上关节突的侧方是由横突和肋长舍形成的骶骨翼。骶骨尖指向下，有卵圆形面借软骨连接尾骨。

2. 骶骨前面或称盆面，骨面较平，但因骶骨下部向前弯转而呈眵陷，此面中份有 4 条横线，为 5 节骶椎长合时椎间盘骨化的遗迹。横线两端有 4 对骶前孔，通连骶管，骶神经前支从中走出。

3. 骶骨后面亦称背面，隆凸粗糙，沿中线纵行隆起为骶正中嵴，由上 4 节骶椎棘突融合而成，此嵴在第 2、第 3 棘突结节间，特别在下份第 3、第 4 棘突结节间常有孔洞缺损，有时可经此直接进行骶管麻醉。

4. 骶正中嵴两侧是椎弓板融合形成的凹带。此带外侧又见纵行隆起，为骶中间嵴，由各骶椎关节突长而合。骶中间嵴的下端游离下垂，称为骶角。骶中间嵴外侧可见骶后孔，左右共 4 对，通连骶管，骶神经后支由此走出。

5. 临床施行骶管穿刺，如遇骶管裂孔畸形难以穿入时，可改行骶后孔阻滞术，此法可控制麻醉的侧别和节段，对治疗骶部或会阴区顽固性疼痛尤为相宜。

6. 每侧骶后孔排成一条纵线，间隔约为 2 cm，其中第 2 骶后孔在髂后上棘内下方 1～1.5 cm，最易定位，其他各孔可据此测求。在骶后孔外侧，骨面再次形成纵嵴，称骶外侧嵴，由骶椎横突愈合而成。骶骨背面近下端处，有一例字形缺口，即骶管裂孔。孔后上界为第 4 骶椎棘突和椎弓板的下缘；若第 4 骶椎椎弓板未长合，则裂孔后上界升高，裂孔增大。裂孔侧缘是第 5 骶椎未曾长合的椎弓板和骶角；前下界为第 5 骶椎椎体背侧面。

7. 骶管裂孔是骶管的下端，硬膜外腔终于此处，临床上常经此刺入骶管硬膜外腔，作骶管阻滞；术时，令患者俯卧或侧卧，在臀裂上界、尾骨尖上方 4～5 cm 处触查裂孔 (以骶角为标志)，持针倾斜穿刺，经皮肤、皮下脂肪与骶尾后韧带 (厚约 1～3 mm) 刺入裂孔，然后，使针体与骶管平行，进入骶管。

8. 骶管为椎管的下部，由愈合骶椎的椎孔连续而成，纵贯骶骨，并随骶骨弯曲。管腔上宽下窄，横断面三角形，容量 20～25 ml，管阔者可达 30 ml 以上。骶管有上、下两口，下口即骶管裂孔。骶管左右壁有 4 对椎间乳，骶神经由此出骶管，分为前、后支，分别穿出骶前、后孔。骶管上部 (第 2 骶椎以上) 含有硬膜囊和蛛网膜下腔的末段，第 2 骶椎以下只有硬膜外结缔组织和骶、尾神经根所在的硬膜外腔。

9.11 骨有明显的性别差异。女性骶骨较宽短,前面上部平直,下部急剧弯向前方,第 1 骶椎体较窄小,骶岬显著,耳状面平而短,位于第 1、第 2 骶椎侧缘。男性骶骨狭长,前面弯曲和缓,第 1 骶椎体宽大,骶岬较不显著,耳状面长大,伸达第 3 骶椎。

(五) 尾骨

尾骨由 3 ~ 5 节退化尾椎融合而成,呈倒三角形,尖在下,底在上,底部有小卵圆形面借软骨连接骶骨,并有一对尾骨角以韧带连接骶骨。

二、椎骨的连结

(一) 椎体间的连结

椎体之间借椎间盘和前、后纵韧带相联结。

1. 椎间盘

垫接在从枢椎至第 1 骶椎各椎体间,共 23 片。盘前、后缘分别与前、后纵韧带相连。盘的形状类似其所连的椎体,厚度以胸中部的最薄 (2 mm),向上向下均渐增厚,腰部的最厚 (10 mm);每一盘的厚度也不均匀,颈、腰各盘前厚后薄,胸部的相反,助成脊柱的颈、胸、腰曲。椎间盘的结构分为外周的纤维环和中心的髓核两部。纤维环坚韧,由多层同心环绕的纤维组织和纤维软骨组成。成年后,纤维环前部明显增厚,而后部则较弱,往往易于破裂。髓核半透明胶冻状,柔软有弹性,幼时含有脊索残迹。另外,椎间盘上、下面各有一层透明软骨,紧附于相邻椎体。椎间盘的这种结构使它既坚韧又有弹性;它将相邻椎体紧密连接起来,并可承受重压,缓冲震荡,允许脊柱适度运动。人脊柱腰部承压重,活动度大;动作过猛时可使腰部椎间盘纤维环破裂,髓核脱出,压迫神经根,引起腰腿痛。

2. 前纵韧带

上起枕骨基底,沿各椎椎体及椎间盘前面下降,到达第 1 或第 2 骶椎,经过中与各椎间盘及椎体边缘紧密相连。此韧带纵长坚韧,从前方增强椎体的连结,并限制脊柱过度后伸。

3. 后纵韧带

起于枢椎椎体后面,上续覆膜,下沿各椎椎体及椎间盘后面降至骶管,经过中紧附椎间盘而松连椎体。此韧带细长坚韧,从后方加强椎体的联结,防止椎间盘向后方脱出,并限制脊柱过屈。

(二) 椎弓间的联结

相邻椎弓板借黄韧带相联结。

黄韧带从上位椎弓板的下缘和内面连至下一椎弓板的上缘和外面,在侧方与椎间关节囊连续,在中线与对侧的黄韧带遇合。此韧带主要由垂直排列的弹性纤维组成。宽短强韧有弹性,新鲜时色微黄,年老后弹性减消,甚至钙化,黄韧带的厚度自上而下逐渐增加,以腰部的为最厚。在腰部作硬膜外穿刺术,刺入黄韧带时的阻力骤增感和刺穿黄韧带后的阻力消失感均较显著,通常以此作为判断是否刺入硬膜外腔的依据。黄韧带连接相邻的椎弓。参加围成椎管后壁 (全部黄韧带垂直宽度的总和约占椎管后壁全长的 1/2),协助伸直脊柱,并限制脊柱的过屈。

(三) 突起间的联结

包括棘突间和横突间的韧带连结以及关节突间的椎间关节。棘突间的连结又有棘间韧带、棘上韧带和项韧带等。

1. 棘间韧带

连于相邻棘突之间，前抵黄韧带，后续棘上韧带，颈、胸部的较薄弱，腰部的稍发达，穿刺时针感疏松。

2. 棘上韧带

从第 7 颈椎下至骶骨，纵连于各椎棘突尖端，并与棘间韧带相移行。此韧带呈长索状，胸部较细，腰部较宽 (可达 1 cm 以上)，纤维束强韧坚实。它与棘间韧带都有限制脊柱前屈的作用。椎管穿刺若用钝针直入进针，则针尖抵此韧带后往往滑开，不易刺入。老人棘上韧带可能骨化，则应采取旁正中入路，避开骨化的韧带。

3. 项韧带

为棘上韧带向上的延续，呈矢状位三角形膜片，前缘附于颈椎棘突，上缘附于枕骨，后缘游离。项韧带主要由弹性纤维组成；它是项部肌肉的中隔，并有掣枕举头的作用。

4. 椎间关节

由邻椎对应关节突构成，故又称关节突关节，它们是小的平面关节，囊紧腔狭，稍可摩动。

(四) 特殊椎骨的连结

寰椎与枢椎间构成寰枢关节，寰椎与枕骨间构成寰枕关节。

1. 寰枕关节

左右成对，由枕骨髁与寰椎上关节凹组成，为联合椭圆关节，允许头部绕冠状轴俯仰、绕矢状轴侧屈，或联合两轴作环转运动。气管插管时，需利用此关节使头极度后仰；若此关节困病变而强直，则后仰受限，使气管插管非常困难。

2. 寰枢关节

包括 3 部分：

(1) 寰枢正中关节一个，由齿突前、后关节面与寰椎前弓齿突凹和寰椎横韧带构成。

(2) 寰枢外侧关节左右各一，由寰、枢椎相应的下、上关节面构成。

(3) 关节共成联合车轴关节，运动时，寰椎连同头部绕齿突旋转。

3. 骶、尾骨的联结

骶、尾两骨借软骨和韧带互相连结，其韧带主要有：

(1) 骶尾背侧浅韧带：自骶管裂孔上缘向下，覆盖裂孔，止于尾骨后面。

(2) 骶尾关节韧带：连接骶、尾骨对应角间，又称角间韧带。

三、脊柱的整体观

全部椎骨纵连构成脊柱。成人脊柱长约 70 cm(女性及老人略短)，约占身长的 2/5，其中椎间盘总厚度约占脊柱全长的 1/4。长时间站立后，椎间盘受压稍变扁，脊柱长度比长时间平卧时可缩短 2 ～ 3 cm。

(一) 脊柱的前面观

从前面观察脊柱，可见椎体与椎间盘自上而下逐渐增大，反映了下位椎体承受重量的增加。耳状面以下的骶、尾椎不承受体重，体积迅速减小。此外，在颈下至胸上部，还可看到区段性的椎体增宽，则是上肢影响的结果。有时脊柱出现侧曲，侧曲可由脊柱病变或不良姿势引起，也可能是生理性的：习惯用右手的人，右上肢肌较强，可引起脊柱颈下至胸上段轻度右曲。

（二）脊柱的后面观

从后面观察脊柱，可见各椎棘突及连接棘突的韧带沿背中线形成纵嵴。颈椎棘突短。水平位，末端分叉，间隙较宽。胸椎棘突长，上胸部的较平，向下渐倾斜，指向后下，中胸部的斜度最大，几近垂直，至下胸部又渐取平。

由于胸椎棘突倾斜，它们上下掩叠，间隙狭窄。腰椎棘突扁阔、水平，间隙宽著，第 5 腰椎与第 1 骶椎棘突间隙尤宽。脊柱后伸时，各部棘突间隙变小，前屈时则间隙增大。因此，施行椎管穿刺应使患者脊柱充分屈曲，掌握进针方向，使与局部棘突斜度一致，方可成功。

在活体，可从体表触查棘突。其中第 7 颈椎棘突在项下界最易触及，其他棘突通常参照体表标志间接判定。例如左、右肩胛冈内侧端的连线通过第 3 胸椎棘突或第 3、第 4 胸椎棘突间隙，两肩胛下角连线通过第 7 胸椎棘突或第 7、第 8 胸椎棘突间隙，左、右髂嵴最高点连线通过第 4 腰椎棘突或第 4、第 5 腰椎棘突间隙。

（三）脊柱的侧面观

从侧面观察脊柱，可见颈、胸、腰、骶部各有 1 个生理弯曲。颈曲和腰曲凸向前方，胸曲和骶曲凸向后方。新生儿脊柱原只有 1 个后凸的背曲，婴儿抬头后出现颈曲，站立后出现腰曲，背曲余部遗留形成胸曲和骶曲。4 个曲的形成使身体重心后移，直立时落于足底，保持稳定；4 个曲还增强了脊柱的弹性，有利于缓冲震荡，防止重要器官受损。

（四）脊柱弯曲的意义

脊柱的生理弯曲对临床椎管穿刺和蛛网膜下腔阻滞具有重要的意义。仰卧位时第 3 腰椎及第 3、第 4 颈椎处于最高位，第 6 胸椎及骶椎处于最低位。所以蛛网膜下腔阻滞时，如自第 2、第 3 腰椎棘突间隙刺入注射重比重的局麻药物，仰卧后药液易向第 6 胸椎方向流动；如自第 4、第 5 腰椎间隙注药，仰卧后则易流至骶部。另外，由于脊柱腰部活动度大，在取抱膝俯首体位时，随着腰背弯作弓形，脊柱腰曲前凸消失，棘突间隙张开，因而腰穿较易进行。相比之下，脊柱胸部活动度小，棘突长、斜、掩叠，在脊柱力屈时，随着胸曲加强，上、中段胸椎棘突间隙也可稍稍增大，穿刺尚不甚困难，但下胸段第 10、第 11 及第 12 胸椎棘突间隙则不易张开，常使直入穿刺失败。

四、椎管

椎管是脊柱的内腔，贯穿脊柱全长，前壁成于椎体、椎间盘和后纵韧带，后壁为椎弓板和黄韧带，侧壁是椎弓根并有椎间孔外通椎旁。椎管中容纳着脊髓、脊神经根以及它们的被膜和血管。在被膜与被膜以及被膜与椎管壁之间还存在特定的被膜间隙。

五、脊髓、脊膜、脊膜间隙、脑脊液

（一）脊髓

1. 脊髓位于椎管内，上端在枕骨大孔处与延髓相连，下端借终丝附于尾骨，两侧为脊神经根固定。脊髓周围有软膜、蛛网膜和硬脊膜三层被膜包绕。并隔开为三个腔，即蛛网膜下腔、硬脊膜外腔和硬膜下腔。除硬膜外腔外，其余各腔均与相应腔隙连通。

2. 脊髓的下端（即圆锥）于出生时停留在第 3 腰椎平面，到儿童期止于第 2 腰椎水平，至成人才止于第 1 腰椎体下缘或第 1、2 腰椎间盘的平面。但脊髓下端的高度可有上下 10% 的变异范围，高者可平第 12 胸椎，低者可达第 2 腰椎，个别人低至第 3 腰椎水平。临床上需在第

2 腰椎以下作穿刺，才不致损伤脊髓。

3. 脊髓长度男性 45 cm、女性 43 cm，与股骨或股血管的长度相当，可分 31 节，即脊髓节段，每个脊髓节段连接一对相应的脊神经，包括颈段 8 节脊神经、胸段 12 节脊神经、腰段 5 节脊神经、骶段 5 节脊神经和尾段 1 节脊神经。

4. 脊髓全长有两个膨大部分：颈膨大和腰膨大。第 4 颈髓节至第 1 胸髓节为"颈膨大"，与上肢的脊神经相连。第 10～12 胸髓节为"腰膨大"，与下肢的脊神经相连。自腰膨大以下脊髓急剧变细，并呈圆柱状，称"脊髓圆锥"，其尖端即脊髓下界。

5. 自圆锥向下延续为细丝，称"终丝"，长约 20 cm。上段 15 cm 在蛛网膜下腔中，为内终丝，主要为软膜延成；下段 5 cm 穿出硬膜囊，为外终丝，表面有硬脊膜延包，附着于尾骨背面的骨膜上，起固定脊髓的作用。终丝本身已无神经组织。

6. 在成人，只有上颈髓（第 1～4 颈髓节）大致与同序椎骨平齐，而其余的髓节均在同序椎骨平面之上，其中下颈髓和上胸髓（第 5 颈髓节至第 4 胸髓节）与同序椎骨上一椎的椎体对应。中胸髓（第 5～8 胸髓节）与同序椎骨上方第 2 节椎骨的椎体同高，下胸髓（第 9～12 胸髓节）与同序椎骨上方第 3 节椎骨的椎体同高，5 节腰髓平对第 10、第 11 胸椎与第 12 胸椎椎体下半和第 1 腰椎体。

（二）脊膜

脊髓有 3 层被膜，由外向内依次为硬脊膜、蛛网膜和软脊膜，3 层膜在上方经枕骨大孔与相应的脑膜连续，在侧方延包脊神经根移行于脊神经膜。

1. 硬脊膜

为致密的纤维组织膜，内面衬以上皮细胞，血管分布稀少。膜的形状类似牛皮纸，厚韧少弹性，穿刺后不易马上闭合，常致脑脊液外溢。膜的厚度各段不一 (0.25～2.5 mm)，以寰枕区为最厚 (2～2.5 mm)，颈、胸段次之（厚处分别达 1.5 及 1.0 mm），腰段厚约 0.33～0.66 mm，骶段最薄 (0.25 mm)。硬脊膜套在脊髓周围，形成硬（脊）膜囊。颈、腰两部囊腔较阔，与脊膜两个膨大一致。硬膜囊与椎管壁之间存在着一个间隙，为硬膜外腔，其中充满脂肪组织、静脉丛和淋巴管。但在某些特定部位，硬膜囊直接附于管壁骨面或韧带上：

(1) 囊上端附于枕骨大孔边缘和第 2、第 3 颈椎椎体后面，在枕骨大孔以上，续于硬脑膜。

(2) 囊下界平对第 2 骶椎下缘，相当于左右髂后上棘连线，从骶管裂孔至硬膜囊下端的距离不超过 47 mm；骶管穿刺时，针尖不可超过此限，以免进入蛛网膜下腔，自第 2 骶椎以下，硬脊膜延为终丝被膜，止于尾骨骨面。在少数情况下，囊下界可高平第 5 腰椎或低至第 3 骶椎。囊腔下延者骶管麻醉可能刺入囊内，进入蛛网膜下腔。

(3) 硬膜囊两侧伸出筒状膜鞘分别包被脊神经前根和后根，形成硬根膜。两根合成脊神经干时，硬根膜也合成单鞘，移行于神经外膜。但实际上，脊神经前、后根往往密切依伴穿出硬膜囊，两根的硬膜鞘亦非截然独立，其间微隙隔有结缔组织，硬根膜较硬脊膜稍薄，但在两者移行处较厚，称硬膜颈环。硬根膜与根蛛网膜内脑脊液压力升高时，硬根膜鞘膨胀，而颈环处则呈环状狭窄。

(4) 硬膜囊外面在前、后中线处及左、右两侧方都或多或少地借纤维组织隔或小梁连于椎管内壁。前、后方的隔梁在颈、胸段致密完整，向下渐变薄乃至消失。侧方纤维隔较密，呈栅状。这些隔梁将硬膜外腔分为四部,在硬膜外麻醉时偶可造成单侧阻滞现象,尤以颈段为常见。

2. 蛛网膜

菲薄透明,由纤细的胶原纤维、弹性纤维和网状纤维构成,内、外面均覆有间皮细胞,脊髓蛛网膜衬于硬脊膜内面,两膜间有潜在狭隙称硬膜下腔。蛛网膜与脊髓表面的软脊膜之间是较阔的蛛网膜下腔,腔中充满脑脊液,并有许多小梁连系两膜。临床穿刺时,针尖刺破硬脊膜同时刺破了蛛网膜,随即可流出脑脊液。脊髓蛛网膜在上方经枕骨大孔与脑蛛网膜相连续,在两侧,随硬脊膜延包脊神经根,衬于硬根膜的内面,称为根蛛网膜。与此相应,蛛网膜下腔也呈筒状延绕脊神经根。在椎间孔处,蛛网膜细胞增生,与软根膜融合,使蛛网膜下腔封闭,并移行于脊神经束膜。根蛛网膜还向外面的硬根膜发出一些细小囊状突起,即蛛网膜绒毛,可穿过硬膜,突入硬膜外腔的静脉内。它们与颅内蛛网膜粒同属脑脊液回流装置。

3. 软脊膜

菲薄疏松而富血管,紧贴脊髓表面,并随脊髓表面轮廓起伏,其血管分支直接进入脊髓实质。软脊膜在上方与软脑膜连接;下方在脊髓圆锥以下延为终丝,至第2骶椎下缘穿出硬膜囊,但仍包有硬膜,终端止于尾骨。软脊膜在脊髓两侧的脊神经前后之间,形成18～24对三角形的齿状韧带,各以外侧尖附于硬脊膜。脊髓为齿状韧带所固定,并悬浸于脑脊液中,并有硬脊膜外腔内的脂肪组织和静脉丛作衬垫,故一般的震荡不易引起脊髓损伤。

(三) 脊膜间隙

脊髓被膜间隙包括硬膜外腔(间隙)硬膜下腔(间隙)蛛网膜下腔(间隙)等,除硬膜外腔外,其余腔隙均与颅内相应腔隙连通。

1. 硬膜外腔

(1) 硬脊膜囊与椎骨骨膜及黄韧带之间的间隙,称硬脊膜外间隙(腔),简称"硬膜外腔",内含淋巴管,大量脂肪组织和静脉丛,其上端与颅腔不相通(硬脊膜附于枕骨大孔边缘,将此腔封闭),下端至骶骨裂孔,侧方经椎间孔与椎旁间隙相通,间接使上下左右椎旁间隙互相沟通。硬膜外腔是硬膜外腔阻滞麻醉时注入局麻药的部位。自背方,针经皮、棘上韧带、棘间韧带、黄韧带,从椎弓板间或经骶裂孔可以刺入硬膜外腔。从皮至硬膜外腔的距离,平均为4～5 cm,在腰区为2～7 cm,以3～5 cm居多。

(2) 用导管法作硬膜外阻滞时,偶尔有导管从硬膜外腔经椎间孔穿入椎旁间隙的意外,从而导致给药后只出现相当小的皮肤感觉消失或减弱,造成阻滞失败。

(3) 硬膜外腔的脂肪量与体内脂肪总量成正比。大部分脂肪呈半流体状颗粒,游离于硬膜外腔内,从而使注入的局麻药得以上下扩散。但过多的脂肪可吸收亲脂性局麻药,妨碍其扩散。还有一些结缔组织纤维将脂肪组织分隔成块,也影响局麻药的扩散。这些都是造成硬膜外阻滞不全的因素。由于小儿脂肪很少组成块,因此小儿硬膜外插入导管较为容易,局麻药的扩散范围也较广。

(4) 在某些特定部位,硬膜囊直接附着于椎管壁骨面或韧带上,囊上端附于枕骨大孔边缘和第2、第3颈椎椎体后面;囊下界平第2骶椎下缘,相当于左右髂后上棘连线,自第3骶椎以下,硬脊膜延为终丝被膜,止于尾骨腹面,在少数情况下,囊下界可高平第5腰椎或低至第3骶椎。从骶裂孔至硬膜囊下界的距离在成人不超过47 mm,骶管穿刺时,针尖不可超过此限,以防刺入蛛网膜下腔。

(5) 硬膜外腔略呈负压，与穿刺针推压硬脊膜使其与椎管后壁分离有关。此外，这种负压也与胸膜腔内的负压有关。胸膜腔与椎旁间隙只隔 1 层菲薄的壁层胸膜，而椎旁间隙又相互连通，胸膜腔内的负压很容易通过椎旁间隙传至椎管，而引起硬膜外腔的负压。因此，深吸气时，硬膜外腔负压增大；咳嗽时负压消失，变为正压。硬膜外腔负压以胸段最显著，腰段次之，颈、骶段均不明显。

(6) 硬脊膜随脊神经向外形成漏斗状膨出，伸入椎间孔，形成硬根膜，而后移行为脊神经的外膜。

(7) 硬膜外间隙在椎管内的大小并非一致，可分为前间隙 (腹侧腔) 后间隙 (背侧腔) 左及右侧间隙。各间隙的距离不等：前间隙的硬脊膜与骨膜两者几乎相附着；侧间隙在胸部相等，为 2～4 mm；后间隙与硬膜外穿刺特别有关，因穿刺针需经黄韧带刺入此间隙。后间隙在第 3 颈椎以上裂窄，甚至闭塞，向下逐渐加宽。在第 3 颈椎处宽 1～1.5 mm，至第 1～3 胸椎处宽 2～3 mm，至胸中段中线处宽达 3～5 mm，到第 2，第 3 腰椎和骶椎处正中线的后间隙最宽，可达 5～6 mm。

(8) 硬膜外腔的容积大于同区段蛛网膜下腔的容积。腰段硬膜外阻滞一个脊髓节段需用局麻药 1.5～2 ml，而骶管腔则占 20～25 ml，甚至 28～35 ml。

(9) 在后间隙的两侧有脊髓后动、静脉通过，而正中线处血管 (包括静脉丛) 的分布最少，因此，在穿刺时需掌握好正中线的进针方向，可避免损伤血管，造成出血。

2. 硬膜下腔

指硬脊膜与蛛网膜之间潜在的狭隙。此隙与脊神经外膜内的组织间隙相通；隙中含少量组织液，可能由脑脊液渗透而来，或由蛛网膜绒毛生成。硬膜外阻滞时，若误将局麻药注入此隙，可引起特别广泛的阻滞，但这种情况很少发生。

3. 蛛网膜下腔

蛛网膜的外周为硬脊膜，两者几乎紧贴，其间的潜在间隙称为"硬脊膜下腔"。于穿刺硬膜外腔时，针尖刺破硬脊膜就同时刺破了蛛网膜，随即可流出脑脊液。如果针尖 (或硬膜外导管) 意外地误入硬膜下腔，注入局麻药后，即可产生广泛的蛛网膜下腔阻滞 (即全脊髓麻醉) 意外，但这种机会极少。蛛网膜下腔是充满脑脊液的"水囊"，脊髓悬浮于其中。胸段蛛网膜下腔呈筒状环绕脊髓，蛛网膜距脊髓 3 mm 左右，穿刺时易伤及脊髓。第 2 腰椎以下至第 2 骶椎水平处，蛛网膜下腔特别扩大成圆锥形终池，池内无脊髓，仅有脑脊液、马尾和终丝。因此。临床上常在第 3、第 4 或第 4、第 5 或第 2、第 3 腰椎棘突间进行腰椎穿刺，抽取脑脊液或注入局麻药，不致损伤脊髓。坐位时，由于脑脊液重力作用向下流，可使终池扩大至前后径 15 mm。

4. 软脊膜下腔

有人认为软脊膜与脊髓实质间有潜在的软脊膜下腔，少量局麻药进入此隙就能使神经组织分开，甚至可沿此隙到达高位中枢，引起突然昏迷。局麻药进入并聚集于此隙后，达到一定张力即可使软膜破裂，药物急骤流入脑脊液，可引起高位或全脊髓麻醉。

(四) 脑脊液

无色透明，充满蛛网膜下腔和脑、脊髓的室管系统。成人脑脊液总量为 120～150 ml，其中脊髓蛛网膜下腔含有 25～30 ml，大约每一椎节 1ml。脑脊液压力在侧卧时为 0.069～0.167 kPa，平卧时为 0.098 kPa，坐起时腰骶段压力升高，可达 0.196～0.294 kPa，咳嗽、用力或压迫颈静脉时脑脊液压力可继续升高。

第二节 周围神经

周围神经系统是包括除中枢神经系统（脑和脊髓）以外的所有神经。颅神经直接将头与面部与脑相连接，也将眼睛与鼻与脑相连。剩下的周围神经则将脊髓与躯体的其余部分相连接。周围神经是指脑和脊髓以外的所有神经，包括神经节、神经干、神经丛及神经终末装置；周围神经可根据连于中枢的部位不同分为连于脑的脑神经和连于脊髓的脊神经；脑神经有 12 对，脊神经有 31 对。周围神经还可根据分布的对象不同可分为躯体神经和内脏神经。

一、脊神经

脊神经以其前根和后根连于脊髓，共有 31 对。有 8 对颈神经、12 对胸神经、5 对腰神经、5 对骶神经和 1 对尾神经。脊神经前根是运动性的，可含有支配骨骼肌的躯体运动性纤维和分布于平滑肌、心肌和腺体的内脏运动性的纤维。脊神经后根是感觉性的，可含有传递温痛触压觉和本体感觉的躯体感觉性纤维和传递内脏感觉的内脏感觉性纤维。

（一）脊神经分布

每一脊神经以前、后两根连于脊髓，在椎间孔处两根合成一干，走出椎间孔，分为前、后两主支与一脊膜支。

1. 前根（腹膜根）

每一前根由出自脊髓前外侧面的若干根丝组成，根丝的纤维是脊髓前角和侧角（或骶副交感核）细胞的轴突。因此，前根主传出（运动性）。

2. 后根（背侧根）

每一后根由进入脊髓后外侧沟的若干根丝组成。后根在椎间孔处膨大形成脊神经节，内含假单极神经细胞体，细胞的周围突分布于躯体和内脏，成为感觉神经末梢，中枢突组成后根入脊髓。因此，后根主传入（感觉性）。

3. 脊神经干

由前、后两根在椎间孔内合成，出椎间孔后发出脊膜支，并立即分为前、后两主支。脊神经干及其分支都是混合神经。

4. 脊膜支

细小，返回椎管内，分布于硬脊膜、血管、骨膜、韧带等结构。

5. 后支（背侧支）

一般较前支细，穿横突间后行，分布于体背的皮肤与背深肌，它们有明显的节段性。

6. 前支（腹侧支）

除 C_1、C_2 前支外，均较后支为粗，走向前外侧，分布于颈部、体壁和四肢的肌肉与皮肤。

除分布于体壁内的胸神经前支仍保持节段性外，其余前支都先编织成丛，再由丛上分支分布各处，如颈丛分支分布于颈部，臂丛主要至上肢，腰丛和骶丛分布于下肢、臀部与会阴。各脊神经出椎管处与椎骨的关系有所不同。$C_{1\sim7}$，诸神经各由相应椎骨上方出椎管 ($C_{3\sim7}$ 通过椎间孔)，而第 8 颈神经则由第 7 颈椎下的椎间孔穿出。自 T_1 以下各脊神经均在相应椎骨下方走出椎间孔。由于成人脊髓相对短缩，末端相对上提，故脊神经根自上而下依次增长，走向相应的椎间孔。

（二）脊神经后支

脊神经后支分出后，穿横突间后行入背深肌。T 以上的内侧支与 T 以下的外侧支末段浅出成为皮支 (C_1、$C_{6\sim8}$ 与 $L_{4\sim5}$ 无皮支)，分布于项、背、腰、骶部的皮肤。脊神经后支的分布节段分明，每一后支分布于一条带状区域，但相邻后支分布区互相重叠。故手术切口时，只阻滞一条神经往往不能奏效。

1. 颈神经后支

① C_1 后支称枕下神经，经寰椎后弓上方与椎动脉之下穿出。支配枕下三角诸肌。② C_2 后支粗大，自寰椎后弓与枢椎椎弓板间穿出，绕头下斜肌下缘，分成两支。内侧支为枕大神经，穿头半棘肌（支配该肌）斜方肌的枕骨起腱浅出，伴枕动脉分布于枕、顶部的皮肤。有时，枕大神经发生顽固性疼痛，可用局麻药浸润枕大神经作诊断，然后以 7% 石碳酸注射治疗之，但石碳酸治疗后可能引起麻痹或不全麻痹的后遗症。C_2 后支的外侧支支配颈后肌。③ C_3 后支的内侧支浅出，其中一支分布于批下部，称第 3 枕神经。C_3 外侧支支配颈后肌。④ $C_{4\sim8}$ 后支的内、外侧支支配颈后肌；其中 $C_{4\sim5}$ 后支的内侧支还浅出分布于颈后皮肤。

2. 胸神经后支

胸神经后支都分成内、外侧支，也都支配背深肌。另外，$T_{1\sim7}$ 的内侧支与 $T_{1\sim12}$ 的外侧支还浅出成为皮支。各皮支浅出点与相应棘突的距离，自上而下逐渐增大，并逐渐下移。T_1 皮支分布于相应椎骨下方，T_{10}、T_{11} 皮支分布于腰部，而 T_{12} 皮支沿髂嵴分布并越至臀上皮肤。

3. 腰神经后支

腰神经后支也分内、外侧支，支配局部背深肌。$L_{1\sim3}$ 后支的外侧支还浅出分布于髂后上棘与臀上部的皮肤，特称臀上皮神经。

4. 骶、尾神经后支

均甚细小。$S_{1\sim4}$ 后支穿出骶后孔，S_5 后支出自骶管裂孔。$S_{1\sim3}$ 后支分内、外侧支，支配背深肌的下部；外侧支浅出，分布于骶骨背面的皮肤。S_4、S_5 与 C_0 后支不分内、外侧支，分布于尾骨区的皮肤。

二、颈丛

有 4 条根（$C_{1\sim4}$ 前支），依次吻合形成 3 个神经袢。另外，C_4 与 C_5 前支也吻合成袢，连接颈、臂两丛。颈丛位于胸锁乳突肌与颈内静脉深侧、中斜角肌与肩胛提肌前面、上四颈椎前外侧。

（一）颈丛的组成和位置

颈丛 cervical plexus 由第 1～4 颈神经的前支构成，位于胸锁乳突肌上部 的深方，中斜角肌和肩胛提肌起端的前方。

（二）颈丛的分支

颈丛的分支有浅支和深支，浅支亦称为颈丛皮支。

颈丛皮支由胸锁乳突肌后缘中点附近穿出，位置表浅，散开行向各方，其穿出部位，是颈部皮肤浸润麻醉的一个阻滞点。主要的浅支有：

1. 枕小神经 lesser occipital nerve(C_2) 沿胸锁乳突肌后缘上升，分布于枕部及耳廓背面上部的皮肤。

2. 耳大神经 great auricular nerve($C_{2,3}$) 沿胸锁乳突肌表面行向前上，至耳廓及其附近的皮肤。

3. 颈横神经 transverse nerve of neck($C_{2,3}$) 横过胸锁乳突肌浅面向前，分布于颈部皮肤。

4. 锁骨上神经 supraclavicular nerves($C_{3,4}$) 有 2 ～ 4 支行向外下方，分布于颈侧部、胸壁上部和肩部的皮肤。

颈丛深支主要支配颈部深肌，肩胛提肌、舌骨下肌群和膈。

5. 膈神经 phrenic nerve($C_{3～5}$) 是颈丛最重要的分支。先在前斜角肌上端的外侧，继沿该肌前面下降至其内侧，在锁骨下动、静脉之间经胸廓上口进入胸腔，经过肺根前方，在纵隔胸膜与心包之间下行达膈肌。膈神经的运动纤维支配膈肌，感觉纤维分布于胸腹心包。膈神经还发出分支至膈下面的部分腹膜。一般认为，右膈神经的感觉纤维尚分布到肝、胆囊和肝外胆道等。膈神经损伤的主要表现是同侧的膈肌瘫痪，腹式呼吸减弱或消失，严重者可有窒息感。膈神经受刺激时可发生呃逆。

6. 副膈神经 accessory phrenic nerve 多见于一侧，起自第 5 ～ 6 颈神经的前支，在锁骨下静脉的后侧加入膈神经。

三、臂丛

臂丛起源有 5 条根 (C_5 ～ T_1 前支)，5 根合并成 3 干 ($C_{5,6}$ 前支组成上干，C_7 延为中干，C_8、T_1 合成下干)，3 干又分为 6 股 (每干分前、后两股)，6 股再合成 3 束 (上、中干前股合成外侧束，下干前股独成内侧束，3 干的后股共成后束)。

(一) 臂丛的组成和位置

臂丛的支分布于胸上肢肌，上肢带肌、背浅部肌(斜方肌除外)以及臂，前臂、手的肌、关节、骨和皮肤。组成臂丛的神经根先合成上、中、下三个干，每个干在锁骨上方或后方又分为前、后两股，由上、中干的前股合成外侧束，下干前股自成内侧束，三干后股汇合成后束。三束分别从内、外、后三面包围腋动脉。

臂丛在锁骨中点后方比较集中，位置浅表，容易摸到，常作为臂丛阻滞麻醉的部位。

(二) 臂丛神经阻滞途径

由于臂丛包裹在连续相通的筋膜之中，所以任何途径注药，只要注入筋膜间隙，并加大局麻药量，理论上均可使全臂丛甚至颈丛阻滞。不过药量过大可能引起局麻药毒性反应，因此，临床上常根据手术所需的阻滞范围，选用不同途径，注射适当的药量，进行臂丛的阻滞。

1. 斜角肌肌间沟阻滞途径

首先应确定斜角肌肌间沟的体表位置。可令患者抬头，便于触到胸锁乳突肌的锁骨头，在其后缘平环状软骨 (相当 C_6) 处可摸到前斜角肌肌腹，稍向外侧滑动，可感到有一凹陷，即为前斜角肌与中斜角肌之间的肌间沟。此沟上尖下宽呈三角形，下界为肩胛舌骨肌。为确定肌间沟无误，可在该处向颈椎方向重压，如同侧上肢出现异感，即表明肌间沟定位无误。若更沿肌间沟下压，还可在锁骨上大窝触到锁骨下动脉搏动。肌间沟阻滞的穿刺点即在环状软骨水平线与肌间沟相交处，与皮肤垂直刺入，略向足侧进针，直至出现上肢异感或触到颈椎横突，回抽无血液，然后注入局麻药。由于阻滞部位靠近臂丛上、中干，甚至接近颈丛，所以常用局麻药的容量 (20 ml) 可以阻滞肩部、上臂及前臂桡侧；但尺神经往往 (约有 20%) 阻滞不全或起效缓慢。当然如局麻药用量加倍，也可扩大阻滞范围。另外，这种阻滞途径如穿刺不当有误入蛛网膜下腔或硬膜外腔的可能；局麻药如浸及星状神经节或膈神经时，则引起一过性 Horner 综合征或呼吸困难；偶尔有误伤椎动脉引起血肿者。

2. 锁骨上阻滞途径

传统的锁骨上阻滞方法均从锁骨中点上方 1 cm 处穿刺，向内向后向足的方向进针，直达第 1 肋骨，寻找异感。这种穿刺容易损伤胸膜顶或肺尖出现气胸，而且也不符合臂丛的解剖位置。臂丛神经跨越第 1 肋骨时是上下重叠，而不是水平排列在第 1 肋骨的上面。所以不少学者提出了改进方法，Winnie 提出锁骨下血管旁阻滞途径符合臂丛的解剖位置。穿刺点仍在锁骨上方，先摸到斜角肌肌间沟，用左手食指在最低处触到锁骨下动脉搏动并压向内侧，右手持针在指外侧穿出，针尖向足，沿中斜角肌内侧缘推进，穿破血管鞘时有落空感，再稍深入即出现异感。此法较传统方法成功率高，用常用容量的局麻药即可得到较高的臂丛阻滞，并且不会误入蛛网膜下腔或硬膜外腔，但仍不能防止气胸出现和星状神经节与膈神经的阻滞。

3. 腋路阻滞途径

在腋窝最高处摸到腋动脉搏动，用左手食指压住动脉，在指尖前方向腋窝顶刺入，刺破腋鞘时有较明显的落空感，此时放开针体即可见穿刺针随搏动而摇摆。通常需用较大容量的局麻药 (30 ～ 40 ml) 才能满足阻滞的需要；常用的容量多不能阻滞肌皮神经及肋间臂神经，导致上臂内上侧及前臂桡侧阻滞不全。但此途径不会引起气胸，也不会阻滞膈神经、迷走神经或喉返神经，更不会误入椎管内间隙，偶尔刺破血管，可以压迫止血，不致形成血肿。

4. 喙突下臂丛阻滞途径

臂丛在喙突下有胸大肌及胸小肌双重覆盖，位置较深，成人宜用 6 cm 长穿刺针。穿刺点在喙突下 2 cm，相当于三角肌胸大肌肌间沟处，与皮肤垂直进针，然后向足向外侧并向后倾斜 10° 左右推进，经皮下，穿胸大肌、胸小肌，出现两次减压感或患者出现异感，表示已刺穿胸小肌到达腋血管周围，此时可见针体随动脉搏动摇摆，即可注药。同样容量的局麻药经此途径注入比腋路注入阻滞的范围广泛，效应也较腋路为佳。穿刺时应避免偏向内侧，以免导致气胸。

(三) 臂丛分支

锁骨上部分支发自臂丛的根、干，多系短支，分布于一些颈深肌、背浅肌、胸上肢肌和肩带肌；锁骨下部分支起于 3 束，分布于上肢。臂丛根 (接受交感干的灰交通支) 发出的分支有至颈长肌的肌支 ($C_{5\sim8}$)、至斜角肌的肌支 ($C_{5\sim8}$)、肩胛背神经 (C_6)、胸长神经 ($C_{5\sim7}$) 和加入膈神经的一支 (C_5)。臂丛干盼分支有锁骨下肌神经 ($C_{5、6}$)、肩胛上神经 ($C_{5、6}$)。臂丛束的分支出于外侧束的有胸外侧神经 ($C_{5\sim7}$)、肌皮神经 ($C_{5\sim7}$)，正中神经外侧根 ($C_{6\sim7}$)；出于内侧束的有胸内侧神经 ($C_7、T_1$) 和尺神经 ($C_7\sim T_1$)；出于后束的分支有肩胛下神经 ($C_{5、6}$)、胸背神经 ($C_{6\sim8}$)、腋神经 ($C_{5、6}$) 和桡神经 ($C_5\sim T_1$)。

1. 尺神经

尺神经是内侧束的直接延续（$C_7 \sim T_1$）。初沿腋动、静脉之间、继循肱动脉内侧下行，至喙肱肌止点（约为上臂中点）渐转向后，伴尺侧上副动脉穿臂内侧肌间隔，贴肱三头肌内侧头前面降至肘后，行于尺神经沟。该处表浅，可在活体触及。然后，尺神经穿尺侧腕屈肌肱、尺二头肌之间到前臂。在前臂，先行于尺侧腕屈肌与指深屈肌之间，至前臂下部，行于尺侧腕屈肌的外侧，浅面仅覆以皮肤与固有筋膜。最后，尺神经沿豌豆骨外侧、屈肌支持带浅面入手掌，分为浅、深2支。自前臂上1/3以下，尺神经与尺动脉伴行至手掌，神经位于动脉的内侧。临床尺神经阻滞可在肘后或腕前两部进行。前者在肱骨内上髁与尺骨鹰嘴之间刺入，后者以豌豆骨为进针的标志。

2. 正中神经

以外侧根（$C_{5\sim7}$）与内侧根（$C_8 \sim T_1$）分别起于外、内侧束。两根在腋动脉第3段前方（或外侧）合成正中神经，先循肱动脉外侧下行，至上臂中点跨动脉前（或后）方转至动脉内侧；至肘窝时，行于肱二头肌腱膜与肘正中静脉的深面、肱肌的浅面，然后穿旋前圆肌肱、尺二头肌间到前臂；入前臂后，正中神经走在指浅、深两层屈肌之间，在前臂下1/3部，神经位置表浅，行于桡侧腕屈肌腱的内侧、掌长肌与指浅屈肌腱的外侧，浅面仅有深筋膜和皮肤覆被；最后，正中神经沿腕中线通过腕管入手掌，在屈肌支持带的远侧缘，分为3条指掌侧总神经。临床正中神经阻滞可在肘、腕两部进行。肘部阻滞时，平肱骨内、外上髁切取肱动脉搏动，在其内侧刺入。腕部阻滞则平尺骨茎突，在腕横纹中点、屈肌支持带近侧、掌长肌与桡侧腕屈肌二腱间注射。

3. 桡神经

发自后束（$C_5 \sim T_1$）。初在腋动脉第3段与肱动脉始部之后，在肩胛下肌、大圆肌与背阔肌前方下降，继伴肱深动脉向外下后方，经肱三头肌长头与内侧头之间到上臂后面；然后在肱三头肌内、外侧头闻沿桡神经沟斜过肱骨背面，至肱骨外上髁上方，于此穿臂外侧肌间隔转至前面，在肱肌和肱桡肌之间分为浅、深两终支。桡神经分支分布于上肢后面全部肌肉、皮肤（手背尺侧半皮肤除外）和肘、腕关节。

四、上肢神经的节段分布

（一）上肢皮神经的节段分布

1. $C_{3、4}$（锁骨上神经）分布于肩上区。

2. C_5分布与三角肌区、上臂及前臂上部外侧面。

3. C_6分布于前臂外侧区及拇指。

4. C_7分布于手掌、手背及中间3指。

5. C_8分布于上臂下部与前臂上部的内侧面。

6. T_1（肋间臂神经）分布于上臂上部内侧面。

（二）上肢肌神经的节段分布

1. C_6支配肩关节的外展、外旋肌。

2. C_{6-8}支配肩关节的内收、内旋肌。

3. $C_{5、6}$支配肘关节的屈肌。

4. $C_{7、8}$支配肘关节的伸肌。

5. C_6支配前臂旋前、旋后肌。

6. $C_{6,7}$ 支配腕关节的长屈、伸肌。

7. $C_{7,8}$ 支配指关节的长屈、伸肌。

8. T_1 支配手肌。

五、上肢神经损伤的表现

（一）臂丛损伤

(1) 臂丛上部根（C_5、C_6）的损伤：可由分娩时猛力牵引胎头使 C_5、C_6 撕伤，成人可因头颈侧方着地摔伤受损，或手术时头部过于垂仰，而所置之无垫肩托又过于贴近颈部，压迫臂丛根部引起，也可因患者上臂久垂床侧，臂丛上部根受牵拉而致损。伤后表现呈 Erb-Duchenne 麻痹征象，三角肌等肩带肌和主屈时、旋后的肱肌、肱二头肌等麻痹，造成上臂无力下垂、呈前臂旋前、掌心向后的姿势。同时伴有三角肌外侧面一小块皮肤感觉消失。

(2) 臂丛下部根（T_1）的损伤：可由臀位，分娩强力牵引，或在麻醉状态下使用臂板时，上肢过于外展，造成下部根受损。锁骨上淋巴结或肺尖的恶性肿瘤也可侵犯臂丛下根。下根受损时，其所支配的手肌麻痹；与此同时，在长伸肌作用下，掌指关节伸直，在长屈肌作用下，指间关节屈曲，手呈爪形(Klumpke麻痹)。如伤及 T_1 至星状神经节的白交通支，还可出现 Horner 综合征。

(3) 臂丛根也可因颈椎骨质增生而受压迫，引起上肢麻木不适，称为颈椎综合征。

(4) 臂丛下干可受颈肋或相连纤维束的压迫，引超前臂尺侧缘感觉异常、手成乏力甚至萎缩。

(5) 全臂丛损伤偶可见于暴力牵拉或枪击伤者。上肢完全瘫痪；除锁骨上神经与肋间臂神经分布区外，上肢皮肤感觉完全消失。

（二）正中神经损伤

(1) 一般腕部损伤（例如 Colles 骨折）常损及正中神经。伤者鱼际肌和桡侧两条蚓状肌瘫痪，拇指不能外展与手掌平面成直角，也不能对掌，手掌桡侧部和桡侧三个半手指皮肤感觉障碍。

(2) 如在上臂或肘窝损及正中神经（如髁上骨折累及），则前臂不能旋前，屈腕力减弱，且使手偏向尺侧，桡侧三指不能屈曲；鱼际肌与第1、第2蚓状肌瘫痪同前。正中神经损伤晚期，鱼际肌萎缩，手部变平，类似猿手。

（三）尺神经损伤

尺神经在肘后、腕前两部位置表浅，易于受损。

(1) 腕部尺神经损伤后，其所支配的手肌瘫痪，出现环、小两指的爪形手。拇指不能内收，骨间肌瘫痪，第 2～5 指不能收、展，后期骨间肌萎缩，手背可见掌骨间隙下陷。但正中神经支配的大部分鱼际肌、第1、第2蚓状肌、腕与指的长屈肌和桡神经支配的长伸肌不受影响，手的功能基本保留。患者往往以手指的屈、伸动作补偿收、展障碍。但若使手展平，则收、展假象消除（不能夹住纸片）患者的感觉障碍限于尺侧一个半指掌侧的皮肤。

(2) 肘部尺神经损伤时，指深屈肌尺侧半瘫痪，环、小两指不能屈曲，爪形反而减弱。这种损伤范围较大而畸形减轻的现象为尺神经的矛盾征象。肘部尺神经损伤者，感觉障碍范围较大，此时，掌支、手背支、浅支均被阻断，因而手掌、手背的尺侧部与尺侧一个半手指的皮肤感觉完全丧失。

（四）挠神经损伤

(1) 桡神经干可因挂拐、肱骨干骨折、止血带或手术台边沿压迫而受损。患者上肢伸肌全部瘫痪，出现腕下垂征，前臂旋后也受影响；感觉障碍见于手背第1、第2掌骨之间。

(2) 桡神经深支可因桡骨头骨折、脱位或手术不当而受损。此时桡侧腕长伸肌（桡神经干支配）功能完好，不出现腕下垂征。

（五）腋神经损伤。

三角肌、小圆肌瘫痪萎缩，呈方形肩，上臂不能展平，肩外侧小区障碍。

六、胸神经前支

胸神经前支12对，除T_1、T_{12}分别有纤维参加臂丛和腰丛外，均节段性独立经行于相应肋间，通称肋间神经。T_{12}前支行于第12肋下，特称肋下神经。各胸神经前支经过中支配肋间肌与腹壁前外侧群的肌肉，并发出皮支分布于躯干前外侧（胸骨角平面以下至腹股沟）与上臂内侧的皮肤。另外，每一神经还与相应的椎旁交感神经节借白交通支和灰交通支相连接。

（一）肋间神经

第2～11肋间神经：出椎间孔后，过肋横突上韧带前方入相应肋间隙，沿肋间血管下方、肋间内膜与胸膜壁层之间走向外侧，至肋角处贴近肋沟，潜入肋间内肌与最内肌之间，至腋前线前方又居肋间内肌与胸膜之间，且伴血管降离肋淘，行于上下两肋的中间。第1肋间神经：为第1胸神经前支的一部分（另一部分加入臂丛），沿第1肋间前行，前皮支细小，往往缺如，也无外侧皮支。

（二）肋下神经

为第12胸神前支的一部分（另一部分入腰丛），在肋下血管下方沿第12肋下缘行走，经外侧弓状韧带后方，继过腰方肌前面、肾与升、降结肠后面，进入腹横肌与腹内斜肌之间，末段穿入腹直肌鞘，最后浅出成前皮支。肋下神经沿途发肌支支配腹肌；外侧皮支（不分前后支）分布于臀外侧面的皮肤。

（三）肋间神经阻滞途径

在骶棘肌外侧缘（距后正中线8 cm左右）进针，可阻滞整条肋间神经；在腋前线进针，只能阻滞远段1/3。操作时自肋下缘下进针，针尖稍向上方刺到肋骨骨面，然后改变方向使针尖沿肋下缘下滑过，再进0.2～0.3 cm，即到注药处，穿刺时须谨防刺破胸膜引起气胸。

（四）胸神经前支的节段分布

胸神经分布节段分明，对确定脊麻与硬膜外麻醉的范围，以及对神经系统一些疾病的定位诊断，至关重要。胸、膜壁皮神经的分布从上面数起T_2平胸骨角，T_4平乳头。T_6平剑突，T_8平剑突和脐连线的中点，T_{10}平脐，T_{12}平脐和耻骨联合上缘连线的中点，也平髂前上棘。

七、腰丛

（一）腰丛的组成

系由T_{12}（或L_1）～L_4前支组成。

T_{12}前支约有半数发一支连接L_1前支，参加腰丛。L_1前支分上、下两股，上股发出髂腹下与髂腹股沟神经，下股与L_2的一支合成生殖股神经。L_2余部、L_3全部与L_4前支的一部分各分为背、腹侧两股；$L_{2、3}$的背侧股形成股外侧皮神经。$L_{3～4}$的背侧股形成股神经，$L_{2～4}$的腹侧股形成闭孔神经。

（二）腰丛的位置

腰丛位于腰大肌深面或肌质内，腰椎横突的前方；临床上将此处称为腰大肌间隙。此间隙的前外侧壁即腰大肌，后壁为第 1～5 腰椎横突及横突间肌，后外侧为腰方肌，上界至第 12 肋骨，向下沿腰骶干与盆腔的骶前间隙相通。腰丛及其主要分支的始部都在此间隙中。

（三）腰丛阻滞途径

将局麻药注入腰大肌间隙即可阻滞腰丛。成人穿刺点取髂嵴最高点连线上 1.5 cm，后正中线外侧 4 cm 处，与皮肤垂直进针，直达第 4 腰椎横突，经其下缘再进针 0.5 cm，可有落空感，表示已进入腰大肌间隙，即可注药。也可在髂嵴连线下 3 cm，后正中线旁 5 cm 向前并稍向头侧和外侧进针，刺向第 5 腰椎横突，触到骨面后针尖经外侧滑过该横突，在骨盆口上缘进入腰大肌间隙。由于腰大肌间隙较广，腰丛分布也不很集中，所以腰丛阻滞常不如椎管内阻滞效果确切，且用药量也偏大，临床仅偶尔用于下肢手术。

（四）腰丛重要分支

1. 髂腹下神经 (T_{12}、L_1) 出腰大肌外缘，经肾后面和腰方肌前面行向外下，在髂嵴上方进入腹内斜肌和腹横肌之间，继而在腹内，外斜肌间前行，终支在腹股沟管浅环上方穿腹外斜肌腱膜至皮下。其皮支分布于臀外侧部、腹股沟区及下腹部皮肤，肌支支配腹壁肌。

2. 髂腹股沟神经 (L_1) 在髂腹下神经的下方，走行方向与该神经略同，在腹壁肌之间 并沿精索浅面前行，终支自腹股沟管浅环外出，分布于腹股沟部和阴囊或大阴唇皮肤，肌支支配腹壁肌。

3. 股外侧皮神经 ($L_{2～3}$) 自腰大肌外缘走出，斜越髂肌表面，达髂前上棘内侧，经腹股沟韧带深面至大腿外侧部的皮肤。

4. 股神经 femoral nerve($L_{2～4}$) 是腰丛中最大的神经，发出后，先在腰大肌与髂肌之间下行，在腹股沟中点稍外侧。经腹股沟韧带深面、股动脉外侧到达股三角，随即分为数支：

①肌支，支配耻骨肌、肌四头肌和缝匠肌。

②皮支，有数条较短的前度支，分布于大腿和膝关节前面的皮肤。最长的皮支称隐神经 saphenous nerve 是股神经的终支，伴随股动脉入收肌管下行，至膝关节内侧浅出至皮下后，伴随大隐静脉沿小腿内侧面下降这足内侧缘，分布于髌下、小腿内侧面和足内侧缘的皮肤。股神经损伤后，屈髋无力，坐位时，不能伸小腿，行走困难，股四头肌萎缩，髌骨突出，膝反射消失，大腿前面和小腿内侧面皮肤感觉障碍。

5. 闭孔神经 obturator nerve($L_{2～4}$) 自腰丛发出后，于腰大肌内侧缘穿出，循小骨盆侧壁前行，穿闭膜管出小骨盆，分前、后两支，分别经短收肌前、后面进入大腿内收肌群，其肌支支配闭孔外肌、大腿内收肌群。皮支分布于大腿内侧面的皮肤闭孔神经前支发出支配股薄肌的分支先入长收肌，约在股中部，从长收肌穿出进入股薄肌。临床上在用股薄肌代替肛门外括约肌的手术中，应注意保留此支。

6. 生殖股神经 ($L_{1、2}$) 自腰大肌前面穿出后，在该肌浅面下降。皮支分布于阴囊（大阴唇）、股部及其附近的皮肤。股支支配提睾肌。

八、骶丛

骶丛 sacral Plexus 由腰骶干 ($L_{4、5}$) 以及全部骶神经和尾神经的前支组成。骶丛位于盆腔内，在骶骨及梨状肌前面，髂内动脉的后方。骶丛分支分布于盆壁、臀部、会阴、股后部、小腿以及足肌和皮肤。骶丛除直接发出许多短小的肌支支配梨状肌、闭孔内肌、股方肌等外，还发出以下分支。

（一）骶丛的组成

骶丛由 $L_4 \sim C_0$ 前支共同组成（也有将 $L_4 \sim S_4$ 前支形成的部分称为骶丛，将 $S_4 \sim C_0$ 前支形成的部分称为尾丛的）。L_4 前支分为两叉（分叉神经），上叉参与腰丛，下叉与 L_5 前支组成腰骶干，后者与 S_4、C_0 前支连接成骶丛。

（二）骶丛的位置

L_4 的下叉与 L_5 前支在腰大肌内侧缘闭孔神经的内侧结合成腰骶干，至骶髂关节前方连接 S_1。$S_{1 \sim 4}$ 前支分别由相应骶前孔穿出；S_5 前支由骶、尾二骨间穿出；C_0 前支则出自第 1 尾椎横突的下方。各根向外侧会聚，结成三角形的骶丛，骶丛位于骨盆后壁梨状肌的前面（丛下部即尾丛位于尾骨肌的内面），髂内血管各分支、输尿管以及乙状结肠（左侧）与回肠末段（右侧）的后面。髂内血管一些分支经骶丛各根之间分布于盆壁。在 L_2 与 L_5 之间通行髂腰血管；腰骶干与 S_1（或 S_1 与 S_2）之间通行臀上血管；S_1 与 S_2（或 S_2 与 S_3）之间通行臀下血管；另于骶丛主支坐骨神经与阴部神经之间通行阴部内血管。

（三）骶丛重要分支

臀上神经，臀下神经，股后皮神经，阴部神经，坐骨神经。

1. 臀上神经

臀上神经 superior gluteal nerve($L_{4、5}$，S_1) 伴臀上动、静脉经梨状肌上孔出盆腔，行于臀中、小肌间，支配臀中、小肌和阔筋膜张肌。

2. 臀下神经

臀下神经 inferior gluteal nerve(L_5，$S_{1、2}$) 伴臀下动、静脉经梨状肌下孔出盆腔，达臀大肌深面，支配臀大肌。

3. 阴部神经

阴部神经 pudendal nerve($S_{2 \sim 4}$) 伴阴部内动、静脉出梨状肌下孔，绕坐骨棘经坐骨小孔入坐骨直肠窝，向前分支分布于会阴部和外生殖器的肌和皮肤。

4. 肛神经

肛（直肠下）神经 anal nerves 分布于肛门外括约肌及肛门部的皮肤。

5. 会阴神经

会阴神经 perineal nerves 分布于会阴诸肌和阴囊或大阴唇的皮肤。

6. 阴茎背神经

阴茎（阴蒂）背神经 perineal nerve of penis(clitoris) 走在阴茎（阴蒂）的背侧，主要分布于阴茎（阴蒂）的皮肤。

7. 股后皮神经

股后皮神经 posterior femoral cutaneous nerve(S1 ～ 3) 出梨状肌下孔，至臀大肌下缘浅出，主要分布于股后部和腘窝的皮肤。

8. 坐骨神经

坐骨神经 sciatic nerve($L_{4、5}$，$S_{1 \sim 3}$) 是全身最粗大的神经，经梨状肌下孔出盆腔，在臀大肌深面，经坐骨结节与股骨大转之间至股后，在股二头肌深面下降，一般在腘窝上方分为胫神经和腓总神经。在股后部发出肌支支配大腿后群肌。自坐骨结节与大转子之间的中点到股骨内、外髁之间中点的连线的上 2/3 段为坐骨神经的体表投影。坐骨神经痛时，常在此投影线上出现压痛。坐骨神经的变异主要有：

①分支平面差异较大，有的分支平面很高，甚至在盆腔内就分为二支。

②与梨状肌的关系多变，根据国人统计资料，坐骨神经以单干出梨状肌下孔者占 66.3%。而以单干穿梨状肌或以两根夹持梨状肌，一支出梨状肌下孔，另一支穿梨状肌等变异型者占 33.7%。

9. 胫神经

胫神经 tibial nerve($L_{4, 5}$，$S_{1 \sim 3}$)：为坐骨神经本干的直接延续。在腘窝内与腘血管伴行，在小腿经比目鱼肌深面伴胫后动脉下降，过内踝后方，在屈肌支持带深面分为足底内侧神经 medial plantar nerve 和足底外侧神经 lateral plantar nerve 二终支入足底。足底内侧神经，经拇展肌深面，至趾短屈肌内侧前行，分布于足底 肌内侧群及足底内侧和内侧三个半趾跖面皮肤。足底外侧神经，经拇展肌及 bnb 趾短屈肌深面，至足底外侧向前，分布于足底肌中间群和外侧群，以及足底外侧和外侧一个半趾跖面皮肤。胫神经在腘窝及小腿还发出肌支支配小腿肌后群。胫神经发出腓肠内侧皮神经，伴小隐静脉下行，在小腿下部与腓肠外侧皮神经 (发自腓总神经) 吻合成腓肠神经，经外踝后方弓形向前，分布于足背和小趾外侧缘的皮肤。

胫神经损伤的主要运动障碍是足不能跖屈，内翻力弱，不能以足尖站立。由于小腿前外侧群肌过度牵拉，致使足呈背屈及外翻位，出现"钩状足"畸形。感觉障碍区主要在足底面。

10. 腓总神经

腓总神经 common peroneal nerve($L_{4, 5}$，$S_{1, 2}$)：自坐骨神经发出后沿股二头肌内侧走向外下，绕腓骨颈外侧向前，穿腓骨长肌分为腓浅和腓深神经。腓总神经的分布范围是小腿前、外侧群肌和小腿外侧、足背和趾背的皮肤。

(1) 腓浅神经：在腓骨长、短肌与趾伸肌之间下行，分出肌支支配腓骨长、短肌，在小腿下 1/3 处浅出为皮支，分布于小腿外侧，足背和第 2 ～ 5 趾背侧皮肤。

(2) 腓深神经：与胫前动脉相伴而行，先在胫骨前肌和趾长伸肌间，后在胫骨前肌与姆长伸肌之间下行至足背。分布于小腿肌前群、足背肌及第 1，2 趾背面的相对缘皮肤。

九、下肢神经的节段分布

(一) 下肢皮神经的节段分布

1.$L_{1 \sim 3}$ 自上而下分布于大腿前、内侧面。

2.L_4 分布于小腿前内侧面与足内侧缘。

3.L_5 分布于小腿前外侧面与足 (包括足背、足底) 内侧部。

4.S_1 分布于足外侧缘与足底外侧部。

5.S_2 分布于大腿与小腿后面。

6.$S_{3, 4}$ 分布于臀部与会阴区 (阴囊或女阴前部有分布，后部有分布)。

(二) 下肢肌神经的节段分布

1.$L_{2, 3}$ 支配髋关节的屈、收、内旋肌。

2.L$_{3、4}$支配髋关节的伸、展、外旋肌。

3.L$_{3、4}$支配膝关节的伸肌。

4.L$_5$、S$_1$支配膝关节的屈肌。

5.S$_{1、2}$支配踝关节的跖屈肌。

6.L$_4$支配足的内翻肌。

7.L$_5$、S$_1$支配足的外翻肌。

第三节 脑神经

脑神经亦称"颅神经"。从脑发出左右成对的神经。共12对，其排列顺序通常用罗马顺序表示。依次为嗅神经、视神经、动眼神经、滑车神经、三叉神经、展神经、面神经、听神经、舌咽神经、迷走神经、副神经和舌下神经，其中三叉神经分别由眼神经、上颌神经和下颌神经组成。

一、嗅神经

是第1对颅神经，起自鼻腔顶、上鼻甲上部和鼻中隔上部的嗅细胞，向周围分出多条嗅毛伸向嗅黏膜，向中枢分出20余条嗅丝，穿筛孔入颅进入嗅球，传导嗅觉。

二、视神经

视神经是第2对颅神经，其传导纤维起于视网膜的节细胞。节细胞的轴突在视网膜的后部先汇集成视神经盘，再穿过巩膜构成视神经，后者在眶尖穿过视神经管入颅中窝，组成视交叉后入脑。视神经外面包裹由脑膜延续而来的三层膜，其中颅内与视神经的蛛网膜下腔相通，因此，当颅内压增高时，视神经也随之出现水肿。

三、动眼神经

（一）动眼神经是第3对颅神经

含有躯体和内脏2种运动纤维，自大脑脚间窝出脑，紧贴小脑幕缘经眶上裂入眶，立即分为上、下2支：

1. 上支

支配上直肌和上睑提肌。

2. 下支

支配下直、内直和下斜肌；由下斜肌支分出动眼神经内脏运动纤维（副交感纤维），分布于睫状肌和瞳孔括约肌，参与对光反射。

（二）一侧动眼神经完全损伤的症状

1. 伤侧眼睑下垂，眼外斜视，不能向内、上、下方向运动。

2. 因副交感纤维损伤，患侧瞳孔散大，对光反应消失，调节反射也消失。

3. 出现复视和近视力模糊。

（三）动眼神经受刺激时的症状

1. 眼内斜视。

2. 瞳孔缩小，调节反射亢进。

（四）视神经受压迫（如小脑天幕疝）的症状

上睑提肌首先瘫痪，表现上睑下垂。

四、滑车神经

是第 4 对颅神经，为运动性神经，自中脑背部下丘下方出脑，绕行后经眶上裂入眶，越过上直肌和上睑提肌，进入上斜肌，并支配此肌。

五、三叉神经

是第 5 对颅神经，是最粗大的脑神经，为混合性神经，含躯体感觉和运动两种纤维：组成大的感觉根和小的运动根，在脑桥腹面处出入脑。感觉根在颞骨岩部三叉神经压迹处，扩展成扁平的三叉神经半月节，自节前面发出 3 条大神经，即眼神经、上颌神经和下颌神经，前两神经为感觉神经，下颌神经则为混合性神经。

（一）眼神经

为三叉神经最小的 1 支，分为泪腺神经、额神经和鼻睫神经 3 支，分布于眼眶、眼球、泪腺、结合膜和部分鼻腔黏膜，以及额顶部、上睑和鼻背的皮肤并发出 1 细支至小脑幕。

（二）上颌神经

自三叉神经半月节发出后，进眶下裂延续为终支眶下神经及颧神经、翼腭神经和上牙槽神经，分布于眼裂与口裂间的皮肤、上颌牙齿及鼻腔和口腔黏膜。并发出 1 支至硬脑膜。

（三）下颌神经

为混合神经，是三叉神经最大的分支，经卵圆孔出颅达颞下窝，最后分布下牙槽神经和舌神经 2 个终支，及耳颞神经、颊神经、咀嚼肌神经等分支。其感觉纤维分布于下颌牙齿、牙龈、口腔底、舌体的黏膜，及口裂以下的面部皮肤；运动纤维支配咀嚼肌等。另有 1 支返回颅腔分布于硬脑膜。

六、外展神经

为第 6 对颅神经，属运动神经，在脑内途径较长，并于颞骨岩部相邻，当颅内压增高、脑干移位或鼻咽癌侵犯颅底时，容易损害此神经。此外，此神经于海绵窦与眶上裂部位，与动眼神经、滑车神经及眼神经等相互毗邻，所以于上述两部位的病变常累及上述各神经而出现相应的症状。

七、面神经

为混合神经，包括 3 种主要的神经纤维，即运动、感觉和副交感纤维。其中大部分是运动纤维，构成面神经的运动根，支配面部肌；小部分为味觉纤维和副交感纤维，合成中间神经，主要传导舌前 2/3 的味觉，剐交感纤维则支配泪腺、下颌下腺与舌下腺。

（一）面神经的行程

面神经出脑后，经小脑脑桥角进入内耳道，从内耳门到内耳道底该神经与前庭蜗神经伴行。面神经自内耳道底前上部分的面神经区进入面神经管，该神经与面神经管内，先行向前外侧，至面神经膝部急转向后外，过前庭窗与外侧半规管之间，到达鼓室后壁与内侧壁交界处，折行向下，经茎乳孔出颅。然后面神经向前进入腮腺，分支穿出腮腺前缘，放射状分布于面肌。面神经阻滞的穿刺点在乳突前方 0.5 cm 处，穿刺针方向对正中矢状面约呈 30°，针尖向内上方，深 2.5～4 cm，达茎乳孔，针压面神经，则出现面神经麻痹。

（二）面神经的分支

1. 岩大神经

含有副交感节前纤维，白面神经膝部膝神经节处分出，向前出岩大神经管裂孔，接受来自颈内动脉交感丛的岩深神经合成翼管神经，穿翼管至翼腭窝参入翼腭神经节，换神经元后，节后纤维分布至泪腺、腭及鼻腔黏膜的腺体。

2. 鼓索

含有 2 种神经纤维。

(1) 味觉纤维：传导味觉。

(2) 副交感纤维：支配腺体分泌。味觉纤维随舌神经入舌分布于舌前 2/3。副交感节前纤维到达下颌下神经节，换神经元后发出节后纤维分布至下颌下腺、舌下腺。

3. 镫骨肌神经

支配镫骨肌。

4. 面神经颅外分支

面神经出茎乳孔后即发出 3 个小分支支配枕肌、耳周围肌、二腹肌后腹和茎突舌骨肌。面神经主干进入腮腺实质，交织成腮腺丛，从腮腺前缘穿出的分支有颞支、颧支、颊支、下颌缘支和颈支支配面部肌和颈阔肌。

八、前庭蜗神经（又称位听神经）

为第 8 对颅神经，属躯体感觉神经，神经干分紧密相连的两根，即上根为前庭根，传导平衡觉；下根为蜗根，传导听觉，两者均自延脑脑桥沟末端处，经内耳门入内耳，并组成相应的前庭神经和蜗神经，出内耳门入脑，终于脑干。

九、舌咽神经

为第 9 对颅神经，属混合性神经，含 4 种纤维成分。

（一）躯体运动纤维，支配茎突咽肌。

（二）内脏运动（副交感）纤维，管理腮腺等分泌。

（三）内脏感觉纤维，分布于舌后 1/3 的味蕾、咽黏膜、舌后 1/3 黏膜、咽鼓管和鼓室的黏膜、颈动脉窦和颈动脉小球。

（四）躯体感觉纤维，分布于耳后皮肤。

十、迷走神经

（一）迷走神经的组成

为第 10 对颅神经，属混合性神经，是脑神经中行程最长、分布最广的神经，由 4 种纤维组成。

1. 内脏运动（副交感）纤维，是迷走神经的重要组成，主要分布于胸、腹腔脏器，控制心肌和各脏器平滑肌和腺体的活动。

2. 躯体运动纤维，支配软腭和咽喉肌。

3. 内脏感觉纤维，主要分布至胸、腹腔脏器，管理内脏感觉。

4. 躯体感觉纤维，分布于硬脑膜耳廓及外耳道的皮肤。

（二）迷走神经的走行

迷走神经自延脑后外侧沟后部出脑，经颈静脉孔出颅腔，进入颈部在颈内静脉与颈内动脉、颈总动脉间的后方下行，经胸廓上口入胸腔。

1. 左迷走神经在左颈总动脉与左锁骨下动脉间，越过主动脉弓的前方，经左肺根的后方到达食管前面，分散成若干细支，构成食管丛，在食管下端延续成迷走前干。

2. 右迷走神经经过锁骨下动脉前面，沿气管右侧下行，经右肺根的后方，到达食管后面，分散成食管丛，向下行组成迷走后干。

3. 迷走前、后干向下与食管一起穿过膈肌食管裂孔进入腹腔，至胃的前后分成终支。

(三) 迷走神经在颈部分支

1. 喉上神经

在舌骨大角处分布内、外 2 支。外支支配环甲肌和甲状腺。内支与喉上动脉一起穿甲状舌骨膜入喉，分布于声门裂以上的喉黏膜及会厌、舌根等。

2. 颈心支

有上、下 2 支，与交感神经一起构成心丛。上支有 1 支称主动脉神经或减压神经，分布至主动脉壁弓的壁内，感受压觉和化学刺激。它与舌咽神经的颈动脉窦支都是调节血压的重要神经。

3. 耳支

分布于耳廓后面及耳道皮肤。

4. 咽支

常为 2 支，与舌咽神经和交感神经咽支共同构成咽丛，分出肌支和感觉支至咽缩肌、软腭肌及咽部黏膜。

5. 脑膜支

经颈静脉孔返回颅腔，分布于颅后窝硬脑膜。

(四) 迷走神经在胸部的分支

1. 喉返神经

右喉返神经发出处较高，勾绕右锁骨下动脉；左喉返神经勾绕主动脉弓，返回气管与食管沟内，至咽下缩肌的下缘，称为喉返神经，分数支分布于喉，是喉肌的重要运动神经，支配除环甲肌以外所有的喉肌；其感觉纤维分布至声门裂以下的喉黏膜。喉返神经在行程中发出胸心支入心丛，还发出小支至气管及食管。喉返神经在入喉前常与甲状腺下动脉伴行，故甲状腺手术时有误伤此神经的可能，一侧损伤可致声音嘶哑，两侧损伤可引起呼吸困难，甚至窒息。

2. 支气管、食管支

左右迷走神经的一些分支与交感神经的分支共同在支气管前、后及食管前、后分别构成肺丛和食管丛，发细支至气管、肺及食管。

(五) 迷走神经在腹部的分支

1. 胃前支和肝支

发自贲门附近的迷走前干。胃前支在沿胃小弯向右发出 4 ～ 6 个小支，分布至胃前壁，其终支以 "爪" 状形式分布于幽门部前壁。肝支有 1 ～ 3 条，参加肝丛。

2. 胃后支和腹腔支

发自贲门附近的迷走后干。胃后支沿胃小弯深部走行,沿途发出小支至胃后壁,终支以"爪"状形式分布于幽门窦和幽门管的后壁。腹腔支向右行参加腹腔丛,与交感神经纤维一起伴随动脉分布至脾、小肠、盲肠、横结肠、肝、胰和肾等的部分腹腔脏器。

十一、副神经

为第11对颅神经,属运动性神经,分为两根:颅根为迷走部,自迷走神经根丝下方出延脑;脊髓根为脊髓部,由前、后根之间出脊髓上行,经枕大孔入颅腔,与颅根合成副神经干,然后与舌咽、迷走神经一起自颈静脉孔出颅腔,分为2支:①内支为颅根的延续,加入迷走神经。支配咽喉肌。②外支为脊髓根的延续,较粗,支配胸锁乳突肌及斜方肌。

十二、舌下神经

为第12对颅神经,为舌的运动神经,以多支分布于茎突舌肌、舌骨舌肌、颏舌肌和全部舌内肌。一侧舌下神经完全损伤时,同侧一半舌肌麻痹,继而舌肌萎缩,伸舌时舌尖偏向患侧。

第四节 内脏神经

内脏神经纤维根据传递神经冲动的方向不同分为传入神经和传出神经:内脏传入神经向中枢传递神经冲动,产生感觉,又称为内脏感觉神经;而传出神经由中枢向周围传递神经冲动,产生运动,又称为运动神经。因内脏运动神经不受人意志支配,故称自主神经,也称植物神经,内脏运动神经又可根据功能和药理特点分为交感神经和副交感神经。

一、内脏运动神经

内脏运动神经和躯体运动神经一样,都受大脑皮质和皮质下各级中枢的控制、调节,但二者无论在功能上还是形态结构上都有许多不同之处。其差异主要表现在:①支配的对象不同,躯体运动神经支配骨骼肌并受意志控制,而内脏运动神经支配平滑肌、心肌和腺体,在一定程度上不受意志控制。②纤维成分不同,躯体运动神经只有一种纤维成分,而内脏运动神经包括交感、副交感两种纤维成分,并且多数内脏器官同时接受两种纤维的共同支配。③低级中枢不同,躯体运动神经低级中枢是位于脑干的躯体运动核和脊髓灰质前角,而内脏运动神经低级中枢较分散地位于脑干的内脏运动核和脊髓胸1～腰3节段的侧角、2～4骶段的骶副交感核。④走行不同,躯体运动神经自低级中枢至骨骼肌只有一个神经元,而内脏运动神经自低级中枢发出(节前纤维)后,必须在内脏运动神经节内换神经元,由此发出的纤维(节后纤维)才能到达支配器官。⑤分布形式不同,躯体运动神经以神经干的形式分布于效应器,而内脏运动神经的节后纤维则通常先在效应器周围形成神经丛,后由神经丛分支到器官。

(一)交感神经

包括中枢部和周围部。

1. 交感神经低级中枢

交感神经低位中枢位于脊髓 $T_1 \sim L_3$ 灰质侧角。侧角是交感神经节前神经元胞体所在处。它对全身各部的支配有节段性的定位关系: $T_{1 \sim 5}$ 支配头颈、上肢和胸腔脏器(包括心、血管);

$T_6 \sim L_3$ 支配腹、盆腔器官及下肢血管。

2. 交感神经周围部

交感神经周围部包括交感神经节、交感干、交感神经和神经丛。交感神经节因其所在位置的不同分为椎旁节和椎前节。椎旁节即交感干神经节，椎前节有：腹腔神经节、肠系膜上神经节、肠系膜下神经节等，都属于内脏运动神经节。

（二）交感干

由交感神经节（椎旁节）和节间支连接而成，左、右各一条，位于脊柱两侧，上起自颅底向下达尾骨前面，距正中矢状面平均为 2.5 cm。每一个交感神经椎旁节与脊神经之间有交通支相连结，交通支可分为白交通支与灰交通支。交感干及其神经节因其所在的位置不同，可分为 4 部分即交感干颈部，交干胸部，交感干腰部和交感干盆部。

1. 交感干颈部

交感干经最上肋间静脉内侧越过第 1 肋颈，沿椎动脉内侧，颈椎横突前方，颈动脉鞘之后方，终于颈上神经节。颈部通常每侧有 3 个神经节，分别称颈上、颈中、颈下神经节，颈神经节的数目常有变动，少者每侧仅 2 个，多者可达 7 个，中国人以 4 个最多见，约占 54%。颈上、中、下神经节分别位于 C_2、C_3、C_6、$C_7 \sim T_1$ 各椎骨横突前方，椎前筋膜深面。颈上神经节最大，呈梭形；颈中神经节最小或缺如；颈下神经节多与第 1 胸神经节合并成星状神经节，或称颈胸神经节，中国人此节的出现率为 65%。

2. 星状神经节

星状神经节位于第 7 颈椎横突与第 1 肋颈之间，椎动脉的后方，胸膜顶的上方。星状神经节阻滞常用气管旁入路，即在胸锁关节上 2.5 cm 与前正中线外侧 1.5 cm 相交处向第 7 颈椎横突基部穿刺，用手指将颈总动脉推向外侧，针尖遇骨质，回抽无血，注入局麻药，出现 Horner 综合征。要防止气胸、全脊椎麻醉和喉返神经阻滞等并发症。

3. 交感干胸部

交感干胸部各由 10 ～ 12 个椎旁节及其节间支组成，向上与交感干颈部相连，向下穿膈腰肋内侧弓续于交感干腰部。上胸部位于脊柱两旁，肋头前方或稍外侧，越过肋间血管和神经前面，向下渐内移至椎体侧面。交感干胸部的椎旁节体积较小，第 1 胸椎旁节多与颈下神经节相并合，第 12 胸椎旁节亦可与第 1 腰椎旁融合。交感于胸部发出的分支主要有：

(1) 灰、白交通支：与相应的胸神经相连结。灰交通支含节后纤维，并随胸神经分布于胸腹壁的血管、汗腺、竖毛肌等。

(2) 胸肺支、心支（又称胸心神经）主动脉支、食管支及气管支均较细小，发自 $T_{1 \sim 5}$ 椎旁节，与迷走神经的分支交织成肺丛、心丛、主动脉丛和食管丛等。

(3) 内脏大神经：起自 $T_{5 \sim 9}$ 椎旁节，为经过这些神经节的节前纤维，它们合为一支行向前下方，穿过膈腔入腹腔，终于腹腔神经节和主动脉肾神经节。

(4) 内脏小神经：起自 $T_{10 \sim 12}$ 椎旁节，亦为节前纤维，形成一小支行向下。也穿过膈脚入腹腔，终于主动脉肾神经节和肠系膜上神经节。

(5) 内脏最下神经：出现于 66.8% 的个体，一般起自 $T_{11、12}$ 椎旁节，经此节而来的节前纤维组成细支，穿膈脚入腹腔，终于主动脉肾神经节。

4. 交感干腰部

位于腰椎体的前外侧，腰大肌的内侧缘，约有 4 对交感节，其分支有：

(1) 灰交通支：连接 5 对腰神经，并随腰神经支配。

(2) 腰内脏神经：由穿过腰交感节的节前纤维组成，终于腹主动脉丛和肠系膜丛，并从后者发出节后纤维分布至结肠左曲以下的消化道和盆腔脏器，并有纤维伴随血管分布至下肢。

5. 交感干盆部

交感干腰部向下经髂总血管后方，骶骨前面入盆腔，延续为交感干盆部，沿骶前孔内侧降至尾骨前面，左、右交感干会合形成一个奇神经节。盆部椎旁节计有左右各 4 个和 1 个奇神经节，各节间有节间支相连，各神经节均发出灰交通支，加入邻近各骶神经，并随骶神经分支而分布于下肢。第 1、第 2 骶部椎旁节发出分支参加下腹下丛。

二、副交感神经

是植物性神经（自主神经）的一部分，分为脑部和骶部。脑部的中枢位于脑干内，总称为副交感核，发出纤维走行在第 3、7、9、10 对脑神经内。周围的神经节有器官旁节和器官内节。颅部副交感神经的节前纤维在此交换神经元后发出节后纤维到所支配的器官。骶部的中枢，位于骶髓 2～4 节段灰质内的骶中间外侧核，发出节前纤维至脏器附近的器官旁节和脏器壁内的器官内节，组成盆神经，支配降结肠以下的消化管、盆腔脏器及外生殖器。刺激副交感神经能引起心搏减慢、消化腺分泌增加、瞳孔缩小、膀胱收缩等反应，主要维持安静时的生理需要。

（一）来自动眼神经的副交感神经节后纤维

穿入眼球，分布于瞳孔括约肌和睫状肌。

（二）来自面神经的副交感神经节后纤维

经面神经的各分支，分布于泪腺、鼻、口腔及腭黏膜的腺体、下颌下腺和舌下腺。

（三）来自舌咽神经的副交感神经节后纤维

经耳颞神经分布于腮腺。

（四）来自迷走神经的副交感神经节后纤维

到达胸腹腔后，分布于相应的器官。

三、内脏神经丛

内脏运动神经的交感纤维、副交感纤维和内脏感觉神经纤维在到达各支配脏器之前，常互相交织，共同构成内脏神经丛。它们衬附于头、颈部和胸腔、腹腔内动脉周围行走，或围绕于器官周围或器官之间。除头颈部动脉周围的神经丛外，其他各内脏神经丛均有交感与副交感神经参加。兹将胸、腹、盆腔各部的重要内脏神经丛述说如下：丛均有交感与副交感神经参加。

（一）心丛

由交感干的颈上、中、下节和胸 1、5 节发出的心支，与迷走神经的心支共同组成，位于心脏的底部，分为心浅丛（在主动脉下方）和心深丛（在主动脉弓与气管分叉之间），两丛相互交织，其分支又组成心房丛和左、右冠状动脉丛，并分布于心肌。

（二）肺丛

位于肺根的后方，由迷走神经的支气管支和交感干的胸 2～5 节的分支组成，其分支随支气管和肺血管的分支而入肺。

（三）腹腔丛

是最大的内脏神经丛，位于腹主动脉上段前方，围绕腹腔动脉和肠系膜上动脉根部，分出许多副丛，如肝丛、胃丛、脾丛、胰丛、肾丛及肠系膜上、下丛，其分支分别沿同名血管分布于各脏器。某些腹部手术也联合采用腹腔丛阻止和肋间神经阻止作手术麻醉。腹腔丛阻止途径多在第 1 腰椎棘突旁 7～100 cm，正对第 12 肋骨下缘进针，用长 10～15 cm 的穿刺针向椎体方向相当 30°～45° 刺入，当刺入 3～4 cm 时，可能触及腰椎横突，应退针调整方向重刺，如触及椎体，应记下进针深度再退针调整方向后深刺，较原深度再深入 2.5 cm 即可，最好在 X 线协助下穿刺。临床上常在开腹手术时，在直视下，经腹腔阻止腹腔丛，一般将胃推向左侧，用手指在胃小弯小网膜处触及第 1 腰椎体，可感到腹主动脉搏动，稍将其压向左侧，用 12 cm 长的穿刺针刺向第 1 腰椎体，在其左、右注药即可。

（四）腹下丛

可分为上腹下丛和下腹下丛。上腹下丛位于第 5 腰椎体前面，两髂总动脉之间，是腹主动脉丛向下的延续部分。下腹下丛，即盆丛，由上腹下丛延续封直肠两侧，接受骶交感干节后纤维和骶 2～4 副交感节前纤维而组成，其分支随髂内动脉组成直肠丛、膀胱丛、前列腺丛、子宫阴道丛，分布于盆腔各脏器。

（五）腹主动脉丛

是腹腔丛在腹主动脉表面向下的延续部分，并接受腰，、。交感干神经的分支组成，其分支沿同名动脉分布到结肠左曲以下至直肠上段的部分结肠；一部分纤维下行入盆腔，参加腹下丛组成。

四、内脏感觉神经

人体各内脏器官除有交感和副交感神经支配外，也有感觉神经分布，这些感觉神经末梢构成所谓的内感受器，接受来自内脏的各种刺激，内脏感觉神经 (visceral sensory nerve) 将其变成神经冲动，并将内脏感觉性冲动传到中枢，中枢可直接通过内脏运动神经或间接通过体液调节各内脏器官的活动。

如同躯体感觉神经一样，内脏感觉神经元的细胞体也位于脑神经节和脊神经节内，也是假单极神经元，其周围突是粗细不等的有髓或无髓纤维。脑神经节包括膝神经节、舌咽神经下节、迷走神经下节，神经节细胞的周围突，随同面神经、舌咽神经和迷走神经分布于内脏器官，中枢突进入脑干，终止于孤束核。脊神经节细胞的周围突，随同交感神经和骶部副交感神经分布于内脏器官，中枢突进入脊髓，终止于脊髓灰质后角。在中枢内，内脏感觉纤维一方面与内脏运动神经元相联系，以完成内脏 - 内脏反射；或与躯体运动神经元联系，形成内脏 - 躯体反射；另方面则可经过较复杂的传导途径，将冲动传导到大脑皮层，形成内脏感觉。

（一）内脏感觉特点

1. 感觉迟钝

内脏感觉神经纤维和神经末梢数量少，纤维细小，疼痛阈高，因此感觉比较迟钝。手术中触摸、针刺、切割或烧灼脏器均不引起疼痛，但脏器受牵拉，或痉挛缺血，炎症病理状态可引起疼痛。

2. 感觉模糊

同一脏器的内感受可经不同途径传入中枢的不同部位，例如食管的痛觉传入可经交感神经传入脊髓 $T_{1\sim5}$ 节段，也可循迷走神经传入延髓孤束核。而且，同一中枢部位可以接受不同器官的感觉传入，如脊髓 $T_{1\sim5}$ 节段可接受心、肺、气管、支气管和食管等几个器官的感觉传入。因此，内脏感觉比较弥散，难以准确定位。

（二）内脏感觉的传入途径

如脊髓 $T_{1\sim5}$ 节段可接受心、肺、气管。

一般认为内脏感觉神经元的胞体位于脊神经节或脑神经节内，其中枢突随相应的脊神经后根或脑神经进入脊髓或脑干。周围突则随交感神经或副交感神经的分支分布于各脏器。

（三）牵涉性痛

当某些内脏器官发生病变时，常在体表的一定区域产生感觉过敏或疼痛，这种现象称为"牵涉性痛"。这种感觉过敏或疼痛的区域，称海德氏带（Head 氏带），有时发生在该器官邻近的皮肤，有时发生在该器官相隔较远的皮肤。其发生机制尚不清楚。据有关内脏疾病的临床分析，发生牵涉性痛的体表部位与病变器官往往受同一节段脊神经支配。因此，牵涉性痛与内脏和躯体传入神经的节段性分布有关。

五、人体常见的神经调节反射

麻醉及手术操作很容易刺激脏器的内感受器，通过内脏神经反射，引起心跳、血管舒缩及呼吸的变化，表现为血压、心率及呼吸的改变，严重者甚至出现心搏骤停及呼吸暂停。麻醉药及麻醉中的用药又有很多能兴奋或抑制自主神经。从而可促进或抑制这类反射。因此熟悉这些反射的径路，对防治麻醉中的有害反射，具有重要的指导意义。

（一）血压感受器反射（主动脉弓反射与颈动脉窦反射）

当血压升高时，刺激颈动脉窦与主动脉弓，反射性引起心率减慢、血压下降。刺激血压与效应心率呈反相关改变（Marey 定律），与此同时，出现呼吸的抑制。而当血压下降时，则反射性引起心率增快、血压回升和呼吸兴奋。这种由颈动脉窦与主动脉弓感受血压变化引起的反射分别称为颈动脉窦反射和主动脉弓反射，统称血压感受器反射，在正常状态下是使血压保持在较低水平的重要机制，因此，又常称减压反射。在浅麻醉状态下，颈动脉窦或主动脉弓受到手术牵拉或压迫时，常可引起减压反射，清醒患者甚至导致晕厥。这在洋地黄化的患者更为明显，往往引起血压骤降、脉搏变慢、心律不齐或心搏骤停，呼吸变浅或暂停，有时还出现抽搐等征，临床上称为颈动脉窦综合征。

（二）眼 - 心反射

压迫眼球引起心跳减慢，血管扩张。这一反射始于眼内的感觉神经末梢（感受器），经三叉神经的眼神经（传入神经）传入脑干（中枢），止于三叉神经感觉核，进而通过心一血管中枢，兴奋迷走神经背核并抑制脊髓侧角，最后通过迷走神经和交感神经（传出神经）引起心、血管（效应器）的效应。与此相似，刺激鼻黏膜可引起鼻 - 心反射，呈现类似的心、血管反应，并可引起喷嚏或抑制呃逆（膈肌痉挛）。鼻 - 心反射的径路始于鼻黏膜内感觉神经末梢，经三叉神经的上颌神经鼻支传入中枢，到达三叉神经感觉核，进一步联系心一血管中枢和呼吸中枢，最后通过迷走神经、交感神经、膈神经和肋间神经等传出冲动，引起效应。

（三）腹腔神经丛反射

在浅麻醉下手术操作牵拉腹内脏器或手术台腰桥过度升高，均可反射性引起呼吸暂停，随后呼吸增快并加深，同时血压下降，脉压变窄，心率变慢，严重时还可出现心搏骤停。这一反射因其反射弧涉及腹腔丛，故临床上常称为腹腔神经丛反射。手术中牵拉胆囊时出现的胆一心反射即是腹腔神经丛反射的一种。围手术期出现的急性胃扩张和低血压可能也是腹腔神经丛反射的效应。腹腔丛反射发生于腹腔脏器的牵张感受器，传入纤维穿经腹腔丛，继而一部分经迷走神经传入延髓孤束核，一部分随交感神经入脊髓。然后通过心一血管中枢和呼吸中枢，再通过迷走神经背核和脊髓侧角，最后由迷走神经、交感神经和脊神经传出冲动，引起心、血管和呼吸肌的反应。

（四）盆腔反射

浅麻醉时牵拉盆腔内脏也可引起心动过缓及血压下降，并可出现呼吸暂停等反应，临床上称为盆腔反射。在使用兴奋副交感的硫喷妥钠浅麻醉时，牵拉直肠或作导尿操作还可能引起严重的喉痉挛，常称为直肠一喉反射。术中膀胱尿潴留过多时，也可见血压下降、脉率减慢等变化，导尿后即可恢复。这些都是盆腔反射的效应。盆腔反射的径路始于盆腔脏器的牵张感受器，传入纤维穿经盆丛，然后分流，部分经盆神经入骶髓，部分随交感神经入下胸髓和上腰髓。进入中枢以后的联系和传出的神经基本与腹腔丛反射相同。

（五）肺牵张反射又名赫 - 白反射

肺泡吸气膨胀时，引起吸气终止，肺泡呼气回缩后，重又引起吸气，分别称为肺膨胀反射和瘪缩反射一总称肺牵张反射或赫一白反射。全麻时常利用赫一白反射，通过过度膨肺使呼吸消失，或间断停止控制呼吸，以诱发自主呼吸的出现。赫一白反射的感受器主要是支气管、细支气管和肺泡管壁的牵张感受器。肺吸气膨胀时，刺激感受器，冲动沿迷走神经传入延髓，使吸气中枢抑制，吸气终止。肺呼气瘪缩时，感受器所受刺激减弱，传入冲动减少，吸气中枢抑制解除，于是再次引起吸气。最近认为肺小血管的壁上也有牵张感受器，当肺毛细血管扩张或充血时也可导致呼吸暂停，或自感呼吸困难。

（六）疼痛反射

在浅麻醉状态下切皮肤、骨膜时常可出现心率增快、血压升高和呼吸增快、加深等反应，即是疼痛反射。这一反射的感受器是皮肤和骨膜中的痛觉感觉末梢；传入神经是相应部位的躯体神经；反射中枢包括心 - 血管中枢、呼吸中枢和有关的核团；传出神经则有交感神经、迷走神经、肋间神经和膈神经；效应器是心、血管和呼吸肌。

（七）气管插管反射

在浅麻醉时作气管插管操作可引起呼吸抑制或呛咳动作，称为气管插管反射。这一反射是由咽、喉、气管尤其是气管隆嵴黏膜受到刺激、经迷走神经传入冲动引起的。插管时，偶尔可出现迷走传出性心动过缓，甚至心搏骤停，即所谓迷走 - 迷走反射。但临床上更多出现心动过速和血压升高，可能与喉镜刺激会厌感受器，引起血内去甲肾上腺素增多有关。

（八）中枢神经缺血反射

颅内压增高使中枢神经系统缺血，促使交感兴奋释放去甲肾上腺素及肾上腺素，导致血压升高，使心率减慢。

六、神经反射检查

反射是通过反射弧的形式完成的，一个反射弧包括：感受器、传入神经元、中枢、传出神经元和效应器等部分。反射弧中任何一部分有病变，都可使反射活动受到影响（减弱或消失）。另外，反射活动是受高级中枢控制的，如椎体束以上有病变，则会使反射活动失去抑制，因而出现反射亢进。临床上根据刺激的部位，可将反射分为浅反射和深反射两部分。

（一）浅反射

刺激皮肤或黏膜引起反应称为浅反射。

1. 角膜反射

检查时嘱被检查者向内上方注视，医生用细棉签毛由角膜外缘轻触患者的角膜，正常时可见被检查者眼睑迅速闭合，称为直接角膜反射。反射弧为刺激经三叉神经眼支传至脑桥，再传至面神经核支配眼轮匝肌作出反应。如刺激一侧角膜，对侧也出现眼睑闭合反应称为间接角膜反射。直接与间接角膜反射皆消失，见于患侧三叉神经病变（传入障碍）。直接反射消失、间接反射存在，见于患侧面神经瘫痪（传出障碍）。角膜反射完全消失见于深昏迷患者。

2. 腹壁反射

检查时嘱患者仰卧，两下肢稍屈以使腹壁放松，然后用火柴杆或钝头竹签按上、中、下三个部位轻划腹壁皮肤。正常在受刺激的部位可见腹壁肌收缩。上部反射消失见于胸髓 7 ～ 8 节受损，中部反射消失见于胸髓 9 ～ 10 节病损，下部反射消失见于胸髓 11 ～ 12 节病损。双侧上、中、下三部反射均消失见于昏迷或急腹症患者。一侧腹壁反射消失见于同侧椎体束病损。除以上病因外，肥胖者、老年人及经产妇由于腹壁过于松弛，也会出现腹壁反射的减弱或消失。

3. 提睾反射

用火柴杆或钝头竹签由下向上轻划股内侧上方皮肤，可引起同侧提睾肌收缩，使睾丸上提，双侧反射消失见于腰髓 1 ～ 2 节病损。一侧反射减弱或消失见于椎体束损害。此外还可见于老年人或局部病变，如腹股沟疝、阴囊水肿、精索静脉曲张、睾丸炎、附睾炎等。

4. 跖反射

嘱患者仰卧，髋及膝关节伸直，医生以手持患者踝部，用钝头竹签由后向前划足底外侧至小趾掌关节处再转向拇指侧，正常表现为足跖向跖面屈曲（即巴彬斯基征阴性）。

（二）深反射

刺激骨膜、肌腱引起的反应是通过深部感觉器完成的故称深反射。

1. 肱二头肌反射

医生以左手托扶患者屈曲的肘部，并将拇指置于肱二头肌肌腱上，然后以叩诊锤叩击拇指，正常反应为肱二头肌收缩，前臂快速屈曲，反射中枢在颈髓 5 ～ 6 节。

2. 肱三头肌反射

医生以左手托扶患者的肘部，嘱患者肘部屈曲，然后以叩诊锤直接叩击尺骨鹰嘴突上方的肱三头肌肌腱，反应为肱三头肌收缩，前臂稍伸展。反射中枢为颈髓 7 ～ 8 节。

3. 桡骨骨膜反射

医生以左手轻托腕部，并使腕关节自然下垂，然后以叩诊锤轻叩桡骨茎突，正常反应为前臂旋前、屈肘。反射中枢在颈髓 5 ～ 8 节。

4. 膝腱反射

坐位检查时，小腿完全松弛，自然悬垂。卧位时医生用左手在月国窝处托起两下肢，使髋、膝关节稍屈，然后用右手持叩诊锤叩击髌骨下方的股四头肌腱。正常反应为小腿伸展。若患者精神过于紧张，反射引不出时，可嘱患者两手扣起，用力拉紧，再试即可引出。反射中枢在腰髓 2～4 节。

5. 跟腱反射

嘱患者仰卧，髋及膝关节稍屈曲，下肢取外旋，外展位，医生用左手托患者足掌，使足呈过伸位，然后以叩诊锤叩击跟腱，正常反应为腓肠肌收缩，足向跖面屈曲。如卧位不能测出时，可嘱患者跪于椅面上，双足自然下垂，然后轻叩跟腱，反应同前。反射中枢在骶髓 1～2 节。

深反射的减弱或消失多系器质性病变，如末梢神经炎、神经根炎、脊髓前角灰质炎等致使反射弧遭受损害。深反射易受精神紧张所影响，如出现可疑性减弱或消失，应在转移其注意力之后重新测试。此外，脑或脊髓的急性损伤可发生超限抑制，使低级反射中枢受到影响，出现深反射的减弱或消失，骨关节病和肌营养不良症也可使深反射减弱或消失。

(三) 病理反射

是指椎体束病损时，失去了对脑干和脊髓的抑制功能，而释放出的踝和拇趾背伸的反射动作。一岁半以内的婴幼儿由于椎体束尚未发育完善，可以出现上述反射现象。成年患者若出现上述反射现象则为病理反射。临床常用的测试方法有：

1. 巴彬斯基征

检查方法同跖反射。巴彬斯基征阳性表现为拇趾缓缓背伸，其他四趾呈扇形展开，见于椎体束损害。

2. 奥本海姆征

医生用拇指及食指沿患者胫骨前缘用力由上向下滑压，阳性表现同巴彬斯基征。

3. 戈登征

检查时用拇指和其他四指分置于腓肠肌部位，然后以适度的力量捏压，阳性表现同巴彬斯基征。

4. 查多克征

用竹签在外踝下方由后向前划至趾掌关节处为止，阳性表现同巴彬斯基征。

5. 贡达征

将手置于足外侧两趾背面，然后向趾面按压，数秒后突然松开，阳性表现同巴彬斯基征。

6. 霍夫曼征

医生左手持患者腕关节上方，右手以中指及食指夹持患者中指，稍向上提，使腕部处于轻度过伸位，然后以拇指迅速弹刮患者中指指甲，由于中指深屈肌受到牵引而引起其余四指的轻微掌屈反应，称为霍夫曼征阳性。此征为上肢椎体束征，但一般较多见于颈髓病变。

7. 阵挛

阵挛是在深反射亢进时，用一持续力量使被检查的肌肉处于紧张状态，则该反射涉及的肌肉就会发生节律性收缩，称为阵挛，常见者有：

(1) 踝阵挛：嘱患者仰卧，髋关节与膝关节稍屈，医生一手持患者小腿，一手持患者足掌前端，用力使踝关节过伸。阳性表现为腓肠肌与比目鱼肌发生节律性收缩。意义与深反射亢进征同，见于椎体束损害。

(2)髌阵挛：检查时嘱患者下肢伸直，医生用拇指和食指捏住髌骨上缘，用力向远端方向快速推动数次，然后保持适度的推力。阳性反应为股四头肌节律性收缩致使髌骨上下运动。意义同前。

8. 脑膜刺激征

为脑膜受激惹的表现。见于各种脑膜炎症、蛛网膜下腔出血、脑脊液压力增高等。常见的脑膜刺激征有：

(1)颈强直：嘱患者仰卧，以手托扶患者枕部作被动屈颈动作，以测试颈肌抵抗力。颈强直表现为被动屈颈时抵抗力增强，此为伸肌在患病时最易受刺激所致。除见于上述颅内疾患外，当患有颈椎病、颈椎关节炎，颈椎结核、骨折、脱位、肌肉损伤等也可出现颈强直。

(2)克匿格征：嘱患者仰卧，先将一侧髋关节屈成直角，再用手抬高小腿，正常人可将膝关节伸达 135°以上。阳性表现为伸膝受限，并伴有疼痛与屈肌痉挛。

(3)布鲁金斯基征：嘱患者仰卧，下肢自然伸直，医生一手托患者枕部，一手置于患者胸前，然后使头部前屈，阳性表现为两侧膝关节和髋关节屈曲。

(四)自主神经功能检查

自主神经的功能很复杂，主要功能是调整内脏、血管、竖毛肌、汗腺等的活动。自主神经又分交感神经与副交感神经两种，是通过神经介质与受体而发挥作用的。它们共同支配某组织或器官，其作用虽是相互拮抗的，但在大脑皮质的调节下，正常能协同整个机体内外环境的平衡。临床常用检查方法如下：

1. 眼 - 心反射

嘱患者仰卧，眼睑自然闭合，医生将右手的中指及食指置于患者眼球的两侧，逐渐施加压力，但不可使患者感到疼痛。加压 20 ～ 30 s 后计数 1 min 钟脉搏次数，正常脉搏可减少 10 ～ 12 次 /min。减少 12 次 /min 以上提示迷走神经功能增强，减少 18 ～ 24 次 /min 提示迷走神经功能明显亢进，如压迫后脉率不减少甚至增加，称为倒错反应，提示交感神经功能亢进。

2. 卧立试验

在患者平卧位时计数 1 min 脉搏数，然后嘱患者起立站直再计数 1 min 的脉搏数，由卧位到立位脉搏增加 10 ～ 12 次为交感神经兴奋增强。由立位到卧位称为立卧试验，前后各计数 1 min 脉搏数，若减少 10 ～ 12 次为副交感神经兴奋增强。

3. 竖毛反射

将冰块放在患者的颈后或腋窝皮肤上数秒钟之后，可见竖毛肌收缩，毛囊处隆起如鸡皮状。竖毛反射受交感神经节段性支配，即颈 8- 胸。支配面部和颈部，胸 4 ～ 7 支配上肢，胸 8 ～ 9 支配躯干，胸 10 ～腰 2 支配下肢，根据反应的部位可协助交感神经功能障碍的定位诊断。

4. 皮肤划痕征

用钝头竹签加适度压力在皮肤上划压，数秒以后皮肤就会出现白色划痕（血管收缩），称为皮肤划痕现象。正常持续 1 ～ 5 min 即行消失。如果持续时间较长，提示有交感神经兴奋性增高。经竹签划压后很快出现红色条纹，持续时间较长（数小时），而且逐渐增宽或皮面隆起，则提示副交感神经兴奋性增高。

七、运动功能检查

运动功能是神经系统检查中的重点，大体可分随意和不随意两种。随意运动由椎体束司理，不随意运动（不自主运动）由椎体外系和小脑系司理。

（一）随意运动与肌力

1. 随意运动

随意运动是指意识支配下的动作，随意运动功能的丧失称为瘫痪。由于表现不同，在程度上可分为完全性及不完全性（轻）瘫，在形式上又可分为单瘫、偏瘫、截瘫及交叉瘫痪。

(1) 偏瘫：为一侧肢体随意运动丧失，并伴有同侧中枢性面瘫及舌瘫。见于脑出血、脑动脉血栓形成、脑栓塞、蛛网膜下腔出血、脑肿瘤等。

(2) 单瘫：为单一肢体的随意运动丧失，多见于脊髓灰质炎。

(3) 截瘫：多为双侧下肢随意运动丧失，是脊髓横贯性损伤的结果，见于脊髓外伤、脊髓炎、脊柱结核等。

(4) 交叉瘫：为一侧颅神经损害所致的同侧周围性颅神经麻痹及对侧肢体的中枢性偏瘫。

2. 肌力

除肌肉的收缩力量外，还可以动作的幅度与速度衡量。检查时让被检查者作肢体关节部分的伸屈动作。检查者从相反的方向测试被检查者对阻力的克服力量。手的肌力可用握力计测量，并应同时注意两侧肌力的对比。肌力程度一般分为 6 级。

(1)0 级：完全瘫痪，肌力完全丧失。

(2)1 级：可见肌肉轻微收缩但无肢体运动。

(3)2 级：可移动位置但不能抬起。

(4)3 级：肢体能抬离床面，但不能对抗阻力。

(5)4 级：能作对抗阻力的运动，但肌力减弱。

(6)5 级：肌力正常。

（二）肌张力

是指静息状态下的肌肉紧张度。

1. 肌张力增加

触摸肌肉时有坚实感，作被动检查时阻力增加。可表现为：

(1) 痉挛性：在被动运动开始时阻力较大，终末时突感减弱，称为折刀现象，见于椎体束损害。

(2) 强直性：指一组拮抗肌肉的张力均增加，作被动运动时，伸肌与屈肌的肌力同等增强，如同弯曲铅管，故称铅管样强直，见于椎体外系损害。如在强直性肌张力增强的基础上又伴有震颤，当作被动运动时可出现齿轮顿挫样感觉，故称齿轮强直。

2. 肌张力减弱

触诊时肌肉松软，被动运动时肌张力减低，可表现关节过伸，见于周围神经、脊髓前角灰白质及小脑病变等。

（三）不随意运动

亦称不自主运动，是由随意肌不自主地收缩所发生的一些无目的的异常动作，表现如下。

1. 震颤

震颤是两组拮抗肌交替收缩所引起的一种肢体摆动动作。

(1) 静止性震颤: 在静止时表现明显, 动作如同"搓丸"样, 在作意向性动作时可减轻或暂时消失。伴有肌张力增高, 见于帕金森病。

(2) 老年性震颤: 与帕金森病相似, 但多见于老年动脉硬化患者, 常表现为点头或摇头动作, 一般不伴有肌张力的改变。

(3) 动作性震颤: 震颤在动作时出现, 在动作终末, 愈近目的物时愈明显, 见于小脑疾患。此外, 手指的细微震颤, 常见于甲状腺功能亢进。

2. 舞蹈样运动

舞蹈样运动为肢体的一种快速、不规则、无目的、不对称的运动, 持续时间不长, 在静止时可以发生, 也可因外界刺激、精神紧张而引起发作。睡眠时发作较轻或消失。动作也可表现在面部, 如作鬼脸。多见于儿童的脑风湿病变。

3. 手足徐动

为手指或足趾的一种缓慢持续的伸展扭曲动作, 可重复出现且较有规则, 见于脑性瘫痪、肝豆状核变性、脑基底节变性等。

4. 手足搐搦

手足搐搦发作时手足肌肉呈紧张性痉挛, 在上肢表现为腕部屈曲、手指伸展、指掌关节屈曲、拇指内收靠近掌心并与小指相对, 形成"助产士手"。在下肢表现为踝关节与趾关节皆呈屈曲状。在发作间隙时可作激发试验, 即在患者前臂缠以血压计袖带, 然后充气使水银柱达舒张压以上, 持续 4 min 出现搐搦时称为 Trousseau 征阳性。见于低钙血症和碱中毒。

5. 摸空症

表现为上肢以肘、腕、手关节为主的一种无意识摸索动作。见于脑膜炎, 伤寒及败血症的高热期有意识障碍者和肝昏迷患者。

(四) 共济运动

任何一个动作的完成都必须要有一定的肌群参加, 如主动肌、对抗肌、协同肌及固定肌等。这些肌群的协调一致主要是靠小脑的功能。此外, 前庭神经、视神经、深感觉、椎体外系均参与作用, 动作才得以协调和平衡。当上述结构发生病变, 协调动作即会出现障碍, 称为共济失调。检查方法如下。

1. 指鼻试验

医生先做示范动作, 即将前臂外旋、伸直, 以食指触自己的鼻尖, 先慢后快、先睁眼后闭眼反复做上述动作。正常人动作准确, 共济失调患者指鼻动作经常失误。如睁眼无困难、闭目则不能完成为感觉性共济失调; 睁眼、闭眼皆有困难者为小脑性共济失调。

2. 指指试验

嘱被检查者伸直食指, 曲肘, 然后伸直前臂以食指触碰对面医生的食指, 先睁眼做, 后闭眼做, 正常人可准确完成。若总是偏向一侧, 则提示该侧小脑或迷路有病损。

3. 轮替动作

嘱被检查者伸直手掌并反复作快速旋前旋后动作, 以观察拮抗肌群的协调动作。共济失调患者动作缓慢、笨拙。一侧快速动作障碍则提示有该侧小脑半球病变。

4. 跟 - 膝 - 胫试验

嘱被检查者仰卧，先抬起一侧下肢，然后将足跟置于另侧膝部下端，并沿胫骨徐徐滑下。共济失调患者出现动作不稳或失误。

5. 罗姆伯格征

亦称闭目难立征。测试时嘱患者两臂向前伸平，双足并拢直立，然后闭目，如出现身体摇晃或倾斜则为阳性。仅闭目不稳提示两下肢有感觉障碍，闭目睁目皆不稳提示小脑蚓部病变。

八、感觉功能检查

检查感觉功能时，患者必须意识清晰，检查前要向患者说明目的和检查方法，要充分取得患者的合作。检查时可由感觉障碍区向健处逐步移行，如果感觉过敏也可由健处向障碍区移行。如果患者意识状态欠佳又必须检查时，则只粗略地观察患者对检查刺激引起的反应，以估计患者感觉功能的状态。如呻吟、面部出现痛苦表情、或回缩受刺激的肢体。如有感觉障碍应注意感觉障碍的类型及范围。感觉检查可分 3 种。

（一）深感觉

是测试深部组织的感觉，如关节觉、震动觉和深部触觉。

1. 关节觉

包括关节对被动运动感觉和位置觉。检查时嘱患者闭目，医生用食指和拇指轻持患者的手指或足趾，作被动伸或屈的动作，让患者闭目回答"向上"或"向下"。另外，让患者闭目，然后将其肢体放置在某种位置上，询问患者是否能明确回答肢体所处的位置，关节觉障碍见于后索病损。

2. 震动觉

用震动的音叉 (C128 或 256) 放置在患者肢体的骨隆起处 (如内、外踝、腕关节、髂嵴等)，注意两侧对比。正常人有共鸣性震动感，震动觉障碍见于脊髓后索损害。

（二）浅感觉

包括皮肤及黏膜的痛觉、温度及触觉。

1. 痛觉

通常用大头针的针尖以均匀的力量轻刺患者皮肤，让患者立即陈述具体的感受，为了避免主观或暗示作用，患者应闭目接受测试。测试时注意两侧对称部位的比较，检查后应记录感觉障碍的类型 (正常、过敏、减退、消失) 和范围。如为局部疼痛，则为炎性病变影响到该部末梢神经之故。如为烧灼性疼痛则见于交感神经不完全损伤。

2. 温度觉

通常用盛有热水 (40℃～ 50℃) 及冷水 (5℃～ 10℃) 的试管测试，让患者回答自己的感受 (冷或热)。正常人能明确辨别冷热的感觉。温度觉障碍见于脊髓丘脑侧束损伤。

3. 触觉

用棉絮轻触患者的皮肤或黏膜，让患者回答有无一种轻痒的感觉。正常人对轻触感很灵敏。触觉障碍见于后索病损。

（三）复合感觉

包括皮肤定位感觉、两点辨别感觉，这些感觉是大脑综合、分析、判断的结果，故也称皮质感觉。

1. 皮肤定位觉

是测试触觉定位能力的检查，医生用手指轻触皮肤某处，让患者用手指出被触位置。皮肤定位觉障碍见于皮质病变。

2. 两点辨别感觉

用分开的双脚规刺激两点皮肤，如患者有两点感觉再将两脚规距离缩短，直到患者感觉为一点为止。身体各部对两点辨别感觉灵敏度不同，以舌尖、鼻端、手指最明显，四肢近端和躯干最差。如触觉正常而两点辨别觉障碍见于额叶疾患。

3. 实体辨别觉

是测试手对实体物的大小、形状、性质的识别能力。检查时患者闭目，将铅笔、小刀、橡皮置于患者手中，经抚摸后，看是否能叫出物体的名称。检查时应先测患侧。功能障碍见于皮质病变。

4. 体表图形觉

患者闭目，然后在其皮肤上画图形（方形、圆形）或写字，看患者能否辨别。如有障碍提示为丘脑水平以上的病变。

第五节 呼吸系统

呼吸系统 (Respiratory System) 是执行机体和外界进行气体交换的器官的总称。呼吸系统的机能主要是与外界的进行气体交换，呼出二氧化碳，吸进氧气，进行新陈代谢。呼吸系统包括呼吸道（鼻腔、咽、喉、气管、支气管）和肺。呼吸道要很好地完成气体通行的任务，必须保持通畅，这是怎样实现的呢？它是依靠骨和软骨作支架来保证的。

一、鼻

鼻是呼吸道的起始部分，又是嗅觉器官，包括外鼻、鼻腔和鼻旁窦 3 部分。

（一）外鼻

位于面中部，其支架由前上部的骨性部（包括鼻骨、额骨的鼻部和上颌骨的额突）和下部的软骨部组成，其外侧有纤维结缔组织构成的鼻翼，支架的中央为鼻中隔软骨组成。

（二）鼻腔

由骨和软骨作支架，外覆皮肤和鼻肌。内面衬以皮肤和黏膜，被鼻中隔分为左、右 2 个鼻腔。向前借鼻孔开口于颜面，与外界相通，鼻孔内径可扩至 10 ～ 11 mm。向后借鼻后孔开口于鼻咽部。自鼻孔至鼻后孔的距离相当于鼻翼至耳垂的长度，成人为 12 ～ 14 cm。鼻腔分为鼻前庭和固有鼻腔两部分。

1. 鼻前庭

主要位于鼻翼和鼻尖的内面，其内面衬以皮肤，生长粗鼻毛，有净化吸入空气的作用。鼻前庭的上后方隆起部分称鼻阈，是皮肤与黏膜的交界处，也是鼻前庭与固有鼻腔的分界处。

2. 固有鼻腔

简称鼻腔，为鼻腔的主要部分，其黏膜分为呼吸部和嗅部。"嗅部"位于上鼻甲和其相对应的鼻中隔部分，在活体呈苍白色或淡黄色，总面积约 5 cm²，内含双极神经细胞——嗅细胞，能感受嗅觉刺激。"呼吸部"为气体的通道，黏膜范围较广，覆盖整个鼻腔。并与各鼻旁窦黏膜延续，在活体呈粉红色或红色，上皮有纤毛，含丰富的血管和黏液腺，具有提高吸入气体温度和湿度、并净化空气中的灰尘和细菌等作用。

（三）鼻旁窦

亦称副鼻窦，由骨性鼻旁窦衬以黏膜而成，共有上颌窦、额窦、蝶窦和筛窦 4 对。鼻旁窦与颅腔及眼眶有密切关系，当鼻旁窦炎症或其他病变时，常易导致颅内或眶内并发症。由于鼻黏膜与鼻旁窦黏膜相延续，因此，当鼻腔炎症时，鼻旁窦也常同时出现炎症。

1. 上颌窦

为最大的一对鼻旁窦，位于上颌骨体内，平均容积为 13～14 ml。其前壁在尖牙窝处，骨质较薄，常被用作上颌窦手术的进路处。发生炎症时，该处有压痛；其上壁为眼眶的底部，也较薄，当上颌窦炎症或肿瘤时可经此壁而入侵眼眶腔。上颌窦的底部邻近上颌磨牙，且于牙根处骨质菲薄甚或缺乏骨质，因此，当牙根发炎时，感染常波及上颌窦而引起牙源性上颌窦炎；其内侧壁邻近中、下鼻道，其上部的骨质较薄，因此，可经下鼻道穿通此壁来施行上颌窦开窗术。上颌窦口开口于半月裂孔的后部。由于窦口位于内侧壁的最高处，因此，当上颌窦炎症化脓时，容易引流不畅易致积脓。

2. 额窦

位于额骨眉弓深面、额骨的两层骨板之间，窦口向下后开口于中鼻道半月裂孔前部的筛漏斗。

3. 筛窦

位于鼻腔外侧壁上部与眶内侧壁之间，是主要位于筛骨迷路中的一组小房，可分前、中、后 3 群。前、中群小房开口于鼻道的筛漏斗和筛泡；后群小房则开口于上鼻道。

4. 蝶窦

位于蝶骨体内，邻近垂体窝和视神经孔，向前方开口于蝶筛隐窝。

二、口

口也为呼吸时的入口处：可分为口腔前庭和固有口腔两部分，当上、下牙咬合时，两者借第 3 磨牙后方的间隙相通，因此，应用面罩加压，仍能经口通气。但对无牙婴儿或取下全口义齿的患者，应使口张开或置入口咽导气管后再行面罩加压通气。

（一）口腔前庭

口腔前庭为一裂隙，由外面的唇和颊，内面的上、下牙弓围成。与上颌第二磨牙相对的颊黏膜上有一小突起，称腮腺乳头，为腮腺管的开口处。唇和颊在面肌的作用下能作吹口哨的姿势。面神经麻痹时，不但吹口哨的能力丧失，而且，在进食时，食物和水从口角流出。脸面灼伤瘢痕常使张口受限，影响麻醉喉镜置入。

（二）固有口腔

前方和两侧由上、下牙弓，上方由硬腭和软腭，下方由舌的前 2/3 和反折至口腔底部的黏膜围成，咽峡位于固有口腔的后部。婴儿舌体相对肥大，麻醉时，舌体易阻塞咽部，必须使头后仰，将下颌向前托起，略张开口，使舌体离开咽部，麻醉维持可使用口咽通气管或气管内插管以保持气道通畅。

（三）腭

可分为软腭和硬腭 2 部分。

1. 硬腭

硬腭分隔口腔和鼻腔，主要由腭骨覆以黏膜而成，黏膜与骨膜结合紧密，富有丰富的毛细血管，腭裂修补手术时易较大量出血。正对上颌第 3 磨牙内侧的腭黏膜深处有"腭大孔"，神经血管经二孔而出，分布于腭及牙龈，是牙科手术局部阻滞麻醉常用的穿刺部位。

2. 软腭

(1) 软腭是由硬腭向后向下延伸的柔软肌黏膜部分，在吞咽和发音时，腭肌能协助关闭鼻咽部。当腭肌麻痹时，除鼻音明显外，进食时食物易反流入鼻腔。

(2) 软腭后部斜向后下，称为"腭帆"。腭帆后缘游离，其中央有一小舌状突起，即为腭垂（又称"悬雍垂"）。

(3) 自腭帆往两侧各有两条弓形黏膜皱襞，其前方的一条延伸至舌根的后外侧，称为"腭舌弓"；后方的一条向下延伸至咽侧壁，称为"腭咽弓"。

(4) 腭帆后缘、两侧腭舌弓及舌根共同围成的狭窄部，称为咽峡，是口腔和咽的分界处。

(5) 腭部的黏膜感觉由三叉神经的上颌神经分支管理。软腭诸肌由下颌神经分支、迷走神经咽丛分支、副神经分支等支配。

三、咽

咽是一个上宽下窄、前后略扁的漏斗状肌性管道，上起颅底，下至第 6 颈椎下缘（平环状软骨环）平面，与食管相延续，全长约 12 cm。后壁扁平，贴近上 6 个颈椎椎体。前壁不完整，由上而下分别与鼻腔、口腔和咽腔相通。咽腔以软腭与会厌上缘为界，可分为鼻咽腔、口咽腔和喉咽腔。

（一）鼻咽腔

是鼻腔向后方的直接延续，上达颅底，下至软腭平面，高度约为 2.1 cm，左右径约为 1.5 cm，前经鼻后孔与鼻腔相通，顶壁呈拱顶状，后壁黏膜内有丰富的淋巴组织集聚，称"咽扁桃体"。下与口咽部借鼻咽峡相通。鼻咽峡位于软腭游离缘与咽后壁之间，吞咽动作时能关闭。鼻咽部侧壁上有"咽鼓管咽口"，为三角形的开口，位于鼻甲平面后方约 1.0 cm 处，其前、上、后方有明显隆起，称"咽鼓管圆枕"，圆枕后方与咽后壁之间有纵行深窝，称"咽隐窝"，该处是鼻咽癌的好发部位，癌细胞可经此处转移入颅腔。经鼻插管时，若导管太硬或弯度不够，可能被隆起的圆枕所阻挡。

（二）口咽部

是口腔向后方的延续部，位于软腭与会厌上缘平面之间，经咽峡与口腔相通，向上与鼻咽部相通。咽峡由软腭的游离缘、两侧的腭舌弓和舌根围成。其前壁不完整，主要由舌根构成，舌根后部正中有一矢状位黏膜皱襞连至会厌，称为"舌会厌正中襞"，该襞两侧的凹陷处称"会厌谷"，是异物易滞留处。口咽部外侧壁在腭舌弓与腭咽弓之间有一三角形凹陷，即为"扁桃体隐窝"，其内有腭扁桃体，是口咽部的重要结构。腭扁桃体的深部淋巴组织延伸至舌背、软腭和腭弓。咽扁桃体、双侧咽鼓管扁桃体和腭、舌扁桃体共同围成"咽淋巴环"（又称Waldeyer环），其位于口、鼻腔、咽腔连通部位，具有重要的防御功能。颈内动脉从腭扁桃体后外侧1～1.5 cm处经过，它与扁桃体之间仅隔以咽壁肌，施行扁桃体摘除术时，应注意不伤及此血管。

（三）喉咽部

位于喉口及喉的后方，是咽腔比较狭窄的最下部分，上起于会厌上缘平面，下至第6颈椎体下缘平面，与食管相延续。向前经喉口与喉腔通连。喉向后膨出于喉咽部的中央位，由此在喉口的两侧各形成一个深窝，称为"梨状隐窝"，是异物易滞留的部位。由于喉上神经的内支在梨状隐窝的黏膜下经过，因此将局麻药涂布于梨状隐窝表面，可产生声带以上的喉表面麻醉，适用于施行喉镜和支气管镜检查时的辅助麻醉。

（四）吞咽机制

1. 吞咽动作是一个连续而复杂的反射，其反射中枢在延髓。

2. 食物在口腔中被咀嚼、磨碎混以唾液形成食糜后，由于舌和口底肌上抬抵腭而产生的压力，将食糜推向后方，经咽峡而入咽腔，这时，口、鼻、喉的开口部必须关闭以防止食糜反流。

3. 两侧腭舌肌的收缩使腭舌弓之间的间隙变狭，舌背向后伸入余下的间隙，结果，咽峡关闭。鼻咽峡的关闭是软腭上举抵于咽后壁的结果。喉口关闭的反射较为复杂。食糜达喉咽部时，舌根后突，喉上举前移，喉口紧缩，声门关闭，防止食糜进入喉内。

4. 当食团通过喉咽部时，会厌是直立的，使食糜导向两侧的梨状隐窝，避开了喉口。只是在食团通过以后，会厌才倒向后方盖着喉口，这可能是在重新打开通气道时防止食物残渣进入喉口的机制。

5. 咽部施行局麻或吞咽反射的中枢部分因麻醉或因外伤被抑制时，咽的正常保护机制丧失，患者可能将异物或分泌物吸入肺内，特别是患者仰卧和抬头时。

四、喉

喉既是呼吸的通道，又是发音的器官，位于颈前部中间，咽腔喉部的前方，与第4～6颈椎同高，上经喉口通咽腔喉部，下端借环状软骨气管韧带与气管连接。喉的前方有皮肤、筋膜和舌骨下肌群，两侧有甲状腺侧叶和颈部的血管神经干。

（一）喉的结构

喉的结构比较复杂，以软骨为支架，包括关节和肌肉，内衬黏膜。软骨包括不成对的甲状软骨、环状软骨、会厌软骨和成对的勺状软骨等。

1. 甲状软骨

甲状软骨是喉部软骨中最大的一个，组成喉的前、外侧壁，由左、右两个四边形软骨板构成，两板前缘以直角（女性成钝角）相连成"前角"，前角上端向前突出。称为"喉结"。前角上端两板间的凹陷，叫"甲状软骨切迹"。板的后缘游离，向上和下各形成一突起，称"上角"和"下角"。上角较长，借韧带与舌骨大角相连；下角较短粗，尖端内侧面有小关节，与环状软骨构成关节。

2. 环状软骨

在甲状软骨的下方，构成喉的底座，前部较狭扁，叫"环状软骨弓"，后部高宽，叫"环状软骨板"。弓的位置平对第6颈椎,是颈部重要的体表标志。板的上缘有一对小关节面,与勺状软骨相连。板与弓交界处有与甲状软骨下角相关联的小关节面。环状软骨的下缘与气管相连,它是呼吸道软骨支架中唯一完整的软骨环,对支撑呼吸道上口的开张有重要作用,若受损伤,可引起气管上口狭窄。

3. 勺状软骨

是一对略呈三角形的软骨,尖向上,底向下,与环状软骨板下缘构成环勺关节。软骨基底向前方突起,称"声带突",有声韧带附着,向外侧较钝的突起叫"肌突",是喉肌的附着处。

4. 会厌软骨

是上宽下窄呈叶片状的软骨,下端狭细部称"会厌软骨茎",附着于甲状软骨角的内面;前面稍拱对向舌根和舌骨,后面稍凹对向喉前庭。会厌前面上部与舌根的黏膜形成位于中线的"舌会厌正中襞"和两侧的"舌会厌外侧襞"。三条皱襞间的一对凹陷称为"会厌谷"。置入弯型喉镜片时,必须深达会厌正中襞,使皱襞中的舌会厌韧带拉紧,才能使会厌翘起而显露声门。

(二)喉的联结

1. 环勺关节

由勺状软骨底和环状软骨上缘关节面构成。勺状软骨可在此关节上沿垂直轴作旋转运动,使声带突转至内侧或外侧。

2. 环甲关节

由甲状软骨下角和环状软骨板、弓交界处侧方的关节面构成。甲状软骨可在贯穿两侧关节的冠状轴上,作前倾和复位的运动。运动时可使甲状软骨前角与勺状软骨声带突间的距离增大或减小。

3. 环甲膜

又称"弹性圆锥",为弹性纤维组成的膜片,自甲状软骨前角后面连至环状软骨上缘和勺状软骨声带突之间,左右环甲膜大致合成上窄下宽近似圆锥的形状,故有弹性圆锥之称。其上缘游离,前附于甲状软骨前角的后面,后附于勺状软骨声带突,称为"声韧带",即"声带",是发音的主要结构,弹性圆锥的前部增厚,称"环甲韧带"。环甲膜的位置浅表,易被扪及,当突然发生喉阻塞紧急情况而来不及施行气管切开术急救时,可在环甲膜上用粗针穿刺或部分切开,以建立临时的呼吸通道。

(三)喉腔

1. 喉腔是由喉软骨支架围成的腔隙,上经喉口与喉咽部相通。喉口朝向后上方,由会厌软骨上缘、勺会厌襞和勺间切迹围成。喉腔下通气管。喉腔黏膜与咽和气管黏膜相连。

2. 在喉腔的两侧壁可见喉黏膜形成的两对皱襞。上方的一对叫"前庭襞",又称"室襞",活体呈粉红色,由黏膜覆盖室韧带而形成。下方的一对称为"声襞",又名"声带",活体颜色较白,由黏膜覆盖声韧带而成。室、声襞之间向外突出的间隙,称"喉室"。室襞之间的裂隙称"前庭裂"。两侧声襞与勺状软骨基底部之间的裂隙,即"声门裂",简称"声门",是喉腔中最狭窄的部位,但小儿的喉腔呈漏斗状,最狭窄的部位在声门裂下方环状软骨水平。婴儿会厌较长而硬,呈"V"形,在声门的上方以45°向后突出,用弯型咽喉镜翘会厌的方法,一般较不易看到声门,常需用直型喉镜挑起会厌才能看到声门。

3. 声门裂可分膜间部和软骨间部。前 3/5 为膜间部，位于两侧声襞之间；后 2/5 为软骨间部，位于勺状软骨之间；声门裂长度男性约为 22 mm，女性约为 18 mm。声门裂的膜间部呈前窄后宽的三角形，软骨间部呈长方形；深呼吸时，可见到勺状软骨外转，声门裂开呈大菱形，通过声门裂还可看到两三个气管软骨环。

（四）喉的神经支配

喉的神经支配主要来自迷走神经分支，即喉上神经和喉返神经。

1. 喉上神经

经颈内、外动脉的深部，途中分出细的外支管理环甲肌；较粗的内支穿过甲状舌骨膜进入喉内，管理声带以上包括会厌喉面的感觉。因此，当应用直型喉镜片挑起会厌时，容易诱发喉痉挛和咳嗽，若用弯型喉镜片插入会厌谷刺激会厌舌面时，不易引起喉痉挛和咳嗽。

2. 喉返神经

左、右喉返神经的走行布局。右喉返神经发自迷走神经经锁骨下动脉处，它伴绕锁骨下动脉而达颈部，在食管与气管间的沟内上行至喉。左喉返神经发自迷走神经经主动、脉弓处，它绊绕主动脉弓而达颈部，此后的经过与右喉返神经相同。喉返神经的运动纤维支配除环甲肌以外的喉内肌，其感觉纤维支配声带以下的喉黏膜。

3. 喉返神经在气管食管沟内上升时，被甲状腺侧叶所覆盖

甲状腺下动脉在颈总动脉后方向内进入甲状腺侧叶下极时，动脉可能在神经韵前方或后方经过，也可能在动脉终支的分叉之间通过。因此，在甲状腺手术中有可能损伤喉遗神经，特别当病变挤压喉返神经而移位时容易引起损伤。一侧喉返神经损伤时，可致声带麻痹，声音嘶哑；若两侧同时损伤，可引起失声、呼吸困难甚至窒息。此外，在手术中如果过崩旋转或过伸颈部，或气管套囊充气过度，都有可能压迫喉返神经的终末支，偶尔可出现单侧声带麻痹。

五、气管

气管 (trachea)，呼吸器官的一部分。为后壁略平的圆筒型管状，成年人长约 11 ～ 13 厘米。上端平第六颈椎下缘，与环状软骨相连，向下至第四，五胸椎体（相当胸骨角平面）交界处，分左右主支气管。分叉处称为气管权。气管主要由 14 ～ 16 个半环状软骨构成，有弹性，软骨为 "C" 字形的软骨环，缺口向后，各软骨环以韧带连接起来，环后方缺口处由平滑肌和致密结缔组织连接，保持了持续张开状态。左主支气管长，细，较水平。右主支气管较短，粗，较垂直，异物容易落入右支气管内。管腔衬以粘膜，表面覆盖纤毛上皮，粘膜分泌的粘液可粘附吸入空气中的灰尘颗粒，纤毛不断向咽部摆动将粘液与灰尘排出，以净化吸入的气体。

（一）气管的形状及位置

1. 气管为后壁略平的圆形管道，上端从环状软骨下缘（相当于第 6 颈椎的平面）开始，经食管前方下行入胸腔，达第 4 胸椎下缘（或胸骨角）的水平分为左、右主支气管，直立时，气管下端达第 5 胸椎，在深吸气时可达第 6 胸椎。

2. 气管插管时，气管导管进入气管后，头部屈曲使气管导管向尾侧移动，而头部伸展使气管导管向头侧移动。成人气管长度约为 10.5 cm，内腔横径约为 1.6 cm；气管的长度和内腔横径，男性稍大于女性。气管短而细。新生儿声门至气管隆嵴仅长 4 cm。

3. 气管由呈 "C" 形的气管软骨和连于其间的环韧带构成，软骨缺口朝向后方，被平滑肌

纤维和结缔组织构成的膜壁所封闭,气管软骨有 12 ~ 19 个为多见。气管壁的组织结构分为黏膜、黏膜下层和外膜等三层,黏膜上皮一般为假复层纤毛柱状上皮,夹有能分泌黏液的杯状细胞,黏膜下层内含有混合腺,外膜由软骨和结缔组织构成。

4. 气管的分叉部称为气管杈,位于胸骨角的高度,气管杈内面形成一个向上方突出的矢状嵴,称为气管隆嵴或气管隆突,为支气管镜检查时的重要标志。如隆突变平则显示气管杈周围有淋巴结肿大或肺的肿瘤等病变。隆突黏膜内有较丰富的迷走神经分布,极为敏感,仅在深麻醉时受抑制。麻醉不全时,如吸痰管或支气管导管刺激隆突,可引起反射性的血压下降、心动过缓甚至心搏骤停。自上切牙至隆突的距离,男性为 26 ~ 28 cm,女性为 24 ~ 26 cm,婴儿约为 10 cm。以胸骨颈静脉切迹为界,气管可分为颈段和胸段。

(二)气管的血管和神经

1. 气管的动脉主要来自甲状腺下动脉、支气管动脉、甲状腺上动脉和食管动脉,此外还有胸廓内动脉、主动脉弓等发出的气管支。气管的动脉在气管周围形成丰富的吻合;其静脉在气管周围形成静脉丛,经气管静脉入甲状腺下静脉。

2. 支配气管的副交感纤维来自迷走神经的喉返神经气管支;交感纤维来自交感干。两者主要分布于气管的平滑肌和黏膜。

六、支气管

支气管 (bronchi),指由气管分出的各级分枝,由气管分出的一级支气管,即左、右主支气管。左主支气管与右主支气管相比较,前者较细长,走向倾斜;后者较粗短,走向较前者略直,所以经气管堕入的异物多进入右主支气管。支气管和气管还有以区别就是,气管是以"C"型的气管软骨为支架,而支气管不是。

(一)右主支气管

短、粗而走向陡直,成人右主支气管长度约为 2.3 cm,内腔横径约为 1.5 cm,与气管中轴延长线的夹角为 25° ~ 30°。因而由气管坠入的异物或气管导管插入过深时,易于进入右主支气管。右肺上叶支气管的开口距气管隆突很近,因而,右支气管插管稍深,可能阻塞上叶支气管的开口而引起右肺上叶的萎缩。所以,行右支气管插管时,必须调整好导管的位置以确保右肺上叶呼吸音的存在。

(二)左主支气管

细长而走向倾斜,成人左主支气管长度约为 4.9 cm,内腔横径约为 1.1 cm,与气管中轴延长线的夹角为 40° ~ 50°,其上方有主动脉弓跨过,后方有食管与之交叉。左肺上叶支气管的开口距气管隆突较远,因而,左主支气管插管时很少阻塞其开口,而且也易固定。左、右主支气管下方的夹角为 65° ~ 80°,如过小,则支气管上方受压,如夹角过大,可能为气管杈下方的淋巴结肿大。气管与主支气管的长度有一定规律:气管的长度约为右主支气管的 5 倍,左主支气管的 2 倍;左主支气管的长度为右主支气管的 2 倍。

七、肺

肺,位于胸中,纵隔两侧,左右各异。上通喉咙,左右各一,在人体脏腑中位置最高,故称肺为华盖。因肺叶娇嫩,不耐寒热,易被邪侵,故又称"娇脏"。为魄之处,气之主,在五行属金。肺朝百脉,是指全身的血液都通过百脉流经于肺,经肺的呼吸,进行体内外清浊之气的交换，然后再通过肺气宣降作用，将富有清气的血液通过百脉输送到全身。肺动脉从右心室发出伴支气管入肺，随支气管反复分支，最后形成毛细血管网包绕在肺泡周围，之后逐渐汇集成肺静脉，流回左心房。

（一）肺尖

其最高点在锁骨内侧 1/3 上方 2～3 cm；在后方不超过第 1 肋颈的高度；在前方有锁骨下动脉横过，两者之间以胸膜顶和胸膜上膜（又称 Sibson 膜）。胸膜上膜是一层坚韧的纤维组织膜，附着于第 1 肋骨内侧缘和第 7 颈椎横突，犹如帐篷样保护着胸膜顶。在锁骨上窝处进行穿刺时，应防止刺伤胸膜顶和肺尖，否则易致气胸或张力性气胸。

（二）肺底

又称肺膈面，隔着膈肌与腹腔脏器相邻，右肺下叶邻肝右叶；左肺下邻肝左叶、胃底和脾。

（三）三面

包括肺膈面、臂力面和肺内侧面。肺膈面即肺底。"肺肋面"面积广，与前、后、外侧胸壁相贴近。"肺内侧面"又称纵隔面，中央有肺门，为主支气管、血管、淋巴管、神经等出入之处，出入肺门的这些组织合称肺门。内侧面又可分前、后两部，前部与纵隔相接触，称"纵隔部"；后部与胸椎体相接触，称"脊椎部"。

（四）三缘

三个面的交界处为肺的前缘、后缘和下缘。平静呼吸时，肺的下缘在锁骨中线、腋中线和肩胛线分别与第 6、第 8、第 10 肋骨同高；当深呼吸时，肺下缘可上、下移动各 3 cm。

（五）肺的分叶

左肺被斜裂分为上、下两叶。右肺被斜裂和水平裂分为上、中、下三叶。

1. 右肺斜裂的体表投影

后方在第 5 肋间高度离开脊柱，沿第 5 肋骨行向前下，在第 5 肋间或第 6 肋骨处终于肋骨与肋软骨间的连结部。

2. 右肺水平裂的体表投影

约与右第 4 肋骨相平行，在腋中线相当第 5 肋骨或肋间隙的高度于斜裂相交。

3. 左肺斜裂的体表投影

后方自第 3～5 肋骨平面开始，其经过与右肺斜裂相似。当上臂高举过头时，肩胛骨的脊柱缘可作为斜裂的体表标志。

（六）肺的血管

按其功能可分为 2 类：

1. 功能性血管

包括组成小循环的肺动脉和肺静脉。

(1)肺动脉：自右心室发出肺动脉干，以后分成左、右肺动脉，与支气管伴行入肺，在肺内随支气管分支而分支，最后形成毛细血管网包绕在肺泡壁上，气体交换在此进行，吸收氧气、排出二氧化碳。

(2)肺静脉：其分支部分来自肺动脉分支的毛细血管，部分来自支气管动脉分支的毛细血管。肺静脉分支一般不与支气管紧密伴行，而位于支气管的内侧或下方多数行走于肺段间或肺亚段间。肺段之间的段间静脉收集相邻两肺段的血液，可作为划分肺段的标志。左、右肺静脉分支最后汇集成上、下肺静脉注入右心房。肺静脉无静脉瓣，肺静脉压可反映左房压。

2. 营养性血管

包括属于大循环的支气管动脉和支气管静脉。

(1) 支气管动脉：发自胸主动脉和肋间动脉，每侧常有两支，在支气管后壁处与支气管伴行，沿途分支形成毛细血管网、营养支气管、肺组织和脏胸膜等，其静脉血回流入支气管静脉，部分入肺静脉。

(2) 支气管静脉：较大支气管壁的静脉血，通过支气管静脉回流，每侧常有两支，右侧支注入奇静脉，左侧支注入副半奇静脉或左肋间最上静脉。

(七) 肺的神经支配

1. 由交感神经和迷走神经形成"肺前丛"和"肺后丛"，分别位于肺根前和后。两丛的分支随支气管树进入肺内，分布于支气管平滑肌、腺体和血管。

2. 交感神经传出纤维兴奋时，支气管平滑肌松弛，腺体分泌减少，血管收缩。

3. 迷走神经传出纤维兴奋时，支气管平滑肌收缩，腺体分泌增加，血管舒张。

4. 肺牵张神经传入纤维，接受肺牵张刺激，经迷走神经入延髓呼吸中枢。麻醉期间若过度胀肺，可引起呼吸动作停止。

八、胸膜纵隔

纵隔胸膜是位于胸椎和胸骨之间的浆膜，左、右各有一层纵隔胸膜，两层纵隔胸膜以及夹在两层间的器官和结缔组织形成纵隔，把左、右胸膜腔隔开。纵隔内有动脉，食管、气管和心等器官。

(一) 胸膜

肺周围的胸膜为浆膜，分脏、壁2层。

1. 脏胸膜

又称肺胸膜，被覆在肺的表面并陷入斜裂和水平裂。

2. 壁胸膜

按其衬贴部位不同，可分为4部分：胸膜顶笼罩于肺尖之上，经胸廓上口突入颈根部，其最高点在锁骨内侧1/3上方2～3 cm，所以在锁骨上大窝穿刺时，容易刺破胸膜顶，引起气胸，应予防止；肋胸膜衬贴于胸壁内面；膈胸膜覆盖在膈肌的上面；纵隔胸膜贴附于纵隔的两侧。

3. 胸膜腔

胸膜脏、壁2层在肺根处移行，两层间的窄隙围绕在肺的周围，形成2个密闭的胸膜腔。胸膜腔是潜在性的腔隙，内有少量浆液，可减少脏、壁2层胸膜在呼吸时的摩擦。壁胸膜在某些移行部位，可留有肺缘伸展不到的间隙，称为胸膜隐窝 (窦)。肋胸膜和膈胸膜转折处的肋膈隐窝是胸膜隐窝中最重要的一对，它是胸膜腔最低处，胸膜发炎时的渗出液常积聚于此。

4. 体表投影

(1) 胸膜前界：两侧都起于胸膜顶，斜向内下，经胸锁关节后面，至胸骨角水平达前正中线。此后，右侧者垂直向下跨右侧剑肋角转向外，移行于胸膜下界；左侧者下至第4肋骨水平弯向左下，在胸骨后方 (或超过左侧胸骨线) 下行达第6肋软骨，移行于胸膜下界。

(2) 胸膜下界：较肺下界低两肋，在锁骨中线、腋中线、脊柱旁线，分别与第8、第10、第12肋骨同高，右侧由于膈的位置较高，胸膜下界也较左侧略高。

（二）纵隔

是两侧纵隔胸膜之间器官和结缔组织的总称，纵隔前界为胸骨，后界为脊柱胸段，上达胸廓上口，下至膈，由于心位置的影响，纵隔偏向左侧，且下部宽大。通常以经心包上界的水平面(过胸骨角和第4胸椎下缘)，将纵隔分为上、下2部，分别称为上、下纵隔；下纵隔又以经心包前后缘的冠状面分为前、中、后3部分，分别称为前纵隔、中纵隔、后纵隔。

1. 上纵隔

位于胸骨后的结构有：胸腺、左、右头臂静脉和上腔静脉。位于中间的结构有：主动脉及其3大分支(即头臂干、左颈总动脉和左锁骨下动脉)膈神经和迷走神经。位于脊柱前的结构有：气管、食管、左喉返神经和胸导管。

2. 下纵隔

(1) 前纵隔：仅有少量结缔组织和淋巴结。

(2) 中纵隔：内含心、心包和膈神经等。

(3) 后纵隔：包含左、右主支气管、食管、迷走神经、交感干、胸主动脉、奇静脉及半奇静脉、胸导管等。

(4) 纵隔内的气管、主支气管或食管因外伤破裂可致纵隔充气，称为纵隔气肿，严重的，脏器受压引起呼吸困难和循环障碍。

第六节 心血管系统

"心血管系统"是"心血管"的同义词。

心血管是一个"密闭"的管道系统，由心和血管组成，包括动脉、静脉和毛细血管。心脏是泵血的肌性动力器官，而运输血液的管道系统就是血管系统。它布散全身，无处不至，负责将心脏搏出的血液输送到全身的各个组织器官，以满足机体活动所需的各种营养物质，并且将代谢终产物(或废物)运回心脏，通过肺、肾等器官排出体外。心脏是一个中空的肌性器官，位于胸腔的中部，由一间隔分为左右两个腔室，每个腔室又分为位于上部的心房和下部的心室两部分。心房收集入心血液，心室射血出心。心室的进口和出口都有瓣膜，保证血液单向流动。

一、心脏的位置及外形

（一）位置及大小

1. 心脏

心脏位于胸腔内，膈肌的上方二肺之间，约三分之二在中线左侧。心脏如一倒置的，前后略扁的圆锥体，像一个桃子。心尖钝圆朝向左前下方，与胸前壁邻近，其体表投影在左胸前壁第五肋间隙锁骨中线内侧 1～2 cm 处，故在此处可看到或摸到心尖搏动。心底较宽，有大血管由此出入，朝向右后上方，与食管等后纵隔的器官相邻。

2. 心脏大小

与本人的拳头相仿，中国人成人心脏长 12 ～ 14 cm，横径 9 ～ 11 cm，前后径 6 ～ 7 cm，重约 256 g，但个体差异较大。

（二）外形

心脏外形像个桃子，它的大小约和成年人的拳头相似，近似前后略扁的倒置圆锥体，尖向左下前方，底向右上后方。心脏外形可分前面、后面、侧面，左缘、右缘和下缘（即：一尖，一底，三面和三缘）。

1. 心尖

朝向左前下方，位于左侧第 5 肋间隙，在锁骨中线内侧 1 ～ 2 cm 处。

术语：心尖由左心室构成。由于心尖邻近胸壁，因此在胸前壁左侧第五肋间常可看到或触到心尖的搏动。

2. 心底

朝右后上方，与出入心的大血管干相连，是心比较固定的部分。

术语：心底大部分由左心房，小部分由右心房构成，四条肺静脉连于左心房，上、下腔静脉分别开口于右心房的上、下部。在上、下腔静脉与右肺静脉之间是房间沟，为左右心房后面分界的标志。

3. 三面

若按两面的分法，心的胸肋面（前面）朝向前上方，大部分由右心室构成。膈面（下面）朝向后下方，大部分由左心室构成，贴着膈。

按三面的分法：心脏前面构成是右上为心房部，大部分是右心房，左心耳只构成其一小部分，左下为室部，2/3 为右心室前壁，1/3 为左心室。后面贴于膈肌，主要由左心室构成。侧面（左面），主要由左心室构成，只上部一小部分由左心房构成。

4. 三缘

心右缘垂直向下，由右心房构成。心左缘钝圆，主要由左心室及小部分左心耳构成，心下缘接近水平位，由右心室和心尖构成。

术语：心脏右缘垂直钝圆，由右心房构成，向上延续即为上腔静脉。左缘斜向下，大部分为左心室构成，上端一小部分为左心耳构成。左心室比右心室的心壁较厚，因为左心室连接主动脉，主动脉压力大，因此左心室的心壁较厚。

5. 心的表面有三条沟，前、后室间沟是左、右心室在心表面的分界线。

近心底处有横的冠状沟，绕心一圈，为心脏外面分隔心房与心室的标志。心脏的前、后面有前、后室间沟，为左、右心室表面的分界。

心脏表面靠近心底处，有横位的冠状沟几乎环绕心脏一周，仅在前面被主动脉及肺动脉的起始部所中断。沟以上为左、右心房，沟以下为左、右心室。在心室的前面及后（下）面各有一纵行的浅沟，由冠状沟伸向心尖稍右。

在心室的前面及后（下）面各有一纵行的浅沟，由冠状沟伸向心尖稍右方，分别称前后室间沟，为左、右心室的表面分界。左心房、左心室和右心房、右心室的正常位置关系呈现轻度由右向左扭转现象，即右心偏于右前上方，左心偏于左后下方。

心脏是一中空的肌性器官，内有四腔：后上部为左心房、右心房，二者之间有房间隔分隔；前下部为左心室、右心室，二者间隔以室间隔。正常情况下，因房、室间隔的分隔，左半心与右半心不直接交通，但每个心房可经房室口通向同侧心室。

右心房壁较薄。根据血流方向，右心房有三个入口，一个出口。入口即上、下腔静脉口和冠状窦口。冠状窦口为心壁冠状静脉血回心的主要入口。出口即右房室口，右心房借助其将血输入通向右心室。房间隔后下部的卵圆形凹陷称卵圆窝，为胚胎时期连通左、右心房的卵圆孔闭锁后的遗迹。右心房上部向左前突出的部分称右心耳。右心室有出入二口，入口即右房室口，其周缘附有三块叶片状瓣膜，称右房室瓣 (即三尖瓣)。按位置分别称前瓣、后瓣、隔瓣。瓣膜垂向室腔，并借许多线样的腱索与心室壁上的乳头肌相连。出口称肺动脉口，其周缘有三个半月形瓣膜，称肺动脉瓣。

左心房构成心底的大部分，有四个入口，一个出口。在左心房后壁的两侧，各有一对肺静脉口，为左右肺静脉的入口；左心房的前下有左房室口，通向左心室。左心房前部向右前突出的部分，称左心耳。 左心室有出入二口。入口即左房室口，周缘附有左房室瓣 (二尖瓣)，按位置称前瓣、后瓣，它们亦有腱索分别与前、后乳头肌相连。出口为主动脉口，位于左房室口的右前上方，周缘附有半月形的主动脉瓣。同侧的心房与心室相通。心脏的四个腔分别连接不同血管，左心室连接主动脉，左心房连接肺静脉，右心室连接肺动脉，右心房连接上、下腔静脉。

(三) 心脏的体表投影

1. 左上界

在左侧第 2 肋软骨下缘，距胸骨左缘约 1 ～ 2 cm，此处相当于左心耳。

2. 左下界

在左侧第 5 肋间，距前正中线 7 ～ 9 cm，或左锁骨中线内侧 1 ～ 2 cm 处，此处相当于心尖。

3. 右上界

在右侧第 3 肋软骨上缘，距胸骨右缘约 1cm 处，此处相当于上腔静脉注入右心房，

4. 右下界

在右侧第 6 胸肋关节处，此处相当于右心房的下界。

(四) 心脏的 X 线解剖

在 X 线下，正常心脏外形在 4 种不同位置上有不同的表现：

1. 后前位

(1) 右缘：分上、下 2 段，上段包括上部的上腔静脉和内下部的升主动脉复合影；下段为右心房，右心房与膈肌间有时可见一垂直或向右倾斜的下腔静脉影。

(2) 左缘：分上、中、下 3 段，上段为主动脉弓和降主动脉的起始部；中段为肺动脉干；下段为左心室，其上端为左心耳，下端向右弯转为心尖。

2. 右前斜位

心脏和大血管阴影转至脊柱左侧。

(1) 前缘：自上而下依次为升主动脉、肺动脉干、右心室、左心室。

(2) 后缘：下为右心房，上为左心房，与纵隔结构分辨不清。由于食管紧贴左心房后方，于钡食管造影时可见左心房轻微压迹，在其上方可见左支气管和主动脉弓压迹。

3. 左前斜位

心脏和大血管阴影转至脊柱的右侧。

(1) 前缘：上为右心房，下为右心室。

(2) 后缘：上为左心房，下为左心室。一般旋转超过 60°，左心室后缘不应与脊柱重叠。左心房之上可见左支气管的透光影。可清楚显示升主动脉、主动脉弓和降主动脉，弓下的透光区称主现脉窗，在窗中有气管分叉、左支气管与伴行的左肺动脉。

4. 左侧位

(1) 前缘：在第 4 肋骨以下为右心室前壁，与胸骨阴影紧密相贴；在第 4 肋骨以上前缘逐渐离开胸前壁，呈向前上微凸的浅弧，为肺动脉圆锥和肺动脉干，再向上为升主动脉前壁；主动脉弓弯向后方移行为降主动脉，后者在脊柱前下行，部位与脊柱重叠。

(2) 后缘：主要由左心房组成，呈浅而长的弧形，稍向后凸与食管紧邻；后缘下方一小段为左心室，斜向前下，与膈相交成锐角，但常被下腔静脉阴影充填。后缘的最下段与食管之间有一个三角形间隙，称心后食管前间隙，若此间隙消失，提示有左心室增大。

二、心包

位于中纵隔内，为圆锥形的纤维浆膜囊，包裹心脏和大血管的根部。心包分外、内 2 层，外层为纤维心包，内层为浆膜心包。

(一) 纤维心包

由坚韧的结缔组织纤维组成，上端与大血管根部的外膜相延续，根据部位可分胸肋部、膈部、侧部和后部。心包胸肋部前面大部分被肺和胸膜所覆盖，但在胸骨体下部左半和左侧第 4～6 肋软骨的内侧端直接与胸前壁靠近。因此，行心包穿刺术时，穿刺点在剑突下方 1 cm 处，针向左后上方与额状面成 20°～30° 推进，或经胸骨左旁第 5 肋间与额状面垂直穿刺，可避免刺伤胸膜和肺。

(二) 浆膜心包

分脏、壁 2 层，脏层覆盖心 (即为心外膜) 和大血管，壁层贴纤维心包的内面，两者在大血管根部互相移行，浆膜心包脏、壁两层间的潜在性腔隙即为心包腔，内含少量浆液 (20～25 ml)，有润滑作用，可减少心脏搏动时的摩擦。

三、心传导系统

主要由特殊心肌细胞所组成，它们的主要功能是产生自动节律性兴奋，维持心脏节律性的搏动。心传导系统包括窦房结、结间束、房室结、房室束、左、右束支及浦肯野纤维等，心传导系统在心房与心室之间的连接部分包括房室结及其两侧的传导组织，称为房室交接处。

四、心血液供应

心的血液供应由一对左、右冠状动脉供应，冠状动脉因环绕房室沟形成环状或冠状而得名。

(一) 冠状动脉

1. 左冠状动脉

起于左主动脉窦，在肺动脉与左心耳之间，向前外方行走一段距离 (0.6～2.1cm) 后即开始分支，左冠状动脉一般较粗于右冠状动脉。左冠状动脉分为前室间支 (前降支) 和旋支，有时，在两者之间，常发出对角支，前室间支和旋支较粗，所以，与右冠状动脉成为 3 个主要的冠状动脉。

2. 右冠状动脉

起于右主动脉窦，经肺动脉和右心耳间，行于右侧冠状沟，绕右缘至心膈面。右冠状动脉在膈面终止处不定，多数终于房室交点与左缘之间。右冠状动脉的分支有后室间束（后降支）心室支、心房支。

（二）心脏的静脉

心的静脉包括冠状窦及其属支、心前静脉和心最小静脉。

五、心脏的神经调节

心脏传导系产生和传导自动节律性兴奋，以维持心脏节律性的搏动，而心率的快慢，心肌收缩力的强弱，心输出量的增减等活动，则受自主神经的调节。

（一）副交感神经

支配心脏的副交感神经节前纤维起于延髓的迷走神经背核，但有人认为主要起于疑核，出延髓后，行于迷走神经中，在心丛或心壁内的副交感神经节中换神经元，其节后纤维随冠状动脉及其分支支配窦房结、房室结和房室束，同时分布于心房和心室的心肌。副交感神经是胆碱能纤维，兴奋时可使心率减慢，心肌收缩力减弱。

（二）交感神经

支配心脏的交感神经节前纤维起予脊髓上位 4～5 个胸节的侧角，出脊髓后，行至上胸部交感神经节或经交感神经干至颈部交感神经节，换神经元后，其节后纤维组成心神经，随冠状动脉及其分支而行，除支配窦房结、房室结和房室束外还分布至心房和心室的心肌。交感神经是肾上腺素能纤维，兴奋时，其作用与副交感神经相反，可使心率加快，心肌收缩力增强。心脏的传入纤维主要通过迷走神经心支和交感神经的心神经（心上神经除外）传入中枢。

六、颈部和上纵隔大静脉

临床麻醉常在颈部和上纵隔内的大静脉进行穿刺插入导管，以便对中心静脉压、肺动脉压等进行测定。还可以作静脉内高营养输入、高渗溶液注入和置入起搏器等的途径。因而颈部和上纵隔大静脉的局部解剖知识极为重要。

（一）颈内静脉

1. 颈内静脉走向

颈内静脉为颈部最粗大的静脉干，成人颈内静脉扩张时直径可达 2 cm。

它是颅内乙状窦出颈静脉孔的直接延续，先居颈内动脉的后方，再转至外侧，继而沿颈总动脉外侧下行。颈内静脉、颈总动脉和迷走神经共同包于颈动脉鞘内，由于颈内静脉通过鞘时与颈深筋膜相粘连，致使静脉管腔常处于张开状态，有利于血液回流，当颈内静脉受损时，则由于管腔不能闭合，加之胸内负压对静脉血的吸引，而有招致空气栓塞的危险。颈内静脉与锁骨下静脉在胸锁关节后方汇合成头臂（无名）静脉。右颈内静脉与右无名静脉几乎在一条垂直线上，且接近右心房，右侧胸膜顶又较左侧为低，所以临床上多选用右颈内静脉穿刺。在左颈内静脉穿刺，则有可能损伤注入左侧静脉角的胸导管。

2. 颈内静脉体表定位

多以胸锁乳突肌、颈总动脉搏动点及锁骨为标志。颈内静脉上段较为浅表，位于胸锁乳突肌前缘的内侧，颈外动脉的表面；中段位于胸锁乳突肌锁骨头前部的深面，颈总动脉的外侧偏前方，在此动脉搏点之前 0.5～1.0 cm 平喉结处对颈内静脉进行穿刺，多能成功。在胸锁乳突肌外侧缘中、下 1/3 交点处向胸骨上窝方向穿刺，亦能成功；颈内静脉下段行经胸锁乳突肌三角的中心，向下至胸锁关节的后方，与锁骨下静脉汇合成头臂静脉。故胸锁乳突肌三角（即胸锁乳突肌锁骨头、胸骨头与锁骨构成的三角形间隙）和胸锁关节均为良好的体表标志。

（二）颈外静脉与颈前静脉

1. 颈外静脉

又称颈外浅静脉，属浅静脉，是由颞浅静脉与上颌静脉汇合成的下颌后静脉的后支与耳后静脉合成。该静脉在浅筋膜内斜向下，越过胸锁乳突肌的表面，至该肌的下后缘处，穿经颈后三角，于锁骨上方约 2.5 cm 处穿过深筋膜汇入锁骨下静脉或静脉角。其开口部位处于被固定状态，如此处被撕裂，空气可被吸入而形成气栓。颈外静脉怒张可间接反映静脉压升高。由于颈外静脉呈锐角注入锁骨下静脉，入口处有静脉瓣，所以经颈外静脉插入导管时，易在该处受阻，应予注意，可使用引导钢丝协助。

2. 颈前静脉

又称颈前浅静脉。起自颏下部的浅静脉，在颈前正中线两侧，沿舌骨下肌群表面下降，越过甲状腺峡部，至颈下部锁骨上方，颈前静脉转向外侧，穿过深筋膜，经胸锁乳突肌深面，注入颈外静脉末端或锁骨下静脉。左、右颈前静脉之间，在胸骨颈静脉切迹上方，胸骨上窝内，有一横支相交通，称颈静脉弓，此弓接受甲状腺下静脉及胸前壁皮下的小静脉。左、右颈前静脉亦可在颈前部合成一支，沿正中线下降，称颈正中静脉，向下注入头臂静脉。

（三）锁骨下静脉

是来自上肢腋静脉的直接延续，从第 1 肋骨外侧缘，至前斜角肌内侧，在胸锁关节的后方与颈内静脉汇合成头臂静脉。锁骨下静脉与颈内静脉交角处称静脉角，右侧有右淋巴导管注入，左侧有胸导管汇入。锁骨下静脉的毗邻：前有锁骨与锁骨下肌；后上方与锁骨下动脉相邻，两者间隔以前斜角肌，膈神经循前斜角肌表面经锁骨下静脉后方通过；下方与第一肋骨上面的锁骨下静脉沟相贴邻。锁骨下静脉壁与第一肋骨膜和附近肌表面的筋膜紧密结合，故位置固定，管腔粗大，是静脉穿刺、放置导管的良好部位。该静脉的行程弓形向上，最高点在锁骨中点稍内侧处，高出锁骨，故在锁骨上方进行锁骨下静脉穿刺成功率较高。成人锁骨下静脉长 3～4 cm，直径为 1～2 cm。其属支主要有腋静脉、颈外静脉与锁骨下动脉分支的并行静脉。

（四）头臂静脉

又称无名静脉，在胸锁关节的后方，由颈内静脉和锁骨下静脉汇合而成。两侧头臂静脉起始部皆位于颈总动脉外侧，前斜角肌前方。头臂静脉除收集颈内静脉和锁骨下静脉的血液外，还受纳颈椎静脉、胸廓内静脉、甲状腺下静脉等回流的静脉血。

1. 左头臂静脉

较长，为 6～7 cm，斜向右下，越过胸骨柄上半后面于右侧第 1 胸肋关节的后方与头臂静脉汇合为上腔静脉。该静脉跨过主动脉弓上方，前面隔胸腺、胸骨舌骨肌和胸骨甲状肌的起始部与胸骨柄相邻，后面横过左膈神经、左迷走神经、主动脉弓发出的 3 大分支起始部及气管的前方。儿童的左头臂静脉或成人颈部高度后仰时，左头臂静脉上缘可超出胸骨颈静脉切迹水平，向上突入颈部，故行气管切开术时应避免损伤该静脉。

2. 右头臂静脉

长 3～4 cm，自胸骨柄右缘后方垂直下行。该静脉的前方有胸腺覆盖；右侧是右肺、右侧胸膜和右膈神经；左后方与头臂干、右锁骨下动脉、右迷走神经和气管右侧相邻。

（五）上腔静脉

是一条粗短的静脉干，由左、右头臂静脉在右侧第 1 肋软骨与胸骨结合处的后方汇合而成。长 5～6 cm，口径约 2 cm。沿胸骨右缘垂直下行入右心房，在其进入心包以前，奇静脉从后方跨越右肺根上方向前注入上腔静脉。在上纵隔见到异常粗大的奇静脉，应考虑下腔静脉畸形。上腔静脉的上 2/3 段在心包外，其下 1/3 段被心包包裹。该静脉的右侧被右纵隔胸膜围绕，两者之间有右膈神经；左前方是升主动脉；左后方与气管相邻。体表投影：自右侧第 1～第 3 胸肋关节划一垂直的宽约 2 cm 的带状区域，即略示上腔静脉的投影位置。

七、上肢血管

（一）上肢动脉

在麻醉过程中，常选腋动脉、肱动脉、桡动脉、尺动脉中的某一部分进行插管，以持续测量动脉压。另外，动脉的搏动点也可作为神经阻滞的定位标志。上肢动脉的体表投影：当上肢外展 90° 并稍呈旋后状态，由锁骨中点到肘前横纹远侧约 2 cm 处中点连线为腋动脉、肱动脉的体表投影，背阔肌下缘为两动脉的分界标志。由肘前横纹中点远侧 2 cm 处到桡骨茎突前方的连线是桡动脉的体表投影。

1. 腋动脉

于第 1 肋外侧缘处续于锁骨下动脉，经腋窝至背阔肌下缘移行为肱动脉。腋动脉在腋窝深部，胸大、小肌的后面；腋静脉伴行于其内侧；腋动脉周围有臂丛包绕，臂丛外侧束位于腋动脉外侧，后束先居腋动脉外侧，向下转至后方，内侧束先位于腋动脉后方，向下转至内侧。腋动脉、腋静脉和臂丛周围被由颈深筋膜延伸而成的腋鞘包裹。腋路臂丛阻滞可在腋动脉两侧注入局麻药多能见效。腋动脉管径较粗，搏动明显，有利于动脉穿刺插管。

2. 肱动脉

(1) 在背阔肌下缘处起自腋动脉。与两条肱静脉、正中神经伴行，沿肱二头肌内侧沟下行，全程位置都比较表浅。

(2) 肱动脉与正中神经、尺神经、桡神经毗邻关系密切：在臂部，正中神经先位于肱动脉的外侧，到臂中分越过肱动脉的前方或后方，向下转至肱动脉内侧。

(3) 尺神经和前臂内侧皮神经在臂上部位于肱动脉内侧。桡神经在臂上部位于肱动脉的后方，再沿桡神经沟转至臂后面。肱动脉在臂上部位于肱骨的内侧，臂中部行至肱骨的前内方，在下行至肱骨前面。

(4) 手压止血时，在臂上部应压向外侧，中部压向后外方，下部则向后方压迫。肱动脉在肘前处紧靠肱二头肌腱内侧，间接测量血压时常在此处听诊。在肘窝横纹稍上方可作动脉插管。

3. 桡动脉

(1) 在肘窝深处发自肱动脉，下行至桡骨下端斜越拇长展肌、拇短伸肌和拇长伸肌腱的深面转至手背，再穿过第一掌骨间隙入手掌深部，其终末部分与尺动脉掌深支吻合成掌深弓。

(2) 桡动脉在转至手背之前，在腕部掌侧发出掌浅支与尺动脉末端吻合成掌浅弓。桡动脉在腕部掌侧时，表面仅覆有皮肤和筋膜，易触摸到搏动，是切脉或穿刺插管的良好部位。桡动脉插管的并发症较少，即使动脉栓塞，多有良好的侧支循环以维持手的血运。但也有少数变异尺动脉供血不足，故穿刺或切开桡动脉前应试验侧支循环是否完全。

(3) 常采用改良 Allen 试验法，其操作步骤如下：压迫受试者的桡动脉和尺动脉，将手举起并作握拳、放松动作数次，使手掌颜色苍白，然后解除对尺动脉的压迫，同时将手下垂，并自然伸开。如尺动脉供血良好，手掌转红时间多为 3 s 左右，最长不超过 6 s。如 15 s 以上仍未转红，说明尺动脉供血有障碍，不宜采用同侧桡动脉穿刺或插管。

4. 尺动脉

(1) 在肘窝自肱动脉发出后，沿尺侧腕屈肌桡侧深面下行，在豌豆骨桡侧经腕掌侧韧带与腕横韧带之间入手掌。其末端与桡动脉掌浅支吻合，构成掌浅弓。

(2) 尺动脉的掌深支与桡动脉的终末端在手掌深部吻合形成掌深弓。当 Alien 试验证明手部供血以桡动脉为主时，用尺动脉代替桡动脉进行穿刺或切开插管可提供安全性。

（二）上肢静脉

上肢静脉可分为浅静脉与深静脉。上肢深静脉与同名动脉伴行，一般为 2 支，位于同名动脉两侧，两支间存在一些小的横支相互交通。上肢的静脉血大部分由浅静脉回流，深静脉的引流量较小。腋静脉位于腋动脉的内侧，被腋鞘紧密包绕，故外伤时易发生动静脉瘘。腋静脉壁薄压力低，管壁与纤维鞘膜愈着，内腔常处于扩张状态，损伤时易发生空气栓塞。上肢浅静脉很发达，吻合广泛，在手背形成不恒定的手背静脉网，然后汇集成头静脉、贵要静脉及肘正中静脉等。临床上常用上肢浅静脉作为给药、补液、采血或插入导管的途径，故上肢浅静脉具有重要的实用意义。

1. 头静脉

(1) 起自手背静脉网的桡侧部分，沿前臂外侧皮下上行，至肘窝处通过肘正中静脉与贵要静脉交通。头静脉再沿肱二头肌外侧缘上行，经三角肌胸大肌间沟穿深筋膜注入腋静脉。

(2) 当肱静脉高位阻塞时，头静脉可成为上肢血液回流的重要途径。由于头静脉以锐角汇入腋静脉，且汇入处常有瓣膜，因而经头静脉向腋静脉、锁骨下静脉插管较困难。

(3) 基于上述的解剖特点，头静脉不适于作中心静脉及肺动脉插管。

2. 贵要静脉

(1) 起自手背静脉网的尺侧部分，逐渐转至前臂前面上升，至肘窝处接受肘正中静脉，继沿肱二头肌内侧缘上行达臂中点稍下方穿深筋膜注入肱静脉或注入腋静脉。

(2) 由于贵要静脉是上肢最粗大的浅静脉，位置浅表且恒定，其入口处与肱静脉或腋静脉的方向相延续，故经上肢静脉插管多选用此静脉。

3. 肘正中静脉

(1) 常起自头静脉，相当于肱骨外上髁远侧约 2.5 cm 处，向内上方延伸，于肘窝横纹上方约 2.5 cm 处与贵要静脉汇合。

(2) 前臂正中静脉不受肘关节屈曲的影响，静脉输液多选用此静脉。应注意的是肘正中静脉的深面，常有一交通支穿深筋膜与肱静脉连通。

八、下肢血管

（一）下肢动脉

髂外动脉从骶髂关节前面与髂内动脉分离后，沿腰大肌内侧缘下行到腹股沟韧带中点处，经血管腔隙达股部，移行为股动脉。股动脉经股三角向下，穿过收肌管和收肌腱裂孔，转入窝延续为腘动脉。腘动脉到腘肌下缘处分为胫前动脉和腔后动脉。胫后动脉是腘动脉的直接延续，沿小腿后面浅、深层屈肌之间下降，至内踝与跟骨结节之间入足底，分为足底内、外侧动脉。胫前动脉自腘动脉发出后，穿小腿骨间膜上端的裂孔至小腿前面，沿骨间膜前面下海，达足背延续为足背动脉。

1. 股动脉

(1) 在股三角中，股神经位于股动脉的外侧，股静脉位于股动脉的内侧。

(2) 在腹股沟韧带中点的下方可摸到股动脉搏动，其管径平均为 0.95 cm 左右，临床上常在此行股动脉穿刺和紧急时压迫止血，在此处也可行小腿动脉或向上做主动脉造影。

(3) 屈髋稍外展、外旋位，从腹股沟韧带中点至股骨内收肌结节的连线上 2/3 段即为股动脉的体表投影。

2. 足背动脉

(1) 在踝关节的前方由胫前动脉延伸而来，经拇长伸肌腱和趾长伸肌之间前行，在足背内侧走向第 1 跖骨间隙，在间隙近侧分为第 1 跖骨背动脉和足底深支。

(2) 足底深支穿至足底，与足底外侧动脉吻合成足底动脉弓。足背动脉位置浅表，在拇长伸肌腱外侧即可触及动脉搏动，故穿刺插管较易成功。

(3) 足背动脉有良好的侧支循环，故较安全。但插管前应了解胫后动脉的供血情况是否完善，其检查方法如下：压迫阻断足背动脉后，再压迫拇趾甲，使之变苍白，解除对趾甲的压迫后，观察颜色转红的时间，如迅速恢复，则可断定胫后动脉供血良好。

（二）下肢静脉

下肢静脉亦分为深静脉与浅静脉，浅静脉与深静脉之间存在许多交通支，起调整下肢静脉血流的作用。交通支常以直角的方向由浅静脉行向深静脉，这些交通支内有瓣膜，交通静脉中的瓣膜开向深静脉，有阻止血液向浅静脉回流的作用。如交通静脉内瓣膜功能不全，将影响浅静脉血液回流，造成浅静脉扩张，外科处理静脉曲张时，交通静脉应同时结扎。

1. 深静脉

(1) 一般来说下肢深静脉的名称、行程和属支均与伴行动脉一致。

(2) 股静脉是下肢最大的深静脉，为腘静脉的延续，上行至股三角中，位于股动脉的内侧，经腹股沟韧带的后方续于髂外静脉。

(3) 麻醉中也可做股静脉穿刺插管，测定中心静脉压或输液。

2. 浅静脉

(1) 下肢最长的浅静脉是大隐静脉起自足背静脉网内侧部分，经内踝前方向上至小腿内侧，经股骨内侧髁后方，到大腿内侧逐渐转向前方，于耻骨结节下外方 3～4 cm 处穿过隐静脉裂孔，汇入股静脉。

(2) 大隐静脉的体表投影是：自耻骨结节外下方 4 cm 处至内收肌结节的连线。

(3) 大隐静脉汇入股静脉前，于其近侧还收集 5 条属支：腹壁浅静脉、阴部外浅静脉、旋髂浅静脉、股内侧浅静脉和股外侧浅静脉。麻醉和手术过程中，静脉滴入多采用足背静脉网和大隐静脉在内踝前方位置浅表的一段行穿刺和切开。也可在隐静脉裂孔处进行高位大隐静脉切开或穿刺插管，以测定中心静脉压，或作为输液、输血的途径。

第五章 麻醉及辅助用药

一、吸入麻醉药

麻醉药经呼吸道吸入进到体内，产生全身麻醉作用，称为吸入麻醉。用于吸入麻醉的药物为吸入麻醉药。

（一）吸入麻醉药的吸收、分布与清除

1. 吸入麻醉药物的影响因素

吸入麻醉药在肺泡被吸收后由血液循环带入中枢神经系统，作用于一些关键部位而产生全身麻醉作用。因此，吸入麻醉药在脑内的分压是决定其麻醉深度的主要因素。脑组织内麻醉药的分压又取决于麻醉药在肺泡气中的浓度。肺泡气麻醉药物浓度的高低是进入肺泡的麻醉药与血液从肺泡中所摄取的麻醉药相平衡的结果。其决定因素与以下几点有关：

(1) 麻醉药吸入的浓度：吸入气麻醉药浓度越高，进入肺泡的吸入麻醉药越多，肺泡气麻醉药浓度上升越快。

(2) 每分钟肺泡通气量的大小：肺泡通气量越大，则在单位时间内进入肺泡内的吸入麻醉药浓度愈高。

(3) 血/气分配系数：吸入麻醉药的血/气分配系数越大，流经肺毛细血管单位体积的血液能从肺泡中摄取的吸入麻醉药越多，肺泡气中的麻醉药浓度上升越慢。吸入麻醉药的可控性与血气分配系数的大小成反比。

(4) 每分钟肺灌流量的大小理想的肺通气/灌流比率为0.82，心输出量越大，单位时间里流经肺泡的血液越多，则血液从肺泡摄取的吸入麻醉药总量越多，肺泡气的麻醉药浓度上升越慢。

(5) 肺泡气混合静脉血麻醉药分压差：分压差越大，吸入麻醉药从肺泡气向血中转运的速度越快，肺泡气的麻醉药浓度上升越慢。

2. 吸入麻药的分布

(1) 吸入麻醉药在血液和组织之间也存在分压差，其决定因素为组织/血气分配系数，组织的体积、组织的血流量以及动脉血与组织中的吸入麻醉药的分压差。

(2) 前两者之积是组织对吸入麻醉药的容量，后二者是决定血液向组织供应吸入麻醉药速度的因素。总容量与供药速度之间的平衡是决定血液和组织间分压差的主要因素。

(3) 混合静脉血吸入麻醉药分压决定了组织从动脉血对吸入麻醉药的摄取量，组织/血分配系数越大，组织血流量越大，动脉血 - 组织的吸入麻醉药分压差越大，则组织从动脉血中摄取麻醉药物越快，该组织的静脉血中吸入麻醉药分压越低口

3. 吸入麻醉药的清除

吸入麻醉药的清除大部分从肺以原型呼出，仅有很少部分由皮肤黏膜和肠道排出体外或在体内进行代谢。其在体内代谢的程度随不同的麻醉药物而有很大的差别。从肺呼出的速度也基于吸入麻醉药吸收时的几个因素。通气量越大，则吸入麻醉药的清除越快。吸入麻醉药溶解度

越大，则清除愈越慢。吸入麻醉维持的时间越长，则清除率越慢。

（二）吸入麻醉药的麻醉强度

吸入麻醉药的麻醉强度与麻醉药的油/气分配系数 ($\lambda_{油/气}$)（油，气）有关。$\lambda_{油/气}$ 是

在平衡状态下，药物在气体和橄榄油中分布的比例，反映药物的脂溶性，吸入麻药的 $\lambda_{油/气}$ 越大，其麻醉效能越强。吸入麻醉药的麻醉强度以最低肺泡有效浓度 (minimalalveolarconcentration，MAC) 表示。MAC 指在 101 kPa(一个大气压) 下麻醉药与氧同时吸入，使 50% 患者在切皮时无体动的最低肺泡浓度。MAC 越小，麻醉效能越强。吸入麻醉药的 $\lambda_{血/气}$，$\lambda_{油/气}$ 和 MAC。可见，氟烷 $\lambda_{油/气}$ 值最大，MAC 值最小，其麻醉效能最强；氧化亚氮 $\lambda_{油/气}$ 最小值，MAC 值最大，其麻醉效能也最弱。

需要说明，MAC 反映的是吸入麻醉药对伤害性刺激引起体动反应的阻断情况，表示吸入麻醉药的镇痛性能。现在认为吸入麻醉药作用于脊髓，抑制伤害性刺激传导，是降低运动神经元兴奋性电流的结果。为满足手术需要，通常需要 1.3 MAC。吸入麻醉药产生的意识缺失作用，是其作用于中枢神经系统，增强抑制性神经递质 γ- 氨基丁酸 (GABA) 的效应或抑制 N- 甲基天门冬氨酸 (NMDA) 受体的作用。吸入麻醉药使患者意识丧失通常仅需 0.4 MAC。

（三）吸入麻醉的实施

吸入麻醉药已经很少用于成人的全身麻醉诱导，小儿全身麻醉诱导仍在应用，并且是欧美等国家小儿全身麻醉的主要诱导方法。氧化亚氮、氟烷和七氟烷对呼吸道无刺激性，常被选用于吸入麻醉诱导。诱导时将麻醉面罩置于儿童的口鼻部，开启氧气和麻醉药挥发器，逐渐增加麻醉药的吸入浓度，待患儿入睡并意识丧失后，进行静脉穿刺，并连接输液装置，然后静脉注射肌松药和麻醉性镇痛药，完成气管内插管。

吸入麻醉药主要用于全身麻醉的维持。气体麻醉药氧化亚氮血气分配系数低，麻醉作用起效快，但麻醉效能弱，难以单独使用来维持麻醉。挥发性吸入麻醉药，如恩氟烷、异氟烷和七氟烷，麻醉效能强，吸入后可使患者的意识丧失，镇痛完全，并可获得一定的肌松，能够单独用于维持全身麻醉。临床上常将氧化亚氮 - 氧 - 挥发性吸入麻醉药合并使用，并根据手术的刺激及时调节挥发性吸入麻醉药的吸入浓度，必要时给予肌松药，能够维持麻醉过程平稳，手术结束后患者容易立即苏醒。

1. 优点

①作用全面：挥发性吸入麻醉药，达一定浓度时既能使患者的意识丧失，全身痛觉消失，可有效抑制伤害性刺激出发的应激反应，又能够产生一定程度的肌松弛。②麻醉深度：在麻醉维持期间，吸入麻醉药在肺泡气、血液和中枢神经系统中浓度达平衡后，肺泡气中麻醉药的浓度基本上反映血中乃至中枢作用部位的麻醉药浓度，易于监控。呼气末呼出气中麻醉药的浓度与肺泡气中麻醉药浓度是一致的，因此，只要监测呼气末呼出气中麻醉药的浓度，就能够了解血液中和体内作用部位麻醉药的浓度。由于麻醉药的吸入浓度和肺泡分钟通气量决定了吸入麻醉药进入或排出体内的量，因此，麻醉医师根据手术进行的情况，只要增加新鲜气体流量，开大麻醉药挥发器，提高麻醉药吸入浓度，增加潮气量或通气频率，就能够加深麻醉；反之，如果增加新鲜气体流量，减低麻醉药的吸入浓度，甚至关闭麻醉药挥发器，停止给予麻醉药，增加肺泡分钟通气，即可减浅麻醉，乃至使患者苏醒。与静脉麻醉相比，吸入麻醉的可控性更强。

③心肌保护作用：恩氟烷、异氟烷和七氟烷等吸入麻醉药可通过激活 ATP 敏感钾离子通道，对缺血心肌具有一定的保护作用，增强心肌耐受缺血的能力。

2. 缺点

①污染环境：吸入麻醉药若排放到手术室，将污染手术室内的空气；排放到手术室外，会产生温室效应，破坏臭氧层。氧化亚氮经紫外线照射后可产生有毒物质。②肝毒性：主要是氟烷，它在体内的代谢率为 11% ～ 25%，代谢经还原途径生成无机氟化物，该无机氟化物与肝细胞表面蛋白结合后具有抗原性，再次使用氟烷时，可以引起肝细胞的损害。③抑制缺氧性肺血管收缩：缺氧性肺血管收缩是在肺泡通气不足时，肺泡气中氧分压降低，肺泡的血管收缩，减少了灌注到该部分的血流量，以维持通气，血流比值正常，防止肺内分流增加，避免出现低氧血症，这是机体正常的保护性生理反射。吸入麻醉药能够抑制缺氧性肺血管收缩，在胸内手术单肺通气给予吸入麻醉药时，有可能导致低氧血症。④恶心呕吐：和静脉麻醉相比，吸入麻醉后恶心呕吐的发生率高。⑤恶性高热：挥发性吸入麻醉药，特别是氟烷，能够触发恶性高热，骨骼肌的代谢异常急增，机体温度迅猛升高（每 5 分钟升高 1℃），同时发生骨骼肌强直，心动过速，二氧化碳分压异常增高（可高达 100 mmHg 以上），并出现严重的代谢性酸中毒，如果处理不及时，死亡率很高。

（四）常用吸入麻醉药

1. 氟烷

化学名是三氯溴乙烷，结构式 $CF_3CHBrCl$，分子量 197.39 D，沸点为 50.2℃，为无色透明液体，带有苹果香味，不燃烧、不爆炸。氟烷的麻醉性能较强，其 MAC 为 0.74%，麻醉诱导迅速。氟烷具有显著的血管扩张作用，且能直接抑制心肌并阻滞交感神经节，故麻醉稍深，血压即下降，同时可发生心动过缓。氟烷使心肌对外源性儿茶酚胺的敏感性增加，故应用氟烷麻醉期间，禁用肾上腺素和去甲肾上腺素，防止出现严重的心律失常，甚至心室纤颤。氟烷对呼吸道无刺激，并有舒张支气管平滑肌的作用，能够降低起到阻力，对呼吸有抑制作用。氟烷在体内的代谢率相对较高，为 11% ～ 25%，代谢产物对肝细胞有损害作用。

由于氟烷麻醉性能强、诱导迅速，且对呼吸道无刺激，因此主要用于小儿麻醉的诱导以及支气管平滑肌张力较高（如哮喘患者）的麻醉维持。鉴于在使用氟烷后出现黄疸和肝细胞坏死的患者中，绝大部分患者接受了两次以上的氟烷，半数以上患者 4 周内重复使用过氟烷，因此，3 ～ 6 个月内不应重复使用氟烷。使用氟烷后，出现不可解释的肝功能异常，以及家族中有类似病史的患者，不宜再次使用氟烷。

2. 氧化亚氮（笑气）

自 1844 年氧化亚氮的麻醉性能被确定并进入临床麻醉至今，始终是一种使用较广的气体麻醉药。它是无色、无刺激性的气体，不燃烧，不爆炸，沸点为 89℃，分子量 44 D，结构式为 N_2O。吸入浓度大于 60% 时，可保证术中患者无知晓。氧化亚氮镇痛效能比较弱，须与其他的麻醉药复合应用。在与其他吸入麻醉药同时使用时，可增强其他吸入麻醉药的麻醉强度，减少对其他吸入麻醉药的需要量。氧化亚氮和麻醉性镇痛药（吗啡、芬太尼等）合用时，能保证术中患者无知觉。麻醉中氧化亚氮和氧合用，可降低因长时间吸入纯氧引起的吸收性肺萎陷的发生率。

氧化亚氮在短时间内使用，是毒性较小的吸入麻醉药，对心肌有一定的抑制作用，但并不引起心率和血压的显著改变，可能与其同时兴奋交感神经系统有关。当氧化亚氮和麻醉性镇痛药同时使用时，它对循环的抑制作用便可出现。氧化亚氮对呼吸道无刺激性，对肝肾功能亦无影响。

氧化亚氮须与氧同时使用，氧浓度应在 30% 以上才安全，特别是对于肺功能障碍的患者。由于氧化亚氮血 / 气分配系数低 (0.47)，吸入后易于弥散至含有空气的体腔 (如气胸、气腹或肠腔) 或可能发生气栓的气泡内，使体腔内压增加，气栓成倍地增大，对体内重要脏器带来危害。因此，对于张力性气胸、肠梗阻等患者，不应使用。氧化亚氮通过抑制蛋氨酸合成酶而影响维生素 B_{12} 的合成，同时干扰叶酸代谢，抑制 DNA 合成和细胞发育，长时间高浓度吸入氧化亚氮，可引起贫血、白细胞和血小板减少。对吸入氧化亚氮浓度大于 60%、时间长于 6 小时者，应补充维生素 B_{12}。

在终止氧化亚氮麻醉时，如让患者立即吸入空气，体腔内和血液中的氧化亚氮将迅速进入肺泡，使肺泡内氧分压急剧下降，导致严重的低氧血症，成为弥散性缺氧。因此，麻醉终止时，应先停止吸入氧化亚氮，并以高流量纯氧吸入十余分钟，以避免弥散性缺氧的发生。

3. 恩氟烷 (安氟醚)

化学名是二氟乙基甲醚，结构式 $HCF_2 OCF_2 CFCIH$，分子量 184.5 D，沸点为 56.5℃，为无色透明液体，性能稳定，与钠石灰接触不会分解、不燃烧、不爆炸。

恩氟烷麻醉效能较强，麻醉诱导比较迅速，苏醒较快且平稳，恩氟烷能扩张外周血管，抑制心肌。深麻醉时，血压下降，致反射性心率增快，不易引起心律失常。恩氟烷能显著提高呼吸中枢对 CO_2 的反应阈值，产生明显的呼吸抑制。恩氟烷有明显的肌松作用，并能增强非去极化肌松药的效果。恩氟烷深麻醉时，可诱发癫痫样异常脑电活动，故不宜用于癫痫患者。神经外科手术时，不宜吸入过高浓度。恩氟烷体内生物转化率很低 (2.4% ～ 5%)，不致引起肝肾功能的改变。

4. 异氟烷 (异氟醚) 异氟烷是恩氟烷的同分异构体，结构式 $HCF_2 OCHCICF_3$，分子量 184.5 D，沸点 45.5℃，无色透明液体，有一定刺激性气味，性能稳定，与钠石灰接触不分解、不燃烧、不爆炸。

异氟烷麻醉性能强，麻醉后苏醒较恩氟烷快。异氟烷能明显扩张外周血管，对心肌抑制轻微，不影响心排出量。在麻醉过程中血压和器官灌流量容易维持。增加异氟烷的吸入浓度 (2.5% ～ 5%)，可用于术中控制性降压，心率可反射性增加，但不影响心肌对儿茶酚胺的敏感性。近年来证实，异氟烷、七氟烷等吸入麻醉药具有缺血预适应效应，即给予异氟烷或七氟烷后，能够在一定程度上缓解心肌随后出现的缺血性损害。异氟烷能够扩张支气管平滑肌，有肌松作用，对呼吸中枢抑制较轻。体内生物转化率较低 (0.2%)，对该肝肾功能无影响。但有刺激性气味，不宜用于麻醉诱导，主要用于麻醉维持，特别是心血管功能障碍患者的麻醉维持。还可以术中用于控制性降压。

5. 地氟烷 (地氟醚)

化学结构式为 $CHF_2 OCFHCF_3$，沸点 23.5℃，在室温下的蒸汽压接近 101 kPa(1 个大气压)，故与其他的吸入麻醉药不同，不能使用标准的麻醉药挥发器，必须使用电加温的挥发器，使挥发器温度保持在 23 ～ 25℃。地氟烷的血 / 气分配系数 (0.45) 比氧化亚氮 (0.47) 低，在体内溶解度低。地氟烷麻醉性能较弱，MAC 高达 6%。对心肌收缩力无明显抑制，对心率和血压影响较轻，并不增加心肌对外源性儿茶酚胺的敏感性；但在吸入浓度迅速增加时，可兴奋交感神经系统，引起血压升高和心率增快。对呼吸有抑制作用。与非去极化肌松药之间有明确的协同作用。此药几乎全部由肺排出，对肝肾无毒性，但有较强的呼吸道刺激作用，不宜用于全身麻醉的诱导。地氟烷是现在临床使用吸入麻醉药中血 / 气分配系数最低的，使用地氟烷维持麻醉后，患者苏醒快，苏醒后恶心和呕吐发生率较低，因此，特别适用于短小手术和不住院患者的手术。

6. 七氟烷 (七氟醚)

化学名称为氟甲基六氟基异丙基醚，结构式 $FCH_2OCH(CF_3)_2$，分子量 200.1 D，沸点 58.6℃，血 / 气分配系数 0.65，为无色透明液体，具有特殊的芳香气味，无刺激性，在空气中无可燃性。麻醉性能较强，MAC 为 2%，麻醉诱导迅速，苏醒快。七氟烷可使心肌收缩力和外周血管阻力下降，但对心血管的抑制轻微，对心率影响不大，也不增加心肌对儿茶酚胺的敏感性。对呼吸道无刺激，但有呼吸抑制作用。肌松弛效果好，也能增强非去极化肌松药的肌松作用。体内生物转化率较低 (0.2%)，无肝肾毒性。七氟烷在钠石灰中不稳定，70℃时遇钠石灰可产生约 3% 的 5 种分解产物 (氟化甲基乙烯醚等)；而在 40℃ 以下温度时，仅生成三氟甲基乙烯醚一种分解产物，三氟甲基乙烯醚有微弱的麻醉作用，对机体无毒性。

七氟烷适用于小儿的麻醉维持。用于维持麻醉时，术中血流动力学易于维持平稳。麻醉后苏醒迅速，术后恶心呕吐发生率低。

二、静脉麻醉用药

将麻醉药直接经静脉注入血液循环，作用于中枢神经系统，产生全身麻醉，成为静脉麻醉。经静脉注入体内产生麻醉的药物为静脉麻醉药。

(一) 静脉麻醉的实施

静脉麻醉药经静脉直接注入血液循环，意识很快便消失。注药过程中必须严密观察患者的循环和呼吸的变化，当患者神智消失后，应用面罩给患者吸入纯氧，以氧气替换出肺泡中的氮气，并静脉注射肌松药，待全身肌肉松弛后，行人工通气，进行气管内插管。为减轻气管内插管引起的应激反应，插管前应静脉注射麻醉性镇痛药，如芬太尼等。

静脉麻醉也可以用于全身麻醉的维持，即在麻醉诱导完成后，根据手术刺激的强度、患者循环状态以及麻醉药物的药理特性，分次或持续静脉注射静脉麻醉药、麻醉性镇痛药和肌松药，达到稳定的麻醉状态。

静脉麻醉药进入人体后，经过再分布、生物转化和排泄在中枢神经系统中浓度下降，麻醉作用逐渐消退。为了维持静脉麻醉的稳定，需要重复给药或持续输注药物。单次注药后血药浓度减少一半的时间用分布半衰期 ($t_{1/2\alpha}$) 和消除半衰期 ($t_{1/2\beta}$) 表示，分布半衰期或消除半衰期都不能反映持续输注药物后血药浓度减少的情况，用持续输注后半衰期 ($t_{1/2}$ CS) 表示药物持续输注一定时间，维持血药浓度稳定后停止给药，至药物从血浆中浓度减少一半的时间。静脉麻醉药物之间 $t_{1/2}$ CS 差异很大，在选择药物以及追加剂量和估计患者何时从麻醉中苏醒时，必须考虑药物的这个特性。$T_{1/2}$ cs 短的药物，用于短小手术；$t_{1/2}$ cs 长的药物，适合较长时间的手术或术后长时间的镇静和镇痛。

（二）静脉麻醉的优缺点

1. 优点

使用静脉麻醉药进行麻醉诱导速度快、诱导比较平稳，患者感觉舒适。静脉麻醉药对呼吸道无刺激作用，对环境无污染，使用时不需要特殊的设备。因不需要通过呼吸道给药，特别适用于气管和支气管手术。静脉麻醉药对缺氧性肺血管收缩不产生抑制作用，能够更好地维持开胸手术单肺通气时机体的氧合状态。

2. 缺点

静脉麻醉药作用的终止仅依赖于其药代动力学特性，即药物在体内经过再分布、生物转化和排泄，逐渐从体内消除。麻醉科医师对其主动干预的能力有限。对静脉麻醉药的反应，个体差异大，与吸入麻醉相比其可控性较差。另外，除氯胺酮外，静脉麻醉药都无良好的镇痛作用，单独使用难以完全满足手术的需要，必须同时给予麻醉性镇痛药和肌肉松弛药，才可能达到最佳麻醉状态。

（三）常用静脉麻醉药

1. 丙泊酚（异丙酚）

是 20 世纪 70 年代初期合成的酚的衍生物，1983 年正式用于临床。为乳白色、无臭液体。临床使用的丙泊酚是等张的油，水混悬液。该混悬液的溶媒含甘油、卵磷脂、豆油、氢氧化钠和水。丙泊酚不宜与任何药物混合。丙泊酚是起效迅速的超短效静脉麻醉药，其起效时间是 30 秒，作用维持时间 7 分钟左右。它的作用时间取决于体内的再分布和肝内代谢失活。丙泊酚抑制GABA 的摄取和加强 GABA 的作用，影响 GABAA 受体，产生中枢神经系统的抑制作用。

丙泊酚能使颅内压降低，脑灌注压轻度减少，脑氧代谢率降低；但能引起剂量相关的心血管和呼吸系统抑制，注药速度过快时，心血管系统的抑制特别明显。丙泊酚不会触发恶性高热。长时间输注后，不改变肝肾功能，不影响皮质醇的合成和肾上腺皮质激素的释放。不过脂肪乳剂本身可减少血小板的积聚。已有报道给予丙泊酚后还会产生幻想、性想象等现象。

丙泊酚可以用于麻醉诱导和维持，长时间持续给药停药后，患者很快就可以苏醒，并且清醒的质量高，很少出现恶心或呕吐，特别适用于短小手术。丙泊酚无镇痛作用，应与麻醉性镇痛药合用。也可以并用于局部麻醉或阻滞麻醉，

以及在重症治疗病房中维持患者深镇静或浅麻醉状态，因丙泊酚能够有效地降低喉部的敏感性，这样使得患者镇静时能更好地耐受气管内导管。

丙泊酚麻醉诱导剂量为 2.0 ～ 2.5 mg/kg，必须缓慢的注射，麻醉维持剂量为 6 ～ 12 mg/(kg·h)，持续输注；持续镇静的剂量为 0.3 ～ 3 mg/(kg·h)。小剂量丙泊酚具有明确的止吐作用，10 mg 即可成功地处理术后恶心。丙泊酚静脉注射时可能引起注射部位的疼痛，可给予小剂量利多卡因预防。丙泊酚的溶剂是良好的细菌培养基，故配制、抽吸和给予丙泊酚时，必须严格遵循无菌操作。

2. 硫喷妥钠

于 1934 年开始用于临床麻醉，至今仍在使用。是微黄带有硫臭的粉末，易溶于水，溶液呈强碱性（pH10），不能与其他药物混合。静脉注射后，首先到达血管丰富的脑组织，15 ～ 30秒患者神志消失，持续约 15 ～ 20 分钟，醒后继续睡眠 1 ～ 2 小时。硫喷妥钠的超短效作用并

非因其在体内迅速降解，而是在体内的再分布，即从脑组织转向其他组织，使脑组织中硫喷妥钠浓度迅速下降的结果。但是重复注射或持续输注后，药物在血浆中浓度下降的速度显著延长。因此，硫喷妥钠仅适用于麻醉诱导和短小的手术。

硫喷妥钠对呼吸中枢有明显的抑制作用，其抑制的程度与剂量成比例，和注射速度有关。硫喷妥钠有抑制交感神经而兴奋副交感神经的作用，使喉头、支气管平滑肌处于敏感状态。给予硫喷妥钠后，对喉头、气管和支气管产生刺激，易诱发喉痉挛或支气管痉挛。

硫喷妥钠对交感神经中枢和心肌有抑制作用，因其心搏出量减少，外周血管扩张，血压下降。血压下降的程度与注射速度和剂量密切相关，对于心功能不全和血容量不足的患者，血压下降更为急剧。

硫喷妥钠经静脉注射后，很容易通过血脑屏障，使脑血管阻力增加，脑血流减少，颅内压下降，可以减少脑氧耗量，能够在一定程度上提高脑细胞对缺血缺氧的耐受力，还可以缓解局麻药毒性反应。

硫喷妥钠主要用于全身麻醉的诱导，常用浓度为 2.5%，用量 4 ～ 6 mg/kg，低血容量和心功能不全的患者应严格控制给药的速度和剂量。硫喷妥钠还适用于一些短小手术，如脓肿切开引流、关节脱臼复位、烧伤换药等，静脉注射剂量为 2.5% 溶液 6 ～ 10 ml。

3. 苯二氮卓类

包括地西泮（安定）和咪达唑仑（咪唑安定）等。咪达唑仑是 1976 年合成的第一个水溶性苯二氮卓制剂，其溶液 pH 为 3.5，pKa 为 6.2，脂溶性强。咪达唑仑随着剂量的不同，可产生抗焦虑、镇静、催眠、顺行性遗忘、抗惊厥和中枢性肌松弛等不同的临床作用。

咪达唑仑的中枢作用是通过占据苯二氮卓受体，进而影响 GABAA 受体实现的。苯二氮卓受体主要集中在大脑皮质、嗅球、小脑、海马、黑质和下丘脑，它是 GABAA 受体复合物的一部分。咪达唑仑与苯二氮卓受体结合后，改变了 GABAA 受体复合物的构形，使其激活。20% 苯二氮卓受体被咪达唑仑占据时，产生抗焦虑作用；30% ～ 50% 苯二氮卓受体被占据时，出现镇静作用；60% 以上受体被占据时，患者意识丧失。

苯二氮卓类药物能够降低脑血流量和脑氧耗量，提高局麻药的中枢惊厥阈值。小剂量苯二氮卓类药物对血流动力学影响小；剂量增加，主要是减低全身血管阻力，使血压有所降低，如果同时给予芬太尼，血压下降更为显著，可能与交感神经张力减低有关。苯二氮卓类药物具有剂量相关的中枢性呼吸抑制作用，合并慢性阻塞性肺部疾患，同时使用阿片类镇痛药的患者，给予苯二氮卓类药物后，呼吸抑制更为显著。

咪达唑仑与地西泮相比，作用快，半衰期短，安全性大，常用于麻醉诱导和静脉复合麻醉。地西泮难溶于水，静注其有机溶液后会引起疼痛和静脉炎。咪达唑仑可溶于水，可以减少静脉炎等并发症。诱导时，静脉注射用量为地西泮 0.4 mg/kg，咪达唑仑 0.2 mg/kg。静脉注射 30 秒内起效，17 分钟后患者意识恢复。现在更多的是利用咪达唑仑与阿片类药物和其他静脉麻醉药出现协同效应，进行联合诱导，即给予 0.02 mg/kg 咪达唑仑后，再注射硫喷妥钠或丙泊酚，后两者的诱导剂量可减少 40% 以上。咪达唑仑无镇痛作用，气管插管和麻醉维持时，须与麻醉性镇痛药物同时使用。咪达唑仑可在术前、诊断性操作、局部麻醉时和术后用于镇静、抗焦虑，提高局麻药的中毒阈值，用量为肌注 0.07 mg/kg 或静脉注射 0.05 ～ 0.07 mg/kg。在此期间患者入睡，但意识并未丧失，对指令和周围的事件并无记忆，表现为顺行性遗忘。

4. 依托咪酯（乙咪酯）

为咪唑的衍生物，于 1964 年合成，1972 年用于临床，临床使用的是其硫酸盐，溶剂为磷酸盐缓冲液。其起效迅速，静脉注射后，几秒钟内患者便入睡，作用时间可维持 3～5 分钟。90% 注入量的依托咪酯在肝内代谢，代谢产物经肾排出。对循环系统几乎无不良影响，很少引起血压和心率的变化，心输出量和心搏出量也无显著改变。对呼吸系统无明显抑制。因此，依托咪酯特别适用于重症心脏病患者、病危、休克和老年患者的麻醉诱导。但它无镇痛作用，注射后部分患者出现肌震颤。因此，麻醉诱导时，应和麻醉性镇痛药及肌松药同时使用。依托咪酯可抑制肾上腺皮质的 11-β- 羟化酶和碳链酶，影响皮质醇的合成，降低血中皮质醇的水平。它与细胞色素 P450 结合后游离咪唑基团还抑制抗坏血酸的再合成。补充维生素 C 能够使接受依托咪酯的患者的皮质醇水平恢复正常。单次给予后对肾上腺皮质功能的影响无任何临床意义。

临床上依托咪酯主要用于心血管疾病、呼吸系统疾病和感染性休克等危重患者的麻醉诱导，麻醉诱导剂量为 0.2～0.6 mg/kg，同时给予芬太尼 3 mg/kg。也可用于心脏电转复。依托咪酯溶于甘油的制剂，其术后恶心呕吐的发生率高达 30%～40%；但脂肪乳制剂术后恶心呕吐发生率极低，与丙泊酚相似。

4. 氯胺酮

是于 1962 年合成并于 1970 年用于临床的苯环己哌啶衍生物，现在临床使用的氯胺酮注射液是它的等量左旋和右旋异构体溶于氯化钠溶液中的无色透明液体，pH3.5～5.5，室温下稳定。氯胺酮是目前唯一一个同时具有镇痛和麻醉作用的静脉麻醉药，但会产生某些不利的心理影响。它主要是非竞争性拮抗 NMDA 受体，可选择性地抑制大脑联络径路、丘脑和新皮层系统，激活边缘系统和海马等部位，但对神经中枢的某些部位（如脑干网状结构）影响轻微。氯胺酮的其他作用机制包括激活阿片受体，主要是 m 受体；与毒蕈碱样受体相互作用，产生抗胆碱能症状（心动过速、支气管扩张等）。氯胺酮产生的麻醉状态和其他的静脉麻醉药不同，注药后，患者并非处于类似正常的睡眠状态，而是呈现一种木僵状态，即对周围环境的变化不敏感，表情淡漠，意识丧失，眼睑或张或闭，泪水增多，眼球震颤，瞳孔散大，对手术刺激有深度镇痛作用，表现出与传统全身麻醉不同的意识与感觉分离现象，因此称之为分离麻醉。单次静脉注射 30～60 秒后意识丧失，麻醉维持时间为 10～15 分钟，定向力完全恢复需要 15～30 分钟。氯胺酮苏醒初期，患者常常出现愉快或不愉快的梦幻、恐惧、视觉紊乱、漂浮感以及情绪改变，这是氯胺酮抑制听神经核和视神经核，导致对听觉和视觉刺激错误感知的结果。注射氯胺酮前给予苯二氮卓类药物，能有效地减少氯胺酮的不良心理反应。氯胺酮在肝内被微粒体混合功能氧化酶代谢，主要作用是去甲基，生成去甲氯胺酮，再进一步羟基化成为羟化去甲氯胺酮，这些代谢产物与葡萄糖醛酸结合为水溶性物质，经肾排出体外。

氯胺酮麻醉时，患者角膜、呛咳和吞咽反射都存在，下颌不松弛，舌不后坠，一般都能保持呼吸道通畅，但患者唾液分泌显著增多，反流和误吸仍可发生，故麻醉前抗胆碱能药物不能省略。静脉注射氯胺酮时，可抑制呼吸，用量过大，注药过快或与其他镇静药、麻醉性镇痛药合用时，可出现短暂的呼吸暂停。氯胺酮的交感兴奋作用以及气管平滑肌直接松弛作用，可使支气管扩张，肺顺应性改善，特别适用于呼吸道应激性较高患者的麻醉诱导和维持。氯胺酮兴奋交感神经系统，常出现心率增快，血压升高，使肺动脉压增加；同时氯胺酮对心肌有直接抑制作用，当患者心血管功能显著低下，内源性儿茶酚胺耗竭时，其对心肌的负性肌力作用最为显著，可引起血压下降，甚至心跳停止。氯胺酮对血流动力学的影响与剂量无明确的关系，重复给药对血流动力学的影响弱于首次用药，甚至会出现与首量相反的效应。因此不宜用于冠心病、高血压、肺动脉高压的患者。氯胺酮可增加脑血流量、脑氧代谢率和颅内压。可使眼外肌张力增加，眼压升高。因此，颅内压增高的患者、眼开放性外伤和青光眼患者，不宜应用此药。

低剂量氯胺酮有明确的镇痛效应，可作为镇痛药用于危重患者和哮喘患者，还可用于心导管、放射科检查，以及更换辅料和牙科操作等检查和手术，肌注氯胺酮还适用于烧伤患者的植皮和换药。氯胺酮静脉注射 1～2 mg/kg，可维持麻醉 10～15 分钟，必要时追加半量。也可以使用 0.1% 氯胺酮溶液，2 mg/(kg·h) 持续点滴。肌注 5 mg/kg，维持时间 30 分钟左右。低剂量咪达唑仑 0.05～0.15 mg/kg 和低剂量氯胺酮 0.5 mg/kg 联合静脉注射，广泛用于重危、局麻和门诊手术患者的镇静和镇痛。儿童给予氯胺酮后较少出现精神反应，对儿童血流动力学无显著影响，更适合于儿童麻醉的诱导和维持，还特别适合小儿的镇静和镇痛。氯胺酮 6 mg/kg 和可乐定 0.2 ml/kg 合用，成为国外儿童易于接受的术前用药，20～25 分钟后出现镇静作用，无显著的不良反应。肌注氯胺酮 4～6 mg/kg，是国内不合作儿童最常用的麻醉诱导方式，待 3～5 分钟后儿童意识丧失，即可开放静脉，静脉给予肌松药后完成气管内插管，或者肌注氯胺酮后给予局部麻醉，进行某些诊断或小手术，而不需要气管内插管。

三、局部麻醉药

(一) 概述

1. 局麻药的作用和分类

局麻药通过阻滞神经轴突的动作电位传导，使其不能达到阈电位，从而引起神经阻滞作用。在体内，局麻药以离子化和非离子化的自由基两种形式存在。以非离子化形式存在的自由基其脂溶性更强，可以进入神经轴突。从结构上，局麻药由芳香基团和氨基以酯键或酰胺键相连而成。脂类和酰胺类局麻药临床上的差异在于，两者产生不良反应的可能性和代谢机制不同。

(1) 脂类局麻药：包括普鲁卡因、丁卡因等。血浆胆碱酯酶裂解酯键，故胆碱酯酶活性降低的患者 (如新生儿、孕妇，及肝硬化、严重贫血、恶病质患者) 中毒的可能性大。脂类局麻药在循环中的半衰期很短 (约 1 分钟)，其代谢降解产物是对氨基苯甲酸。

(2) 酰胺类局麻药：包括利多卡因、布比卡因、罗哌卡因等。酰胺类局麻药主要在肝脏代谢，通过水解后的首位 N- 脱羟基使酰胺键裂解。严重肝病的患者应用酰胺类局麻药时易于发生不良反应。酰胺类局麻药的清除半衰期为 2～3 小时。

(3) 临床上还经常根据局麻药作用持续时间的长短进行分类。

1) 布比卡因、罗哌卡因及丁卡因等为长效局麻药，作用持续时间 4 小时以上。

2) 利多卡因、丙胺卡因等为中效局麻药，作用持续时间为 2～4 小时。

3) 普鲁卡因、氯普鲁卡因等为短效局麻药，作用持续时间为 1 小时左右。

2. 神经纤维的差异性阻滞

(1) 周围神经是根据功能和粗细进行分类的，传统上，细神经纤维比粗神经纤维更易阻滞，但已经发现相反的易感性。有髓鞘的神经纤维更容易被阻滞，因为对于有髓鞘神经纤维只需在郎飞结处阻滞即可。

(2) 对于痛觉、温度觉及运动功能可能发生差异性阻滞，是由于不同神经纤维对局麻药的敏感性不同所致。这可能与神经纤维上离子通道组成不同或其在周围神经内的排列不同相关。

(3) 通常，周围神经阻滞按如下次序：交感神经阻滞，引起外周血管扩张和皮温上升；痛觉和温度觉丧失；触压觉丧失；运动麻痹；本体感觉丧失。

3. 局麻药加入肾上腺素

(1) 作用特点：

1) 延长麻醉作用时间，其作用随局麻药的种类、浓度和阻滞的类型不同而变化。

2) 通过减慢麻醉药吸收进入循环的速度，降低血中局麻药峰浓度及全身毒性反应。

3) 直接作用于脊髓内抵抗伤害性痛觉神经元上的 α 受体，增强阻滞强度。

4) 产生局部缩血管作用，减少术中出血。

5) 帮助监测血管内注药。

(2) 用途、用法和用量：

1) 局麻药中加入肾上腺素 (1:200 000)。

2) 肾上腺素最大剂量，成人不超过 $200 \sim 250$ mg，小儿不超过 10 mg/kg。

(3) 禁忌证：

1) 侧支循环差部位的周围神经阻滞和局部静脉麻醉，如手指、足趾、阴茎。

2) 严重冠心病、心律失常、未控制的高血压、甲亢、子宫胎盘功能低下的患者，慎用肾上腺素。

4. 局麻药的毒性和不良反应

(1) 变态反应：局麻药真正的变态反应罕见。但其与非变态反应如血管迷走神经反应和局麻药误入血管反应的区别是很重要的。

1) 脂类局麻药：代谢产物对氨基苯甲酸可能导致变态反应。对磺胺类药物敏感的患者应用此类局麻药也易引起变态反应。

2) 酰胺类局麻药：基本上不可能发生变态反应。

3) 局部超敏反应：可出现局部红斑、荨麻疹、水肿或皮炎。

4) 全身高敏反应：罕见，症状为广泛的红斑、荨麻疹、水肿、支气管痉挛、低血压及心血管虚脱。

(2) 全身毒性反应：主要是由于局麻药注入血管或用药过量，使单位时间内血液中局麻药浓度超过了机体的耐受力而引起的毒性反应。

1) 常见原因：

①局麻药物过量；

②注入血管内，多见于大血管周围 (如腋动脉、椎动脉及硬膜外静脉) 行神经阻滞时；

③血供丰富的部位注射；

④患者机体状态，如高热、恶病质、休克等，使对局麻药的耐受力降低。

2) 临床表现：以中枢神经系统和心血管系统的毒性反应最为严重，一般中枢神经系统的毒性先于心脏毒性出现，心脏毒性剂量为中枢神经系统惊厥剂量的 3 倍。当患者处于高碳酸血症、低氧及酸中毒时可加剧毒性反应。

①中枢神经系统毒性表现：口中金属异味、头晕、耳鸣、目眩、舌唇麻木、血压明显升高但脉搏趋向缓慢，可发展为肌肉抽搐、意识丧失、惊厥、昏迷；

②心脏毒性表现：心脏传导系统、血管平滑肌及心肌均被抑制，可出现心律失常、心肌收缩力减弱、心排血量减少、血压下降、甚至心搏骤停。

3) 预防方案：

①控制总量，采用常用有效量和最低有效浓度；

②注射前回抽；

③试验剂量中加入肾上腺素；

④以小剂量分次注射的方法完成阻滞；

⑤术前给予适量的巴比妥或苯二氮卓类药物，提高毒性阈值。

4) 处理：

①立即停药，吸氧；

②抗惊厥，应给予咪达唑仑或硫喷妥钠抗惊厥治疗；

③必要时注射琥珀胆碱快速气管插管维持呼吸道通畅，机械通气；

④发生心血管毒性时，应用血管活性药物支持循环，给予正性肌力药物，必要时进行生命支持治疗；

⑤胺碘酮可用于治疗布比卡因误入血管发生的室性心律失常。

（二）局麻药物的临床应用

局麻药的选择必须考虑手术时间、麻醉方法、手术要求、局麻药在局部或全身的毒性及代谢等因素。

1. 普鲁卡因

(1) 作用特点：

1) 局麻时效短，1～3分钟起效，维持45～60分钟。

2) 局麻作用较弱，但作用确实。

3) 对皮肤、黏膜穿透力弱，表面麻醉的效能差，一般不用于表面麻醉。

4) 具扩张血管作用，能从注射部位迅速吸收。

5) 在血中迅速被假性胆碱酯酶水解，半衰期约8分钟。

6) 吸收入血后可产生镇静、镇痛、肌松、抗胆碱和抗心律失常作用，因而可用于局部封闭和静脉复合麻醉。

(2) 用途、用法和用量：

1) 浸润麻醉：0.25%～1%，极量1.0 g。

2) 神经阻滞麻醉：1%～2%，极量1.0 g。浓度超过5%可引起神经炎、神经坏死。

3) 蛛网膜下腔阻滞：3%～5%，极量0.15 g。脊髓麻醉浓度超过10%，可引起神经炎、神经坏死。

4) 硬膜外阻滞：2%～4%，极量1.0 g。

5) 静脉复合全麻：每分钟1 mg/kg静滴，老年人及肝功能不全者酌减，因麻醉效能低，必须与其他全麻药复合使用。

(3) 注意事项: 普鲁卡因水溶液不稳定, 如曝光、久贮或受热 (高压灭菌) 可变黄, 药效减弱。

2. 丁卡因

(1) 作用特点:

1) 长效局麻药, 对皮肤、黏膜的穿透力比普鲁卡因强。

2) 起效时间为 10 ~ 15 分钟, 时效可达 3 小时以上。

3) 黏膜表面麻醉 1 ~ 3 分钟起效, 时效为 20 ~ 40 分钟。

4) 麻醉效能为普鲁卡因的 10 倍, 毒性也为普鲁卡因的 10 倍。

(2) 用途、用法和用量:

1) 蛛网膜下腔阻滞: 用 1:1:1 液, 即 1% 丁卡因 1 ml, 10% 葡萄糖 1 ml, 3% ~ 5% 麻黄碱 1 ml。成人剂量 8 ~ 10 mg(即 2.5 ~ 3.0 ml), 一般时效可达 120 ~ 180 分钟。

2) 表面麻醉: 眼科以 1% 等渗液作角膜表面麻醉, 鼻腔黏膜和气管表面麻醉用 2% 溶液。

3) 硬膜外腔阻滞: 可用 0.2% ~ 0.3% 溶液, 一次用量不超过 60 mg, 但目前常用的是与利多卡因的混合液, 含 0.1% ~ 0.2% 丁卡因与 1.0% ~ 1.5% 利多卡因, 起效快、时效长。

(3) 注意事项:

1) 毒性反应: 毒性大, 中毒后常突然意识消失, 呼吸骤停, 进而循环衰竭。不宜静注或静滴; 不宜单独用作浸润麻醉; 严格计算总量。

2) 药效降低: 丁卡因水溶液不稳定, 久贮易分解, 微浑即不能使用, 不适于多次高压灭菌。

3. 利多卡因

(1) 作用特点:

1) 酰胺类中效局麻药。

2) 弥散快, 穿透力强, 起效快, 无明显扩张血管作用。

3) 局麻效力比普鲁卡因大, 无局部刺激性。

4) 溶液稳定, 耐高压消毒。

5) 吸收后对中枢神经系统抑制明显, 并有抗心律失常作用。静脉全麻作用比普鲁卡因强, 但消除慢, 容易蓄积, 引起的惊厥较严重, 故临床上少用。

6) 过敏反应极少。

(2) 用途、用法和用量: 适用于各种局部麻醉, 也用于抗心律失常。碳酸利多卡因起效更快, 作用更强。

1) 表面麻醉: 口咽及气管内表麻可用 4% 溶液 (幼儿用 2% 溶液), 成人一次用量不超过 200 mg, 起效时间为 5 分钟, 时效为 15 ~ 30 分钟。

2) 局部浸润麻醉: 0.5% ~ 1.0% 溶液, 一次用量不超过 500 mg, 时效为 60 ~ 120 分钟, 依其是否加用肾上腺素而定。

3) 神经阻滞: 1% ~ 1.5% 溶液, 一次用量不超过 400 mg, 起效约为 10 ~ 20 分钟, 时效为 120 ~ 240 分钟。

4) 硬膜外和骶管阻滞: 1% ~ 2% 溶液, 成人一次用量不超过 400 mg, 加用肾上腺素时极量可达 500 mg。出现镇痛作用约需 5 分钟, 达到完善的节段扩散约需 16 分钟, 时效为 90 ~ 120 分钟。

5) 蛛网膜下腔阻滞：2% ～ 5% 溶液，一次用量限于 40 ～ 100 mg，时效为 60 ～ 90 分钟。由于阻滞的范围不易调节，临床上并不常用。

(3) 注意事项：肝功能不全患者慎用。

4. 布比卡因

(1) 作用特点：

1) 长效酰胺类强效局麻药。

2) 局麻强度为利多卡因的 4 倍，弥散力与利多卡因相近。时效为 3 ～ 6 小时。

3) 其盐酸盐水溶液稳定，耐高压消毒。

4) 对感觉神经局麻作用强，对运动神经阻滞相对弱，故可出现感觉，运动分离现象。

5) 对组织穿透力弱，不适宜表面麻醉。

6) 不易通过胎盘，对产妇的应用较为安全，对新生儿无明显抑制。

(2) 用途、用法和用量：成人安全剂量为 150 mg，极量为 225 mg。

1) 神经阻滞：0.25% ～ 0.5%。

2) 浸润麻醉：0.125% ～ 0.25%。

3) 硬膜外阻滞：对运动神经阻滞差，骶管、上胸段阻滞用 0.25% ～ 0.5%；下胸段、腰段阻滞用 0.5% ～ 0.75%；分娩时镇痛用 0.125%。

4) 蛛网膜下腔阻滞：0.5% ～ 0.75%，一次最大剂量为 10 ～ 15 mg。

(3) 注意事项：毒性与利多卡因相似，但对心脏毒性更为突出且复苏困难。用量过大或误入血管可产生严重的毒性反应。

5. 罗哌卡因

(1) 作用特点：

1) 新型长效酰胺类局麻药。

2) 脂溶性较布比卡因差，2 ～ 4 分钟起效。

3) 感觉阻滞可达 5 ～ 8 小时。

4) 可出现感觉，运动分离现象，较布比卡因更为明显。

(2) 用途、用法和用量：每次最大剂量为 200 mg。

1) 硬膜外阻滞：0.75% ～ 1%。

2) 神经阻滞：0.5% ～ 0.75%。

3) 术后镇痛和分娩镇痛：0.1% ～ 0.2%。

(3) 不良反应和注意事项：

1) 心脏毒性较布比卡因低，引起心律失常的阈值高，心脏复苏的成功率高。

2) 对中枢神经的毒性较布比卡因低，致惊厥的阈值较高。

四、肌肉松弛药

肌肉松弛药 (以下简称肌松药) 作用于运动神经末梢与骨骼肌运动终板，干扰神经肌肉之间正常冲动的传递，使骨骼肌暂时失去张力而松弛，有利于外科手术的操作。在临床用量范围内，维持通气功能正常情况下，肌松药对心肌和平滑肌无明显影响，对中枢神经系统功能亦无影响，不能使患者的神智和痛觉消失，对机体生理功能无明显干扰。因此，肌松药应用于临床麻醉后，避免了深麻醉可能对患者带来的不良影响，开创了现代麻醉学的新纪元，扩大了手术的范围，提高了麻醉的质量和安全性。

（一）肌松药的作用原理和分类

神经肌肉结合部包括运动神经末梢和运动终板。在生理状态下，当神经冲动传导到运动神经末梢时，引起存在于运动神经末梢中的囊泡与神经膜融合，并将囊泡中乙酰胆碱释放，乙酰胆碱离开神经末梢后与运动终板上的乙酰胆碱受体结合，使离子通道开放，Na^+ 内流，导致肌细胞去极化，触发肌收缩。根据肌松药对神经肌肉结合部位的神经冲动干扰方式的不同，将肌松药分为去极化肌松药和非去极化肌松药。

1. 去极化肌松药

去极化肌松药的分子结构与乙酰胆碱相似，它能够与运动终板胆碱能受体结合，引起运动终板去极化，使运动终板暂时丧失对乙酰胆碱的正常反应，肌处于松弛状态。随着药物分子逐渐与受体解离，并离开神经肌肉结合部，运动终板恢复正常的极化状态，神经肌肉的传导功能维持正常。胆碱酯酶抑制剂不仅不能拮抗去极化肌松药产生的肌松弛作用，反而会增加去极化阻滞作用。属于此类的药有琥珀胆碱（司可林）。给予琥珀胆碱后，产生肌松弛前，常会出现短暂的肌颤搐，这是由于运动终板开始去极化，部分肌纤维成束收缩但尚未延及整个肌的结果。当所有肌纤维全部去极化后，肌张力即消失，肌松弛。

2. 非去极化肌松药

非去极化肌松药与运动终板胆碱能受体结合后，不改变运动终板的膜电位，而是妨碍乙酰胆碱与其受体的结合，使肌松弛。在出现肌松弛前，不产生因肌纤维成束收缩引起的肌颤搐。非去极化肌松药与乙酰胆碱竞争受体，遵循质量作用定律，给予胆碱酯酶抑制剂后，乙酰胆碱的分解减慢，有更多的乙酰胆碱分子与非去极化肌松药分子竞争受体，从而能够拮抗非去极化肌松药的阻滞作用，恢复正常的神经肌肉传导。属于此类的药物有泮库溴铵（潘可罗宁）、维库溴铵（万可松）、阿曲库铵（卡肌宁）、罗库溴铵（爱可松）、哌库溴铵（安端）等。

（二）常用肌松药

1. 泮库溴铵

是肌松作用强的长效肌松药，能阻断心脏毒蕈碱样受体，引起心率增快，甚至出现心动过速，可抑制去甲肾上腺素的再摄取，引起血压升高，因此，心动过速和高血压患者慎用。泮库溴铵不引起组胺释放。部分经肝代谢，代谢产物及原形主要经肾排出，部分经胆汁排泄。临床麻醉中主要用于手术时间长，或术后需要进行机械通气治疗患者的气管内插管和维持术中的肌松弛。泮库溴铵 ED_{95} 为 0.06 mg/kg，首次剂量为 0.08 ～ 0.1 mg/kg，2 ～ 4 分钟后可以进行气管内插管，1 ～ 1.5 小时后追加 2 ～ 4 mg。吸入麻醉药能够显著地延长泮库溴铵的神经肌肉阻滞作用。手术后要拔除气管内导管的患者，必须给予胆碱酯酶抑制剂，拮抗其残留的肌松作用。术中多次给予大量泮库溴铵，手术结束时，即使给予胆碱酯酶抑制剂，仍不能保证神经肌肉传导功能已经完全恢复正常，必须严密观察，证实患者意识状态、保护性反射和通气功能正常后，再拔除气管内导管。

2. 琥珀胆碱

是起效迅速的短效肌松药，静脉注射后被血浆胆碱酯酶水解，代谢产物经尿排出。琥珀胆碱不引起组胺释放，可兴奋心肌毒蕈碱样受体，引起心动过缓或心律不齐，特别是在重复大剂量使用时。琥珀胆碱应用后可使血清钾升高，高血钾患者 (严重创伤、烧伤) 禁用。上运动神经元损伤 (例如截瘫) 和骨骼肌病变的患者使用琥珀胆碱时，更易产生血清钾急剧上升，甚至因高血钾引起心脏停搏，亦应禁用。琥珀胆碱可使眼内压升高，有穿透性眼损伤及青光眼的患者应慎用。琥珀胆碱引起肌颤搐可致患者术后肌痛，预先用小量非去极化肌松药 (维库溴铵 0.5 ～ 1 mg)，可以防止琥珀胆碱引起肌颤搐的发生。

临床主要用于全身麻醉和抢救患者的气管内插管，特别是气管内插管困难的患者。琥珀胆碱的 ED_{95} 为 0.5 mg/kg，气管插管时静注 1 ～ 1.5 mg/kg，20 秒内出现肌颤搐，30 ～ 60 秒显效，作用持续 8 ～ 10 分钟。

3. 阿曲库铵

为苯肼异喹啉类化合物，肌松效能为维库溴铵的 1/5 ～ 1/4，ED_{95} 为 0.25 mg/kg。对心血管系统影响较轻。静注后约 82% 与白蛋白结合，主要经霍夫曼 (Hofmann) 降解和非特异性酯酶水解。霍夫曼降解是单纯的化学反应，本品在 4℃、pH3.5 时稳定，在生理的酸碱状态和温度下，不需要生物酶参与，可自发水解为甲基四氢罂粟碱 (劳丹诺辛，laudanosine) 和四价丙烯酸盐，代谢产物主要由尿和胆汁排出。能引起一定程度的组胺释放，导致皮肤发红、出现荨麻疹及短暂的低血压，亦可出现支气管痉挛及类过敏反应，故不适合用于支气管哮喘患者。大剂量使用后，主要代谢产物甲基四氢罂粟碱达一定浓度时，对中枢神经系统有兴奋作用。

临床用于全身麻醉时气管插管和维持术中肌松弛，尤其适用于肝、肾功能不全的患者，静注 0.5 ～ 0.6 mg/kg，2 ～ 3 分钟后完成气管内插管，35 分钟后追加 15 ～ 25 mg。若长时间、大剂量使用该药，在手术结束拔除气管内导管前，应给予胆碱酯酶抑制剂拮抗其残留作用。

4. 维库溴铵

是泮库溴铵的衍生物，肌松作用强，ED_{95} 为 0.05 mg/kg，但作用时间较短，心血管系统影响小，不引起组胺释放。给药后部分经肝代谢，由胆汁排出，少部分以原形从肾排出。肝肾功能严重障碍的患者，其作用时间延长。临床用于全身麻醉时气管内插管和术中维持肌松弛。静脉注射 0.07 ～ 0.1 mg/kg，2 ～ 3 分钟后，完成气管插管，45 分钟后可追加 2 ～ 4 mg。手术结束时，给予胆碱酯酶抑制剂拮抗其残留的肌松作用。

5. 罗库溴铵

单季铵甾类化合物，分子结构与维库溴铵相似，是目前起效最快的非去极化肌松药，ED_{95} 为 0.3 mg/kg。罗库溴铵不引起组胺释放，对心率和血压无明显影响。主要经肝代谢，主要代谢产物是 17- 羟罗库溴铵，经胆道排出；部分以原形经胆道排出。经肝胆机制排出的量占注射量的 76%，仅少量以原形经肾排出。临床上用于全身麻醉诱导和维持术中肌松弛。插管剂量为 0.6 mg/kg，静脉注射后 50 ～ 90 秒起效，可行气管内插管，作用时间为 30 ～ 45 分钟，维持剂量为 0.1 ～ 0.2 mg/kg。手术结束拔除气管内导管前，应给予胆碱酯酶抑制剂拮抗其残留的肌松作用。

6. 哌库溴铵

是季铵甾类化合物，为长效非去极化肌松药，ED_{95} 为 0.05 mg/kg。

很少有组胺释放和迷走神经阻滞作用，对心血管系统无明显的影响。静注后 64% 以原形从尿中排出，少部分以原形从胆汁排出。在肝中经去酰化代谢，代谢产物从胆汁排出。临床上用于全身麻醉气管插管和术中维持肌松弛。特别适用于高血压、缺血性心脏病、心动过速和心血管功能不全需长时间手术的患者，以及术后需要呼吸机治疗的患者。静脉注射 $0.08 \sim 0.1$ mg/kg，$2 \sim 4$ 分钟后完成气管插管，$60 \sim 100$ 分钟后追加 $2 \sim 4$ mg 维持肌松，手术结束拔除气管内导管前，应给予胆碱酯酶抑制剂拮抗其残留的肌松作用。

（三）应用肌松药的注意事项

1. 麻醉中应用肌松药，患者的自主呼吸将受到抑制，甚至消失。因此，在给予肌松药后，应首先施行气管内插管，保持呼吸道通畅，并辅助呼吸或控制呼吸，直至肌松药的作用消退、患者自主呼吸恢复到满意的程度。

若患者呼吸受到抑制，但尚保持自主的、有节律性的、较弱的呼吸，可随着患者呼吸节律辅助呼吸。若患者呼吸已停止，肺泡的膨胀和萎缩全部由挤压和放松呼吸囊来完成，称为控制呼吸。呼吸囊挤压次数（频率）、幅度（潮气量）、周期（吸气和呼气期所占时间比例）和气道压力等均影响着患者的通气量。因此，必须监测呼吸次数、潮气量、呼气末二氧化碳浓度 (ETCO$_2$) 和脉搏氧饱和度 (SpO$_2$)，必要时测定动脉血 pH、PaO$_2$ 和 PaCO$_2$，以保证给予肌松药后，患者通气和氧合正常，防止通气过度或不足。

2. 重症肌无力、恶病质、低血钾和酸中毒患者对非去极化肌松药敏感，应减量使用。恩氟烷、异氟烷和七氟烷等吸入麻醉药和某些抗生素（氨基糖苷类、多黏菌素 B、卡那霉素、氯霉素和杆菌肽等）能增强非去极化肌松药的肌松作用，使用时应注意。

3. 新斯的明抑制胆碱酯酶分解乙酰胆碱，乙酰胆碱与非去极化肌松药竞争运动终板烟碱样受体，可促进神经肌肉冲动的传递，恢复肌肉的正常收缩状态。因此，手术结束时，应给予新斯的明 (0.05 mg/kg) 拮抗非去极化肌松药的残留作用。新斯的明对去极化肌松药无拮抗作用，反而使其肌松作用增加。使用新斯的明必须同时给予阿托品 (0.025 mg/kg)，以阻断乙酰胆碱对毒蕈碱样受体的兴奋作用所带来的不良反应(唾液分泌增加、肠痉挛、心动过缓,甚至心脏停搏)。

4. 估计肌松药的残留作用可用尺神经刺激器，观察手指收缩状态或抬头试验、双手握力，以及测定患者潮气量、呼气末 CO$_2$ 和动脉血气。在确定无肌松药的残留作用后，方可拔除气管内导管，拔管后观察一定的时间，待确定患者恢复满意后，再将患者送回病房。

五、麻醉性镇痛药及其拮抗药

（一）阿片类药物分类和理化特性

阿片类药物是指与吗啡受体结合的所有物质的统称，可分为天然型、半合成型和合成型 3 类。天然型阿片类药物可分为两个化学类型：烷基菲类（吗啡和可待因）和苄基异喹啉类（罂粟碱）。半合成阿片类药物是吗啡的衍生物，在结构上存在一种至数种变化。合成的阿片类药物又分为4类：吗啡喃类衍生物(羟甲左吗喃)、二苯基类或美沙酮衍生物(美沙酮、右旋丙氧酚)、苯基吗啡类（非那佐辛、喷他佐辛）以及苯基哌啶类衍生物（哌替啶、芬太尼、阿芬太尼、舒芬太尼和瑞芬太尼）。

阿片类主要的三种受体包括 m 受体、κ 受体和 ξ 受体。多数目前常用的吗啡、芬太尼等阿片类化合物均高选择性地作用于 μ 受体。不同阿片受体在体内分布不同，因此受体激动后产生的作用也不同，这就为阿片类药物除镇痛作用外的其他副作用的产生提供了理论依据。根据阿片类化合物与其受体的相互作用，阿片类药物可分为激动剂、部分激动剂、混合激动，拮抗剂和拮抗剂。

阿片类药物的理化特性影响其药效动力学和药代动力学。首先，阿片类必须通过血脑屏障才能到达中枢神经系统神经元的细胞膜受体，而这种能力取决于其分子大小、离解度、脂溶性、蛋白结合等特性。离解程度取决于阿片类的 pKa 和组织 pH，非离解药物的脂溶性为离解型的 1 000 ~ 10 000 倍。其次，阿片类消除的主要机制为生物转化和排泄。其在肝内代谢（结合、氧化和还原反应）或在血浆内水解（如瑞芬太尼）。阿片类的代谢产物，除吗啡的 6- 葡糖苷酸外通常无活性。代谢产物主要通过肾脏排泄，胆道系统和胃肠道为次要途径。

（二）阿片类药物的药效动力学

1. 中枢神经系统

(1) 产生剂量依赖性镇静和镇痛作用，欣快感也常见。大剂量时可产生遗忘和意识消失，但阿片类药物没有可靠的催眠作用。区别疼痛是由于刺激伤害性受体并由神经通路（伤害性疼痛）传递而来，还是由于神经元结构的损害所引起非常重要，后者常引起痛觉过敏（神经病理性疼痛）。阿片类镇痛药对伤害性疼痛有效，但对神经病理性疼痛效果较差，常需要较大的剂量。阿片类镇痛药不仅能改变对疼痛的感知，而且能改变对疼痛的情绪反应。对于阿片类药物产生的外周镇痛作用仍有争议。

(2) 降低吸入麻醉药的最低肺泡气有效浓度 (MAC)，减少静脉镇静催眠药的用量。阿片类药物麻醉的效能是以测定吸入麻醉药的 MAC 值来衡量的。芬太尼能使异氟烷切皮时的 MAC 值降低至少 80%。芬太尼血浆浓度与 MAC 的减少之间的关系是非线性的，且芬太尼降低异氟烷 MAC 的作用存在亚 MAC 封顶效应。研究证明，硬膜外输注芬太尼，即使在其血浆浓度低于静脉应用芬太尼时，其降低异氟烷苏醒浓度的作用仍强于静脉内输注芬太尼，这可能是通过调节脊髓伤害性刺激的传入而实现的。50% 患者在直接喉镜气管插管时无体动反应的 MAC(MAC-TI) 值要高于手术切皮时无体动反应的 MAC 值 (MAC)。七氟烷的 MAC-TI 为 3.55%，随着加用 1 μg/kg、2 μg/kg 和 4 μg/kg 的芬太尼，MAC-TI 值明显降低到 2.07%、1.45%、1.37%，在 2 μg/kg 和 4 μg/kg 芬太尼组之间无显著差异，呈现出封顶效应。抑制 50% 患者手术切皮时交感神经反应的 MAC(MAC-BAR) 随血浆芬太尼浓度的升高而降低，最开始阶段呈陡直下降，随后呈现封顶效应。在合用氧化亚氮时，MAC 和 MAC-BAR 的下降相似但并不表现出封顶效应。虽然在人体单独使用大剂量阿片类药物可导致意识消失，但阿片类药物麻醉具有不可预测性和不稳定性。因此，并不能单独使用阿片类药物作静脉麻醉诱导。

(3) 降低脑血流和脑代谢率。大剂量哌替啶可产生中枢神经系统兴奋和惊厥，可能是其代谢物去甲哌替啶作用的结果。

2. 心血管系统

(1) 对心肌收缩力的影响很小，除了哌替啶可产生直接的心肌抑制作用。阿片类药并不抑制压力感受器反射。

(2) 由于降低脊髓交感神经张力，造成全身血管阻力中度下降。大剂量哌替啶或吗啡由于组胺释放可引起全身血管阻力下降。

(3) 剂量依赖性心动过缓。哌替啶可致心率增快，可能是其结构类似阿托品的结果。

(4) 由于其能提供相对稳定的血流动力学，阿片类药通常用于血流动力学改变明显或危重的患者。

3. 呼吸系统

(1) 产生剂量依赖性的呼吸抑制。先是呼吸频率的减少，增大剂量时潮气量明显减少。当与其他呼吸抑制药合并或合并肺疾患时，呼吸抑制作用加强。

(2) 降低通气对高碳酸血症和低氧血症的反应。如果患者是睡眠状态，则影响更加明显。

(3) 阿片类药剂量依赖性咳嗽反射减弱。大剂量可以抑制气管和支气管对异物的反射，因此可以很好地耐受器官导管和机械通气。

4. 缩瞳通过刺激动眼神经 Edinger-Westphal 核缩小瞳孔直径。吗啡和大多数 "受体和 κ 受体激动剂通过对副交感神经支配的瞳孔产生兴奋作用而引起瞳孔收缩。阿片类药物能解除动眼神经核的皮层抑制，从而引起乳头肌的收缩。静脉注射吗啡 (0.125 mg/kg)，瞳孔直径在 1 小时时缩小 26%，瞳孔直径完全。恢复需要 6 小时以上。阿芬太尼呈剂量依赖性地减弱麻醉情况下伤害性刺激所引起的反射性瞳孔扩大。瞳孔大小的改变与阿片类药作用强度相关性较小，因此，其用于评估阿片作用程度的临床价值也较小。

5. 肌肉僵直阿片类药物所致肌强直的特点是肌张力进行性增强，直至出现严重的僵直，特别是胸、腹壁和上呼吸道的肌肉，导致肺不能通气。临床上明显的肌强直常在患者意识开始消失或意识消失后即刻出现。轻微的肌强直可见于清醒患者，如声音嘶哑。已证实，阿片类药物给药后引起的声门关闭是导致使用呼吸囊和面罩通气困难的主要原因。其发生率与药物效价、剂量、注射速度、氧化亚氮的存在有关。预先或同时应用非去极化肌肉松弛药可显著降低肌强直的发生率及其严重程度。诱导剂量的硫喷妥钠或低于麻醉剂量的地西泮、咪达唑仑可预防、减轻或成功治疗肌强直。在阿片类药物引起的肌强直患者，应用面罩通气易导致胃膨胀及通气或氧合不全，需应用肌松剂方能缓解。为减少肌强直的发生、维持有效通气，当应用能引起肌强直剂量的阿片类药物时，麻醉医师应预见到可能需要使用快速起效的肌松剂。延迟性或术后肌强直很可能与血中阿片浓度出现第二个高峰有关，其机制如同再发性呼吸抑制。

6. 消化系统

(1) 降低胃排空和肠分泌，增加胃肠平滑肌张力，减少胃肠蠕动。

(2) 增加胆道压并诱发胆绞痛。应用阿片激动，拮抗剂时其发生率较低。

7. 恶心和呕吐由于直接刺激化学感受器触发区而发生。当患者移动时，更有可能发生恶心。

8. 尿潴留由于刺激膀胱括约肌和降低排尿意识而可能发生。

9. 变态反应罕见，但应用哌替啶或吗啡时，可见类过敏反应。

10. 药物相互作用接受单胺氧化酶抑制剂治疗的患者应用哌替啶，可导致谵妄和高热，有时可能是致命的。

(三) 常用阿片类药物的特点

1. 哌替啶 (度冷丁)

(1) 药代动力学特性：哌替啶可能通过激活 μ 受体来调节，还对 K 和 λ 受体有中度亲和力。与吗啡不同，静脉注射哌替啶后，肺的首过摄取约占 65%。哌替啶与血浆蛋白结合较吗啡高，大部分 (70%) 与 α_1- 酸性糖蛋白结合。与吗啡类似，由于其肝脏摄取率相对较高，因此肝血流量决定了其生物转化。哌替啶的主要代谢产物去甲哌替啶有镇痛活性，其导致动物痉挛发作的强度约为哌替啶的 2 倍。去甲哌替啶的消除半衰期较哌替啶明显更长，因此重复给药易导致这种毒性代谢产物在有肾脏疾病的患者体内蓄积，并可能引起痉挛发作。

(2) 临床作用特点：

1) 镇痛效力为吗啡的 1/10，作用持续时间约为吗啡的 1/2 ～ 3/4。没有缩瞳作用。

2) 对心肌有直接抑制作用。对血压一般无明显影响，但有时可因外周血管扩张和组胺释放而致血压下降，甚至引起虚脱。

3) 对呼吸有明显的抑制作用。

4) 增高胆内压的作用比吗啡弱。能促进组胺释放。

5) 可引起呕吐、抑制胃肠蠕动等，与吗啡相似，但较弱。

6) 是具有弱局麻药作用的唯一阿片类药物，用于神经根阻滞有效。

7) 静注 25 ～ 50 mg 哌替啶可有效减轻术后寒战，而等效镇痛剂量的吗啡、芬太尼则无效。

(3) 用途、用法和用量：镇痛，心源性哮喘的治疗，麻醉前用药，各种麻醉的辅助用药，与丙嗪类药组成冬眠合剂。肌注的吸收速度变异很大，峰值血浆药物浓度在 5 ～ 110 分钟之间出现。

1) 镇痛：成人每次 50 ～ 100 mg，小儿 0.5 ～ 1 mg/kg，肌注。

2) 全麻辅助药：成人每次 25 ～ 100 mg，小儿每次 0.2 mg/kg 稀释后缓慢静注或静滴。

3) 麻醉前给药：1 mg/kg 于麻醉前 0.5 ～ 1 小时肌注；或 0.5 ～ 1 mg/kg 于麻醉前 10 ～ 15 分钟静注。

(4) 不良反应和注意事项：

1) 眩晕、出汗、恶心、呕吐等不良反应。

2) 快速静注或用量过大，可引起谵妄、瞳孔扩大、抽搐、严重循环和呼吸抑制及昏迷。

3) 出现呼吸抑制时，可用纳洛酮对抗。

4) 代谢产物去甲哌替啶可引起震颤、惊厥，出现惊厥时，可用地西泮或巴比妥类对抗。

5) 接受单胺氧化酶抑制药的患者合用此药，可发生严重的毒性反应。

6) 对心血管影响大，一般不作为复合全麻的主药，反复使用也能成瘾。

2. 吗啡

(1) 药代动力学特性：吗啡为 μ_1 和 μ_2 受体激动剂。吗啡的 pKa(8.0) 比生理 pH 值高，具有亲水性，脂溶性相对较低，因此静脉注射后，只有一小部分 (10% ～ 20%) 呈非离子型，进出大脑比其他阿片类药物慢。约 20% ～ 40% 的吗啡与血浆蛋白结合，多数是与白蛋白相结合。吗啡主要以结合方式经肝脏代谢，但肾脏在吗啡的肝外代谢中起关键作用。吗啡的主要代谢产物是吗啡 -3- 葡萄糖醛酸 (M3 G) 和吗啡 -6- 葡萄糖醛酸 (M6 G)，它不与阿片受体结合，有很小或者几乎没有镇痛作用。M6 G 依靠肾脏代谢，因此肾衰患者对吗啡更为敏感。由于吗啡的肝脏摄取率高，因而其口服给药的生物利用度 (20% ～ 30%) 显著低于肌内或皮下注射。

(2) 临床作用特点：

1) 镇痛：对各种疼痛均有强大镇痛作用。对钝痛比锐痛、绞痛效果强，疼痛出现前应用的效果较疼痛出现后应用更佳。能消除疼痛引起的焦虑、紧张等情绪反应，使部分患者产生欣快感，兼有镇静作用。

2) 抑制呼吸：有显著的呼吸抑制作用。对支气管哮喘患者可激发哮喘发作。

3) 镇咳作用：强大，可使患者耐受清醒气管内插管。

4) 抑制心血管：对心肌无明显抑制作用，治疗量时对血容量正常者的心功能无明显影响。较大剂量时心率可减慢，血管扩张，血压下降，脑血流量增加，颅内压增高。

5) 兴奋平滑肌：使胃肠道、胆道、支气管、输尿管、膀胱等多种平滑肌收缩，产生止泻和致便秘、胆内压增高、支气管痉挛、尿潴留等作用。

6) 其他：使体温下降，血糖增高，尿量减少，缩瞳，恶心、呕吐，降低基础代谢率。

(3) 用途、用法和用量：可用于麻醉前给药和复合全麻用药。口服利用率低。肌注吸收良好，15 ～ 30 分钟起效，45 ～ 90 分钟产生最大效应，持续约 4 小时。静注后约 20 分钟产生最大效应。能透过血脑屏障，显著抑制新生儿呼吸；能从乳汁排出。

1) 镇痛：成人 0.1 mg/kg 稀释后缓慢静注或 8 ～ 15 mg 肌注、皮下注射；小儿 0.01 ～ 0.03 mg/kg 稀释后缓慢静注或 0.1 ～ 0.2 mg/kg 肌注或皮下注射；成人椎管内镇痛每次 2 ～ 4 mg。

2) 麻醉前给药：多用于有急性疼痛的患者。成人术前肌注或皮下注射 8 ～ 10 mg。

3) 复合全麻的辅助用药：与全麻药合用，10 ～ 15 mg，静脉注射或肌注。

4) 心源性哮喘：成人 5 ～ 10 mg，肌注、皮下注射或缓慢静注。

5) 重症监护病房 (ICU) 镇静镇痛：为改善 ICU 中的危重病患者对气管插管的耐受性和与机械通气的配合度，吗啡 0.75 μg/(kg·min) 是最常用的静脉镇痛药。

(4) 不良反应和注意事项：

1) 有低血压、眩晕、呕吐、便秘和排尿困难等不良反应。

2) 过量可造成急性中毒，出现昏迷、呼吸深度抑制 (包括延迟性呼吸抑制)，针尖样瞳孔，血压和体温下降，甚至可因呼吸麻痹致死。此时，要行气管插管进行人工通气，补充血容量以维持循环，并可用纳洛酮解救。

3) 禁用于下列情况：支气管哮喘、上呼吸道梗阻、颅内高压、严重肝功能障碍、诊断未明确的急腹症、临产妇、哺乳妇和 1 岁以下的婴儿。

4) 腹部绞痛时，应与阿托品合用。

5) 反复应用可产生耐受性，易成瘾，应严格控制使用。

3. 芬太尼

(1) 药代动力学特性：主要通过激活 μ 受体起效。芬太尼脂溶性很高，可迅速通过生物膜，因而起效迅速；此后再分布到骨骼肌、脂肪等组织，因而维持时间段。血浆芬太尼浓度的衰减过程可用三室模型来描述。肺脏具有明显的首过效应，并一过性摄取芬太尼注射剂量的约 75%。约 80% 的芬太尼与血浆蛋白结合，且相当一部分 (40%) 被红细胞摄取。芬太尼的作用时间相对较长，很大原因是因为其在机体组织中分布广泛。芬太尼在肝脏主要经脱羟作用和羟化代谢，代谢物早在注射后 1.5 分钟开始在血浆中即出现。人体静脉应用芬太尼 48 小时后，尿中仍可测到其主要代谢产物去甲芬太尼。

(2) 临床作用特点：

1) 镇痛作用强大，效力约为吗啡的 100 倍，哌替啶的 550 ～ 1 000 倍。起效很快，5 分钟血药浓度达峰，持续时间 30 ～ 60 分钟。

2) 镇静作用弱，遗忘作用可能比吗啡强。

3) 对心血管的抑制作用轻微，不抑制心肌收缩力，一般不影响血压。可引起心动过缓。小剂量芬太尼可有效减弱气管插管的高血压反应。

4) 呼吸抑制作用明显，频率减慢，持续约 10 分钟后逐渐恢复。剂量较大时潮气量也减少，甚至停止呼吸。

5) 可引起恶心、呕吐，没有释放组胺的作用。

(3) 用途、用法和用量：用于各种麻醉的镇痛，麻醉前用药。较少用于单纯镇痛。常用于心血管手术麻醉。

1) 镇痛：术后疼痛或癌性疼痛的镇痛。单次静注芬太尼 (1 ～ 3 μg/kg)，成人每次肌注 0.05 ～ 0.lmg 能产生强效的、持续时间较短的镇痛作用，必要时 1 ～ 2 小时后重复给药。

2) 辅助麻醉诱导：可抑制喉镜和插管刺激引起的血流动力学反应，其峰值效应较峰值血药浓度滞后 3 ～ 5 分钟，因而应于置入喉镜前约 3 分钟时应用。成人 0.05 ～ 0.15 mg，小儿 0.002 ～ 0.003 mg/kg 静注或肌注，切皮前可增大至 0.01 ～ 0.02 mg/kg。

3) 平衡麻醉：麻醉诱导常联合应用负荷剂量的芬太尼 (2 ～ 6 μg/kg) 以及镇静 - 催眠药 (以硫喷妥钠或丙泊酚最常用) 和肌松剂。麻醉维持常用氧气复合 N_2O(60% ～ 70%) 以及低浓度的强效吸入麻醉药，并追加一定剂量的芬太尼 [每 15 ～ 30 分钟间断静脉注射 25 ～ 50 μg，或以 0.5 ～ 5.0 μg/(kg·h) 的速度持续输注]。芬太尼术后镇痛所需的血浆浓度约为 1.5 ng/ml，但如果吸入麻醉药仅为 N_2O，则术中芬太尼的血浆浓度至少应维持在 2 ～ 3 ng/ml 水平。未使用术前用药的患者在用芬太尼输注复合氧气和 N_2O 进行麻醉时，切皮时芬太尼的 Cp50(能防止 50% 患者出现切皮后体动反应所需的静脉镇痛药 / 麻醉药的最低血浆稳态浓度) 和 Cp50-BAR(能防止 50% 患者出现切皮后体动反应、血流动力学变化或自主神经反应所需的静脉镇痛药 / 麻醉药的最低血浆浓度) 分别为 3.26 ng/ml 和 4.17 ng/ml。芬太尼能使吸入麻醉药如异氟烷的 MAC 降低，因此可降低术中吸入药的浓度和总体用量，但具有封顶效应。芬太尼也能降低术中丙泊酚的需要量。不同患者之间阿片类药物的药代动力学和药效动力学差异相当大。然而，若采用芬太尼平衡麻醉技术，在药代动力学原理的指导下，按照预计的刺激大水和患者可能出现的反应以滴定法给药则常可维持血流动力学稳定，且无痛的患者可以迅速苏醒。反复给药或持续输注芬太尼常导致明显的自主呼吸抑制。

4) 神经安定镇痛：与氟哌利多按 1:50 混合，称依诺伐 (氟芬合剂)，若再加少量全麻药，即为神经安定麻醉。

5) 心脏手术的大剂量阿片类药物麻醉芬太尼单次快速或缓慢注射的剂量范围是 5 ～ 75 μg/kg。这些剂量所达到的芬太尼血浆浓度 (10 ～ 30 μg/ml) 常足以保证在整个麻醉诱导 / 插管过程中血流动力学稳定。心脏手术中，以 0.1 ～ 1.0 μg/(kg·min) 速度持续输注芬太尼，直到 CPB 开始或持续整个 CPB 过程中。大剂量芬太尼麻醉也已被证实可有效、安全地用于小儿心脏手术。有报道指出，芬太尼 25 ～ 50 μg/kg 与 0.2% ～ 0.4% 的异氟烷联合应用可有效地抑制婴幼儿心脏直视手术 CPB 前期的血流动力学及应激反应。苏醒期个体化的纳洛酮滴注有助于心脏手术患者的快速苏醒和拔管，有利于大剂量阿片类药物麻醉的开展，并能保持这种麻醉的优势。

6) 经皮治疗系统 (TTS)：经皮给药方式一般要求药物水溶性和脂溶性均较高、分子量低，效能高且很少有或无皮肤刺激。芬太尼可用于 TTS，具有以下潜在的优势：无肝脏首过代谢效应；能提高患者的依从性、方便性和舒适度；镇痛作用持久。尽管存在显著的变异，TTS 中芬太尼的常用剂量为 20 μg/h、50 μg/h、75 μg/h 和 100 μg/h，其血药浓度可从低于 1.0 ng/ml 到 2.0 ng/ml 之间波动。芬太尼经皮给药的平均半数时间 (从使用贴剂开始至血浆浓度到达 2 倍所需的用药时间) 在成人组和老年组中分别为 4.2 小时和 11.1 小时。体温升高能加速芬太尼从贴剂的释放或从皮下脂肪组织的分布。不推荐用于术后镇痛，因其呼吸抑制的发生率高。对癌痛患者，TTS 芬太尼可作为口服吗啡的一种替代疗法。TTS 芬太尼与其他的阿片类药物具有相似的副作用，主要包括：镇静、恶心、呕吐和便秘。与口服吗啡相比，TTS 芬太尼引起的胃肠道不良反应较少，肿瘤患者发生通气不足的风险相对较低。

7) 经口腔黏膜吸收的枸橼酸芬太尼 (OTFC) 是一种芬太尼的固体剂型，它将芬太尼与糖混合后制成菱形片，再将其固定在一小棒上。芬太尼的一部分经口腔黏膜吸收，其余部分被吞服后经胃肠道吸收。因为肝脏首过代谢作用，被吞服的芬太尼生物利用度低。推荐剂量为 5 ～ 20 μg/kg。OTFC 应在手术前 (或有痛操作前)30 分钟给药，以达到峰值效应。OTFC 应用后 15 ～ 30 分钟血浆浓度达到峰值，为 (2.0±0.5)ng/ml，1 小时后降至 1 ng/ml 以下。与经皮芬太尼不同，OTFC 停用后，黏膜组织中无明显蓄积。OTFC 的全身生物利用度为 50%，这是经口和胃肠道双重吸收的结果。扁桃体切除术的患儿术前应用 OTFC 对术后镇痛有效。但 OTFC 可诱发围术期呕吐及呼吸抑制。

(4) 不良反应和注意事项：

1) 可引起恶心、呕吐。

2) 大剂量或反复注射可致呼吸抑制，特别是延迟性 (注药后 3 ～ 4 小时) 呼吸抑制。

3) 快速静注可引起胸、腹壁肌肉僵硬及喉和支气管痉挛，可用肌松药或阿片受体阻滞药处理，并做好控制呼吸。

4) 可产生依赖性，但较轻。

4. 阿芬太尼

(1) 药代动力学特性：静脉注射阿芬太尼后，其血浆浓度可用二室或三室模型来描述。阿芬太尼与血浆蛋白 (主要是糖蛋白) 结合的比例 (90%) 较芬太尼高，因此分布容积小。由于其相对低的 pKa(6.5)，在生理 pH 下，大部分 (90%) 呈非解离形式，这一特性及其中度脂溶性，是阿芬太尼迅速通过血脑屏障，其血脑平衡半衰期为 1.1 分钟，而芬太尼和舒芬太尼超过 6 分钟。因此，尽管阿芬太尼蛋白结合力更强，但其溶解部分比芬太尼的更多。这解释了为什么阿芬太尼在静脉注射后达到峰值效应的潜伏期短。阿芬太尼的主要代谢途径与舒芬太尼相似，包括氧化脱羟作用和脱甲基作用、芳香基的羟化作用和葡萄糖醛酸化。阿芬太尼降解产物几乎无阿片活性。人体阿芬太尼代谢主要 (如果不是唯一的话) 由细胞色素 $P_{45}03$ A3/4(CYP3 A3/4) 完成。这种酶在人体内表现的活性范围至少相差 8 倍。阿芬太尼也可经人肝脏微粒体 CYP3 A5 代谢，其在遗传药理学表达上显示出多于 20 倍的变异性，因此导致了人肝脏对阿芬太尼代谢存在显著的个体差异。肝硬化患者阿芬太尼消除缓慢。

(2) 作用特点：

1) 镇痛效力约为芬太尼的 1/4。

2) 持续时间很短，约为芬太尼的 1/3。

3) 对呼吸有抑制，但抑制呼吸的持续时间仅为芬太尼的 1/2。

4) 对心血管影响轻微，适用于心内直视手术。无释放组胺的作用。

5) 可用于静滴，便于控制，但长时间输注后其作用时间可延长。

(3) 用途、用法和用量：

1) 镇痛单次静注 10 ～ 20 μg/kg，或静脉持续输注 0.25 ～ 0.75 μg/(kg·min)。

2) 辅助麻醉诱导：起效快，静注 5 ～ 40 μg/kg，60 ～ 90 秒即可抑制插管刺激引起的循环反应。

3) 平衡麻醉：由于阿芬太尼能够迅速渗透入脑组织，所以阿芬太尼在血浆浓度比舒芬太尼和芬太尼稍高时即可达到血浆和 CNS 的平衡。这种特性可以解释为什么在应用镇静，催眠药前或与其同时给药时，小剂量阿芬太尼 (10 ～ 30 μg/kg) 有效。阿芬太尼 (25 ～ 50 μg/kg，静脉注射) 加上睡眠剂量的小剂量任何镇静 - 催眠药 (如 50 ～ 100 mg 硫喷妥钠) 的滴注，常可有效防止喉镜暴露及气管插管时出现明显的血流动力学变化。对于短小手术，可通过追加输注阿芬太尼 [0.5 ～ 2.0 μg/(kg·min)] 或间断单次静脉注射 (5 ～ 10 μg/kg) 来完成。在同时应用强效吸入麻醉药行平衡麻醉时，相对较低的血浆阿芬太尼浓度 (如 29 ng/ml) 可降低异氟烷 MAC 值约 50%。在丙泊酚麻醉中，丙泊酚的血浆靶浓度为 3 μg/mL 时，阿芬太尼在气管插管时的 EC50 为 92 ng/mL，切皮时的 EC50 为 55 ng/mL。丙泊酚引起的血流动力学改变可能对阿芬太尼的药代动力学有重要影响。应在手术结束前 15 ～ 30 分钟尽量降低阿芬太尼的输注量或重复给药，以避免出现残余呼吸抑制的副作用。

4) 全凭静脉麻醉：阿芬太尼和丙泊酚的联合应用是一种优秀的 TIVA 配方。阿芬太尼在降低对伤害性刺激反应的同时，能够提供镇痛并维持血流动力学稳定。另一方面，丙泊酚具有催眠、遗忘及止吐作用。以阿芬太尼 (25 ～ 50 μg/kg) 和丙泊酚 (0.5 ～ 1.5 mg/kg) 麻醉诱导，继以阿芬太尼 0.5 ～ 1.5 μg/(kg·min) 和丙泊酚 80 ～ 120 μg/(kg·min) 持续输注维持，能为以空气和氧气进行通气 (无论是否加用 N_2O) 行各种不同手术的患者提供麻醉。但维持输注速率因患者状态及手术刺激强度的大小而异。如果应用了 N_2O，则应在麻醉结束前 10 ～ 20 分钟停止输注静脉麻醉药。否则，应在预计患者苏醒前 5 ～ 10 分钟停止输注丙泊酚。手术结束前阿芬太尼的输注速率不需要调整到低于 0.25 ～ 0.5 μg/(kg·min) 以下。

5) 心脏手术的大剂量阿片类药物麻醉：大剂量 (150 μg/kg) 阿芬太尼用于麻醉诱导时，可同时应用或不用硫喷妥钠。心脏手术过程中，持续输注阿芬太尼 2 ～ 12 μg/(kgmin) 可维持中等至很高水平的血浆阿芬太尼浓度 (< 3 000 ng/ml)。但阿芬太尼所需药量 (及费用) 较高，且其心血管副作用的发生率要高于芬太尼和舒芬太尼。通过与镇静 / 催眠药如丙泊酚的联合应用，更适度剂量的阿芬太尼已被成功用于心脏科麻醉。

(4) 不良反应和注意事项：

1) 有依赖性和呼吸抑制作用。

2) 胸壁肌强直和恶心、呕吐较多，术前应给阿托品。

3) 注药应缓慢 (超过 1 分钟)。

5. 舒芬太尼

(1) 药代动力学特性：舒芬太尼的药代动力学特性适合通过三室模型来描述。静脉注射后，肺脏对舒芬太尼的首过摄取、保存、释放与芬太尼相似。舒芬太尼的 pKa 与吗啡 (8.0) 相同，因此在生理 pH 下只有一小部分 (20%) 以非游离形式存在。舒芬太尼脂溶性为芬太尼的 2 倍，与血浆蛋白 (包括 α_1- 酸性糖蛋白) 高度结合 (93%)，因而分布容积较小，清除半衰期较短。舒芬太尼主要代谢途径包括脱羟作用、氧化脱甲基作用和芳香基羟化作用。主要代谢产物包括 N- 苯基丙酰胺。

(2) 临床作用特点：

1) 镇痛效力强大，为芬太尼的 5 ～ 10 倍，作用持续时间约为芬太尼的 2 倍。

2) 突出优点是对心血管影响轻微，心血管状态更稳定。无释放组胺的作用。可引起心动过缓。

3) 对呼吸有抑制，其程度与等效剂量的芬太尼相似，但持续时间更长。

(3) 用途、用法和用量：应用于平衡麻醉、心脏手术麻醉，以及术后镇痛等。

1) 辅助麻醉诱导置入喉镜前 1 ～ 3 分钟静注 0.3 ～ 1 μg/kg，可有效抑制插管刺激引起的血流动力学反应。

2) 平衡麻醉：避免喉镜暴露和气管插管时血流动力学反应的舒芬太尼平均血浆 Cp50 为 1.08 ng/ml，变化范围在 0.73 ～ 2.55 ng/ml 之间。麻醉维持可采用氧气复合 N20(60% ～ 70%) 并追加一定剂量的舒芬太尼 [间断静注 0.1 ～ 0.25 μg/kg 或持续输注 0.5 ～ 1.5 μg/(kg·h)]。舒芬太尼切皮时的 Cp50(2.08±0.62)ng/ml 是未使用术前药患者气管插管时的 2 倍。在 N_2O-O_2 麻醉中，切皮时舒芬太尼、芬太尼和阿芬太尼的 Cp50 的比值约为 1:2:150，这一比值与传统的以药物剂量为基础计算的比值有所不同，但可能更为准确。在行冠状动脉搭桥手术的患者，舒芬太尼剂量大于 (1.25±0.21)ng/ml 时，可使手术过程中需要的异氟烷的浓度降至 0.5% 以下。

3) 心脏手术的大剂量阿片类药物麻醉大剂量舒芬太尼麻醉的优点包括麻醉诱导更迅速、术中和术后能更好地减少或消除高血压事件、能在更大程度上降低左室每搏功、增加心排出量且血流动力学更稳定。舒芬太尼的诱导剂量范围是 2 ～ 20 μg/kg，可单次给药或在 2 ～ 10 分钟内缓慢输注。在大剂量麻醉中，舒芬太尼的常用总剂量为 15 ～ 30 μg/kg。有研究认为，麻醉诱导期间大剂量阿片类药物引起的肌肉强直可导致面罩通气困难。

4) 联合应用的其他药物可显著影响舒芬太尼的需要量。对于行冠状动脉手术的患者，舒芬太尼的诱导量和总维持量分别为 (0.4±0.2)μg/kg 和 (2.4+0.8)μg/kg，并与一定剂量的丙泊酚 [(1.5±1)mg/kg 诱导，总量 (32±12)mg/kg] 联合应用。有趣的是，当用咪达唑仑代替丙泊酚时，舒芬太尼的需要量为原来的 3 倍。依托咪酯和阿片类药物联合应用能提供极好的麻醉效果，且血流动力学波动最小。应用舒芬太尼 (0.5 ～ 1.0 μg/kg) 和依托咪酯 (0.1 ～ 0.2 mg/kg) 行麻醉诱导常能保持血流动力学稳定。平衡麻醉中，以舒芬太尼 [(1.0 ～ 2.0 μg/(kgh)] 持续输注维持麻醉，既可保持以阿片类药物为基础的麻醉的优点，又可避免出现术后阿片作用时间延长。

(4) 不良反应和注意事项：

1) 麻醉中如持续输注舒芬太尼，为避免术后呼吸抑制，应在手术结束前 45 分钟停药。

2) 可诱发胸部肌肉僵硬或声门闭合。

6. 瑞芬太尼

(1) 药代动力学特性：虽然在化学性质上与芬太尼有关，但瑞芬太尼的化学结构独特，它具有独特的酯键结构。瑞芬太尼的酯键使其易被血和组织中的非特异性酯酶水解，导致其在停止输注后迅速被代谢且血药浓度下降迅速。因此瑞芬太尼是第一个用于全身麻醉的超短效阿片类药物。

三室模型能最好地描述瑞芬太尼的药代动力学特性。其清除率较正常肝血液量快数倍，这与其广泛的肝外代谢相一致。然而，瑞芬太尼在肺脏无明显代谢或潴留。它是一种弱碱，其pKa 为 7.07。它具有高脂溶性，在 pH 为 7.4 时，其辛醇 / 水分配系数为 19.9。瑞芬太尼能与血浆蛋白 (主要是 α_1- 酸性糖蛋白) 高度结合 (70%)。瑞芬太尼的游离碱部分含有甘氨酸，而甘氨酸被证实为一种抑制性神经递质，给啮齿类动物鞘内注射时可产生可逆性运动无力，因此瑞芬太尼未被允许用于脊髓或硬膜外给药。

瑞芬太尼的主要代谢途径是去酯化，形成一种羟基酸代谢产物 G190 291，其效力为瑞芬太尼的 0.001 ～ 0.003 倍。G190 291 对 μ 受体亲和力低，且对大脑的穿透力差，使其在体内效力低。G190 291 的排泄依赖于肾清除机制。然而即使在肾衰竭的情况下，瑞芬太尼的代谢产物也是完全无活性的。肾衰竭或肝功能衰竭对其药代动力学无明显影响。在血中，瑞芬太尼主要是被红细胞中的酶代谢。瑞芬太尼不是假性胆碱酯酶的理想底物，因此不受假性胆碱酯酶缺乏的影响。

(2) 临床作用特点：

1) 效价与芬太尼相似。

2) 消除切皮反应的 ED_{50} 为 0.03 $\mu g/(kg\cdot min)$，消除各种反应的 ED50 为 0.52 $\mu g/(kg\cdot min)$。

3) 注射后起效迅速，代谢清除快，无蓄积，药效消失快，是真正的短效阿片类药。

4) 可使动脉压和心率下降 20% 以上，下降幅度与剂量不相关。不引起组胺释放。

5) 对呼吸有抑制，其程度与阿芬太尼相似，但停药后恢复更快，停止输注后 3 ～ 5 分钟恢复自主呼吸。

6) 可引起恶心、呕吐和肌僵硬，发生率较低。

7) 停止用药后，血浆中药物迅速代谢，需补充使用镇痛药物。

(3) 用途、用法和用量：

1) 重症监护病房 (ICU) 镇静镇痛：瑞芬太尼 [0.15 $\mu g/(kgmin)$] 能达到和吗啡 [0.75 yg/(kgmin)]相似的镇静作用，而且瑞芬太尼的给药方式能让患者从镇静状态迅速苏醒，并有助于更早地拔管。

2) 平衡麻醉：由于瑞芬太尼作用持续时间很短，为维持阿片类药物的作用，应在初始单次给药之前或给药后即刻开始输注 [0.1 ～ 1.0 $\mu Lg/(kg\cdot min)$]。在平衡麻醉中瑞芬太尼的维持输注速度范围是 0.1 ～ 1.0 $\mu g/(kg\cdot min)$。瑞芬太尼能有效抑制自主神经、血流动力学以及躯体对伤害性刺激的反应，其麻醉苏醒迅速且可预测。瑞芬太尼苏醒迅速 (5 ～ 15 分钟)，无术后呼吸抑制。以 $(0.1\pm0.05)\mu g/(kgmin)$ 的速率输注，可在维持镇痛的条件下恢复自主呼吸及反应性。局部麻醉下进行门诊手术的患者，联合应用瑞芬太尼 0.05 ～ 0.1 $\mu g/(kg\cdot min)$ 和咪达唑仑 2 mg可产生有效的镇静及镇痛作用。在开颅术中，瑞芬太尼 (1 $\mu g/kg$) 静注后以 0.5 $\mu g/(kg\cdot min)$ 维持并复合丙泊酚及 $66\% N_2 O$ 麻醉，可维持血流动力学稳定，且术后可快速拔管。

3) 术后镇痛采用输注小剂量瑞芬太尼缓解术后疼痛。腹部或胸外科手术应用丙泊酚 [75 μg/(kg·min)] 和瑞芬太尼 [0.5 ～ 1.0 μg/(kg·min)] 行全身麻醉后，持续输注瑞芬太尼 [0.05 或 0.1 μg/(kg·min)]，可提供充分的术后镇痛。

4) 全凭静脉麻醉对耳鼻喉科的短小手术，应用瑞芬太尼和丙泊酚行 TIVA 的术后自主呼吸恢复时间要短于使用阿芬太尼和丙泊酚联合麻醉。与丙泊酚联合使用时，为达到相同麻醉深度和镇痛效果，瑞芬太尼用量可较阿芬太尼、舒芬太尼更大并相应减少丙泊酚用量，而无需担心阿片类药物导致的呼吸抑制问题。

5) 心脏手术的大剂量阿片类药物麻醉在微创冠状动脉搭桥手术中，用瑞芬太尼 2 μg/kg 和丙泊酚诱导，以瑞芬太尼 0.25 或 0.5 μg/(kg·min) 维持麻醉，可提供适当的麻醉，且患者可快速苏醒和拔管。大剂量瑞芬太尼降低每搏指数、心率、平均动脉压、心肌血流量和心肌摄氧量，其麻醉效果与瑞芬太尼 / 丙泊酚联合麻醉的效果之间没有差别。持续以瑞芬太尼 1.0 ～ 2.0 μg/(kg·min) 输注，并联合应用丙泊酚 3 mg/(kg·h)，能严重抑制大部分患者对手术刺激的反应，但用瑞芬太尼行麻醉诱导者的肌肉强直的发生率较高。因此，以高于 1.0 ptg/(kg·min) 的速度开始输注瑞芬太尼没有明显优势，且瑞芬太尼不适合单独用于麻醉诱导。

(4) 不良反应和注意事项：

1) 不良反应主要有恶心、呕吐、呼吸抑制、心动过缓、低血压和肌肉僵直，停药或降低输注速度后几分钟内即可消失。

2) 停止输注后无镇痛效应，需在手术后改用镇痛剂量输注，或改用其他镇痛药。

3) 市售制剂含甘氨酸，对脊髓有一定毒性，不能用于椎管内注射。

4) 用于老年患者时，首剂量及持续输注剂量应酌减。

5) 对于肥胖患者的使用剂量应根据 IBW(理想体重) 调整。

(四) 其他阿片类激动剂

1. 可待因 (甲基吗啡)

镇痛作用约为吗啡的 1/6，镇静和欣快作用弱，镇咳作用强，为典型的中枢性镇咳药。呕吐和呼吸抑制轻。镇痛、镇咳，适用于伴干咳或脑外伤患者麻醉前用药。成人 15 ～ 50 mg，口服或皮下注射。其不良反应可见兴奋或烦躁不安。久用能成瘾，并与吗啡有交叉耐受性。痰多时慎用。

2. 氢吗啡酮

结构上与吗啡相似，但其效能约为吗啡的 5 ～ 10 倍。氢吗啡酮镇痛作用持续 4 ～ 5 小时。其作用与海洛因很难鉴别。氢吗啡酮已被用于成人和小儿的急性或慢性疼痛的治疗。

3. 美沙酮

美沙酮的效能与吗啡相同，但作用时间较长。美沙酮血浆半衰期很长，且个体差异大(13 ～ 100 小时)。尽管有上述特性，很多患者仍需要每 4 ～ 8 小时用药来维持镇痛作用。临床上主要用于防止出现阿片类药物戒断症状及治疗慢性疼痛。

4. 羟吗啡酮

羟吗啡酮是一种半合成的阿片激动剂，能特异性地与 μ 受体结合，已被批准用于急性和慢性疼痛的治疗。由于其主要是在肝脏代谢，中到重度肝功能损害的患者禁忌口服给药。羟吗啡酮结构上也与吗啡相关，其效能为吗啡的 10 倍，但作用时间相似。

5. 曲马朵

曲马朵是一种具有双重作用机制的人工合成的可待因 4- 苯基一哌啶类似物。曲马朵刺激 μ 受体，对 ξ 和 κ 受体的作用较弱；与三环类抗抑郁药相似，曲马朵也通过减少去甲肾上腺素和 5- 羟色胺的再摄取来激活脊髓水平的疼痛抑制作用。曲马朵的效能为吗啡的 $1/10 \sim 1/5$。曲马朵对胃肠道运动功能影响轻微。在应用此药的患者中曾有癫痫发作的报道。当将曲马朵与 MAOIs、神经安定药物以及其他降低惊厥阈值的药物联合应用时，应特别注意。曲马朵单独应用时，对周围神经具有局部麻醉作用。曲马朵加入利多卡因用于静脉区域麻醉时，感觉阻断的起效时间缩短。

(五) 阿片类药物激动 - 拮抗剂

阿片类药物激动一拮抗剂常常是由氮己哌啶烷化产生及在吗啡上加上 3 碳的侧链，如丙基、烯丙基或甲基烯丙基。丁丙诺啡是 μ 受体的部分激动剂。其他化合物是 μ 受体拮抗剂及 κ 受体完全或部分激动剂。因为阿片激动 - 拮抗剂很少引起欣快感，且多无觅药行为和生理性依赖，因此鲜有滥用倾向 (但并非不存在)。

1. 布托啡诺

布托啡诺是 κ 受体激动剂，其对 μ 受体是拮抗或部分激动作用。其作用效能是吗啡的 $5 \sim 8$ 倍，仅供胃肠外使用。肌内注射后起效迅速，在 1 小时内出现镇痛的峰值效应。布托啡诺的作用持续时间与吗啡相似，其血浆半衰期仅为 $2 \sim 3$ 小时。虽然布托啡诺 (10 mg，肌内注射) 的呼吸抑制作用与相同剂量的吗啡一样，但更大剂量用药时出现封顶效应。布托啡诺的副作用包括困倦、出汗、恶心和中枢神经系统刺激症状。在健康志愿者，布托啡诺 (0.03 mg/kg 或 0.06 mg/kg，静脉注射) 无明显心血管作用。然而在心脏病患者布托啡诺能引起心脏指数、左室舒张末压及肺动脉压的显著升高。

由于布托啡诺仅轻微降低恩氟烷的 MAC 值，因此它不能像其他芬太尼衍生物一样作为一种麻醉药。其滥用及成瘾倾向较吗啡或芬太尼弱。应用布托啡诺后能引起急性胆管痉挛，但胆管压力的升高较等效剂量的芬太尼或吗啡低。经鼻给药能有效缓解偏头痛和术后疼痛。

2. 镇痛新 (喷他佐辛)

镇痛新的镇痛作用主要与刺激 κ 受体有关。镇痛新的效能是吗啡的 $1/4 \sim 1/2$。镇痛新在 $30 \sim 70$ mg 出现镇痛作用和呼吸抑制作用的双重封顶效应。虽然镇痛新的成瘾性小于吗啡，但长期应用也能导致生理性依赖。烯丙吗啡样烦躁不安的副作用常见，尤其是在老年人大剂量使用后 (> 60 mg)。纳洛酮能逆转镇痛新的烦躁不安作用。镇痛新能抑制心肌收缩力，升高动脉血压、心率及体循环血管阻力、肺动脉压和左室做功指数。镇痛新也能升高血中儿茶酚胺水平。

镇痛新由于术后恶心呕吐发生率高、镇痛作用有限、能部分拮抗其他阿片类药物的作用、能引起不良心血管反应且有致幻作用，因此应用范围很有限。

3. 丁丙诺啡

丁丙诺啡是一种二甲基吗啡的衍生物，是 μ 受体部分激动剂，其结构与吗啡相似，但效能约为其 33 倍。芬太尼能迅速从 "受体解离 (半衰期 6.8 分钟)，而丁丙诺啡的亲和力高，解离时间长 (半衰期为 166 分钟)。丁丙诺啡的作用起效慢，峰值效应可出现在 3 小时以后，作

用时间延长 (10 小时)。丁丙诺啡的分布容积是 2.8 L/kg，清除率是 20 ml/(kg·min)。其代谢产物丁丙诺啡 -3- 葡萄糖醛酸和去甲丁丙诺啡的效能显著减低，且与"受体的亲和力较低。丁丙诺啡产生的主观作用 (如欣快感) 与吗啡相似。丁丙诺啡能降低分通气量，在 3 μg/kg 时，呼吸抑制作用出现平台 (封顶效应)，约为基础值的 50%。这与芬

太尼的作用不同。芬太尼能呈剂量依赖性地抑制呼吸，在剂量大于 2.9 μg/kg 时导致呼吸暂停。丁丙诺啡已被成功用作术前用药 (0.3 mg，肌内注射)、在平衡麻醉中作为镇痛药物 (4.5 ～ 12 μg/kg) 以及术后镇痛 (0.3 mg，肌内注射)。与其他激动 - 拮抗剂一样，丁丙诺啡不能单独作为麻醉药使用，如果使用了其他 μ 受体激动剂，则其受体的动态作用特性限制了它的应用。长期用药后停用丁丙诺啡会缓慢出现阿片类药物的戒断症状 (5 ～ 10 天)。

4. 纳布啡

纳布啡是结构与羟吗啡酮和纳洛酮相关的阿片类激动 - 拮抗剂，能与 μ 受体、§ 受体和 κ 受体结合。纳布啡对 μ 受体呈拮抗作用，对 κ 受体呈激动作用。脊髓上和脊髓的 κ 受体激活能导致有限地镇痛、呼吸抑制和镇静作用。与其他激动一拮抗剂一样，纳布啡干扰纯 μ 受体激动剂的镇痛作用。纳布啡只有胃肠外使用的剂型。其作用起效迅速 (5 ～ 10 分钟)，持续时间长 (3 ～ 6 小时)，因为其血浆消除半衰期长达 5 小时。

择期行心脏手术的患者，用纳布啡 (0.1 mg/kg) 作为术前用药可产生和吗啡 (0.1mg/kg) 相似的镇静、抗焦虑及呼吸抑制作用，但不引起明显的血流动力学改变。心肌梗死患者使用纳布啡 (10 mg) 不引起体循环压、肺动脉压及肺毛细血管楔压的明显改变。

纳布啡已被用作清醒镇静或平衡麻醉中的镇痛药，同时也已用于术后镇痛及慢性疼痛的治疗。用作术后患者硬膜外自控镇痛时，氢吗啡酮 (0.075 mg/ml) 和纳布啡 (0.04 mg/ml) 联合应用，与单纯应用吗啡酮相比，患者恶心的发生率低，且较少需要留置尿管。在心肌血管重建术患者中比较了持续输注纳布啡 [0.05 ～ 0.1 mg/(kgmin)] 与持续输注芬太尼 [0.15 ～ 0.3 g/(kgmin)] 的差异，结果显示，纳布啡缺乏抑制气管内插管和手术操作中心血管和激素反应的能力，因此持续输注纳布啡不能推荐用于心肌血管重建术患者的麻醉。

纳布啡 (4 mg，静脉注射) 与昂丹司琼 (4 ～ 8 mg，静脉注射) 一样，能有效预防剖宫产术后鞘内注射吗啡所引起的瘙痒症。另有研究认为，纳布啡与哌替啶类似，都能快速有效地抑制寒战。

(六) 其他化合物

1. 地佐辛 地佐辛的效能略强于吗啡，起效比吗啡快；两者作用持续时间相似。地佐辛是 μ 受体 ξ 受体的部分激动剂。其不良反应与吗啡相似。虽然有研究显示，门诊腹腔镜手术中与丙泊酚和 N_2O 时，地佐辛能有效地替代芬太尼，但术后恶心的发生率较高，患者留治时间延长。在全麻下行关节镜手术的成年患者中，地佐辛 (5 mg，静脉注射) 和吗啡 (5 mg，静脉注射) 的术后镇痛效果和副作用均相似。

2. 消痛定 (美普他酚) 由于消痛定能与 μ_1 受体选择性地结合 (高亲和力)，因此它的呼吸抑制作用轻微。患者给予消痛定 (2.5 mg/kg) 和一种巴比妥类药物后，气管内插管时未观察到有心血管反应，而使用芬太尼 (51 μg/kg) 的患者的血压和心率则明显升高。其不良反应 (恶心呕吐) 限制了它用于重度疼痛的治疗。

(七) 阿片类药物拮抗剂

1. 纳洛酮

(1) 临床作用特点:

1) 纯粹的阿片受体竞争性拮抗剂。虽然对 μ 受体、ξ 受体、κ 受体均有作用,但与 μ 受体亲和力最高。

2) 逆转阿片类药物的药效作用,如中枢神经系统抑制和呼吸抑制。可透过胎盘,分娩前用于母体能减少阿片类药物引起的新生儿呼吸抑制。

3) 可拮抗喷他佐辛等激动,拮抗药,但对丁丙诺啡的拮抗作用较弱。

4) 静脉注射起效快,2 ~ 3 分钟即可产生最大效应,但作用持续时间短,仅为 45 分钟;肌内注射后 10 分钟产生最大效应,作用持续时间为 2.5 ~ 3 小时。

5) 该药在肝脏代谢。

(2) 用途、用法和用量:主要用于:

①拮抗麻醉性镇痛药急性中毒的呼吸抑制;

②手术结束后拮抗麻醉性镇痛药的残余作用;

③娩出的新生儿因受其母体中麻醉性镇痛药影响而致呼吸抑制,可用此药拮抗;

④对疑为麻醉性镇痛药成瘾者,用此药可激发戒断症状,有诊断价值;

⑤解救酒精急性中毒,也可适用于原因不明的昏迷 (催醒) 和严重的呼吸抑制以及对休克的救治。

1) 解救麻醉性镇痛药中毒:静脉注射 0.3 ~ 0.4 mg 或 5 $\mu g/kg$,15 分钟后再肌注 0.6 mg 或 10 $\mu g/kg$。

2) 解救酒精急性中毒:静脉注射 0.4 ~ 0.6 mg。

(3) 不良反应和注意事项:

1) 反跳现象应用后由于痛觉突然恢复,可产生交感神经系统兴奋现象,少数患者可出现血压升高、心率增快、肺水肿、房性和室性心律失常,甚至室颤或心搏骤停。有数个机制参与了纳洛酮拮抗阿片类药物后引起的动脉血压升高、心率增快以及其他明显的血流动力学改变。这些机制包括疼痛、迅速苏醒以及未必是疼痛引起的交感激活。当患者因术中体温丢失而存在低体温时,这时若用纳洛酮拮抗阿片类药物作用,则患者的氧耗量和分钟通气量可增加 2 ~ 3 倍。这种代谢需求的增加也会因心排出量的增加而导致心血管系统处于应激状态。另外,由于伴随出现的交感神经刺激作用,在拮抗阿片类药物作用时高碳酸血症越严重,所引起的心血管刺激作用也越强。对嗜铬细胞瘤或嗜铬细胞组织肿瘤的患者,逆转阿片类药物的后果可能是灾难性的。然而,也有研究表明,静脉给予纳洛酮 (10 mg) 并不显著影响血浆儿茶酚胺浓度和血压。

2) "再次麻醉"现象单次注射后,因时效短,一旦作用消失,可再次陷入昏睡和呼吸抑制,应再次给药。使用纳洛酮后出现再发性呼吸抑制是由于纳洛酮的半衰期短所致。"再次麻醉"现象常常发生在使用纳洛酮拮抗长效阿片类药物 (如吗啡) 时。短效阿片类药物 (如阿芬太尼) 则很少发生"再次麻醉"现象,因为与芬太尼和舒芬太尼相比,其血浆浓度衰减迅速,且与阿片受体结合力较低。

3) 大剂量使用麻醉性镇痛药的患者,拮抗后可产生戒断症状。

2. 纳曲酮

纳曲酮是一种 μ 受体、ξ 受体和 κ 受体拮抗剂。其作用时间较纳洛酮长 (血浆半衰期分别为 8 ~ 12 小时和 0.5 ~ 1.5 小时)，且口服有效。

3. 纳美芬

纳美芬对 μ 受体的亲和力较对 ξ 受体和 κ 受体强。纳美芬和纳洛酮的作用强度相同。口服 (0.5 ~ 3.0 mg/kg) 和肠道外 (0.2 ~ 2.0 mg/kg) 给药后，其作用时间长。口服后纳美芬的生物利用度是 40% ~ 50%，1 ~ 2 小时达到血浆峰值浓度。纳美芬的平均终末清除半衰期是 8.5 小时，而纳洛酮为 1 小时。用吗啡行静脉 PCA 患者，预防性应用纳美芬可显著减少对止吐药和止痒药物的需求。

4. 甲基纳曲酮

甲基纳曲酮是第一个不通过血脑屏障的季铵类阿片受体拮抗剂。它能逆转阿片类药物通过外周阿片受体介导的副作用，而对阿片类药物通过 CNS 阿片受体介导的阿片作用 (如镇痛作用) 无影响。甲基纳曲酮 (0.3 mg/kg) 能减轻吗啡 (0.09 mg/kg) 引起的胃排空延迟。也有报道，甲基纳曲酮能有效拮抗长期应用美沙酮引起的便秘。由于甲基纳曲酮不透过硬膜，因此可能对拮抗硬膜外使用阿片类药物通过外周受体介导的副作用有效。

六、麻醉辅助用药

(一)5-HT$_3$ 受体拮抗剂

1. 作用机制

昂丹司琼、格雷西龙和多拉司琼选择性的阻断 5-HT$_3$ 受体，而对多巴胺受体很少或没有作用。5-HT$_3$ 受体位于外周 (腹部迷走传入神经) 和中枢神经系统 (极后区的化学感受器触发区和孤束核)，在引发呕吐反射中起重要作用。与胃复安不同，5-HT$_3$ 受体拮抗剂不影响胃肠道运动或食管下段括约肌的张力。

2. 临床应用

所有的 5-HT$_3$ 受体拮抗剂已被证实是手术后有效的止吐药。一些研究显示，单独应用 5-HT$_3$ 受体拮抗剂对呕吐的预防作用明显优于单独应用胃复安或氟哌利多。该药用于症状处理和预防的效果是相同的。以下情况应考虑预防性给予抗呕吐药物：有术后恶心呕吐史、恶心呕吐发生率高的手术 (如腹腔镜手术)、术后要求必须避免恶心呕吐发生 (如神经外科手术) 以及为了阻止患者恶心呕吐症状的进一步发作。

3. 副作用

5-HT$_3$ 受体拮抗剂基本上没有严重的副作用，即使在超过推荐剂量数倍的情况下。该药不会引起镇静、椎体外系症状或呼吸抑制。最常见报道的副作用是头疼。昂丹司琼、格雷西龙和多拉司琼都可使心电图 QT 间期轻度延长，应该慎用于正在服用抗心律失常药物或者 QT 间期延长的患者。

4. 剂量

成人推荐剂量：用于阻止围术期恶心呕吐，可在麻醉诱导前或手术结束时静脉给予昂丹司琼 4 mg，治疗手术后恶心呕吐时，也可给予 4 mg。按需间隔每 4 ~ 8 小时重复给药。昂丹司琼在肝脏代谢，因此肝功能不全患者的药物清除率降低，剂量应相应减少。格雷西龙推荐剂量为静脉注射 1 mg，多拉司琼为 12.5 mg。这三种药都有口服剂型可用于预防 PONV，口服剂量为：昂丹司琼 4 mg，格雷西龙 1 mg，多拉司琼 100 mg。

（二）组胺 H_1 受体拮抗剂

1. 作用机制

苯海拉明是竞争性阻断 H_1 受体类药物中的代表药，许多 H_1 受体拮抗剂还具有抗毒蕈碱或类阿托品效应（如口干）或抗 5- 羟色胺（止吐）活-性，异丙嗪是吩噻嗪衍生物，有 H_1 受体拮抗剂作用，此外还有抗多巴胺能作用和 α- 肾上腺素能阻断作用。

2. 临床应用

与其他 H_1 受体拮抗剂相似，苯海拉明有多种治疗用途：抑制过敏症状（例如荨麻疹、鼻炎、结膜炎）；眩晕、恶心和呕吐（例如晕车、梅尼埃病）；镇静和镇咳。尽管 H_1 受体拮抗剂能够抑制组胺导致的支气管收缩作用，但是它们对于治疗支气管哮喘是无效的。同样，H_1 受体拮抗剂不能完全预防组胺引起的低血压，因此在急性过敏反应中的应用很有限，肾上腺素是治疗的首选药。

抗组胺药的止吐和弱的催眠作用（尤其是苯海拉明、异丙嗪）使它们可作为术前用药。新型（第二代）抗组胺药因其很少通过血脑屏障，故很少或没有镇静作用，主要用于治疗变应性鼻炎和荨麻疹。

3. 剂量

苯海拉明的成人常用剂量：每 4 ～ 6 小时，25 ～ 50 mg(0.5 ～ 1.5 mg/kg) 口服、肌内注射或静脉注射。

（三）可乐定

1. 作用机制

可乐定是咪唑啉衍生物，具有较强的 α_2- 肾上腺素能受体激动剂活性。该药脂溶性很高，能够迅速通过血脑屏障和胎盘屏障。研究显示，可乐定与受体的结合在脑干的前腹侧髓质最多，可激活这一区域的抑制性神经元。该药总的效应是降低交感活性，增加副交感神经张力，减少循环中的儿茶酚胺。此外有证据表明，可乐定的抗高血压药物是通过与非肾上腺素能（咪唑啉）受体结合而起作用的。相反，可乐定的镇痛效应主要是通过兴奋突触前，可能也有突触后的 α_2- 肾上腺素能受体，阻断伤害性感受的传导。

2. 临床应用

可乐定常被用作抗高血压药。麻醉中，用于硬膜外输注，作为疼痛治疗的辅助用药。该药在治疗对硬膜外输注阿片类药物产生的耐药性的神经性疼痛患者尤为有效。给药时其硬膜外镇痛范围呈节段性，即位于穿刺点或给药部位的脊髓节段支配的区域。当用于治疗急性或慢性高血压时，交感张力降低引起全身血管阻力降低、心率减慢、血压下降。

3. 副作用

镇静、头晕、心动过缓和口干是常见的副作用。少见的副作用有直立位低血压、恶心和腹泻。长期服用可乐定而突然中止服用会产生戒断症状，表现为反跳性高血压、情绪激动和交感神经过度兴奋。

4. 剂量

硬膜外给予可乐定通常与一种阿片类药物和(或)局部麻醉药组成混合液,以 30 $\mu g/h$ 的剂量开始输注。口服可乐定吸收迅速,起效时间为 30 ～ 60 分钟,持续 6 ～ 12 小时。在治疗急性高血压时,每小时口服 0.1 mg 直至血压稳定,维持剂量为每天两次,每次 0.1 ～ 0.3 mg。该药经肝脏代谢,肾脏排泄,肝肾功能不全者应减量。

(四)右旋美托咪定

1. 作用机制

右旋美托咪定是一种经胃肠外给药的选择性 α_2 受体激动剂,具有镇静效果。它比可乐定对受体的选择性更强。大剂量时也会激动仅 α_1 肾上腺素能受体。

2. 临床应用

右旋美托咪定产生剂量依赖的镇静抗焦虑效应,有一定程度的镇痛作用,并且可减弱外科手术和其他应激产生的交感反应。更重要的是,该药可以减少阿片类药物的用量,但不会明显抑制呼吸驱动。但过度镇静会引起气道梗阻。该药短期(少于 24 小时)用于机械通气患者的静脉镇静。长期用药后突然停药可与可乐定一样产生戒断症状。该药可用于术中镇静,并可作为全麻的辅助用药。

3. 副作用

主要副作用为心动过缓、心脏传导抑制和低血压,也会引起恶心。

4. 剂量

推荐的初始剂量是 1 $\mu g/kg$,在 10 分钟内静脉注射,维持输注速率是 0.2 ～ 0.7 $\mu g/(kg \cdot h)$。该药起效迅速,终末半衰期是 2 小时。在肝脏代谢,代谢产物通过尿液排出。在肾功能或肝功能不全的患者中剂量应酌减。

(五)氟马西尼

1. 作用机制

氟马西尼是一种咪唑苯二氮卓类药物,是苯二氮卓受体的特异性拮抗剂。该药是第一个被批准临床使用的苯二氮卓受体拮抗剂。由于氟马西尼是苯二氮卓受体的竞争性拮抗剂,所以其拮抗作用是可逆、可竞争的。氟马西尼内在活性低,对苯二氮卓受体激动作用非常弱,明显低于临床应用的激动剂。

2. 临床应用

氟马西尼用于拮抗苯二氮卓类药物导致的镇静和治疗苯二氮卓类药物过量。尽管其可迅速(起效时间小于 1 分钟)拮抗苯二氮卓类药物的催眠效果,但消除遗忘作用的效果却不可靠。一些证据表明,尽管拮抗后患者处于清醒状态,但仍可能有呼吸抑制存在,特别是潮气量和分钟通气量回到正常范围,但二氧化碳曲线的斜率仍然是压低的。老年患者使用苯二氮卓类药物后很难被氟马西尼完全拮抗,并且易于出现再度镇静。

3. 副作用

快速注射氟马西尼可能会导致先前被镇静的患者出现焦虑反应,长期服用苯二氮卓类药物的患者会出现戒断症状。氟马西尼拮抗后会导致颅脑损伤患者和颅内顺应性差患者的颅内压升高。在苯二氮卓类药物被用作抗惊厥或与三环类抗抑郁药联合使用的情况下,使用氟马西尼拮抗苯二氮卓类药物的作用可能会诱发癫痫发作。

4. 剂量

通过静脉以 0.2 mg/min 的速度缓慢静滴，直至达到所要求的拮抗程度。常用总剂量为 0.6～1.0 mg，因为氟马西尼通过肝脏清除较快，需在 1～2 小时后重复给药以避免患者出现再度镇静和过早离开恢复室。治疗长期服用苯二氮卓类药物导致过量中毒的患者，采用持续静脉输入的方式较好 (0.5 mg/h)。肝功能衰竭会延长氟马西尼和苯二氮卓类药物的清除率。

（六）氟哌利多

1. 作用机制

氟哌利多是一种丁酰苯类药物，是吩噻嗪类的氟化衍生物。它在中枢的作用部位与多巴胺、去甲肾上腺素及 5- 羟色胺相同。丁酰苯类药物可能通过占领突触后膜的 GABA 受体，减少突触传递，导致多巴胺在突触间裂隙堆积。化学感受器触发区是呕吐中枢，"红色"的星状细胞将神经安定药物分子从毛细血管转运至化学感受器触发区的多巴胺能突触，进而占据 GABA 受体，这可能是氟哌利多的止吐作用机制。

2. 临床应用

氟哌利多曾用于神经安定麻醉，但后来由于其可能引起致命的心律失常导致在一些国家停用。现在氟哌利多在麻醉中主要用于止吐、镇静和抗瘙痒。氟哌利多单独应用时对呼吸系统影响轻微。氟哌利多可引起血管扩张，导致血压下降，可能是由于肾上腺素能受体被中度阻断所引起的。它不影响多巴胺引起的肾血流量增加，对心肌收缩力影响不大。它还可有效地治疗和预防阿片类药物引起的瘙痒，静脉注射和硬膜外腔给药均可。此种用法还可有效地减少恶心的发生，但会加深镇静。不过，硬膜外腔给予氟哌利多的安全性尚未得到充分证实，因此这种给药方式还未获得批准。

3. 副作用

用于预防呕吐的小剂量氟哌利多导致门诊患者出院时的平衡障碍。氟哌利多可引起锥体外系症状，加重帕金森病的病情。极罕见的情况下，可诱发恶性神经安定综合征。同大多数抗精神病药一样，氟哌利多可延长心肌复极化过程，引起 QT 间期延长、诱发尖端扭转型室性心动过速。该作用为剂量依赖性，当有其他导致 QT 间期延长的原因并存时，可能有临床意义。

4. 剂量

目前，围术期应用氟哌利多主要限于其止吐和镇静作用。它是有效的止吐药，剂量范围 10～20 μg/kg（相当于 70 kg 个体给予 0.6～1.25 mg）。对于手术时间持续 1 小时的患者，在麻醉开始时给予氟哌利多，恶心呕吐的发生率可降低大约 30%。在诱导时给药对苏醒时间的影响不大，若在术毕时给药，则可能发生残余催眠作用。氟哌利多止吐的总体效能与昂丹司琼相同，不良反应也相似，但是价格一药效比更好。氟哌利多与 5- 羟色胺拮抗剂和（或）地塞米松合用，止吐作用增强。

七、心血管系统用药

（一）肾上腺素能受体激动药

1. 麻黄碱 (ephedrine)

(1) 作用特点：

1) 直接激动 α、β 受体。

2) 使皮肤、黏膜及内脏小血管收缩 (冠脉及骨骼肌血管扩张)，心肌收缩力加强，心率加快，导致血压升高 (以收缩压升高为主)，其升压作用弱而持久。

3) 对支气管有较弱的舒张作用。

4) 对中枢有较强的兴奋作用。

(2) 用途、用法和用量：

1) 对窦性心动过缓、交界性心律伴血压偏低的治疗，成人为 15 ～ 30 mg 肌注或 10 ～ 15 mg 静注；小儿为 0.5 ～ 1.0 mg/kg 肌注。

2) 预防哮喘发作，成人口服 25 mg。

3) 纠正椎管内阻滞后的低血压，每次缓慢静注 5 ～ 30 mg，必要时可重复。最大剂量为 60 mg。

4) 经鼻气管内插管前常用麻黄碱滴鼻，以收缩鼻黏膜血管，减少出血。

(3) 不良反应和注意事项：

1) 可引起精神兴奋、失眠、不安和震颤。

2) 高血压、动脉硬化、甲状腺功能亢进、冠心病患者慎用或禁用，以免血压骤升引起心脏和脑血管意外。

3) 使用时应补足血容量。

4) 短期内反复使用，易出现耐受性。

(4) 规格：30 mg/1ml；单次注射：30 mg 用生理盐水稀释至 2 ml、3 ml、5 ml，相当于 15 mg/ml、10 mg/ml、6 mg/ml。

2. 去氧肾上腺素 (phenylephrine)

(1) 作用特点：

1) 纯 α 受体激动剂，引起外周血管明显而持久的收缩，使收缩压和舒张压升高，反射性心率减慢，心排血量可以不变或下降。

2) 使肾血管剧烈收缩。

(2) 用途、用法和用量：

1) 用以处理全麻期间的低血压，每次静注 25 ～ 100 μg，必要时可重复。

2) 用以处理冠脉旁路移植手术或瓣膜置换手术后的高排低阻状态。

3) 用以治疗阵发性室上性心动过速。

4) 替代肾上腺素加于局麻药溶液。

5) 心脏的复苏抢救。

(3) 不良反应和注意事项：

1) 使肾血管强烈痉挛。

2) 左心室功能差的患者，使用后有时可出现心排血量的显著降低。

3) 甲状腺功能亢进、高血压、心动过缓、急性心肌梗死等严重心脏病、动脉硬化和糖尿病患者慎用或禁用。

4) 小儿患者易出现反射性心动过缓，应慎用。

(4) 规格：10 mg/1ml；单次注射：2.5 ～ 10 mg 用生理盐水稀释至 100 ml，相当于

$25 \sim 100 \ \mu g/ml$。

3. 多巴胺 (dopamine)

(1) 作用特点：

1) 作用于 α、β 受体和多巴胺能受体，促进去甲肾上腺释放。

2) 在体内迅速代谢，半衰期为 1 分钟，因此必须持续静脉输注。

3) 小剂量时主要激动多巴胺能受体，使肾脏和肠系膜血管扩张，肾血流量、肾小球滤过率和钠的排出量增加。虽然尿量增加，但并不改善肾脏功能。

4) 剂量稍大时主要呈 β 受体效应，使肾、肠系膜、冠状血管和脑血管扩张，心肌收缩力增强，心排血量和肾血流量增加，但对心率和平均动脉压影响不大。

5) 大剂量时激动 α 受体，使大部分血管收缩并兴奋心脏。与异丙肾上腺素相比，增加心排血量的作用较弱，较少引起心悸和心律失常。

6) 一旦贮存的儿茶酚胺耗竭 (如慢性心力衰竭)，疗效不甚理想。.

(2) 用途、用法和用量：

1) 适用于各种休克和术中低血压的纠正，对伴有心肌收缩力减弱、尿量减少，但血容量无明显不足者疗效较好。

2) 常用剂量：

小剂量：$2 \sim 5 \ \mu g/(kg \cdot min)$，扩张肾和肠系膜血管。

中剂量：$5 \sim 0 \ \mu g/(kg \cdot min)$，增强心肌收缩力。

大剂量：大于 $10 \sim 15 \ \mu g/(kg \cdot min)$，增强心肌收缩力，加快心率。

(3) 不良反应和注意事项：

1) 使用前应补足血容量及纠正酸中毒。

2) 剂量过大可出现心动过速和心律失常；在外周阻力增加或用环丙烷、氟烷麻醉时更易发生。

(4) 规格：20 mg/2 ml；单次注射：20 mg 用生理盐水稀释至 20 ml，相当于 1 mg/ml；持续泵入：3 mg × 体重 (kg) 用生理盐水稀释至 50 ml，泵速 1 ml/h 相当于 $1 \ \mu g/(kg \cdot min)$。

4. 多巴酚丁胺 (dobutamine)

(1) 作用特点：

1) 主要激动 β_1 受体，心肌收缩力增强，心排血量增加，但心率改变不明显。

2) α 受体作用不显著，对 β_2 受体作用小于异丙肾上腺素，可引起周围血管以及肺血管的扩张。

3) 在肝脏内迅速代谢，半衰期 2 分钟，故需连续静脉滴注。

(2) 用途、用法和用量：用于急性心力衰竭、伴有泵衰竭的急性心肌梗死和心脏术后低排血量综合征，心源性休克。用量 $2 \sim 20 \ \mu g/(kg \cdot min)$。

(3) 不良反应和注意事项：

1) 可有恶心、心痛、胸痛、气短等，剂量过大可引起心动过速等心律失常。

2) 房颤患者慎用。

3) 不能同碱性溶液配伍。

(4) 规格：20 mg/2 ml；单次注射：20 mg 用生理盐水稀释至 20 ml，相当于 1 mg/ml；持续泵入：3 mg × 体重 (kg) 用生理盐水稀释至 50 ml，泵速 1 ml/h 相当于 1 μg/(kg·min)。

5. 去甲肾上腺素 (noradrenaline)

(1) 作用特点：

1) 化学性质不稳定，见光易失效，在酸性溶液中较稳定，碱性溶液中迅速氧化失活。

2) 小剂量输注主要兴奋 β_1 受体，使心肌收缩力增强，心率加快，传导加速。输注速率较大时主要兴奋 α 受体，血管收缩，收缩压、舒张压升高，反射性心率减慢。对 β_2 受体几无作用。

3) 大剂量使用时，心脏负荷和心肌耗氧增加，肾脏等重要脏器的血流减少。

4) 对于高排低阻的感染性休克患者是首选药物。

(2) 用途、用法和用量：

1) 可用于一时未能补充血容量的各型休克、脊麻或全麻引起的严重血管扩张性低血压的暂时性急救。

2) 用于危及生命的严重低血压状态，且对其他缩血管药物反应欠佳时。常用剂量：2 ～ 20 μg/min。

(3) 不良反应和注意事项：

1) 不宜长时间、大剂量、高浓度使用，可减低肾脏血供和末梢血供。使用期间尿量至少保持在每小时 25 ml 以上。

2) 选择中心静脉注射，严防药液外漏，如有外漏，立即用酚妥拉明 5 ～ 10 mg 溶于生理盐水 10 ～ 15 ml 进行局部浸润。

3) 甲状腺功能亢进、心脏病、高血压、动脉硬化患者禁用。

(4) 规格：2 mg/1ml；单次注射：2 mg 用生理盐水稀释至 500 ml，相当于 4 μg/ml；持续泵入：3 mg 用生理盐水稀释至 50 ml，泵速 1 ml/h 相当于 1 μg/min。

6. 肾上腺素 (epinephrine)

(1) 作用特点：

1) 化学性质不稳定，在碱性溶液中或暴露于空气及日光下易氧化变色而失去活性。

2) 能兴奋所有的肾上腺素能受体 (α_1、α_2、β_1 和 β_2)。

3) 小剂量时主要呈 β 受体效应，舒张压可下降；随剂量的增加出现 α 受体效应，外周血管收缩。大剂量时收缩压、舒张压均升高。

4) 其 β_1 受体效应加快心率，增强心肌收缩力，提高心肌自律性，使心室细颤变粗颤或便于除颤起搏，为恢复心搏的首选药物。

5) 其 β_2 受体效应舒张支气管，缓解痉挛，作用快而强，维持时间短。

6) 增加冠状动脉血流量、脑和肾上腺血流量。

7) 促使糖原分解，升高血糖。出现瞳孔扩大。

(2) 用途、用法和用量：

1) 心肺复苏：成人剂量 1 mg 或 0.02 mg/kg，心脏复苏小剂量无效时，可给予大剂量 0.1 ～ 0.2 mg/kg，以改善冠脉灌注压和心脑血流量，紧急情况下可将肾上腺素稀释至 10 ml 气管内注射。

2) 过敏性休克：0.5～1 mg 皮下或肌注，或 10～100 μg 稀释后缓慢静注。

3) 支气管哮喘：皮下注射 0.25～0.5 mg，也可肌注。

4) 延缓局麻药吸收与局麻药配伍用，浓度为 1/20 万～1/30 万 (或 5 μg/ml)，用于局部浸润、神经阻滞和硬膜外腔阻滞。

5) 需持续泵入时，常用剂量 2～20 μg/min。

(3) 不良反应和注意事项：

1) 大剂量或快速静注时可致血压骤然升高，引起脑出血或严重心律失常，甚至心室纤颤。与氟烷、胍乙啶、丙米嗪等药合用时，易引起室性心律失常。

2) 少数高敏患者可出现面色苍白、头痛、震颤、不安。

3) 复苏时尽量不采用心内注射，如注入心肌内可导致顽固性室颤；复苏时如多次使用无效，应改用去甲肾上腺素。

4) 器质性心脏病、高血压、甲状腺功能亢进和糖尿病患者禁用。

(4) 规格：1 mg/1 ml；单次注射：1 mg 用生理盐水稀释至 10 ml、100 ml，相当于 100 μg/ml、10 μg/ml；持续泵入：3 mg 用生理盐水稀释至 50 ml，泵速 1 ml/h 相当于 1 μg/min。

7. 异丙肾上腺素 (isoprenaline)

(1) 作用特点：

1) 在碱性溶液中迅速失活。

2) 对 β_1 和 β_2 受体均有强大的激动作用，对 α 受体几乎无作用。

3) β_1 受体效应使心率加快，心肌收缩力增强，心脏自律性提高，房室传导加快，心肌耗氧量随之增加。它对心率和心搏量的影响远较肾上腺素显著。

4) β_2 受体效应使骨骼肌血管扩张，舒张压和平均动脉压下降，舒张支气管。

(2) 用途、用法和用量：

1) 主要适用于 II 度房室传导阻滞，阿托品治疗效果较差的心动过缓，心率每分钟低于 40 次的III度房室传导阻滞，合并肺动脉高压的低心排血量综合征，拮抗 β 受体阻滞药的不良反应。也可用于控制哮喘的急性发作。

2) 持续泵入：起始剂量 2 μg/min，根据心率进行调整。

(3) 不良反应和注意事项：

1) 对 β_1 和 β_2 受体的选择性较差，其心脏兴奋效应使某些支气管哮喘患者难以耐受，并有导致严重心律失常的危险。

2) 常见副反应是心悸、头晕。滴速过快可引起室性期前收缩，心动过速甚至室颤。

3) 若舒张压和平均动脉压下降明显，会影响冠脉灌流。

4) 心绞痛、心肌梗死、心动过速、甲状腺功能亢进的患者禁用；与氟烷合用易引起心律失常。

(4) 规格：1 mg/2 ml；单次注射：0.5 mg 用 5% 的葡萄糖水稀释至 100 ml，相当于 5 μg/ml；持续泵入：3 mg 用 5% 的葡萄糖稀释至 50 ml，泵速 1 ml/h 相当于 1 μg/min。

(二) 肾上腺素能受体阻断药

1. 酚妥拉明 (phentolamine) 又名：利其丁 (regitine)

(1) 作用特点：

1) 短效 α 受体阻滞药。对 α_1 受体的阻滞作用比对 α_2 受体的作用强 3 ～ 5 倍。

2) 使周围血管 (尤其小动脉) 扩张，动脉压和肺动脉压下降。

3) 降压同时出现心动过速和心脏收缩力增强，心排血量增加。

4) 大剂量应用时，可出现拟胆碱作用和组胺样作用。

5) 静注后 2 分钟内药效达高峰。经肾排泄极快，时效为 5 分钟左右，因此需持续静脉给药。

(2) 用途、用法和用量：

1) 用于围术期高血压的控制，特别是嗜铬细胞瘤手术，可将酚妥拉明 10 ～ 20 mg 稀释到 100 ml 持续静滴，必要时静脉推注 1 ～ 2 mg，常需与小剂量 β 受体阻滞药配伍用。

2) 与去甲肾上腺素或间羟胺配伍用于抗休克，减少外周组织血供不足。

3) 用于心肌梗死和充血性心力衰竭，降低后负荷，缓解心力衰竭和肺水肿。

4) 处理去甲肾上腺素外漏所致的血管外组织并发症。

5) 治疗外周血管痉挛性疾病。

(3) 不良反应和注意事项：

1) 用药后可皮肤潮红、恶心、呕吐、腹痛、腹泻，诱发溃疡病。

2) 可出现直立性低血压，血容量不足或胸膜腔内压增高时更易发生，抗休克时必须先补足血容量。

3) 静滴太快可引起严重的心动过速，诱发心绞痛。

4) 低血压、严重动脉硬化、器质性心脏病、肾功能减退者及溃疡病患者禁用。

(4) 规格：10 mg/1 ml；单次注射：10 mg 用生理盐水稀释至 10 ml，相当于 1 mg/ml。

2. 艾司洛尔 (esmolol)

(1) 作用特点：

1) 超短效选择性 Pi 受体阻滞药。

2) 代谢迅速而完全，静注 1 分钟起效，5 分钟达高峰，20 分钟失效，消除半衰期为 9 分钟。

3) 降低心率、动脉血压、心排出指数、每搏功指数，左室功能轻度抑制，心肌耗氧下降。

(2) 用途、用法和用量：

1) 减轻插管反应：诱导药注射完后给予艾司洛尔 0.25 mg/kg。

2) 控制性降压、控制室上性心动过速、控制术后高血压：静脉泵入起始剂量 25 ～ 50 μg/ (kg·min)(约为 1 ～ 2 mg/min)，根据实际情况可以逐渐增加，最大至 300 μg/(kg·min)(约为 15 mg/min)。

(3) 不良反应和注意事项：

1) 可引起心动过缓、血压下降，诱发哮喘。

2) 哮喘、心力衰竭、病窦综合征或Ⅱ度以上房室传导阻滞，β 受体阻滞剂过敏等禁用。心动过缓、血容量不足、低血压、贫血、感染者及老年人慎用。

3) 麻醉期间由于患者自主神经调节功能受到抑制，使用艾司洛尔时应从低剂量开始，根据实际情况逐渐调整用药。有时只需要单次注射，并不需要持续泵入。

4) 麻醉期间，避免与多种减慢心率的药物联合使用，可引起严重心动过缓或心脏停搏。

(4) 规格：200 mg/2 ml；单次注射：200 mg 用生理盐水稀释至 20 ml，相当于 10 mg/ml；

持续泵入：600 mg 用生理盐水稀释至 50 ml，5 ml/h 相当于 1mg/min。

3. 美托洛尔 (metoprolol)

(1) 作用特点：

1) 选择性 β_1 受体阻滞剂，无内在拟交感活性和膜稳定作用。

2) 可使心肌收缩力减弱，心排出量下降，心肌耗氧量降低，血压略有下降。

(2) 用途、用法和用量：

1) 治疗心动过速：每次静脉注射 1 ～ 2 mg，必要时重复，总剂量不超过 10 mg。

2) 治疗充血性心力衰竭：与正性肌力性药物、利尿药和血管扩张药联合应用。

(3) 不良反应和注意事项：同艾司洛尔。

(4) 规格：5 mg/5 ml；单次注射：原液直接静脉注射即可。

（三）强心药

1. 去乙酰毛花苷 (lanatosideC) 异名：西地兰 (cedilanid)

(1) 作用特点：静注给药，起效时间 5 ～ 30 分钟，维持时间 2 ～ 4 天。

(2) 用途、用法和用量：

1) 急性心力衰竭：首次剂量为 0.4 mg，稀释后缓慢注射，必要时每 2 ～ 4 小时再给 0.2 ～ 0.4 mg，总量 1.0 ～ 1.2 mg。以后口服强心苷维持量。

2) 房颤：首次剂量为 0.2 ～ 0.4 mg，最大 0.8 mg，分次静脉注射，若心室率不减慢，4 小时后再给 0.4 mg，总量 1.2 mg，以后口服地高辛，每日 0.25 ～ 0.5 mg。

3) 房扑：同房颤治疗。

(3) 不良反应和注意事项：

1) 静脉给药前，注意患者的血 K^+ 应在正常范围内；静脉给药时，注射时间不应少于 15 分钟，以避免产生血管收缩反应。

2) 安全范围小，一般治疗剂量接近 60% 中毒剂量。其不良反应：消化道症状，如厌食、恶心、呕吐等；神经系统症状，如头痛、头晕、失眠、谵妄及视觉障碍（绿视、黄视及视物模糊）；心脏毒性，如各种快速型心律失常、房室传导阻滞和窦性心动过缓。

3) 个体差异大，用药期间必须严密观察。视觉异常、心率低于每分钟 60 次等均为停药指征，并及时补钾。

4) 拟肾上腺素药、钙剂、β 受体阻滞药、利血平、琥珀酰胆碱等能增加洋地黄类的毒性，应禁用或慎用。

5) 肾功能不良者易致地高辛中毒；奎尼丁可加重地高辛中毒，新霉素可干扰地高辛吸收，不宜合用。

6) 因消除快，可小量用于易出现洋地黄中毒的肺心病患者。

(4) 规格：0.4 mg/2 ml；单次注射：原液直接静脉注射即可。

2. 米力农 (milrinone)

(1) 作用特点：本品是磷酸二酯酶抑制剂，具有正性肌力作用和血管扩张作用。其正性肌力作用较氨力农强 10 ～ 30 倍。静脉给药 5 ～ 15 分钟起效，清除半衰期为 2 ～ 3 小时。

(2) 用途、用法和用量：适用于对洋地黄、利尿剂、血管扩张剂治疗无效或效果欠佳的各种原因引起的急、慢性心力衰竭。负荷量 $25 \sim 75$ $\mu g/kg$，$5 \sim 10$ 分钟缓慢静注，以后 $0.25 \sim 1.0$ $\mu g/(kg \cdot min)$ 维持，每日最大剂量不超过 1.13 mg/kg。麻醉中给予米力农时，也可不给予负荷量，直接静脉维持泵入即可。

(3) 不良反应和注意事项：

1) 用药期间应监测心率、心律、血压，必要时调整剂量。

2) 不宜用于严重瓣膜狭窄病变及肥厚性梗阻型心肌病患者。急性缺血性心脏病患者慎用。

3) 合用强利尿剂时，可使左室充盈压过度下降，且易引起水、电解质失衡。

4) 对房扑、房颤患者，因可增加房室传导作用导致心室率增快，宜先用洋地黄制剂控制心室率。

5) 肝肾功能损害者慎用。

6) 尚无用于心肌梗死、孕妇及哺乳妇女、儿童，应慎重。

(4) 规格：5 mg/5 ml；持续泵入：0.3 mg× 体重 (kg) 用生理盐水稀释至 50 ml，泵速 1 ml/h，相当于 0.1 $\mu g/(kg \cdot min)$。

(四) 抗高血压药

1. 乌拉地尔 (urapidil)

(1) 作用特点：

1) 外周和中枢双重作用机制。

2) 降压作用缓和、安全，尤其适用于治疗麻醉诱导、维持和恢复期间的高血压反应。对血压正常者效果不明显。对心率影响小。

(2) 用途、用法和用量：

1) 静脉注射：每次 $10 \sim 25$ mg，小剂量开始，必要时重复，间隔至少 5 分钟。

2) 静脉泵入：开始时 100 $\mu g/min$，后根据血压调节。

(3) 不良反应和注意事项：

1) 偶见头痛、头晕、恶心、疲劳、心悸、心律失常、瘙痒、失眠、胸骨后受压感、直立性低血压等。

2) 与利尿药、β 受体阻滞剂、肌源性血管扩张药、钙通道阻滞剂合用时，可增强其降压作用。

3) 孕妇、哺乳期妇女禁用。

(4) 规格：25 mg/5 ml；单次注射：原液直接静脉注射即可；持续泵入：60 mg 稀释至 50 ml，5 ml/h 相当于 100 $\mu g/min$。

2. 硝普钠 (nitroprussidesodium)

(1) 作用特点：

1) 血管扩张作用强大、迅速、短暂。

2) 作用于血管平滑肌，引起动脉压迅速下降，周围血管阻力下降，肺动脉压及右心房压下降。

3) 停药后 2 分钟血压约可恢复到对照值的 90%。

4) 稀释后的溶液不稳定，曝光后药效降低，因此药液配制好后应立即避光。

(2) 用途、用法和用量：

1) 控制性降压：开始 0.5 $\mu g/(kg \cdot min)$ 或者 $5 \sim 10$ $\mu g/min$，经 $2 \sim 3$ 分钟后血压逐渐下降，

根据血压调节，最大可用至 3 μg/(kg·min) 或者 200 μg/min；少数青壮年患者，如血压难降，可加深麻醉或静脉注射美托洛尔协助降压。

2) 心功能不全或低心排血状态：起始剂量 0.25 μg/(kg·min)，直到获得预期效果，应使舒张压保持在 60 mmHg 以上。

3) 高血压危象：一般按 2 ～ 3 μg/(kg·min) 滴注。

(3) 不良反应和注意事项：

1) 降压过度，可出现心悸、头痛、出汗、呕吐。

2) 药物过量、肝肾功能不全、维生素缺乏或硫代硫酸盐不足时会引起氰中毒，表现为疲劳、恶心、厌食、呕吐、定向力障碍、肌肉抽搐、代谢性酸中毒，应立即停药，给予高铁血红蛋白形成剂 (亚硝酸钠 5 mg/kg 稀释后缓慢静脉注射或亚硝酸异戊酯吸入) 和硫代硫酸钠 150 mg/kg，15 分钟内静脉滴入；也可用羟基钴维生素及氯钴维生素救治，但用量大而且不方便，剂量为硝普钠的 22.5 倍。

3) 严重肝肾疾病、维生素 B_{12} 缺乏、甲状腺功能减退，以及动静脉并联、动脉狭窄引起的代偿性高血压患者禁用。

4) 使用较长时间，应检测血 pH、乳酸值、混合静脉血氧、血硫氰酸盐浓度，后者超过 10 mg/100 ml 时应停止使用。

(4) 规格：粉剂，50 mg/ 支；持续泵入：

1)0.3 mg× 体重 (kg) 用 5% 的葡萄糖稀释至 50 ml，泵速 1 ml/h 相当于 0.1 μg/(kg·min)。

2)50 mg 用 5% 的葡萄糖稀释至 50 ml，泵速 0.6 ml/h 相当于 101 μg/min。

3. 尼卡地平 (nicardipine)

(1) 作用特点：

1) 二氢吡啶类钙通道阻滞药，选择性作用于血管平滑肌，可扩张脑血管、冠状血管。

2) 血管选择性高，对心脏的抑制作用为硝苯地平的 1/10，对心脏传导无影响。

3) 不易发生严重低血压、心肌抑制或心动过速，对高血压及血压正常者均有降压效果。

(2) 用途、用法和用量：用于各种类型的高血压及术中控制性降压，以及防止冠状动脉、脑动脉痉挛。

1) 单次注射：成人 10 ～ 30 μg/kg，3 ～ 5 分钟起效，维持约 30 分钟。

2) 持续泵入：从 0.5 ～ 6 μg/(kg·min) 开始，根据血压调节。

(3) 不良反应和注意事项：

1) 偶见心悸，面部潮红，恶心，头痛，GPT、GOT 轻度升高。

2) 禁忌证：颅内出血、颅内压增高及对本药过敏者。

(4) 规格：2 mg/2 ml；持续泵入：0.3 mg× 体重 (kg) 用生理盐水稀释至 50 ml，泵速 1 ml/h，相当于 0.1 μg/(kg·min)。

(五) 抗心律失常药

1. 利多卡因 (lidocaine)

(1) 作用特点：

1) 作用于普肯耶纤维，降低自律性。

2) 治疗剂量对正常窦房结、心房组织和房室结无作用。

3) 对正常心肌传导性的影响小，但在异常条件下，可改变传导速度，消除折返。

4) 作用强而迅速、时间短、不蓄积；一般不影响心肌收缩力，不降低血压，较安全。

(2) 用途、用法和用量：是室性心律失常的首选药物；对室上性心律失常相对无效 (对洋地黄中毒引起的有效，对预激综合征的室上速可能有效)；也可用于低血压或脑血管意外所致的伴有延迟复极性心律失常或心脏复苏时的室颤、室速。

1) 静脉注射：1 ～ 2 mg/kg，1 ～ 2 分钟内注射完毕，疗效不明显时，5 ～ 10 分钟后追加 0.5 ～ 1.0 mg/kg 至心律失常被纠正，1 小时内总量不超过 300 mg。

2) 静脉滴注：静脉注射见效后 1 ～ 4 mg/min 滴注。

3) 气管内或心室内注射：每次 1 ～ 2 mg/kg，用于心脏复苏。

(3) 不良反应和注意事项：

1) 不良反应少而轻，可有嗜睡、头痛、视物模糊、抽搐、震颤等，逾量可发生严重的毒性反应 (第一小时用量不应超过 500 ～ 600 mg)，如血压下降、迟脉、窦性停搏等。

2) 心力衰竭、心源性休克和老年患者用量酌减。

3) Ⅱ～Ⅲ度房室传导阻滞、心动过缓并发室性心律失常，严重肝功能不全以及对利多卡因反应异常者禁用。

(4) 规格：200 mg/10 ml；单次注射：原液直接静脉注射即可；持续泵入：600 mg 稀释至 50 ml，5 ml/h 相当于 1 mg/min。

2. 胺碘酮 (amiodarone)

(1) 作用特点：

1) 降低窦房结自律性；减慢房室结和普肯耶纤维的传导速度。

2) 抗心绞痛药，可松弛血管平滑肌，扩张冠脉，降低血压，减少心肌耗氧。

3) 口服起效慢，约数日开始显效，停药后作用可维持 4 ～ 6 周；静脉给药迅速生效。

(2) 用途、用法和用量：广谱抗心律失常药，是控制难治性心律失常较为突出的药物，俗称"万金油"。对房颤、房扑、阵发性心动过速，尤其是预激综合征引起者效果好，对反复发作的室性心动过速效果也好，但对房性或室性期前收缩疗效较差。还可用于慢性冠脉功能不全和心绞痛。

1) 口服：开始每次 200 mg，每日 3 次；第 2 周每次 200 mg，每日 2 次；此后 200 mg，每日 1 次。

2) 静脉注射：清醒患者负荷量 5 mg/kg；由于处于麻醉状态，胺碘酮极容易导致外周血管扩张，血压下降，因此负荷量 75 ～ 150 mg。此后每日维持在 10 ～ 20 mg/kg，总量不超过 1 200 mg/d。

(3) 不良反应和注意事项：

1) 安全范围较大，口服可引起恶心、呕吐、食欲缺乏、便秘、光敏性皮炎、头痛、震颤、共济失调等，心脏不良反应少见。

2) 可沉积于角膜，但不影响视力，停药后自行消失。

3) 长期用药可引起肺纤维化和影响甲状腺功能 (因含碘)。

4) 快速静脉注射可引起心动过缓、房室阻滞、低血压。

5) 不宜与普萘洛尔合用；与地高辛合用时，因增加后者血浓度，地高辛应减量。

6) 传导阻滞、心动过缓及碘过敏者禁用。

(4) 规格：150 mg/3 ml；单次注射：原液直接静脉注射即可；持续泵入：300 mg 用生理盐水稀释至 50 m 1.5 ml/h 相当于 30 mg/h。

3. 维拉帕米 (verapamil)

(1) 作用特点：

1) 抑制窦房结和房室结，对后者的作用强，故使房扑和房颤时的心室率减慢，并能终止阵发性室上速。

2) 使心率减慢 10% ～ 15%。

3) 扩血管作用比硝苯地平弱，能降低外周血管和冠脉阻力，增加冠脉血流量。可使血压下降。

4) 由于减慢心率和降低后负荷，心肌耗氧下降。

5) 口服几乎可完全吸收，但首关效应明显，故口服剂量约为静注的 10 倍。

6) 口服 1 ～ 2 小时见效，5 小时达高峰。静注 1 ～ 5 分钟起效，10 分钟达高峰，持续 20 分钟。

(2) 用途、用法和用量：对室上性、房室交界区心动过速效果佳；对房扑和房颤一般只能减慢心室率；对室性心律失常效果差。也可用于治疗心绞痛和降低血压。

1) 口服：每次 40 ～ 120 mg，每日 3 ～ 4 次。

2) 静脉注射：每次 2 mg，稀释后缓慢静注，隔 30 分钟可重复。

(3) 不良反应和注意事项：

1) 可有头晕、眩晕、虚弱、神经过敏、瘙痒、胃肠功能紊乱等。

2) 偶有直立性低血压、房室传导阻滞和心力衰竭，尤其在心功能不正常者，逾量或静脉注射过速易发生严重心血管抑制。

3) 病态窦房结综合征或合用 B 受体阻滞药者，可致心脏停搏。

4) 低血压、心动过缓、病态窦房结综合征、Ⅱ ～Ⅲ度房室传导阻滞、心源性休克、心力衰竭者禁用。

5) 不宜与 β 受体阻滞药合用。

6) 维拉帕米中毒可用异丙肾上腺素、钙剂和阿托品等抢救。

(4) 规格：5 mg/2 ml；单次注射：5 mg 用生理盐水稀释至 5 ml，相当于 1 mg/ml。

4. 普罗帕酮 (propafenone)

(1) 作用特点：

1) 降低普肯耶纤维的自律性，明显减慢传导。

2) 具轻度的 β 受体阻滞和钙通道阻滞作用。

(2) 用途、用法和用量：用于室性期前收缩、室性或室上性心动过速、预激综合征和电转复律后的室颤发作等。

1) 口服：治疗量，每曰 300 ～ 900 mg，分 4 ～ 6 次口服；维持量，每日 300 ～ 600 mg，分 2 ～ 4 次服用。

2) 静脉注射：在严密监护下缓慢静注，35 ～ 70 mg/ 次，每 8 小时重复一次，一天总量不超过 350 mg。

(3) 不良反应和注意事项：

1) 不良反应少，有口干、舌唇麻木、恶心、呕吐、便秘、头痛、头晕等，可产生低血压和房室传导阻滞。

2) 心电图 QRS 波增宽超过 20% 以上，或 QT 间期明显延长者应减量或停药。

3) 心肌损害者慎用，严重心力衰竭、心源性休克、严重心动过缓、传导阻滞、严重肺阻塞性疾患、病态窦房结综合征、明显电解质紊乱和血压过低的患者禁用。

(4) 规格：35 mg/10 ml；单次注射：原液直接静脉注射即可。

（六）抗心绞痛及血管扩张药

1. 罂粟碱 (papaverine)

(1) 作用特点：非特异性平滑肌解痉剂，直接抑制血管、支气管及胃肠道平滑肌痉挛，扩张冠状动脉。

(2) 用途、用法和用量：适用于缓解绞痛、动脉痉挛及动脉栓塞性疼痛。皮下注射、肌注：30 ～ 60 mg/ 次。一般不作静脉注射。

(3) 不良反应和注意事项：一般不作静脉注射。久用可成瘾。

(4) 规格：30 mg/lml；单次注射：原液直接皮下注射、肌注。

2. 硝酸甘油 (nitroglycerin)

(1) 作用特点：

1) 松弛血管平滑肌，尤其对静脉容量血管的扩张作用突出。主要降低心脏前负荷，也可降低后负荷；左心室充盈压可明显降低，心肌耗氧减少，对每搏量及总周围阻力影响小；用量增大可引起动脉压下降和反射性心动过速。

2) 停药后血压恢复较慢，血压反跳少见。

3) 如左心室充盈压正常，用药后心排血量和每搏量可无改变；如左心室充盈压或肺毛细血管楔压显著低于正常，则心排血量降低，引起低血压和反射性心动过速；如左心室充盈压增高，用药后心排血量常显著增加，减轻呼吸困难和肺水肿。

4) 增高颅内压。

(2) 用途、用法和用量：治疗心绞痛、心功能不全，控制性降压，尤其适用于肺水肿或心肌缺血、心肌梗死的患者。

静脉泵入：开始 0.5 μg/(kg·min) 或者 5 ～ 10 μg/min，经 2 ～ 3 分钟后血压逐渐下降，根据血压调节，最大可用至 3 μg/(kg·min) 或者 200 μg/min。

(3) 不良反应和注意事项：

1) 常见不良反应是头颈部皮肤发红、搏动性头痛，能自行消退。

2) 有时出现心悸、直立性低血压和晕厥，对心肌梗死者不利。

3) 可增高眼压。

4) 与普萘洛尔合用可增效，并互相抵消各自缺点，但易使血压下降过度。

5) 颅内压增高、严重肝病及青光眼患者慎用。

6) 多次应用可产生耐受性。

7) 大剂量、高浓度应用时可导致高铁血红蛋白症。

(4) 规格：5 mg/1 ml。持续泵入：

① 0.3 mg× 体重 (kg) 用生理盐水稀释至 50 ml，泵速 1 ml/h 相当于 0.1 μg/(kg·min)；

② 50 mg 用生理盐水稀释至 50 ml，泵速 0.6 ml/h 相当于 10 μg/min。

3. 尼莫地平 (nimodipine)

(1) 作用特点：本品属二氢吡啶类钙通道拮抗剂，具有抗血管收缩和抗局部缺血的作用，对脑血管的作用尤为突出。

(2) 用途、用法和用量：静脉泵入，0.5 mg/h 开始，2 小时后剂量可增至每小时 1 mg，以后每小时 2 mg。

(3) 不良反应和注意事项：低血压、脑水肿及颅内压增高者慎用。

(4) 规格：10 mg/50 ml；静脉泵入：原液直接静脉泵入，2.5 ml/h 相当于 0.5 mg/h。

八、麻醉前用药的选择考虑

(一) 循环系统疾病

1. 各型休克和低血容量病人不能耐受吗啡类呼吸抑制和体位性低血压等副作用，可能加重休克程度，故宜减量或避用。

2. 血容量尚欠缺的病人绝对禁用吩噻嗪类药，可致血压进一步下降，甚至猝死。

3. 休克常并存周围循环衰竭，若经皮下或肌注用药，药物吸收缓慢，药效不易如期显示，应取其小剂量改经静脉注射用药。

4. 高血压和 (或) 冠心病病人，为避免加重心肌缺血和心脏作功，麻醉前用药必须防止心率和血压进一步升高，因此，应不用阿托品，改用东莨菪碱，并加用笋芙木类药 (如利血平) 和安定类药，对伴焦虑、恐惧而不能自控的病例尤其需要，但应防止呼吸循环过度抑制。

5. 心动过缓 (50 bpm 以下) 多见于黄疸病人，系迷走张力亢进所致，需常规使用阿托品，剂量可增大至 0.8 ～ 1.0 mg。

6. 先天性紫绀型心脏病人宜用适量吗啡，可使右至左分流减轻，缺氧得到一定改善。

7. 对复杂心内手术后准备保留气管导管继续施行机械呼吸治疗的病人，术前宜用吗啡类药。

(二) 呼吸系统疾病

1. 呼吸代偿机能不全、肺活量显著降低、呼吸抑制或呼吸道部分梗阻 (如颈部肿瘤压迫气管、支气管哮喘) 等病例，应禁用镇静催眠药和麻醉性镇痛药。对呼吸道受压而已出现强迫性体位或"憋醒"史病人，应绝对禁用中枢抑制性药物，因极易导致窒息意外。

2. 呼吸道炎症、痰量多、大量咯血病人，在炎症尚未有效控制、痰血未彻底排出的情况下，禁忌使用抗胆碱药，否则易致痰液粘稠、不易排出，甚至下呼吸道阻塞。

(三) 内分泌系疾病

1. 甲亢病人术前若未能有效控制基础代谢率和心率增快，需使用较大量镇静药，但需避用阿托品，改用东莨菪碱。

2. 对甲状腺机能低下、粘液水肿和基础代谢率降低的病人，有时小剂量镇静药或镇痛药即可引起显著的呼吸循环抑制，故应减量或避用。

3. 某些内分泌疾病常伴过度肥胖，后者易导致肺通气功能低下和舌后坠，因此，应慎用对呼吸有抑制的吗啡类药，以及容易导致术后苏醒期延长的巴比妥类药和吩噻嗪类药。

（四）中枢系统疾病

1. 颅内压增高、颅脑外伤或颅后窝手术病例，若有轻微呼吸抑制和 $PaCO_2$ 升高，即足以进一步扩张脑血管、增加脑血流量和增高颅内压，甚至诱发脑疝而猝死，因此，麻醉前应禁用吗啡类药。

2. 颅内压增高病人对镇静药的耐受性特小，常规用药常致术后苏醒延迟，给处理造成困难。一般讲，除术前伴躁动、谵妄、精神兴奋或癫痫等病情外，应避用中枢抑制药物。

（五）饱胃

术前未经严格禁食准备的病人，或临产妇、贲门失弛病人，容易发生呕吐、返流、误吸。对这类病人的麻醉前用药需各别考虑：

1. 宜常规加用抗酸药，如三硅酸镁 (magnesiumtrisilicate)0.3 ～ 0.9 g 口服，或甲氰咪胍 (cimetidine)100 mg 口服以中和胃酸。

2. 可给灭吐灵 (metoclopramide)20 ～ 40 mg 肌肉注射，促进胃蠕动，加速胃内容物排空 (不用阿托品时，轻质饮食通过胃的时间只需 30 min；重质饮食只需 75 min)。

3. 安定有降低胃液酸度的作用，可选用。

（六）眼部疾病

1. 眼斜视纠正术中可能出现反射性心动过缓，甚至心跳骤停 (眼心反射)，故术前需常规使用阿托品，可增量至 1.5 ～ 3 mg。

2. 窄角性青光眼在未用缩瞳药滴眼之前，绝对禁用阿托品，因后者有收缩睫状肌作用，可致眼内压的进一步升高。

（七）门诊手术

病人同样存在恐惧、焦虑心理，但一般以安慰解释工作为主，不宜用麻醉前用药。遇创伤剧痛病人，可用小剂量芬太尼求止痛。

（八）临产妇

原则上应避用镇静催眠药和麻醉性镇痛药，因可能引起新生儿呼吸抑制和活力降低。

（九）麻醉药的强度

1. 弱效麻醉药宜配用较强作用麻醉前用药，以求协同增强，如局麻较大手术前，宜选用麻醉性镇痛药；N_2O 或普鲁卡因静脉复合麻醉前，选用神经安定类药和麻醉性镇痛药。

2. 局麻用于时间亢长或体位难堪的手术时，宜选用氟哌啶、芬太尼合剂作辅助。

（十）麻醉药不良副作用

1. 乙醚、氯胺酮、羟丁酸钠易致呼吸道腺体分泌增剧，应常规用抗胆碱药拮抗。

2. 局部浸润麻醉拟使用较大量局麻药前，宜常规选用巴比妥类或安定类药预防局麻药中毒反应。

3. 肌松药潘库溴铵易引起心动过速，宜选用东莨菪碱；琥珀胆碱易引起心动过缓，宜选用阿托品。

（十一）麻醉药与术前药的相互作用

麻醉药与术前药之间可能相互协同增强，使麻醉药用量显著减少，但也可能存在不良副作用加重，故应慎重考虑，避免复合使用。例如：

1. 吗啡或安定可致氟烷、安氟醚、异氟醚和 N_2O 的 MAC 降低。

2. 吗啡的呼吸抑制可致乙醚诱导期显著延长。

3. 阿片类药促使某些静脉诱导药 (如依托咪酯等) 出现椎体外系兴奋征象。

4. 麻醉性镇痛药易促使小剂量硫喷妥钠、安定、氯胺酮或羟丁酸钠等出现呼吸抑制。

(十二) 麻醉药的作用时效

镇痛时效短的麻醉药 (如静脉普鲁卡因、N_2O) 不宜选用睡眠时效长的巴比妥类药。否则不仅苏醒期延长，更因切口疼痛的刺激而诱发病人躁动。

(十三) 植物神经系活动

某些麻醉方法的操作刺激可诱发植物神经系异常活动，宜选用相应的术前药作保护。

1. 喉镜、气管插管或气管内吸引可引起心脏迷走反射活跃，宜选用足量抗胆碱能药作预防。

2. 椎管内麻醉抑制交感神经，迷走神经呈相对亢进，宜常规选用足量抗胆碱药以求平衡。

第六章 临床监测技术

第一节 循环功能监测

麻醉和手术过程中，由于各种麻醉药物的影响和手术操作的不良刺激，均会造成循环系统功能不稳定，导致各类并发症，严重者甚至危及患者的生命。多年的基础研究和临床实践业已证明，良好的围麻醉期循环管理、平稳的血流动力状态、充分的组织灌注是术后患者迅速康复的重要保证。反之，如果麻醉期间血流动力状态不稳定，血压、心率波动剧烈，组织灌注不良，则不仅使手术过程中的危险性大增，对患者术后康复也会带来不利影响。轻者使患者术后倍感疲惫、组织水肿、吻合口、创缘愈合延迟，重者则会引起严重酸中毒、组织低灌注、吻合口瘘、肺部感染、败血症等一系列问题。因此，在现代生理学、病理生理学、药理学、麻醉学等基础理论研究进展的基础上，调动各种治疗手段，尽可能使麻醉期间循环系统功能维持于稳定状态，是每一个麻醉医师的责任。

一、循环系统监测的目标

循环系统的主要功能是给组织和器官输送氧的同时排出代谢产物。麻醉中，必须维持循环系统及上述功能的稳定。必要条件是维持组织的灌注压，保证组织的血流。

1.组织和器官的血流与灌注压成正比，与血管阻力成反比。如果灌注压高，但同时血管阻力也很高，组织和器官的血流反而会减少。

2.灌注压体循环的灌注压可粗略地估计为平均动脉压与静脉压之差，脑组织的灌注压为平均动脉压与颅内压之差。

3.组织和器官出现灌注不足的症状和体征

(1) 中枢神经系统：意识状态的改变、神经病理征等。

(2) 心血管系统：胸痛、气短、心电图改变、心脏彩超提示心室壁运动异常等。

(3) 肾脏：尿量减少，尿素氮和肌酐升高等。

(4) 胃肠道：腹痛、肠鸣音减弱、血便等。

(5) 外周组织：四肢湿冷、脉搏细速、毛细血管充盈欠佳等。

循环系统监测的目标是尽早发现组织和器官可能出现灌注不足的征象，即时纠正，维持麻醉中循环系统的稳定。

二、麻醉期间循环不稳定的原因

造成麻醉期间循环系统功能不稳定的原因很多，但大体上仍可分为3类主要原因：即患者自身基础状况、麻醉药物对循环系统功能的抑制和麻醉操作所造成的干扰，以及手术操作的不良刺激和手术本身带来的急性大失血等。

（一）患者自身基础状况

麻醉和手术前，患者自身的基础状况，特别是与术中循环系统功能稳定密切相关的重要脏器和系统（如脑、心、肺、肝、肾、内分泌等）的功能状况如何，有无严重器质性病变，正在接受哪些治疗和药物等，均会直接影响到麻醉期间循环功能的稳定性。一般来说，年龄不超过60岁，既往身体健康，无重要脏器病变者，多可耐受各类麻醉药物对循环系统功能的抑制以及各种麻醉和手术操作所带来的不良刺激，并可通过其自主调节功能和麻醉医生的适当干预，而保持循环功能的稳定。但如术前有下列情形者，则循环稳定性易受到破坏，需格外小心处理。

1. 中枢神经系统病变或损伤

中枢神经系统是全身各系统功能的管理、协调部分，其病变或损伤，必然影响其他系统功能，特别是循环系统功能。由于机体有较强的代偿能力，因此，慢性中枢神经系统功能病变或损伤如脑血管栓塞或中风偏瘫后，往往于术前对循环系统功能并无明显直接影响，但可因机体整体功能下降、部分肢体功能障碍、肌肉萎缩、血管硬化、植物神经功能失调，而使循环系统对麻醉和手术的耐受性降低，围麻醉期容易出现循环功能不稳定。

急性中枢神经系统病变或损伤，特别是颅内或脑内出血性病变或外伤后血肿，则可因颅内压急剧升高或直接压迫生命中枢，而对循环、呼吸产生明显影响。例如严重急性颅内高压患者，麻醉前往往表现为高血压和窦性心动过缓，且通常已接受脱水治疗，虽然临床表现为高血压，但血容量多为严重不足，麻醉诱导后很容易出现严重低血压，甚至心搏停止。

2. 循环系统病变

循环系统本身病变是导致围麻醉期循环不稳定的最主要原因。不论是心脏病变，还是外周血管病变，抑或是混合病变，均使麻醉风险大为增加。麻醉医生必须熟悉有关病变的病理生理基础，才能正确管理麻醉。

(1) 先天性心脏病：复杂、严重的先天性心脏病患儿，如未能及时进行矫治手术，往往在出生后早期或婴幼儿期即发展为严重终末期病变，导致死亡。但也有相当部分患儿可生存至青春期甚至成年。此类患者麻醉中循环管理的关键是掌握解剖变异造成的血流动力异常和对氧合的影响。如为单纯分流型病变，且病变尚未发展到肺动脉高压和右向左分流，术前氧合功能未受明显影响，则一般麻醉技术和方法均可保证麻醉的平稳。但如病变已发展至交替分流或右向左分流，则应在充分抑制应激反应的基础上，注意维持体循环阻力，避免过度扩张体循环系统血管，以免右向左分流加重。对于法洛四联症一类的患者，除应注意维持体循环阻力外，避免过度通气所带来的高气道压和低碳酸血症造成的肺血流进一步减少，以及严重酸中毒所造成的肺动脉流出道痉挛，也是保证循环稳定的重要保证。

(2) 风湿性心脏病伴严重瓣膜病变：此类患者病史通常较长，除瓣膜病变本身对血流动力的干扰外，还有心脏腔室变形和风湿性心肌病变造成的心肌收缩力下降或舒张功能减退带来的影响。通常严重狭窄型病变，麻醉处理要点在于控制心率于较慢水平，以保证在较长的收缩和舒张期内有足够的血流通过狭窄瓣膜，避免发生急性肺水肿和心衰。而对于严重瓣膜关闭不全型病变，则应将心率维持于较快的水平，以增加前向血流减少反流。但临床上尚有相当部分患者为混合型病变，既有狭窄，也有关闭不全，此时则应将心率、血压控制于正常水平，尽量减少血压、心率的波动。

(3) 冠状动脉狭窄或心肌梗死患者：对于冠状动脉病变患者的麻醉而言，控制心率血压于最适水平，使心肌氧供需负平衡得以改善甚至纠正至为关键。根据笔者经验，此类患者的麻醉实施应注意诱导插管期和术毕拔管期的管理。如能平稳度过诱导阶段，则术中还应注意根据 ST 段分析，判断心肌氧供需状态。虽然理论上心率越慢则氧耗越低，但临床上仍应根据 ST 段分析所显示的变化趋势，调整患者的血压、心率。有相当部分患者，心肌已相当肥厚，冠状动脉狭窄病变明显，侧支循环发育丰富，此类患者如心率慢、血压低，则可能因侧支循环供血不足，而使心肌缺血加重。对此类患者如将血压、心率维持于稍高水平，反而可能有助于改善心肌氧供。因此，在保证血压、心率平稳的基础上，以 ST 段分析的趋势变化指导麻醉管理，应成为冠状动脉病变患者麻醉的常规。

3. 呼吸系统病变

随着 PACU、ICU 的普及和术中麻醉技术的进步，呼吸系统病变患者的麻醉管理已不再是麻醉中的主要风险，特别是对循环系统的稳定性已不再构成主要威胁，但仍应考虑术前呼吸系统病变的影响。

(1) 急性呼吸窘迫综合征：此类患者多见于多发伤后或急性出血坏死性胰腺炎或严重肠梗阻手术，往往循环系统稳定性已受到影响，但在麻醉过程中，ARDS 本身并不对循环系统的稳定性构成明显影响，即使 SPO_2 降低，通过提高吸入氧浓度，也可维持 SPO_2 于正常水平。此类患者需注意的是术后，拔除气管导管后通常不能维持正常氧合，应维持气管插管转入 ICU 进一步治疗。

(2) 慢性阻塞性肺疾患 (COPD)：轻中度病变对循环系统功能并无明显影响。严重病变伴肺动脉高压者，需注意右心功能的维护。目前所用静脉诱导药丙泊酚和吸入维持药异氟醚均有一定的扩张肺血管和舒张小支气管的作用，对此类患者有益。麻醉管理的要点在于诱导插管和术毕拔管期的管理和呼吸机通气参数的调节。诱导期如麻醉深度不足，则气管插管操作可，导致小气道强烈收缩，人工或机械控制通气可使气道压急剧增高，从而影响肺循环和右心功能。拔管期也可发生类似情况。故有条件者，应将患者转入 ICU，经 1 ～ 2 d 的呼吸支持后再拔管。此类患者呼吸机参数的调节，对降低气道压、改善通气效率和稳定循环功能有一定帮助。通常应根据气道压和 $PetCO_2$ 波形数值的显示，调节呼吸频率、吸呼比和潮气量。可先设定每分钟 12 ～ 15 次、吸呼比 1:2 或 1:3，以利呼气。调节参数的原则是，先设定 $PetCO_2$ 水平，此类患者可适当提高，如设为 6 ～ 6.67 kPa(可允许性高碳酸血症)；再调节潮气量和频率，以期以较低潮气量和较快频率，达到上述水平；然后调节吸呼比，观察气道压变化，从而达到最佳通气状态。

4. 内分泌系统病变

内分泌系统病变对循环系统有明显影响的主要有甲状腺、肾上腺病变，以及脑垂体、胰岛细胞病变。

(1) 甲状腺功能亢进或低下：甲状腺功能亢进者在保守治疗无效后，通常要接受手术治疗，或因急症、外伤而需手术。此类患者由于甲状腺素的过度释放，机体处于高代谢状态，术前即可存在高血压、心肌病变等并发症，对麻醉药的摄取增加，耐受增强，容易因控制不当而发生甲状腺危象，导致心率急剧加快，血压升高，甚至心衰、肺水肿。因此，保证足够深度的麻醉和及时控制心率、血压是维持循环稳定的关键所在。而甲状腺功能低下者则与甲状腺功能亢进者相反，因长期甲状腺分泌不足，出现低代谢，黏膜水肿，对麻醉药耐受差，容易出现低血压。麻醉前应适当补充甲状腺素，麻醉中注意调整麻醉药用量。

(2) 肾上腺病变：临床上常见皮质激素分泌过度 (库欣综合征，含医源性)、原发性醛固酮增多症和嗜铬细胞瘤。库欣综合征患者主要有肥胖、高血压、糖尿病、骨质疏松、肌无力、低钾等并发症。此类患者血管弹性差，对麻醉药和心血管活性药较为敏感，易发生血压剧烈波动，应滴定给予麻醉药和血管活性药。手术切除肿瘤后，应注意补充皮质激素。

醛固酮增多症患者因钠水潴留，也有明显高血压同时还有低钾及高氯性碱中毒，麻醉前中后期均应注意控制血压、补钾，并及时处理心律失常。

嗜铬细胞瘤患者的主要表现为阵发性高血压和心肌病变及心律失常。近年来以 α、β 阻滞药进行充分术前准备后，麻醉过程中循环波动幅度已明显减小。麻醉中主要以 α- 阻滞药酚妥拉明降低血压，也可辅以拉贝洛尔，肿瘤切除后以去甲肾上腺素维持血压，并补足血容量。

5. 消化系统病变

其主要以晚期肝硬变对循环系统有一定影响，特别是已有低蛋白血症和门脉高压、腹水者和凝血功能障碍者，其静脉压明显增高，严重者可导致肺高压，但其心功能多无明显影响。

麻醉中主要应注意避免低血压和缺氧，以防术后发生肝功能不全。对中心静脉压和肺动脉压均增高者，应注意适当控制输液量，同时注意右心功能的保护。其他系统病变对循环功能的影响详见有关章节。

(二) 麻醉药物和麻醉操作对循环功能的影响

一般而言，麻醉药物对循环功能均是剂量依赖性抑制作用，这也是其抑制麻醉操作 (如气管插管) 和手术刺激的作用所在。但在未行麻醉插管和手术操作前，则对循环系统多是纯粹的抑制作用。

1. 静脉麻醉药

(1) 丙泊酚：丙泊酚抑制交感神经活性，舒张小动脉平滑肌，抑制心肌收缩力，使心率减慢。诱导剂量 (1.5 ～ 2.5 mg/kg 或 4 ～ 8 μg/kg 血浆浓度) 可使血压显著降低 (下降 10% ～ 35%)，尤其见于术前血容量不足、老年及体质衰弱者。

(2) 硫贲妥钠：硫贲妥钠明显抑制心肌收缩力，且通常引起心动过速。其诱导量 (4 ～ 5 mg/kg) 往往并不足以抑制气管插管引起的血压升高反应，但如无气管插管操作，则此剂量已可使血压明显下降。

(3) 乙咪酯：对循环功能抑制较轻，但常用诱导剂量不足以抑制气管插管反应，以往曾推荐其用于心功能不稳定、高血压病变，虽用药后血压、心率无明显改变，但气管插管后常出现血压骤升、心动过速等所谓 "心血管副反应"；兼以使用该药术后震颤的发生率较高，目前应用日渐减少。

(4) 氧胺酮：其对心肌的直接药理作用是抑制心肌收缩力，但总体表现为交感神经兴奋、血压升高、心率加快，单独用药后有较强的精神后遗症状。临床已很少使用。但以 1 mg/kg 辅以小剂量芬太尼或丙泊酚，可保持心血管功能稳定。

(5) 咪唑安定：咪唑安定用于诱导可保持血压、心率平稳，0.3 mg/kg 剂量对血流动力学的干扰并不明显，仅表现为血压轻度下降，给药前注入芬太尼 $1 \sim 2$ g/kg 可减轻因插管引起的心血管反应。

2. 吸入麻醉药

强效吸入麻醉药有减弱心肌收缩力的作用，但常常由于其并发有交感兴奋作用，增加了儿茶酚胺的分泌，而不易被觉察。吸入全麻药对心肌收缩性抑制的顺序是：安氟醚＞氟烷＞异氟醚＞氧化亚氮。但当患者存在心力衰竭时，这种负性肌力作用尤为明显。氟烷还可增加心脏对肾上腺素的敏感性，导致严重的心律失常。因此选用吸入麻醉药时应注意其对循环系统的影响，结合患者的术前状况，选择合适的麻醉药。

(1) 乙醚：乙醚是最早使用的吸入麻醉药之一，对循环抑制轻，不增加心肌对儿茶酚胺的敏感性，浅麻醉时兴奋交感神经引起窦性心动过速，麻醉中极少出现其他心律失常。随着麻醉技术的发展，临床现已很少使用乙醚麻醉，代之以卤素吸入麻醉药。

(2) 氧化亚氮：其俗称笑气。通过抑制细胞外钙离子内流，对心肌收缩力有轻度的直接抑制作用，可增强交感神经系统的活动，收缩皮肤和肺血管，掩盖心肌负性肌力作用，因此，对血流动力学的影响不明显，可用于休克和危重患者的麻醉。氧化亚氮可以改变其他麻醉用药的心血管作用，减轻含氟麻醉药的心血管抑制作用；增加吗啡类药物的心血管抑制作用。氧化亚氮很少引起心律失常，继发于交感兴奋的心动过速可增加心肌耗氧。与氟烷合用时，由于氧化亚氮增加儿茶酚胺的释放，氟烷增加心肌对儿茶酚胺的敏感性，易引起心律失常。

(3) 氟烷：氟烷对循环系统存在剂量依赖性的抑制作用。有明显的扩张血管作用，突出表现为收缩压下降。直接抑制心肌收缩力，使每搏量和心排血量减少，并且使压力感受器对低血压的正常反射功能发生障碍。β 肾上腺素能阻滞剂及钙通道阻滞剂对氟烷的负性心肌肌力有增强作用，尽管仍能安全使用氟烷，但需降低吸入浓度。一旦血压下降，可使用钙剂，加快输液，非儿茶酚胺类升压药等治疗。氟烷可阻滞交感神经节，使房室结和希氏束传导减慢，减慢心率，术前应给予足量的阿托品对抗。氟烷还可以抑制交感、副交感神经中枢，减弱去甲肾上腺素对外周血管的作用，从而减轻机体的应激反应。与乙醚、氧化亚氮不同，氟烷麻醉时并不伴有交感 - 肾上腺素系统活动的增强，血中儿茶酚胺的浓度也没有增加。但在临床麻醉深度下，氟烷并不能完全消除交感 - 肾上腺系统对刺激的反应，一些适当的刺激，如二氧化碳张力增加或外科手术刺激，均可引起血压升高，心率和血浆中儿茶酚胺的浓度增加。氟烷提高心肌的自律性，增加心脏对肾上腺素的敏感性，诱发严重的心律失常，如多源性室性早搏、二联律或室性心动过速，甚至心室颤动。全麻中使用肾上腺素，尤其注入血供丰富的组织时更应谨慎，除非局部止血，麻醉时忌用儿茶酚胺类药。如前所述，术中应注意避免引起内源性儿茶酚胺升高的操作，维持适当的麻醉深度，保证足够的组织氧耗，避免呼吸性酸中毒。心肌电生理的研究发现，氟烷有一定的膜稳定作用，其阻滞钙通道的作用直接对抗肾上腺素对蒲肯野纤维的兴奋性刺激。钙通道阻滞剂、硫酸镁可以对抗氟烷麻醉中发生的心律失常。

(4) 异氟醚：麻醉不深时，血压常常较稳定，随异氟醚浓度增加，可扩张血管，降低周围血管阻力，使血压下降，可用于控制性降压。血压下降是判断麻醉深度的主要依据。对心肌收缩力的抑制较其他卤素吸入麻醉药小，具有很低的心血管危害。由于异氟酸对迷走神经的抑制大于对交感神经的抑制，当每搏量减少时，心率增加，β 受体阻滞剂可以减弱其心率加快作用。

因此，在 1～2 MAC 内心排血量无明显减少，可以保证重要脏器的灌注。异氟醚可以降低冠脉阻力，保持或增加冠脉血流量，降低心肌耗氧量。异氟醚不减慢希 - 浦纤维的传导，不增加心肌对儿茶酚胺的敏感性，很少引起心律失常，麻醉后，房性、结性或室性心律失常发生率与术前相比无差异。异氟醚可以合用肾上腺素，适用于嗜铬细胞瘤患者。

(5) 七氟醚：七氟醚降压作用较异氟醚弱，心率亦较异氟醚慢。七氟醚呈剂量依赖性抑制心肌收缩力，降低动脉压，扩张外周血管，由于此时压力感受器反射功能不像吸入氟烷时那样受抑制，所以对心率影响小，仅使每搏量和心排血量轻度减少。当交感兴奋使动脉压升高，心率加快时，七氟醚可抑制血管运动中枢。临床上在紧张、探查等应激状态及心力衰竭等交感神经兴奋的患者，应用七氟醚可以出现血压下降和心率减慢。另外，七氟醚与异氟醚具有几乎相同的冠状血管扩张作用，可使冠状血管的自我调节能力减弱。七氟醚对房室传导以及蒲肯野纤维传导的抑制作用与吸入异氟醚一样，因此，肾上腺素诱发性心律失常发生率较低。七氟醚与尼卡地平合用的安全性高于其他同类药物，其可抑制尼卡地平引起的血压下降及伴随的压力容量反射介导的收缩加速和收缩力增强作用。但同时尼卡地平强力的末梢血管扩张作用导致后负荷降低，在七氟醚负性收缩力作用下，心排血量反而增加。在高浓度七氟醚麻醉时心脏对前负荷的增大可以很好的调节，但在后负荷急剧增大时则出现明显的泵功能降低。从七氟醚对循环抑制的程度及其恢复速度来看，它是一种对循环系统调剂性较佳的麻醉药。

(6) 地氟醚：地氟醚对机体循环功能影响较小，呈剂量依赖性抑制心血管功能和心肌收缩力，但较异氟醚弱。可以使心肌顺应性、体血管阻力、每搏指数和平均动脉压下降，因此，低血容量、低血压、重症和衰弱的患者使用地氟醚时应慎重。地氟醚 / 氧化亚氮复合麻醉有利于减轻对心脏和循环的抑制。地氟醚对迷走神经的抑制大于对交感神经的抑制，存在明显的交感兴奋作用。高浓度吸入地氟醚或突然增加吸入浓度时，较异氟醚更易出现明显的交感活性增强，心率、血压短暂 (2～4 min) 而急剧升高，尤其在嗜铬细胞瘤手术中需引起注意。在增加浓度前静脉注射阿片类药物如芬太尼可有效预防此反应。地氟醚麻醉时对心律的影响很小，并且不增加血中儿茶酚胺的浓度，但在深麻醉时可以出现心律失常。

3. 局部麻醉药

局麻药对心肌抑制作用与剂量有关，小剂量可预防和治疗心律失常，但如果使用不当，如浓度过高，剂量过大，直接注入血管等，将对心血管系统产生毒性反应。这既是药物直接作用于心脏和周围血管，也是间接作用于中枢神经或自主神经系统所致。局麻药抑制心肌收缩力及扩张外周血管而使心排血量、心脏指数降低，左心室舒张末期压升高，血压下降，直至循环虚脱；局麻药减少心脏起搏组织冲动的产生，抑制传导，由于传导缓慢引起折返型心律失常，心电图表现为 P-R 间期延长，QRS 波增宽，严重的窦性心动过缓，高度的房室传导阻滞和室性心动过速、心室颤动。布比卡因的心脏毒性比利多卡因强，酸中毒和低氧血症可增强布比卡因的心脏毒性，且复苏困难。

4. 拟交感和副交感类药、强心药

此类药物均作用于心血管系统，β_1 兴奋药和抑制药均直接作用于肾上腺素能 β_1 受体，分别增强心肌收缩性，使 SV、CO 升高；以及抑制心肌收缩性和 SV、CO 下降。麻醉期间出现各种原因的心泵功能抑制，均应寻找发生原因，针对发病原因给予积极处理，同时选择拟交感药进行对症治疗，对术前已使用或正在使用上述药物者，应注意麻醉后循环变化，随时调整剂量，为便于操作并控制用量，宜使用静脉输液微泵加以调节。

5. 麻醉操作

(1) 气管插管：当麻醉诱导后进行气管内插管时，尤其是浅麻醉的情况下，喉镜暴露声门和插管过程中常易并发血压急剧升高 (收缩压平均升高 6 kPa)，心率加快 (多为室性或室上性) 或心动过缓等循环反应，统称插管应激反应。不论采用弯型或直型喉镜片，都同样发生。但一般均为短暂性，对循环正常的患者，无大危害；但对高血压、缺血性心脏病、瓣膜性心脏病、动脉瘤、脑血管病变、妊娠高血压综合征等循环系统异常的患者则可能构成生命威胁。拔管及气管内吸引等操作也可诱发高血压。其发生与喉镜及导管刺激鼻、咽喉及气管感受器而引起的神经反射有密切关系。患者血液中儿茶酚胺含量的增加与血压升高呈正相关，充分镇痛或加深麻醉均可减少这种不良反应。

(2) 椎管内麻醉：椎管内麻醉时，由于交感神经节前纤维被阻滞，血管扩张，有效循环血量相对减少，可使血压下降，CI 降低，SI 无明显变化，心泵功能也无显著影响。硬膜外阻滞对循环的影响虽然较蛛网膜下隙阻滞轻，但高位硬膜外阻滞麻醉平面超过 T_4，则对老年或伴心、肺疾病，以及血容量不足、感染等患者的影响较大，阻滞后出现持续低血压，可导致心肌缺血、严重心律失常等，甚至发生心功能不全。因此，选择椎管内阻滞时，尤其麻醉平面高于 T_6 者，应考虑患者的循环系统能否代偿，对有疑问者宜避免使用。

(3) 机械通气：全麻时采用机械通气能保持良好的通气，通常选择间歇性正压通气，若呼吸频率过快或潮气量太大，可引起过度通气，使胸内压增高，静脉回心血量减少，致使 CO_2 下降，而低碳酸血症常有 CO_2 下降和心肌供血减少。当选择间歇正压合并呼气末正压通气 (PEEP > 0.1 kPa) 时，影响则更为明显。此时由于跨肺压和胸内压升高，静脉回心血量更加减少，CO_2 下降更明显，常使血压急剧下降，严重影响冠状血管灌注压，导致心肌缺血和心功能不全。特别是对血容量不足，交感神经张力低下，心血管代偿功能欠佳，以及使用神经节阻滞药物和全麻患者，则更易加剧循环功能的抑制而导致循环衰竭。

(三) 手术及其他因素

1. 低血压

(1) 体位和手术干扰：坐位和头高足低位时，由于重力影响，血液多聚集在下肢和内脏血管，导致相对血容量不足。而不恰当的俯卧位、仰卧位时妊娠子宫或腹内肿瘤压迫下腔静脉等，均可阻碍静脉回流而致血压下降。手术刺激影响循环系统的正常调节功能也可发生低血压，诸如颅内手术，特别是后颅窝手术刺激血管运动中枢，颈部手术时触压颈动脉窦，剥离骨膜及牵拉内脏、手术直接刺激迷走神经等，均可致反射性低血压，甚至可发生心搏骤停。胸腔或心脏手术中，直接压迫心脏和大血管，常可使血压急剧下降。

(2) 创伤失血和低血容量：麻醉期间由于手术创伤和失血，可使全血和血浆容量减少，是发生低血容量性休克的常见重要原因。当输血输液速度跟不上失血的速度，或输注量不足时，都可出现心率增快和血压降低。

(3) 变态反应：全麻药中硫喷妥钠、普尔安，肌肉松弛药三碘季铵酚、琥珀胆碱，局麻药普鲁卡因等以及右旋糖酐等均可致敏，重者可出现组胺样作用，全身血管扩张，毛细血管通透性增加，大量液体渗入组织间隙，可致血压下降，甚至发生过敏性休克。

(4) 输血反应：其包括致热源反应、变态反应、血液污染和溶血反应，前者发生率较高，但一般并不发生低血压；后三者虽较少见，但可伴发严重低血压，尤其以输入污染血液为显著，可发生严重中毒性休克。

2. 高血压

(1) 颅内压升高和颅内手术：颅脑外伤或颅内占位性病变患者，当颅内压升高时可出现高血压，经颅骨翻开减压后血压即可下降。颅脑手术时，当牵拉额叶或刺激第Ⅴ（三叉神经）、Ⅸ（舌咽神经）、Ⅹ（迷走神经）等脑神经时，可引起血压升高。脑干扭转时也可出现高血压或心率减慢，提示病情危险。

(2) 儿茶酚胺大量分泌：嗜铬细胞瘤患者手术中刺激肿瘤，甚至术前翻动患者，叩击腰部，即可使儿茶酚胺大量释放进入血液循环，从而出现血压剧烈升高。

(3) 体外循环中流量过大或周围血管阻力增加：当平均动脉压超过 13.3 kPa 时，可能并发脑出血。

(4) 二氧化碳蓄积和缺氧：当 $PaCO_2$ 升高时，通过主动脉、颈动脉体的化学感受器可反射性地兴奋延髓心血管中枢，使心率加快、心肌收缩增强，因而血压升高，但周围血管扩张。呼吸道不通畅、镇痛药和全麻药抑制呼吸中枢、气管插管操作时间过长、辅助或控制呼吸操作不当以及碱石灰性能不好等，均可使二氧化碳蓄积。轻度缺氧时可兴奋化学感受器而使血压升高，但严重缺氧则抑制循环。

三、麻醉期间循环系统的监测

正确的治疗取决于正确的判断，而正确的判断必须建立在细致、周密和准确的观察基础上。现代监测技术已能使麻醉医师获得系统而又具体的生理学参数，但围术期仍需要麻醉医师密切细致的观察。下面仅就麻醉期间对循环系统的基本观察项目和方法进行介绍。

（一）心电图

1. 适应证

所有麻醉患者都应监测心电图，可用来发现心律失常、心肌缺血、电解质紊乱等。注意：存在心电图信号并不保证有心肌收缩或血液流动。例如：电，机械分离时，此时应注意脉搏触诊、脉搏波波动、心音听诊。

2. 监测方法

(1) 电极片的安置：心电图测量的电信号较弱，约为 1 mV，容易受到肌肉收缩及其他医疗设备点信号的干扰。电极片应涂有足够的导电糊，相应的皮肤区域应保持清洁、干燥。肢体导联电极应置于肢体上或尽可能邻近于正确位置处，V_5 导联电极应置于第 5 肋间与腋前线交点处。

(2) 监护仪模式的选择：绝大多数监护仪有诊断和监测两个模式。诊断模式用于评估 ST 段改变，因为诊断模式滤过的干扰信号较监测模式少，带通更宽，前者带通为 0.05～100 Hz，后者带通为 0.5～40 Hz。监测模式为单纯心律监测提供了更为稳定的波形。较新的监护仪可连续监测 ST 段的变化并分析其变化的趋势。

(3) 常用导联的选择：

1) 标Ⅱ导联是最常用的监测导联。该导联最容易观察 P 波及 P 波与 QRS 波群之间的关系，有利于发现心律失常，也可以发现下壁心肌缺血，通常由右冠状动脉供血。

2)V$_5$ 导联最常用来监测心肌缺血，因为也可以反映大部分左室心肌情况，通常由前降支供血。

3) 若高度怀疑心肌缺血由左旋支所致，应监测标 I 导联。

3. 心电图监测准确性可能受到干扰

(1) 监护仪上心率数字显示有时并不能警告麻醉医生发生了危险性心动过缓。虽然心电图可以记录到 R-R 间期长达 4 秒，但是由于监护仪计算心率使用的法则，心率显示的数值可能只较基础值轻度下降，可能仅为 45 次 / 分。

(2) 当 T 波较高时，监护仪错误地将 T 波计算为 R 波。有时起搏信号高时，监护仪也可能出现类似错误。通过降低 ECG 的增益，选择 T 波波幅较小的导联来解决。

(3) 手术中用的电刀、电凝可能干扰 ECG。应经常观察 ECG 波形，迅速识别错误数据，并通过 ECG 波形计算出真正的心率。还可以利用有创动脉压波形或脉搏氧饱和度波形来确定脉率。

4. 正常心电图窦房结发出电冲动，以波的形式扩展，激动两个心房。这个电冲动扩展到整个心房并产生心电图上的 P 波，P 波代表两个心房收缩的电活动。然后该兴奋到达房室结，在这里有 1/10 秒的暂停，以便让血液进入心室，心电图上表现为 PR 间期。电冲动传导通过房室结后，沿心室传导通路下传，包括希氏束、左右束支、远端传导束和普肯耶纤维。QRS 波群代表从房室结到普肯耶纤维并进入心肌细胞的电兴奋。Q 波是 QRS 波群第一个向下的波，它后面跟着的是 R 波。Q 波常常缺如。向上的 R 波之后是一个向下的 S 波。整个 QRS 波群代表的是心室收缩的电活动。心室复极开始于 QRS 波群的终点，包括 ST 段和 T 波。QRS 波群和 ST 的交汇点为 J 点。P 波、QRS 波群和 T 波代表一个心动周期，心脏不断地重复这个周期。

5. 异常心电图麻醉中可能出现各种各样的异常心电图，下文仅介绍几种常见的异常心电图。

(1) 室性期前收缩 (premature ventricular contraction，PVC): PVC 起源于心室内异位兴奋灶。PVC 不经通常的束支传导系统下传，因此传导是慢的，临床表现为很宽的 QRS 波群，之后有一个长的代偿间歇。

间位 PVC 是插入正常搏动之间的 PVC，没有代偿间歇，未使正常规律的节律产生紊乱。

PVC 可能与一个或多个正常搏动结合而形成二联律、三联律。一个 PVC 与一个正常搏动结合，并且这种形式多次重复，叫做二联律；如果一个 PVC 与两个正常搏动结合，并且这种形式多次重复，叫做三联律。

每分钟超过 6 个 PVC 就应认为是病理性的，常常表明冠状动脉缺血。在冠状血流充足而血氧合很差的情况下 (如溺水、肺部疾病、气管阻塞等) 也可导致心室异位兴奋灶频繁放电。

多于 4 个快速连续的 PVC 叫做室性心动过速。多个室性异位兴奋灶产生多源性 PVC，每个兴奋灶产生的 PVC 形态一致。在同一导联中，起源于同一个兴奋灶的 PVC，其形态是相同的。

如果一个 PVC 落到 T 波上 (即易激惹期内)，就可能导致室性心动过速。

(2) 阵发性心动过速：由异位起搏点引起的突发的快速的心律，称为阵发性心动过速，通常在 150 ～ 250 次。

阵发性房性心动过速 (PAT) 中 P 波的形态通常不像心动过速前的 P 波。伴阻滞的 PAT 常常提示洋地黄中毒。阵发性结性心动过速 (PNT) 是由房室结内异位兴奋灶产生的，可以逆向传导激动心房，产生逆向 P 波，它们可能恰好出现在心动过速中的每个 QRS 波群之前或之后。PAT 和 PNT 统称为"室上性心动过速"。PAT 可能以一种快速心率发生，以至 P 波融入前面的 T 波中，看起来像是一个波。这使得上述两种心动过速难以鉴别，但是由于它们的治疗一样，所以鉴别也是没有必要的，可以笼统地说是室上性心动过速。

室性心动过速 (PVT) 具有独特的图形，在心电图上就是一系列的 PVC。虽然室性心动过速时，心房仍以其固有的速率除极，但一般见不到清楚的 P 波。频繁的短阵性室性心动过速可能意味着冠心病。

(3) 心房扑动：心房扑动时，心房内一个异位兴奋灶以 250 ～ 350 次 / 分的速率放电，每个"P 波"形态均相同。由于是心房内异位除极，所以它们不是真正的 P 波，常称为扑动波。

心房扑动的特点是一系列快速、连续、相同的"P 波"。因为这些波是快速连续的，它们之间没有平坦的基线，通常将基线描述为"锯齿"样，这是心房扑动与 PAT 最明显的区别。

(4) 心室扑动：心室内一个异位兴奋灶以 200 ～ 300 次 / 分的速率放电便产生心室扑动，其形态为平滑的正弦波。

心室扑动几乎无一例外地要变成心室纤颤，需要立即心肺复苏和除颤。

(5) 心房纤颤：心房纤颤是由于许多异位的心房兴奋灶以不同的速率放电，从而导致混乱无规律的房性节律。心房纤颤不规则地除极，类似于许多石子在不同地方同时扔进一个池子中。

心房纤颤常常表现为不规则的没有 P 波的基线，QRS 波群可快可慢，不规则。

(6) 心室纤颤：心室的许多异位兴奋灶导致不规则的心室抽动，形成心室纤颤。这种不规则的抽动，使心脏不能有效排血，需要立即心肺复苏和除颤。然而心室纤颤的不规则图形很容易识别。

(7) 房室传导阻滞：

Ⅰ度房室传导阻滞仅仅表现为 P-R 间期延长，大于 0.20 秒。

Ⅱ度房室传导阻滞表现为 QRS 波群前有 2 个或者 2 个以上的 P 波。

Ⅲ度房室传导阻滞中，人们会发现一个固定的心房率 (P 波) 和一个独立的、较慢的心室率 (QRS 波群)，通常称为房室分离。如果 QRS 波群形态正常，该节律常称为"结性自身心律"，约为 60 次 / 分；如果 QRS 波群是宽的或者畸形的，该节律常称为"室性自身心律"，约为 30 ～ 40 次 / 分。

(8) 束支阻滞：束支阻滞是由激动在左束支或右束支阻滞造成的。因此，束支阻滞中，一个心室激动稍晚于另一个心室，形成两个 QRS 的"联合波"。束支阻滞时，左心室或者右心室可能激动晚，所以我们在心电图上看到增宽的 QRS 波，以及两个 R 波，按顺序命名为 R 波、R，波，这是我们诊断的主要依据。

左束支阻滞时右心室首先除极，V$_5$ 和 V$_6$ 导联表现为 R-R'波；右束支阻滞时左心室首先除极，V$_5$ 和 V$_6$ 导联表现为 R-R'波。换言之，左胸导联表现为 R-R' 波时为左束支阻滞，右胸导联表现为 R-R' 波时为右束支阻滞。

(9) 心肌缺血、心肌梗死：心肌缺血可以表现为 ST 段的压低、T 波倒置。如果存在 ST 段抬高，就意味着心肌梗死。病理性 Q 波也是心肌梗死的表现，其宽度超过 0.04 秒，深度达 QRS 波群的 1/3。

V_1、V_2、V_3、V_4 出现上述改变，则表示前壁出现问题，通常由前降支阻塞造成；Ⅰ、AVL 出现上述改变，提示侧壁出现问题，通常由回旋支阻塞引起；Ⅱ、Ⅲ、AVF 出现上述改变，则表示下壁出现问题，其血液供应取决于右或左冠状动脉，哪个动脉占优势；急性后壁出现问题时，V_1 或 V_2 导联出现大 R 波，同时 V_1 或 V_2 出现 ST 段压低，通常由右冠状动脉的分支所致。

(10) 肺栓塞：肺栓塞时，可于导联 Ⅰ 中见到深 S 波，导联Ⅲ中见到深 Q 波，即 $S_1 Q_3$ 综合征，这是肺栓塞引起急性肺心病的特征。还可表现为 $V_1 \sim V_4$ 导联 T 波倒置，或者右束支阻滞。

(11) 高钾血症与低钾血症：血清钾升高 P 波低平，QRS 波群增宽，T 波高尖；血清钾低于正常，T 波低平 (或倒置) 并有 u 波增高。可以把 T 波看做是钾离子居住的"帐篷"。当钾离子低于正常时，T 波低平。相反，当钾离子增加时 T 波则高耸。

(12) 高钙血症与低钙血症：血清钙升高 Q-T 间期缩短，血清钙降低 Q-T 间期延长。

(13) 心包炎：ST 段抬高，常为平直或者下凹状，整个 T 波可抬离基线。

(14) 洋地黄中毒：洋地黄中毒引起 ST 段缓慢下降，很有特点。找一个没有 S 波的导联来辨认，其形状呈"鱼钩状"，如同西班牙画家萨尔瓦多·达里的胡须。

(二) 中心静脉压

1. 适应证

(1) 测定右心充盈压作为血容量的指标。

(2) 经中心静脉给药、快速输液。

(3) 给外周静脉差的患者提供静脉通路。

(4) 为长期胃肠道外营养提供途径。

(5) 注射冰水测定心排量。

(6) 抽出气栓。

(7) 安置起搏器。

2. 操作方法

(1) 中心静脉导管：中心静脉导管是指设计用于置入锁骨下静脉、颈内静脉或股静脉的导管。这些导管长约 15 ~ 25 cm，远长于普通外周静脉导管。此外，这些导管通常含有 2 ~ 3 个独立的输液通道，以满足多种药物同时输注的需要。

(2)Seldinger 技术：中心静脉置管技术是通过导丝将导管置入，该技术始于 20 世纪 50 年代，以其发明者名字命名，故称为 Seldinger 技术。通常选用较细的穿刺针 (常用的为 20 ga) 作为探查目标血管的探针，当探针探查到目标血管后，置入导丝，随后退出探针，中心静脉导管沿导丝置入血管内。值得注意的是，在中心静脉导管置入前，应采用较硬的扩张器沿导丝扩张皮肤及皮下组织，形成隧道，以协助随后中心静脉导管的置入。

(3) 静脉入路：

1) 颈内静脉：经颈内静脉穿刺是非常时髦的，因为许多医生认为穿刺点位于颈部，故气胸的发生率较低。然而，事实并非如此。事实上，锁骨下静脉及颈内静脉气胸的发生率相当。为什么穿刺点位于颈部仍可发生气胸呢？除了穿刺技术较差外，由于高潮气量机械通气，肺尖向颈部凸出。除了气胸外，颈内静脉穿刺还有其他的缺点，如误入颈动脉及由于颈部活动受限，故患者满意度欠佳。

建议：对于穿刺经验不足的麻醉医生，颈内静脉是中心静脉穿刺的首选部位，毕竟误入颈动脉后较容易处理。

2) 锁骨下静脉：锁骨下静脉是进行中心静脉置管很好的选择，因为它很粗大（直径20 mm）且解剖变异较小。锁骨下静脉入路的主要风险为气胸。大量出血也并不常见，此外凝血功能的异常并未增加出血风险。事实上，凝血功能障碍并非中心静脉置管的禁忌证。有经验的麻醉医生经锁骨下静脉入路是非常安全的。

建议：对于有经验的麻醉医生，锁骨下静脉是中心静脉穿刺的首选部位，因为其较容易穿刺，并发症发生率低，患者舒适度高，过分担心气胸是多余的。避免穿刺较深，以避免误穿刺入锁骨下动脉及气胸。

3) 股静脉：股静脉是最大的、最容易的，也是问题最多的穿刺部位。股静脉置管的问题包括误入股动脉，股静脉血栓发生率较高。血栓的风险被大大夸大了，因为大部分临床无症状且无并发症。早期的研究表明股静脉导管感染的风险较高，但最近的研究表明感染风险并未明显增加。

建议：因为血栓形成的发生率较高，故股静脉并非首选穿刺点。然而，在急诊病例中，当其他入路失败时，须考虑股静脉穿刺。在心肺复苏时，更喜欢股静脉穿刺，因为穿刺操作不影响心肺复苏。然而，美国心脏病协会建议在心搏骤停时不推荐使用股静脉，因为股静脉距离心脏较远，故延长给药时间。如果必须进行股静脉穿刺，应尽可能早期移除股静脉导管，以防止血栓形成。

(4) 超声引导下静脉穿刺：超声引导下静脉穿刺已经用于较大静脉置管（如锁骨下静脉、颈内静脉和股静脉）及上肢较小外周血管置管。多数研究经验基于颈内静脉，因为其较容易被探查到。

建议：超声引导下静脉穿刺价格较昂贵，花费时间较多，且需要有经验的麻醉医生。因此并非常规方法，仅当通过解剖标志法穿刺失败后采用。解剖标志法失败的原因多为医师经验不足且面临紧急情况，如心肺复苏。然而不幸的是，此时并不适合超声引导下静脉穿刺，因为时间紧迫且需要有经验的麻醉医生。

(5) 穿刺后即刻涉及的问题：

1) 静脉气体栓塞：气体进入静脉引起气体栓塞是非常严重的并发症之一。幸运的是，该并发症通过以下方法可以有效避免。

预防措施：当导管尖端进入胸腔后，由于自主呼吸引起胸内负压，气体可随压力差通过未关闭的静脉导管进入血管内，从而引起静脉气体栓塞。压力阶差 4 mmHg 的情况下，经 14 ga 导管可每秒钟进入 90 ml 气体。因此保持静脉压力高于大气压可有效预防静脉气体栓塞。将患者置于 Trendelenburg 体位（头低脚高位），头低 15°，可辅助减少气体栓塞的发生。

临床表现：静脉气体栓塞的临床表现为操作过程中突发急性呼吸困难。此后迅速出现低血压及心搏骤停。空气可经卵圆孔进入左心并阻塞脑部的血液循环，引起急性缺血性脑卒中。听诊右心有典型的"水车轮"样杂音，但杂音可能瞬间即逝。

治疗措施：如果怀疑出现静脉气体栓塞，首先将注射器立即接到中心静脉导管的头端，防止气体进一步进入，同时通过导管试图吸出己进入的空气。将患者置于左侧卧位，使得气体存留于右心。在特定的情况下，可经胸前壁穿刺右心，吸出气体。不幸的是，在重症静脉气体栓塞的情况下，虽然经过上述治疗，但死亡率仍居高不下。

2) 气胸：虽然医师们担心锁骨下静脉穿刺可引起气胸，但颈内静脉穿刺同样也可以引起气胸。因此，进行中心静脉置管后应常规拍胸片。如有可能拍摄胸片时最好在呼气相，因为呼气相可以发现小量气胸。

迟发性气胸：有时导管相关气胸在置入导管后 24 ～ 48 小时影像学表现仍为阴性，也就是说即便中心静脉置管后立即拍胸片提示无气胸发生，也不能完全除外导管相关气胸的可能。这也是患者置入中心静脉导管后数日内出现呼吸困难及进行性低氧血症时的鉴别诊断之一。但对于置入中心静脉导管后无症状的患者，没必要常规复查一系列的胸片。

3) 导管尖端位置：正确置入锁骨下或颈内静脉导管时，胸片提示导管沿上腔静脉阴影平行走行，导管尖端应在第三肋间或其上一点点。若导管尖端位置不正确，应加以调整。

3. 正常中心静脉压和波形

清醒自主呼吸患者中心静脉压 (CVP) 的正常值为 1 ～ 7 mmHg。CVP 易受呼吸的影响，自主呼吸时，吸气相导致胸内压降低，CVP 降低；呼气相，CVP 恢复，正压通气时，刚好相反，吸气相导致胸内压升高，所测得的 CVP 值也较高。

CVP 波形由 5 部分组成，由 3 个正向波 (a 波、c 波、v 波) 和 2 个负向波 (x 波谷、y 波谷) 构成。心房收缩产生 a 波；右心室等容收缩、三尖瓣关闭产生 c 波；心房舒张产生 x 波谷；心室收缩末期，经脉快速充盈心房产生 v 波；右心室舒张、三尖瓣开放，右心房内压下降产生 y 波谷。其中 a 波、y 波谷发生在舒张期，c 波、v 波、x 波谷发生在收缩期。

（三）微循环

微循环血流状态的观察甚为重要，有时血压虽然偏低，但只要微循环血流良好，就不致对正常的组织供血产生明显影响；相反，即使血压较高，但出现微循环血流障碍的情况，组织血供便可减少，机体的生理功能即可受阻。

此外，在有条件情况下，下列项目亦可供参考。

(1) 皮肤 (腋下) 与直肠温度的差别：正常情况下其温差不超过 0.5℃～ 1.0℃，若温差超过 2 ～ 3℃，则提示有周围血管收缩，微循环血流障碍。

(2) 眼底检查：观察眼底血管有无收缩或痉挛，动静脉比例，有无渗出或出血等情况。

(3) 生化测定：热原血液中乳酸盐含量、血液 pH 及 BE、HCO_3^- 等。

(4) 微循环镜检查：目前已有专供观察微循环的显微镜，可在甲皱与球结膜等部位进行观察，对了解微血管的舒缩状态，微血管内的血液流态，以及有无渗出、出血等有很大帮助。

（四）Swan-Ganz 导管

Swan-Ganz 导管具有以下优点。

(1) 肺动脉漂浮导管可持续监测肺动脉压，也可间断测量肺动脉楔压 (PAWP)，后者能评估左心室舒张末 (LVEDP)，进而间接估计左心室前负荷。可以反映由于缺氧、肺水肿、肺栓塞和肺动脉功能不全等引起的肺血管阻力变化。由于心脏右侧压力不能很好地反映左心室充盈情况，而肺动脉漂浮导管在气囊充气嵌顿肺动脉分支时就将右心及其瓣膜的影响排除在外。舒张末期，向前血流停止，在漂浮导管的顶端与左心室之间形成一流体液柱，理论上，左心室舒张末压、左心房压 (LAP)、肺动脉舒张末压 (PAEDP) 和肺动脉楔压一致。肺动脉压的正常值为：收缩压 $2.0 \sim 4.0$ kPa($15 \sim 30$ mmHg)；舒张压 $0.67 \sim 2.0$ kPa($5 \sim 15$ mmHg)；平均压 $1.3 \sim 2.7$ kPa($10 \sim 20$ mmHg)。

(2) 可以采取混合静脉血，测定动静脉血氧含量差，计算心排血量和静脉血掺杂情况。混合静脉血氧饱和度 (SVO$_2$) 与心排血量、血红蛋白浓度及氧耗的改变直接相关，持续监测能反映组织氧供需平衡，显示术中及重症监护患者的氧供耗变化情况，指导药物治疗并了解其疗效。正常组织 SVO$_2$ 为：$68\% \pm 4\%$。

(3) 可用热稀释法测定心排血量。

总之，血流动力学参数中，临床应用最广的是无创动脉压监测，价值最大的当属直接动脉压，其次为中心静脉压，但对危重患者而言，心排血量和肺动脉压监测等有较大的意义。

(五)PICCO(pulse contour cardiac output)

虽然，肺动脉导管热稀释法测量心输出量仍是金标准，但是心律失常、瓣膜损伤、肺动脉破裂等严重并发症限制了它的使用。PiCCO 结合了经肺热稀释技术和动脉脉搏波形曲线下面积分析技术测量心输出量。

1. 适应证

(1) 临床中需要测量心输出量、心指数。

(2) 测量血管外肺水指数评估是否存在肺水肿。

(3) 测量全心舒张末期容量指数，评价前负荷。

(4) 预测液体治疗反应。

2. 操作方法

(1) 通过 Seldinger 技术置入股动脉导管，成人也可以选择腋动脉，小儿只能置于股动脉。通过该导管，可连续监测动脉压力，同时监护仪通过分析动脉压力波形曲线下面积来获得连续的心输出量。动脉导管带有特殊的温度探头，用于测定注射大动脉的温度变化。

(2) 通过 Seldinger 技术置入中心静脉导管。同时 PiCCO 监护仪本身也带有中心静脉端温度探针，将温度探针与中心静脉导管连接。该中心静脉导管用于注射冰盐水。

(3) 向中心静脉导管内单次快速推注 15 ml 冰盐水，通过经肺热稀释技术测量心输出量。通常需要测定 3 次心输出量，求其平均值来校正 PiCCO。

(4) 此后，监护仪即可通过分析动脉压力波形曲线下面积来获得连续的心输出量。

3. 测量心输出量心指数 (CI)，即心输出量 (CO) 除以体表面积，其正常值 $3.0 \sim 5.0$ L/(min·m^2)。经 PiCCO 测量心输出量的测定方法与肺动脉导管法相似，利用 Stevart-Hamilton 方程式从经肺温度稀释曲线计算而得。通常需要测定 3 次心输出量，求其平均值来校正 PiCCO，随后，监护仪通过分析动脉压力波形曲线下面积来获得连续的心输出量。

经 PiCCO 测得的心输出量的数值与 PAC 测量结果相关性良好，这包括心外科患者、ICU 患者、烧伤患者以及感染性休克患者等。心内分流、瓣膜疾病影响心输出量的测量结果。左向右分流时，由于指示剂再循环，导致测量的 CO 结果偏低；相反，右向左分流时，测量结果偏高。瓣膜反流对 CO 测量结果的影响难以预计，尤其值得注意的是三尖瓣中、重度反流 CO 时，测量结果偏差很大，应考虑其他心输出量的测定方法，例如超声心动图。

与肺动脉导管 (PAC) 测量心输出量有哪些不同呢？

(1) 采用 PiCCO 测量心输出量时，温度指示剂需要通过右心→肺→左心→主动脉→外周动脉；而 PAC 则主要测量的是右心输出量；

(2) 与 PAC 相比，PiCCO 经肺温度稀释曲线更长、更平坦，因此 PAC 对温度基线的漂移更敏感。然而，经肺温度稀释曲线不受呼吸的影响。

4. 测量血管外肺水、全心舒张末期容积 1966 年 Pearse ML 从中心静脉同时注入温度和染料两种指示剂，根据两种指示剂的不同特点 (温度指示剂可透过血管壁、染料不透过血管壁)，测定出血管外肺水 (EVLW) 和全心舒张末期容积 (GEDV)。根据双指示剂法总结了大量临床数据，如今只需要单一温度指示剂，利用平均传送时间 (MTt) 和指数下斜时间 (DSt) 乘以心输出量即可计算出来。

EVLW 评估是否存在肺水肿，正常值 3.0 ～ 7.0 ml/kg。如果 EVLW > 15 ml/kg，患者的死亡率高达 65%，需要机械通气。肺栓塞、ARDS、较高的 PEEP(例如：10 ～ 20 cmH$_2$O) 均可使 EVLW 测量值明显偏低，肺叶切除可使 EVLW 测量值增高。

GEDV 反映前负荷，是心脏 4 个腔室容积的总和。虽然 GEDV 没有下文即将要谈及的指标在反应前负荷方面准确，但在特殊情况下可以一定程度上反映前负荷，例如窦性心律突然转变成房颤心律时。

5. 预测液体治疗反应原理：正压通气引起每搏量呈周期性变化。

正压通气吸气相对左心的影响：吸气相→肺容积↑→肺静脉内的血流被挤入左心室→左心前负荷↑；同时，胸内压↑→左心后负荷↓；两者共同使左心室每搏量↓。

正压通气吸气相对右心的影响：胸内压↑→体循环静脉回流↓→右心前负荷↓；同时，肺容积↑→肺血管阻力↑→右心后负荷→；两者共同使右心每搏量↓。

正压通气呼气相早期，右心每搏量↓→过肺血管床→左心室前负荷↓→左心室每搏量↓。

上述每搏量随正压通气的变化用每搏量变异率 (SVV) 或者脉压差变异率 (PPV) 表示。如果补充液体后，SVV 小于 10%.则提示患者的血容量充足，不需要再额外补液。临床上容量充足时，PPV 不超过 13%。

利用 SVV、PPV 预测液体治疗反应，应注意：

(1) 需要正压通气。

(2) 患者镇静程度较深且需要肌松药维持。

(3) 患者心律应为窦性心律，心律失常例如房颤、室性期前收缩会影响测量的准确性。

(4) 当患有动脉粥样硬化，SVV 更准确。因为 PPV 除了受每搏量的影响，还受到血管壁顺应性的影响。有时，每搏量变化很大，而动脉血压却没有明显变化。

(5) 胸腔内压力的变化也可影响 SVV、PPV 的测量结果。进行正压通气测量 SVV、PPV 推荐的潮气量为 8 ～ 15 ml/kg。

(六)FIoTrac 传感器

FIoTrac 传感器是由 Edwards Lifesciences 公司研制，与 Vigileo 监护仪配合使用。FIoTrac 传感器可通过现有的动脉管路，进行连续心输出量 (CCO)、每搏量 (SV)、每搏量变异度 (SVV)

和全身血管阻力 (SVR) 的监测。该系统在使用简便性、适应性和连续性方面建立了新标准，是新一代血流动力学管理的主要技术。

1. 适应证

(1) 临床中需要测量心输出量。

(2) 鉴别患者处于血流高动力状态还是血管收缩状态。

(3) 通过测量 SVV，预测液体治疗反应。

2. 操作方法

(1) 打开 FloTrac 套装，确认套装完好无损，连接处紧密、无松动。

(2) 将 FIoTrac 传感器从套装中取出，固定在输液架上。固定高度与 CVP 测压传感器高度一致。

(3) 连接冲洗盐水 (可肝素抗凝，具体参见直接动脉压测量部分)，排空管路中的空气。

(4) 确认管路中无空气后，将冲洗盐水加压至 300 mmHg。

(5) 按压冲洗开关，进一步排出残余气泡。

(6) 将 FloTrac 导线绿色端与 Vigileo 监护仪连接，白色端连接动脉直接测压模块。

(7) 将 FIoTrac 导管与有创动脉置管连接，选择 Vigileo 监护仪上测量心输出量的选项校零有创动脉压。

(8)40 秒后，Vigileo 监护仪上显示心输出量，并且每 20 秒更新一次。

3. 连续测量心输出量 FIoTrac 连续测量心输出量，是一种动脉压心排量 (APCO) 计算方法。此方法使用一条动脉导管连续实时监测心排量。

心输出量由心率乘以每搏量计算得出，即：CO= HR×SV。

FloTrac 算法使用相同的指标，但用脉率 (PR) 代替心率，仅捕捉真实的灌注脉搏，并将 PR 乘以计算的每搏量。每搏量系采用特别设计的系统、FIoTrac 传感器和 Edwards Vigileo 监护仪从患者的动脉压计算得出，以便使用独有的 FIoTrac 算法分析动脉压波形。FloTrac 监护仪 20 秒中以 100 次 / 秒的速度分析动脉压波形，捕捉 2 000 个数据点进行分析。其测量结果与大量的心输出量值、患者病历资料、病理学和血流动力学状况作比较而确定。

因为 FIoTrac 已针对各种心排量技术 (包括热稀释心排量法) 进行了验证，因此该系统可用于临床。

4. 注意事项

(1)FloTrac 算法依赖于高保真压力追踪。重要的是应注意以下最佳的压力监测操作：压力袋保持 300 mmHg；充足的输液袋清洗容量；传感器高度与中心静脉压传感器高度一致：用方波试验定期进行阻尼测试。

(2)FloTrac 传感器附件经特殊配置以优化频率响应，因此不得增加其他的压力管道或管塞。

(3)FIoTrac 传感器仅适合成人使用。

(4) 尚未在进行心室辅助或主动脉球囊反搏治疗的患者中验证其准确性。

(5) 在休克期间或低体温状态下，严重的外周收缩可能影响桡动脉点的数值，可考虑这些情况下改用股动脉点采集或放置肺动脉导管来替代。

四、麻醉期间循环系统稳定的维护

麻醉的首要任务就是消除患者手术时的疼痛，保证患者安全，并为手术创造良好的条件。所谓临床麻醉状态主要是在意识消失的基础上抑制交感—内分泌反应，而反映循环系统的各项指标，是反映交感—内分泌的基本指标。因此，归根结底，维持麻醉期间循环系统稳定的根本方法就是达到并维持稳定的理想麻醉状态。

所谓"理想麻醉状态"，首先是确保患者术中无意识，对术中刺激无记忆，术后无知晓，然后是适度抑制伤害性刺激引起的应激反应，保持生命体征稳定；同时要求肌肉松弛，能满足手术需要。

(一) 麻醉诱导期的管理

为尽可能快而平稳地将患者从清醒状态转入麻醉状态，并保持其间的循环稳定，麻醉医师应意识到：

①在未行麻醉插管和手术操作前，绝大多数麻醉药对循环系统多是纯粹的抑制作用，特别是近年常用的全麻诱导药，如异丙酚、芬太尼、咪唑安定等。②患者由于术前禁食或原发疾病 (如肠梗阻、长期高血压等) 的影响，往往处于循环血容量欠缺的状态，对任何外因引起的循环波动更为敏感。因此术前应早期快速扩容，宜在诱导前后 30 min 内输入平衡液或代血浆 500 ~ 800 mL，直至血压平稳，指脉波宽大，指脉图无随呼吸而波动的现象。指脉波即容积脉搏图形，反映交感神经紧张度、末梢灌注、组织器官灌注和有效循环血量。一般建议先输平衡液，尤其确保在麻醉诱导期间输无其他溶质 (如抗生素等) 的平衡液，以防变态反应引起的循环变化被诱导时的变化所掩盖，或加重循环变化的程度，以尽量保证诱导期的循环稳定。

(二) 麻醉维持期的容量控制

麻醉期间维持有效循环血容量的重要性自不待言，容量负荷过多可增加心脏负担，甚至诱发心力衰竭、急性肺水肿，而血容量的欠缺又可导致回心血量和心排血量减少，发生血压下降，甚至休克。但是，对每一具体病例术中血容量的补充究竟以多少为合适，确是麻醉医师所面临的一个实际问题。考虑到血容量的补充受到术前情况 (如脱水)、术中出血以及肾、心、肺等脏器功能的多方面影响，因而建立生理学监测指标是十分重要的。如果有条件应测定脑电双频指数 (BIS)、中心静脉压 (CVP)、肺毛细血管楔压 (PC-WP) 和左心房压 (LAP) 以指导体液治疗。调节输液量和速度，然后再在治疗中观察其动态反应，如此才有可能使麻醉患者的容量补充趋于合理。

由于各种指标均有其局限性，因此必须综合分析，切忌片面决断。麻醉深度的掌握既要避免麻醉过深 (或椎管内阻滞范围过广) 对循环的抑制，又要防止麻醉过浅、镇痛不全时体内应激反应对循环功能的扰乱。因此，维持适当的麻醉深度，保证充分镇痛对维持循环稳定是很重要的。根据 BIS 指导麻醉深度的调控，使 BIS 维持于 < 50，可以确保无知晓，无回忆。对因手术刺激而引起的血压升高，可用异丙酚、芬太尼等加深或增加吸入麻醉药的吸入浓度。只有维持足够的麻醉深度，才能排除因手术刺激引起的循环改变，从而更精确地判断患者循环容量的情况。

至于补充什么，主要应根据原发病可能造成的水与电解质失衡的特点以及低血压时微循环障碍和各脏器的功能状态来决定。有学者推荐使用晶体液与胶体液的比例为 1:1。

临床麻醉中最常用的晶体液，主要用以补充细胞外液，而钠离子是血浆的主要因子，对维持血容量起重要作用。即使是出血性休克，短时间内快速输入乳酸盐林格氏溶液也有一定好处。但过多输入平衡液也可导致组织水肿，宜在手术中、后期适度利尿。胶体液的主要作用则是扩张血容量，对围术期低血容量患者，通过输注胶体液可提高血浆胶体渗透压，使血管外组织间隙的水、钠转移并保留在血管内，从而改善血流动力学和氧运输。对某些特殊患者，如脑外伤合并系统脏器损伤者，为恢复脑灌注和降低颅内压，采用胶体液可能比晶体液效果更好。中分子右旋糖酐离开血管腔较慢，维持血容量的效果较好；而低分子右旋糖酐虽易于经肾排出，但具有改善微循环血液流变学，预防微血管血栓形成的作用。但如用量超过 24 h 内 2 L，则有引起凝血障碍的危险。

高渗高张液 (HHS) 是近年来刚引入临床的一种新型溶液。其组成为 7.2% NaCl 合并 6% 或 10% 的羟乙基淀粉溶液。由于 HHS 的高渗高张特性，输注后使细胞内液移至细胞外，继而进入血管腔，既有效扩张血容量又能防止组织水肿，同时，还可增加心肌收缩，减慢心率，促进氧供氧耗比例恢复正常。

正常人对血容量增加或减少的代偿能力是较强的，只要其变化幅度不超过血容量的 15%，均不致发生明显血压下降 (或升高) 和心率增快。但是，如果患者在术前已存在病理改变，或患者循环系统的代偿能力已遭削弱，那么，即使是丢失或入超的量不多，亦可发生明显的循环障碍。例如原有脱水的患者如出血量未能及时补充或硬膜外阻滞使血管床容积扩大，则低血压常在所难免。原有肾脏衰竭、无尿的患者，或心力衰竭的患者，如入量过多，则极易发生急性左心衰竭和急性肺水肿。因此，对麻醉医师来说，应当在日常的工作中经常训练自己对血容量判断的相对精确性，否则就难以在遇到特殊情况时应付自如。

(三) 麻醉苏醒期管理

与麻醉诱导期相比，苏醒期的过程较长，容易出现躁动、苏醒延迟等并发症。使患者平稳而安全的恢复也非易事。为保证苏醒过程平稳，作者推荐在"深麻醉下拔管"，主要目的是减少拔管、吸引等刺激引起的循环波动，减少患者痛苦，以保证稳定的循环。所谓"深麻醉下拔管"，其实并非深麻醉状态下拔管，而是在呼吸完全恢复正常，而意识尚未恢复或未完全恢复下拔管。其具体做法是，在手术临结束前，根据不同吸入麻醉药的药代学特征，提前 10 ~ 15 min 停止吸入麻醉药吸入，改用异丙酚维持 BIS 于麻醉水平，以保证患者仍无意识。如应用术后镇痛，此时可开始背景输注。胸腹腔关闭后拮抗肌肉松弛药，并持续机械通气，直至呼气末麻醉气体浓度 < 0.2%，同时观察呼出末二氧化碳浓度波形，有无自主呼吸引起的切迹或不规则波形，如有则表明自主呼吸恢复。此时停止机械通气，观察自主呼吸次数、幅度、潮气量、吸气后 SPO_2 变化，$PetCO_2$ 波形。如呼吸 < 20 次 / 分，VT > 6 mL/kg，吸空气下 SPO_2 > 95%，$PetCO_2$ 波形规则，有正常的肺泡平台，即可拔管。拔管后如有舌下坠，可用口咽通气道、喉罩处理，必要时可再插管。与此同时，还应注意麻醉状态下患者通常处于血管开放状态，末梢循环良好，循环容积较清醒状态下大，因此，手术结束前应适当给予利尿药，排出多余的容量，以适应术后循环状态，减少肺水肿等并发症的发生。

同时应注重患者术后的镇痛，不能因为手术、麻醉结束而不再顾及患者因术后疼痛可能引起的烦躁和循环不稳定。如患者完全清醒后诉疼痛，可追加 PCA。

第二节 呼吸功能、神经肌肉功能及体温监测

一、呼吸功能监测

(一) 麻醉和手术对肺功能的影响

1. 高位硬膜外麻醉或脊椎麻醉阻滞肋间神经或膈神经，可抑制辅助呼吸肌，降低通气量。全脊椎麻醉可出现呼吸停止。

2. 全身麻醉降低肺容量；吸入麻醉药、巴比妥类药及阿片类药减弱患者对高二氧化碳和低氧的通气反应，导致术后发生肺不张和低氧血症。

3. 正压通气使 V/Q 不匹配。

4. 俯卧头低位可使肺胸顺应性降低，截石位时可增加顺应性。开腹、开胸手术可减少肺胸顺应性。

(二) 麻醉期间维持通气的管理

1. 辅助呼吸

保留自主呼吸，在吸气时顺势挤压贮气囊，压力 7 ～ 15 cmH$_2$O，吸气量成人约 500 ～ 600 ml。当患者完成吸气动作时，迅速将手放松，务必让吸气充分呼出，待下次吸气初再顺势辅助。当开胸手术需要关胸前膨肺，需持续挤压将三次呼吸并为一次 (也称压力递增辅助呼吸)，以膨胀萎陷肺叶，此法只能短时间用两三次。当出现肺水肿时应连续加压辅助呼吸使呼气时保持 2 ～ 4 mmHg 正压。在手术结束前，辅助呼吸压力不能过大，需逐步降低压力，培养充分的自主通气。

2. 控制呼吸

(1) 消除患者自主呼吸，最常使用肌松药。

(2) 通常采用间歇正压通气 (IPPV)。

(3) 如长时间进行控制呼吸，每小时给一次较大通气量，相当于清醒状态正常平静呼吸时间有深吸气或叹气动作，有防止部分肺萎陷及交换肺泡通气的作用。

(4) 呼吸末正压通气法 (PEEP)，使呼气末保持 5 ～ 8 cmH$_2$O 正压，从而阻止肺泡塌陷，增加功能残气量，减少肺内分流，减轻肺充血和间质水肿，特别适宜术中肺水肿患者应用。但此方法也不宜长久应用，更不宜用于肺气肿、支气管喘息及心源性或低血容量休克患者。

(5) 通常呼吸频率每分钟 10 ～ 16 次，婴儿 30 ～ 40 次。潮气量约 8 ～ 10 mL/kg。

(6) 气道压应在 15 cmH$_2$O 左右，不宜超过 30 cmH$_2$O，否则应查找气道梗阻的原因，是支气管痉挛还是机械梗阻，应及时解除。

(7) 必须保持呼吸道清净，随时清除分泌物，以免挤压入细支气管导致感染播散。

(三) 常用呼吸监测

1. 呼吸功能的临床观察

(1) 呼吸运动的观察：胸廓可随控制呼吸而起伏运动，并能保持口唇红润，循环稳定。患者自主呼吸恢复后应注意观察自主呼吸的频率、幅度以及呼吸协调性、口唇颜色，判断能否维持足够的通气量及血氧饱和度。

(2) 呼吸音监听：诱导及气管插管后听诊呼吸音确认插管位置是否恰当，有哮鸣提示气道痉挛，有痰鸣提示分泌物过多，应及时吸痰。一旦出现白色或粉红色泡沫痰，提示有心衰和 (或) 肺水肿。

(3) 口唇、指甲颜色变化：在无贫血患者一旦出现发绀提示有缺氧。

2. 呼吸功能的监测

(1) 一般呼吸功能测定：利用麻醉机的呼吸功能测定装置可监测潮气量、气道压、呼吸频率、吸呼比等。

(2) 脉搏氧饱和度 (SpO_2) 测定：脉搏血氧饱和度监测仪通过对搏动的动脉血流进行分析，得出脉搏氧饱和度 (SpO_2) 这一变量。由于血流是搏动的，排除了测量的对象为静脉血的可能性。脉搏血氧饱和度监测仪使用 660 nm(红光) 和 940 nm(红外光) 这两种波长的光线。氧合血红蛋白与去氧血红蛋白对这两种光的吸收性截然不同。氧合血红蛋白吸收更多的 940 nm 红外光，让 660 nm 的红光透过；而还原血红蛋白吸收更多的 660 nm 红光，让 940 nm 红外光透过。在脉搏血氧饱和度监测仪探头的一侧，安装有发射上述两波长光线的装置，另一侧则安装感光装置，用以感知透过的光量。被吸收的光线总量包括搏动性动脉血吸收部分 (搏动部分) 与非搏动性动脉血、静脉血、毛细血管血及组织吸收部分 (恒定部分)。通过公式可得到血红蛋白氧饱和度。

无论在手术室还是重症监护病房，脉搏氧饱和度都是监测患者状态快速、可靠的方法。脉搏氧饱和度仪最常见的两种错误为运动干扰与低灌注引起的脉搏信号丢失。近年来，许多生产厂商在脉搏氧饱和度仪中加入信号分析装置，使上述测量不准确的可能性大大减少。许多研究证明，新氧饱和度监测仪较前更能可靠地发现低氧发作。

多波长脉搏氧饱和度监测仪可测定碳氧血红蛋白与高铁血红蛋白。将来，脉搏氧饱和度监测仪有望为患者的容量状态和液体治疗反应提供无创可靠的监测。

(3) 混合静脉血监测：混合静脉血氧饱和度 (mixed venous oxygen saturation，MVOS) 监测可深入了解组织氧供需平衡状态。测量混合静脉血须使用肺动脉导管，若导管带有光导纤维束，就可以进行连续 MVOS 监测。若没必要或不可能使用肺动脉导管，可以通过中心静脉导管采上腔静脉血为标本进行测量。MVOS 下降提示全身组织缺氧，后者常为多器官功能衰竭与死亡的先兆。MVOS 接近 40% 时，血乳酸水平升高，标志着无氧代谢增多，与死亡率升高密切相关。

(4) 呼气末二氧化碳分压 ($ETCO_2$) 监测：反映二氧化碳产量和通气量是否充分；发现病理状态 (如恶性高热、肺栓塞)。气管插管如误入食管，$ETCO_2$ 常会迅速下降，直至 0，所以是鉴别气管导管误入食管最确切的方法，也是呼吸管理中重要的指南。术中 $ETCO_2$ 维持在 35 ~ 45 cmH_2O。主流与旁流式二氧化碳监测仪的主要区别为传感器的位置不同。这个看似很小的不同对两种系统的复杂性、准确性与测量反应时间之间的差异起了很大作用。

$ETCO_2$ 突然下降的原因通常包括：呼吸回路断开、气道梗阻、心排出量突然下降或肺栓塞。$ETCO_2$ 并不总与 $PaCO_2$ 一致，特别在全麻下或对于危重疾病患者。

(5) 麻醉气体分析监测：连续测定吸气，呼气时氧、二氧化碳浓度及吸入麻醉药气体浓度，便于调控麻醉深度及通气。

(6) 血气分析：取肝素化动脉血行血气分析可较正确地测定血氧和二氧化碳分压，血氧饱和度和酸碱代谢的变化，有的分析仪还包括电解质及血乳酸测定，更有利于呼吸及循环调控。常用于复杂或危重患者的手术。连续血管内血气分析仪的进一步改进和研究将使其可能成为一项常规监测而广泛使用。

(7) 肺水监测：许多疾病都可使血管外肺水增加，即通常所说的肺水肿。临床医师早已意识到严重的心功能不全与肺功能不全可以引起肺水肿，但直到现在，是否准确定量分析血管外肺水能够达到指导治疗、最终改善预后的目的仍不明确。无论如何，人们不断地寻找能够监测与定量分析血管外肺水简单而可靠的方法，近来已有许多进展。相关内容请见循环功能监测。

(8) 压力容量环：呼吸的压力容量环可提供很多与机械通气相关的信息。对急性呼吸窘迫综合征 (ARDS) 或急性肺损伤 (ALI) 的患者描记压力容量环，可指导 PEEP 与潮气量的设置。保持较高的气道压力可使萎陷的肺泡扩张，一定的 PEEP 可维持肺泡的扩张状态。

(9) 影像学监测：计算机断层扫描在很大程度上提高了我们对 PEEP 与 ARDS 患者萎陷肺泡复张之间复杂关系的认识。电阻抗断层成像可能成为肺复张、肺水肿等有效的床旁监测手段，并指导机械通气设置。

(四) 转运时呼吸系统监测

许多情况需要进行危重患者或机械通气患者的院内转运，最常见的原因包括检查诊断与手术。大量研究证明，需要转运的危重患者的数目是巨大的，其中儿童与创伤患者最常由于诊断原因需要转运。毫无疑问，转运这些危重患者充满了危险，从简单的仪器故障到重大灾难，如缺氧性脑损伤，甚至死亡。为保证转运的安全，常需要大量复杂的仪器。

不同研究报道的危重患者转运期间不良事件的发生率差异很大。统一监测手段的缺乏与不同的"不良事件"定义，可能是各报道"不良事件"发生率差异巨大的原因之一。此外，比较转运过程中各种不同监测策略对预后影响的研究较少。长期以来，危重患者在转运途中或转运之后，心血管及呼吸系统异常的危险性增高。有报道，院内转运之后，气体交换功能不全与肺炎的发生率明显增高，但心律失常、低血压与血气分析异常并不常见。因诊断原因转运的创伤患者在转运途中心率与血压波动的范围很大。因此对所有危重患者来说，转运途中都应进行连续心电、血压与脉搏氧饱和度监测，后者可以可靠地提示低氧血症与气体交换异常的发生。一种选择危重患者转运中监测项目的原则是，在 ICU 内必须进行哪些监测，在转运途中就进行哪些监测。若陪护的医护人员经过培训，能够应对院内转运中发生的各种情况，并发症就会明显下降。在转运血流动力学不稳定的患者或患者病情危重时，必须备有心血管抢救药物。转运前准备好转运设备与药物清单，有助于应对可能发生的各种意外。转运前应确认接收方仪器设备及医护人员到位。

转运机械通气的患者面临着无法维持气道与气体交换异常的潜在危险，因此，必须备有必要的设备和药物，以便建立和保证气道安全。转运前，应检查供氧设备运行是否正常，氧气是否充足，低压报警功能是否有故障。多数学者倾向于在院内转运时使用呼吸机机械通气而不是进行手控呼吸，因为后者可使患者的 pH 与 CO_2 分压的变动范围更大，PaO_2/FiO_2 显著下降的发生率更高。一项使用二氧化碳描记图进行了一项双盲临床试验，发现在院内转运气管插管的小儿患者，若进行手控人工呼吸，无意识过度通气的发生率更高，成人的研究也得到类似的结果。若在手控呼吸中，使用 ETCO$_2$ 或 V$_T$ 监测，可较为严格地控制 PaCO$_2$。上述各研究结果使许多专家推荐对需要优化通气的高危患者除标准监测外还要进行 ETCO$_2$ 监测。

危重患者转运的禁忌包括转运途中或接收单位无法提供合适的氧合与通气。若患者血流动力学不稳定或在转运途中无法提供合适的心血管监测，转运计划应推迟或取消。每一次转运前，都应计算危险—受益比，以协助判断本次转运是否真的有必要、有保证，这样的分析可能是避免转运途中不良事件的最有效方法。近来便携式仪器的不断发展也为许多诊断与治疗提供了床旁替代方法。

（五）常见呼吸问题及处理

1. 舌后坠

(1) 应即托起下颌解除梗阻，

(2) 深麻醉下也可置入口咽通气管或喉罩通气管解除梗阻。

(3) 浅麻醉下，特别是硫喷妥钠麻醉患者，切忌置入通气管，以免诱发严重喉痉挛。

2. 误吸和窒息的预防及处理

(1) 择期患者术前 8 小时禁食，婴幼儿术前 4 小时禁食，术前 2～3 小时禁水。

(2) 诱导前应取下活动义齿，以防麻醉后脱落误吸窒息。

(3) 分泌物多的患者应给以阿托品或东莨菪碱。

(4) 诱导时头低位使分泌物或反流物流至鼻咽腔便于吸除，同时声门处于最高位避免误吸。

(5) 有误吸危险的急诊患者应先下胃管抽吸并充分准备吸引器及吸痰管。

(6) 采用快速顺序诱导，即诱导前面罩给氧 3～5 分钟去氮后，静脉注入硫喷妥钠或异丙酚等，随后注入琥珀胆碱，同时请助手压迫环状软骨 (Sellick 手法)，防止反流物进入咽部，轻度挤压呼吸囊后行快速气管插管，并充气套囊。

(7) 拔管前应自胃管排空胃内容物。

(8) 大咯血或湿肺患者须采用双腔导管隔离两肺。

3. 喉痉挛

喉痉挛是机能性上气道梗阻。在麻醉过浅，咽喉部应激性增高状态下，直接刺激咽喉或间接刺激远隔部位可引起。

(1) 轻度喉痉挛：吸气时声带紧张、声门裂变窄，发出高亢的喉鸣声。多发生于刺激性吸入麻醉药或静注氯胺酮时，刺激咽喉，加压面罩供氧多能解除。

(2) 中度喉痉挛：由于保护性反射，呼气时假声带也紧张，气流受阻而发出粗糙的喉鸣，吸气时可有三凹体征。应立即托起下颌并用面罩加压供氧。

(3) 严重喉痉挛：咽喉部肌肉皆进入痉挛状态，声带、假声带和勺状会厌襞完全内收，使气道完全梗阻，出现三凹体征及严重发绀，应立即静脉注入琥珀胆碱及面罩加压给氧或气管插管等，紧急时可先用 16 号粗针穿刺环甲韧带，解除梗阻。

4. 支气管痉挛

(1) 应用面罩给氧，争取气管插管。核查气管插管位置，勿触及隆突。

(2) 通常加深吸入麻醉药能减轻痉挛。

(3) 支气管扩张药首选选择性 β_2 激动药,最常用的是沙丁胺醇气雾剂,每次深吸 2 ~ 3 次(约 0.1 ~ 0.2 mg)。

(4) 可静脉输入氢化可的松 2 ~ 4 mg/kg,3 ~ 4 小时后改为 0.5 mg/(kg·h)。也可用甲泼尼龙 60 ~ 160 mg 静脉注入。

(5) 可静脉注入氯胺酮,通过内源性儿茶酚胺释放扩张支气管。

(6) 对严重难治性支气管痉挛应考虑静脉注入小剂量肾上腺素 (0.25 ~ 1.0 μg/min),以显示 β_2 效应,并有 β_1 兴奋作用,必要时也可应用小剂量异丙肾上腺素 (0.25 ~ 1.0 μg/min),但多出现心动过速副作用。

5. 呼吸停止

(1) 首先必须除外心搏骤停引起的呼吸停止。

(2) 吸入麻醉药加压通气加深过快可引起。

(3) 静脉麻醉药注入速度过快可引起。

(4) 浅麻醉下手术操作的机械刺激也可引起反射性呼吸暂停,如牵拉内脏刺激腹腔神经丛、甲状腺手术牵拉颈动脉窦,均可出现呼吸暂停,往往同时出现心动过缓、脉压变窄。切骨膜时可出现呼吸暂停数秒钟。这类呼吸停止多能自行恢复,局部用 0.25% 普鲁卡因阻滞可防止此反射。

6. 通气不足

(1) 局部麻醉、区域阻滞和椎管内麻醉如并用镇痛药或麻醉性镇痛药可影响通气量。高位硬膜外麻醉可使大部分肋间神经和部分颈神经受阻滞,导致呼吸肌麻痹。一旦呼吸频率较麻醉前增速 30% 以上时说明通气功能已明显受损,须用密闭面罩行辅助呼吸。呼吸功能障碍的患者选用高位硬膜外麻醉,常不如气管内插管全麻容易维持呼吸功能。

(2) 手术体位对通气量的影响不容忽视。如俯卧头低位及侧卧位加腰桥的患者胸腹受压降低通气量最为显著。须适当调整固定位置,如俯卧位利用支架使胸腹架空,侧卧位腋下垫枕,尽量减少胸腹扩张活动的限制,可显著减轻通气量的降低。

7. 急性肺水肿

(1) 原因:

1) 中度二尖瓣狭窄患者,麻醉前用药不当以致精神过度紧张,心动过速,极易诱发肺水肿。

2) 冠心病患者静脉注入氯胺酮后使肺动脉压及左房压升高,可发生肺水肿。

3) 气胸患者排气或胸水患者放水过急,萎陷肺迅速膨胀,出现肺复张性肺水肿。

4) 心内手术纠正畸形后不能适应,可能出现心源性肺水肿,如严重肺动脉瓣狭窄切开后,肺血流突然增加,诱发肺水肿。

5) 左右心室不等大,术后易诱发肺水肿。

6) 重症嗜铬细胞瘤患者切除肿瘤前,常因麻醉或手术剥离肿瘤,使大量儿茶酚胺释放入血,收缩周围血管,大量血液移入肺血管导致肺动脉高压诱发肺水肿。

7) 颅脑创伤患者损伤下丘脑,容易导致神经源性肺水肿。

8) 全肺切除术、食管癌切除术广泛清除淋巴结及小儿手术对输液极为敏感,稍一过量即可出现肺水肿。

9) 革兰阴性杆菌感染所致的脓毒症患者误吸胃内容常可引起通透性肺水肿。

(2) 诊断：

1) 清醒患者常先有呼吸困难，呼吸增快，潮气量减少，发绀及听诊有喘鸣或小水泡音。

2) 麻醉者在辅助呼吸时突然感到阻力增加。

3) 全麻患者并用肌松药常可掩盖呼吸系统症状。

4) 机械通气时气道压突然增加到 30 mmHg 以上，SpO_2 下降至 90% 以下。

5) 麻醉期间呼吸道涌出粉红色泡沫痰时诊断并不困难，但已为晚期。

(3) 处理：

1) 间断正压通气，纠正低氧血症及降低静脉血回流，使左室充盈压下降。

2) 如吸入纯氧后动脉血氧分压仍低于 50 mmHg，大量泡沫痰不断涌出淹没肺泡时，应立即采用持续正压呼吸 (CPPV) 或呼吸末正压呼吸 (PEEP)。

3) 快速利尿，静脉注射呋塞米 20 ～ 40 mg。

4) 用扩血管药降低前、后负荷，如静脉泵入硝酸甘油或硝普钠。

5) 低血压时还应静脉注入正性肌力药，如多巴胺 2 ～ 10 μg/(kg·min) 或肾上腺素 0.1 ～ 0.5 μg/(kg·min)。

8. 急性呼吸窘迫综合征 (ARDS)

(1) 症状为严重低氧血症，动脉氧分压 / 吸入氧分数 ≤ 200 mmHg，双肺有弥漫性肺间质实变及非心源性肺水肿的 X 线表现。

(2) 处理：

1) 呼吸末正压通气 (PEEP 5 ～ 10 cmH_2O)。

2) 设定压力控制 ≤ 20 ～ 25 cmH_2O。

3) 潮气量 7 ～ 8 ml/kg。

4) 调控呼吸频率使 $PaCO_2$ 和 pH 接近正常或轻度呼吸性酸中毒。

5) 逐步增加 PEEP，每 20 ～ 30 分钟增加 2.5 cmH_2O。

6) 如 PEEP 总值和压力控制设定 ≥ 35 cmH_2O，应积极治疗原发疾病，控制感染及支持其他脏器功能。

二、神经肌肉功能监测

（一）神经肌肉功能监测的方法

1. 直接测定随意肌的肌力，如抬头、握力、睁眼、伸舌。

2. 间接测定呼吸运动，如潮气量、肺活量、分钟通气量和吸气产生最大负压，甚至在 X 线下观察横膈活动。

3. 神经刺激器。

（二）神经刺激的种类

1. 单次刺激 (SS)

(1) 给予外周运动神经的单次超强电刺激的频率从 1.0 Hz 到 0.1 Hz。1.0 Hz 的单刺激用于确定最大刺激强度，0.1 Hz 的单刺激用于术中连续监测。

(2) 用单刺激监测需在使用肌松药之前，先测定肌颤搐的对照值。

(3) 注药至肌颤搐达到最大抑制之间的时间称起效时间。

(4) 肌颤搐抑制 90% 以上可顺利完成气管插管，腹部手术要求肌颤搐保持抑制 90% 左右。

(5) 术后单次刺激肌颤搐要求恢复至对照值的 90% 以上，在恢复过程中肌颤搐的高度由 25% 恢复到 75% 的时间称恢复指数，反映肌颤搐恢复速率。

(6) 待肌颤搐恢复到 25% 以上时应用拮抗药则恢复快。

(7) 肌颤搐高度即使恢复到对照值水平，仍有可能有残余肌松。

2.4 个成串刺激 (TOF)

(1) 由 4 个频率为 2 Hz、波宽为 0.2 ～ 0.3 毫秒的矩形波组成的成串刺激，连续刺激时其串间距为 10 ～ 12 秒，4 个成串刺激引起 4 个肌颤搐，分别为 T1、T2、T3 和 T4。

(2) 用 TOF 刺激可观察肌颤搐的收缩强度，各次肌颤搐之间是否依次出现衰减，观察衰减可以确定肌松药阻滞特性及评定肌松作用。

(3) 神经肌肉兴奋传递功能正常时 4 个肌颤搐的幅度应相等。

(4) 当不完全非去极化阻滞时，肌颤搐出现衰减，T4/T1 < 1.0。去极化阻滞不引起衰减。但在持续应用去极化肌松药，其阻滞性质逐渐演变成 II 相阻滞时，T4/T1 逐渐变小，当 T4/T1 < 0.70 时提示可能发生 II 相阻滞；当 T4/T1 ≤ 0.5 时已肯定演变为 II 相阻滞。

(5) 随非去极化肌松药的阻滞程度增强，T4/T1 比值逐渐变小，直至 T4 消失，比值变为零，接着 T3、T2 和 T1 随阻滞程度增加而依次消失。T4 消失时约相当于单次刺激肌颤搐抑制 75%，T3、T2 和 T1 消失，分别相当于单刺激肌颤搐抑制 80%、90% 和 100%。非去极化肌松药作用消退时，肌颤搐 T1 到 T4 先后顺序恢复，当 4 个肌颤搐均出现时，约相当于单刺激时肌颤搐的 25% 恢复。

(6) T4/T1 恢复到 0.60，患者已能保持抬头 3 秒钟；T4/T1 > 0.75，抬头试验能维持 5 秒钟，但要临床上肌张力充分恢复，没有残余肌松作用，要求 T4/T1 达 0.9。

3. 强直刺激 (TS)

(1) 持续刺激的频率增高到 20 Hz 以上时，肌颤搐会融合成为强直收缩。

(2) 部分非去极化阻滞时，强直收缩的肌力不能维持，出现衰减。而强直刺激后短时间内给予单刺激，肌颤搐增强出现易化。

(3) 强直刺激引起的衰减与其后的易化可用于鉴别肌松药阻滞性质和判断阻滞程度。

(4) 去极化阻滞不出现衰减，但当持续或反复应用去极化肌松药，阻滞性质会转化成双向阻滞，强直刺激可引起衰减。

4. 强直刺激后单刺激肌颤搐计数 (PTC)

(1) 在非去极化肌松药的无反应期，由于阻滞较深，对单刺激和 4 个成串刺激均没有肌颤搐反应，如果要进一步了解阻滞深度，可用 PTC。

(2) 先为 50 Hz 的强直刺激，持续刺激 5 秒钟，以后间隔 3 秒钟接着为 1 Hz 的单次刺激，观察单次刺激时出现的肌颤搐次数。

(3) 要完全抑制横膈活动和避免咳嗽，应保持 PTC 为零，如果 PTC 在 2 ～ 3，此时刺激气管隆嵴虽可避免发生剧烈的咳嗽，但仍能有弱的咳嗽反应。

5. 双短强直刺激 (DBS)

(1) 由两串间距 750 毫秒的短程 50 Hz 强直刺激组成,每串强直刺激只有 3 或 4 个波宽为 0.2 毫秒的矩形波。

(2) 在神经肌肉兴奋传递正常时,DBS 引起的两个肌收缩反应相同,而在部分非去极化阻滞时,第二个肌收缩反应较第一个弱。

(3)DBS 手触可分辨至 T4/T1 约为 0.60 的水平。

(三) 不同性质阻滞的特点

1. 非去极化阻滞

注射气管插管剂量的非去极化神经肌肉阻滞剂后,TOF 记录可显示神经肌肉阻滞的四个阶段或水平:极深度阻滞、深度阻滞、中度或手术阻滞和恢复。

(1) 极深度神经肌肉阻滞:注射一个插管剂量的非去极化肌松药后 3 ~ 6 分钟内发生极深度神经肌肉阻滞,这依赖于给予的药物及其剂量。也称这个阶段为"无反应期",因为对任何模式的神经刺激都无反应发生。这个阶段的时间长度各异,也主要依赖于肌松药的作用持续时间及给的剂量。患者对药物的敏感性也影响无反应期的持续时间。

(2) 深度神经肌肉阻滞:极深度阻滞后是深度阻滞期,其特征是对 TOF 刺激无反应,但出现强直后颤搐。虽然在这个阶段不可能精确地确定深度神经肌肉阻滞会持续多久,但是 PTC 刺激与对 TOF 刺激的第一个反应再出现的时间之间存在相关性。

(3) 中度或手术阻滞:当对 TOF 刺激的第一个反应出现时,表示进入中度或手术阻滞。这个阶段的特点为对 TOF 刺激的四个反应逐渐恢复。而且神经肌肉阻滞的程度与对 TOF 刺激的反应数存在很好的相关性。只能看到一个反应时,神经肌肉阻滞的程度 (颤搐张力抑制) 为 90% ~ 95%。当第四个反应再出现时,神经肌肉阻滞通常为 60% ~ 85%。在 TOF 模式中存在一个或两个反应的肌松效果已能够满足大多数手术操作的要求。但是在浅麻醉期间患者可能会体动、呛咳或咳嗽。因此当必须严禁突然发生体动时,可能需要较深的阻滞(或较深的麻醉水平)。这时可通过用 PTC 来评价深度阻滞。

极深度或深度阻滞时一般不能试图用胆碱酯酶抑制剂来拮抗神经肌肉阻滞,因为无论给予的拮抗剂的剂量多大,常常都不能充分逆转肌松作用。而且给予大剂量的肌松药后,如果 TOF 只存在一个反应,要逆转阻滞到临床正常状态通常是不可能的。一般而言,在观察到至少两个 (最好三个或四个) 反应之前不能开始用胆碱酯酶抑制剂来拮抗。

(4) 恢复:TOF 中的第四个反应出现预示恢复阶段开始。在神经肌肉恢复期间,在用 MMG 测得 TOF 比值与临床观察指标之间的相关性相当好,但是 TOF 比值与残余阻滞的体征和症状之间的关系在患者之间差异很大。当 TOF 比值为 0.40 或更小时,患者一般不能抬头或举手。潮气量可能正常,但是肺活量和吸气力会减小。TOF 比值为 0.60 时,大多数患者能抬头 3 秒、睁大眼睛及伸出舌头,但是肺活量和吸气力仍常常减小。TOF 比值为 0.70 ~ 0.75 时,患者可正常地充分咳嗽及抬头至少 5 秒,但是握力可能仍只有对照的 60% 左右。当 TOF 比值为 0.80 及更大时,肺活量和吸气力正常。然而患者仍可能有复视及面部肌肉无力。

在临床麻醉中,一般认为 TOF 比值 0.70 ~ 0.75 或甚至 0.50 时表示神经肌肉功能充分恢复。然而,无论是机械记录的还是 EMG 记录的 TOF 比值都必须超过 0.80 或甚至 0.90,以排除有临床意义的残余神经肌肉阻滞。中等程度的神经肌肉阻滞使化学受体对缺氧的敏感性降低，从而使机体对血氧分压降低的反应不充分。而且，残余阻滞 (TOF < 0.90) 使咽肌及上食管肌功能性损害，大多可能易引起胃内容物的反流和误吸。Eikerman 及同事的研究表明，部分神经肌肉阻滞即使没有达到引起呼吸困难或低氧饱和度的程度，也可使上呼吸道吸入容量减小并可引起部分吸气性气道塌陷。而长效肌松药泮库溴铵引起的残余阻滞 (TOF < 0.70) 是术后肺部并发症发生的重要危险因素。即使在未镇静或无意识缺失的志愿者，TOF 比值 0.90 或更低也可能损害维持呼吸道通畅的能力。神经肌肉功能充分恢复需要 MMG 或 EMG 的 TOF 比值恢复到 0.90 或更高，无客观的神经肌肉监测则不能保证达到这一水平。

总之，非去极化阻滞具有如下特点：

(1) 在阻滞起效前没有肌纤维成束收缩。

(2) 对强直刺激肌张力不能维持，出现衰减。

(3) 强直衰减后出现易化。

(4) 不同非去极化肌松药之间有增强或协同作用。

(5)TOF 出现衰减。

(6) 为抗胆碱酯酶药所拮抗和逆转。

2. 去极化阻滞

给予血浆胆碱酯酶活性正常的患者中等剂量的琥珀酰胆碱 (0.5 ~ 1.5 mg/kg) 则产生典型的去极化神经肌肉阻滞 (Ⅰ 相阻滞)(即对 TOF 或强直刺激的反应不衰减，且不发生传递的强直后易化)。相反，给予遗传学上确定血浆胆碱酯酶活性异常的一些患者相同剂量的琥珀酰胆碱，则产生非去极化样的阻滞，其特点是对 TOF 和强直刺激的反应衰减且发生传递的强直后易化。此类型的阻滞被称为Ⅱ相阻滞 (双相、混合或去敏感化阻滞)。再者，遗传学上正常的患者反复推注或长期输注琥珀酰胆碱后，有时也发生Ⅱ相阻滞。

从治疗的观点来看，正常患者的Ⅱ相阻滞必须与胆碱酯酶活性异常的患者的Ⅱ相阻滞相鉴别。正常患者的Ⅱ相阻滞可在停用琥珀酰胆碱后数分钟通过给予胆碱酯酶抑制剂来拮抗。然而在遗传型不正常的患者，静脉注射乙酰胆碱酯酶抑制剂 (如新斯的明) 的作用不可预知。举例来说，新斯的明可显著地增强阻滞、暂时改善神经肌肉传递，然后增强阻滞或部分逆转阻滞，这都依赖于给予琥珀酰胆碱后的时间及给予的新斯的明剂量。因此，除非已知胆碱酯酶遗传型是正常的，用胆碱酯酶抑制剂拮抗Ⅱ相阻滞必须极其小心。即使神经肌肉功能迅速改善，也要至少继续监测患者 1 小时。

总之，去极化阻滞具有如下特点：

(1) 在阻滞起效前有肌纤维成束收缩。

(2) 对强直刺激和 TOF 的肌张力无衰减。

(3) 无强直衰减后的易化。

(4) 不能为抗胆碱酯酶药逆转，相反此类药可增强其阻滞。

(5) 持续或反复使用去极化肌松药时其阻滞性质可能演变为Ⅱ相阻滞。表现为强直刺激和 TOF 均出现衰减。并可以为抗胆碱酯酶药部分或完全拮抗。

(四) 注意事项

1. 神经刺激时必须把负极放在所需刺激神经上面或邻近神经处。最常用的刺激部位是在前臂近腕部刺激尺神经观察拇内收反应。

2. 评定肌张力充分恢复最好结合临床表现，如清醒患者能保持睁眼、伸舌、有效的咳嗽、握力有劲且能持续不减、保持抬头并能维持 5 秒钟，肺活量达 15 ~ 20 ml/kg，吸气最大负压达 20 ~ 25 cmH$_2$O 等。

3. 应用拮抗药逆转肌松药作用时，其恢复能力取决于用拮抗药前神经肌肉兴奋传递功能的自然恢复程度，因此在单刺激和 TOF 刺激无反应时，不要使用拮抗药，此时拮抗不仅难以成功，相反可能延长恢复时间。

三、体温监测

当体内温度明显偏离正常水平时，常会损伤代谢功能，甚至可能导致死亡。温度调节系统通常使中心温度维持在"正常值"上下 0.2℃之内，在人类该正常值约为 37℃。麻醉药可抑制温度调节系统，加之患者暴露于手术室寒冷环境中，可使大多数未保暖的患者出现低体温。近年来大多数研究结果显示，浅低温（约降低 1 ~ 2℃）可使：①心脏不良事件的发生率增加 3 倍；②手术切口感染率增加 3 倍；③增加手术出血和异体血输血需要量 20%；④延长麻醉恢复时间和住院时间。

全身麻醉期间患者无意识并常处于瘫痪状态，因此其温度调节与行为调节无关。所有的全麻药均可明显地损害自主神经系统的温度调控能力，即引起温觉反应阈值的轻度升高，冷觉反应阈值的显著降低。结果，阈值范围就由正常的近 0.3℃增加到约 2 ~ 4℃。

（一）中心温度

机体维持中心温度在 36 ~ 37.5℃，如有较大的偏差将引起代谢功能的紊乱甚至死亡。当全身麻醉超过 30 分，手术时间大于 1 小时时，均应作体温监测；局部麻醉时，一旦有低温趋势或怀疑低温时同样应作体温监测。除非临床需要，手术中的中心温度不应低于 36℃。恶性高热是全身麻醉中最严重并发症之一，表现为心动过速、呼气末 CO$_2$ 增高，体温异常升高并非是最先出现的症状，但中心温度监测能早期发现。

（二）体温监测

中心体温监测（热电偶测定鼓膜、肺动脉、食道远端以及鼻咽温度）常用于监测术中低体温，防止过热，帮助发现恶性高热。肌肉或皮肤表面温度可能用于评估血管舒缩功能和确保外周神经肌肉监测的正确性。

确定不同麻醉药对温度调节的影响需要同时测定中心和皮肤表面温度。中心温度和平均皮肤温度联合测定可用于精确估计平均体温及体热容量。体内温度不一致，因此各部位所测得体温的生理和临床意义也不同。鼓膜温度与中心温度的相关性较好。体外循环等温度变化剧烈时，鼓膜、食管下 1/4 ~ 1/3 处等不失为理想的体温测量部位，直肠温度的变化一般迟于中心温度的变化。在心脏手术中有人用膀胱来替代直肠温度测定，但受到尿量的影响，故有待进一步观察。

（三）术后寒战

术后寒战可增加氧的消耗，升高眼内压和颅内压，疼痛加剧等，是术后常见并发症之一，治疗有皮肤表面保温及药物治疗，如静注可乐定 75 μg，开它西林 10 mg，新斯的明 0.04 mg/kg 和硫酸镁 30 mg/kg 等，其作用主要在体温调节中枢，哌替啶是一强效的寒战抑制药，常用量为 25 mg 静脉或硬膜外隙注射。

（四）体温保护

各种组织已提出温度监测和热处理策略。ASA 标准：每个接受麻醉的患者当临床上出现意欲、预示或怀疑体温变化时均应体温监测。患儿在镇静、区域麻醉或全身麻醉期间，ASA 也要求"应持续监测患儿体温"。

2007 年，ACC 和 AHA 发表了非心脏手术患者护理指南。该指南包括证据 1 级推荐"多数手术推荐维持患者正常体温，除非意欲采用浅低温进行器官保护（如在主动脉阻断期间）"。

代谢热量几乎不经过呼吸道丢失。因此，即使主动性气道加温与湿化也几无益处。静脉输注大量冷液体能引起明显的低体温。所以，对于术中每小时需要输注数升液体的患者，应对所输液体加温；但作为加温手段，应首选主动皮肤加温，其次为液体加温。临床所用的主动加温系统中，强力空气加热系统是效能、安全与价格三因素的最佳选择，即使最大型手术期间也常常能维持正常体温。

区域麻醉对温度调控可产生外周与中枢性双重抑制。外周性抑制是由于局麻药阻滞了温度调节防御作用所必需的神经。椎管内麻醉期间的低体温最初是由中心体热向外周再分布所致，随后是由于热丢失超过热生成。大型神经阻滞麻醉时低温的严重程度可能与全麻时一样。

第三节 全麻深度监测

麻醉深度（Depth of anaesthesia，DOA）指麻醉药物对机体的控制效用与手术刺激反作用之间达到平衡时所反映出的中枢神经系统的功能状态，是衡量麻醉质量最为关键的指标，适当的麻醉深度是保证患者安全、创造良好手术条件的关键因素之一，监测麻醉深度能提高手术安全性，减少麻醉并发症。近年研究发现，术后死亡率增加与麻醉过深有关。因此，掌握全麻深度的监测和临床判断是非常有必要的。

一、麻醉和麻醉深度的定义

鉴于迄今学者们对于麻醉和麻醉深度的定义尚存不同认识，有必要先澄清分歧，然后才可能讨论麻醉深度的判断。

（一）麻醉的定义

麻醉一词最初由希腊哲学家 Dioscorides 在公元一世纪用来描述曼陀罗的麻醉作用。1771 年版的大不列颠百科全书定义麻醉为"感觉丧失"。1846 年由 Morton 介绍乙醚麻醉之后，OliverWendellHolmes 使用麻醉一词来描述使外科手术成为可能的新现象，后者是指患者对手术无感觉的状态。

1957 年 Woodbridge 将麻醉分为四种成分：①感觉阻滞；②运动阻滞；③心血管、呼吸和消化系统反射的阻滞；④精神（mental）阻滞（睡眠或意识消失）。

1986 年 Pinsker 认为麻醉是一广义的描述性名词，犹如疾病或休克，不是单一机制，而是由许多成分组成，于是他将麻醉分为三个成分：瘫痪、无意识和应激反应降低。任何一种药物或几种药物合用，凡能可逆地满足以上三个成分都可用于麻醉：①瘫痪可用神经阻滞或肌松药实现；②无意识包括记忆缺失和催眠，是不太明确的一个成分，尚无普遍认同的目标 (endpoint) 作为合理用药的依据，目前无意识的唯一客观标准是无回忆；③应激反应降低这一概念最不明确，因对其本质认识有限，但是其中血压和心率却是临床可测的。

1987 年 Prys-Roberts 提出了很有意义的见解，他认为既然 1846 年 Holmes 已对麻醉一词提出了明确的定义，为何又出现难以定义的问题，可能是麻醉者将他们的概念集中于所用的麻醉药，当所用药物改变时，麻醉现象亦相应改变，似乎麻醉很难定义。因此他认为应该将药物对意识的抑制与对伤害性刺激反应的抑制区分开，前者是指机体对手术的无意识状态，即麻醉，后者如镇痛、肌松和自主反应的抑制等不是麻醉的组成部分，应属机体对伤害性刺激反应的组成部分，是麻醉必需的辅助措施，否则手术无法安全、顺利施行 = 麻醉药诱导的无意识状态，能抑制躯体和内脏的感觉成分，从而抑制痛觉。低浓度吸入麻醉药或静脉麻醉药即可消除意识。目前存在的问题是迫切需要一种可靠的指标，判断麻醉是否适当 (adequate)，而适当的标准是确保患者没有回忆。

Prys-Roberts 特别强调其概念中的机体对伤害性刺激的反应。外科在术中和术后一段时间内连续地制造不同程度和性质的伤害性刺激，包括机械的、化学的、温度的和放射性的等，除了对清醒患者引起疼痛外，还同时引起一些躯体和自主反应，以及代谢和内分泌反应等。这些反应可引起潜在的或实际上的细胞损害。对待这些反应需要采取镇痛、肌松和抑制自主反应等辅助措施，他相信它们是分离的药理效应，可用针对性的药物去分别调节它们，以减少其不利影响。一些吸入、静脉麻醉药和阿片类药在不同程度上有一种、两种或全部效应，但仅感觉抑制是所有全身麻醉药共有的特点。

1. 感觉

源于躯体的冲动，在丘脑核中转，向感觉皮质投射，对位置有很好的分辨力为其特点，而源于内脏的刺激因在皮质没有相应位置的解剖分布代表区，所以定位能力差。所有感觉都有赖于意识状态。低血药浓度的吸入或静脉麻醉药即可抑制疼痛的感觉和回忆。

2. 运动

对躯体伤害性刺激的动反应是被刺激部位的逃避反射，是典型的全或无反应。已用于定量吸入麻醉药强度，如 MAC。抑制动反应的麻醉药血药浓度比抑制意识和疼痛要高。

3. 呼吸

Prys-Roberts 认为呼吸系统反应兼属躯体和自主反应。即使手术刺激的动反应已消失，还可能有呼吸量和频率增加、屏气或喉痉挛出现。抑制呼吸反应的麻醉药浓度要大于抑制动反应和意识消失的浓度。

4. 自主反应

伤害性刺激引起的交感神经系统反射活动可视为防御反应的一部分。临床上可因使用中枢或外周性交感神经特异性阻滞药而改变。自主反应可分为三类。

(1) 血流动力学反应：代表交感肾上腺活动增强在心血管系统的效应。表现为心率和血压升高。Roi-Zen，FraZer 等 (1981) 介绍自主反应阻滞时的最低肺泡浓度 (MACBAR) 概念，指能抑制 50% 患者的血流动力学和肾上腺素能反应的 MAC。

(2) 催汗反应：常在氧化亚氮 - 氧 - 阿片类药 (opiates) 麻醉下出现，主要在胸腹腔操作时 ^ 低浓度吸入或静脉麻醉药即可抑制。

(3) 内分泌反应：手术损伤可引起的术中、术后内分泌反应。吸入麻醉药很难将其抑制。大剂量阿片类药、β 肾上腺素能阻滞药和区域阻滞可部分抑制。

另外，镇痛的定义是清醒状态下痛觉减退 (如阿司匹林) 或消失 (如阿片类药)，基本不影响意识状态。虽然大剂量阿片类药也能产生临床上类似吸入或静脉麻醉药所致的无意识状态，但不等同于麻醉，这种现象只在使呼吸完全抑制使用时才出现，不应将这种药理效应与在阿片类药特异受体上引起的特异性镇痛和呼吸抑制性能相混淆。还有，肌松药应用以前手术所需的肌松是麻醉的一种剂量依赖性效应，那时肌松无疑是麻醉状态的一个组成部分，但肌松药应用以后肌松不再是麻醉的一个组成部分，肌松的程度自然也不能表示麻醉是否适当。

1990 年 Stanski 认为麻醉是对伤害性刺激无反应和无回忆，但不包括麻痹，也不包括意识存在下的无痛。

Kissin 在 1993 年进一步扩展和完善了麻醉的定义。首先指出不同药物的广泛药理学作用谱可产生全身麻醉。这些药理学作用包括镇痛、解焦虑、遗忘、意识消失和抑制外科刺激引起的动反应、心血管和激素反应。Kissin 指出构成全身麻醉状态的药物效应谱不应单纯看作是一种麻醉药作用产生的几个麻醉成分，而应当是代表分别的药理学作用，即使只用一种药物产生麻醉。为此他复习了一系列调查性研究和概念来支持其理论。

①几组通过作用于特异性受体而引起麻醉的药物 (如苯二氮卓类、阿片类药、α_2- 激动剂)，其麻醉效应可被特异性受体拮抗剂所逆转。

②人们越来越认识到全身麻醉的分子机制较过去单一的理论更具特异性。

③不同类型麻醉药所产生的两个重要的麻醉目标的效应 (催眠和阻断对伤害性刺激的动反应) 其排序不同。如阿片类药阻断伤害性刺激引起的动反应先于催眠作用出现，而静脉麻醉药则相反。

④当研究麻醉药的相互作用时，相互作用的类型 (协同、拮抗、相加) 对一个麻醉成分可能不同于对其他成分。

⑤基于麻醉药作用的一元化非特异性机制，经典的麻醉理论认为一种麻醉药可随意被其他麻醉药替代，而麻醉药联合使用时麻醉作用是相加的。实际上许多麻醉药联合使用时，其催眠作用远大于简单的相加，这提示联合用药中不同组成部分的催眠作用机制是不同的。

(二) 麻醉深度的定义

1847 年 PlomLey 第一个明确麻醉深度的定义，将其分为三期：陶醉、兴奋 (有或无意识) 和较深的麻醉。同年 Snow 将乙醚麻醉分为五级：前三级为诱导，后二级能施行手术。

1937 年 Guedel 发表了经典的乙醚麻醉分期，他应用以横纹肌张力为主的体征，包括躯体肌肉张力、呼吸形式和眼征，将乙醚麻醉划分为四期：第一期为痛觉消失期，第二期为谵妄期，第三期为外科期 (又分为四级)，第四期为延髓麻醉期。

1942 年开始在三期二级使用小量筒箭毒碱，必要时扶助呼吸。以后筒箭毒碱用量逐渐增加，常需控制呼吸。麻醉医师很快认识到大剂量筒箭毒碱加低浓度吸入麻醉药可以减少呼吸和循环抑制的危险性并缩短苏醒期。然而肌松药的应用失去了判断麻醉深度很有价值的两类体征：呼吸频率和潮气量，以及肌松程度，只剩下瞳孔大小和流泪两项体征，因此 Guedel 的乙醚分期已不再适用。

1945 年《Lancet》杂志的社论讨论了肌松药带来的新问题。以后的文献中陆续出现了患者术中知晓的报道。麻醉的危险性在此以前的 100 年间在于过深，而以后就变为过浅。

1954 年 Artusio 将 Guedel 的第一期扩展为三级。第一级无记忆缺失和无镇痛；第二级完全记忆缺失和部分镇痛；第三级完全记忆缺失、完全镇痛、舒适，但对言语刺激有反应和基本无反射抑制。Guedel 等人的麻醉深度的临床体征对于乙醚、环丙烷和氯仿麻醉很实用。

1987 年 Prys-Roberts 对麻醉深度的概念做出了显著的贡献，他将与麻醉有关的确切因素进行了再定义，发现定义麻醉深度困难的原因在于麻醉学者研究这个问题是基于当时所用的药物而非患者的术中需要。他相信外科伤害性刺激引起的各种反射性反应可独立地进行调节而减少其不利作用。一个重要的前提是疼痛是对伤害性刺激的清醒感受。既然他定义麻醉是一种药物诱导的无意识状态，一旦意识消失，患者既不能感觉也不能回忆伤害性刺激，且意识消失是阈值性的，即全或无现象，根据这个定义，麻醉不可能有任何深度。

1990 年 Stanski 认为麻醉深度是一临床名词，取决于不同的药物效应和不同的临床需求，其中还包含了多种药物浓度 - 效应的相互作用，之中有正面和负面的麻醉效应。麻醉状态是多种药理效应的综合结果，并非所有的麻醉药都具有所需的全部效应。有些药达某一浓度可产生所需的部分效应，达另一浓度就可产生所需的全部效应。故麻醉深度没有简单统一的定义。如一定要下一科学的定义，只能限定一种 (如乙醚) 或一组特定的药、特定的刺激和特定的测量方法，才能对麻醉深度量化。显然这种定义在逻辑上是不适于临床的。适当的麻醉深度是指当一种或几种麻醉药的浓度足以满足手术需要使患者舒适时的状态。

1993 年 Kissin 指出如果认为全身麻醉是一系列分别的药理学作用谱，而这些作用因麻醉目标而异，那么根据麻醉药的强度和麻醉深度的测定即可以得出肯定的结论。他指出"联合用药麻醉时由于药理学作用的多样性，用一种测定方法确定不同作用的强度几乎是不可能的"。

综上所述，麻醉深度的定义随临床实践中所使用的药物发展而发展。在使用乙醚时，Guedel 所描述的临床体征与临床相关，麻醉深度的定义亦很清楚。现代麻醉实践中由于强效吸入麻醉药、阿片类药、肌松药和静脉麻醉药的使用，麻醉深度的定义不可能简单、统一化。Prys-Roberts 和 Kissin 强调伤害性刺激的类型和消除反应的特异性药物分类，代表着最适合当代麻醉实践的麻醉深度概念。

二、记忆和知晓

(一) 麻醉与术中记忆和知晓

自从 Monon1846 年第一次演示乙醚麻醉以来，术中知晓就一直受到人们的关注。随着肌松药的使用，麻醉深度的临床指征大部分消失，麻醉倾向于偏浅。虽然现代麻醉技术和药物的应用已大大增加了麻醉的安全性，但术中记忆和知晓仍时有发生，近年来越来越多地受到人们的重视。下面介绍几个有关概念：

1. 记忆

记忆是把过去体验过的或学习过的事物铭记脑内保持认识，以便能够回忆、推理和反映再现。又分为清楚记忆和模糊记忆。

(1) 清楚记忆：或称有意识记忆，是指经回忆和识别试验评定的有意识的对以往经历的清楚回忆。

(2) 模糊记忆：或称无意识记忆，是指经测试由以往经历产生的行为或表现的改变。无需任何有意识地对以往经历的回忆，但要用催眠术才能回忆。

2. 回忆

是对麻醉中发生的事情保持记忆，相当于清楚记忆。

3. 觉醒状态

或称听觉输入的反应，是术中和术后患者对言语指令的反应，但对刺激没有回忆。有时看来麻醉很充分，可能患者不能明确地回忆某一件事或一项刺激，但听觉输入可能在脑中记录下来，不过输入的听觉和语言必须是对患者有意义的才能记录下来，且可能要用催眠术才能回忆，相当于模糊记忆。

4. 知晓

知晓的生理学和心理学基础是大脑的记忆（贮存）和回忆（提取）的全过程。相当于回忆或清楚记忆，亦有人认为其包括清楚记忆和模糊记忆。

90 年代初 Griffins 和 Jessop 提出：随着麻醉药剂量的增加，意识是逐级变化的，表现在认知功能和对麻醉中事件的记忆呈逐级变化，这种变化可以客观测量，可反映麻醉深度。认知功能分为 4 级：①有意识的知晓，有清楚记忆；②有意识的知晓，无清楚记忆；③无意识的知晓，无清楚记忆，但有模糊记忆；④无知晓。

多项研究表明在麻醉诱导和清醒过程中，意识存在着变化的过程。当麻醉药脑中浓度低时，患者对听觉指令有反应并有清楚回忆，在较高浓度时患者经提示可能记起术中事件，在更高浓度时清楚回忆消失，但仍有可能对听觉冲动有反应或保留有模糊记忆（在心理学试验或催眠下测得）。能否完全消除患者在麻醉和术中的记忆尚不清楚，尤其是模糊记忆，可能并不依赖于麻醉深度，因为即使 EEG 在等电位时脑干听觉冲动仍可能测得。在无手术刺激的条件下，0.2 MAC 的异氟烷即可消除清楚记忆，0.6 MAC 可消除清楚和模糊记忆，但在有手术刺激的情况尚不清楚。

目前尚无明确的临床指标作为判定无意识的标准。只好将无记忆作为无意识的客观标准。有些研究者不能区分对指令的反应和有记忆，将两者等同。实际上能够对指令反应并不等于有记忆，但如果持续有指令反应则回忆的可能性大增。

因所用的诊断标准、药物组合和伤害性刺激程度都不同，麻醉手术中记忆或知晓的报道的发生率变化很大。Liu 等 (1991) 对一组 1 000 例非心脏手术和剖宫产患者的研究中报告了存在 0.2% 的回忆和 0.9% 的做梦。Rantaso 等 (1998) 在 2 612 例异氟烷和丙泊酚麻醉患者的研究显示，0.4% 患者有知晓，0.3% 患者可能有知晓。Sandin(2000) 对 11 785 例患者研究显示知晓发生率为 0.10% ～ 0.18%。

（二）清楚记忆

1. 发生率

不同药物和不同手术，其发生率的报道不同。

(1) 吸入麻醉药：用 60% ～ 70% 氧化亚氮时知晓发生率为 0% ～ 7%，加入氯胺酮、强效吸入麻醉药和阿片类药时为小于 2%。强效吸入麻醉药浓度大于 1% 时报道的病例数极少。

(2) 静脉麻醉药：不同药物不同手术报道不一，Sandin(1993) 报道 1 727 例丙泊酚加芬太尼全静脉麻醉中，知晓发生率为 0.3%。

(3) 心脏手术：发生率较高，不同麻醉组合发生率 0%～23%，在一大型 (700 例) 研究中发生率为 1.1%。

(4) 剖宫产：术中回忆在全身麻醉剖宫产中报道最多。不同麻醉药发生率不同，2%～12%(氧化亚氮 + 硫喷妥钠)；5%～8%(氧化亚氮 + 芬太尼或吗啡)；0%(氧化亚氮 +1% 恩氟烷)；0.4%～1.3%(硫喷妥钠 + 氧化亚氮 + 氟烷或异氟烷)。

(5) 创伤手术：发生率 11%～43%。Bogetz 等 (1984) 发现在严重外伤手术的 51 人中，37 人血流动力学稳定，能承受麻醉诱导和维持用药，其中 4 人有术中回忆，4 人中 2 人认为是其住院期间最坏的体验。另 14 人因血流动力学不稳定至少有 20 分钟而未用麻醉药，其中 6 人能回忆术中情况，6 人中 2 人认为是其住院期间最坏的体验。但他们不能证实哪些因素能预测患者会发生回忆。

2. 清楚回忆 (知晓) 的不良作用

1993 年 Moerman 等与 26 例经历术中知晓有清楚回忆的患者进行了交谈，大部分患者因术中不能用动反应和呼唤来求助而感到惊慌和无助；有些患者有濒死或被遗弃的感觉；有些感受有疼痛。70% 患者留有后遗症，包括白天焦虑、夜间睡眠受扰和噩梦，其中 3 人需心理辅助治疗。在有知晓过程中感觉疼痛者 90% 患有后遗症。其他研究亦有相似的报道。

Ghondm 等 (1997) 对术中知晓或清楚回忆的后果进行了复习。患者最多的两个主诉是在术中能听到各种事件，有虚弱或麻痹的感觉，有些患者伴有疼痛。患者特别能回忆起有关他们医疗状态不佳的对话。术后最多的报道是睡眠受扰、做梦、藤梦、难受、突然出现闪回和白天焦虑。对大部分患者术中知晓的经历可能没有留有太久的后遗症，但有些可能发展为创伤性神经官能症综合征，表现为反复腫梦、焦虑、易激动，对死亡和精神健全过于关注。当他们不能将其与麻醉事件联系起来时，因害怕被认为是精神异常，而不愿谈及这些问题，如能与麻醉事件联系起来则症状轻得多。为什么有些患者发展为创伤性神经官能症综合征而有些则不然，目前尚不清楚。

(三) 模糊记忆

1. 发生率

以心理学试验或催眠下测试为标准的研究尚无结论。以做梦为标准的研究发生率较高，但无法肯定梦境中事件曾发生在术中。

LevinSOn(1965) 做过一项经典的调查，在 10 例拔牙志愿者中用硫喷妥钠 - 氧化亚氮 - 乙醚麻醉，将 EEG 控制于不规则的高幅慢波深度，相当于中至深度麻醉。麻醉手术中故意说患者情况危急，发绀，需吸氧处理。术后一月全部患者均无自发的回忆。但用，催眠术后 4 例详细回忆起可怕的语言，另 4 例记得术中有人对他们说过话，此 8 例均表现忧虑，有的从催眠状态醒过来，有的拒绝回答问题。另有 1 例当术中言及危急情况时 EEG 活动增加，却无回忆。Blacher(1984) 重复 Levinson 的调查，获得同样结果，但认为此项研究太不人道，未将实验全部做完。他发现良性语言刺激不引起听觉回忆，所以他认为伤害性或危急事件的听觉刺激是产生回忆的必要条件。

Bennett 等 (1985) 研究麻醉手术中对患者语言刺激后的非语言 (行为) 反应。受试者在术中接受良性语言刺激，其中强调嘱咐患者在术后接受访视时用拉耳朵的手势表示曾听到术中的谈话。麻醉为氧化亚氮加氟烷或恩氟烷。结果当术后访视时受试者在清醒和催眠术中均不能回忆起术中的谈话和嘱咐，但 11 例中有 9 例有拉耳朵动作，说明在临床满意的麻醉下患者表现为术后记忆缺失，但其行为却受术中语言刺激的影响。

以上调查研究说明即或麻醉充分也可能仍有听觉输入。当然也有类似的调查结果是阴性的。

2. 模糊记忆的不良作用

模糊记忆对术后行为的影响尚无很好的临床研究。Blacher(1975) 报告过一例外伤性心脏手术后神经官能症患者，表现焦虑、兴奋、反复噩梦、濒死感和不愿谈话等。他将其归因于心内直视手术时患者清醒而又麻痹。但 Larson(1976) 不同意这种解释。对这类患者的治疗是坦率告之 "可能是术中知晓引起"，并予以鼓励，效果都很好。个案报道提示手术室内交谈，特别是与患者相关的不良语言可能对患者术后造成不良影响，有些可能要经催眠才能表现出来。但这些研究缺少对照和控制，价值有限，而且患者的做梦可能发生在麻醉苏醒期。因此模糊记忆对患者术后行为的不良影响尚缺少结论性的论据。虽然麻醉中模糊记忆这一领域已引起了极大关注并进行了大量研究，但仍未得到解决。

(四) 麻醉中记忆和知晓的预防

大部分麻醉者相信，只要麻醉足够深，则基本不会发生麻醉中记忆和知晓。但是麻醉过深同样带来安全、苏醒延迟、费用增加等问题。在没有理想的监测手段使用之前，只能通过增加相关知识，仔细判断麻醉深度等措施来减少知晓发生。

1. 麻醉医生与患者的关系

麻醉医生须承认和了解这种潜在事件的发生。ASA 建议术前告之患者术中有记忆和知晓的可能性，特别是术中需要浅麻醉时。因交感兴奋性增加可能增加麻醉中知晓的可能性，因而术前查房解除患者焦虑心理很有必要。另外，不应在术中谈论与患者相关的话题。

2. 避免不必要的浅麻醉

监测麻醉药浓度、定时检查挥发罐和静脉输药泵功能等情况。注意吸烟、长期滥用酒精和吸毒者麻醉药的需求量可能增加。术前或术中使用有遗忘作用的药物，如东莨菪碱或苯二氮卓类。为预防诱导插管时患者知晓，建议联合应用阿片类药和催眠类药物，并在插管前使用一额外剂量的催眠药。

3. 必需浅麻醉时的处理

如第一产程麻醉药使用量很小，在对新生儿无不良影响的前提下用小量吸入麻醉药可减少记忆或知晓的发生率。对低血容量休克的创伤患者，因血流动力学不稳定，麻醉不宜过深，可用氯胺酮。

4. 麻醉深度的判断

临床上常用体征有动反应、自主神经反射等。双频谱指数 (BIS) 和中潜伏期听觉诱发电位 (MLAEP) 是近年来发展的较好指标 (详见后节)。综合使用临床体征和各种监测仪及时、仔细地判断麻醉深度，防止麻醉过浅。

5. 肌松药的使用

尽可能少用或不用肌松药可明显减少记忆或知晓的发生率。Sandin 对 11 785 例全身麻醉患者的研究显示，不使用肌松药患者的发生率为 0.1%，使用肌松药患者为 0.18%。

6. 加强药理学理解，合理选择和使用麻醉药

Veselis 等 (1997) 将现代最佳临床药理方法学用于镇静药 (患者清醒且合作但产生遗忘) 的药效学研究。他们对产生等效镇静的咪达唑仑、丙泊酚、硫喷妥钠和芬太尼的血浆浓度进行测定，并对它们影响自愿者对单词和图像记忆的能力进行了评估。等效镇静的血浆药物浓度分别为：咪达唑仑 64.5 ng/mL，丙泊酚 0.7 μg/mL，硫喷妥钠 2.9 μg/mL，芬太尼 0.9 ng/mL。对单词记忆消失产生作用的 50% 药物血浆浓度 (Cp_{50}) 分别为：咪达唑仑 56 ng/mL，丙泊酚 0.62 μg/mL，硫喷妥钠 4.5 μg/mL，芬太尼 3.2 ng/mL。其中丙泊酚和咪达唑仑对记忆影响较大，硫喷妥钠影响轻微，而芬太尼几乎没有。这些发现有助于镇静药的选择，但不能推论在何种麻醉状态下用以防止术中回忆，因为麻醉状态包括全身麻醉和外科刺激。虽然在麻醉时使用某些药物对消除回忆有效 (如东莨菪碱，苯二氮卓类)，但仍不了解常规应用这些药是否能保证消除回忆。

用强效吸入麻醉药麻醉时的记忆和知晓的发生率比用氧化亚氮和静脉麻醉药麻醉时要低。Ghoneim(2000) 对术中记忆和知晓提出十项预防措施和五项处理建议。

(1)10 项预防措施：

①检查麻醉给药系统。

②使用有遗忘作用的术前药物。

③诱导药剂量要适当。

④尽可能少用或不用肌松药。

⑤氧化亚氮和阿片类药麻醉时至少辅以 0.6 MAC 的吸入麻醉药。

⑥单独使用吸入麻醉药时，其浓度至少为 0.8 ～ 1.0 MAC。

⑦必需浅麻醉时加用健忘药物。

⑧告之患者术中有知晓的可能性，防止患者听到手术室的声音。

⑨教学和研究。

⑩研制知晓监测仪。

(2)5 项处理建议

①详细与患者交流，包括核实有关记忆和知晓的主诉，给予同情、解释、道歉和心理学帮助，并保证不再发生。

②交流必须有记录。

③通知患者的外科医生、护士和医院律师。

④患者住院期间每日查访，出院后电话联系。

⑤及时引荐给心理学医师和精神病医师。

三、麻醉深度测定的药理学原理

(一) 药物农度和效应的平衡

测定药物浓度最理想的身体部位是直接包绕药物作用部位 (如受体或中枢神经膜) 的体液。

这对于一个完整的有机体而言是不可能的，因而必须找一个相对理想的代表点。可用的就只有静脉给药时的血或血浆药物浓度或吸入麻醉药的呼气末浓度。欲测定血浆或呼气末麻醉药浓度，采取血浆标本最重要的原则是要有代表性，即采取血液与药物效应点的生物体液或生物相平衡时的血标本。

由于缓慢给药有足够时间与效应点平衡，因而直接测得血浆药物浓度可与效应点的药物浓度相关。在快速给药时，由于血浆浓度与效应点浓度不能取得平衡，因而此时的血浆样本浓度不能反映药物的量一效关系。但是，如果认识到这种滞后情况，使用数学模型方法来估计也是可能的。特别是第一相速率常数 (Keo)，可从血药浓度和效应资料来估量。速率常数可用于估量药物在血中和效应点间平衡的半衰期，即 $t_{1/2}$ Keo。$T_{1/2}$ Keo 取决于人体的生理和生化特点，如效应点的血液灌注、效应点的血液扩散、药物在作用部位的溶解度和药物开始作用时间或药物与受体相互作用转化为可测量到的药理学效应的时间等。Ja-cobs 等 (1993) 复习了药物效应点平衡时间在麻醉药中的应用，尤其是硫喷妥钠，他们认为这一概念无论对研究快速药物作用的时间特点，还是对研究药物效应的实验设计都是至关重要的。

在取得有代表性血浆样品时，从动脉还是静脉取样也是一个议题。静脉血样品反映局部组织的药物摄取（如肢端血反映皮肤和肌肉的摄取），因而不太理想。动脉血反映输送到所有组织的药物浓度，更有代表性。必须采用合适的模型来评估，以消除动脉与作用部位之间的药物浓度的不平衡。

相似的概念亦被应用于强效吸入麻醉药。Eger 等 (1971) 的研究表明在吸入一呼出浓度稳定的麻醉药 15 分钟后麻醉药浓度和分压在血中、肺泡内和脑内大致平衡。呼出气中的麻醉药肺泡浓度与血中浓度平衡，而血中浓度则与脑内药物浓度取得平衡。由于麻醉药肺泡浓度简单易测，因而被用于评估有效的麻醉深度。

（二）药物农度与效应关系的特征

理想的药效测量有几个基本特征。首先要有一个变异很小的稳定的基线效应。其次，当药物浓度增加时，其效应应以绝对可测得到的连续方式增加。最后，效应达到某一最大平台，随后再增加药物浓度亦不能增加其效应。乙状曲线有四个可测量的特征。基线效应和最大效应是药物效应的两个极端。在基线和最大效应的中间通常被称为 Cp_{50}。Cp_{50} 反映药物的强度和个体对药物的敏感度。最后一点是可以测量曲线的斜率，即变化率。虽然药物量一效曲线是评估麻醉浓度的一个有力工具，但必须理解这一方法的局限性。

（三）研究设计中刺激的选择和应用

为了测定麻醉深度，必须对中枢神经系统 (CNS) 使用某种适当形式的刺激，然后观察临床反应。这是 Prys-Roberts 麻醉深度定义的基本点。这种刺激必须有以下几个特征：①可测量、可重复；②如果不能精确测量，它必须是超强的，该刺激强度的变化不会改变反应的性质；③刺激的开始和反应峰值出现之间的时间必须相当清楚。对刺激的反应越快越理想。在给定的刺激开始与出现临床反应的限定时间内，麻醉药物浓度相对稳定十分重要。如果浓度波动太大，则采集的资料意义不大。

在评估麻醉深度时，好的方法学应该尽可能获得药动学平衡，此时血浆中药物浓度不会快速变化。当然绝对平衡是不可能的，血药浓度只是相对稳定。此时可采用适当的刺激，在限定的时间内测量药物的反应。理想的状态是能将量一效关系的药动学和药效学成分有效地分离。

四、麻醉深度的临床判断

(一) 临床体征的形成和特征

尽管近年来麻醉监测仪发展迅速，但基本属安全性而非麻醉深度监测，故临床体征的观察仍是判断麻醉深度的基本方法。临床体征总体说是机体对外科伤害性刺激的反应和麻醉药对那些反应的抑制效应的综合结果。

1. 外科刺激的反应

外科手术和任何创伤一样，在无麻醉的情况下机体表现为动反应、皱眉、痛苦面容、肌紧张、过度通气、屏气、血压升高、心率增快、出汗、流泪和瞳孔散大。部分是随意的 (大多是骨骼肌运动)，部分是不随意的 (大多是自主反射，主要是交感应激反应)。如意识存在其反应加重，如意识抑制反应可能部分减弱，

2. 麻醉的效应

在无外科手术情况下机体对单纯麻醉的反应包括：入眠、随意动作停止、肌肉松弛、通气不足、血压降低、心率反应不定、出汗抑制、泪液抑制和瞳孔缩小。一般说麻醉效应与手术刺激反应作用相反。概括说麻醉效应可分为 3 类：①作用于 CNS，使意识消失，此乃原发的治疗效应；②继发于意识消失的止痛作用，后者减轻手术的应激反应；③可能有对个别生理系统的特异效应。原发作用显然是必需的，继发作用经常也是需要的，第三种作用一般属不良反应。

3. 麻醉药的性质

麻醉者均了解所有现用的麻醉药的作用方式并非都相同，对于自己非常熟悉的药能应用自如，而对作用方式不熟悉的新的麻醉药，可能对其临床体征难以理解。为了便于理解可将麻醉药分为 3 类。

(1) 麻醉作用好镇痛作用差的药：如硫喷妥钠、依托咪酯和丙泊酚很容易使意识消失，但对手术刺激的强烈反应仅在很大的超麻醉剂量时才能抑制，否则不仅可能有回忆，而且可能有疼痛的回忆。

(2) 麻醉作用差镇痛作用好的药：如吗啡、芬太尼已单独作为麻醉药应用，尤其在心内直视手术，尽管剂量很大但回忆发生率仍很高，主要是听觉回忆，不涉及疼痛、应激反应和不适。

(3) 有明显不良反应的药：如氯胺酮、环丙烷和氟烯醚使血压、心率增加，对临床体征影响很大，如对其不熟悉可能误以为麻醉浅而加大剂量。反之对心血管系统有明显抑制作用的药可能使人误以为麻醉过深而减少剂量，导致回忆的存在。

4. 临床体征的特征

临床体征作为一种生理体征是很不理想的，除血压、心率可准确测量外大多数都不易定量。因为：

(1) 麻醉效应和手术反应常是相反的，但并不总是相反。

(2) 临床体征通常是定性的，多数是全或无的。

(3) 个体差异，即使有的体征可以定量，且各方面条件一致时其绝对值个体差异可能很大。

(4) 临床体征的剂量 - 效应或刺激 - 反应曲线有易变性。患者对麻醉药的敏感性差别很大，某种剂量或浓度的麻醉药对某一患者在某种情况下是适当的，但对另一患者相同情况或同一患

者不同情况则可能不适当。同种药对不同系统的剂量－效应关系也不同，如某一剂量的麻醉药对心脏的抑制作用可能比对神经系统的作用大得多，或相反。另一方面不同患者对相同刺激的反应和性质差异也很大。有些患者的反应可能以动反应或痛苦面容为主，而另一些患者可能动反应不明显，但心血管反应和其他交感兴奋体征（流泪、出汗等）却很明显。有些患者所有这些体征都有或都无。

(5) 患者的反应随着时间延长可能出现衰减现象。

(6) 反应滞后现象，属神经反射的体征反应很快，属内分泌反应的体征出现较慢，消退也较慢。

(7) 不同临床体征常相互作用，如血压和心率常相互影响。

(8) 临床体征易受多种自主活动药物的影响。

5. 手术与麻醉的相互作用

显然手术与麻醉的相互作用使临床体征变得很复杂，尤其用肌松药使患者麻痹后麻醉药的原发作用被掩盖，仅能依靠其继发作用来判断麻醉的适当程度。如再加上麻醉药的不良反应则临床体征更为复杂，更难于判断和控制。

（二）临床体征和麻醉的控制

麻醉的控制法一种是正向传送，事先制定好一个麻醉操作方案。但如前所述，手术刺激的部位、范围、性质、强度都是变化的，机体对各种刺激的反应存在个体差异，麻醉药有许多可供选择，机体对不同的麻醉药的剂量－效应也存在个体差异，显然这样一种事先预定的方案不可能适应所有情况。另一种方法是反馈控制，在麻醉中仔细观察患者对麻醉和手术的反应，再加以调整，修正预定方案。当然对体征，特别是对细致变化的体征及时发现和正确解释非常重要，而且不能只顾任何单项临床体征，应对多项体征综合、筛选才有价值。如果将临床医生的这种观察和缓合分析技能转入一个计算机监测系统，就叫专家系统。

Evans 综合了几项临床体征，提出 PRST(P= 血压，R= 心率，S= 出汗，T= 流泪) 记分系统，用于肌松下麻醉深度的监测 (表 6-1)，认为比较实用。总分 5 ~ 8 为麻醉过浅，2 ~ 4 为浅麻醉但仍适当，0 ~ 1 分为麻醉适当或过深。

表 6-1 PRST 记分系统

指标	体征	分值
收缩压 (mmHg)	＜对照值 +15	0
	＜对照值 +30	1
	＞对照值 +30	2
心率 (次 /min)	＜对照值 +15	0
	＜对照值 +30	1
	＞对照值 +30	2
汗液	无	0
	皮肤潮湿	1
	可见汗珠	2

指标	体征	分值
泪液	分开眼睑无过多泪液	0
	分开眼睑有过多泪液	1
	闭眼有泪液流出	2

(三)常用的临床体征和反应

1. 呼吸系统

呃逆和支气管痉挛常为麻醉过浅，但要完全抑制需相当深的麻醉。呼吸系统体征主要受肌松药和呼吸疾病的影响。

2. 心血管系统

血压和心率一般随麻醉加深而下降(氯胺酮和环丙烷例外)，其往往是麻醉药、手术刺激、肌松药、原有疾病、其他用药、失血、输血和输液等多因素综合作用的结果。尽管影响因素众多，血压和心率仍不失为临床麻醉最基本的安全体征之一。心排血量可随血压、心率变化，也可通过周围灌注情况和伤口毛细血管渗血情况估计。心脏听诊可了解心音强弱，逐次心跳间期的微小变异在麻醉中减少，但心率指标可能与麻醉药引起的轻微传导改变所致心律失常相混淆。周围灌注情况的改变也可提示周围肾上腺素能活动的状态。

3. 眼征

麻醉深度适当时瞳孔中等偏小，麻醉过浅和过深均使瞳孔扩大。吸入麻醉药过量可使瞳孔不规则，吗啡可使瞳孔缩小。抗胆碱能药可使瞳孔扩大。瞳孔有对光反射是麻醉不够的特征，大多数吸入麻醉药达

2.MAC 时都可抑制对光反射。浅麻醉时可有眼球运动，深麻醉时眼球固定。较浅的麻醉时眼睑反射即可消失。交感兴奋过度时使提上睑肌中的平滑肌部分收缩，使眼睑回缩。浅麻醉下疼痛和呼吸道刺激(刺激性气体和气管导管)可引起流泪反射。呼吸道刺激引起的流泪可用气管表面麻醉而减少。眼征受肌松药、眼病和眼药等影响。

4. 皮肤体征

皮肤颜色、灌注和温度反映心血管功能和氧合情况。汗腺由交感神经支配(节后纤维为胆碱能)，浅麻醉时交感兴奋，出汗增多，但大多数挥发性麻醉药不常有出汗，而氧化亚氮一麻醉性镇痛药麻醉常易出汗，因麻醉性镇痛药有不同程度的发汗作用。出汗部位以颜面和手掌多见，但也不限于这些部位。抗胆碱能药物、环境温度、湿度都与出汗有关。

5. 消化道体征

吸入麻醉较浅时可发生吞咽和呕吐，气管插管的患者可见吞咽或咀嚼。食管运动也与麻醉剂量有关。肠鸣音随麻醉加深而进行性抑制。唾液和其他分泌亦随麻醉加深而进行性抑制。消化道体征受肌松药、消化道疾病、抗胆碱能药物和自主神经系统疾病的影响。

6. 骨骼肌反应

一般认为患者对手术刺激是否有动的反应是麻醉是否适当的重要指征。MAC 概念即是根据它来制定的。MAC 切皮 (MACincision) 即是以切皮为标准刺激的 MAC。MAC 的概念还扩展

到其他的临床目标或刺激，MAC $_{觉醒}$ (MACawake) 是患者从麻醉中苏醒时对指令睁眼的 MAC；MAC $_{插管}$ (MACintubation) 为抑制气管插管时动和咳嗽反应的 MAC；MAC $_{自主}$ (MACBAR) 是抑制肾上腺素能反应的 MAC。但 MAC 的缺点是过于粗略，如：

(1) MAC $_{觉醒}$ ＜ MAC $_{切皮}$ ＜ MAC $_{插管}$ ＜ MAG $_{自主}$。

(2) 吸入麻醉药浓度与伤害性刺激引起的动反应相关性很好。

(3) 一般认为伤害性刺激不引起动反应说明意识消失，有知晓者很少。

(4) 吸入麻醉药浓度与伤害性刺激引起的自主反射相关性不好。

(5) 吸入麻醉中的动反应与血流动力学反应相关性很差。

(6) 自主反射与知晓的关系尚未建立，故不能依靠 BP 或 HR 来判断意识水平。

(7) 伤害性刺激不引起血流动力学反应 (血压、心率)，不能说明应激反应 (CA) 完全抑制。

更重要的是用肌松药后 MAC 即无法测定，骨骼肌运动失去对浅麻醉的反应能力。前臂隔离法在全身肌松下该前臂仍能保持运动能力，且可对语言命令保持反应，即可保持随意的和不随意的骨骼肌运动反应。但 Ahkenhead 发现此法不适用于氧化亚氮加芬太尼麻醉，而且前臂缺血 20 ~ 30 分钟后此反应的可靠性降低。大部分麻醉药使肌张力下降，但甲己炔巴比妥可引起一过性肌紧张，氯胺酮使肌张力持续增高，大剂量芬太尼也可使肌张力增高。

(四) 临床体征的限制

1. 治疗用药

治疗用药往往与麻醉药相互作用，影响临床体征：

①抗胆碱能药可引起心动过速，出汗和泪液减少；

②抗高血压药可抑制升压反射，使心动过速；

③肾上腺素能阻滞药可降低心血管系统对手术刺激的反应，使心动过缓或血压降低；

④肾上腺素能激动药可加强心血管反应，使支气管扩张，子宫松弛；

⑤精神病药可引起复杂矛盾的反应，加强或抑制自主神经系统反应；

⑥苯二氮卓类药可引起肌张力增加；

⑦麻醉性镇痛药中镇痛激动药和混合型激动 - 拮抗镇痛药之间有潜在的相互作用；

⑧眼药可缩瞳 (毛果芸香碱) 或散瞳 (苯肾上腺素)；

⑨药物成瘾或戒断反应可影响临床体征。

2. 疾病

疾病干扰正常生理反应，可能改变临床体征：

①自主神经疾病常见于糖尿病，可能影响临床体征；

②眼病如角膜混浊可妨碍瞳孔反应，神经病变可干扰正常眼反射；

③限制性心血管病如心瓣膜缩窄，传导阻滞或起搏点异常可影响心血管体征；

④呼吸系统病可限制呼吸反应；

⑤中枢神经疾病如截瘫、四肢瘫显然影响骨骼肌反应，且可有脊髓反射亢进；

⑥拟低温现象如非疾病引起则是麻醉引起；

⑦内分泌疾病、甲状腺功能减退和垂体—肾上腺抑制可限制或阻止应激反应。

3. 临床体征的鉴别诊断

如临床体征表现麻醉浅而麻醉药剂量并不小，可考虑高碳酸血症、低氧、甲状腺功能亢进、用错药(肾上腺素)、卟啉症、嗜铬细胞瘤或类癌瘤。如临床体征表现深麻醉应检查麻醉药量，并考虑低血压、低氧、手术刺激的反射(心动过缓)、低血容量、用错药或低温。显然许多其他因素可引起突发的心血管抑制和衰竭。

(五)临床体征的应用和麻醉记录

麻醉中麻醉医生常规要做记录，多数只记录血压、心率、药物、输液(血)量、手术开始和结束，这显然是不够的。临床体征用于判断麻醉深度虽然很不理想，但还是迄今主要的依据。正因为临床体征受多种因素的影响，迫使我们更需加强观察，尽可能多搜集一些体征，分析筛选去伪存真。还应细致发现哪些轻微的有预兆性的变化，分析综合，对麻醉深度做出判断，修正既定的和目前所执行的麻醉措施。为此要仔细观察，准确、详细地记录：

①麻醉用药；

②手术刺激的部位、范围、性质和强度；

③患者的反应。麻醉者需反复分析三者的关系，还需经常回顾前一段记录，前后比较，注意趋势，随时小结正确和错误的判断和措施，指导下一步处理方案。尤其在麻醉的早期阶段，尽快掌握每例患者的反应特征和规律，到麻醉后期可能就比较得心应手了。因此，麻醉过程是麻醉医生不断实践(治疗)、总结(诊断)、再实践(更适当的治疗)、再总结(更正确的诊断)的集中思考和迅速操作的过程。

五、特殊麻醉药和临床状况的麻醉深度判断

麻醉和麻醉深度的定义随麻醉药的发展而发展，现代麻醉中由于麻醉药及其药理作用的多样性使麻醉深度的定义变得复杂，因此有必要针对不同种类麻醉药的麻醉深度特点进行探讨。麻醉药的作用的测定代表正常的生理学反应，可应用于临床实践。

(一)吸入麻醉药

1. 动反应和MAC概念

身体的一个部分对围术期伤害性刺激产生的有目的动反应是最有用的临床麻醉深度体征之一。Eger等(1965)和Merkel等(1963)将动反应用于强效吸入麻醉药麻醉深度测定，提出MAC概念，即MAC定义为50%的实验对象对疼痛刺激无"全身性有目的动反应"时的最低吸入麻醉药肺泡气浓度。MAC概念有四个基本成分：①在使用超强伤害性刺激时必须有全或无的动反应；②呼气末麻醉药浓度代表肺泡气浓度，认为是平衡了的采样部位，与脑内麻醉药浓度一致；③在测量MAC时应用适当的数学方法测定肺泡麻醉气浓度与全或无反应的关系；④生理和药理学状态改变后，MAC仍可测定。

(1)超强刺激与动反应：MAC概念的第一个基本成分是外科切皮刺激，被用做测定人类MAC的标准伤害性刺激。切皮代表一种可重复的超强外科刺激。其他围术期外科刺激(如腹膜牵拉)是否比切皮或气管插管刺激更有代表性，目前尚无系统性研究。在动物实验中，确定MAC的标准刺激是钳夹动物的尾根部。对刺激的反应必须是确实的、全身性的、有目的的肌肉运动，通常是头部和四肢。头部的扭动、猛拉是动反应，但肌肉抽搐和痛苦表情不能认为是动反应。咳嗽、僵直、吞咽和咀嚼均不是确实的动反应，切皮处肢体动亦不算。

MAC的概念已被扩展到其他的临床目标或刺激。切皮刺激强度大于觉醒，因而MAC切

皮明显大于 MAC 觉醒；气管插管刺激强于切皮，因而 MAC 插管大于 MAC 切皮 tMAC 自主是抑制肾上腺素能反应的 MAC，其值最大。

Zbinden 等 (1994) 对异氟烷麻醉下的各种不同伤害性刺激对有目的动反应的作用进行了全面的研究。不同的刺激产生 50% 无动反应概率的异氟烷呼气末浓度分别为：语言刺激 0.37%；斜方肌挤捏 0.84%；喉镜操作 1.0%；50 Hz 电击抽搐 1.03%；切皮 1.16%；喉镜操作并气管插管 1.76%。该研究表明不同的刺激需要不同的异氟烷浓度来抑制临床反应，可用于定义异氟烷的麻醉深度。

(2) 呼末气浓度代表肺泡：气浓度 MAC 概念的第二个基本成分是以肺泡气浓度作为麻醉药的药物浓度。由于气体浓度是指一个大气压下的百分数，与大气压和海拔高度无关。此外，吸入麻醉药的分压在平衡时，全身各部位浓度应该相似，如肺泡、血和脑。因此，测得的呼气末麻醉药浓度 (代表肺泡浓度) 应与脑内浓度成直接比例。由于脑的血流灌注很大，当持续吸入稳定呼气末麻醉药浓度 15 分钟后，呼气末、肺泡、动脉和脑内麻醉药分压应能取得平衡。

Eger 等 (1971) 对氟烷的动脉血浓度与呼气末浓度的差别进行了测定。结果显示，如果吸入气浓度与呼气末浓度相差不超过 10%，则呼气末浓度与血中浓度相差微小。麻醉药的平衡的肺泡浓度比吸入浓度能更精确地反映脑内药物浓度。

(3) 测定技术：MAC 概念的第三个基本成分是使用适当的数学方法对量一效关系进行测定。原先 Eger 等测定人或动物的 MAC 时，使用一个 " 分级 (bracketing) 法 "。后来 deJong(1975) 等使用更适当的数学和统计学技术分析 MAC 资料，测定肺泡麻醉药浓度和有反应或无反应资料的关系。这种技术不仅可测得 MAC，还可算出 95% 患者切皮时不动的肺泡气浓度 (MAC95)。

研究者还研究了比切皮更强的伤害性刺激如 MAC 插管和较弱的刺激如 MAC 觉醒与 MAC 切皮之间的关系。在比较不同的吸入麻醉药时，MAC 切皮与 MAC 插管或 MAC 觉醒的比率相对稳定。

(4) 其他应用和影响因素：MAC 概念的第四个基本成分是它已被用做确定其他麻醉药和中枢药与吸入麻醉药相互作用的敏感工具。其他药物减少麻醉药用量的作用可从降低 MAC 的数值测得。另外许多生理状态 (如年龄) 可改变吸入麻醉药的用量，也可从 MAC 的数值测得。

以往大部分有关 MAC 的研究均假设吸入麻醉时无动反应是由于麻醉药对中枢脑组织的作用。Rampil(1993) 等研究发现脊髓束可能是主要作用部位。Antognini 和 Schwartz 的研究亦得出相似的结论。这些研究强有力地表明有目的动反应是麻醉作用于皮层和皮层下自主神经水平来共同完成的。

2. 其他临床反应

由于广泛使用肌松药使动反应的解释变得困难和不准确，动反应在临床中的应用已较少，因此其他体征用于测定麻醉浓度的可能性得到研究，如自发呼吸的频率和容量、眼球运动、瞳孔对光反射、瞳孔直径、心率、动脉血压和自主神经体征如出汗。

Cullen 等 (1986) 发现切皮能改变大部分药物作用的临床体征。如在吸入氟烷和氧气时，心率、潮气量和瞳孔直径在切皮后增加，而收缩压、舒张压和呼吸频率并不改变，切皮和外科操作 12 分钟后 (氟烷浓度保持不变) 心率、潮气量和瞳孔大小下降至切皮前水平。但在异氟烷 - 氧麻醉时临床反应则不同，切皮后收缩压、舒张压和心率均增加，部分患者瞳孔扩大，但无患者对切皮有动反应。总的说来，在外科手术头一个小时，即使增加吸入异氟烷浓度，血压和心率都是增加的。

Zbinden 等 (1994) 系统地研究了异氟烷浓度与不同伤害性刺激引起的血流动力学反应之间的关系，发现不同的伤害性刺激产生不同程度的血流动力学反应。多因素回归分析表明刺激的类型对血压升高的影响最大，而异氟烷的浓度影响最小。当单独使用异氟烷时，即使高浓度也不能抑制伤害性刺激引起的血流动力学反应，虽然在刺激之前可见到血流动力学基线下降。在临床实践中常在使用吸入麻醉时加入其他麻醉药，Daniel 等 (1998) 研究表明芬太尼和 60% 氧化亚氮能显著减少地氟醚和异氟烷的 MAC 自主，即减少伤害性刺激引起的血流动力学反应。Eger 在复习了有关研究后指出，动脉血压下降在氟烷或恩氟烷麻醉加深时最为常见，但受许多因素影响，如血容量、心肌收缩力、交感张力、年龄和酸碱状态。手术刺激也引起不同程度的血压升高。脉率是一更差的体征，因其影响因素过多。这些研究对用血流动力学反应判断吸入麻醉的深度很有意义。虽然血流动力学反应是临床判断吸入麻醉药最常用的指标，但其科学基础显然并不明确。

Eger 还指出瞳孔直径大小在氟烷、恩氟烷、异氟烷或甲氧氟烷麻醉中的价值不大，并受术前用药影响。瞳孔对光反射在低浓度吸入麻醉药时较活跃，达一定麻醉深度后即迟钝和无反应。眼球运动提示麻醉过浅。眼睑反射和角膜反射一旦达到麻醉的外科水平即消失，不再有变化。

所有吸入麻醉药均可抑制呼吸并最终导致呼吸停止。呼吸指征只适用于自主呼吸患者。吸入麻醉药可产生剂量相关的潮气量减少，外科刺激可影响这种抑制作用，借以判断麻醉深度。在麻醉很浅时可出现屏气、咳嗽和喉痉挛等事件，常与手术刺激的强度和性质有关。

使用这些体征形成一个统一的吸入麻醉深度测定方法是不可能的。虽然有些临床体征与某种吸入麻醉药的麻醉深度相关，但不能说也同样适用于其他种吸入麻醉药。临床体征的用途常随时间而改变，例如在氟烷麻醉的头一个小时，平均动脉压下降是唯一有用的临床麻醉深度体征，即随着吸入氟烷浓度的增加，动脉血压进行性下降、心率仍保持稳定、瞳孔缩小、瞳孔对光反射消失、无眼球运动和无流泪。但是氟烷麻醉 5 小时后，增加氟烷浓度不再使动脉血压下降，开始有用的体征就不再有用了。

对于强效吸入麻醉药，MAC 概念为临床麻醉提供了许多影响麻醉深度因素的知识，不幸的是动反应不能广泛用于临床，而许多经科学评估其效能差和不可预测的临床指标 (如血压、脉率) 却成为日常麻醉中最常用的麻醉深度判断指标。

(二) 静脉麻醉药 (非阿片类药)

1. 麻醉诱导时麻醉深度的判断

麻醉诱导常快速静脉注入一个剂量的催眠药。血药浓度在 $1/2 \sim 1$ min 内达高峰，然后因药物再分布快速下降。这种血药浓度的快速变化使 CNS 的抑制也相应起伏。麻醉的深度表现为快速增加、高峰，然后随血药浓度降低而下降。CNS 抑制滞后于血药浓度。由于快速给药产生的非稳态状况使得评估血药浓度与麻醉深度的关系很困难。

临床上用于判断诱导时麻醉深度的临床指标包括语言反应、眼睑反射和角膜反射。诱导时典型的刺激是喉镜的操作和插管，这些刺激非常强烈，通常单纯静脉药难以完全消除这些刺激引起的反应，因此临床上常同时给予镇痛药 (如阿片类药或氧化亚氮) 来控制血流动力学反应。

大部分判断诱导时麻醉深度的研究注重于剂量与反应的关系。如 Brett 等 (1987) 报告了挤捏斜方肌 50% 不动的硫喷妥钠剂量为：成人 7 mg/kg，1～11 个月婴儿大于 7 mg/kg。婴儿与成人不同可能与其药物分布容积、再分布速度和脑对药物的敏感性不同有关。

如果对药物作用的多种参数进行测量，并对资料进行适当的统计学分析，剂量—反应的研究还是有科学意义和临床价值的。Avram 等 (1993) 用 EEG 目标 (等电位 3～5 s)、临床目标 (手握注射器失落) 和多种共变量 (年龄、性别、净体重和心排血量) 成功地测出了硫喷妥钠的诱导用量。该研究认为年龄和净体重 (或全部体重) 是估计硫喷妥钠用量的关键，其次是性别和心排血量。Jacobs 等 (1993) 用计算机模拟证实并扩展了这一研究发现。

2. 麻醉维持时的深度判断

Becker(1978) 是研究静脉麻醉和临床麻醉深度关系的先驱者。1928 年研究了硫喷妥钠加 67% 氧化亚氮麻醉，发现角膜反射和挤捏斜方肌引起的动反应与外科刺激引起的动反应相关性很好。因此他在另一项硫喷妥钠麻醉中对硫喷妥钠血药浓度和三项临床体征 (眼睑反射消失、角膜反射消失和挤捏斜方肌时无动反应) 的关系进行了研究。结果表明硫喷妥钠的血浆浓度能反映麻醉深度。眼睑反射消失时血药浓度明显低于角膜反射消失时和对挤捏斜方肌无动反应时的血药浓度。角膜反射消失和挤捏斜方肌无反应的硫喷妥钠血药浓度相似，并且与切皮无动反应相关性很好。

Hung(1992) 的研究显示防止插管、喉镜操作、挤捏斜方肌、电强直刺激和指令引起动反应的硫喷妥钠浓度分别为 78.8 $\mu g/mL$、50.7 $\mu g/mL$、39.8 $\mu g/mL$、30.3 $\mu g/mL$ 和 15.6 $\mu g/mL$。该研究肯定了有目的动反应作为测定静脉麻醉深度的价值并经统计学处理将不同的伤害性刺激区分开来。

Kazama 等 (1997) 用相似的方法测得丙泊酚在下列临床情况下的 Cp_{50} 值分别为：指令反应消失 4.4 $\mu g/mL$，电强直刺激 9.3 $\mu g/mL$，喉镜操作 9.8 $\mu g/mL$，切皮 10.0 $\mu g/mL$ 和插管 17.4 $\mu g/mL$。加用稳态血浆浓度为 1 ng/mL 的芬太尼时可减少丙泊酚的 Cp_{50} 31%～34%，3 ng/mL 时减少 50%～55%，再提高芬太尼浓度则无明显减少作用。还发现单独使用丙泊酚时收缩压的反应很严重，而加入芬太尼后对收缩压的升高则呈剂量依赖性减轻。Kazama 的这种使用多种已定义的伤害性刺激的方法测定麻醉深度很有特点，临床上可应用这种量化方法联合使用催眠药丙泊酚和镇痛药芬太尼。

Vuyk 等 (1995) 报道了阿片类药和静脉麻醉药联合使用时的临床麻醉深度测定。在维持同等麻醉深度下，阿芬太尼的需求量在与 66% 氧化亚氮合用时为 22.8 mg，而改与稳态血浆浓度为 4 $\mu g/mL$ 的丙泊酚合用时降至 10.3 mg。随后的研究证实了丙泊酚与芬太尼或阿芬太尼有很强的协同作用。

在临床实践中，静脉麻醉药常与其他具有镇痛作用的药物 (如阿片类药、氧化亚氮和强效吸入麻醉药) 联合应用。大剂量静注硫喷妥钠或丙泊酚对消除喉镜操作或插管引起的血流动力学反应效果较差，而芬太尼能减少它们的用量并提供硫喷妥钠所不具备的抗伤害性刺激作用。临床上血流动力学反应最常用于判断喉镜操作、插管和切皮时的麻醉深度。肌松药有利于插管，但消除了动反应这一指标。由于诱导插管是单个事件，如麻醉深度不够时可快速增加静脉麻醉药、阿片类药或吸入麻醉药。近年来静脉麻醉药临床应用的基础研究发展迅速，正努力赶上强效吸入麻醉药和阿片类药的知识。

(三) 阿片类药

1. 阿片类药作为主要麻醉药

Neff 等 (1947) 使用哌替啶静脉给药作为氧化亚氮麻醉的补充。1960 年代 Lowenstein 等发现在 ICU 患者中将大剂量吗啡用于抑制呼吸时患者的血流动力学稳定，为首次应用吗啡 (0.5 ～ 3.0 mg/kg) 作为全身麻醉药打下基础。Stanley 等 (1978) 引入大剂量芬太尼用于心脏手术麻醉的概念，较吗啡更具血流动力学稳定性。但随着芬太尼的广泛临床应用，人们发现芬太尼并不总是能产生一个完全的麻醉，因此人们对阿片类药是否是完全的麻醉药产生了疑问。

人类和动物的大量研究表明阿片类药不是一个完全的麻醉药。Wynands(1984) 和 Hynynen(1986) 的研究发现中、大剂量芬太尼不能完全消除外科刺激引起的血流动力学反应。Hall 等 (1987) 的动物研究提示在舒芬太尼和恩氟烷麻醉时，血流动力学和动反应不是好的麻醉深度指标，因为不论动物有否动反应均有血流动力学反应增加。

Murphy 等 (1982) 的动物研究显示芬太尼有封顶效应 (ceiling)，吗啡、舒芬太尼和阿芬太尼亦有相似的封顶效应。Ardnt 等 (1984，1986) 对芬太尼血浆浓度和麻醉深度的临床体征 (血流动力学和动反应) 的关系进行了研究，结果证实了芬太尼的血浆浓度达一定水平后具有最大效应。McEwan 等 (1993) 亦发现在芬太尼血浆浓度为 1 ng/mL 时异氟烷的 MAC 减少 39%，在 3 ng/mL 时减少 63%，大于 3 ng/mL 时减少不明显，在 10.6 ng/mL 时最多减少 82%。相似的结果亦发生在其他吸入麻醉药 (地氟醚和七氟醚) 和其他阿片类药 (阿芬太尼、舒芬太尼和雷米芬太尼)。

既然大剂量阿片类药并不能产生一个完全的麻醉，也就无法区分为什么或 30% ～ 40% 患者在大剂量芬太尼麻醉下进行冠状动脉搭桥时对伤害性刺激有血流动力学反应；也无法使用自主神经反应作为可靠的和可预测的麻醉深度判断指标。当患者的临床体征有反应时，增加阿片类药用量不一定有效，如果无效，过量使用阿片类药将导致术后呼吸抑制和麻醉苏醒延迟。换言之在阿片类药麻醉时缺乏确实可靠的麻醉深度监测指标。目前临床上使用大剂量阿片类药时合用催眠药和低浓度吸入麻醉药。当增加阿片类药剂量也不能抑制心血管反应时，凭经验使用心血管抑制药。另外，氧化亚氮亦被广泛用做辅助麻醉药以减少心血管反应。

2. 阿片类药血药浓度与临床体征

Ausems 等 (1986) 用药效学模型概念对麻醉不适当时的临床体征 (血流动力学反应、骨骼肌反应、自主神经反应) 与阿片类药的血浆浓度的关系进行了研究。其方法为血压升高 2.0 kPa(15 mmHg)、HR > 90/min、有骨骼肌运动反应和自主神经反应时增加阿芬太尼用量；如临床体征无反应，每 15 分钟减少阿芬太尼用量。结果表明，有 37% 的患者术中有反应。消除插管反应需要的阿芬太尼的血浆浓度显著高于切皮，而切皮高于缝皮。使用逻辑回归测得不同临床状态和不同手术的阿芬太尼 Cp_{50} 值如下：插管为 475±28 ng/ml，切皮为 279±20 ng/mL，自主呼吸为 233±13 ng/mL，缝皮为 150±23 ng/mL，上腹部手术为 412±135 ng/mL，下腹部手术为 309±44 ng/mL，乳腺手术为 270±63 ng/mL。Lemmen 等 (1989) 发现嗜酒者 (20 ～ 40 g/d) 阿芬太尼的 Cp_{50} 达 522±104 ng/mL，明显高于对照组 208±26 ng/mL. 说明阿片类药与酒精有交叉耐受性。另外他们 (1992) 还发现阿芬太尼血浆蛋白结合率对 Cp_{50} 的影响。

Cp_{50} 与阿芬太尼的血浆游离比例呈显著负相关。

雷米芬太尼是一新型阿片类药,其 EEG Cp_{50} 值为 19.9 ng/mL,而阿芬太尼 EEGCPs。值为 375.9 ng/mL。Drover 等 (1998) 将 Ausems 等提出的阿片类药麻醉深度概念用于定义雷米芬太尼麻醉时的治疗血浆浓度。

阿芬太尼和雷米芬太尼血脑平衡非常快,因而其血浆浓度与 CNS 浓度相关性很好。而芬太尼、舒芬太尼和吗啡的血脑平衡速度慢,因而使用 Ausems 等的血浆浓度与临床作用关系的药效分析时没有那么得心应手,常需要一个较长时间的血浆浓度稳定期。Glass 等 (1993) 应用 Ausems 提出的基本概念测得芬太尼 (与 70% 氧化亚氮合用时)50% 患者切皮不动的血浆浓度 Cp_{50} 3.26 ng/mL。

Ausems 等 (1988) 提供的阿片类药给药方法对评估临床麻醉深度有一定作用,但如术中用药过量则无用。为了防止过量用药,Ausems 提出通过改变给药速率观察临床效应找出最低有效浓度,为达到这个目标必须观察上述麻醉不适当的临床体征。阿芬太尼的浓度一效应曲线很陡,因此增加较少血浆浓度即可纠正麻醉深度不足。由于阿芬太尼和雷米芬太尼的快速血脑平衡的药动学特点,这一方法尤为适用。

六、麻醉深度测定的电生理方法

麻醉深度监测的研究方面普遍存在有两个困难问题:第一是用于评估各种监测指标的临床目标的多样性。常用的临床目标包括对伤害性刺激的血流动力学反应 (心率、血压)、动反应、对指令的反应和回忆。这些临床目标似乎不属于一个统一体,可独立表现。一种监测指标对预测一种临床目标有一定作用可能对另一种无效。至于动反应可能是脊髓水平的反射。Thornton 等 (1998) 认为这可能解释为什么脑监测指标与动反应相关性比较差。第二个问题是命名法缺乏精确性。在使用名词"有意识 (consciousness)"时,研究者和大众有时不能区分对指令的反应和对麻醉中事件形成记忆。有些研究者将对指令有反应与有记忆等同。实际上能够对指令反应并不等于有记忆,但如果持续有指令反应则有记忆的可能性大增。"知晓"的定义亦不统一,有人认为其相当于清楚记忆,有人认为应包括清楚记忆和模糊记忆。

一个有临床价值的监测指标必须符合两个基本条件。第一,在两个明显不同的状态时 (如血流动力学有反应和无反应,知晓和遗忘) 分别获得的指标平均值应有显著的统计学差异,而且两个值的范围应没有重叠。即理想的监测指标应有 100% 的敏感度和特异度。第二,区分麻醉深度的临界域值应不受麻醉药的种类、患者生理、疼痛和长期用药的影响。换言之,临界域值对不同的患者和麻醉药应是稳定的 (或至少其变化是可预测的)。目前尚无监测指标完全满足这两个条件。相对而言,在监测患者意识方面,BIS 和 MLAER 最接近这两个条件,尤其是后者。

(一) 脑电图

早在 1933 年 Berger 就测量过氯仿对 EEG 的影响,1937 年 Gibbs 等将 EEG 用于术中麻醉药物的监测。1952 年 Faulconer 的研究显示用 EEG 类型识别测得的乙醚麻醉深度与乙醚动脉浓度相关,在同等 EEG 情况下,增加氧化亚氮可减少乙醚动脉血药浓度需求。

EEG 被认为可用于麻醉深度测定有下列几个理由:① EEG 代表由综合兴奋和抑制突触后活动产生的皮层电活动,由皮层下丘脑核控制和调整;②这种电活动与麻醉深度有直接的生理相关；③脑血流和脑代谢与 EEG 活动相关；④麻醉药影响 EEG 类型；⑤当患者意识消失无反应时，EEG 是一种无创的脑功能监测指标。

几十年来有关麻醉与 EEG 关系的研究很多，但因 EEG 记录和分析上的困难和众多的干扰因素，其价值和实用性一直有争议。近年来随着电子计算机技术在 EEG 监测和分析上的应用，EEG 在麻醉中的监测作用再度引起重视。

1. 原始 EEG

麻醉对 EEG 的抑制作用表现为频率、波幅的变化和爆发性抑制。伤害性刺激可引起 EEG 三种类型的改变：①不同步的 20 ～ 60 Hz 快节律表现；② 6 ～ 10 Hz 棘波表现；③ 1 ～ 3 Hz 慢波的爆发。这些改变依麻醉药类型和刺激性质而改变。早期的研究认为 EEG 用于测定麻醉深度意义不大。Galla(1958) 等发现在诱导时和临床体征相比 EEG 偏深，而在苏醒阶段 EEG 偏浅，而且原始 EEG 监测系统庞大、复杂、分析困难且要求屏蔽，不适于临床麻醉应用。

2. 自动处理的 EEG

(1)EEG 类型识别：Gersoh 曾将高难度的类型识别技术用于 EEG 分析。事先将不同麻醉深度下的 EEG 归纳分类，再输入识别系统，用于临床麻醉深度监测。这种技术对统计和计算处理的方法要求极高，相当复杂。最初用于氧化亚氮和氟烷麻醉时效果较好，但用于其他麻醉效果如何尚待研究。1990 年 Watt 等在术中用人工神经网络法判断麻醉深度，认为比 EEG 的单一参数如边缘频率更精确。

(2) 脑功能监测和脑功能分析监测：将 EEG 的频率和波幅综合为一个成分，称为 EEG 活动强度，用以观察脑功能活动。已广泛用于手术中脑缺血和缺氧监测，亦有作为判断麻醉深度的参考指标的报道。其缺点是信息不全，不能反映细微的变化和易受外科电凝器干扰。

(3)EEG 周期分析法：最早用零位交叉频率分析法，能粗略地测出 EEG 频率的变化。以后在此基础上发展为周期—波幅分析法，能同时记录频率和平均波幅。Levy 发现硫喷妥钠能使 EEG 频率下降而波幅有所增加。

(4) 频谱分析法：是较先进的计算机处理方法。常用的有功率谱、边缘频率和中频等。其中边缘频率和中频用于监测麻醉深度较方便，能随常用麻醉药的麻醉深度改变，显示出剂量相关的变化。但当麻醉浅时恢复很慢，仍不理想。

Dutton 等比较了 300 例在异氟烷—氧化亚氮—芬太尼麻醉下患者术中 EEG 功率频谱分析、血压和心率对动反应的预测作用，结果 EEG 功率频谱分析明显优于血压和心率。另外，Rampil(1987) 认为边缘频率与喉镜操作和插管所至血流动力学反应相关，可以判断刺激之前的麻醉深度，以便及时调整深度。然而 Levy(1984) 和 Berezowskyj(1976) 的研究表明麻醉深度与中频、边缘频率、功率谱的相关性不好。Long 等 (1989) 研究发现在异氟烷麻醉的患者觉醒之前总是有突然的功率减小，在芬太尼加氧化亚氮麻醉的清醒过程中 EEG 功率谱无明显变化，但其他几个参数变化与异氟烷麻醉时相同。DrUmm0 nd(1991) 等在异氟烷 - 氧化亚氮麻醉苏醒期 (自发动、咳嗽、睁眼)，评价了五种 EEG，包括中频、边缘频率、全功率 (totalpower)、频带功率比和显性转移，虽然这些指标预测迫近觉醒的敏感度达 90%，特异度为 82% ～ 90%，但无一参数完全可靠。Dwyer 等 (1994) 的研究也表明用异氟烷麻醉的患者，EEG 参数 (边缘频率、中频) 不能预测麻醉深度。他们认为以上五种 EEG 因敏感度、特异度有限，无一能单独作为判断麻醉深度的指标，充其量与其他临床指标合用时能提供麻醉深度变化的趋势信息。

上述研究试图寻找 EEG 与临床麻醉深度相关性的努力未能得到令人满意的结果。如果在特定条件下单独使用一种药物，EEG 参数与麻醉药浓度可能有一定的相关性，可能可以用药动学和药效学模型概念来分析药物浓度与药物对 EEG 作用的关系，在测定麻醉药作用时，不同的 EEG 波型资料分析方法已被用于定义不同的单变量 EEG 参数，进一步加深了对麻醉药的药动学的理解。

EEG 用于测定临床麻醉深度效果不好的原因可能有：①对几种同时使用的麻醉药与 EEG 的相互作用缺乏理解；②没有一个用于选择最佳 EEG 参数的标准方法；③缺乏评估临床麻醉深度的"金标准"。最近由 AspectMedicalSystems 公司发明的一种 EEG 参数，双频谱指数 (bispectralindex，BIS) 能够测定麻醉药对大脑的作用，特别是麻醉的催眠部分。

(二) 双频谱脑电图

1.BIS EEG 信号处理的原理

BIS EEG 分析是应用非线性相位锁定原理对原始 EEG 波形进行处理的一种方法，属于一种回归的处理方法。是在功率谱分析的基础上又加入了相关函数谱的分析，既测定 EEG 的线性成分 (频率和功率)，又分析 EEG 成分波之间的非线性关系 (位相和谐波)。通过分析各频率中高阶谐波的相互关系，进行 EEG 信号频率间位相耦合的定量测定。清醒人在 EEG 频率带上有显著的位相耦合或位相锁定。因此 BIS 分析对来自傅立叶分析的信息进行了更清楚的表达，不仅包括了更多的原始 EEG 信息，而且更多地排除了许多对 EEG 信息的干扰因素。BIS 的变量是通过多变量数学回归方程计算产生的值来表达的。BIS 数值范围为 0 ～ 100，数值越大，越清醒；反之提示大脑皮质的抑制愈严重。

2.BIS 的临床应用

BIS 是唯一被美国食物药品管理局认可的麻醉药对脑作用的监测仪，是目前商业化麻醉深度监测仪中敏感度和特异度最好的监测仪之一。BIS 是 Aspecet 公司收集了约 1 500 例大范围麻醉近 5 000 小时的 EEG 信息和临床相关资料 (动反应、血流动力学和药物浓度)，再用先进的多变量统计学分析技术将 EEGBIS 成分与临床资料进行相关分析而得出的参数。它包含有时间领域、频率领域和由临床资料派生出的高级谱分组参数。其先进的硬件和信号处理技术使其适用于手术室电干扰环境。目前已有数个研究表明在外科手术中常规使用 BIS 监测可减少麻醉药 (丙泊酚、地氟醚和七氟醚) 用量、提早拔管时间和转出恢复室时间，从而提高麻醉质量，减少费用。

BIS 可测定麻醉的催眠部分，对几种临床目标和几种麻醉药有着很好的敏感度和特异度，特别是用于丙泊酚产生的催眠状态。在评估患者对指令的反应和对触觉的反应时，BIS 对镇静深度的预测性很高，而且其不受某些麻醉药在麻醉初始期出现的 EEG 假性觉醒现象的影响。但 BIS 对麻醉的镇痛 (阿片类药) 成分敏感性较差。早期 (1994，1995) 的 BIS 临床研究表明，BIS 能应用于预测异氟烷、丙泊酚加氧化亚氮和丙泊酚加阿芬太尼麻醉时对切皮刺激的动反应，但依赖于所使用的麻醉药。当使用催眠药如丙泊酚和异氟烷为主要麻醉药时 BIS 与切皮动反应相关性好，如使用大剂量阿片类镇痛药则相关不明显。

因为 BIS 能最大限度地反映催眠药对 CNS 的药效作用，当中、小剂量阿片类镇痛药和一

种催眠药 (吸入、静脉麻醉药) 合用时，BIS 的效用也最大，故只需小量的阿片类药。当大剂量阿片类药与催眠药合用时，因两者有显著的协同作用，所以只需极少量的催眠药就能达到足够的麻醉，但催眠药量的降低使 CNS 对催眠药的 EEG 反应变得很小，导致 BIS 的灵敏性也很小。看来催眠药浓度与 BIS 数值的关系 (催眠药浓度增加时 BIS 数值降低) 在加入阿片类药后并不相应改变。阿片类药和催眠药的协同作用在临床目标 (血流动力学反应、动反应) 与在 EEG(BIS) 的表现上不是相等的。因此在临床应用 BIS 监测时应对麻醉的催眠成分与镇痛成分区别对待，即当 BIS 升高但无动反应和血流动力学反应时应加用催眠药，而在 BIS 较低仍有血流动力学和动反应时则应加用镇痛药以增加麻醉中的镇痛成分。

为了确定患者对麻醉中刺激或指令的反应和形成记忆的 BIS 域值进行了许多研究和评估。Glass 等 (1997) 对丙泊酚、咪达唑仑和异氟烷镇静的研究结果表明，BIS 值与药物浓度显著相关并与临床测得的镇静程度有效地相关。50% 和 95% 自愿者意识消失的 BIS 值分别为 67 和 50，对语言无反应的 BIS 值为 40。Liu 等 (1996) 和 Katoh 等 (1998) 对咪达唑仑和七氟醚的研究亦得出相似结果。Flaishon 等 (1997) 对使用丙泊酚、硫喷妥钠和肌松药的研究结果显示 BIS < 58 时所有患者对指令无反应。BIS < 65 时，50 s 内恢复意识的可能性小于 5%。Kearse 等 (1998) 更详细的研究结果为 BIS < 57 时，没有患者有反应。Lubke 等 (1999) 发现用异氟烷和芬太尼麻醉时，BIS 60 ～ 40 的部分患者有模糊记忆形成。以上研究表明即使在 BIS 低至 40 时仍有可能出现对指令的反应或形成记忆，至少是模糊记忆。如果将所有患者的 BIS 值都保持在 40 以下则可能使许多患者麻醉药过量。当然以上这些研究或复习的资料基础并不一定十分严密。Sleigh 等 (1999) 进行了一项条件比较理想的研究，使用丙泊酚、咪达唑仑和芬太尼诱导，异氟烷和氧化亚氮维持，观察 BIS、边缘频率和心率变异性的变化。结果表明 BIS 的敏感度、特异度与其他监测方法存在同样的问题，两种不同麻醉状态下的值虽差异显著，但范围有重叠，即其敏感度和特异度不完全。

除了对麻醉的镇痛成分敏感性较差之外，BIS 的域值受多种麻醉药联合应用的影响是其最显著的局限性。换言之不同组合的麻醉药联合应用时虽得到相似的 BIS 值，但可能代表着不同的麻醉深度。Vernon 等人的研究表明 "BIS 值可能依赖于所用的麻醉药"。因此在应用 BIS 测定麻醉深度时应注意虽然不同患者的麻醉都 "适当''，但他们的 BIS 值可能不同，不同麻醉组合时亦不同。BIS 监测用于其他领域尚有待验证，包括一些儿科、妊娠、疾病状态等特殊患者和其他临床情况，如 ICU 患者的镇静等。

总之，BIS 监测可为个体患者的麻醉深度监测提供有用的趋势信息。但单独使用其来预防麻醉中的知晓则不恰当。依赖事先预定的域值来确定麻醉是否适当也是不可靠的。目前在不同麻醉药组合时、有并发的疾病时和有药物治疗的影响时的 BIS 域值还不确定。电极的位置同样可能改变 BIS 值。因此，在临床医生考虑选用 BIS 参数作为麻醉中不良反应 (动反应、血流动力学改变、知晓和回忆) 的监测指标之前，尚需做大量的研究和学习。

(三) 诱发电位

诱发电位 (evokedpotential，EP) 是指于神经系统 (包括感觉器) 某一特定部位施加适宜刺激，在 CNS(包括周围神经系统) 相应部位检出的与刺激有锁定关系的电位变化，即 CNS 在感受外在或内在刺激中产生的生物电活动。代表 CNS 特定功能状态下的生物电活动变化。EP 最早用于监测神经系统结构的完整性，诊断神经生理学状态。由于其对麻醉药敏感因而用于研究测定麻醉药的作用和麻醉深度。

EP 按刺激类型分 3 类：①躯体感觉诱发电位 (somatosensoryevokedpotentials，SSEP)；②听觉诱发电位 (auditoryevokedpotentials，AEP)；③视觉诱发电位 (visualevokedpotentials，VEP)。按 EP 的潜伏期分三类：①短潜伏期诱发电位；②中潜伏期诱发电位；③长潜伏期诱发电位。下面介绍有关 EP 与麻醉深度的研究情况。

现有的研究已证实，多种吸入和静脉麻醉药对上述三种 EP 都有剂量相关的影响，即随麻醉药剂量或浓度的增加 EP 的潜伏期延长和波幅下降。

近年来对 AEP 的研究较多，尤其是与意识的关系。AEP 是通过声响刺激，用头皮电极记录到的一系列不同潜伏期的波形，表示刺激通过脑干听觉通路到达皮层的传递过程。

1. 早期皮质反应 (earlycorticalresponse，ECR)

听觉诱发反应 (AER) 潜伏期在 8 ～ 60 ms 的波，称为 ECR。ECR 的波形与许多全身麻醉药剂量和手术刺激强度有相关性变化，同时与认知功能和对麻醉中事件的清楚记忆和模糊记忆相关。根据不同研究组的结果，现有确实证据表明潜伏期在 30 ～ 100 ms 的 AER 变化可能提供一种判断认知功能的指标，后者可用于判断麻醉深度临床实践。

2. 听觉稳态诱发反应 (auditorysteady_stateAEPresponse，ASSR)

PlOurde(1990) 认为 ASSR 的变化似乎与意识水平相关，并非单纯与麻醉药种类和剂量相关，即它能反映麻醉药和手术刺激等多因素综合作用结果的意识水平。用其判断麻醉患者的意识水平比 EEG 功率频谱分析、边缘频率和中频更为可靠，但作为常规麻醉应用其敏感度和特异度仍太低。

3. 长潜伏期听觉诱发电位 (latelatencyresponseofAEP)

Plourde 等 (1991) 在另一项研究中发现长潜伏期听觉诱发电位的 N1 和 P3 成分反映患者的意识水平比 ASSR 更好。ASSR 能反映脑干一皮层之间的相互作用，从而判断患者是否清醒，但不能判断患者是否知晓，而长潜伏期听觉诱发电位的 N1 和 P3 成分能区分两者。然而 P3 非常依赖于患者的注意力，有时在清醒状态下也不出现，因此其敏感度和特异度不高。

4. 中潜伏期听觉诱发电位 (middlelatencyauditoryevokedresponse，MLAER)

多项研究已表明 MLAER 对区分麻醉状态与清醒状态确实很有效。Schwender 等 (1994) 研究了心脏手术患者使用几种不同麻醉药时模糊记忆的发生情况。他们发现模糊记忆只发生在 Pa 潜伏期延长但小于 12 ms 的患者。这个域值对察觉患者能够形成模糊记忆的敏感度为 100%，特异度为 77%，即还有 23% Pa 小于 12 ms 的患者并不形成模糊记忆。Thornton 等 (1989) 比较了指令反应与 Nb 波的关系，在使用硫喷妥钠诱导，氧化亚氮维持的患者中，Nb 潜伏期小于 44.5 ms 用于鉴别患者对指令的反应 (前臂隔离法) 的敏感度达 100%，特异度未统计。Newton 等 (1992) 对异氟烷麻醉患者的研究表明，Nb 潜伏期 47 ms 可用于区分是否形成清楚记忆，敏感度和特异度达 100%。这些研究表明：至少在某种情况下，MLAER 能提供 100% 的敏感度，虽然特异性不完美。

此外，最近有几项 MLAER 的派生物的比较性研究，肯定了 MLAER 具有高水平的敏感度和特异度。这些研究表明：对于区别麻醉与清醒状态，MLAER 派生参数比 BIS 更佳，即有意识和无意识状态值范围的重叠更小。目前正在研究哪种 MLAER 派生物更为理想，包括个别波形 (通常是 Nb) 的潜伏期和包含更多有关 MLAER 复合波全部形态学信息的派生指数。

AEP 传统的分析方法为运动时间均值模式 (movingtimeaverage.MTA)，需花费较多时间，而自动回归模式 (autoregressivemodelwithexogeneousinput，ARX) 可在数秒内得到数值。ARX 在反映意识从清醒到消失时比传统的 MTA 模式要快。Jensen 等 (1998) 在大鼠静脉注入咪达唑仑的试验中用 ARX 计算出的 AEP 麻醉深度指数与刺激反应的减少程度相关性很好，提出 MLAEP 可作为麻醉深度的一项指标。现有研究显示 AEP 的 ARX 指数是区分从无感觉到清醒状态的最好指标，优于 BIS、MF 和 SEF，而且反应速度要比 BIS 快捷。目前已有丹麦 Danmeter 公司生产的 ALineMLAEPARX 指数监测仪用于临床麻醉 (镇静) 深度监测。

但是麻醉深度与意识深度尚不能等同，因麻醉深度涉及多种麻醉药和手术刺激等许多复杂因素。MLAER 对预测外科手术刺激引起的动反应尚有争议。另外，用于心肺转流时，MLAER 对温度的变化相对不敏感，阿片类药和苯二氮卓类对 MLAER 的影响相对较小，因而用于心肺转流时的心脏手术麻醉监测是否适当还不肯定。总之，MLAEP 与 BIS 一样，尚需更多、更大范围的研究。

七、麻醉深度的其他判断方法

(一) 麻醉药的摄取

1. 吸入麻醉药

MAC 是吸入麻醉药强度的基本指标。类似的指标还有 MAC_{95}、MAC 插管、MAC 自主和 MAC 觉醒。运用这些指标大体上可预测所给麻醉药浓度是否足以满足手术需要。但是 MAC 不能区别患者代谢、反应性和对药物耐受性方面的个体差异，而影响这些方面的因素很多，因而不能具体确定适合每个患者的麻醉药浓度。例如 MAC_{95} 对 95% 的患者是足够的，但尚有 5% 患者的麻醉不够，而且 MAC_{95} 对大多数患者都是过量的。更重要的是 MAC 不变的情况下患者所经受的手术刺激是变化的，麻醉深度也随之变化，而 MAC 不能反映手术刺激强度的变化。因此，MAC 作为麻醉深度的判断指标是不理想的，只可作为一项重要的安全性监测指标，防止麻醉药过量或不足。

2. 静脉麻醉药

1979 年 Sear 提出静脉麻醉药的最低输入速率 (minimalinfusionrate，MIR)，相当于吸入麻醉药的 MAC。与 MAC 相比 MIR 更不可靠。因为 MIR 所反映的血药浓度是通过药物分布、代谢和吸收方面的知识来估计和推算的，精确性很差 „ 而目前对血药浓度尚无快速检测手段。再则 MIR 的个体差异很大，如果用其预测麻醉药用量，势必出现部分患者麻醉过浅或清醒而另一部分患者麻醉过深或苏醒延迟，因此得不到广泛应用。

(二) 容积描记图

指端容积描记图是测定外周血管舒缩的一种简单方法。浅麻醉时应激反应增强，α 肾上腺素能活动增加，使外周血管收缩，容积描记图波幅下降；深麻醉则相反。容积描记图的缺点是信号的非参数性，易进行性漂移，低血容量、低碳酸血症、低温和各种血管活性药对其影响很大。

(三) 额肌电

1978 年 Harmel 等提出综合处理的额肌电的波幅可作为判断浅麻醉的指标。额肌电能探测患者在皱眉前的额肌亚临床活动。在未用肌松药的情况下额肌电波幅在 7～12 单位为深麻醉，25～30 单位为浅麻醉，但尚属适当，大于 30 单位为麻醉过浅，觉醒时为 40 单位以上。它是判断麻醉深度的有用指标，尤其对判断麻醉过浅更为可靠。其最大缺点是受肌松药抑制，但因面肌对非去极化肌松药的敏感程度较差，能使手完全麻痹的肌松药剂量尚能使额肌保留 50% 的反应性，故在肌松药剂量不大时仍可应用，不过必须同时监测肌松程度，且标准难掌握。

（四）前臂隔离法

目前动反应是察觉有无知晓的最好体征之一，但用肌松药后动反应消失。为此 TimStalK1977) 创用前臂隔离法，即在用肌松药前在一前臂上止血带，使肌松药不能到达该臂，故其仍能保持动反应。Schul-tetus(1986) 等用此法在 24 例剖宫产患者中研究动反应和回忆发生率的关系。其中 11 例使用硫喷妥钠 (2 mg/kg) 或硫喷妥钠 (2 mg/kg) 加氯胺酮 (0.5 mg/kg) 麻醉的患者隔离臂有肢动。12 例仅用氯胺酮 (1 mg/kg) 麻醉者只 1 例有肢动，无 1 例有回忆。24 例中有 4 例做梦，3 例有回忆。RUSSell(1986) 发现用前臂隔离法时肢动的发生率与麻醉种类关系极大，如氧化亚氮—芬太尼为 44%，静脉输注依托咪酯加芬太尼为 7%，肢动发生率虽高但术中回忆却低，仅 1 例。其他研究者未能找到其他浅麻醉征与前臂隔离法肢动的相关性。至于前臂隔离法引起的缺血有何不良影响尚不知。以上研究提示前臂隔离法不是预测术中回忆的好方法。

（五）食管下段收缩性

1984 年 Evans 提出食管下段收缩性 (LEC) 可用于麻醉深度监测。食管下段由平滑肌组成；LEC 包括以下两种：①自发性食管下段收缩 (SLEC)，是一种非推进性收缩，已知与应激反应有关；②诱发性食管下段收缩 (PLEC)，是由于食管下段局部受刺激而引起的收缩。LEC 主要受迷走神经支配。其控制中心在脑干的迷走神经背核。

Macdoli 等 (1988) 和 Evans 等 (1987) 研究表明 SLEC 的频率随氟烷和异氟 MAC 增加而降低，PLEC 的波幅随麻醉加深而逐渐降低。在 Maccioli 等的多中心研究中又综合了 SLEC 和 PLEC 的变化情况推算出食管收缩指数 (LECI) 用于判断麻醉深度更为全面。他们的几项研究表明恩氟烷吸入浓度、硫喷妥钠稳态血浆浓度和血浆环磷酸腺苷浓度与 LEC 相关。另有研究表明 LEC 与手术刺激强度密切相关，刺激越强，LEC 就越大、越多。影响 LEC 的因素有：①个体差异，部分患者的 LEC 变化很小或测不出；②食管疾病；③抗胆碱能药和平滑肌松弛药可使 LEC 变小或消失。从已报道的研究和临床应用看来，多数学者认为 LEC 能反映吸入麻醉深度，对静脉麻醉较差，尤其适用于肌松下麻醉深度监测，但个体差异大影响准确性和可靠性。

（六）心率变异性分析

心率变异性 (HRV) 指逐次心跳间期的微小变异，它部分反映自主神经系统对心血管的调节。心率变异的分析方法主要有时域分析法和频域分析法。心率变异性是正常心血管系统稳定调节的重要机制，反映交感神经和副交感神经对心脏的影响，可把心率变异看成是了解人体自主神经系统功能状态的一个窗口。年老、自主神经功能损害、心血管疾病、猝死等往往伴有心率变异性的明显降低，心肌梗死后心率变异的改变与预后的好坏有密切关系。

由于 HRV 反映自主神经系统的张力和均衡性，麻醉药可通过对自主神经系统的影响改变

HIV，因此可通过监测 HRV 来评估麻醉深度变化。如麻醉诱导后总的自主神经张力降低，表现为总功率 (totalpower，TP) 显著降低，且中频 (mid-frequencypower，MF) 抑制较其他频段更明显；高频 (high-frequencypower，HF) 和 MF 下降与吸入麻醉药浓度密切相关。Huang 等 (1997) 的研究表明，在硫喷妥钠诱导时 MF/HF 比率立即增加，而 MF 并无显著增加，提示麻醉诱导插管时受影响的主要因素是自主神经系统的平衡。Sleigh 等 (1999) 的研究显示，在丙泊酚诱导患者意识消失时 HRV(HF) 值从 37.1 降至 13.4。已有数项研究显示异氟烷能减少 MF 和 HF。实际上心率变异性反映的仍然是全身麻醉下由于疼痛或其他刺激造成自主神经兴奋的变化。全身麻醉状态下，随麻醉加深，低频 (lowerfrequencypower，LF) 与高频的比值 (LF/HF 值) 下降。目前认为 HRV 可以作为全身麻醉期间反映患者疼痛状况的指标。

（七）呼吸性窦性心律不齐

呼吸性窦性心律不齐 (RSA) 是指心率在吸气时加快呼气时减慢的变化，由迷走神经张力控制。因此 RSA 能反映迷走神经张力。RSA 与迷走神经张力相关已被大量研究所证实。D0 nchin(1985) 和 PfeiferC1988) 等发现 RSA 能反映麻醉深度并与苏醒程度相关，而血压和心率却不可靠。Laston 等的研究表明在恶性刺激时 RSA 显著增大，并且早于 86% 的自发性食管下段收缩变化，因而认为其可作为术中判断麻醉深度的敏感指标。麻醉药对 RSA 的作用可能与麻醉药抑制中枢性呼吸冲动的下传有关，其形成机制尚不清楚，有待进一步研究。Pomfrett 等 (1994) 通过心率和呼吸间时相锁定的统计学分析发明了一种独特的 RSA 评估方法，有希望成为监测意识水平的方法，但似乎个体差异过大可靠性受限。

（八）手指动脉压

JanPenaz 根据 Marey 的实验和原理报道了一种手指动脉压的无创连续测量法。经 Ohmeda 公司制造成 Finapres 指动脉压监测仪，使用中发现浅麻醉血管收缩时手指比上臂的收缩压高，深麻醉血管舒张时相反，正常情况下二者接近。或许用两者差值可反映麻醉深度，值得进一步研究。

（九）其他

视网膜电流图、皮肤电阻、眼球微震颤等，因其影响因素多使其可靠性较差，有待进一步研究。

八、评价

麻醉和麻醉深度的定义是麻醉领域中争议最多、最富有情感色彩和主观性的一个方面，而且越来越多地从哲学角度替代从科学角度进行分析思考。在吸入乙醚时代，麻醉深度的判断和测定相对容易。1940 年代肌松药的使用和随后 50 多年里现代麻醉药理学的巨大发展，使麻醉深度的判断和监测变得困难。相对于麻醉学其他领域，麻醉深度的定义、监测和理解进展非常缓慢。150 多年来关于麻醉和麻醉深度的定义有各种见解，概括起来对麻醉深度定义有两种见解：一是药物诱导的无意识状态；二是药物诱导的无意识加上麻醉药对手术创伤反应的抑制状态。对麻醉深度也有两种见解：一是无，二是有，但有不同的划分法和无简单统一的定义。究竟麻醉定义怎样才确切，麻醉存不存在深度，如何判断麻醉深度？

(1) 麻醉定义应是手术时患者虽有伤害性刺激而无伤害性反应 (主、客观) 的状态，不仅限于无意识，可称之为麻醉的临床目标，包括无意识、无痛、无动 (含肌松) 和自主反射稳定。

伤害性反应包括已知的和尚未揭示的反应，在无共识之前也可暂不定义，只研究如何达到麻醉临床目标的实际问题。可用一种或多种药产生麻醉状态，多种药中不一定都是麻醉药。

(2) 如果仅用一种药不同浓度来抑制意识和各种不良反应，可以理解为麻醉是有深度的；如果用多种药分别抑制它们，则麻醉无深度现象，可以称之麻醉是否适当。遗憾的是迄今既无一种药能单独地，也无多种 (一组) 药能分别地、完善地抑制意识和各种不良反应，所以从麻醉药的角度看麻醉深度仍有赖于前者的发展更新来决定后者是否存在。

(3) 从意识和手术创伤反应受抑制的生理学机制看，如果意识和各种不良反应的抑制都是阈值性的，则不论麻醉药如何更迭，麻醉始终不存在深度问题。而事实并非如此，如近年的研究认为认知功能具有逐级变化的特征，又如血压的抑制就是剂量依赖性的等等。可能麻醉是存在深度的。

(4) 撇开麻醉定义和深度的分歧暂且不谈，对于麻醉所追求的临床目标认识是一致的，即麻醉下手术中使患者处于既无意识又对伤害性刺激无伤害性反应 (主、客观) 的状态。

(5) 为了实现麻醉深度的临床目标，150 多年来研究者们不停地研制新药和寻找反映上述临床目标的体征和监测指标，如 Guedel(1937) 的乙醚麻醉分期体征，Evens(1984) 的 PRST 体征和食管下段收缩性体征，以及近年的 EEG 和 EP 监测指标等。现时的难题是意识和手术创伤引起的各种不良反应大多尚无明确可测的临床指标。如意识的抑制目标是无知晓或无记忆，除了术后询问和精神分析外别无可靠的指标和测试方法；又如手术创伤引起的应激、内分泌、代谢和免疫反应中许多介质浓度的变化尚无临床监测手段，只能事后测定，无法指导麻醉的实践。

(6) 迄今各家报道的麻醉深度监测指标，除 Guedel(1937) 的以骨骼肌张力为主的乙醚麻醉分期体征和 Evans(1984) 的自主神经系统的 PRST 四指标监测为多指标监测外，其他相继推出的一些临床监测指标均为单指标，虽均程度不同地与麻醉深度有关，但因个体间差异、机体系统间差异 (即创伤反应涉及多系统，而各系统对创伤和对麻醉药的反应并不平行，如当某一系统的反应受某一浓度的麻醉药抑制已适当时而另一系统则可能抑制不足或过分)、指标属性间差异 [能反映某一系统的监测指标常不能反映另一系统的变化，如 BIS 和 MLAER 反映丙泊酚的意识 (镇静) 深度很准确，但加入大剂量阿片类药和减少催眠药时其灵敏度下降，因为 BIS 和 MLAER 只对镇静药、复合用药中的镇静药和麻醉药中的催眠成分有效；且用于手术中反映麻醉深度也帮助甚少，因为麻醉深度和意识 (镇静) 深度尚不能等同，手术中的伤害性刺激远较麻醉药的抑制作用复杂得多] 以及麻醉药的多样性 (如尽管不同麻醉药组合的 BIS 值相似，但代表的麻醉深度却可能不同)。凡此种种因素使单指标的代表性和准确性受限，无一令人满意。

(7) 判断麻醉深度的理想方法应能先对不同的伤害性刺激组成部分用特异的方法刺激 (诱发)，再分别用特异的指标和方法探测其反应。而理想的监测指标应该是对麻醉药浓度或剂量、手术刺激强度、意识和参与创伤反应的各系统 (临床目标) 都很特异和敏感，能可靠地反映患者对麻醉和手术的总体反应。许多学者认为理想的单一麻醉药和理想的单一监测指标和监测方法是不存在的，Prys-Roberts 对麻醉深度的见解是正确的，他将机体对伤害性刺激反应的组成分类，如意识、疼痛、骨骼肌张力、动反应、平滑肌张力、内脏反应、呼吸反应、血压、心率、出汗、应激反应、免疫反应等，用针对性的药去分别抑制它们。而抑制是否完善则需寻找各组成部分的特异性指标同时进行多指标监测，使参与创伤反应的所有系统均能控制在正常或接近正常的生理范围。迄今已经推出的监测仪，基本属生命体征的安全性指标，远不足以代表意识和参与创伤反应的所有组成部分。近年相继问世的 BIS 和 MLAER 用于测定非手术状态的意识水平 (镇静深度) 是可靠的，但用于术中则帮助甚少。对个体患者反映其麻醉深度变化趋势可能有帮助，但预测切皮、动反应、进行个体间比较或作为监测麻醉深度的单一指标则帮助甚少。故寻找新的指标乃当务之急，然后从中筛选出一些敏感度和特异度高的指标，形成麻醉深度的多指标监测系统。当然理想的多指标监测系统还必须具备快速或连续性反应、易于分析解释、抗干扰、简单和能常规使用等优点。

(8) 在理想的监测方法出现之前，仍以临床观察为主，综合应用现有的监测互相补充，尽可能减少影响监测效能的各种因素。大多数学者认为临床上仍以手术刺激引起的动反应为判断知晓 (麻醉深度) 的最好指标，但现常被肌松药所掩盖。企图用血流动力学反射 (因为血压和心率可准确测量) 反映知晓，显然是不可靠的。其实常用的血流动力学、呼吸、肌肉、自主反射体征，都不是判断麻醉深度的可靠指标 (Schnider 等，1997)，且临床常用的血压、心率、瞳孔等判断指标均非脑活动意义上的麻醉深度 (Jensen 等，1996)。因此肌松药应尽量少用或不用，以免妨碍动反应。实践中可根据患者和麻醉的特点选择某些指标为主，例如对未用肌松药者额肌电反映麻醉过浅较好；使用肌松药时可选用食管下段收缩性监测；对心血管功能好的患者，且影响心血管因素少的手术可选心血管参数和指端容积描记图反映麻醉深浅较可靠；而吸入麻醉药浓度连续监测能避免吸入麻醉药浓度过高和过低，尤其在低流量麻醉时。通过这些指标的综合监测和临床观察，详细地记录①麻醉用药；②手术刺激的部位、范围、性质和强度；③患者的反应。反复分析三者的关系，基本能防止麻醉过浅和过深，但尚不能确保机体免受手术伤害性刺激的不良反应，尤其最为迫切的一个基本问题尚未回答：能否找到一种可靠的方法确保患者对手术中发生的事情和感觉无知晓，无回忆？术中意识状态对麻醉关联极大，一直困扰着患者和麻醉医师，自从有麻醉以来围绕其研究从未间断过。近二十年来借助电子计算机的帮助有很大进展，成为麻醉学研究中的前沿课题，也是推动麻醉深度监测研究的主要动力。

即或所有那些理想的监测指标都满意时，就目前我们的知识而言，还不可能肯定麻醉深度是适当的！可见对麻醉深度精确地监测和判断是一亟待解决的难题，但欲满意解决尚需长期坚持不懈的努力。还有赖于神经学和心理学的共同研究和发展。

第七章 气道管理技术

围手术期患者呼吸管理是麻醉医师的主要职责，不论采用何种麻醉方法，都要始终保持呼吸道（也称"气道"）的通畅和正常的肺换气（简称"呼吸管理"），对危重患者急救复苏中尤其需要做到这一点，这是每一个麻醉科医师必须掌握的重点技能。为达到上述之目的，需要在气道内根据具体情况置入不同类型的通气道。

主要包括：①口咽通气管；②鼻咽通气管；③喉罩通气管；④气管内导管或支气管内导管等。这样，麻醉者可以主动保持气道通畅，施行控制呼吸，其中以气管内插管和支气管内插管最为常用。

第一节 气道管理

一、气管插管适应证

1. 气道梗阻存在急性呼吸道阻塞、损伤、狭窄和气管食管瘘等，影响通气。

2. 气道保护能力受损

(1) 意识不清，不能有效自主清除上呼吸道分泌物。

(2) 意识尚可，下呼吸道分泌物过多或气道出血，自主清除能力较差。

3. 严重呼吸衰竭需要机械通气和呼吸治疗

(1) 需有创机械通气治疗。

(2) 无创通气失败或疗效不佳者。

(3) 中枢或其他原因导致的低通气状态。

(4) 呼吸功过大，对循环造成影响。

二、经口气管插管禁忌证

1. 张口困难或口腔空间小，无法经口插管。

2. 严重喉水肿、急性喉炎和喉头黏膜下血肿。

3. 头颈部无法后仰（如疑有颈椎骨折等）。

三、经鼻盲探笺管插管适应证

通常用于不适合经口气管插管者。

四、经鼻盲探气管插管禁忌证

1. 颅底骨折。

2. 严重鼻或颌面骨折。

3. 鼻或鼻咽部梗阻。

4. 凝血功能障碍。

五、人工气道工具

为保证呼吸道通畅并进行呼吸管理，必须要熟悉保持呼吸道通畅的各种用具和正确的操作技术。用于维护呼吸道通畅的有关器械用具大致可分为三大类：

1. 基本器械用具

指任何麻醉方法都适用的器械用具，包括麻醉面罩、口咽通气管、鼻咽通气管、喉镜、气管内导管等。

2. 特殊器械用具

指根据患者的特殊病理解剖特点，或根据手术需要而设计的特殊用途的器械用具，主要包括：①双腔支气管导管；②喉罩通气管；③纤维光束喉镜和支气管镜发光棒；⑤改良型特殊喉镜；⑥气管导管换置器等。

3. 辅助插管工具

包括：①导管芯；②气管插管钳；③喷雾器；④吸痰管；⑤牙垫；⑥滑油剂等。

4. 一般情况下，在手术室 (OR) 内施行呼吸管理，可选用最简单的器械用具来完成，如经鼻咽通气管输氧，或麻醉面罩吸氧等。但如果要做到全面的呼吸管理，则需借助于气管内或支气管内插管，并施行辅助通气或控制呼吸；紧急上呼吸道完全阻塞的情况下还需要施行环甲膜切开术或气管造口术。

六、困难气道的评估

1. 颈部活动度 (排除可能存在颈髓损伤的患者) 最大限度地屈颈到伸颈的活动范围，正常值＞ 90°，若＜ 80°可能存在插管困难。

2. 舌咽部组织的可见度最大张口位伸舌后根据检查者所见患者软腭、悬雍垂、咽后壁的可见度判断是否存在困难插管。Ⅰ级：可见软腭、悬雍垂和咽后壁；Ⅱ级：可见软腭、咽峡弓和悬雍垂；Ⅲ级：可见软腭和悬雍垂根部；Ⅳ级可见软腭。Ⅲ、Ⅳ级可能存在插管困难。

3. 甲颏间距颈部完全伸展时，甲状腺切迹至颏突的距离，若≥6.5 cm，插管无困难；若＜6 cm，经口气管插管存在困难。

4. 张口度最大张口时，上下门齿之间的距离。正常值约 4.5 cm；若＜ 3 cm，存在插管困难。

5.Cormack 及 Lehane 分级根据喉镜下所见分为：Ⅰ级，声门可完全显露；Ⅱ级，仅能见到声门后联合；Ⅲ级，仅能见到会厌的顶缘；Ⅳ级，看不到喉头的任何结构。Ⅲ、Ⅳ级可能存在插管困难。

七、气管插管准备

1. 有活动义齿者应先取下义齿。

2. 选择合适气管导管，一般成人男性用导管内径为 7.5～8.0 mm，女性为 7.0～7.5 mm，了解气囊有无漏气。

3. 采用面罩和简易呼吸囊、呼吸机或麻醉机，给患者纯氧吸入 4～5 分钟。使 SpO_2 达到最大，方可考虑开始插管。

4. 患者体位若无禁忌，患者取仰卧位，肩背部垫高约 10 cm，头后仰，颈部处于过伸位，使口腔、咽喉部和气管接近一条直线，便于插入气管插管。

5. 一般选用芬太尼、咪唑安定和丙泊酚等快速、短效的镇痛镇静药物，对循环不稳定者，也可选用氯胺酮和依托咪酯，并准备好多巴胺和麻黄碱等升压药物。

6. 预计困难插管者也可静脉使用琥珀胆碱或维库溴铵等药物后再进行插管。

7. 生命体征监测插管过程中应密切监测患者的心电图、血压和经皮血氧饱和度，当经皮血氧饱和度低于 90%，特别是低于 85% 时，应立即停止操作，重新面罩给氧，每次插管时间不应超过 40 秒。

八、经口管插管步骤

1. 从右侧口角置入喉镜，把舌体挡在左侧，分泌物较多者先清洁上呼吸道。

2. 逐步进入后颈，观察声门的解剖标志物，必要时可适当地压迫环状软骨使食道闭合。

3. 看到声门后，轻柔插入气管导管，调节导管深度，确认导管插入气管。

4. 置入牙垫后退出喉镜，确认插管深度，调整气囊压力，固定气管插管。

九、确认导管位置方法

1. 监测患者呼出气二氧化碳浓度，如导管在气管内，可见呼气时呈现有二氧化碳呼出的方波；并观察经皮血氧饱和度情况。

2. 用听诊器听上胸部和腹部的呼吸音，两侧胸部呼吸音应对称且胸部呼吸音较腹部强。

3. 通过呼吸机或麻醉机呼吸流速波形判断导管是否位于气管内，或以纤维支气管镜插入气管导管检查。

4. 拍摄 X 线胸片，气管导管远端与隆突的距离应当为 2 ～ 4 cm 或导管尖端位于第 4 胸椎水平。

十、经口气管插管的并发症

1. 牙齿脱落、上下唇和牙龈损伤。

2. 气管插管中或插管后出现血压下降。

3. 气道梗阻。

4. 导管异位（食管和右主支气管）。

5. 咽喉部软组织或声带撕裂、杓状软骨脱位和气管损伤。

6. 误吸。

十一、气管插管不畅的评估及处理

1. 患者氧合突然下降。

2. 呼吸机高压报警。

3. 循环不稳或急剧变化。

4. 吸痰管插入不顺利。

5. 听诊肺双侧呼吸音不对称（双腔气管插管时尤其应注意右上肺听诊情况）。

出现上述任何一种、几种或其他提示气道不畅的表现时，应立即并首先检查气管插管位置及通畅度（包括应用纤维支气管镜、可视喉镜或普通喉镜下直视）。若无法有效解除气管插管梗阻情况，应在准备好气管切开的情况下，紧急重新插入气管插管。

第二节　气管插管前的准备和麻醉

一、插管前的评估和准备

（一）麻醉前访视及评估

1. 应检查气管经路是否有阻碍，以便选择经口或经鼻插管。绝大多数患者都适用经口明视插管，只有在经口插管困难或导管在口腔内妨碍手术进行时，方选经鼻气管插管。

2. 正常成人张口度应大于 4 cm，如小于 2.5 cm，则难以置入喉镜，常见于颞下颌关节强直或面部瘢痕收缩。下颌畸形、发育不全者，均可使喉头显露困难。正常人颈椎伸屈范围为 165° ～ 90° 角，若头后仰不足 80° 角将使插管困难。

3. 常见的影响气管插管的颈部病变有：①过度肥胖（颈粗短、高喉头等）；②类风湿关节炎累及颈椎关节；③先天性疾病（如斜颈）等。此时往往需用盲探插管或纤维支气管（喉）镜协助。若计划经鼻插管，应了解既往是否进行过鼻及声带手术，并分别测试两侧鼻孔的通气状况。

（二）经口插管前准备

1. 应了解牙齿松动情况，若患者有松动的切牙，应先用打样膏或丝线固定，以防止操作过程中掉入气管内。

2. 有活动义齿者，应在麻醉前取下；上齿全部脱落的患者，在置入喉镜时，声门裂显露相对上移。

3. 若左侧上切牙脱落，置入喉镜后，右牙可阻碍视线影响插管操作，所以插管前应先用口腔科常用的打样膏，作成牙堤状模型垫于左侧齿龈上，以便插管时承托喉镜片保护齿龈，并扩大视野和插管空间，也可用紧的纱布垫垫于左侧上齿龈，便于插管操作。

（三）导管的选择

1. 成人导管的选择

(1) 导管内径 (ID) 的选择：经口腔气管导管在男性一般需用内径 7.5 ～ 8.0 mm 的导管；女性成人需用内径 7.0 ～ 7.5 mm 的导管。经鼻腔气管导管的内径一般需减少 1 mm。

(2) 导管插入的长度：自门齿计算，女性气管导管插入长度为 20 ～ 22 cm；男性气管导管插入长度为 22 ～ 24.cm；如系经鼻腔插管，需分别增加 2 ～ 3 cm。

2. 儿童导管的选择

儿童气管导管内径及导管长度的选择，可利用公式初步估计：

公式 1 导管内径 (mmID)=4.0+ 年龄 /4

公式 2 导管长度 (cm)=12+ 年龄 /2

公式 1 中所指导管 ID 为不带套囊型导管，若使用带套囊型导管，管号应比公式所得型号小 0.5 号。

二、插管前的麻醉

气管插管前的麻醉方法有两类：

1. 诱导插管法

诱导插管法是目前临床上最常用的的插管方法，指在全麻达到一定深度后，进行插管操作。

(1) 预充氧：氧流量 6 L/min，用尽可能密闭的面罩吸氧，平静呼吸时间 3 ~ 5 分钟或连续做 3 次以上的深呼吸。

(2) 全麻诱导：过去曾普遍使用静脉注射硫喷妥钠和琥珀胆碱诱导，现在多使用丙泊酚、依托咪酯、咪达唑仑复合芬太尼代替硫喷妥钠，肌松药主要使用非去极化肌松药。

2. 清醒插管法

指对插管所经通路的黏膜先进行表面麻醉后，再施行气管内插管操作。其注意事项主要包括：

(1) 对接受清醒插管的患者插管前预先给予适当的镇静药，如咪达唑仑，并复合小剂量的芬太尼。

(2) 麻醉前给予抗胆碱药，以减少呼吸道分泌物。

(3) 对插管通路进行充分的表面麻醉。

(4) 因局麻药在口咽部吸收较快，应注意严格控制用药剂量。

三、预防插管时的心血管反应

1. 呼吸道操作，特别是放置喉镜及气管内插管时，可引起强烈的心血管反应。主要表现为高血压、心动过速和颅内压增高，有些甚至会造成心肌缺血、脑血管或主动脉血管破裂。

2. 预防措施

(1) 加深麻醉，阿片类药物可有效减弱刺激引起的血流动力学反应；丙泊酚可以提供足够深的麻醉，有效抑制插管的心血管反应。

(2) 静脉给与利多卡因 1.5 mg/kg。

(3) 表面麻醉或神经阻滞。

(4) 应用血管活性药如硝酸甘油、艾司洛尔等。

第三节 气管内插管

气管内插管的完成需要一定的辅助器械用具配合，包括：喉镜、衔接管、导管芯、牙垫、润滑剂、插管钳、咽喉气管内局麻药喷雾器等常用用具，以及某些特殊用途的器械，如纤维光导支气管镜、纤维光导喉镜、特殊的插管甜、可塑性管腔探测器；换管器；可伸展性导引探条、发光性探条和光棒等。

一、经鼻明视插管

在明视下将气管导管经鼻腔插入气管内。经鼻插管术多应用于张口困难或喉镜不能置入及口腔内手术的患者。

1. 麻醉前先从鼻前孔滴麻黄碱溶液，促使鼻黏膜血管收缩。因气管导管斜口均面向左侧，因而选择左侧鼻前孔插管较容易接近声门。临床上，多在经左侧鼻前孔插管妨碍手术时才选择右侧鼻前孔。

2. 麻醉后将导管与面部垂直的方向，沿下鼻道经鼻底部，出鼻后孔至咽喉腔。

3. 当导管插入的深度相当于鼻翼至耳垂的距离时表示导管前端已越过鼻后孔进入咽喉腔，此时术者左手持喉镜显露声门，右手继续推进导管入声门。如有困难，可用插管钳夹持导管前端送入声门，其后操作同经口腔插管法。

二、经口明视气管内插管

1. 正确的体位

是插管成功的首要条件：患者的头应与麻醉医师的腹部水平一致或略高，以免在操作喉镜时引起背部不必要的劳累，适度抬高头部 (离于手术台 5 ～ 10 cm) 并外展寰枕关节可使患者处于较理想的嗅花位，患者的口应尽量张开。

2. 麻醉诱导之前，应预充氧 3 ～ 5 分钟。

3. 置入喉镜

(1) 置入喉镜时易使下唇卷入下切牙与喉镜片间，造成下唇挤伤，故应先推开下唇。

(2) 左手持喉镜沿右侧口角置入，轻柔地将舌体推向左侧，使喉镜片移至正中，见到腭垂，然后顺舌背弯度置入，切勿以上切牙为支点，将喉镜柄后压，以免碰掉上切牙。

(3) 喉镜片进入咽部即可见到会厌，见到会厌后将喉镜片置入会厌与舌根交界处 (即会厌谷)，再上提喉镜，使舌骨会厌韧带紧张，会厌翘起，即可显露出声门。如使用直喉镜，应将喉镜片置于会厌下，上提喉镜即可显露声门裂。

4. 气管导管的插入

(1) 显露声门后，右手以持笔式将导管对准声门，轻柔插入气管内。如果导管内带有管芯，则过声门后即应将管芯拔出，以免损伤气管。如果插管时麻醉变浅，应重新加深麻醉或用喷雾器对准声带进行表面麻醉，以抑制反射便于插管。

(2) 待声门张开时，迅速插入并立即加深麻醉。如声带较高，需将导管前端翘起以接近声门，可用中指按压导管中段，以上切牙为支点增加弯度，使导管前端上翘。

(3) 切勿把导管向后下用力，徒使导管变形，导管前端反而远离声门，甚至把管芯弯成双曲线，更难插入气管内。

5. 插管后，要立即听诊胸部和上腹部，通过二氧化碳波形监测来确认导管在气管内的位置。

6. 气管插管完成后，放置牙垫，固定导管。

三、经口盲探插管法

1. 本法多采用清醒插管方式，主要适用于部分张口困难、颈项强直、颈椎骨折脱臼、颈前瘢痕挛缩、喉结过高、颈项粗短或下颌退缩的患者。

2. 具体操作

(1) 事先利用导管芯将气管导管弯成鱼钩样的弯度以利于导管口接近声门。

(2) 利用呼吸气流声响作导管的引导，也可利用术者的左手朱指经患者右口角探触会厌游离缘的位置以作插管的引导。

(3) 根据导管内通气响声，判断声门位置。在响声最强处，持住导管同时抽出管芯并将导管继续向前推进，此时多能使导管进入气管。

四、经鼻盲探插管法

本法适用于张口困难或喉镜无法全部置入口腔的患者，具体操作基本同明视经鼻腔插管法，导管通过鼻后孔后，需依据倾听导管内呼吸气流的声音，判断导管口与声门之间的距离。

五、盲探插管受阻时的处理

1. 如导管前进受阻，呼吸声中断，可能为导管滑入一侧梨状隐窝。

2. 如同时出现窒息症状，则可能为头部过度后仰，导管插至会厌与舌根交界处，造成会厌压住声门所致。

3. 如阻力消失，而呼吸声中断，多为头前屈过度，导管误入食管所致。如出现以上情况，应将导管退出少许，待出现呼吸响后，再调整头部位置重新插管。

4. 导管出鼻后孔后，反复盲探插管如遇到困难，可用喉镜经口腔显露声门，右手推进导管，在明视下插入气管；也可用插管钳夹持导管前端送入声门，再将导管推进 3 ～ 5 cm 即可。

第四节 特殊装置辅助气管插管法

一、顺行引导管引导插管法

1. 本法类似上述纤镜引导，但无光纤装置，仍需使用喉镜协助。多应用于声门过高 (前)，喉镜只能暴露会厌，或导管过声门受阻于前壁时。应用前先调整气管导管位置使通气声最响亮，再插入带钢丝的输尿管导管，导管一旦进入气管常有呛咳反应，然后沿此引导管插入气管导管即可。如能用 2.5 mm 直径的螺纹钢丝作引导管，效果更佳。

2. 本法也可应用于术中更换气管导管或拔管后可能发生气管萎陷梗阻的患者，在拔管前先放置引导管，再插管时沿引导管插入，较为实用。

二、纤维光导支气管镜引导插管法

1. 利用纤维光导支气管镜引导气管导管插入气管，是解决困难气道常用的方法。

(1) 应用前先用抗雾剂擦净管端镜面，以防水蒸气模糊镜面。纤维外径约 6 mm，应充分涂抹滑油剂，预先插入内径 6.0 mm 以上的气管导管。

(2) 小儿纤支镜直径为 3.5 ～ 4.0 mm，可通过内径 5.0 mm 以上的气管导管，表面麻醉后，置入牙垫后随同气管导管经口或经鼻插入至咽喉部，需要时可经纤支镜吸引管吸出分泌物或给氧，经纤支镜窥见会厌后，将纤支镜前端穿过声门。

(3) 然后气管导管可在纤支镜的引导下插入气管，插管完成后，再将纤支镜拔出。

2. 注意事项：

(1) 分泌物过多时常使镜像不清，所以麻醉前应使用抗胆碱能药物。

(2) 纤维支气管镜应置于正中位，以免误将梨状窝当作声门，纤维支气管镜头部一旦通过声门即可从颈前部见到喉及气管处透亮。否则，可能表示纤支镜进入食管。

(3) 气管导管内径如小于 6 mm，则插入纤维喉镜将堵塞通气，应引起注意。

三、逆行引导管引导插管法

1. 表面麻醉后，局部用普鲁卡因浸润，再用连续硬膜外穿刺针刺透环甲膜，针头斜口向头，然后经穿刺针插入连续硬膜外导管作为引导管逆行通过声门，抵达口咽处，即拔出穿刺针，用插管钳挟引导管拉至口外。或经鼻行插入吸痰管至口咽处，再将此引导管置入吸痰管后一起拉出鼻孔外。

2. 气管导管可套入此引导管经鼻或口导入声门，拔去引导管后再将气管导管推进至气管中段。此法对插管经路有一定损伤，故应慎用。

第五节 支气管插管术

支气管插管术的目的在于将健康肺和患病的肺分隔开，以防病变或分泌物经支气管播散或发生急性呼吸道阻塞等意外。主要有两种基本方法：

①单腔导管健侧支气管插管；②双腔导管支气管内插管。

一、适应证及优点

1. 支气管插管术的适应证

有：大咯血患者、肺脓肿、支气管扩张、痰量过多、肺大疱有明显液面、支气管胸膜瘘、气管食管瘘等患者拟行肺叶或全肺切除术时特别适用支气管插管，以避免大量血液，浓痰或分泌物污染健侧的肺。

2. 另外，外伤性支气管断裂及气管或支气管成形术时，可防止患侧支气管漏气，保证健侧肺有足够通气量。单侧肺功能试验或单肺冲洗治疗时必须插入双腔支气管导管。

二、单侧支气管插管术

1- 单侧支气管插管

用的支气管导管长度一般为 32～36 cm，管径相当于 F26～34 号。导管前段如附有套囊，其长度不应超过 2 cm，且紧邻导管斜口。左支气管导管顶端斜口与一般气管导管相同；但右侧支气管导管顶端斜口凹向右后方。因右主支气管起始部距右肺上叶支气管开口仅 2 cm，支气管导管不可插入过深，以免堵塞上叶支气管，若过浅则不易固定。所以右侧支气管导管顶端形状需适于固定导管又不致堵塞上叶支气管。

2. 单侧支气管插管的麻醉要求与一般气管内插管相似，可以在清醒表面麻醉或全身麻醉下进行操作，但全身麻醉下插管也应在气管内喷入表面麻醉药，以免刺激隆突引起反射性心律失常或心搏骤停。

3. 导管插入声门后即可使患者头部尽量侧向患侧，并使导管向健侧插入，导管即可进入肺支气管，直到遇阻力为止；然后用听诊器仔细听两侧肺呼吸音，证实健侧肺呼吸音与插管前相同，而患侧呼吸音减弱或消失，插管即告成功。如导管前段有套囊，可给予充气。如右主支气管插管后，右肺上叶呼吸音消失，即应稍向外退出导管。直到右上叶呼吸音恢复为止。在翻身摆体位后应重复确认导管位置。

4. 单侧支气管插管麻醉下不必堵塞咽喉部，可采用体位引流方法（下叶有病采取头低位），使患侧肺内分泌物或浓痰沿导管外壁流至咽喉腔，便于吸引清除，保证健肺不受播散。

三、双腔支气管插管术

（一）双腔支气管导管的特点

1. 利用双腔支气管导管即卡伦 (carlens) 或怀特 (white) 双腔管插入支气管内，使左、右支气管通气隔离，可通过任意一侧或双侧管腔通气。当吸引患侧肺分泌物时，健侧仍可继续通气，是目前最常用的支气管内通气方法。

2. 卡伦双腔管插入左主支气管常妨碍左全肺切除。应采用右分支管插入右主支气管的怀特双腔管，其右分支管顶端有向右上叶支气管开口的小孔。

3. 双腔支气管导管外径较粗，常用的 F39 号及 F37 号双腔导管外径分别较单腔导管 F40 号及 F37 号为粗，而内径较小，双腔导管 F39 号及 F37 号内径分别相当于单腔导管 F28 号及 F26 号。卡伦双腔管的左分支管形态近似左主支气管，可以插入左主支气管内。其右分支管开口较左分支管为高，导管插入后，即对右主支气管口。在右分支开口部下方分出一舌状小钩，导管插入后，此小钩恰好"骑跨"于隆突上。左分支管上附有套囊及"红"色充气管，充气后可堵塞左主支气管。右分支开口上方，另有一套囊及"白"色充气管，充气后可达到密闭气管的目的。

（二）双腔支气管插管的麻醉

1. 双腔支气管插管的麻醉要求同单侧支气管插管术。只是用快速诱导插管时，琥珀胆碱用量应稍大，机体需要充分氧饱和，以便有充裕时间进行操作。

(1) 插管时，患者取仰卧位，尽量使头后仰，将导管左分支端向上进行明视插管，便于进入声门。一旦进入声门即将导管旋转 180°角，使舌状小钩位于上方，左分支管端向下与气管走向相符，整个导管即可进入气管。

(2) 舌状小钩通过声门后，依顺时针方面转 90°，同时推进导管，遇到阻力时即为双腔导管的左分支管与舌状小钩"骑跨"于隆突部，左分支管也即

准确地进入了左主支气管。

(3) 插管后先将左侧套囊充气，如需作控制呼吸，再将导管套囊充气，然后用听诊器分别听两肺呼吸音，闭住左分支气管时，左肺呼吸音应消失，右肺呼吸音应正常，闭住右分支管时，则相反。

(4) 如果出现反常现象，则可能为插管时旋转不当，误将左分支管插入右侧支气管。此时，应立即将导管退至主气管内，调正导管后再次插入直至遇有阻力，听诊双肺呼吸音确认后，予以固定。如为左肺切除术采用怀特双腔管更为适宜。

2. 双腔支气管导管管腔较窄，呼吸阻力大为增加，即使采用大号 (39 号) 导管，呼吸阻力仍为正常时的 4 倍，所以麻醉过程中必须持续进行控制通气。同时吸痰管应选用细长稍硬的塑料管，并使用滑油剂以便顺利插入，切勿使用暴力，否则一旦将导管间隔插破，即失去双腔隔离的目的，应予以警惕。

（三）Robershaw 双腔管

Robershaw 双腔管，类似卡伦双腔管及怀特双腔管，只是取消了卡伦钩，便于插管操作。由于管壁较薄，管腔较大。由于这类双腔管没有卡伦钩，插管时不致卡阻于声门处，但过声门

后仍应放正导管后再深入支气管；又因在隆突处无卡伦钩支撑，侧身位时导管的高位开口易贴附于气管壁阻塞主支气管通气，应特别警惕。

四、支气管插管注意事项

1. 由于双腔支气管导管或阻塞支气管导管插入支气管内，必然增加对隆突部的机械刺激，更易发生反射性心律失常或心搏骤停，因此支气管插管操作，不论全麻下或清醒插管都应该对气管表面进行完善的麻醉以抑制反射。

2. 插入支气管的导管应涂抹滑油剂。

3. 对导管也须妥善固定，严防脱出而造成意外。

4. 由于支气管导管内径较小，增加了呼吸阻力，加之肺泡通气面积减少，更易发生缺氧和二氧化碳蓄积。所以必须给予辅助呼吸或控制呼吸。如呼吸阻力过大，可使用肌松剂抑制呼吸运动，便于管理呼吸，同时降低机体代谢，减少氧耗量。

第六节 气管、支气管拔管术

一、拔管标准

1. 呼吸频率及幅度

呼吸浅快或反常呼吸提示拔管有风险。

2. 呼吸肌张力

拔管前呼吸肌张力的临床评价包括观察抬头和（或）对抗气道堵塞产生的最大吸气负压(MIP)，患者的平均 MIP 值达 -52 cmH₂O，抬头 5 秒试验能连贯重现。这些是判断肌肉张力恢复情况的最简单和可靠的方法。

3. 意识程度

当患者的潮气量和咳嗽、吞咽反射恢复正常后，达到呼唤能应的麻醉恢复程度，才能进行拔管。

二、拔管术

1972 年，Mehta 对六种气管拔管技术防止误吸的功效进行评价，发现有两种技术没有误吸的 X 线征象。其一，气管内导管套囊的近端正好仅次于声带下方，其二，是手术床头抬高10°，吸引咽部，然后经气管内导管置入吸引导管，在轻柔吸引的同时将气管内导管随同吸引管一起拔出。但 Cheney 坚决反对在退管的同时经导管进行吸引，以免肺部氧贮备耗竭，并干扰空气及氧气吸进肺内。提出在套囊放气之前及气管内吸引后给患者纯氧数次正压呼吸。

1. 正压呼吸与拔管术拔管前及时提供高正压呼吸的方法已得到证实。说明肺必须得到充分膨胀（接近总肺容量），然后将导管套囊放气，再行气管拔管。

2. 深麻醉与清醒下拔管术对比气管拔管的前提必须是患者完全清醒或处于手术麻醉（深麻醉）期，由于平衡麻醉的普遍应用使对怎样的麻醉水平才是适当的深麻醉尚有争议。

3. 药物的应用

(1)Steinhaus 与 Howland 注意到，静脉注射利多卡因可成功治疗喉痉挛与过度咳嗽。Cross 等发现，雾化吸入布比卡因可显著抑制用柠檬酸刺激气管引起的咳嗽。

(2)Bidwan 与 Wallin 等认为拔管前 2 分钟静脉注射利多卡因对防止拔管后 1 分钟和 5 分钟血压和心率的升高有效。利多卡因可能是气管拔管期间防止颅内压 (ICP) 升高的一种有效的方法。

(3)Dyson 等发现艾司洛尔 0.5 ～ 2.0 mg/kg 可减轻气管拔管的血流动力学反应，并推荐以静脉注射艾司洛尔 1.5 mg/kg 作为最佳量。

(4)Coriat 等报道硝酸甘油 0.4 μg/(kg•min) 连续注射可显著减少拔管后 3 分钟发生轻度咽痛患者的左心室射血分数。然而，硝酸甘油注射不能抑制拔管期间心率和收缩压的升高。

4. 气管拔管常规气管拔管前必须有适度的自主呼吸。如果应用肌松剂，必须适当拮抗。抬头 5 秒试验仍是最可靠的方法。临床经验显示静脉注射利多卡因 1.0 ～ 1.5 mg/kg 后，轻柔的口咽吸引，在有效吸气的开始气管拔管很少导致喉痉挛，且能最低限度地干扰自主呼吸。

5. 拔管后低氧血症的预防与治疗

(1) 拔管前呼吸 100% 氧气 3 分钟或拔管前即时给一次深呼气，可减轻肺膨胀不全。Browne 等发现，吸入氧气与氮气混合气体可降低肺膨胀不全的发生率。

(2) 防止患者全麻恢复中发生低氧血症的其他方法包括鼓励性呼吸量测量与让患者半卧位 (沙滩椅位)。

(3) 喉痉挛诱发低氧血症的治疗包括放置人工气道，静脉注射利多卡因以及应用 100% 氧气持续气道正压通气 (CPAP)。在严重的病例中，喉痉挛只有经过注射肌松剂才能解除，常用小剂量 (20 mg) 静脉注射琥珀胆碱。

6. 困难气道的拔管美国麻醉医师学会特别强调困难气道拔管的管理并制定了实施准则如下：

(1) 衡量清醒拔管与意识恢复前拔管的相对优缺点。

(2) 评价拔管后对患者通气产生不良后果的常见临床因素。

(3) 拔管后如果患者不能维持适当的通气量，则实施所制定的气道管理计划。

(4) 在气管拔管前向导管腔插入引导管 (即气管导管更换器) 并留置于气管内，这种方法利于紧急时再插管和 (或) 通气。

7. 困难气管拔管前必须备好必要的设备以便随时急用，包括合适的监护，如脉搏血氧饱和度仪。如果拔管后通气或氧合不足，接下来的处理则由情况的紧急程度决定，包括：

(1) 通过导管更换器和 (或) 面罩补充大量氧气。

(2) 用 100% 氧气正压呼吸。

(3) 如果不能紧急再插管和 (或) 显著低血氧时，经导管更换器或经气管用 16 G 或 18 G 注射针行环甲膜穿刺喷射通气。

(4) 经喉镜导管更换器，紧急的支气管镜或应急的环状软骨切开术再插管。

三、注意事项

全麻结束后拔除气管或支气管导管，操作虽简单，但如不注意细节的处理，仍有相当的危险。

1. 具体要求

(1) 只有当患者的呼吸通气量和咳嗽、吞咽反射已经恢复正常后，最好达到呼之能应的麻醉恢复程度，方可拔管。

(2) 拔管前必须将存留在口、鼻、咽喉及气管内的分泌物吸引干净。气管内吸引的时间一般每次不超过 10 秒钟，否则可导致低氧，可按间歇吸引、轮换吸氧的方式进行。

(3) 拔管前，应先将吸引管前端超越出导管的斜口端，一边继续作气管内吸引，一边随同气管一起慢慢拔出 (5 秒左右)，这样可将存留在气管与导管外壁缝隙中的痰液一起吸出。

(4) 导管拔出后的一段时间内，喉头反射仍迟钝，故应继续吸尽口咽腔内的分泌物，并将头部转向一侧，以防止呕吐误吸；也可能出现短暂的喉痉挛，应积极吸氧，同时密切观察呼吸道是否通畅，通气量是否足够，皮肤、黏膜色泽是否红润，血压脉率是否平稳。

(5) 在过浅的麻醉下拔管，偶尔可发生因喉痉挛而将导管夹住，不能顺利拔管的特殊情况，此时不应勉强硬拔，否则有造成严重喉头损伤的可能。可以先充分供氧，等待声门松弛后再拔管，必要时可给予琥珀胆碱 0.5 mg/kg，过度通气数次后拔管，然后立即用面罩控制呼吸，直至肌松作用完全消失。

2. 遇到下列情况时，对拔管时间应作个别考虑。

(1) 麻醉仍较深，咳嗽、吞咽反射尚未恢复，必须先设法减浅麻醉，待反射恢复后再行拔管。

(2) 饱胃的患者要谨防拔管后误吸，必须等待患者完全清醒后，在侧卧头低体位下拔管。

(3) 颌面、口腔、鼻腔手术后，如果存在张口困难或呼吸道肿胀者，也应待患者完全清醒后再慎重拔管。

(4) 颈部手术，尤其是甲状腺切除术，有喉返神经损伤或气管萎陷的可能，拔管前应先置入喉镜 (或导引管)，在明视下将导管慢慢退出声门，一旦出现呼吸困难，应立即重新插管。

第七节　气管内插管并发症

气管插管可能引发多种并发症，可发生在插管期间、插管后、拔管期和拔管后的任何时候。因此，在选用前应考虑其利弊。

一、因喉镜和插管直接引起的并发症

1. 插管后呛咳

气管导管插入声门和气管期间可出现呛咳反应，与表面麻醉不完善、全身麻醉过浅或导管触到气管隆突部有关。轻微的呛咳只引起短暂的血压升高和心动过速；剧烈的呛咳则可引起胸壁肌肉强直和支气管痉挛，患者通气量骤减和缺氧。如果呛咳持续不解，可静脉注射小剂量利多卡因或肌松药，并继以控制呼吸，即可迅速解除胸壁肌强直。如果呛咳系导管触及隆突而引起者，应将气管导管退出至气管的中段部位。

2. 插管损伤

正确合理进行气管内插管，并发症并不多，即使发生，性质也属轻微。插管创伤严重并发症包括牙齿脱落，口、鼻腔持续出血，喉水肿及声带麻痹，尤以后二者具有严重性，甚至引起残废或危及生命，故必须重视预防。喉镜片挤压口、舌、牙、咽喉壁可致血肿、裂口出血、牙齿碎裂松动或脱落、咽壁擦伤、腺样体组织脱落、鼻出血、咽下组织裂伤等；偶尔可发生食管或气管破裂而导致纵隔或皮下气肿和气胸，与气管导管探条的使用方法错误有密切关系，对气胸需及时做出诊断和治疗，常用经胸壁第 2 肋间隙施行胸腔穿刺插管后连接水封瓶引流，以使肺脏复张。

3. 心血管系交感反应

也称插管应激反应，表现为喉镜和插管操作期间几乎无例外地发生血压升高和心动过速反应，并可诱发心律失常。采取较深的麻醉深度、尽量缩短喉镜操作时间、结合气管内喷雾局麻药等措施，应激反应的强度与持续时间可得到显著减轻。插管应激反应对循环系统正常的患者一般无大影响，对冠状动脉硬化、高血压和心动过速患者则有可能引起严重后果，例如心肌缺血和梗死、恶性心律失常（如多源性室性早搏和室性心动过速等），在氟烷麻醉时尤其明显，与氟烷促使儿茶酚胺释放、心肌应激性增高有关。对心血管病患者需要重视插管应激反应的预防，如插管前适量应用麻醉性镇痛药（常用芬太尼）以加深镇痛；喉镜插管前施行几次过度通气以增加氧合；喉头气管内喷雾局麻药以减轻喉镜插管刺激等。此外，有人主张应用药物性预防措施，但确切效果都尚在验证中。例如有人在插管前即刻用 4% 利多卡因喷雾喉头气管，认为不能完全制止循环应激反应，但在放置喉镜前 1 min 静脉注射利多卡因 1 mg/kg，则有明显减轻心血管系应激反应的效果，可能与利多卡因加深全麻和抑制气道反射的作用有关。选用麻醉性镇痛药、β- 肾上腺素能阻断药或钙通道阻滞药等药物，应以效能强和时效短的药物为准，其预防效应能尚需进一步细致的验证。

4. 脊髓和脊柱损伤

对伴有颈椎骨折和脱位、骨质疏松、骨质溶解病变和先天性脊柱畸形患者，在喉镜插管期间，因采用过屈和过伸的头位，可能会引起脊髓和脊柱损伤，应注意防范。对此类患者应尽量选用纤维光导喉镜插管或盲探经鼻插管，插管期间切忌任意转动颈部。

5. 气管导管误入食管

较为常见，常引起麻醉死亡，关键在能否及时迅速做出识别。如若延误判断时间，即意味着患者致命性缺氧性死亡。

(1) 气管导管误插食管的第一个征象是听诊呼吸音消失和呼出气无 CO_2；施行控制呼吸时胃区呈连续不断地隆起（胃扩张）；脉搏氧饱和度骤降；全身紫绀；同时在正压通气时，胃区可听到气泡咕噜声。一旦判断导管误入食管，应立即果断拔出导管，随即用麻醉面罩施行控制呼吸，以保证供氧排碳，在此基础上再试行重新插管。插管成功后要安置胃管抽出胃内积气。

(2) 不能及时发现导管误插食管，势必造成严重缺氧，并迅速演变为心跳骤停，这是麻醉死亡最常见的原因之一，也是导致法律纠纷的主要事由。在多数情况下导管误入食管很容易被识别，但偶尔即使有经验的麻醉科医师也不易立即识别出来，特别是插管前已过度通气氧合者，缺氧征象和脉搏氧饱和度急剧下降以及心电图改变均可能延迟出现，特别是脉搏氧饱和度骤降常滞后 30 ~ 60 s 出现，因此使及时判断发生困难。监测呼出气 CO_2 是确诊气管导管误入食管最有效和最可靠的方法，呼出气 CO_2 缺如是即刻反应，因此具有明确诊断的实用价值，是最关键性的诊断措施。

6. 误吸胃内容物

对误吸并发症应引起高度重视。清醒插管和快速诱导插管期间，伴用 Sellik 手法（将喉结往脊柱方向压迫，以压扁食管上口的手法）是最有用的预防措施。清醒插管时采用纤维光导喉镜可能有其实用价值。容易诱发胃内容物反流和误吸的因素较多，常见的有部分呼吸道阻塞、面罩麻醉时气体入胃、麻醉药的药理作用、喉防御反射尚未恢复前拔管等；术前饱食、胃肠道梗阻也是诱发误吸的危险因素。

7. 喉痉挛

麻醉期间的疼痛刺激，浅麻醉下或不用肌肉松弛药的情况下试图气管插管，拔管后气道内仍存留血液或分泌物等因素，都容易诱发喉痉挛和支气管痉挛。

二、导管留存气管期间的并发症

（一）气管导管固定不牢

气管插管成功后，导管和牙垫一般都可用胶布将其一并固定在面颊部皮肤。手术中因导管固定不牢而脱出气管，可发生窒息危险。因此，必须重视气管导管的固定措施。手术中因口腔分泌物众多；取俯卧、坐位、头过度屈曲或深度头低脚高位体位；手术者需要经常改变患者体位或头位者，都应在粘胶布之前，先将面颊唇局部的皮肤用安息香酊 (benzointincture) 擦拭干净后再粘贴，还可加用脐带绕颈式固定法（即先在气管导管平齐门牙的水平处扎以线绳，然后再将线绳绕至颈后加以扎紧）。对颌面部手术可加缝线固定法，即先将导管用缝线扎紧，然后再将缝线固定于门牙或缝于口角部。同样，对鼻腔导管也需要重视牢固固定导管的措施。

（二）导管误插过深

导管误插过深可致支气管内插管。导管插入过深有时可因头位改变过屈、深度头低脚高体位等引起。

导管插过声门进入气管的长度，必须避免盲目施行，必须在直视下插入，可避免过深或过浅。一般以导管前端开口位于气管的中部为最佳位置，成人约为 5 cm 长，小儿约 2～3 cm。

三、拔管后即刻或延迟性并发症

（一）喉水肿、声门下水肿

主要因导管过粗或插管动作粗暴引起；也可因头颈部手术中不断变换头位，使导管与气管及喉头不断摩擦而产生。喉水肿较为常见，一般对成人仅表现声嘶、喉痛，往往 2、3 d 后可以自愈。由于婴幼儿的气管细、环状软骨部位呈瓶颈式缩窄，因此一旦发生喉水肿和声门下水肿，往往因窒息而致命。小儿拔管后声门下水肿，主要表现为拔管后 30 min 内出现，先为轻度喉鸣音，2～3 h 后逐渐明显，并出现呼吸困难征象。因小儿声门裂隙细小，水肿、呼吸困难征象发生较早，大多于拔管后即出现，如果处理不及时，可因严重缺氧而心跳骤停。关键在于预防，包括恰当选择气管导管尺寸、避用套囊插管、插入过程掌握毫无阻力的原则、手法轻巧温柔。一旦发生，应严密观察，并积极处理：

①吸氧。

②蒸气雾化吸入，每日 3 次。

③静脉滴注氟美松（地塞米松）2.5～10 mg 或氢化可的松 50～100 mg。

④应用抗生素以预防继发性肺部感染并发症。

⑤患者烦躁不安时，可酌情应用适量镇静药，使患者安静，以减少氧耗量。如肌内注射哌替啶 0.5 ～ 1 mg/kg，或地西泮 0.2 mg/kg。

⑥当喉水肿仍进行性加重，呼吸困难明显、血压升高、脉率增快、大量出汗或紫绀等呼吸道梗阻时，应立即作气管切开术。

（二）声带麻痹

插管后并发声带麻痹的原因尚不清楚。单侧性麻痹表现为声嘶；双侧性麻痹表现为吸气性呼吸困难或阻塞，系松弛的声带在吸气期向中线并拢所致。大多数的声带麻痹原因不清楚，通常都是暂时性麻痹。套囊充气过多可能导致喉返神经分支受压，被视作为一个诱因。

（三）感染、气管炎

鼻腔插管后可发生颌窦炎和咽壁脓肿。经鼻插管后出现菌血症者，较经口插管者为常见。

（四）咽喉痛

咽喉痛是气管插管后最常见的并发症，有时很严重，于头颈部手术后的发生率最高。喉头炎表现为声嘶和咽喉痛，但均为暂时性的，恢复良好，一般无需特殊处理。

第八节 困难气道及其处理

气管内插管有时可遇到插管困难导致插管失败的情况，其后果不仅是不能达到管理气道的目的，同时还可能引起各种并发症，甚至影响患者的安危。

一、气管插管困难和失败的原因

1. 解剖变异

包括张口度过小；颞下颌关节活动度受限；上门齿前突、过长或松动；牙齿全缺，脆裂或残缺不全；下颌骨发育不全（下颌退缩）；颈项粗短，颈后伸受限；唇腭裂（高腭弓舌体肥大（巨舌症）；会厌扁宽、过长或会厌囊肿；喉结过高、漏斗喉等。

2. 疾病因素

风湿性关节炎、极度肥胖、甲状腺巨大肿块、肢端肥大症、硬皮症、强直性脊柱炎、放射性纤维组织增生、颈椎融合、颈项强直、颞下颌关节强直等。

二、困难气道的预测方法

麻醉前访视时检查患者气道的通畅情况，客观评估气管插管的难易程度，预测其困难所在，是避免插管困难或插管严重意外的最主要方法。预测和估计气道现状的检查方法有以下几类：

（一）一般视诊

颈短粗、下颌小而内收、张口度小于 3 cm、上门齿外露过多和过度肥胖都提示有插管困难的可能。颈部异常隆起、气管偏移、颈面部瘢痕都有可能影响插管。无牙患者在应用面罩时，可能密闭不严，给加压给氧带来困难。

（二）张口度

正常成年人张口度介于 3.5 ～ 5.6 cm；如果小于 3 cm，提示插管可能遇到困难；小于 1.5 cm，提示无法施行直接喉镜显露声门。

（三）颏甲间距

测量甲状软骨上切迹到下颏尖端的距离，据此间距可预测插管的难易度：①大于 6.5 cm 者，插管一般无困难；② 6 ～ 6.5 cm 者，插管可能遇到困难；③小于 6 cm 者，插管遇到困难的机会增加。

（四）头颈活动度

患者取坐位，尽量后仰头部，测量上门齿前端与身体纵轴线相交的角度。正常值为 90° 以上；小于 80° 者，提示颈部活动受限，插管可能遇到困难。

（五）Mallampntis 试验

这是当今最常用的判断咽部暴露程度的分级方法。评估方法：患者端坐，头位于正中，口尽量张大，让舌尽量外伸，不要求发声，重复两次观察以免假阳性或假阴性。观察咽部结构，即腭垂、咽腭弓、软腭。

三、困难气道患者的插管方法选择

1. 对术前估计插管困难，或无插管成功把握的病例，应常规选用清醒插管。

2. 如果术前未知存在插管困难，而患者又已接受全麻诱导、处于无自主呼吸状态的病例，则需在面罩通气保持良好通气的前提下，使用纤维支气管镜引导插管或让患者苏醒并自主呼吸恢复以后，再考虑清醒插管，具体方法已如前述。

四、诱导后插管關赫的专门处理

对已经进入静脉快速诱导状态而又遇到插管困难患者的处理：在全麻诱导后因反复试行插管而屡遭失败时，往往缺氧严重，情况危急；又因咽喉软组织创伤，咽腔积留较多血性分泌物使视野模糊不清，喉头出现创伤性水肿使喉头的显露更不清楚。此时，原则上应终止插管，改期手术，并做好善后处理。

对全麻诱导下插管困难，而手术又必须继续进行的患者，可试行下列方案之一：

1. 在面罩有效通气下，选用逆行引导插管，同时设法尽快促使自主呼吸恢复。

2. 在喉罩正常通气下，选用下列措施之一：

(1) 等待患者恢复自主呼吸，然后考虑清醒插管。

(2) 用喉罩代替气管内插管，施行手法或机械通气全麻下手术。

(3) 经喉罩试行盲探气管内插管：先置入 3 号或 4 号喉罩维持通气，再经喉罩插入内径 6.0 mm 的细气管导管，按盲探法将导管插入气管内。

(4) 经喉罩将导引探条插入气管，然后顺探条将气管导管引入气管内。

(5) 经喉罩将纤维光束支气管镜插入气管，将事先套在纤支镜上的内径 6.0 mm 气管导管引入气管内。

用上述 (3)、(4) 或 (5) 法完成气管内插管后，需将喉罩和气管导管一并妥加固定，然后经气管导管维持机械通气和吸入麻醉直至麻醉结束，先拔出气管导管，继续保留喉罩一段时间以用作通气道，待患者完全清醒以后再拔除喉罩。

五、困难气道患者的拔管术

对待插管困难患者的拔管，必须持十分慎重的态度，因拔管后有可能再度出现呼吸困难，而需要再次插管，将会遇到极度困难和导致生命危险。因此，拔管的原则应是：自主呼吸完全恢复，逐步渐进，随时能做到主动控制气道。

第八章 麻醉实施

第一节 全身麻醉

麻醉药经呼吸道吸入或静脉、肌内注射进入体内，产生中枢神经系统抑制，使患者意识消失，对手术过程中医护人员的谈话和手术中发生的任何事情完全不知晓，同时能够消除手术过程中长时间同一姿势所带来的不适感觉；全身痛觉消失，可免除手术中伤害性刺激引起疼痛不适的感觉和由此所触发的疼痛反射；并且产生一定程度的肌松弛，为外科医师确定并彻底去除病灶提供满意的手术条件；患者的生理反射能够维持稳定，既能有效地抑制外科手术创伤导致的应激反应，又能维持术中机体的各种生理反射正常。这种抑制作用是可以控制的，也是可逆的，当麻醉药从体内排出或在体内代谢后，患者将逐渐恢复意识，对中枢神经系统无残留作用或任何后遗症。

一、全身麻醉工作常规

全身麻醉分为麻醉前准备、麻醉诱导、麻醉维持、术后复苏、术后转运及术后随访几个阶段。

（一）麻醉诱导

1. 患者入室后按《手术安全核对规定》核对，建立静脉输液通道，连接监测导联，获取麻醉前基础生命体征参数。

2. 患者面罩吸氧，给予适量镇痛药物及麻醉诱导剂，使患者意识消失平稳入睡。

3. 根据手术需要控制呼吸道，保证氧供，如置入喉罩、气管内插管等。

（二）麻醉维持

1. 可采用吸入或静脉，或静脉吸入复合麻醉方法维持麻醉。

2. 麻醉中应持续监测呼吸及循环功能指标（心率、血压、脉搏血氧饱和度、心电图、吸入气氧浓度、呼气末二氧化碳浓度、体温等），维持呼吸及循环功能稳定。根据出血量、尿量等补液，维持水、电解质平衡和内环境稳定。

3. 术中应维持足够的麻醉深度（BIS监测等），防止患者术中知晓。

（三）术后复苏及拔管

1. 手术结束前，适时停用麻醉药物。

2. 手术结束后，根据需要适量给予镇痛药及肌松拮抗剂。

3. 待患者循环功能稳定，自主呼吸恢复、出现吞咽反射或已苏醒，吸尽口腔气道内分泌物，拔除喉罩或气管插管。

4. 继续面罩吸氧，密切观察患者呼吸及循环功能的变化，直至呼吸及循环功能稳定。

（四）术后转运

1. 患者应由麻醉医师和手术医师共同护送至术后恢复室。麻醉医师应向恢复室医师介绍患者病情，手术麻醉中情况及相关注意事项。

2. 需要返回 ICU 时应在严密监测、保证安全的前提下进行。

（五）术后随访

1. 一般病例应在手术后 3 日内对患者进行随访，特殊病例应在术后 12 小时内随访。

2. 了解有无麻醉相关的并发症，有并发症发生时应积极治疗，严密随访，必要时上报科室甚至医院备案。

二、患者体位与麻醉

患者保持适宜体位，麻醉医师起着关键作用。手术体位常导致不良生理功能改变，如静脉回流减少所致的血压下降或通气／血流灌注比例失调所致的低氧血症。此外，术中外周神经损伤仍然是围术期给患者造成伤害的重要因素。麻醉医师、外科医师和护士需密切协作，以使患者保持合适体位，满足手术需求和确保安全。麻醉管理中应尽量保证患者所处体位在其麻醉清醒后可很好耐受。应取下首饰、头饰。保证衬垫、腰部支托物和关节部位处于最佳位置。头部应尽量保持正中位，避免过度后仰或屈曲。任何时候都应避免眼睛受压。手术医师往往要求暴露效果好，或需长时间保持某种体位，故采取措施预防并发症时应视具体情况而定，权衡利弊。有时尚需采取折中方案。如果极端体位确属必要，应尽量缩短该体位的时间。考虑到术中可能倾斜手术床，应对患者采取相应保护措施。应用安全束缚带，避免患者从手术床跌落是最基本的要求。

（一）体位对心肺功能的影响

1. 体位对心血管功能的影响

进化后的动脉、静脉和心脏生理代偿机制非常复杂，可代偿体位改变对动脉血压的影响，保证重要器官的血流灌注，其代偿机制包括中枢、区域和局部因素。完善的代偿机制对克服人体直立位时由于心脏至大脑垂直距离对血流的影响，保证大脑血流持续灌注尤其重要。

正常情况下，当人体从直立位改为仰卧位时，下肢静脉血重新分布，静脉回心血量增加。前负荷、每搏量和心排出量增加。动脉血压升高通过激动主动脉弓压力感受器（经迷走神经传入）和颈动脉窦压力感受器（经舌咽神经传入）传入纤维，降低支配窦房结和心肌的交感神经传出冲动，增强副交感神经传出冲动，使心率、每搏量和心排出量代偿性降低。另外，动脉血压升高通过激动位于心房和心室的机械性刺激感受器，降低支配肌肉和内脏血管的交感神经传出冲动。最后，通过心房反射调节肾脏交感神经活性及血浆肾素、心钠素和精氨酸加压素水平达到降低血压的结果。因存在上述代偿机制，清醒时机体的体位变化不会导致血压大幅波动。

全身麻醉、肌肉松弛药、正压机械通气和脊神经根的阻滞可减少静脉血回流、降低动脉张力和干扰自体调节机制，使患者在体位改变时呈现循环失代偿状态。腰麻和硬膜外腔麻醉可显著降低其作用节段的交感神经张力，降低前负荷。如果抑制支配心脏的交感神经，则降低心脏反应性。上述作用与是否复合全身麻醉无关。正压机械通气增加胸腔内压力，降低外周毛细血管和右心房静脉压力差。静脉压力差极小的变化在静脉循环中即可起到重要的作用，故上述压力差变化可显著影响心脏充盈和心排出量。呼气末正压通气增加胸内压的作用更福，尤其是存在呼吸道疾患、肥胖、腹水和浅麻醉状态等肺顺应性降低情况下，对静脉血回流和心排出量影响更大。

基于上述原因，麻醉诱导和患者体位改变后动脉血压往往不稳定。这就要求麻醉医师应提前预判、监测和处理血压波动，并评估患者体位改变带来的风险。全身麻醉诱导后或椎管内麻醉应持续监测血压的变化。处理此循环变化常需要静脉补充血容量、调整麻醉深度或应用血管升压药物。头低位往往是有益的。某些患者需等血压维持一适宜水平后方可调整体位。在循环波动期间，尽量避免摆放体位或调整手术床以防干扰麻醉监测。相比体位，患者的安全更重要。

2. 体位对肺功能的影响

与非麻醉者相比，保留自主呼吸的全身麻醉患者潮气量和功能余气量降低，闭合容量增加。全身麻醉应用肌松药后，正压机械通气可维持适宜分钟通气量和减轻肺不张，从而改善通气/血流灌注比例失调。膈肌呈不规则状，由于失去肌肉张力，其在下肺部分移位较小。这将导致通气/血流灌注比例失调，动脉氧分压降低。患者行椎管内麻醉时，麻醉作用节段腹部和胸部肌肉松弛，如果不复合全身麻醉和应用肌肉松弛药，膈肌功能能够得以保持。除上述麻醉对肺功能的影响外，体位对肺功能也有影响。任何体位皆会限制膈肌、胸壁或腹肌运动，增加肺不张和肺内分流的风险。

自主呼吸吸气相时，膈肌移位，胸壁扩展，胸内压力为负压，通过降低大静脉和右心房与外周静脉压力差增加静脉回心血量。正常通气分布取决于膈肌移位、胸壁运动和肺顺应性。当人体由直立转为仰卧位时，膈肌向头侧移位，功能余气量降低。与腹式呼吸比较，胸式呼吸所占比例由30%降至10%。直立位或仰卧位自主呼吸时，膈肌紧邻下肺大部，有利于改善血流灌注较好肺区的通气。重力是下肺血流灌注好坏的决定因素，另外其他因素如肺血管长度也非常重要。每一肺叶血流灌注皆呈中心至外周分布特点，且与心排出量的变化有关。俯卧位可用于改善成人呼吸窘迫综合征患者的呼吸功能。与仰卧位比较，麻醉患者采用俯卧位更有利于维持肺容量和氧合，包括肥胖和儿科患者，从力学角度亦无不良影响。俯卧位时，患者重量集中于胸廓和骨性骨盆，腹部可随呼吸而运动。

（二）特殊体位

1. 仰卧位

仰卧位是外科手术最常用体位。此时整个身体与心脏处于同一水平，故利于保持循环动力学稳定。由于麻醉药物对机体代偿机制的抑制作用，轻度头低脚高位或头高脚低位即可导致明显的心血管功能变化。

头低脚高位对心血管和呼吸系统有着明显的影响。头低脚高位增加中心静脉压、颅内压和眼内压。长时间头低脚高位可导致面部、结膜、喉和舌肿胀，增加术后上呼吸道梗阻的可能性。腹部脏器的头向运动使膈肌上抬，功能残气量和肺顺应性降低。患者自主呼吸做功增加。如保证通气量不变，机械通气患者气道压力将增加。胃所处水平高于声门。往往需行气管插管，以保护呼吸道通畅，防止反流所致误吸，减少肺不张发生率。长时间头低脚高位手术患者可能发生气管黏膜水肿，拔除气管插管前应确认气管插管周围是否漏气或检查是否有喉水肿。

头高脚低位常用于上腹部手术，其优势为腹腔内容物移向尾端。由于腹腔镜手术的增加，应用越来越常见。采用该体位时应防止患者从手术床滑落。同时由于静脉回心血量减少导致血压下降，故应加强血压监测。另外，由于头部高于心脏水平，脑组织灌注压降低，故采用该体位时注意维持血压于适宜水平。

2. 截石位

经典截石位常用于妇产科、直肠和泌尿科手术。截石位也可严重干扰患者生理功能。两腿抬高时前负荷增加，可导致健康患者短时心排出量增加，同时对患者脑静脉压和颅内压也有轻度影响。另外，截石位可致腹腔内容物头向移位，使膈肌上移，降低肺顺应性，降低患者潮气量。如果是肥胖患者或有腹腔内巨大物体(肿瘤或妊娠子宫)，由于腹内压增加，可影响静脉血回流入心脏。最后，截石位时腰椎正常生理弯曲消失，如果患者有腰疼病史，此体位可加重疼痛症状。

3. 侧卧位

侧卧位常用于胸科、腹膜后和髋关节手术。侧卧位也可影响肺功能。由于纵隔的压力、腹腔内容物对下肺不对称压力使得机械通气患者上肺过度通气。同时由于重力原因，下肺血流增加。结果造成通气/血流灌注比例失调，影响气体交换和通气。

侧卧位是肺手术和单肺通气的首选体位。当上肺塌陷时，下肺分钟通气量增加。由于分钟通气量增加，加之体位所致肺顺应性降低，为保证适宜通气量，常导致呼吸道压力增加。侧卧位时头低位可恶化患者肺功能，导致肺内分流增加。

侧卧位时有时患者身体需屈曲，以利于胸科手术肋间隙增宽或泌尿科腹膜后手术的暴露。屈曲的位置应低于髂嵴，并非侧腹部或胸廓，这样有利于下肺的通气。该体位往往采用头高位，造成血液淤积在下肢。基于上述原因，如非手术必需，不鼓励采用屈曲侧卧位。

4. 俯卧位

俯卧位常用于后颅凹、脊柱、臀部、直肠和下肢手术。俯卧位时如果保持腿与身体同一平面，对患者血流动力学影响甚微；但如果明显降低腿的位置或倾斜手术床，则明显增加或减少静脉回心血量。如果患者无明显腹内压增加，体位合适，则俯卧位对患者肺功能的影响较仰卧位或侧卧位时轻微。

5. 坐位

由于担心导致静脉气栓栓塞，坐位在临床上并不常用，但在后颅四和颈椎后路手术中采用此体位对手术者确有帮助。与俯卧位比较，采用坐位行神经外科和颈椎手术的最大优点是：清楚地外科显露，减少手术野出血，甚至减少围术期失血。对麻醉医师来说，其优点为：呼吸道易于管理，减少患者面部肿胀，改善通气，尤其是肥胖患者此优点更为明显。沙滩椅位，是坐位的一种变化，越来越频繁地应用于肩部手术，包括关节镜手术。该体位获得手术者青睐的原因是：可从前、后路径进行肩部手术，上肢活动范围大。

将患者从仰卧位改变为坐位对循环的影响非常明显。由于全身麻醉下血液淤积在下肢，患者更易发生低血压。调整患者体位、静脉输液、应用缩血管药物以及适当调整麻醉深度可减轻低血压程度和持续时间。另外，可采用弹力袜和下肢压力装置促进静脉血回流。

坐位下行脊柱后路手术或脑外科手术时，患者头和颈椎的位置与并发症的发生有关。颈椎过度屈曲可导致很多不良后果。包括阻碍动脉和静脉血流，导致脑组织低灌注和脑静脉充血。此外还影响正常呼吸。颈椎的过度屈曲还可阻塞气管插管，压迫患者舌体导致舌肥大。应用经食管超声(TEE)监测气栓发生时提醒注意，因为食管探头介于屈曲颈椎和呼吸道及气管插管之间，对喉部结构和舌体产生潜在压力。

由于手术部位高于心脏水平，加之硬脊膜静脉窦附着于颅骨不能萎陷，静脉气体栓塞成为关注焦点。如果进入循环的气体量足够大，常导致心律失常、氧饱和度下降、肺动脉高压、循环衰竭或心搏骤停。如果患者卵圆孔未闭，即使少量气体进入静脉，也可因为反常栓塞导致中风或心肌梗死。TEE 监测证实多数坐位行神经外科手术患者存在不同程度的静脉气栓。因为反常栓塞的原因，可采用对比超声心动图筛选方法调查拟于坐位下行颅脑或颈椎手术患者其房间隔是否有缺损。但卵圆孔未闭经常不能被发现。足够血容量以及应用 TEE 或经胸多普勒超声早期发现气体入血可降低静脉气体栓塞的发生率和严重程度。

麻醉期间保持患者体位需要有高度责任心，注意细节，时刻保持警觉状态。合适的体位和良好的外科手术暴露是必需的，但应时刻记得不合适的体位和生理功能改变可能对患者造成长久的伤害。任何体位都可对呼吸和循环系统生理功能产生明显影响。另外，体位相关性并发症包括展神经损伤仍然是围术期造成患者伤害的重要原因。摆放患者体位时麻醉医师、手术者和护士应通力合作，除保证手术暴露效果外尚应确保患者舒适和安全。理想的体位应处于自然状态：在没有镇静、患者清醒状态下可以很好耐受预期的手术时间。

三、全麻意外与并发症防治

（一）气管插管的并发症

包括牙齿脱落，鼻咽出血，下颌关节脱位，插管引起的心血管并发症，支气管痉挛，喉头水肿，道管扭曲堵塞，误入支气管内引起缺氧和肺不张、肺部感染等。最严重的是误插入食管内未及时发现，及喉头痉挛引起的缺氧，甚至死亡。重在预防和及时处理：合理的麻醉深度，严禁暴力，防止反复多次插管，并充分给氧保持呼吸道通畅，选择合适道管和固定正确的插管深度等。

（二）呼吸系统并发症

包括反流、窒息、呼吸道梗阻、通气量不足和肺部并发症如肺炎、肺不张等。重在预防：饱食病人应选择清醒气管插管，保持呼吸道通畅，及时解除呼吸道痉挛，足量通气，预防呼吸道感染等。

（三）循环系统并发症

包括低血压、高血压、心律失常，心肌缺血，最严重的是心搏骤停。应注意麻醉深度，补充失血量，注意缺氧和二氧化碳潴留，纠正电解质紊乱及低体温等，如出现心脏骤停应立即给予心肺复苏。

（四）苏醒延迟

可能由于缺氧、肝肾功能差或麻醉过深引过，如缺氧造成中枢损害，应及时脑复苏。

（五）气管插管失败

由于困难气道（通气困难、插管困难）所致，气管插管前应具备处理困难气道方法和紧急气道准备。

（六）术后呼吸抑制延长

一类是中枢性呼吸抑制延长，由全麻药和麻醉镇痛药的中枢抑制所致；另一类为外周性呼吸抑制延长，主要因肌松药过量或残余作用所致。应认真进行呼吸管理，并针对不同原因处理。

（七）术中知晓

指病人在术后能回忆术中的部分情景，常因肌松作用下掩盖麻醉过浅。必须重视全麻的深度，包括镇静、镇痛药的应用，有条件要加强麻醉深度的监测

四、全麻后气管拨管操作常规

手术结束后拨除气管或支气管道管，操作虽较简单，但必须考虑拨管的时机、方法、程序，防止拨管后发生误吸、喉痉挛和通气不足等不良后果。具体要求如下：

（一）拨管指症

1. 首先分析麻醉全程中使用的镇静、镇痛、肌松药的情况，包括应用次数、总量和距离术毕的时间。

2. 自主呼吸恢复，循环稳定，潮气量、每分通气量、脉搏氧饱和度属正常范围，咳嗽反射、吞咽反射恢复正常，呼唤有反应能睁眼，最好能完成指令性动作再考虑拨管。有条件应测血气做参考。

（二）拨管方法

1. 拨管前

先将气管内、口、鼻、咽喉部存留的分泌物吸引干净，气管内吸引的时间一般每次不宜超过 10 秒钟，否则可道致低氧，可按间歇吸引、轮换吸氧的方式进行。

2. 一般拨管

应先将吸引管前端略越出道管前端斜口，注意避免刺激病人呛咳。放入后将吸引管与气管道管一同徐徐拨出。也可在人工膨肺或令病人吸气时拨除气管道管。

3. 拨管困难

在过浅麻醉下拨管，偶尔可发生因喉痉挛而将道管夹紧，不能顺利拨管的情况。为避免造成严重的喉损伤，可先充分供氧，等待喉松弛后再拨管，必要时可给琥珀胆碱 0.5 mg/kg，过度通气数次后拨管，然后立即用面罩控制呼吸，直到肌松作用消失。

4. 其他特殊情况：

(1) 麻醉仍较深、咳嗽、吞咽反射尚未恢复，必须先设法减浅麻醉，估计药物代谢时间已超过，可考虑用催醒药或肌松拮抗药，待诸反射恢复后再行拨管。

(2) 饱食病人要谨防拨管后误吸。必须等待病人完全清醒后，在采取侧卧头低体位下拨管。

(3) 颜面、口腔、鼻腔手术后如存在张口困难或呼吸道肿胀者，也应等待病人完全清醒后再慎重拨管。手术时间长、创面大应保留气管道管。

(4) 颈部手术，尤其是甲状腺切除术有喉返神经损伤或气管萎陷可能者，拨管前宜先置入喉镜（或道引管），在明视下将道管慢慢退出声门，一旦出现呼吸困难，应立即重新插入道管。

（三）拨管后监测与处理

道管拨出后的一段时间内。喉头反射仍迟钝，故应继续吸尽口咽腔内的分泌物，并将头部转向一侧，防止呕吐误吸。也可能出现短暂的喉痉挛，应予吸氧，同时要密切观察呼吸道是否通畅，皮肤，黏膜色泽是否红润，通气量是否足够，脉搏氧饱和度是否正常，血压，脉搏是否平稳等，拨管后必须观察 10 分钟以上，并在麻醉单上记录拨管后生命体征情况的各项数据。遇有异常情况，应及时处理并报告上级医师或科主任；

（四）出手术室指症

手术终止并不是麻醉的结束，全麻病人必须清醒（神经外科部分病人不包括在内）并且呼吸、循环稳定，才可送回病房。为了防止病人在苏醒期间发生意外事件，有必要加强对苏醒期的观察。危重抢救性手术或病情须要严密监测的病人可入 ICU 或 PACU。病人已达苏醒评分标准，送病人回病房途中仍须严密监护病人情况，保证呼吸通畅和意外情况的急救处理。

第二节 椎管内麻醉

将局麻药注入椎管内的蛛网膜下腔或硬膜外腔，脊神经根受到阻滞使脊神经支配的相应区域产生麻醉作用，统称为椎管内麻醉。将局麻药注入硬膜外间隙产生阻滞作用，称为硬膜外阻滞。有单次和连续法两种，一般采用连续法。将局麻药注入蛛网膜下腔称为蛛网膜下腔阻滞，简称脊麻或腰麻。将脊麻和硬膜外两种技术同时应用称为蛛网膜下腔—硬膜外联合麻醉。

一、准备工作

（一）麻醉前访视

1. 了解病情和手术要求，决定穿刺部位。

2. 检查患者循环系统代偿能力是否能耐受麻醉。

3. 患者脊柱是否有畸形。

4. 穿刺部位是否有感染。

5. 既往有无局麻药过敏史。

6. 是否存在出血性疾病或使用抗凝药物，是否行凝血功能检查。

7. 向患者解释麻醉方案的细节、优点及风险。如阻滞失败或手术超出预想范围可能改为全身麻醉。

（二）物品及药物

1. 常规准备硬膜外穿刺包或腔—硬联合穿刺包，注意其有效期限。

2. 常规心电图、血氧饱和度、无创血压监护，开放周围静脉以输液给药。

3. 一旦发生全脊麻，常导致呼吸循环骤停。因此必须准备气管插管器械、给氧装置及其他急救药品。检查麻醉机，使其处于工作状态。

4. 根据具体情况准备局麻药。

5. 抽取麻黄碱、阿托品备用。

（三）麻醉前用药

为预防局麻药中毒反应，术前 1～2 小时可给予巴比妥类药或苯二氮卓类药；对阻滞平面、范围大或迷走神经兴奋型患者，可加用阿托品。

二、椎管内麻醉对生理功能的影响

（一）阻滞作用

1. 注入蛛网膜下腔的药液，可被脑脊液稀释，所以用于蛛网膜下腔阻滞局麻药的浓度较硬膜外阻滞为高；但是，因蛛网膜下腔的脊神经根是裸露的，易被阻滞，故用药总量和总容积较硬膜外为小。

2. 神经阻滞的顺序交感神经 - 温度觉 - 痛觉 - 触觉 - 运动神经 - 本体感觉。消退的顺序与阻滞的顺序相反。交感神经阻滞平面比感觉神经高 2 ～ 4 个节段，而运动较感觉平面低 1 ～ 4 个节段。临床上所指的阻滞水平为痛觉消失的平面。

（二）对机体的影响

1. 中枢神经系统

(1) 注药后有一过性的脑脊液压力升高。

(2) 局麻药逾量或大量入血可引起惊厥。

(3) 连续较长时间硬膜外阻滞可使患者出现精神症状和幻觉。

2. 心血管系统

(1) 神经性因素：阻滞交感神经，引起血管扩张，血压下降；阻滞平面高至 $T_{1～4}$ 或 T_5，心脏交感神经纤维麻痹，心率缓慢，射血力量减弱。

(2) 药理性因素：局麻药吸收后，对平滑肌产生抑制，同时阻滞 β 受体而致心排血量减少，酸血症时抑制作用更严重；肾上腺素吸收后兴奋 β 受体，心排血量增加，周围阻力下降。

(3) 局部因素：局麻药注入快，脑脊液压力升高，致短暂血管张力及心排血量反射性升高。

3. 呼吸系统

(1) 感觉阻滞达到 $T_{2～4}$，或颈部，因膈肌受累，肺活量下降。

(2) 感觉阻滞平面相同时，利多卡因及丁哌卡因对呼吸影响最小。局麻药浓度决定其对运动神经纤维的影响。

(3) 老年、体弱或肥胖患者，术前用药及辅助用药过量，手术操作如开腹、脏器牵引、填塞，以及手术体位等因素都在不同程度上干扰通气，加重硬膜外阻滞对呼吸功能的影响。

4. 消化系统交感神经被阻滞，迷走神经兴奋性增强，胃肠蠕动亢进，容易产生恶心呕吐。硬膜外阻滞时胃黏膜内 pH 升高，术后持续用硬膜外阻滞对胃黏膜有保护作用。

5. 泌尿系统膀胱内括约肌收缩，膀胱逼尿肌松弛，使膀胱排尿功能受抑制，导致尿潴留，患者常需使用尿管。

三、蛛网膜下腔阻滞，临床上亦称腰麻或脊麻

（一）适应症

会阴、直肠肛门、下肢及下腹部手术，一般手术时间 < 3 小时。

（二）禁忌症

表 8-1 蛛网膜下腔阻滞的禁忌症

绝对禁忌症	相对禁忌症
病人拒绝	中枢神经系病变
穿刺部位有炎症	脊柱外伤骨折
难以纠正的低血容量	穿刺有困难
脊柱解剖异常	无法放置操作体位
颅内高压	不合作或手术时间难预料

出凝血功能异常	

（三）术前访视除常规外，重点检查穿刺部位，并估计是否穿刺会遇到困难。

（四）蛛网膜下腔阻滞分类

1. 局麻药比重

所用药液的比重高于、相近或低于脑脊液比重分别称重比重液等比重和轻比重液腰麻；

2. 给药方法

有单次和连续法，连续法是用道管置入蛛网膜下腔，分次给药，可使麻醉状态维持较长时间。

（五）穿刺术

常用旁正中法，穿刺点为 $L_{3\sim4}$ 或 $L_{2\sim3}$，目前常用丁哌卡因 7.5 ～ 15 mg 稀释至 3 ～ 5 ml 注入。

（六）常用药物及最大剂量

表 8-2　常用药物及最大剂量

常用药物	最大剂量 (mg)
丁哌卡因	15
丁卡因	10
罗哌卡因	20

（七）不同比重药液的配置方法

重比重液：在局麻药中加入 50% 的葡萄糖 0.1 ～ 0.2 ml，用脑脊液稀释至 3 ～ 4 ml，使葡萄糖的浓度低于 5%；

等比重液：用脑脊液将局麻药稀释至 3 ～ 4 ml；

轻比重液：用生理盐水将局麻药稀释至 3 ～ 4 ml。

在局麻药中也可按须加入阿片类药物和缩血管药物，阿片类药物的剂量是硬膜外腔的 1/10，如吗啡 0.1 ～ 0.2 mg；缩血管药物如麻黄碱 30 mg。

（八）影响蛛网膜下腔阻滞平面的因素

1. 药物用量

2. 药液比重

3. 病人体位

4. 局麻药弥散性与穿透性

5. 穿刺部位

6. 注射容积与速率

7. 穿刺针斜口的方向

8. 病人的特点如老人、产妇、肥胖者及腹内压增高等。

（九）麻醉管理

1. 阻滞平面低于 T_{10} 可称安全，即使心肺功能不全病人亦可选用；

2. 准确测定记录上界阻滞平面，注意平面"固定"后再扩散。如鞍麻采用重比重液，手术取头低位，平面会逐步向上扩散；

3. 血压下降与病人情况及阻滞平面呈正相关，高血压和血容量不足的病人更易发生。平面超过 T_4 易出现低血压和心动过缓。处理：快速输注晶体液并静注麻黄碱 5～6 mg，心动过缓可静注阿托品 0.3～0.5 mg；

4. 呼吸抑制多发生在高平面阻滞，应立即面罩给氧，必要时静脉注射镇静药物后作辅助呼吸或控制呼吸；

5. 恶心呕吐常见原因有麻醉平面过高造成低血压、迷走神经亢进或手术操作牵拉腹腔内脏等，应针对原因采取相应的治疗措施；

6. 手术结束测阻滞平面是否开始消退，平面消退至 T_8 方可送回病房。送病人回病房时应注意血压，防治体位性低血压，并及时随访感觉与运动完全消退时间。

（十）如穿刺过程中反复出现异感或脑脊液回抽不畅应放弃蛛网膜下腔阻滞。

（十一）术后并发症

术后头痛头痛发生与穿刺针穿破硬脊膜和蛛网膜，脑脊液流失有关。

预防：

1. 头痛发生与硬膜穿破后遗留的孔径大小，脑脊液流失的多少有关。使用 25 G 穿刺针后头痛发生率仅 1～2%；

2. 提高一次穿刺成功率；

3. 尽量选用旁正中进针，使硬膜与蛛网膜针孔不在同一垂直线，利于相互覆盖，封住穿刺孔。

治疗：

1. 向病人说明一般于 1～2 周内可自愈；

2. 卧床休息；

3. 饮用可口可乐 1.25 升／天

4. 安钠咖 500 mg+ 林格氏液 1 000 ml 静注每日一次连续 3～5 天；

5. 口服镇静镇痛药，如地西泮 10 mgt，i.d，哌替啶 50 mgi.mprn；

6. 自体血液 (15 ml) 填充，一般无此必要。

四、硬膜外阻滞

是目前国内最常用的麻醉方法，主要用于胸壁、腰背、腹部、下肢及会阴部手术。也可与全麻联合用于胸内及腹部大手术。

（一）操作步骤

1. 穿刺针

17 G 穿刺针；

2. 病人体位

多采用左侧卧位，使棘突间隙有足够的分离，保持病人脊柱充分地向后弯曲，枕头高低要恰当；

3. 常见手术穿刺点的选择

表 8-3 常见手术穿刺点的选择

部位	手术	穿刺间隙（向上置管）
胸内	食道、肺	T7 ～ 8 复合全麻
上腹部	胆道、胃、肝、脾和胰	T8 ～ 9 或 T9 ～ 10
中腹部	小肠、结肠、乙状结肠	T10 ～ 11
下腹部	阑尾切除	T10 ～ 11
腰部	肾、肾上腺、输尿管上段	T10 ～ 11
经腹会阴	直肠癌	T10 ～ 11 加 L3 ～ 4
盆腔	全子宫	L2 ～ 3 或 L3 ～ 4
下肢		L2 ～ 3 或 L3 ～ 4
会阴	肛门会阴部手术	L4 ～ 5 或骶管

4. 穿刺术

一般采用旁正中穿刺法。必须强调无菌操作和不接触技术，即穿刺针尖端和道管前端均不要与手套接触。

(1) 在下一个棘突的上缘，离正中纵线 1 ～ 1.5 cm 处，用 1% 利多卡因作皮丘，并逐层浸润皮下、肌肉组织直至椎板骨膜，然后探寻椎间隙，了解穿刺针进针方向和皮肤至椎板的距离；

(2) 用粗针在皮肤上戳孔，经此孔将 17 G 穿刺针插入，直达椎板。按原试探的方向进针到黄韧带 (用 2 ml 带生理盐水的针筒测试有明显的黄韧带阻力感)，继续缓慢进针可有阻力消失的突破感，提示已进入硬膜外间隙；

(3) 取出针芯。用 2 ml 空针盛生理盐水并留小气泡测试，若阻力已经消失，症实穿刺成功。

(4) 将道管沿穿刺针置入硬膜外间隙，深度为 4 ～ 7 cm。若置管不顺须将道管退出时，应与穿刺针一同退出，切不可单独退出道管，以防道管切断。

(二) 常用局麻药

常用利多卡因、丁卡因、丁哌卡因和罗哌卡因，药液内加肾上腺素 1:20 万浓度。

1. 利多卡因

一般用 1.5 ～ 2% 浓度，起效时间 5 ～ 8 分钟。作用维持时间约 1 ～ 1.5 小时。

2. 丁卡因

0.25% ～ 0.3% 浓度，起效时间 10 ～ 20 分钟，维持时间 1.5 ～ 2 小时；

3. 丁哌卡因

一般用 0.5% 浓度，起效时间 7 ～ 10 分钟，维持时间 3.5 小时；

4.1% 利多卡因

与 0.15 ～ 0.2% 混合液，起效类似利多卡因，维持时间 1.5 ～ 2 小时。所有局麻药用于硬膜外阻滞时，其维持时间较神经阻滞为短；

5. 具体使用胸壁手术和乳癌根治 1% 利多卡因 +0.15% 丁卡因或 0.25 ～ 0.375% 丁哌卡因；胸腔内手术 0.375 ～ 0.5% 丁哌卡因或 1% 利多卡因 +0.2% 丁卡因合并浅全麻；腹部手术 1.6%

利多卡因 +0.2% 丁卡因或 0.5 ～ 0.75% 丁哌卡因；下肢及会阴部手术 1% 利多卡因 +0.2% 丁卡因或 0.5% 丁哌卡因。

（三）麻醉管理

1. 给药方法

硬膜外阻滞较蛛网膜下腔阻滞在用药的容积和剂量大 3 ～ 5 倍。如将如此大量的药物误入蛛网膜下腔，必将产生严重后果，因此不论单次或连续均必须采用试验剂量与分次给药方式。第一次剂量为 3 ～ 5 ml，观察 5 ～ 7 分钟，若无蛛网膜下腔阻滞表现，则每间隔 5 分钟注药 3 ～ 5 ml。试验剂量与追加剂量的和称首次总量或初量。此后一般 1 ～ 1.5 小时再次追加局麻药，剂量为初量的 1/2 ～ 1/3；

2. 测试麻醉平面

注试验剂量后若无蛛网膜下腔阻滞症状，多数仅有轻度感觉减退，而无完全的阻滞平面，因此不必过多地对病人测试。随着用药量增加，一般于 10 ～ 15 分钟才会出现较完全的平面，依此调节用药初量。若平面出现早而完全，常提示药液散布广，应酌减用药量。测试阻滞平面时不应暗示病人。麻醉阻滞完全，预计效果良好才能开始消毒、手术；

3. 影响阻滞范围的因素

(1) 局麻药的容积大，浓度高则阻滞范围广；

(2) 穿刺间隙：胸段比腰段扩散广；

(3) 道管插入的深度和方向；

(4) 注药的方式：一次集中注入则麻醉范围较广，分次小量注入则范围小；

(5) 注药速度和病人体位；

(6) 老年、动脉硬化、产妇、失水、体质差的病人较健康者阻滞范围广。

4. 辅助用药

中上腹手术当探查、牵拉内脏时，病人常有不同程度的不适、内脏牵拉痛、恶心、呕吐等。切皮前常规哌替啶 50 mg+ 氟派啶 5 mg 肌注或分次静脉注射，咪哒唑仑 1 ～ 2 mg 或硫喷妥钠 50 ～ 75 mg 静脉注射。内脏探查时可按须追加芬太尼 0.05 mg，必要时氯胺酮 10 ～ 20 mg 静注。原则上应保持病人安静，浅睡眠状态；

5. 关腹

椎管内麻醉肌松良好，一般关腹不应有问题。但当外科手术时间冗长，肠腔胀气，麻醉效果又略差时，腹膜脆而易撕裂，局麻又无法使腹肌满意松弛，可在充分准备和上级医生在场的情况下，静注琥珀胆碱 15 ～ 20 mg，并按须追加 5 ～ 10 mg，同时纯氧面罩辅助或控制呼吸；

（四）麻醉期间并发症

1. 局麻药毒性反应

药物一次用量超过限量或药液误入血管，尤其要注意 0.75% 丁哌卡因对心血管的毒性；

2. 血压下降

血压低，心率慢可静注麻黄碱 5 ～ 6 mg，快速输注晶体液或血浆代用品。血压低，心率快可静注去氧肾上腺素 0.1 mg；

3. 呼吸抑制

椎管内麻醉的潜在危险是对呼吸的抑制。平面达 T_2 时，通气储备功能明显下降。平面越高，影响越大，可出现反常呼吸，应常规面罩给氧，密切注意病人的呼吸和意识状态，必要时作辅助呼吸；

4. 全脊麻

由于大量局麻药误入蛛网膜下腔，是引起死亡的主要原因。若能及时发现并有效地进行人工通气和维持循环功能，可不造成严重后果，一旦发生心搏骤停应立即心肺复苏，以挽救病人生命。

(五) 术后并发症

1. 神经损伤

多为脊神经根损伤，术后出现该神经根分布区疼痛或感觉障碍，一般预后较好；

2. 硬膜外血肿

常难预料，对有凝血机制障碍或正在抗凝治疗中的病人，若发现麻醉作用持久不消退应及早作出诊断，尽快 (8 小时内) 清除血肿；

3. 感染

罕见，多为全身感染的一部分。预后取决于及早诊断和治疗；

4. 道管折断体内

一般不必急于外科手术取出。

(六) 其他

1. 硬膜外阻滞失败

硬膜外阻滞的成败与脊神经阻滞的范围和程度密切相关。失败原因包括麻醉选择不当，更多见于硬膜外穿刺失败，道管位置欠佳或不在硬膜外间隙。此外还有阻滞范围不能符合手术要求等。若手术尚未开始可重新穿刺，一旦手术开始应按实际情况更改麻醉方式；

2. 异感

多因穿刺针偏离正中或过深，轻则伤及神经根，重则刺伤脊髓引起出血压迫，道致截瘫，后果严重。进针或置管时有一过性异感，多无不良后果；如进针时有异遇有强烈触电般异感、疼痛久久不能减轻或消失，应立即放弃硬膜外阻滞，更改其他麻醉方式。术后加强随访，按须用激素和利尿脱水治疗；

3. 误入血管

硬膜外间隙有丰富的静脉丛，穿刺针可误入静脉，偶见血从针孔滴出，应调整方向或更换间隙重行穿刺。更为常见的是置管过程中见血从道管中流出，遇此则退出穿刺针，向道管内注少量生理盐水，然后边退道管边轻轻回抽并反复注生理盐水，直到无回血为止，且肯定道管在硬膜外间隙。随后可注入含肾上腺素局麻药 4～5 ml，判断道管是否依然在血管内。若麻醉作用明确，可追加局麻药，否则应拨出道管重新穿刺；

4. 不慎刺破硬膜或道管误入蛛网膜下腔

若手术低于中下腹，病人情况良好，可行连续蛛网膜下腔阻滞。上腹部手术，可将穿刺针退至硬膜外间隙置管或改上一个间隙重行穿刺置管。由于硬膜存在破口，既要警惕过多药量渗入蛛网膜下腔造成广泛的硬膜外阻滞，也要了解由于脑脊液外流稀释局麻药而使硬膜外阻滞平面出现慢而且不完全。上胸段穿刺一旦刺破硬膜原则上放弃采用硬膜外阻滞，改全麻。

五、骶管麻醉

是硬膜外阻滞的一种，将局麻药经骶裂孔注入骶管腔内。适用于直肠、肛门和会阴部手术。

（一）穿刺方法

病人取俯卧位，髋部垫高。先摸清尾骨尖，沿中线向头端方向触摸，约 4 cm 处可触及一个有弹性的凹陷，即为骶裂孔，在孔的两旁可触到蚕豆大的骨质隆起为骶角，两骶角联线的中点即为穿刺点。可用 7 号针接 5 ml 空针内含 0.5 ～ 1% 利多卡因局麻药先作皮丘，穿刺针垂直刺过皮肤边进针边注药，针尖略指向头端，当针刺过骶尾韧带有突然阻力消失的落空感，即已进入骶管腔。

（二）常用药

1.5% 利多卡因、0.375 ～ 0.5% 丁哌卡因或 1% 利多卡因 +0.15% 丁卡因等。均含肾上腺素 1:20 万，成人用量一般 20 ～ 25 ml 为限。

第三节　神经阻滞麻醉

神经阻滞亦称传导阻滞或传导麻醉，是将局麻药注射到神经干、丛或神经节旁，暂时地阻滞神经的传导功能，从而麻醉该神经支配的区域，达到手术无痛的方法。

一、颈丛神经阻滞

（一）生理解剖

颈神经丛由脊神经的前支组成，每一神经出椎间孔后，从后方越过椎动脉和椎静脉向外延伸到达横突尖端时分为前支和深支，在胸锁乳突肌后联结成网状，即为颈神经丛。颈神经丛浅支在胸锁乳突肌后缘中点穿出深筋膜，向前、向上及向下分布于颌下和锁骨以上整个颈部、枕部区域的皮肤及浅层组织。供应头颈及胸肩的后部，供应区如披肩状。颈深支多分布于颈前及颈侧方的深层组织中，

主要支配颈侧面及前面的区域。

（二）颈浅丛神经阻滞

1. 适应证

颈部浅表部位的手术。

2. 定位

(1) 患者仰卧位、去枕，头偏向对侧，在胸锁乳突肌后缘中点作标记，即为穿刺点，若胸锁乳突肌摸不清，可先令患者抬头使胸锁乳突肌绷紧，则可清晰见其后缘。

(2) 患者体位如前，同侧颈外静脉与胸锁乳突肌交点外上各 1 ～ 1.5 cm 处作标记，定为穿刺点。

3. 操作常规

皮肤消毒，用 22 G 穿刺针刺入皮肤，缓慢进针直至出现落空感后表示针尖已穿透肌筋膜，

回抽无血，将 3 ～ 5 ml 局麻药注射入肌筋膜下即可。也可再用 5 ～ 10 ml 局麻药液在颈阔肌表面 (胸锁乳突肌浅表面) 再向乳突、锁骨上和颈前方向作局部浸润，以分别阻滞枕小、耳大、颈横和锁骨上神经。

(三) 颈深丛神经阻滞

1. 适应证

颈部较深手术。

2. 禁忌证

禁忌同时行双侧颈深丛阻滞，以防双侧膈神经或喉返神经阻滞发生呼吸困难。

3. 定位

患者仰卧，头偏向对侧，双上肢紧贴身体两侧，在乳突尖与锁骨中线中点作一连线，此线中点，即第 4 颈椎横突位置，该点一般在胸锁乳突肌后缘与颈外静脉交叉点附近，乳突尖下方 1 ～ 1.5 cm 处为第二颈椎横突，2 ～ 4 横突间为第三颈椎横突，在 2、3、4 横突处分别作标记。

4. 操作

患者取平卧位，常规消毒皮肤，头去枕并转向对侧，充分暴露胸锁乳突肌，颈外静脉和甲状软骨。穿刺点选在胸锁乳突肌外缘与颈外静脉交叉点附近 (相当于甲状软骨上缘水平)，即第 4 颈椎横突处。常规皮肤消毒后，戴无菌手套，用左手拇指抵住第 4 颈椎横突结节，用 22 G 穿刺针垂直于皮肤进针，直刺横突结节，碰到骨质，固定针头，回吸无血及脑脊液即可注射局麻药 3 ～ 5 ml，即阻滞颈深丛。也可应用改良颈丛阻滞法，即以第 4 颈椎横突做穿刺点，当穿刺针抵达第 4 颈椎横突后，一次性注入局麻药 10 ～ 15 ml。

颈丛神经阻滞常用局麻药有 0.25% 布比卡因、0.25% 罗哌卡因和 1% 利多卡因，也可用混合液，总剂量不能超过所用局麻药的一次最大限量。

5. 注意事项

(1) 在穿刺之前应备好各种抢救药品及设备。

(2) 注药前一定要反复回吸，确认无血及脑脊液后再注药。如注药量较大，在注药过程中也要回吸几次，以防针的位置变动。

(3) 进针方向尽量由上向下，避免与椎间孔平行或由下向上穿刺。

(4) 进针不要过深，最好是由左手拇指尖抵住横突结节来引导穿刺方向及深度。

(5) 注药过程中应密切观察患者的反应，如出现异常，应立即停止注药，并紧急对症处理。

6. 常见并发症

(1) 高位硬膜外阻滞或全脊髓麻醉：系局麻药误入硬膜外间隙或蛛网膜下腔所致。穿刺针误入椎管的原因，一是进针过深，二是进针方向偏内偏后。表现为呼吸抑制，严重者可发生心搏骤停。故应该使用短针，进针切勿过深。

(2) 局麻药的毒性反应：主要因局麻药误注入血管所致，椎动脉在其邻近，易被误刺，穿刺时深度限定在横突，注药时反复抽吸，由于颈部血管丰富，局麻药吸收迅速，所以用药量应严格控制。

(3) 膈神经阻滞：膈神经主要由第 4 颈神经组成，同时包括第 3 及第 5 颈神经的小分支，颈深丛阻滞常累及膈神经，出现呼吸困难及胸闷，应给予吸氧多能缓解。如若局麻药浓度过高，膈神经麻痹时，应进行人工辅助呼吸。

(4) 喉返神经阻滞：患者发声嘶哑或失声，甚至呼吸困难，主要是针刺太深使迷走神经被阻滞所致。

(5) 霍纳综合征：表现为阻滞侧眼睑下垂，瞳孔缩小，眼球下陷，眼结膜充血、鼻塞、面部微红及无汗，系交感神经阻滞所致。

(6) 椎动脉损伤引起出血。

二、臂丛神经阻滞

（一）解剖

1. 臂丛神经

是由 $C_{5\sim8}$ 及 T_1 脊神经的前支组成，是支配整个手、臂运动和绝大部分手、臂感觉的混合神经，有时亦接受 C_4 或 T_2 脊神经前支分出的小分支。其中 $C_{5\sim6}$ 神经合成上干，C_7 神经延续为中干，C_8 及 T_1 神经合成下干，各神经干均分成前、后两股，在锁骨中点后方进入腋窝。5根、3干、6股组成臂丛锁骨上部。

臂丛的5条神经根在锁骨下动脉的上方，共同经过斜角肌间隙向外下方走行，各条神经根分别经相应椎间孔穿出，其中第5、6、7颈神经前支沿相应横突的脊神经沟走行，在椎动脉的后方通过斜角肌间隙。

三支神经干从斜角肌间隙下缘穿出，伴同锁骨下动脉一起向前、向外、向下延伸，行至锁骨与第一肋骨之间，每个神经干分成前后两股，在锁骨中点的后方，经腋窝顶进入腋窝，在腋窝各股神经又重新组合成束，三个后股在腋动脉的后侧形成后束，分出上、下肩胛神经、胸背神经、腋神经等分支，其末端延长为桡神经。

下干的前股延伸形成内侧束，位于腋动脉的内侧，分出臂内侧神经和前臂内侧神经及正中神经内侧头。上、中干的前股形成外侧束，分出胸前神经、肌皮神经及正中神经外侧头。三束和腋动脉共同包在腋血管神经鞘内。

2. 适应证

臂丛神经阻滞适用于上肢及肩关节手术或肩关节复位。

3. 臂丛包裹在连续相通的筋膜间隙中，故通过任何途径注入局麻药，只要有足够容量注入筋膜间隙，理论上都可使全臂丛阻滞，因此临床中可根据手术所需选择不同途径来进行臂丛阻滞。

（二）阻滞方法

臂丛神经阻滞常用的方法有肌间沟阻滞法、腋路阻滞法、锁骨上阻滞法和锁骨下血管旁阻滞法。

1. 肌间沟阻滞法

(1) 定位：患者去枕仰卧位，头偏向对侧，上肢紧贴体旁，手尽量下垂，显露患侧颈部。令患者抬头，显露胸锁乳突肌的锁骨头，在锁骨头的后缘平环状软骨处可触摸到一条肌肉即前斜角肌，前斜角肌后缘还可摸到中斜角肌，前、中斜角肌间的间隙即为肌间沟，臂丛神经即从此沟下半部经过。斜角肌间隙上窄下宽呈三角形，该三角的下部即肩胛舌骨肌。在环状软骨水平线与肌间沟交汇处，即为穿刺点。在此点用力向脊柱方向压迫，患者可诉手臂麻木、酸胀或有异感，若患者肥胖或肌肉欠发达，肩胛舌骨肌摸不清，即以锁骨上 2 cm 处的肌间沟为穿刺点。

(2) 麻醉操作：颈部皮肤常规消毒，右手持 22 G 穿刺针于穿刺点垂直进入皮肤，略向脚侧推进，直到出现异感或触及横突为止，出现异感为较为可靠的标志，可反复试探两到三次。以找到异感为好，若无异感只要穿刺部位及方向、深度正确，也可取得良好的阻滞效果。穿刺成功后，回抽无血及脑脊液，成人一次注入局麻药 20 ～ 25 ml。

(3) 优点：易于掌握，对肥胖及不易合作的小儿也适用，上臂、肩部及桡侧阻滞好，不易引起气胸。

(4) 缺点：尺神经阻滞迟、需增大药量才被阻滞，有时尺神经阻滞不全；有误入蛛网膜下腔或硬膜外间隙的可能；有损伤椎动脉的可能；不易同时进行双侧阻滞，以免双侧膈神经及喉返神经被阻滞。

2. 腋路阻滞法

(1) 定位：患者仰卧，头偏向对侧，患肢外展 90°，屈肘 90°，前臂外旋，手背贴床，呈"敬礼"状。先在腋窝处摸到动脉搏动，取腋动脉搏动最强处作为穿刺点。

(2) 麻醉操作：皮肤常规消毒，左手示指按在腋动脉上作为指示，右手持 22 G 穿刺针，斜向腋窝方向刺入，穿刺针与动脉呈 20° 夹角，缓慢推进，直到刺破纸样的落空感，表明针尖已刺入腋部血管神经鞘 . 松开针头，针头随动脉搏动而摆动，说明针已进入腋鞘内。此时患者若有异感或可借助神经刺激器来证实，但无异感时不必反复穿刺寻找异感。穿刺成功后左手固定针头，右手接注射器回抽无血液，即可一次注入局麻药 30 ～ 35 ml。注射完毕后拔出穿刺针，腋部可摸到一梭状包块，证明局麻药注入腋鞘，按摩局部，帮助药物扩散。患者会诉说上肢发麻发软，前臂不能抬起，皮肤表面血管扩张。

(3) 优点：腋路臂丛神经阻滞的优点在于臂丛神经均包在血管神经鞘内，因其位置表浅，动脉搏动明显，易于定位穿刺，不会发生气胸，不会阻滞膈神经、迷走神经或喉返神经；无药物误入硬膜外间隙或蛛网膜下腔的可能性，因此安全性较大。

缺点有上肢外展困难及腋部有感染或肿瘤患者不能使用，上臂阻滞效果较差，不适用于肩关节手术及肱骨骨折复位等。局麻药毒性反应率高，多因局麻药量大或误入血管引起，所以注药时要反复回抽，确保针不在血管内。

3. 锁骨上阻滞法

肩下垫一薄枕，去枕转向对侧，被阻滞侧手尽量下垂。于锁骨中线上方 1 ～ 1.5 cm 处刺入皮肤，向后、内、下方推进，直达第 1 肋，在肋骨上寻找异感，回抽无血无气体即注入局麻药 20 ～ 25 ml，不宜超过 30 ml。在寻找第一肋骨时针勿刺入过深，以免造成血气胸。

4. 锁骨下血管旁阻滞法

点在锁骨上方，先找到斜角肌肌间沟，在肌间沟最低处摸到锁骨下动脉搏动点并压向内侧，在锁骨下动脉搏动点的外侧进针，针尖朝脚方向直刺，沿中斜角肌内侧缘推进，出现落空感再稍深入即出现异感。此法容易出现气胸、星状神经节及膈神经阻滞等并发症。

(三) 臂丛神经的阻滞的常见并发症及处理

1. 气胸或张力性气胸损伤

胸膜或肺组织出现胸痛、咳嗽、呼吸困难或大气管偏向健侧，应立即胸腔穿刺抽气，并进行胸腔闭式引流。

2. 急性局部麻药中毒反应

应控制用药量，避免误入血管。阻滞过程应有急救措施准备，免出意外。

3. 出血及血肿

各种径路穿刺时避免损伤、刺破颈内外静脉、锁骨下动脉、腋动静脉等，引起出血，如伤及血管应立即拔针，局部压迫再试行改变方向进针，或延期阻滞，密切观察患者。

4. 全脊髓麻醉

因肌间沟法阻滞时向内进针过深，致使针尖误入椎间孔而至椎管内，应指向对侧腋窝顶的方向，进针不易过深。

5. 膈神经阻滞

发生于肌间沟法或锁骨上法，当出现胸闷、气短、通气量减少时，应给氧并辅助呼吸。

6. 声音嘶哑

可能阻滞喉返神经。

7. 霍纳综合征

多见于肌间沟阻滞法，由于星状神经节阻滞所引起。

总之，在阻滞过程中宜密切观察监测呼吸、循环功能的变化。

三、上肢神经阻滞

上肢神经阻滞主要适用于前臂或手部的手术，也可以作为臂丛神经阻滞不全的补助方法。主要包括正中神经阻滞、尺神经阻滞和桡神经阻滞。可以在肘部阻滞，亦可以在腕部阻滞。

1. 正中神经阻滞

(1) 解剖：正中神经主要来自颈$_6$～胸$_1$脊神经根纤维，于胸小肌下缘处由臂丛的内侧束和外侧束分出，两根夹持腋动脉，在腋动脉外侧合成正中神经。支配手掌桡侧半及桡侧三个半手指的皮肤。

(2) 肘正中神经阻滞

1) 定位：前臂伸直、肘面向上，在肱骨内外上髁之间划一横线，该线上肱二头内肌腱缘与内上髁之间的中点即为穿刺点。

2) 阻滞方法：皮肤消毒后，穿刺点作皮丘，取 22 G 针经皮丘垂直刺入皮下，直到出现异感，可反复作扇形穿刺必能找到异感，出现异感后固定针头，注入局麻药 5 ml。

(3) 腕部正中神经阻滞

1) 定位：患者手掌向上平放，在桡骨茎突平面，横过腕关节划一横线，横线上桡侧腕屈肌腱和掌长肌之间即为穿刺点，让患者握拳屈腕时，该二肌腱更清楚。

2) 阻滞方法：皮肤消毒后，穿刺点作皮丘，取 22 G 针垂直刺入皮肤，穿过深筋膜后，缓慢进针，直到出现异感，固定针头，注射局麻药 5 ml。

2. 尺神经阻滞法

(1) 解剖：尺神经起源于臂丛的内侧束，主要由颈 8～胸 1 脊神经纤维组成。尺神经沿上臂内侧肱二头肌与肱三头肌间隔下行。支配手掌尺侧半及尺侧一个半手指掌侧面皮肤。

(2) 肘部尺神经阻滞

1) 定位：前臂屈曲 90°，在肱骨内上髁与尺骨鹰嘴之间的尺神经沟内，可扪及尺神经，按压尺神经，患者多有异感，该处即为穿刺点。

2) 阻滞方法：皮肤消毒后，穿刺点作皮丘，取一 23 G 针刺入皮肤，针与神经干平行，沿神经沟向心推进，出现异感后固定针头，注入局麻药 5 ml。

(3) 腕部尺神经阻滞

1) 定位：从尺骨茎突水平横过腕部划一横线，相当于第二条腕横纹，在此线上尺侧腕屈肌肌腱的桡侧缘即为穿刺点，患者握拳屈腕时此肌腱更清楚。

2) 阻滞方法：皮肤消毒后，穿刺点作皮丘，取一 23 G 针自皮丘垂直刺入，有异感时固定针头注入局麻药 5 ml，找不到异感时，可向尺侧腕屈肌腱深面注药，但不能注入肌腱内。

3. 桡神经阻滞法

(1) 解剖：桡神经发自臂丛神经后束，缘于颈 5 ～ 8 及胸 1 脊神经。桡神经在腋窝内位于腋动脉后方，折向下后外方，走入肱骨桡神经沟内，于肱骨外上髁上方约 10 cm 处，绕肱骨走向前方，至肘关节前方分为深浅两支。桡神经在手部分布于腕背、手背桡侧皮肤及桡侧三个半手指背面的皮肤。

(2) 肘部桡神经阻滞

1) 定位：前臂伸直、掌心向上，在肱骨内外髁间作一横线，该横线上肱二头肌腱外侧 1 cm 处即为穿刺点。

2) 阻滞方法：皮肤消毒后，穿刺点作皮丘，取一 23 G 针垂直刺向肱骨，寻找到异感，必要时作扇形穿刺寻找，有异感后注入局麻药 5 ml。

(3) 腕部桡神经阻滞：腕部桡神经并非一支，分支多而细，在桡骨茎突前端处作皮下浸润，并向掌面及背面分别注药，在腕部形成半环状浸润即可。

四、下肢神经阻滞

(一) 坐骨神经阻滞

1. 解剖

坐骨神经为骶神经丛的重要分支，是全身最大的神经，大多数以单一干出梨状肌下孔至臀部，位于臀大肌的深面、股方肌浅面，经坐骨结节与股骨大转子之间入股后区，在股后下 1/3 处分为腓总神经和胫神经，坐骨神经在股骨大转子和坐骨神经结节之间定位和阻滞。

2. 定位

患者侧卧，患肢在上，自股骨大转子到髂后上棘作一连线，再与此线的中点作一直线，该垂直线与股骨大转子到骶裂孔的连线相交处即为穿刺点。

3. 阻滞方法

皮肤消毒，穿刺点作皮丘，取长 8 ～ 10 cm 22 G 穿刺针，经皮丘垂直刺入，缓慢推进直到出现异感。若无异感可退针少许，向上或向下斜穿刺，出现异感后注入局麻药。

(二) 股神经阻滞

1. 解剖

股神经发自腰丛，于髂筋膜深面经肌腔隙入股三角。在腹股沟韧带处，于股动脉外侧下行，与股动脉之间有髂耻筋膜相隔。

2. 定位

患者平卧，髋关节伸直，在腹股沟韧带下方摸到股动脉搏动，股动脉的外侧缘处即为穿刺点。

3. 阻滞方法

患者取仰卧位，在腹股沟韧带中点下缘，股动脉搏动点的外侧 1 cm 处进针，垂直刺入即可找到异感，回吸无血即可注入 0.5% 利多卡因或 0.25% 布比卡因 10～15 ml。

五、肋间神经阻滞

肋间神经的皮支，在胸腹壁皮肤的分布有明显节段性。第 2 肋间神经分布于胸骨角平面，第 4 肋间神经分布于乳头平面，第 6 肋间神经分布于剑突平面，第 8 肋间神经分布于肋弓平面，第 10 肋间神经分布于脐平面，第 12 肋下神经分布于脐与耻骨联合上缘连线中点平面。

1. 操作

自肋骨下缘进针，针尖稍向上方刺到肋骨骨面后，改变方向使针尖沿肋骨下缘滑过，再进入 0.2～0.3 cm 即到注药处。穿刺进针时务必谨慎小心，以防刺破胸膜造成气胸。

2. 适应证

适用于肋间神经痛、胸部手术后痛、腹部手术后痛、肋骨骨折疼痛、带状疱疹疼痛等的治疗。

六、星状神经节的阻滞

（一）操作

1. 取仰卧位，颈下垫薄枕，稍伸展颈部，令患者轻轻张口，以消除肌紧张。

2. 穿刺点，在胸锁关节上方 2.5 cm 处，即两横指处，离正中线 1.5 cm 外侧。

3. 穿刺针，长约 3.5 cm，7 号针或 5 号针。

4. 用左手示指和中指在胸锁乳突肌内缘，把颈总动脉挤向下侧，与气管分开，用中指触及第 6 颈椎横突的前结节，由此向尾侧 1.3 cm 处稍向内侧(^ 横突基底部刺入。

5. 将针尖推进至横突基底部，碰骨质后，固定针，抽吸实验后，注入 1% 利多卡因 10 ml 或 0.25% 布比卡因 10 ml。

6. 如果针尖未碰骨质而通过横突之间进入时，可刺激脊神经，因而疼痛向上肢等处放散，表示针尖过深。

7. 随意用破坏药是很危险的，若有需要，应行胸交感神经节阻滞为好。

（二）适应证

1. 头、颈面部脑血管挛缩，脑血栓、血管性头痛，肌收缩性头痛、非典型性面部痛等。

2. 上肢、胸肩部带状疱疹，颈肩臂综合征，胸廓出口综合征，外伤性血管闭塞，反射性交感神经萎缩症，上肢神经麻痹、肩肘炎、多汗征。

3. 肺、气管肺栓塞、肺水肿、支气管哮喘。

4. 心脏心绞痛、心肌梗死、冠状动脉搭桥术后高血压。

（三）并发症

1. 药物误入血管。

2. 血气胸。

3. 喉返神经阻滞导致声音嘶哑、无声。

4. 臂丛被阻滞导致上肢麻痹。

5. 硬膜外、蛛网膜下腔阻滞。

第四节 日间手术的麻醉

目前，多种手术可以在门诊行日间手术。原则上日间手术的病种应该选择创伤小、对生理影响少、术后不会发生严重并发症的手术。因此，能在 3 小时内完成，估计术中失血少于 500 ml，无手术和麻醉后并发症的手术均可在门诊进行。接受日间手术的患者和手术的范围不断地扩大，患者的病情越来越复杂，术前评估和术前准备方面应该更加重视，以减少不必要的住院和推迟手术。

一、日间手术的适应证

1. 全身健康状况属

ASA Ⅰ～Ⅱ级，如为Ⅲ～Ⅳ级患者，需在术前病情得到良好控制达 3 个月及以上。

2. 择期手术时间不宜超过 3 小时。

3. 患者术后一般不会发生出血、呼吸道阻塞、排尿困难或软组织肿胀压迫气管和肢体血运等并发症的手术。

4. 适于早期起床活动的手术。

5. 患者年龄不宜过高。高龄患者术后容易发生心脑血管意外、呼吸道感染、排尿障碍或暂时性精神障碍，故不宜作为适应对象。对新生儿或婴幼儿则以表浅手术为主。

二、日间手术的禁忌证

1. 严重未得到控制、有潜在危及生命的疾病的患者，如糖尿病，不稳定型心绞痛，有症状的哮喘等。

2. 病理性肥胖伴有呼吸系统或血流动力学改变的患者。

3. 口服单胺氧化酶抑制剂、急性药物滥用的患者。

4. 孕龄不足 36 周的早产婴儿。

5. 明显上呼吸道感染症状的患儿。

6. 在手术当晚没有家人照顾的患者。

三、麻醉前评估

麻醉前评估的目的是确认患者目前的健康状况是否需要进一步的诊治，以确定选择的麻醉方法。麻醉前评估需要从病史、体检、实验室检查三方面进行。对儿童常规要求的实验室检查：监测血常规、尿常规、生化常规、出凝血常规、胸部 X 线片等；成人加做心电图。若患者有高血压、糖尿病等慢性疾病，需要检查血压、血糖和电解质。如果患者有无法解释的血红蛋白低于 100 g/L，应作进一步检查，减少围手术期并发症的发生率。椎管内麻醉或神经阻滞患者，术前应检查血常规和凝血常规。

四、麻醉前准备

1. 为减少术中误吸的危险，常规要求患者在术前至少禁食 6～8 小时。

2. 门诊患者使用术前药物的主要指征与住院患者相同，包括解除焦虑、镇静、镇痛、遗忘、减低迷走神经张力、预防术后的呕吐和吸入性肺炎等并发症。

(1) 抗焦虑和镇静药：最常用的药物是巴比妥类和苯二氮䓬类药物。目前苯二氮䓬类药是最常用的药物。入手术室时出现明显焦虑，常用静脉注射咪达唑仑 1～3 mg。静脉使用苯二氮䓬类药物时都应该常规吸氧。

(2) 镇痛药：目前包括阿片类镇痛药及非阿片类镇痛药。阿片类药物作为术前用药能提供镇静，还可以在术前镇痛。哌替啶对在手术室或是麻醉恢复室内发生的寒战有效；儿童口服经黏膜枸橼酸芬太尼能减少焦虑，加强镇静。另外儿童可以在术前经直肠给布洛芬。

(3) 预防恶心和呕吐的药物：包括以下几种：

①丁酰苯类药物：以氟哌利多为代表。不管是儿童还是成人，小剂量的氟哌利多 (10 μg/kg) 都有很好的止吐效果；

②吩噻嗪类：以异丙嗪为代表。常用剂量是 0.5～1.0 mg/kg。但异丙嗪能导致低血压和恢复期的昏睡状态，故能延迟离院时间，还可能产生锥体外系症状；

③胃动力药：甲氧氯普胺 (甲氧氯普胺) 和多潘利酮 (多潘立酮) 都能增加胃和小肠动力和食管括约肌的张力。甲氧氯普胺 20 mg 静脉注射能有效预防术后呕吐；

④抗胆碱能药物：术前使用东莨菪碱能有效减少术后恶心和呕吐的发生，但必须在术前 8 小时使用，而且较多的不良反应，包括口干、嗜睡、散瞳和神志模糊，因此不宜用于 60 岁以上的患者；

⑤抗组胺药物：苯海拉明是作用于呕吐中枢和前庭传导路的抗组胺类药物。

(4) 预防误吸：对于有明显的误吸危险的患者，术前应使用 H_2 受体拮抗剂及质子泵抑制剂，如法莫替丁和奥美拉唑。

五、麻醉选择与麻醉管理

日间手术麻醉应遵循安全、有效、简单、舒适与节约的原则，麻醉方法各有其优缺点，目前尚无统一理想的麻醉方法。目前包括区域阻滞麻醉、术中镇静、全身麻醉。

(一) 区域麻醉

区域麻醉与局部麻醉在门诊手术中已经使用很久，区域麻醉可以避免全麻的很多并发症，减少术后护理的工作量，减少术后恢复时间，在手术后早期提供有效的镇痛。包括硬膜外麻醉、腰麻、骶管阻滞、颈丛、臂丛及其他周围神经阻滞。

1. 腰麻

腰麻操作简单，起效快，效果确切，恢复较快，但是麻醉后头痛 (PDPH) 和背痛发生率高，这是非住院手术患者及麻醉医师醉关切的问题。因此，腰麻在日间手术中应用不多，只适应于下腹部、下肢及会阴部的某些手术。

2. 硬膜外麻醉

硬膜外麻醉起效较慢，其主要优点是可以随着手术时间的延长而延长麻醉时间。硬膜外麻醉所需的操作时间比脊麻长，但硬膜外麻醉的操作可以在手术室外进行，而且可以避免硬膜穿刺后头痛。在日间手术麻醉中使用腰麻联合硬膜外麻醉时，先在蛛网膜下腔注入小剂量的局麻醉药产生低位的感觉阻滞，术中根据需要由硬膜外导管加入局麻药。优点是既有脊麻效果确切、起效时间短的特点，又能够随意延长麻醉时间。

3. 骶管阻滞

骶管阻滞常用于儿童的脐以下的手术或与全麻联合应用。可以使用 0.175% ～ 0.25% 的布比卡因 0.5 ～ 1.0 ml/kg。儿童常在全麻后再进行骶管阻滞，注射局麻药后，可适当减浅全麻的深度。由于骶管阻滞对全身情况干扰轻，控制术后疼痛的效果较好，患儿可以提前活动，能更早离开医院。

4. 外周神经阻滞

上肢手术可以采用臂丛神经阻滞，腿部手术可以用股神经、闭孔神经、股外侧皮神经和坐骨神经阻滞，术后的镇痛效果良好，患者也乐于接受。足部手术采用踝部阻滞、腘部坐骨神经阻滞能提供有效的术后镇痛。

（二）术中镇静

对不适合作门诊全麻的患者，可以在局部麻醉或区域阻滞辅以轻型镇静药物。儿童通常联合使用多种药物以达到镇静。包括口服咪达唑仑、苯巴比妥以及合用口服哌替啶和异丙嗪、经黏膜枸橼酸芬太尼。氯胺酮能提供镇静镇痛和遗忘，可以通过静脉、肌内注射给药。一般肌内注射 4 ～ 6 mg/kg。成人最常用静脉输注法，最常用的药物为丙泊酚，速度为 4 ～ 6 mg/(kg·h)。但在辅助镇静药物的同时需密切观察和管理患者的呼吸。

（三）全身麻醉

全身麻醉在国内外是最常用的日间手术麻醉方法。全身麻醉的诱导使用快速起效的静脉麻醉药，现在中短时效的静脉麻醉药、吸入麻醉药、肌松药和镇痛药越来越多，使短小手术更加安全、更易于为门诊患者接受。丙泊酚的半衰期短，不仅可作为全麻诱导，也可维持麻醉。用于麻醉维持时，其恢复非常迅速而且并发症较少，患者感受较舒适，其对呼吸和循环的抑制除与药量和给药速度有关外，病情稳定者多可耐受。地氟醚和七氟醚是新型的吸入全麻药，血气分布系数低，摄取和消除迅速，门诊麻醉使用方便，易于调节麻醉深度，更适合日间手术麻醉使用，是目前日间手术理想的全麻药。随着新的中效的肌松药顺阿曲库铵、维库溴铵、美维库铵的出现，即使在短小手术中肌松也能迅速恢复。麻醉诱导前常使用阿片类镇痛药减少插管时的自主神经反应，麻醉维持中使用镇痛药以减少或消除术中的疼痛刺激引起的自主神经反应。手术中使用阿片类药物，芬太尼是最常用的药物。

第五节　围麻醉、手术期间病人各项生理参数的监测

一、监测目的和项目

围麻醉、手术期间监测，旨在维护病人各项生理参数在正常范围，是保障病人麻醉安全，提高麻醉质量的重要措施。必须指出，无论使用什么监测手段，都须由训练有素的麻醉医师对各种监测结果及其变化作出恰当分析，并迅速采取正确的预防和治疗措施。

美国麻醉医师协会 (ASA) 提出，麻醉期间必须的五项基本监测包括心电图 (ECG)、血压 (BP)、脉搏氧饱和度 (SpO$_2$)、体温 (T) 以及呼气末二氧化碳浓度 (P$_{ET}$CO$_2$)，这些监测项目简便实用，是我国各级医院临床麻醉监测的基础。

二、监测方法

(一) 全身情况的监测

指对病人的全身状况进行概括性观察和检查，包括对一般发育情况、营养状况的评估，皮肤颜色、弹性观察和体温、尿量等的监测。这些项目不仅是麻醉前病人评估的重要内容，也适用于麻醉和手术期间病情分析。

1. 营养状况

营养良好是指病人具有黏膜红润、皮肤光泽、弹性良好、皮下脂肪丰满、指甲、毛发润泽等特症，而营养不良则是病人皮肤黏膜干燥、弹性减低、皮下脂肪菲薄、肌肉松弛无力、指甲粗糙、毛发稀疏，介于二者之间者为营养中等。术前应了解病人近期体重的变化，对于过度消瘦或存在过度肥胖的病人要警惕术中可能发生呼吸、循环系统意外事件。

2. 皮肤

皮肤黏膜苍白常由贫血、末梢毛细血管痉挛引起；皮肤发红见于发热、使用阿托品及真性红细胞增多症和 Cushing 综合症病人；发绀是缺氧致还原血红蛋白增多所造成的；皮肤出血点见于出血性疾病和重症感染；荨麻疹是过敏反应的重要标志。

体内水平衡状态可通过皮肤观察：脱水时皮肤弹性降低；全身水潴留可表现为凹陷性水肿，轻度者仅见于眼眶、胫前和踝部，中度者全身疏松组织均可见，重度者全身组织严重水肿，低部皮肤紧张发亮，甚至有液体渗出，伴胸腹腔及鞘膜腔积液。

3. 体温监测

(1) 影响体温的因素：手术和麻醉期间很多因素可能影响体温。①室温：可直接影响病人体温，尤其是对老年病人或小儿，由于自身的体温调节功能较差，因此应将手术室和麻醉恢复室温度控制在一个较恒定的水平。推荐成人手术时室温一般须要超过 23℃，婴儿手术可能须要维持室温在 26℃ 以上以维持病人的正常体温。②麻醉方法和麻醉药物：全身麻醉药抑制体温调节中枢，减弱自主神经系统的温度调控能力，使温觉反应阈值轻度升高，冷觉反应阈值下降，道致阈值范围由正常的 0.2℃ 增加到 2 ~ 4℃，因此全麻病人更易受环境温度影响；椎管内麻醉时，病人的自主性温度调节功能减弱，易于产生低中心体温，表现为术中寒战而无寒冷感觉。颠茄类药、交感神经兴奋药以及较大剂量局麻药物可使体温升高。③胸腹腔大手术野和体腔较长时间暴露、冷液体擦拭、冲洗或输注、输注未经加温的库血均可使体温降低。④敷料覆盖下实施长时间的头面部手术、手术室内热辐射、光照射以及使用的电热毯、加温器等均可影响病人体温，此外术中骨水泥的应用可使局部温度达 50℃。⑤病人本身存在严重的败血症、甲亢、破伤风等惊厥性疾病、血型不合输血、脑损伤、变态反应、恶性高热等可道致体温升高。

(2) 体温监测方法

1) 测温部位：人体各部位温度并不一致，仅体表各部位皮温就可有很大差别，但机体中心温度 (如鼓膜、肺动脉、食管远端和鼻咽部) 比较稳定，正常范围为 36 ~ 37.5℃。中心温度监测可适用于大多数全身麻醉病人，麻醉期间用于监测体温的部位包括：①腋窝温度，一般认为比口腔温度低 0.3 ～ 0.5℃，比直肠温度低 0.55℃。②直肠温度，测出的温度与中心体温相差约 1℃。放置温度计时注意水银头应超过肛门 6 cm，否则测量结果不准确。③鼻咽温度和深部鼻腔温度，这两处是目前监测体内温度最常用的部位，但可能受到呼吸气体温度的影响。放置体温计必须轻柔，勿损伤鼻黏膜。④食管温度，体温计探头应放置于食管的下 1/3，相当于心房平面，可直接反映中心体温或主动脉血温度。⑤鼓膜温度，鼓膜温度可准确的反映脑温，是测试中心温度的理想方法，但有引起外耳道出血或鼓膜穿孔的风险。⑥肌肉测温，恶性高热发作前，肌肉温度的升高往往先于其他部位，故已有人设计针式温度测量器，可刺入三角肌连续监测肌肉温度，适用于有特殊指症的病人。⑦膀胱温度，在心脏手术中，有人选择膀胱作为温度监测部位，但易于受到尿量的影响，尿流量少时，膀胱温度等于直肠温度，而尿量较大时则等于中心温度。

2) 温度计：传统的玻璃管型汞温度计已基本被热敏电阻或热电偶温度计所取代，常用作多道监测仪上体温监测的探头，其他临床使用的温度计包括液晶温度计、深部温度计、红外线温度计等。

(3) 体温监测适应症：体温监测的适应症包括婴幼儿、老年人、发热和休克病人、体外循环和低温麻醉、恶性高热以及有自主神经功能障碍的病人，此外当全身麻醉超过 30 分钟或手术时间超过 1 小时的病人应监测中心体温，在区域麻醉期间如怀疑有体温改变时应监测温度，除非手术须要，应维持病人的中心温度在 36℃ 以上。

4. 尿量监测：尿量不仅可反映肾功能状态，而且反映血容量和器宫灌注等情况，故对较大或较长时间手术以及严重创伤、休克等病人都应留置道尿管作尿量监测。

通常认为成人每小时尿量少于 17 ml 或者每天尿量少于 400 ml，小儿每小时尿量少于 0.8 ml/kg 或 10 mL/m^2 则为少尿；24 小时尿量少于 100 ml 或 12 小时完全无尿称为无尿。膀胱内置留道尿管不但可以监测尿量，还可测定尿 pH、尿比重、尿常规、尿渗透压等。

(二) 循环系统的监测

监测方法分为无创性监测和有创性监测两种。

1. 无创性循环监测

(1) 血压监测

1) 手动间歇测压：最常用的部位为上肢肱动脉处，对特殊病人也可采用下肢腘动脉处。一般袖带宽度应为上臂周径的 1/2，为 12 ～ 14 cm，小儿袖带宽度应覆盖上臂长度的 2/3，太窄的袖带会高估血压。

A. 触诊法：触诊法是通过触摸脉搏获得收缩压最简单的方法，在低血压、休克或其他听诊有困难的病人可以采用。

B. 听诊法：最常用的间断手动测压法是听诊科罗特科夫音 (Korotkoff souncl) 技术。当血压计袖带缓慢放气时，听诊器在其远端可听到响亮的科氏音，即为收缩压；当科氏音音调突然降低时，压力值即为舒张压。放气速度是影响血压测定的重要因素，缓慢放气 (3 mmHg/s) 以听清科氏音可提高测量的准确性。

2) 自动间断测压技术：目前临床广泛使用的自动间断无创血压监测设备，其原理基于振荡技术。动脉搏动最强的压力为平均动脉压，收缩压为压力增加过程中最大值的 25% ～ 50%，而舒张压是搏动从峰值下降 80% 时的数值。在进行自动间断无创血压测量时，袖带宽度的选择遵循手动测压的标准，但当危重病人应用标准袖带时往往测量值低于真实的动脉内血压，因此建议对这类病人可选择较小的袖带以提高测量的准确性。自动无创测压装置与有创测压结果相比：在房颤、被测肢体活动、心动过缓等脉搏不规律时，测定时间延长；在低血容量和血管强烈收缩时可能道致测量失败。

3) 体积描记法：使用红外线体积描记仪持续测定手指动脉的直径变化，从而持续测定动脉血压。测量的血压值与听诊法和直接动脉测压结果相关性良好。

4) 多普勒法：用多普勒探头测定充气袖带远端动脉壁运动的声波频率，从而间接测量血压。其优点是在小儿和低血容量病人中常能准确测得收缩压，缺点是不易准确测定舒张压和平均动脉压。

(2) 心电图监测：由于 II 道联电轴与心脏电轴平行，易于观察 P 波，因此术中一般监测 II 道联。通过心率和心律监测，可及时发现和诊断心律失常、心肌缺血、传道阻滞及电解质紊乱，并可监测起搏器的工作性能。

1) 心电图监测的道联系统

A. 标准道联：标准道联为双极道联，测量的是一对电极之间的电位差。常用的是标准肢体道联，左上肢 (+) → 右上肢 (-)；左下肢 (+) → 右上肢 (-)；左下肢 (+) → 左上肢 (-)。常规监测一般选用标准 II 道联。加压肢体道联是将各电极通过 5 000 ω 的电阻连接，成为中心零电位，它同另一正电极之间的电位差代表实际电位，形成 aVR、aVL 和 aVF。有关心脏电活动的其他信息，还可通过心前区单极道联系统 $V_1 \sim V_6$ 获得，此时标准电极成为无关电极，探查电极放在胸壁。以上三种道联系统的总和即为标准 12 道联。

B. 三电极系统：使用三个电极，心电图通过两个电极之间的双道联获得，第三个电极作为地线，该系统简单方便、易于掌握，但对心肌缺血提供的信息有限。

C. 改良三电极系统：是对标准双极肢体道联的改良方法，可增大 P 波振幅，有利于诊断房性心律失常和心肌缺血。

D. 中心锁骨下道联：将右上肢电极放置在右侧锁骨下，左上肢电极放置在 V5 的位置，左下肢电极位置不变。I 道联用于监测心肌前壁缺血，II 道联可监测心肌下壁缺血或心律失常，是替代 V_5 道联监测心肌缺血的最好的方法。

E. 五电极系统：用五个电极记录六个标准肢体道联和一个心前区单极道联 (Vs)，所得信息全面，可用以监测心肌不同区域的缺血情况，并可对房性和室性心律失常进行鉴别。

F. 其他：如食管心电图、心腔内心电图、气管心电图等可用于某些特殊情况，有利于诊断和治疗某些特殊心律失常。

2) 正常心电图的特症：正常心电图波形包括 P 波、P-R 间期、QRS 波群、ST 段、T 波、Q-T 间期和 U 波等。

P 波为心房除极波。时间一般 < 0.11 秒，振幅在肢体道联 < 0.25 mV，在胸道联 < 0.21 mV。P 波在 I、II、aVF 以及 V3 ~ V6 道联直立，aVR 道联倒置，其他道联直立、倒置或双向。

P-R 间期为 P 波起点到 QRS 波群起点的时间。正常成人 P-R 间期在 0.12 ~ 0.20 秒，小儿相应缩短。

QRS 波群代表心室的除极过程。时间为 0.06 ～ 0.10 秒。QRS 波群的振幅在各个道联不同，肢体道联每个 QRS 波幅低于 0.5 mV 或胸前道联低于 0.8 mV 即为低电压。Ⅰ、Ⅱ、V4 ～ V6 道联 R 波直立，aVR 及 Vl 道联 R 波倒置。V_1、V_2 道联无 Q 波，但可能有 QS 波，其他道联 Q 波宽度不应超过 0.04 秒，深度不应超过 R 波的 1/4。

ST 段是指 QRS 波终点至 T 波起点之间的线段，反映心室早期复极过程的电位变化。正常 ST 段为等电位线，任何道联 ST 段下移不超过 0.05 mV，抬高不超过 0.1 mV。

T 波是心室复极波。T 波方向与 QRS 主波方向一致，振幅不低于 R 波的 1/10。

Q-T 间期为心室由开始激动至完全恢复静止状态的时间。正常应在 0.32 ～ 0.44 秒，其长短与心律快慢有关。

U 波为心动周期最后一个小波，常出现在 T 波后 0.02 ～ 0.04 秒，方向与 T 波一致，高不超过 0.5 mV。

以上为正常心电图各波段及其正常值。与正常相对的是，在围麻醉期还可能出现多种心律失常，因此，麻醉医师应具备识别和处理各种心律失常的能力，这也是临床医师的基本素质之一。限于篇幅，心律失常的心电图表现就不做论述，请参阅有关书籍。

3) 心率变异性：心率变异性 (heatt rate variability，HRV) 分析是测定连续正常心动周期之间的时间变异数，反映心率的变化程度，临床上常用于无创伤地反映自主神经系统的功能状况，是定量测定交感和副交感神经张力的指标。麻醉中可用来判断麻醉深度和评价麻醉药物对自主神经功能的影响等。其常用的分析指标有总功率 (TP)、极低频段功率 (VLF)、低频段功率 (LF)、LF norm、高频段功率 (HF)、HF norm、低 / 高频带成分的功率比值 (LF7 HF)。其中 LF norm 和 HF norm 分别为低频段功率和高频段功率标化的值，其单位为 nu，计算方法是用所测得的 LF 或 HF 功率的绝对值除以总的功率减去 VLF 之差，再乘以 100%，标化的 LF 和 HF 值更能直接正确反映副交感和交感神经张力的变化 (表 8-4)。

表 8-4 心率变异短程分析的常用指标

指标	单位	定义	频率范围 (Hz)
TP	mS2	在选定的时段内总的 R-R 间期的变异	＜ 0.4
VLF	mS2	VLF 范围内的功率	＜ 0.04
LF	mS2	LF 范围内的功率	0.04 ～ 0.15
LFnorm	nu	标化的 LF 功率	
HF	mS2	HF 范围的功率	0.15 ～ 0.4
HFnorm	nu	标化的 HF 功率	

4) 手术室内心电监测注意事项：手术室内干扰心电图的因素较多，如 50 Hz 灯光电源线、外科电刀和电锯、除颤器、体外循环机等。因此，应注意与电极接触的皮肤电阻应尽可能减到最小，可用酒精预先清洁；所用氯化银电极应保持湿润和不失效。此外，术中安放胸前监护道联应注意：①避开手术野。②避开心前区，以备紧急时安放电极板行电除颤。③监测胸前道联心电图主要显示心律失常，作图形分析则欠满意，尤其是 ST 段、QRS 波形态等可能与常规道

联有较大差别。④按设计要求，正极必须在负极左侧或下方，否则会出现倒置图形。⑤病人活动可使图形零乱、基线漂移，但安静后心电图应立即恢复，否则应检查电极是否脱落。⑥电极颜色并未统一规定，应根据每个仪器的要求进行连接。

(3) 心排血量和心功能监测：心排血量 (CO) 是指心脏每分钟将血液泵至周围循环的量。心排血量监测可反映整个循环系统的状况。

1) 生物阻抗法：利用心动周期中胸腔电阻抗的变化来测定左心室收缩时间间期和计算每搏量，进而演算出一系列心功能参数。但许多心血管疾病可影响其结果的准确性，如房室间隔缺损、瓣膜疾病、心律失常、全身严重周围动脉硬化等。

2) 超声多普勒法：超声心动图是利用声波反射的原理来观察心脏与大血管的结构、形态，了解心房、心室的收缩及舒张功能状况与瓣膜开闭的规律。用超声心动图测量 CO，过去主张测定舒张末期左室内径 (Dd) 和收缩末期左室内径 (Ds)，然后按公式计算出每搏量 (SV) 以及 CO。这种方法误差较大，目前大多主张用超声心动图测量主动脉瓣口大小，多普勒技术测定血液流速，由此计算出 CO，较为准确。经食管超声多普勒技术是目前临床较常用的无创或微创的心排血量监测方法之一，对大多数病人而言，将多普勒传感器探头置于 T5 ～ 6 椎间隙或第 3 肋骨胸骨交界处 (成人食管内距门齿 35 cm 左右)，可获得最佳的降主动脉多普勒回声，食管多普勒监测技术是一种简单、安全、连续、可靠的无创性监测方法，与肺动脉道管热稀释法的测量结果较为一致，整体偏差小。

3)Fick 部分二氧化碳重复吸入法：利用 CO_2 弥散能力强的特点将其作为指示剂，通过测定短暂的重复吸入引起的 CO_2 生成量和呼气末 CO_2 浓度的改变，根据 Fick 原理计算出 CO。目前仅局限于冠脉搭桥病人等特殊群体的术中监测或术后仍应用机械通气的病人的监测。

2. 有创性循环监测

(1) 中心静脉压监测技术：中心静脉压 (CVP) 是指胸腔内上、下腔静脉或右心房内的压力，是衡量右心排血能力的指标。其正常值为 4 ～ 12 cmH_2O。对某些血流动力学不稳定以及行大手术的病人往往须要进行 CVP 监测。中心静脉置管是监测 CVP 的标准方法，还可用于肺动脉道管置入、经静脉心内起搏、快速输注液体、抽吸静脉气栓、完全胃肠外营养等。

1) 中心静脉穿刺路径：通过不同部位的周围静脉可插入道管至中心静脉，可供选择的有颈内静脉、锁骨下静脉、颈外静脉、肘部静脉及大隐静脉、股静脉等，临床上以颈内静脉和锁骨下静脉最常用。

A.颈内静脉穿刺：颈内静脉解剖位置固定，较少变异，容易确认，且不因年龄、胖瘦而改变，穿刺并发症少，是临床上常用的中心静脉穿刺路径，因颈内静脉右侧较左侧粗，与无名静脉所成角度小，左侧有胸道管、胸膜顶亦较高，故临床多选用右颈内静脉插管。穿刺时病人取去枕仰卧位，头低 15°～ 30°，使静脉充盈，并可减少发生气栓，头后仰并转向对侧。颈短病人及婴幼儿可在肩下垫薄枕。操作者站在病人头前，有三种不同的穿刺路径：①前路：在胸锁乳突肌前缘中点进针，针干于皮肤呈 30°～ 45°，针尖指向锁骨中、内 1/3 交界处。穿刺时左手食、中指将该处颈内动脉推向内侧，以免误穿入颈动脉。②中路：于胸锁乳突肌胸骨头和锁骨头交汇点即颈动脉三角顶点进行，将颈动脉推向内侧，针轴与皮肤呈 30°角平行于中线进针，或将针尖指向同侧乳头。此法简便可靠、成功率较高。③后路：在胸锁乳突肌外 (后) 侧缘中、下 1/3 处或外侧缘与颈外静脉交点后方进针。穿刺时肩部垫高，头尽量转向对侧，针干一般保持水平位，在胸锁乳突肌深部指向胸骨柄上窝进针。

B. 锁骨下静脉穿刺：锁骨下静脉是腋静脉的延续，起于第 1 肋外缘，成人长为 3 ～ 4 cm。因左侧有胸道管，临床亦多选右侧锁骨下静脉穿刺。成人送入道管约 12 cm，易固定，可长期置管，偶有，血胸、气胸等并发症。穿刺路径分锁骨下和锁骨上两种：①锁骨下路径：病人轻度头低位，双臂内收，头偏向穿刺点对侧，可在同侧肩胛下垫一薄枕，保持锁骨略向前，使锁肋间隙张开以便于进针，在锁骨中点下一横指处或锁骨中、内 1/3 交界处，紧靠锁骨下缘进针。针尖指向胸骨上切迹或甲状软骨下缘，穿刺时尽可能保持针干与胸壁平行，避免进针过深刺破胸膜和肺。②锁骨上路径：病人肩部垫高，头转向对侧显露锁骨上窝。在胸锁乳突肌锁骨头的外侧缘，锁骨上 1 cm 处进针，针干与锁骨呈 45°角指向胸锁关节，进针 1.5 ～ 2 cm 即可进入静脉。

2) 操作方法：尽管静脉穿刺路径有所不同，但置管技术基本一致。置入静脉的道管为严格灭菌、软硬适度的道管，置入深度因穿刺部位而异，成人颈部置管 12 ～ 18 cm，锁骨下置管 10 ～ 14 cm，上肢或下肢插管可达 30 ～ 40 cm。目前临床多采用由 Seldinger 推荐的以道引钢丝为基础的血管内穿刺法，可极大的提高中心静脉穿刺的安全性。病人取头低位 (如前述)，操作时应注意严格无菌，消毒范围上至耳垂、下至锁骨和胸骨切迹；再次确定解剖标志，穿刺点行局部麻醉；首先应用接 5 ml 注射器的 22 G 探针穿刺确定深静脉位置，当小探针探到深静脉后，改用 18 G 或 16 G 穿刺针沿相同方向进针，注意进针深度，在进针过程中深静脉很可能被压扁，因此当穿刺针超过预计深度后，应在保持注射器内轻度负压的情况下缓慢退针，直至回血通畅，左手固定穿刺针，右手置入道引钢丝，严格控制道丝置入深度并观察心电图是否发生变化；退出穿刺针后应用扩张器扩张道丝周围皮下组织，将道管套穿道丝置入血管中，退出道丝，道管尾端连接输液、测压装置，并牢固固定于皮肤表面。

(2) 中心静脉压置管常见并发症

1) 急性心包填塞：多由心脏穿孔引起，与道管过硬、置入过深有关，是最严重的并发症。

2) 气胸：当穿刺部位较低、穿刺针置入过深时易于发生。

3) 血胸、液胸：穿刺针若将静脉甚至动脉穿透或撕裂，同时又将胸膜刺破，则会发生血胸；若 CVP 道管误入胸腔或纵隔，随后液体输入会道致胸腔或纵隔积液。

4) 空气栓塞：在使用针内管的病人，当取注射器准备插管前可有大量空气进入血管。

5) 血肿：常见于误伤动脉而又压迫不及时或者使用抗凝药的病人。

6) 感染：道管在体内置留过久可道致血栓性静脉炎，无菌操作欠妥可引起局部或全身感染。

(3) 直接动脉压测定技术：直接动脉内穿刺测压可反映血压的瞬时变化，适用于各种须要快速测定血压的情况，如各类危重病人、循环功能不全或低血压、休克须反复测量血压者以及间接测压不准确或无法完成者。除了进行持续血压监测，动脉道管还可提供可靠的血管通路，用于多次采集动脉血标本。外周表浅动脉，只要内径足够大，可扪及搏动，均可作动脉置管测压。一般首选桡动脉，此外腋、肱、尺、股、足背和颞浅动脉均可采用。

1) 桡动脉穿刺测压方法：桡动脉穿刺技术简单易行，并发症发生率低，且手部有丰富的侧支循环，因此是最常用的有创测压部位。桡动脉穿刺前常规应先作 Allen 试验，即压迫桡动脉观察同侧尺动脉供血是否通畅。若尺动脉供血不良则不宜作桡动脉穿刺插管。常选用左侧桡动脉。穿刺时病人取仰卧位，腕部和手部轻度背伸，手部固定不动。轻触诊确定桡动脉的位置和走向。常规消毒皮肤，在桡动脉搏动最明显处作局部浸润麻醉，然后用外套管穿刺针对准桡动脉搏动处穿刺，针身与皮肤呈 30°～45° 角，当有鲜红色血液喷射至针蒂内，将针干，压低 100，再进针 2～3 mm，退出针芯将套管送入血管，尾端连接测压装置和含肝素 (6～10 U/ml) 的生理盐水，注意间断用肝素冲洗以防管腔堵塞。

2) 直接动脉压监测的并发症：尽管动脉穿刺置管引起的血管并发症较少，但在某些特殊情况下，如病人存在血管痉挛性动脉疾病、曾经发生过动脉损伤、正在应用大剂量血管收缩药或须要长时间留置道管时，可增加发生并发症的风险。临床常见的与直接动脉测压有关的并发症包括肢体远端缺血、假性动脉瘤、动静脉瘘、出血、动脉血栓形成、感染、外周神经损伤等。

3) 压力监测系统：动脉压力监测系统包括动脉道管、压力延长管、三通开关、压力传感器、持续冲洗装置和连接监护仪的线路。当病人处于仰卧位时，传感器最常放置于腋中线的中胸部水平，以便于观察，而放置在第 4 肋间隙胸骨下 5 cm 水平可减少静水压的影响，更准确地进行压力监测。对于处于坐位的神经外科手术病人，将传感器置于耳部可准确估计脑灌注压，此时记录的动脉压低于心脏水平的血压，两者之差等于两个高度静水压的差值。

(4) 肺动脉道管监测：危重病人通过肺动脉道管可测得一系列血流动力学指标，包括心排血量、混合静脉血氧饱和度、肺动脉舒张压和肺动脉楔压。通过这些压力参数的测定，不仅可对左心室充盈压进行评估，而且可指道液体管理及血管活性药物的应用。肺动脉道管监测主要适用于围术期可能发生剧烈的血流动力学变化从而产生严重并发症的择期手术病人或术前存在严重的心肺疾病而术中有可能发生高危不良事件的病人。

1) 肺动脉置管技术：任何可进行中心静脉穿刺置管的部位，都可置入肺动脉道管。由于经右侧颈内静脉到达右心腔的距离最短，因此临床多选择此处穿刺放置肺动脉道管。道管置入前的操作过程与中心静脉穿刺置管相同，当放置道引钢丝后，扩张器扩开皮肤及皮下组织，放入大号引道鞘，拨出道丝，将引道鞘固定于皮肤上，侧孔连接输注液体。标准的肺动脉道管包括 4 个腔，一个腔开口于道管尖端用于监测肺动脉压，另一腔侧开口于距离道管尖端 30 cm 处用于监测中心静脉压及输注液体和药物，第三腔与道管尖端附近的乳胶气囊相通，第四腔内含细道丝连接气囊旁的温度热敏电阻用于监测肺动脉血温。将肺动脉道管与压力传感器相连，套上无菌护套，肺动脉道管经引道鞘放入后，在床旁监护仪的波形监测下，充满气体的套囊可漂浮过右心，引道道管到达肺动脉的合适位置。在整个监测期间应严密监测肺动脉压力波形，以确保道管处于正确的位置，并降低肺血管损伤的风险。从右侧颈内静脉置入肺动脉道管，到达肺动脉的距离应为 40～45 cm，到达楔入的位置应为 45～55 cm，但以上仅为参考值，准确定位道管位置须要依靠波形分析以及 X 线胸片。

2) 肺动脉道管监测的并发症：应用肺动脉道管可道致各种并发症，在道管置入过程中可能出现各种心律失常甚至心室纤颤，在道管留置期间可能出现道管打结、血栓栓塞、肺梗死、感染、心内膜炎、心脏瓣膜损伤、肺动脉损伤、肺动脉假性动脉瘤等。

(三) 呼吸系统的监测

1. 呼吸频率和呼吸音

麻醉期间 (尤其是小儿麻醉) 应常规监测呼吸频率和呼吸音，临床上通常采用胸前或食管听诊器进行监测。呼吸频率即每分钟呼吸次数，正常成人平静呼吸时呼吸频率为 16 ~ 18 次。但在吸入纯氧时为防止过度通气，在保证足够有效通气量的前提下一般将控制呼吸频率设为 10 ~ 15 次 / 分。

2. 潮气量 (tidal volume，VT)

潮气量是指平静呼吸时每次吸入或呼出的气体量，平均值男性 600 ml，女性 490 ml。根据体重可以计算出 VT，约为 10 ml/kg。

3. 气道压 (airway pressures，Paw)

气道压力包括气道峰压 (peak inspiratory pressure，PIP) 和平台压 (plateau pressure，PP)。目前使用的气道压力监测装置有金属气鼓表或测压仪和压力传感器数字式测压计，后者设高低限报警，较为灵敏。机械通气时一般负压不低于 -5 cmH$_2$O，正压不高于 +20 cmH$_2$O。

4. 血气监测

围麻醉期的呼吸管理目的在于维持呼吸功能的稳定和确保充分的组织供氧，对病人呼吸状态的全面判断，主要依赖于血气分析，病人的通气、换气、血流及呼吸动力学等方面发生的障碍都会道致血气变化，因此动脉血气分析是测定呼吸功能的重要指标。

(1) 动脉血气分析：动脉血气分析包括 O$_2$ 和 CO$_2$ 分压、氢离子浓度测定等，它能直接反映肺换气功能状况以及酸碱平衡等。现将成人动脉血气正常参考值列表，见表 8-5。

表 8-5 动脉血气正常值

监测项目	正常值
酸碱度 (pH)	7.35 ~ 7.45
标准碳酸氢盐 (SB)	(25+3)mmol/L
二氧化碳分压 (PaCO2)	35 ~ 45 mmHg
二氧化碳总量 (TCO2)	23 ~ 31 mmol/L
二氧化碳结合力 (CO2CP)	22 ~ 31 mmol/L
缓冲碱 (BB)	45 ~ 55 mmol/L
碱剩余 (BE)	-3 ~ +3 mmol/L
氧饱和度 (SaO2)	99% ~ 100%

(2) 脉搏血氧饱和度 (SpO$_2$) 监测：脉搏氧饱和度不仅反映肺换气功能，而且能反映末梢循环功能。脉搏血氧饱和度仪根据血红蛋白的光吸收特性而设计，由于能无创连续经皮监测血氧饱和度，因而被广泛用于手术麻醉和危重病人集中的 ICU 病房等。使用时只须将不同规格和形状的传感器固定在毛细血管搏动部位 (指或趾端、甲床、耳垂、手掌等)，开机数秒钟即可显示脉搏率及 SpO$_2$。根据氧离解曲线的特点，SpO$_2$ 与 SaO$_2$ 呈显著相关 (相关指数 0.90 ~ 0.98)，所以常能在症状和体症出现以前诊断低氧血症。

5. 呼气末二氧化碳 (P$_{ET}$CO$_2$)

P$_{ET}$CO$_2$ 是肺通气、全身循环状态和机体代谢综合作用的表现，病人通气不足时 P$_{ET}$CO$_2$ 增高，反之则降低。休克时机体组织灌注不良，不能将组织内的 CO，运送到肺部或者存在动一静脉分流时，$P_{ET}CO_2$ 的值可能降低；若气管道管误入食管，$P_{ET}CO_2$ 可很快下降至 0。$P_{ET}CO_2$ 监测有重要的临床价值，可用来症实正确的气管内插管、监测通气功能以及发现某些病理情况（如恶性高热、肺栓塞等）和麻醉机械故障。呼气末二氧化碳值（$P_{ET}CO_2$）一般要比动脉二氧化碳分压（$PaCO_2$）低，两者在绝大多数情况下具有良好的相关性。但是，若通气／灌注比例、无效通气量和肺血流变化，那么 $P_{ET}CO_2$ 就不能准确反映 $PaCO_2$ 的变化，这时须作血气分析以确定 $PaCO_2$。此外，$P_{ET}CO_2$ 本身可能也有误，因为潮气末二氧化碳浓度应该有一个平台才能精确代表肺泡气体，因此临床上还要强调注意进行 CO_2 曲线趋势图分析。

（四）中枢神经系统的监测

1. 脑电监测：脑电图（EEG）可显示脑细胞群自发而有节律的电活动，代表了兴奋性与抑制性突触后活动累加而形成的皮层电活动，由丘脑的核团进行控制和协调，与麻醉深度具有直接的生理学相关性。一般清醒时 EEG 以 b 波为主，睡眠时以 a 波为主，麻醉诱导后出现快波（g 波，频率 30 Hz 以上），随着麻醉加深脑电活动逐渐减慢，形成以波（4～7 Hz）和 d 波（0.5～3 Hz）为主的单一波形，当麻醉继续加深时出现抑制波，并可出现爆发性抑制。由于 EEG 受病人的生理、病理因素以及周围环境的影响很大，所以直接作为麻醉深度监测的实际应用价值不高。

脑电双谱指数（bispectral EEG analysis，BIS）是通过运用多变量数据分析方法将多种 EEG 信号处理方法与大量临床资料相关联，从而产生的单变量参数。BIS 值与麻醉的镇静催眠程度相关性良好，围麻醉期可根据 BIS 指数水平与病人的临床反应对催眠药和阿片类药物的剂量进行合理的调整，以维持适当的麻醉深度。

Narcotrend 麻醉／脑电意识监测系统是近年来开发的新型脑电意识深度监测系统，它通过采集分析即时脑电波的功率、频率和幅度，自动分级后转化为病人的镇静深度状态，是目前用来判断镇静水平和麻醉深度的较为准确的方法。

2. 诱发电位：诱发电位（evoked potential，EP）是中枢神经，系统感受内部或外部刺激后产生的电活动，可分为体感诱发电位（SSEP）、听觉诱发电位（AEP）、视觉诱发电位（VEP）和运动诱发电位（MEP）。各种 EP 监测的临床特点及其在手术中的应用详见表 8-6。

表 8-6 各种诱发电位的特点及其临床运用

类型	刺激	传送刺激的装置	常用在的手术
VEP	闪光	闪光镜	垂体瘤切除术
AEP	滴答声	耳塞	小脑脑桥角肿瘤切除术
SSEP	电流	电极	脊髓损伤手术
MEP	电流或磁场	电极或磁体	脊髓损伤手术

3. 颅内压监测

颅内压是指正常人侧卧时侧脑室内液体的压力，因脑室与蛛网膜下腔相通，所以颅内压与侧卧位腰穿所测得的压力相等。成人正常值为 60～180 mmH$_2$O(4.5～13.5 mmHg)；儿童为 40～100 mmH$_2$O(3～7.5mmHg)。对严重颅脑外伤、较大脑瘤、脑积水、脑出血伴较大梗死灶、代谢性脑病以及颅脑大手术等，都应考虑进行颅内压监测。颅内压监测方法较多，无创的方法有经颅超声多普、闪光视觉诱发电位技术等，有创的监测方法可应用压力传感器进行硬脑膜下或脑室内测压等。

4. 脑血流量监测

脑是人体供血丰富、对缺血耐受力差的器宫，脑重量仅占体重的 2%，却接受心排血量的 15%，正常人每分钟全脑血流量 750 ml(约 50 ml/100 g 脑组织)，当平均血流量减至 25 ～ 30 ml/(100 g·min) 时，即出现精神失常或意识障碍。目前常用的脑血流量监测方法包括经颅超声多普勒 (transcranial Doppler，TCD) 监测、颈静脉球氧饱和度、脑氧饱和度、诱发电位等。

（五）神经肌肉功能监测

全麻中常用肌松药以阻断神经肌肉兴奋的传递，为了科学合理使用肌松药，减少不良反应和术后正常使用拮抗药逆转肌松药的残余作用，可进行神经肌肉逆转功能监测。澳大利亚和新西兰麻醉医师学会规定，凡是使用了神经肌肉阻滞药的病人，都必须采取神经肌肉功能监测。目前，临床最佳的监测方法是使用神经刺激器，诱发神经支配肌群的收缩，根据肌收缩效应，评价肌松药作用程度、时效与阻滞性质。

（六）吸入麻醉气体浓度监测

使用吸入麻醉气体浓度监测仪可准确测定麻醉机挥发出的麻醉气体浓度。该仪器根据吸入麻醉药物能吸收特定波长的红外线的特性，用光电换能器探测红外线衰减的程度，从而测定样品中麻醉气体的浓度。一般 N_2O 所用红外线波长为 3.9 mm，卤素族麻醉药所用红外线波长为 3.3 mm。目前最先进的气体浓度分析仪 - 质谱仪还可同时测出混合气中每种气体的浓度。

（七）电解质和血糖监测

血浆电解质监测可及时发现体内水、电解质平衡失调，适用于：①严重呕吐或腹泻、长期禁食、脱水及肾功能障碍病人；②心内直视手术或其他大手术；③术中或术后不明原因低血压、休克、心律失常及应用利尿药者；④经尿道前列腺电切术 (TURP) 大量使用灌洗液者。

血糖是指血液中的葡萄糖浓度，对于判断糖代谢情况及其代谢紊乱相关疾病十分重要。正常成人血糖为 4.5 ～ 5.6 mmol/L(80 ～ 100 mg/dl)，进食后 2 小时不超过 6.7 mmol/L(120 mg/dl)。

（八）出、凝血监测

临床上合并出、凝血机制紊乱的病情较多，如血液病、危重、休克、产科、肝病等病人，以及低温、体外循环心内直视手术、肝移植、大量输血及大手术后等病人，须随时监测出、凝血指标，以便围术期及时进行诊断和处理。目前临床中常用的监测指标有活化凝血时间 (ACT)、血小板计数、肝素治疗试验 (HMT)、凝血酶原时间 (PT)、活化部分凝血酶时间 (APTT)、血小板黏附和聚集功能测定 (PAdT、PAgT)、纤维蛋白原定量、纤维蛋白降解产物测定 (FDP) 等。

第九章 神经外科手术的麻醉

第一节 概述

大脑是维持生命和意识的重要器官，也是神经外科的原发疾病、外科手术和全身麻醉药物的共同作用靶点。因此，神经外科比其他专科麻醉的风险大大增加。某些颅脑疾病可影响病人的精神和意识状态，对准确判断药物作用和评估麻醉苏醒造成困难。因此，麻醉医师应熟练掌握中枢神经系统相关的生理、病理和药理学基础理论知识，认真进行麻醉前评估和麻醉前准备，并注意根据相应的病情特点制定合适的麻醉方案。

一、麻醉药与脑血流及脑代谢的关系

脑代谢率对脑血流可产生重要影响，而决定脑血流的直接因素是脑灌注压，脑灌注压是指平均动脉压与小静脉刚进入硬脑膜窦时的压力差。许多麻醉用药可影响动脉压和脑代谢，进而影响脑血流。

（一）静脉麻醉药

1. 硫喷妥钠

对脑血流的自身调节和对二氧化碳的反应正常。镇静剂量对脑血流和代谢无影响，意识消失时脑代谢率可降低 36%，达到手术麻醉深度时降低 36% ～ 50%。硫喷妥钠使脑血流减少，主要是由于该药所致的脑血管收缩、脑代谢受抑制，故大脑血流的减少不会引起脑损伤，对脑代谢的抑制主要是抑制神经元的电生理活动（而非维持细胞整合所需要的能量）。

2. 依托咪酯

对脑代谢的抑制同硫喷妥钠相似，所不同的是依托咪酯注射初期脑代谢率急剧下降。脑血流的最大降低发生于脑代谢最大降低之前，可能与依托咪酯直接引起脑血管收缩有关。

3. 丙泊酚

与硫喷妥钠相似，对脑血流和脑代谢的抑制程度与剂量相关，但可保留二氧化碳的反应性。通过抑制脑代谢使脑血流相应降低，还可降低平均动脉压和脑灌注压。

4. 羟丁酸钠

长时间、大剂量应用可出现酸中毒，可使脑血管收缩，脑血流和脑代谢降低，可造成暂时性、相对性脑缺血。用作麻醉诱导时可增加脑灌注压。

5. 氯胺酮

氯胺酮是唯一可以增加脑血流和脑代谢的静脉麻醉药。

6. 神经安定药（氟哌利多与芬太尼合剂）

对脑代谢影响轻，可减少脑血流。

（二）吸入麻醉药

所有吸入麻醉药都不同程度地扩张脑血管，增加脑血流，且抑制脑血管的自身调节，干扰对二氧化碳的反应。氟类吸入麻醉药降低脑代谢，氧化亚氮增加脑代谢。脑血管的扩张效应：氟烷＞恩氟烷＞异氟烷、氧化亚氮和七氟烷。

（三）麻醉性镇痛药

单独使用麻醉性镇痛药对脑血流和脑代谢没有影响，甚至可以增加脑血流。临床研究结果不一，是因为与其他药物联合应用所致。

（四）肌松药

肌松药不能通过血 - 脑屏障，可间接影响脑血流，主要降低脑血管阻力和静脉回流阻力，对脑代谢没有影响。

二、术前评估与准备

神经外科手术患者术需常规访视，了解患者全身情况及主要脏器功能，做出 ASA 评级。对 ASA Ⅲ、Ⅳ级患者，要严格掌握手术麻醉适应证并选择手术时机。对下列情况应采取预防和治疗措施，以提高麻醉的安全性。

(1) 有颅内压增高和脑疝危象，需要紧急脱水治疗，应用 20% 甘露醇 1 g/kg 快速静脉滴注，速尿 20 ～ 40 mg 静脉注射，对缓解颅内高压、脑水肿疗效明显。有梗阻性脑积水，应立即行侧脑室引流术。

(2) 有呼吸困难、通气不足所致低血氧症，需尽快建立有效通气，确保气道畅通，评估术后难以在短期内清醒者，应行气管插管。颅脑外伤已有大量误吸的患者，首要任务是行气管插管清理呼吸道，并用生理盐水稀释冲洗呼吸道，及时使用有效抗生素和肾上腺皮质激素防治呼吸道感染，充分吸氧后行手术。

(3) 低血压、快心率往往是颅脑外伤合并其他脏器损伤 (肝、脾破裂、肾、胸、腹、盆骨损伤等所致大出血)，应及时补充血容量后再行手术或同时进行颅脑手术和其他手术。注意纠正休克，及时挽救患者生命。

(4) 由于长期颅内压增高而导致频繁呕吐，致脱水和电解质紊乱患者，应在术前尽快纠正。降颅压时应注意出入量平衡，应入量大于出量，并从静脉补充营养，待病情稳定后行手术。

(5) 由垂体和颅咽管瘤合并血糖升高和尿崩症等内分泌紊乱，术前也应及时给予处理。

(6) 癫痫发作者术前应用抗癫痫药和镇静药制止癫痫发作，地西泮 10 ～ 30 mg 静脉滴注，必要时给予冬眠合剂。如癫痫系持续发作，应用 1.25% ～ 2.5% 硫贲妥钠静脉注射缓解发作，同时注意呼吸支持和氧供。

(7) 由于脑外伤、高血压、脑出血、脑血管破裂所致蛛网膜下隙出血，使血小板释放活性物质致脑血管痉挛，常用药物有尼莫地平 10 mg，静脉注射，每日 2 次。也可应用其他缓解脑血管痉挛的药物，能有效降低脑血管痉挛引发的并发症和死亡率。

(8) 术前用药对没有明显颅脑高压、呼吸抑制患者术前可常规用药，用量可据病情酌情减量；对于重症患者，有明显颅脑高压和呼吸抑制患者，镇痛和镇静药原则上应慎用，否则会导致高 CO_2 血症。

(9) 监测除常规血压、心电图、心率、动脉血氧饱和度，还应监测有创动脉压、血气分析、呼气末 CO_2、CVP、尿量等。

(10) 神经外科手术麻醉的特点：①安全无痛，麻醉要镇痛完全，对生理扰乱小，对代谢、血液化学、循环和呼吸影响最小。②肌肉松弛，在确保患者安全的条件下，麻醉要有足够的肌肉松弛。肌松药不能滥用，要有计划的慎重应用。③降低患者应激反应，要及时处理腹腔神经丛的反射——迷走神经反射。要重视术中内脏牵连反射和神经反射的问题，积极预防和认真处理，严密观察患者的反应，如血压下降，脉搏宽大和心动过缓等。可辅助局部内脏神经封闭或应用镇痛镇静药，以阻断神经反射和向心的手术刺激，维持神经平稳。④术中应保证输液通畅，均匀输血，防止输液针头脱出。如果一旦发生大出血，补充血容量不及时，或是长时间的低血压状态，可引起严重后果，甚至危及生命。

三、麻醉方法

1. 局部麻醉

在患者合作的情况下，适用于简单的颅外手术、钻孔引流术、神经放射介入治疗及立体定向功能神经外科手术等。头皮浸润用 0.5% 普鲁卡因 (或 0.75% 利多卡因) 含 1:200 000 肾上腺素，手术开始时静脉滴入氟哌利多 2.5 mg、芬太尼 0.05 ～ 0.1 mg，增加患者对手术的耐受能力。

2. 全身麻醉

气管插管全身麻醉是现代常用麻醉方法，为了达到满意的麻醉效果，即诱导快速、平稳，插管时心血管反应小，麻醉维持平稳对各项生命体征影响小，目前临床上较多使用静吸复合麻醉。

(1) 麻醉诱导：①硫贲妥钠 (4 ～ 8 mg/kg)；芬太尼 (4 ～ 8 μg/kg) 或舒芬太尼 (0.5 ～ 1.0 μg/kg) 静脉注射 + 维库溴铵 (0.1 μg/kg) 静脉注射。②丙泊酚 (1.5 ～ 2 mg/kg)、咪达唑仑 (0.1 ～ 0.3 mg/kg) + 维库溴铵 (0.1 mg/kg) + 芬太尼 (5 μg/kg) 静脉注射。③对冠心病或心血管功能较差的患者，依托咪酯 (0.3 ～ 0.4 mg/kg) + 芬太尼 (5 μg/kg) + 维库溴铵 (0.1 mg/kg) + 艾司洛尔 [500 μg/(kg•min)]，在充分吸氧过度通气情况下行气管插管。

(2) 麻醉维持：①常采用吸入异氟烷 (或安氟烷、七氟烷等) 加非去极化肌肉松弛药及麻醉性镇定药。②静脉维持泵注丙泊酚 [4 ～ 6 mg/(kg•h)] 或咪达唑仑 [0.1 mg/(kg•h)]，配合吸入异氟烷 (安氟烷、七氟烷等)，按需加入镇痛药及非去极化肌肉松弛药。③全凭静脉麻醉，使用把控技术 (TCI)，静脉输注丙泊酚 + 瑞芬太尼及非去极化肌肉松弛药。

3. 麻醉管理

(1) 仰卧头高位促进脑静脉引流，有利于降低 ICP；俯卧位应注意维持循环稳定和呼吸通畅，并固定好气管导管位置。

(2) 开颅前需使用较大剂量麻醉镇痛药如芬太尼，手术结束前 1 ～ 2 h 禁止使用长效镇痛剂如哌替啶、吗啡等，有利于术毕患者及时苏醒和良好通气。

(3) 术中间断给肌松剂，应及时追加用量，防止患者躁动。对上神经元损伤患者和软瘫患者，应用肌松剂宜小剂量，应用苯妥因钠对非去极化肌松剂有拮抗作用，应加大肌松剂使用剂量。

(4) 该类患者手术期间宜机械通气，并间断行过度通气，保持 $PetCO_2$ 在 4.0 kPa 左右。

(5) 术毕患者应迅速苏醒，但又不能有屏气或呛咳现象以免使颅内压升高、脑出血等，可使用拉贝洛尔、艾司洛尔、尼莫地平控制血压升高，也可使用芬太尼 0.05 mg 静脉注射，或 2% 利多卡因 2 mL 行气管内注入防止呛咳反射所致颅内压升高、脑出血等。

(6) 液体管理：术前禁食、禁水丢失量按 8 ～ 10 mL/kg 静脉滴注，手术中液体维持按 4 ～ 6 mL/kg 补给，患者术前应用脱水剂，已有明显高涨状态，补充液应是生理盐水或等张胶体液。多数学者认为神经外科患者应维持血浆渗透压浓度达到 305 ～ 320 mmol/L 较为理想，达不到时应使用脱水利尿剂。

(7) 使用大剂量脱水利尿剂患者，可产生大量利尿作用，术中应加强对钾、钠、血糖和血浆渗透浓度测定，以利于及时发现和纠正。

第二节 常见神经外科手术麻醉

一、颅内血管病变的麻醉

(一) 颅内血管病变的病理及临床表现

颅内血管病变包括高血压动脉粥样硬化性脑出血、颅内动脉瘤、颅内血管畸形等。多数是因突发出血而就诊，平时没有症状，或头痛的症状被忽略，因此起病较急，多数需行急诊手术。

1. 高血压动脉粥样硬化性脑出血

高血压动脉粥样硬化性脑出血在临床上最常见，尤其是随着社会的老龄化和饮食结构的改变，其发生率有增加的趋势。高血压和动脉粥样硬化互为因果，互相影响。高血压的患者颅内血管壁由于长期受到高压力的冲击而发生损伤，损伤的部位在修复过程期间，有的恢复良好，有的会发生脂类沉积，沉积的脂类物质可形成斑块，此处的血管壁弹性降低，脆性加大，在突然受到更大的血流冲击力的情况下，血管壁即破裂发生出血。如剧烈运动、情绪激动、饮酒等因素，可使患者突然头痛、恶心、呕吐、意识障碍，严重者很快深昏迷，四肢瘫痪，眼球固定，瞳孔针尖样，高热，病情迅速恶化，数小时内死亡。特别是饮酒后，易误认为醉酒，颅脑 CT 可帮助确诊。

2. 颅内动脉瘤

颅内动脉瘤是由于脑血管发育异常而产生的脑血管瘤样突起。好发于颅底动脉及其临近动脉的主干上，常在动脉分支处呈囊状突出。颅内动脉瘤的病因可能是先天性动脉发育异常或缺陷、动脉粥样硬化、感染、创伤等，形成动脉瘤的一个共同因素是血流动力学的冲击因素，致使薄弱的血管壁呈现瘤样突起。临床上颅内动脉瘤在破裂前常无症状或仅有局灶症状，表现为一过性轻微头痛；破裂后症状严重，出现突发的、非常剧烈的头痛，常被误诊为流感、脑膜炎、颈椎间盘突出、偏头痛、心脏病以及诈病等。患者可有不同程度的意识障碍，部分患者就诊时可能完全缓解，患者是否有过突发性剧烈头痛的病史常常是确诊的重要线索。颅内动脉造影可确诊。Hunt 和 Hess 将颅内动脉瘤患者按照手术的危险性分成五级。

(1) Ⅰ级：无症状，或轻微头痛及轻度颈强直。

(2) Ⅱ级：中度及重度头痛，颈强直，除有神经麻痹外，无其他神经功能缺失。

(3) Ⅲ级：倦睡，意识模糊，或轻微的灶性神经功能缺失。

(4) Ⅳ级：神志不清，中度至重度偏瘫，可能有早期的去大脑强直及自主神经功能障碍。

(5) V级：深昏迷，去大脑强直，濒死状态。

若有严重的全身疾患如高血压、糖尿病、严重动脉硬化、慢性肺部疾患及动脉造影上有严重血管痉挛者，要降一级。

3. 颅内血管畸形

颅内血管畸形是指脑血管发育障碍引起的脑局部血管数量和结构异常，并对正常的脑血流产生影响。可分为：动静脉畸形、毛细血管扩张症、静脉畸形、海绵状血管畸形。临床上最常见的是动静脉畸形。脑动静脉畸形是一种在胎儿期形成的先天性脑血管发育异常，无明显家族史。其病理特点是非肿瘤性的血管异常，具有粗大、扩张、扭曲的输入及输出血管，病理性血管可呈蔓状缠结且动静脉分流循环速度很快，供养动脉常常扩张并延长，近端及远端动脉襻均为迂曲状。动静脉畸形的症状体征可来自于以下情况。

(1) 正常神经组织受压，脑积水，脑、蛛网膜下隙、脑室出血。

(2) 缺血及出血性损害导致头痛、抽搐

(3) 占位导致的神经功能缺失。

(4) 静脉压升高使颅压增高。

(5) "盗血"引起神经功能缺失。

(6) 临床表现各不相同，有头痛、癫痫、精神异常、失语、共济失调等。还有一个罕见的症状，即三叉神经痛。

(二) 麻醉处理要点

1. 术前准备及麻醉前用药

麻醉医师应尽快了解病史，特别是抗高血压药的服用情况。此类患者为急诊患者，病情虽有轻重之分，但对意识障碍不严重的患者不能掉以轻心，这类患者很容易激动和烦躁，致使病情加重，影响治疗效果。所以无论患者意识如何，只要有躁动倾向，一定要给予适度的镇静，并密切监护。麻醉前用药根据病情可在手术室内麻醉前 5 min 静脉推注抗胆碱药。若在做相应检查时已用镇静药，此时不必再用。

2. 术中监测

术中监测见颅脑外伤患者麻醉处理要点中的术中监测，此不再赘述。

3. 麻醉方法

颅内血管病变手术目前几乎都在显微镜下进行，要求手术野稳定清晰，所以应选择气管内插管全身麻醉，因挥发性麻醉药对脑血管影响大，故多选择静脉全身麻醉。麻醉诱导用药为：丙泊酚、咪达唑仑、依托咪酯、羟丁酸钠、芬太尼、舒芬尼、雷米芬太尼、维库溴铵、哌库溴铵等。不管选择哪几种药，都要力求诱导平稳，维持脑灌注压稳定。

4. 麻醉维持

麻醉维持药物的选择应以能更好地满足下列要求为前提：理想的脑灌注压、防止脑缺氧和脑水肿、使脑组织很好地松弛，为减轻脑压板对脑组织的压迫，在分离和夹闭动脉瘤时应控制血压，以降低跨壁压。由于没有任何一种药物可达上述要求，所以要联合用药，作用互补，以取得最佳效果。在应用静脉麻醉药的同时辅以小流量的异氟烷，可更好地进行控制性降压。维持用药可以静脉持续泵入丙泊酚，也可持续泵入咪达唑仑，镇痛药和肌松药可间断注射。镇痛药可用吗啡、芬太尼、舒芬太尼等，肌松药可选用长效哌库溴铵或中效维库溴铵。

5. 术中管理

颅内血管病变的患者术中管理非常重要，术中合理地调控血压、心率，维持血流动力学稳定，可减轻脑损害，有利于患者神经功能的恢复，合理地利用心血管活性药物，尤其对心血管合并症的患者更要因人而异，用药一定要个体化。一般常用的心血管活性药物有：艾司洛尔、硝酸异山梨酯、氨力农、硝酸甘油、硝普钠。容量管理也很重要，术中应根据液体需要量、失血量、尿量，以及 CVP 和肺毛细血管楔 (PCWP) 及时补液和输血，特别是在动脉瘤夹闭后应快速扩容，进行血液稀释，维持血细胞比容在正常低限范围内 (0.30 ～ 0.35)。羟乙基淀粉用量超过 500 mL 时为相对禁忌，因为有可能干扰止血功能引起颅内出血。

6. 麻醉恢复期管理

麻醉恢复期应根据术前患者的一般情况和手术的情况决定是否拔除气管导管。若术前患者一般情况良好，且手术顺利，可在患者自主呼吸恢复满意后拔管，完全清醒后送回病房观察。若术前一般情况较差，意识有障碍，手术难度较大，时间长，应带管将患者送监护室，借助呼吸机支持，待麻醉自然消除后拔管。

(三) 麻醉注意事项

对高血压动脉粥样硬化性脑出血的患者，应了解既往史，这类患者一般都有不同程度的心肌供血不足，血压、心率的剧烈波动变化，可使心肌缺血加重，严重者发生心肌梗死，所以麻醉诱导时应避免使用心肌抑制药物。

颅内动脉瘤和血管畸形的患者麻醉诱导非常关键，特别是已经有颅内出血的患者，麻醉诱导期间可再发出血或出血加重，甚至可引发动脉瘤破裂，故麻醉诱导要把喉镜置入和气管内插管刺激降到最低。但麻醉也不宜过深，对颅内压正常的患者，血压可降低到基础血压的30% ～ 35%，对已有颅内压增高的患者，血压降低有加重脑缺血的危险，一定要引起重视。

颅内动脉瘤患者术中都要求控制性降压，应该注意，为维持合理的脑灌注，在切开硬脑膜前不需降压过低。术中在监护状态下于动脉瘤夹闭前开始行控制性降压。选择对脑血流、脑代谢及颅压影响小的降压方法。在控制性降压的过程中应该注意的是：硝普钠虽然可以快速控制高血压，但可使容量血管扩张而增加脑血容量，并使颅压升高；硝酸甘油同样可使容量血管扩张而增加脑血容量，比硝普钠引起的颅内压增高还要明显且严重，因而要避免应用这两种药物。钙通道阻滞药尼卡地平、尼莫地平可增加局部脑血流，对心肌抑制轻，术中可快速控制高血压，停降压后无反跳现象，并有预防术后心脑血管痉挛的作用，可作为首选。

颅内血管畸形的患者术中要严格控制血压波动，低血压加重损害病变周围的脑组织 (长期低灌注血管麻痹)，一旦 (AVMs) 切除术后发生正常灌注压恢复综合征，出血、水肿、高颅压，而高血压又可加重其损害。因此，术后血压仍须控制在适当范围，不宜立即停止降压药。

颅内血管手术由于出血和术中对血管的刺激，术后极易发生局部脑血管痉挛，血流减慢，术中应避免使用止血药，以免在血管痉挛后发生脑血栓，影响神经功能的恢复。

注意防止动脉瘤夹闭后的血管痉挛，通过高血压 [平均动脉 (MAP)100 mmHg]、高血容量、血液稀释来增加脑血流，关键是要在轻度脑缺血进展为脑梗死之前实施，术野使用罂粟碱可扩张痉挛的血管，如果手术需要临时钳夹动脉瘤时，为改善其供血区域的侧支循环，国外常静脉注射去氧肾上腺素。

二、颅内肿瘤患者的麻醉

(一)颅内肿瘤患者的病理生理

颅内肿瘤按部位可粗略分为大脑半球肿瘤、小脑肿瘤和脑干肿瘤,后两者位于颅后窝,又统称为颅后窝肿瘤。病理报告以神经胶质瘤、脑膜瘤多见,余为转移瘤、结核瘤等。患者可能患病数年无临床症状,随着占位病变体积的增大出现颅压升高的症状,伴视力、嗅觉障碍、偏瘫、失语等。与麻醉有关的颅内肿瘤的病理生理变化主要是肿瘤占位引起的颅压增高,颅内压是指颅内容物对颅腔壁产生的压力,临床上一般通过测量脑脊液压力了解颅压的变化情况,颅内压力正常是维持脑功能正常运转所必需的。

1. 颅压的调节

颅内容物主要有脑组织、脑脊液和血液三种成分,正常情况下,其中一种成分增加,其他两种成分则相应减少,机体通过自动调节维持颅压在一定限度之内(成人 5 ～ 15 mmHg,儿童 4 ～ 7.5 mmHg) 的正常平衡状态。颅内肿瘤引起颅内容物的增加,早期可通过自动调节维持正常的颅压,随着颅内肿瘤体积增大,超过代偿限度颅内压即增高。有时颅内肿瘤(如颅后窝病变)体积虽然很小,但也可引起颅内压增高,这主要是因为肿瘤位置引起脑脊液回流受阻,脑积水所致。

2. 脑脊液对颅压的调节作用

由脉络丛生成的脑脊液时刻在进行着新陈代谢变化,包括生成、循环和吸收。颅内压的变动可受脑脊液分泌、循环、吸收的影响,在颅内压的调节中起重要作用。当颅压增高时,脑脊液回吸收增加,而且一部分脑脊液受挤压流入脊髓蛛网膜下隙,使颅内容物总体积减小,有利于颅压降低。

3. 脑血流对颅压的调节

颅压的变化直接影响脑血流,颅压增高,脑血流减少,而脑静脉系统的血液受挤压而排出增多,脑血容量减少,因而颅压可以降低。正常情况下脑血流的调节主要通过动脉血管口径的变化来实现的,其影响因素有二氧化碳分压、动脉血酸碱度、温度等。临床上通常采用过度通气来降低二氧化碳分压,以使脑血管收缩,脑血流减少,达到降低颅压的作用,为手术提供良好的手术野。

颅压的调节有一定的限度,在这个限度之内,颅内对容积的增加有一定的代偿力,这种代偿力表现在脑脊液被挤压至脊髓蛛网膜下隙,脑部血液减少与脑组织受压向压力低处转移,以达到机体承受的病理平衡,故这个限度的极限称之为临界点。超过临界点即失代偿,这时颅内容物微小的增加,可使颅内压急剧增加,加重脑移位与脑疝,发生中枢衰竭。

(二)麻醉处理要点

1. 术前准备

颅内肿瘤手术一般都是择期手术,有足够的时间进行术前准备。麻醉医师所要做的是麻醉前认真访视患者,了解病史,包括既往史、手术史等,特别是与麻醉有关的心、肺合并症,肝、肾功能情况。

2. 麻醉前用药

成人一般在麻醉前 30 min 肌内注射苯巴比妥 0.1 g，东莨菪碱 0.3 mg。

3. 术中监测

术中监测见颅脑外伤患者麻醉处理要点中的术中监测，此不再赘述。

4. 麻醉方法

颅内肿瘤患者麻醉方法有局部麻醉、局部麻醉加神经安定镇痛术、全身麻醉。随着时代的进步，人们对麻醉的要求也越来越高，一方面患者要求术中舒适而无恐惧，另一方面随着显微手术的不断开展，手术医师要求良好的手术野，因此，目前所有的颅内肿瘤患者均在全身麻醉下进行手术。麻醉诱导目前可选用的药物很多，如咪达唑仑、丙泊酚、依托咪酯、羟丁酸钠等；肌松药可选择阿曲库铵、维库溴铵、哌库溴铵等；麻醉性镇痛药可选芬太尼、舒芬太尼、吗啡等。

5. 麻醉维持

见颅脑外伤患者麻醉处理要点中的麻醉维持。

6. 术中管理

颅内肿瘤患者术前常用脱水剂，因而术前常常血容量不足，术中还要丢失一部分血液，特别是手术较大时，有效循环血容量不足将更为明显，术中液体管理非常重要，最好监测中心静脉压，以指导输液。液体种类根据患者具体情况选用晶体液和胶体液，晶体液以乳酸钠林格液为主，不用含糖液，胶体液有聚明胶肽（血代）、血定安、万汶等。对体质较好的患者，可采用大量输血补液，尿量保持 30 mL/h 即可。以免肿瘤切除后，正常脑组织解除压迫，出现脑组织严重水肿，加重脑损害。呼吸管理见颅脑外伤患者麻醉处理中的术中管理。

7. 麻醉恢复期

管理麻醉恢复期的管理要求与颅脑外伤患者相同。

（三）麻醉注意事项

此类患者由于术前使用脱水剂，往往伴有电解质紊乱，所以术前一定要化验电解质，以利于术中选择液体种类，保持电解质平衡。

颅内高压的处理非常重要，处理不妥死亡率很高。在麻醉诱导后应立即静脉注射 20% 甘露醇 1 g/kg，最好在剪开脑膜前输完，并配合过度通气，保持一定的麻醉深度，最大限度地降低颅压，以利手术的进行。

对出血多的手术，如脑膜瘤多沿大静脉窦发展，极易侵犯静脉窦，血运非常丰富，麻醉前一定要有充分的估计，多开放几条静脉通路，以备能快速输液输血。术中在分离肿瘤前进行控制性降压，注意降压的幅度，根据需要动脉压若降至 60 mmHg 以下时，切不可时间过长。麻醉力求平稳，无缺氧及二氧化碳蓄积。

颅后窝肿瘤手术麻醉比较复杂，手术体位常有坐位、俯卧位、侧卧位。坐位时术中易发生气体栓塞，为预防气体栓塞，术中禁用 NO_2 与过度通气及控制性降压，可采用呼气末正压通气。下肢用弹力绷带，防止淤积性血栓形成。变动体位时要慢，避免血流动力学急剧改变。常规监测 $PETCO_2$、SpO_2、心电图、EEG、中心静脉压 (CVP)，必要时置右房导管及超声多普勒气体监测仪或食管超声心动图可动态反映心内的气泡；一旦检出气泡立即通知术者关闭空气来源、右房抽气、左侧垂头足高位、加快输液，必要时给心肌变力性药物支持。

脑干是颅后窝内极为关键的结构，手术期间生命中枢受到刺激易出现呼吸节律和心率变化，因此，对机械通气的患者应加以注意。对保留自主呼吸的患者，应密切注意呼吸节律的变化，出现异常及时通知手术医师，以减轻对脑干的牵拉刺激。还应该注意的是脑干手术时应保证手术野安静，避免麻醉减浅出现呛咳，最为稳妥的方式是应用肌松药，进行机械通气。

三、颅脑外伤患者的麻醉

(一) 颅脑外伤患者的病理生理

颅脑外伤按其病理生理过程可分为原发性损伤和继发性损伤。受伤的瞬间，先为不同程度的原发性损伤，然后继发血管和血液学的改变而引起脑血流减少，从而导致脑缺血和缺氧、脑水肿、颅压增高，进一步发生脑疝，导致死亡。因此，临床上需要对继发性损伤病理生理过程进行干预，防止其进一步发展加重损伤。

脑血流的改变：研究证明脑外伤患者在创伤急性期即可发生脑血流的变化。严重脑外伤患者约 30% 在外伤后 4 h 内发生缺血性改变。目前认为，这种外伤后缺血性改变是一种直接的反应性变化，而非全身性低血压所致，尽管后者可加重缺血性改变。

影响继发性改变的其他因素：

1. 高血压和低血压

由于原发性损伤之后，脑的顺应性发生改变，甚至有颅内出血，颅压增高，无论高血压还是低血压都将加重脑损伤。由于自身调节功能损害，低血压造成脑灌注压减少，导致脑缺血；而高血压可造成血管源性脑水肿，进一步升高颅压，引起脑灌注压降低。在自身调节功能保持完整的情况下，低血压可引起代偿性脑血管扩张，脑血容量增加，进而使颅压增高，造成脑灌注压进一步降低，产生恶性循环，又称为恶性循环级联反应。

2. 高血糖症

在脑缺血、缺氧的情况下，葡萄糖无氧酵解增加，产生过多的乳酸在脑组织中蓄积，可引起神经元损害。

3. 低氧血症和高二氧化碳血症

低氧血症和高二氧化碳血症都可引起颅脑损伤患者脑血管扩张、颅压增高、脑组织水肿，从而可加重脑损伤。

4. 脑损伤的机制

主要是在脑缺血的情况下激活了病理性神经毒性过程。包括兴奋性氨基酸的释放、大量氧自由基的产生、细胞内钙超载、局部 NO 产生等，最终引起脑水肿加重和神经元不可逆性损害。

5. 脑水肿

外伤后脑水肿和脑肿胀使脑容量增加、颅压增高，导致继发性脑损害，重者发生脑疝，甚至死亡。脑水肿分为五种情况：血管源性、细胞毒性、水平衡性、低渗性和间质性。

(1) 血管性脑水肿：脑组织损伤可破坏血-脑屏障，致使毛细血管的通透性与跨壁压增加，以及间质中血管外水潴留，从而造成血管源性脑水肿。由于组胺、缓激肽、花生四烯酸、超氧化物和羟自由基、氧自由基等引起内皮细胞膜受损，激活内皮细胞的胞饮作用和内皮结合部的破裂，使毛细血管通透性增加。其次，研究发现体温升高、高碳酸血症可使内皮细胞跨膜压增高，导致毛细血管前阻力血管松弛，使脑水肿发生率和范围增加。另外，蛋白分子电负荷的改变使血管外水潴留。由于白蛋白为阴离子蛋白，容易通过受损的血-脑屏障，然后由外皮细胞清除。

相反，IgG 片断为阳离子蛋白，则黏附于阴离子结合部位，而潴留于间质中。临床上脑出血、慢性硬脑膜下血肿和脑肿瘤附近的水肿，均属于血管源性水肿。

(2) 细胞毒性水肿：细胞毒性水肿的主要机制是在脑血流减少的情况下，能量缺乏使细胞膜泵 (Na-K-ATP 酶) 功能受损，进而引起一系列的生化级联反应，使细胞外钾增加，细胞内钙增高，膜功能损害可引起细胞不可逆性损伤。由梗死造成的局灶性或全脑缺血、低氧，均可导致细胞毒性水肿的形成。

(3) 流体静力性水肿：由于跨血管壁压力梯度增加，使细胞外液积聚。脑血管自身调节功能受损，可引起毛细血管跨壁压急剧增加。如急性硬脑膜外血肿清除后使颅内压突然下降，导致脑血管跨壁压突然增加，出现一侧脑半球弥漫性水肿。

(4) 低渗透压性水肿：严重血浆渗透压降低和低钠血症是渗透性脑水肿的主要原因。脑胶体渗透压超过血浆渗透压，水分即被吸收入脑。当血清钠浓度低于 125 mmol/L 时可引起脑水肿。此外，由于性激素的不同，在同一血清钠浓度时，女性较男性更易发生脑水肿。

(5) 间质性脑水肿：阻塞性脑积水、脑室过度扩大可使脑脊液 - 脑屏障破裂，导致脑脊液渗透到周围脑组织并向脑白质细胞外蔓延，在临床上可出现一种明显的非血管性脑水肿，即间质性脑水肿。这类水肿一旦发生，可导致脑缺血和神经元损害。

颅脑外伤初期由于静脉容量血管的扩张，脑血容量增加而出现脑肿胀，而不单是脑组织含水量的增加。其神经源性因素包括脑干刺激和脑循环中释放血管活性物质等。因此，早期的脑水肿主要由于脑血管自身调节功能下降，而脑干损害则影响动脉扩张，或静脉梗阻导致充血性或梗阻性脑水肿。如处理不当或不及时，在脑外伤的后期，随着脑水肿加重，颅内高压，脑灌注压下降，引起脑缺血，生化级联反应发生改变，发生复合性脑水肿，即血管性和细胞毒性脑水肿。

(二) 麻醉处理要点

1. 术前准确评估

由于颅脑外伤病情严重，麻醉医师应首先确保患者的呼吸道通畅，供氧应充分，及时开放静脉通路，以稳定循环，为抢救赢得时间，然后在极短的时间内迅速与家属沟通，了解相关病情，并掌握生命体征和主要脏器的功能情况，了解患者既往有无其他疾病，受伤前饮食情况，有无饮酒过量等。目前心肺功能状况，有无合并其他脏器损伤。脑外伤患者常因颅内压增高而发生呕吐，甚至误吸，所以这类患者均应视为饱胃患者，在插管前和插管时都应防止误吸。

2. 麻醉前合理用药

颅脑外伤患者一般不用术前镇静药，只给阿托品或东莨菪碱等抗胆碱药即可。无论何种镇静药都可引起患者呼吸抑制，特别是患者已存在呼吸减弱、呼吸节律异常或呼吸道不畅，即使少量的镇静药也可能造成呼吸抑制，使动脉血中二氧化碳分压增加，引起颅压增高。对于躁动的患者，一定要在密切监护情况下方可给予镇静。

3. 术中密切监测

术中常规监测有：心电图 (ECG)、脉搏血氧饱和度 (SpO$_2$)、呼气末二氧化碳分压 (PETCO$_2$)、体温、尿量、袖带血压。必要时还应动脉有创测压、动脉血气分析和电解质分析。怀疑血流动力学不稳、估计失血较多或术中可能大出血，应行深静脉穿刺置管。为操作和管理方便，穿刺点以选择股静脉为宜。

4. 麻醉诱导

颅脑外伤患者的麻醉诱导非常关键，诱导过程当中血流动力学的急剧变化将会加重脑损伤；颅脑外伤患者常常饱胃，诱导过程中发生误吸，会使病情复杂化；颅脑外伤患者常合并其他部位脏器的损伤，如颈椎损伤、胸部损伤、肝脾破裂等；此外，颅脑外伤的老年患者可合并严重的心肺疾患。因此，如不加考虑，贸然进行常规诱导，势必酿成大祸，引发纠纷。

对于全身状况较好、无其他合并症的单纯脑外伤患者，麻醉诱导用药可以选丙泊酚、咪达唑仑、芬太尼和非去极化肌松药。丙泊酚作为目前静脉麻醉药的主打药物，也适用于脑外伤患者，可降低颅压和脑代谢率，并能清除氧自由基，对大脑有一定的保护作用。应用咪达唑仑，可减少诱导期丙泊酚的用量，对减少患者医疗费用有积极作用，同时也降低因单纯应用丙泊酚所引起的低血压发生率，若患者血容量明显不足。可单独应用咪达唑仑为宜，避免应用丙泊酚引起严重低血压而加重脑损伤。咪达唑仑和丙泊酚的用量一定要个体化，一般情况下可用咪达唑仑 $4 \sim 8$ mg，丙泊酚 $30 \sim 50$ mg。肌松药以非去极化肌松药为宜，如必须选用去极化肌松药，应注意有反流与误吸、增高颅压和导致高血钾的可能。非去极化肌松药以中、长效为主，如罗库溴铵 ($0.6 \sim 1$ mg/kg)、维库溴铵 (0.1 mg/kg)、哌库溴铵 (0.1 mg/kg)。麻醉用药的顺序对诱导的平稳也有影响，先给予芬太尼 (1.5 μg/kg)，后给咪达唑仑，再给肌松药，30 s 后给丙泊酚。这种给药方法既可避免丙泊酚注射痛刺激，又能使各种麻醉诱导用药的作用高峰时间叠加一致，可减少气管内插管应激反应。气管内插管前采用 2% 利多卡因行气管表面麻醉，可使插管反应降到理想程度，最大限度地维持麻醉诱导平稳。

对于全身状况较差、合并其他脏器损伤或伴有其他合并症的患者，麻醉诱导应当慎重。

(1) 对病情危重、反应极差或呼吸微弱甚至停止的患者，可直接或气管表面麻醉下插管。

(2) 对于发生过呕吐的患者，应在吸引清除口咽部滞留物后，再进行诱导用药，在面罩加压控制呼吸之前，应由助手压迫喉结，防止胃内容物再次溢出加重误吸，在气管内插管成功后，用生理盐水灌洗，尽可能吸引清除误吸物，以利于气体交换。

(3) 对其他合并症的患者，特别是心功能较差，甚至心力衰竭患者，首先应用强心药，选择诱导药物，如采用咪达唑仑、依托咪酯等，配合适量的芬太尼和肌松药。

(4) 合并其他脏器损伤的患者，尤其是内脏大出血者，应进行积极的抗休克治疗，在血压回升、心率接近正常的情况下，谨慎地进行麻醉诱导与气管内插管，以免延误手术时机。诱导用药应选择对血压影响轻、且对大脑有保护作用的药物，如咪达唑仑，即使这样，用药量也应减少，以避免血压剧烈波动。

5. 麻醉维持

颅脑外伤的患者一般都存在不同程度的颅内压增高，因此，麻醉维持一般不单独采用吸入全身麻醉，目前较多采用静脉复合全身麻醉或静脉吸入复合麻醉。静脉复合全身麻醉的维持采用静脉间断注射麻醉性镇痛药和肌松药，持续泵入静脉全麻药。麻醉性镇痛药以芬太尼为主，有条件的可用舒芬太尼和阿芬太尼，哌替啶较少使用。麻醉性镇痛药的用量一般应根据患者的实际情况决定，切忌量大，静脉全麻药也是如此。肌松药应选择对颅内压影响小的阿曲库铵、维库溴铵和哌库溴铵等。静脉全身麻醉药目前最为常用的是咪达唑仑和丙泊酚。丙泊酚优势更为明显，因手术医师希望术后能尽早评估患者的神经系统功能，丙泊酚起效和苏醒都快，而且还有脑保护作用，故选用丙泊酚更为有益。

静脉吸入复合麻醉维持是在静脉复合麻醉的基础上增加了气管内挥发性麻醉药的吸入。静脉复合麻醉的维持同上不再赘述。应该注意的是吸入麻醉药的选择，吸入麻醉药有脑血管扩张作用，异氟烷扩张作用最弱，适合应用。

6. 术中管理

颅脑外伤患者容量管理非常重要。临床上常用脉搏、血压、尿量等指标进行监测。需要注意的是脑外伤患者常用脱水剂，用尿量判断液体平衡情况不准确。最好监测中心静脉压，尤其是合并内脏出血休克者。在液体种类上，晶体液以乳酸钠林格液、平衡盐液和生理盐水为好，应避免应用含糖液。有大出血者，紧急时可选用胶体液，如代血浆、琥珀酰明胶（血定安）、万汶等。颅脑外伤患者血 - 脑屏障可能存在不同程度的损害，万汶有预防毛细血管渗漏的作用，从理论上讲，输注万汶可能优于其他血浆代用品。术中应注意失血量估计的准确性，适量输血，防止血液过度稀释，术中血细胞比容最好维持在 0.30 左右。

术中保持过度通气，维持呼气末二氧化碳分压 30～35 mmHg，有利于颅压的控制。术中除了密切监测患者生命体征外，还应观察手术步骤，对手术的进程有所了解。因为脑外伤患者由于颅压升高，致交感神经兴奋性增高、血中儿茶酚胺上升，易掩盖血容量不足，一旦开颅剪开脑膜，容易发生低血压，严重者可致心搏骤停。此外，麻醉医师在观察手术操作期间，应结合所监测的生命体征指标变化，及时与手术医师沟通，并根据术中生命体征变化，做出准确的判断和正确的解释及处理。

7. 麻醉恢复期的管理

麻醉恢复期的管理非常重要，不能掉以轻心。麻醉医师应根据病情做出相应的处理。早期拔除气管内插管，有利于手术医师及时进行神经系统检查，对手术效果做出及时评估。但必须掌握拔管时机，若患者出现不耐管倾向，且呼之睁眼，可给予少量丙泊酚，吸净气管内和口腔内分泌物后，拔除气管内插管。应尽可能避免麻醉过浅和拔管时剧烈呛咳，以免由此而引起颅内压增高和颅内创面出血。

对术前情况较差、多脏器损伤或有其他严重合并症者，尤其是昏迷患者，宜保留气管导管或做气管切开，以利于术后呼吸道管理，有条件者护送专科 ICU 或综合 ICU。

（三）麻醉注意事项

颅脑外伤患者麻醉一个最为关键的问题是，一定不能只注意颅脑外伤的情况而忽略了对其他脏器外伤的观察，以免贻误治疗，导致不良后果。入室后开放两条静脉通路，以备快速输血、输液，抢救休克和大出血。

无论哪种麻醉方法，麻醉诱导时都应防止误吸，以免使病情复杂化。手术过程中避免使用增高颅压的药物，控制呼气末二氧化碳分压，维持患者一定程度的过度通气。术中应注意患者水、电解质的情况，特别是患者大量应用脱水剂，极易引起水、电解质紊乱，液体量可以略欠一些，切不可过量，必要时输血，避免应用含糖液体。术中注意避免血压剧烈波动而诱发脑血管痉挛，加重脑损伤，影响术后神经功能的恢复。

脑外伤患者术后切不可盲目拔除气管导管，严重的脑水肿或脑干损伤，随时可能发生呼吸暂停，甚至死亡危险。

四、垂体腺瘤患者的麻醉

（一）病理生理及临床表现

垂体腺瘤可分为功能性和非功能性腺瘤。功能性腺瘤因过度分泌相关激素引起临床不同症状，非功能性腺瘤一般仅引起压迫症状。功能性腺瘤引起的机体病理生理变化由其分泌的激素所决定。功能性腺瘤分为：生长激素（GH）腺瘤、催乳素（PRL）瘤、GH 和 PRL 混合型细胞瘤、促肾上腺皮质激素（ACTH）瘤、促甲状腺素释放激素（TRH）细胞瘤、黄体刺激素（LSH）和促卵泡素（FSH）瘤、嗜酸干细胞瘤。

垂体腺瘤的临床表现一是高分泌综合征，二是肿瘤占位的影响。早期经常表现为分泌亢进，随着肿瘤的发展，相关症状不断加重且明显，并出现垂体组织、鞍旁组织的受压改变，甚至出现垂体功能减低。

PRL 瘤是最常见的高分泌性垂体腺瘤，约占 25%，常表现为性欲减退、阳痿、乳房发育、溢乳、胡须减少，重者生殖器官萎缩，精子减少、活力低，不育。

生长激素腺瘤可以导致巨人症和肢端肥大症，在青春期前，骨骺尚未融合时发病者，表现为巨人症。肢端肥大症若发生在骨骺闭合的成人，则手足肥厚宽大，下颌突出，巨舌，皮肤变厚变粗，糖代谢异常，心脏病和周围神经病变。99% 以上的肢端肥大症是由于分泌 GH 腺瘤引起。其中 20% ～ 50% 合并 PRL 或其他激素分泌。

皮质醇增多症（又称 Cushing 综合征）是由于慢性皮质醇增高引起。由垂体 ACTH 瘤引起称为库欣（Cushing）病，由于脂肪代谢异常出现向心性肥胖，满月脸，水牛背，四肢相对瘦小，动脉粥样硬化。蛋白质分解大于合成代谢，抑制胶原合成导致皮肤菲薄，毛细血管扩张，呈现多血质。腹部皮肤紫纹，毛细血管脆性增加，易出现紫癜。骨质疏松，易致病理性骨折。伤口不易愈合，促性腺激素分泌抑制，女性出现月经稀少，闭经，溢乳，不孕；男性出现性欲减退，阳痿，精子减少，睾丸萎缩。少数患者盐皮质激素（又称盐皮质类固醇）增加，导致电解质代谢紊乱，低血钾，低氯，高血钠。糖代谢紊乱，胰岛素抵抗和糖耐量减低。患者多伴有高血压、左心室肥大、心力衰竭、心律失常、肾衰竭、皮肤色素沉着及精神异常等。

垂体瘤在鞍内生长缓慢，当长至鞍上区时产生症状，压迫视神经、视交叉，出现不同程度的视力下降和视野改变。头痛常常是患者首诊的症状。头痛位于眶后、前额和双颞部，程度轻，间歇性发作。少数巨大肿瘤可至第三脑室，引起室间孔或中脑水管梗阻，出现颅内压增高时头痛剧烈。垂体卒中时瘤体坏死、出血、瘤内压力急剧增高，蛛网膜下隙出血者突发性剧烈头痛。

（二）麻醉处理要点

1. 患者术前评价及准备

麻醉医师应对病情作全面了解，注意患者基础代谢情况，了解肿瘤有无功能，术前电解质等生化指标，以及有无其他合并症，以便对患者做出准确评价。术前做必要的试验和治疗，可减少麻醉和手术的危险。垂体卒中急症手术对视力恢复有利，一般情况下，患者需要糖皮质激素替代及脱水治疗。对肢端肥大症患者应考虑到有气管内插管困难的可能，要准备充分。

2. 麻醉前用药

麻醉前用药无明显禁忌，常规应用巴比妥类药物和抗胆碱药物，一般为苯巴比妥、东莨菪碱。

3. 术中监测

术中除了常规监测 ECG、SpO_2、$PETCO_2$、体温、尿量、袖带血压外，还应对患者进行 ACTH、皮质醇、血糖和尿糖的监测。

4. 麻醉方法

垂体瘤手术常用入路是经鼻蝶和经颅，无论哪种入路，都要选择全身麻醉。经鼻蝶入路时，麻醉过程中应进行控制性降压，以减少出血，保持手术野清晰，缩短手术时间。麻醉诱导用药量要足，尤其是有甲状腺功能亢进的症状时，用量要增大，因这种情况下循环系统极易激惹。气管内插管前应对口、咽喉、声门及气管黏膜充分表面麻醉 (表麻)，一般用 1% 丁卡因或者 2% 利多卡因，最大程度地减轻气管内插管反应。

5. 麻醉维持

对经颅手术的患者一般多选用静脉复合全身麻醉，维持用药可以静脉持续泵入丙泊酚，也可持续泵入咪达唑仑，镇痛药和肌松药可间断注射。镇痛药可用吗啡、芬太尼、舒芬太尼等，肌松药可选用长效哌库溴铵或中效维库溴铵。经鼻蝶手术的患者可在静脉麻醉的基础上辅以吸入少量的恩氟烷，以更好地控制血压。

6. 术中管理

由于手术在显微镜下进行，所以一定要控制血压，同时液体量也要适当限制，必要时输血，尤其是经翼点入路手术时，血压高时颅内压将增高，且出血多，影响手术视野。经额开颅或经蝶手术时，有可能有血水流入口腔，且经蝶手术后，伤口渗液也有流入口腔的可能，所以气管内插管后需将气囊满意充气。术中监测呼气末二氧化碳分压，调整机械通气有关设定，维持患者一定程度的过度通气，以降低颅压。

7. 麻醉恢复期管理

因此类患者术前一般意识良好，多主张术后早期拔除气管导管，故垂体腺瘤患者在麻醉恢复期应注意呼吸的恢复情况，特别是 GH 腺瘤的患者，由于结缔组织增生，舌体肥大，口腔内可能有渗液，经蝶蝶入路手术后鼻腔被填塞，所以患者通气量一定要接近术前水平，SpO_2 正常，肌力恢复，完全清醒且无呼吸道梗阻的表现，吞咽反射、咳嗽反射良好后方可拔除气管导管。

(三) 麻醉注意事项

垂体腺瘤患者多比较年轻，一般无其他合并症，麻醉医师应该注意的是由肿瘤引起的，尤其是与内分泌有关的症状，对可能发生垂体功能衰竭的患者做出估计，以采取预防措施。对经额或翼点入路手术的患者要注意颅内压的控制，麻醉诱导应避免血压波动，手术开始时要提前加深麻醉，特别是开颅骨时，更要注意镇痛药足量。

经鼻蝶入路时，术者要进行鼻腔准备，鼻腔局部应用肾上腺素可引起血压增高、心率增快，同时鼻腔神经末梢丰富，从鼻镜的置入至手术结束，麻醉医师应注意控制血压，尽管手术时间短，但麻醉用药量一定要足，以保证手术野清晰。

无论是麻醉诱导还是维持，都应避免麻醉过浅，特别是避免呛咳，在体位改变的过程中气管导管刺激，更易诱发呛咳。由于垂体腺瘤手术时间较短，所以肌松药的选择一般不选用长效药，以中、短效为宜，长效肌松药有术后发生延迟性呼吸抑制之虑，选用时一定要谨慎。

术中液体量不宜过多，应注意适量控制，必要时输血即可。对尿崩倾向的患者要注意纠正水、电解质紊乱，术中可应用去氨加压素（弥凝），一方面可止血，另一方面可降低血压，并有抗利尿的作用。

第十章 胸科手术的麻醉

第一节 概述

胸科手术的发展得益于麻醉学的不断进步，手术领域不断扩大而安全性提高。胸科手术所引起的病理生理改变远较其他部位的手术为甚，而病人病情的复杂也增加了麻醉管理上的难度。胸部手术的部位涉及呼吸、循环和消化三大系统，包括心脏、胸内大血管、肺、食管、纵隔、胸壁等部位的手术，有时还需胸、腹联合进行手术。

一、术前评估及准备

胸科手术麻醉的危险性以及术后心肺并发症的发生率较一般手术为高。术后肺部并发症是全身麻醉后最常见的并发症，在围手术期死亡原因中仅次于心血管并发症居第二位。

胸科手术病人多患有慢性肺部疾病，有不同程度的肺功能异常。据统计，术前肺功能异常者与肺功能正常者相比，其术后肺部并发症的发生率约高 23 倍。胸科手术在切除有病变的肺组织时不可避免地要切除一部分正常的肺组织，减少了肺泡的有效通气面积；手术操作的直接创伤也可使保留下来的肺组织出现出血、水肿等情况而影响肺通气 / 血流比值。术后还可由于疼痛等妨碍病人深呼吸及排痰而导致分泌物坠积或肺不张。上述均是胸科手术病人术后肺部并发症发生率较高的原因。术前充分评估与准备，有助于减少麻醉过程的意外及术后并发症。

(一) 临床评估

1. 临床体征评估

详细了解病史及体格检查可大致判断呼吸功能。如吸烟多久，有无呼吸困难、端坐呼吸，有无口唇发绀或杵状指，有无运动 (上楼等) 后气短及大量咳痰等体征，有助于判断肺功能及是否需要治疗措施。X 线片包括断层 CT 检查更可显示肺及胸内病变，还可判断气管狭窄程度及部位，有助于麻醉准备。如肺部听诊有哮鸣音，应先给以支气管解痉治疗。

2. 肺功能测定及动脉血气评估

肺切除术患者肺功能异常者，应常规在术前进行肺功能测定 (PFTs)，实际动脉血气测定更有重要意义。

(1)PFTs 测定：最常用的肺功能测定为测量肺活量 (VC)。如果 VC < 80% 正常值，应考虑有限制性肺疾病，如肺萎陷、肺炎或肺纤维化。如怀疑有阻塞性肺疾病时应测定用力呼气量 (FVC)，又称时间肺活量，即最大用力吸气后在 1 s、2 s、3 s 测呼出气量，其中尤以第一秒用力呼气量 (FEV_1) 更有意义。正常人 FVC 与 VC 相等，当患者患有阻塞性肺疾病，如哮喘或支气管炎，用力呼气时，胸腔呈正压，气道易受动力性压迫而萎陷，易被分泌物堵塞，所以 FVC < VC，FEV_1 显著下降。而限制性肺疾病不常伴有气道梗阻，也可导致 FVC 降低；虽 FEV_1 可能下降，但 FEV_1/FVC 仍为正常 (即 > 70%)。

(2) 最大自主通气量：肺的动力功能可测量最大自主通气量 (MVV)，即患者尽快在 12 s 内呼吸的容量乘以 5 表示每分钟最大通气量，可显著显示气道阻力的变化。如此高通气率患者很难进行 1 min 以上，甚至重症患者不能进行 MVV 测量，可用 FEVJFVCX35-MVV 为参考，也有良好的相关性。除了气道梗阻影响 MVV 外，肺和胸壁的弹性、呼吸肌的力量及合作程度均可影响 MVV。健康男人 MVV 平均值为 150 ～ 175 L/min，最低限为 80 L/min 或大于 80%。

(3) 动脉血气分析：术前静止状态下的动脉血气分析对开胸手术患者很有参考价值。可显示气体交换障碍的严重程度，也可提示麻醉时应用单肺通气是否会出现缺氧危险，对术后缺氧处理提供有力的指标。但有些患者在静止状态下动脉血气张力正常或接近正常，当有轻度运动时即出现血氧饱和度下降。

3. 耐受全肺切除的标准

术前评估患者能否耐受全肺切除，不但胸外科医生应非常重视，麻醉医生也必须正确判断，否则，全肺切除术后有可能因气体交换不足、肺动脉高压及致命性呼吸困难难以脱离呼吸机支持。因此拟做全肺切除术的患者，术前肺功能测试至少应符合下列标准：① $FEV_1 > 2$ L，$FEV_1/FVC > 50\%$。② MVV > 80 L/min 或 50% 预计值。③残气量 / 总肺量 < 50% 预计值及预计术后 $FEV_1 > 0.8$ L。如上述标准不符合，还应做分侧肺功能试验。如 FEV_1 过低，还应做创伤性检查，如肺动脉球囊阻塞测压等。④平均肺动脉压 < 35 mmHg。⑤运动后 $PaO_2 > 45$ mtnHg，说明切除后余肺能适应心排血量。

由于 FEV_1 及分侧肺功能试验的正确性令人失望，近年建议测定运动时最大氧摄取量 (VO_2max) 能较正确判断患者肺切除后是否发生并发症。如患者的 $VO_2max > 20$ mL/(kg·min) 则术后多不发生问题，如运动时 $VO_2max < 15$ mL/(kg·min)，术后多出现严重并发症。有些患者 FEV_1 值不适于手术，但运动时 VO_{2max} 较高，仍可耐受手术，说明运动试验更能反映气体交换、通气、组织氧合及心排血量状况。

(二) 术前准备及改进肺功能的措施

术前评估患者肺功能的基本目的，不但为了做好麻醉前准备，更要降低围手术期的肺并发症及死亡率。特别有肺慢性疾病的患者术前必须进行充分准备。通常在术前 48 ～ 72 h 即应开始治疗准备，同样治疗要持续到术后。

1. 停止吸烟

停止吸烟可以减少气道分泌物及敏感性，改进黏膜纤毛运动，但需要 2 ～ 4 周见效，6 ～ 8 周效应最佳。术前 24 ～ 48 h 停止吸烟反增加气道分泌物及敏感性，但可以减少碳氧血红蛋白含量，有利组织的氧利用。吸烟者术后肺部并发症率约为非吸烟者 6 倍。

2. 控制支气管痉挛

气道刺激常是胸外科反复出现气流受阻的原因。所以在围手术期建立通畅的气道极为重要。β_2- 拟交感性气雾剂是主要治疗反复发作的支气管痉挛。如患者用 β_2- 拟交感性气雾剂有心动过速，可采用四价抗胆碱能药异丙托溴铵。如加用茶碱，应考虑与 β- 肾上腺能药及麻醉药并用时，特别在单次静脉注射时的交互作用及毒性反应。

3. 抗感染、排痰、止痰处理

术前准备中排痰是很重要的措施。因为痰液可增加感染及气道的刺激。术前用抗生素对预防院内感染及治疗支气管炎很有帮助。如有急性呼吸道感染，则择期手术还应推迟 7 ～ 10 d。松动痰液最佳方法为适当的湿化，包括全身输液及用热蒸汽雾化吸入。由于咳嗽无力，常需机械方法协助排痰至气道口端，便于咳出，如叩背及位置排痰等。

4. 锻炼呼吸功能

术前说服患者主动锻炼呼吸功能，增强咳嗽、咳痰动作极为重要。麻醉前访问中，教会患者锻炼呼吸功能，解释止痛、咳痰方法，增强患者信心，往往比单纯用药及术后间断正压通气还有效。利用一次性吹气瓶 (称有阻力的吹气装置) 每天练习数次可显著增强呼吸肌肌力及耐力。

二、胸科手术的麻醉特点

(一) 麻醉选择的原则

为了减轻开胸后的纵隔摆动及反常呼吸，以及避免低氧血症及维持气道通畅，同时消除因手术操作刺激胸腔内感受器所致的应激反应，应首选全麻，即气管内插管后应用肌松药控制呼吸。近年多采用硬膜外神经阻滞复合全麻，可以减少术中全麻药的使用，术后进行 PCEA 镇痛。

至今尚不能提供特定的麻醉药物或麻醉方法，临床上主要根据以上原则以及麻醉者的知识、经验、技能、科室麻醉机的配备等来选择具体的麻醉方法。

(二) 麻醉药的选用

(1) 氟化类吸入麻醉药 (异氟醚、地氟醚、七氟醚) 具有较高的油 / 气分配系数，麻醉作用强，最低肺泡气有效浓度 (MAC) 低，可以并用高浓度氧。同时血 / 气分配系数较低，麻醉诱导及苏醒较快，容易控制，尤其适于开胸手术。

(2) 心脏功能极差的患者或心血管手术应用大剂量芬太尼或芬太尼类静脉麻醉。优点是利于循环稳定不抑制心肌，最为有利，但延长了术后机械通气的时间。若术前情况尚可，也采用小剂量芬太尼 (5 ～ 8 $\mu g/kg$) 辅助异丙酚 (3 ～ 4 $\mu g/kg$) 或咪唑安定 (0.08 ～ 0.1 mg/kg) 并用吸入麻醉及非去极化肌松剂行机械通气，维持正常通气功能。

(3) 氯胺酮有减轻支气管痉挛的作用，不抑制缺血性肺血管收缩反应，但其致幻作用难以避免，因此较少用于成人。

(三) 麻醉期间呼吸、循环的管理

维持呼吸道的通畅，防止麻醉期间低氧或二氧化碳蓄积。因为手术为侧卧位，气管导管容易移位，病侧肺、支气管内的分泌物、血液倒流容易造成气道的堵塞，术中应严密监测呼吸动度、气道阻力，有分泌物及时分次吸出，可连续监测脉搏血氧饱和度 (SPO$_2$)、呼吸末 CO_2(etCO$_2$)。

麻醉应掌握一定的深度与足够的肌松，若麻醉期间因麻醉过浅诱发支气管痉挛或肌松不足产生呼吸机不同步等可出现 Auto-PEEP，呼气不足、气道内压增加而影响肺通气与回心血量发生低血压，因此若麻醉中发现支气管痉挛伴低血压时，加深麻醉常可有效缓解。

维持良好的通气状况。预先设置好呼吸参数，注意术中定期膨肺，关胸前一定要证实萎陷的肺已完全膨胀；闭胸后胸腔引流连接密闭水封瓶，要反复膨肺至瓶中无气泡溢出，水柱随呼吸上下波动。拔除气管导管前每次吸痰后一定要胀肺。

任何胸内手术都有大出血的可能，术中应结合手术操作密切注意血压、脉搏、心电监护，防止因出血或手术操作刺激纵隔、肺门引起血压下降、心律失常。

三、开胸和侧卧位对呼吸循环的影响

胸科手术多需开胸及侧卧体位，严重妨碍呼吸通气，进而影响循环功能，也是麻醉过程中首先需要加以解决的问题。

（一）肺的病理生理改变

开胸后由于胸内压力由原来负压变为正压，从而导致对呼吸及由神经反射对循环的影响。常见有以下几种情况。

1. 开胸侧肺萎陷

一侧开胸后，任其自然呼吸，由于空气进入开胸侧胸腔，胸腔内负压消失，肺的弹性回缩使肺部分萎陷，肺萎陷又使肺通气面积急剧减少，可达正常的 50% 左右。

2. 反常呼吸与摆动气

由于开胸侧肺内压始终与大气压相等，所以当吸气时，对侧肺膨胀使肺内压低于大气压，开胸侧肺进一步缩小使肺内部分气体随外界空气同时吸入对侧肺内。当呼气时对侧肺缩小使肺内压高于大气压，呼出肺内气体，但部分又进入开胸侧肺内，使开胸侧肺与正常呼吸时进行相反的回缩和膨胀动作，称为"反常呼吸"。结果有一部分气体往返于两肺之间称为"摆动气"。增加摆动气即增加无效气量，造成严重缺氧及二氧化碳蓄积。反常呼吸程度与摆动气量及气道阻力成正比。所以控制呼吸时维持气道通畅极为重要。

3. 纵隔摆动

如胸腔开口比气管直径大 6～8 倍时，两侧胸腔的压差即可使纵隔来回摆动，如吸气时健侧负压大，纵隔移向健侧；呼气时又推向开胸侧，纵隔来回摆动称为"纵隔摆动"，剧烈的纵隔摆动使上、下腔静脉来回扭曲受阻梗阻更使静脉回流减少，心脏每搏量减少。同时摆动对纵隔部位神经的刺激也易引起反射性血流动力学改变，甚至心搏骤停。

4. 肺内分流增加

由于开胸侧肺萎陷，流经不通气的萎陷肺血流不能进行气体交换，导致静脉血掺杂，另外肺血流因麻醉状态下低氧性肺血管 (HPV) 收缩机制减弱或受抑制而未能相应减少，结果通气少血流多，通气 / 血流比率小于 0.8，静脉血掺杂增多，血氧饱和度下降，二氧化碳潴留。

（二）麻醉后侧位对呼吸生理的影响

清醒仰卧时腹腔内容物可把膈肌推向胸腔内约 4 cm，从而降低肺功能残气量 (FRC) 约 0.8 L。全麻诱导后更进一步下降约 0.4 L，但两肺气量分布一致。仰卧时血流分布到左肺和右肺（较大）的流量分别占 45% 和 55%。在清醒侧卧位时，靠床侧膈肌推向胸腔侧膈肌所以靠床侧肺的 FRC 比非靠床侧肺减少显著。

四、术前准备及改进肺功能的措施

术前评估患者肺功能的基本目的，不但为了作好麻醉设计，更要降低围手术期的肺并发症及病死率。特别有肺慢性疾病的患者术前必须进行充分准备。通常在术前 48～72 小时即应开始治疗准备，同样治疗要持续到术后。

1. 停止吸烟

停止吸烟可以减少气道分泌物及敏感性，改进黏膜纤毛运动，但需要 2～4 周见效，6～8 周效应最佳。术前 24～48 小时停止吸烟反增加气道分泌物及敏感性，但可以减少碳氧血红蛋

白含量，有利组织的氧利用。吸烟者术后肺部并发症率约为非吸烟者 6 倍。

2. 控制支气管痉挛

气道刺激常是胸外科反复出现气流受阻的原因。所以在围手术期建立通畅的气道极为重要。决 - 拟交感性气雾剂是主要治疗反复发作的支气管痉挛。如患者用 β_2- 拟交感性气雾剂有心动过速，可采用四价抗胆碱能药异丙托溴铵较为有利。如加用茶碱，应考虑与 β- 肾上腺能药及麻醉药并用时，特别在单次静脉注射时的交互作用及毒性反应。

3. 抗感染、排痰、止痰处理

术前准备中排痰是很重要的措施。因为痰液可增加感染及气道的刺激。术前用抗生素对预防皖内感染及治疗支气管炎很有帮助。如有急性呼吸道感染，则择期手术还应推迟 7 ～ 10 天。松动痰液最佳方法为适当的湿化，包括全身输液及用热蒸汽雾化吸入。由于咳嗽无力，常需机械方法协助排痰至气道口端，便于咯出，如叩背及位置排痰等。

4. 锻炼呼吸功能

开胸术前说服患者主动锻炼呼吸功能，增强咳嗽、咳痰动作极为重要。麻醉前访视中，教会患者如何锻炼呼吸功能，解释止痛、咳痰方法，增强患者信心，甚至比单纯用药及术后间断正压通气还有效。一次性吹气瓶 (称有阻力的吹气装置) 每天练习数次可显著增强呼吸肌力及耐力。

五、单肺通气

(一) 单肺通气病理生理

单肺通气是指气管导管插入一侧支气管，于开胸后经一侧肺通气的方法。

①由于开胸手术侧卧位下部肺内血流分布受重力作用比上侧肺多，膈肌上抬，肺顺应性受到影响，导致通气减少，通气 / 灌注比例 (V/QC0.8) 失调。

②非通气侧或开胸侧肺泡通气少或无通气而萎陷，而肺血流未相应改变，残余的氧可供流经的血流吸收，此后无氧供，PaO_2 下降，且未氧合的血进入循环，肺内分流 (Qs/Qt) 增加。

③低氧性肺血管收缩，单肺通气时临床上低氧血症常不严重，因为重力影响使靠床侧 (即通气侧) 肺血流增加，而及非靠床侧 (即非通气侧) 萎陷肺产生低氧性肺血管收缩 (HPV)，增加肺血管阻力，减少该肺血流，并驱血至通气侧肺，缓解了 V/Q 比例失调，减少肺内分流，从而也减轻低氧血症。

(二) 单肺通气的适应证

麻醉时应用单肺通气的安全性及成功率已显著增进，主要是支气管导管 (双腔导管) 有了很大的改进，目前临床常用双腔气管导管，具有一管两腔。管远端有两个开口及两个套囊，能将健侧与患侧肺完全隔离，主要有卡仑双腔管 (右侧开口)、怀特双腔管 (左侧开口)，分别适用于左、右肺叶的切除。Robersllaw 双腔管，因无隆突钩便于置管，且壁薄内腔相对增大，便于送入吸痰管。由于有纤维支气管镜协助及对单肺通气的生理改变有充分的认识，所以临床支气管内麻醉已不仅用于湿肺、支气管胸膜瘘或大咯血患者，还经常用于食管、肺叶等手术，有便于手术操作、减轻开胸侧肺损伤及防止两肺间交叉感染的作用。

(三) 单肺通气临床应用及低氧血症的防治

单肺通气行吸入麻醉时有 5% ～ 25% 发生严重低氧血症 (PaO_2 < 9.3 kPa 或 70 mmHg)，

麻醉者应首先检查支气管开口是否对准，然后根据单肺通气的病理生理改变尽量缩小 V/Q 比例失调。具体措施如下。

吸入高浓度氧。在手术期单肺通气吸入 100% 氧可显著提高动脉血氧分压，不会出现氧中毒或吸收性肺萎陷。同时靠床侧肺吸入高浓度氧可以扩张肺血管，接受更多的来自非通气侧肺血流，增加血氧合。

单肺通气潮气量应为 10 mL/kg，如小于 10 mL/kg 易促使靠床侧肺萎陷，如大于 10 mL/kg 可能增加靠床侧肺血管阻力及气道压，从而增加非通气侧肺血流 (降低非通气侧肺 HPV)。

呼吸频率应使 $PaCO_2$ 保持在 5.3 kPa(40 mmHg)，通常较双肺通气时频率增加 20%。应避免低 CO_2 血症，因过度通气增加靠床侧肺血管阻力。低 CO_2 血症还抑制非通气肺的 HPV。

如单侧通气时低氧血症仍未纠正，则可采取下列措施：

①检查支气管导管的位置是否有误，有无分泌物堵塞。②膨胀上肺 4 ~ 6 次。

③连接 $CPAP(5 ~ 10 cmH_2O)$ 于上肺。

④将 10 cm 长氧气导管送入上肺支气管，给氧。

⑤如氧合仍不满意，上肺高频通气，频率为 120 次 / 分。

⑥全肺切除术如能及早结扎非通气侧肺动脉，则可消除 V/Q 的失调，直接消除来自非通气侧分流。

第二节 常见胸内手术麻醉

一、气管手术的麻醉

气管与支气管手术的麻醉中，控制呼吸道、维持良好的气体交换和术野暴露是关键。

(一) 术前评估与准备

应对患者的全身情况、呼吸困难程度及与体位的关系作详细评估。明确气管狭窄的部位、性质、范围、程度和可能突发的气道梗阻是术前评估的重点。支气管镜检查是诊断气道病变的金标准，可明确气管狭窄的长度和直径以及肿物与气管壁的特点。

麻醉医师应当了解手术方案和手术过程 Z 根据患者和手术情况制定完善的麻醉方案，重点在于手术各阶段的通气方案和应急准备。完善术前器械的准备，包括各种型号的气管导管、通气延长管和接口，应备有两套呼吸环路。对于急性严重气道梗阻患者，还应准备紧急体外循环所需设备。所有的患者最好避免使用镇静药物，抗胆碱能药术中按需给予。麻醉诱导前手术医师在场，做好紧急建立外科气道的准备。

(二) 麻醉管理

麻醉诱导期，做好气道会发生紧急情况的准备。诱导用药和插管方式必须结合患者具体病情、病变情况和麻醉医师的实际经验。如果患者在仰卧位可保持呼吸通畅，而且气道病变固定，估计气管插管无困难时，可采用使用肌肉松弛剂的静脉诱导方案。反之，应避免使用肌肉松弛剂。如果狭窄较轻或瘤体较小，可在纤支镜引导下插入细直径气管导管通过病变处。肿瘤或狭窄位于气管上部靠近声门，气管导管无法通过，行气管切开，在狭窄部位下建立通气；肿瘤或狭窄位于气管中部或下部，气管导管无法通过，可将导管留置狭窄或肿瘤部位以上。

麻醉维持宜选用全凭静脉麻醉，可避免麻醉气体污染。为减少手术操作刺激气管造成的不随意体动，宜采用中效非去极化肌肉松弛药。

手术中气道管理的重点是在气道开放时确保气道通畅和患者的正常氧合。最常用的方法主要是交替使用经口气管内导管和外科医师台上插管，麻醉医师和外科医师的默契配合很重要。

麻醉恢复期提倡在手术后尽早拔除气管导管。苏醒应平稳，避免患者因躁动，呛咳而致吻合口裂开；尽量保持患者颈部前屈，减少吻合口张力；待肌肉松弛药的作用完全逆转，患者有足够的通气量后才能拔除气管导管。邻近手术结束前可给予镇痛药以减轻患者疼痛，同时启用术后 PCA 镇痛。麻醉前期右美托咪定的应用，能有效防止躁动、增加麻醉恢复期的舒适感。

气管手术后患者应在 ICU 监护治疗，常规行胸部 X 线检查以排除气胸。术后保留气管导管的患者应注意气管导管的套囊不应放置于吻合口水平。

二、食管手术的麻醉

食管外科最常见的为食管癌，另外有食管平滑肌瘤、食管裂孔疝、食管良性狭窄、胸内食管破裂及穿孔、食管呼吸道瘘等，现就食管手术中有关麻醉的问题进行讨论。

（一）麻醉前评估及准备

1. 食管癌

因癌肿梗阻，食管近侧端多扩张并残留食物，后者容易感染及生长细菌，外加患者喉反射减弱，反流液可以导致误吸性肺炎及肺不张。即使长时间禁食，梗阻食管也不能完全排空，麻醉诱导时易发生误吸感染肺炎的危险。麻醉前用粗管吸引食管内残食可能减少误吸危险。食管癌患者，术前长期进食不当，多并有营养不良、低蛋白血症，甚至水电解质平衡失调，均应在术前尽量纠正。麻醉前除了解患者是否并发高血压、心脏病、慢性支气管炎外，还应了解患者是否进行化疗、放疗以及如何处理这些治疗可能发生的并发症。

2. 食管裂孔疝

麻醉前应复习胸部 X 线片，有否显示误吸性肺炎或降低肺容积。如有吸入性肺炎应先行抗生素、抗支气管痉挛药及理疗治疗。为了防止反流、误吸，也可给予 H_2 阻滞药抑制胃酸分泌及升高 pH，如雷尼替丁静脉注射 50 mg 每 6 ~ 8 h，多在手术前晚及手术日早晨应用。也可选用液体抗酸药枸橼酸钠口服与 H_2- 阻滞药交替应用。注意避免用固体抗酸药，以免误吸造成更大危害。甲氧氯普胺（甲氧氯普胺）每 3 ~ 5 分钟静脉注射 10 ~ 20 mg 可增加食管下段括约肌张力，有利于防止反流。麻醉前用药如需要给抗胆碱药有可能降低食管下段括药肌张力。

（二）麻醉处理

1. 麻醉诱导

由于食管患者容易发生反流、误吸，所以应常规术前插胃管，气管插管时均应压迫环状软骨。如有食管呼吸道瘘，则在气管插管前尽量维持自主呼吸，避免用正压通气，以免气体经瘘管造成腹胀导致呼吸功能不全、低血压及心搏骤停。

2. 气管内导管选择

经左胸腹切口进行下段食管切除术不需要用双腔管萎陷左肺，应用单腔气管导管及拉钩压迫左肺即可暴露满意的手术野。如经胸切口应用双腔管有利于同侧肺萎陷，便于手术。

3. 麻醉中注意事项

术中常因低血容量、失血、上腔静脉受压或手术操作牵拉心脏等刺激引起血流动力变化，特别是上、中段食管癌切除术分离食管时，若麻醉过浅可出现因牵拉迷走神经而出现血压下降、心率减慢，应及时通知术者，并及时加深麻醉。

如应用单肺通气，较肺叶切除更容易发生低氧血症。因为肺叶切除患者病肺血流已受限，单肺通气时通气/灌注之比的影响也较食管手术患者相对正常的肺要少，且结扎病肺肺动脉及肺叶切除更减少分流。所以麻醉中必须密切观察脉搏血氧饱和度，避免低氧血症。

食管手术一般时间较长，术中应注意血容量，及时合理输液、输血。

三、肺叶切除术的麻醉

（一）麻醉前病情评估及准备

目前肺手术患者最常见的为肺肿瘤，但肺功能常很少受损，需要注意术中进行单肺通气或全肺切除易增加静脉血掺杂或低氧血症。肺结核患者应查痰结核菌。慢性肺脓肿患者痰量极多，如每日在 100 mL 以上，应采用抗生素及位置排痰，麻醉前尽量控制痰量在最少量为宜，近年来因抗生素的进展，慢性肺脓肿已很少见。但支气管扩张症、肺囊肿及肺结核大咯血均在麻醉前或术中涌出大量脓痰、血液或分泌物，称为"湿肺"，特别像支气管扩张症及肺囊肿，往往术前并不能完全咳出脓痰及囊液，容易淹没对侧健肺，必须准备双腔管。年龄过小也应准备单侧支气管导管。

（二）麻醉处理要点

1. 确保呼吸道通畅

必须保证双腔导管的位置准确，特别是变换体位、开胸操作后应重新确认。湿肺患者采用双腔导管时更应行单肺通气，及时吸净脓痰，并应按无菌原则准备足够量的吸痰管，避免交叉感染。支气管切除时可能有血液流入导管内，应及时吸出，否则凝成凝块易堵塞肺叶支气管。麻醉中应不断倾听螺纹管呼吸音，如有啰音，立即用吸痰管吸净痰液，使气道通畅。

2. 避免缺氧及高 CO_2 血症

单肺通气时防止低氧血症的方法如前所述，但主要手术操作如肺叶切除后，应尽早恢复双肺通气，缩短单肺通气时间。单腔管双肺通气时，应将非通气侧肺内的气体放出，减少死腔量及肺血流，即减少静脉血掺杂。麻醉过程还应保证套囊不漏气，保证足够通气量。关闭胸腔前应用 20～40 cmH_2O 气道压（捏呼吸囊）测试支气管缝合是否漏气，继而加压膨胀萎陷肺叶，萎陷肺突然膨胀，血流再通，也可能出现一过性血压下降。闭胸后，应逐渐加大压力将肺吹张，并通过水封瓶引流排出胸腔内空气，恢复胸腔负压 6～8 cmH_2O。如术中有 CO_2 蓄积，闭胸后加压排气，就可能出现 CO_2 排出综合征，即血压下降、呼吸消失，所以排气时应缓慢进行，血压下降可用麻黄碱提升。

3. 合理输血、输液

简单肺叶切除或全肺切除术通常无需输血。粘连较重的肺疾病如肺脓肿或做胸膜肺切除术失血量很大，应有中心静脉压及血细胞比积监测，攀握输血输液量。肺切除减少肺血管储备容易增加肺水肿危险，特别在一侧全肺切除时输液应特别小心。因为一侧肺动脉结扎后，全肺血液流经健侧肺动脉，必然导致肺动脉高压，如输液过量过快，可导致右房扩张及快速心动过速，易并发术后肺水肿。

4. 必要的监测

开胸手术除了常规监测血压、脉搏外，至少应有脉搏血氧仪监测血氧饱和度，可及时纠正低氧血症。出血较多的手术应置中心静脉测压管。又因肺切除手术中心律失常发生率较高，约有 22% 有心律失常，特别在 50 岁以上患者更为多见，所以应有心电图监测。

5. 术后止痛准备

由于开胸手术切口大，呼吸运动疼痛剧烈，常影响咳嗽、咳痰，易并发肺部并发症，为了术后止痛，可在全麻前置硬膜外导管，与全麻复合应用硬膜外阻滞以减少全麻药用量。术后开始 PCEA 止痛。

四、气管重建术的麻醉

(一) 麻醉前评估

1. 病史及体检

首先要了解呼吸困难的程度，特别要了解有否随体位变动出现气道梗阻现象，还应询问有否咯血史，分泌物排出有无困难及有无哮喘史，参照 X 胸部正、侧及斜位片及 CT 等影像判断病变性质、气道梗阻部位、狭窄程度。

2. 肺功能检查

除了急性气道梗阻之外，术前应做肺功能检查，特别是一秒用力呼气量 (FEW)，如呼气流量峰值与 FEV，之比等于或大于 10:1，即显示有气道梗阻。通常气道横断面内径达 5 ~ 6 mm 时临床上才出现体征及症状。如呼气流率的峰值降至正常的 80% 时，气道直径约降至 10 mm。还应做动脉血气分析了解缺氧的程度。

(二) 麻醉前准备

1. 麻醉前用药

应严格控制，如气道梗阻不明显，可常规给镇静、安定药及抗胆碱药抑制分泌。如有气道梗阻症状应避免中枢性呼吸抑制药，只给小量安定、催眠药即可。如严重气道梗阻，呼吸时有哮喘及牵动副呼吸肌，应避免给阿托品及其他干燥药。因为抑制分泌易浓缩痰液形成痰栓附着到气管狭窄处，加重气道梗阻。如有顾虑，可取消所有麻醉前用药，入手术室后在麻醉者紧密观察下应用，或在气管插管或气管造口后再给药。

2. 麻醉监测

除了血压外，应监测心电图、脉搏血氧饱和度及经食管测听呼吸音、心音，后者也有助于术者在术野鉴别食管。插入中心静脉导管有助于静脉给药及指导输液。如应用桡动脉插管测压，应在左桡动脉置管，因无名动脉绕过气管，术中易受压，使右桡动脉测不到血压。呼期末 CO_2 测定也有很大意义。

3. 气道用具的准备

气管重建手术的麻醉最主要的是维持术中的通气。往往需要准备多条无菌气管导管及 2 台麻醉机。麻醉机应能供应高流量 (20 L/min) 氧，便于诱导时用硬气管镜。并需有长臂喷喉器或用注射器及细长针套上细塑料管，便于向气管内喷入局麻药。气管导管应准备 20 ~ 30 F 各型号备用，适合气道的理想型号为 28 F，相当于外直径 9 mm 粗，有利于气管内吸痰及允许外科医生进行气管操作及缝合。还应准备无菌装备（附螺纹管钢条）气管导管，便于在切断气管断端应用。另外也应准备延长导管，以便插入支气管后续接延长管。所有导管均应附充气套囊，有利于正压通气。如准备高频喷射通气，应另备喷射用细导管或特别的气管袖状切除喷射导管。

（三）麻醉处理要点

气管重建手术的麻醉关键是在诱导和手术中如何维持气道的通畅。

1. 麻醉诱导

诱导方法取决于气道梗阻程度，梗阻不明显也可常规用静脉快速诱导。如气道高度梗阻，应选用强效吸入麻醉药如七氟烷平顺地吸入诱导，或采用表面麻醉下清醒插管，利用羟丁酸钠、异丙酚静脉诱导，但保留自主呼吸。选插合适导管，必要时还可用小儿纤维支气管镜协助气管导管插过狭窄口或肿瘤，若估计导管不可能通过狭窄部位，插管前先用局麻药喷喉及气管内，并使导管前端停留在肿瘤的上方。局麻开胸游离气管，切断气管后，将事先准备好的无菌导管插入，接另一个麻醉机。同时应高度警惕一旦肿瘤碎片脱落或出血时，需立即吸引或用气管镜及钳子钳出，也可减浅麻醉自行咯出。如颈部气管病变发生严重窒息时，也可先行气管造口，再行诱导较为安全。麻醉维持中应采用手法控制呼吸较为轻柔。

2. 上段气管重建术

上段气管重建术多取仰卧位，领口切口或加"T"型切口纵劈胸骨。如狭窄在声门下，一般气管插管无法使套囊过声门封闭气道，常需采用 20 ～ 28 F 带套囊的细导管通过狭窄处才能密闭气道。中段气管狭窄，有时管径在 5 mm 以下，可在气管镜协助下扩张狭窄处，但有出血及穿孔危险，应立即将套囊充气，以防血液流入肺内。用直径 4 mm 细硅胶管通过气管导管插过狭窄处也可收到良好的效果。如气管导管套囊可以通过声门，虽导管不能通过狭窄处，也常改善通气，可能与导管对气管的支撑和正压通气增加通气量有关。如气管导管越过病变部位，则病变部位切除后，应将气管导管退至吻合口近端，套囊充气后，加压通气观察缝合口有无漏气。

如气管导管不能通过狭窄部位或需做袖状切除时，可请术者在狭窄远端气管缝 2 条支持线，再切开病变远端气管，迅速将无菌气管导管插入远端气管并充气，连接麻醉机维持通气。切除病变气管后，先对端缝合气管后壁后，即拔除手术野气管导管，同时将原来经口的气管导管深插，通过气管切口远端并使套囊充气，继续用麻醉机维持通气及吸入麻醉。待气管前壁缝合后，还应将气管导管退至缝合口近端，并将套囊充气再加压通气观察缝合口有无漏气，同时使头前屈。

3. 下段气管重建术

下段气管病变，如能容纳气管导管，可应用双套囊支气管导管通过病变气管，插入左主支气管进行单肺通气。待病变部位切除缝合后，再将支气管导管退至气管缝合口近端并将套囊充气，加压通气观察缝合口有无漏气。

如预计支气管导管不能通过狭窄处，也如上段气管重建术，插入双套囊支气管导管于气管狭窄处上方，待切断气管病变远端，将另一无菌气管导管插入左主支气管并将套囊充气，连接麻醉机进行单肺通气。同样在切除病变后，对端缝合气管后壁，然后拔除经术野插入的气管导管，再将原支气管内导管深插入左主支气管连接麻醉机，并分别将支气管及气管套囊充气，并维持通气及吸入麻醉。待气管前壁缝合后，再将支气管导管退至气管缝合口近端，加压观察缝合口有无漏气。

4. 气管隆突切除术

隆突切除术后需要气管与左、右主支气管分别进行端端吻合及端侧吻合，如同气管重建术，先插入支气管导管至气管内，待切除左主气管并将无菌气管导管插入左主支气管远端，连接麻醉机，开始左肺通气后，再行剥离及切除隆突病变，并使右主支气管与气管缝合，再将原经口支气管导管插入右支气管口，再在气管壁造口，与左主支气管行端侧缝合。最后将导管退至缝合口近端，加压试验观察有无漏气。

(四) 术后处理要点

气管重建术的患者，由于气管部分切除而缩短，术终必须使患者保持头屈位，以减轻气管缝合处张力。如肺实质没有病变，尽早在手术室内平卧位下拔去气管导管，因为拔管后可能出现窒息意外需再次插管，在手术室中处理较为安全。早期拔管还可减轻套囊对气管壁的压迫缺血。

术后应用多个枕头保持头屈位，胸部 X 片确诊无气胸。由于隆突或气管部分切除，分泌物排出功能障碍。需要很仔细地经鼻吸引分泌物及插管内吸痰，有时痰量过多还使用纤维支气管镜吸痰，可能的并发症如气管缝合穿孔、水肿及气道梗阻。

五、纵隔肿瘤手术的麻醉

纵隔肿瘤常累及或压迫重要器官及血管，常在麻醉诱导时出现紧急情况，需要在麻醉前充分评估及准备。

(一) 肿瘤压迫气管及支气管的麻醉

此类患者术前都有不同程度的呼吸困难，麻醉前应查看 X 片，测定狭窄处管径 (X 片常放大 20%)，准备导管，同时要估计狭窄处至切牙的长度，必须应用足够长度及硬度，必要时采用带螺旋钢条的气管导管通过气管压迫部位才能解除梗阻。为了防止梗阻，麻醉诱导不宜采用肌松药，可在表面麻醉加用氟芬合剂或右美托咪定辅助下，清醒气管插管。气道梗阻有时可通过变动体位而缓解，个别情况还需在特殊体位下诱导，所以术终拔管前先拔至声门下观察压迫部位气管 (或支气管) 有无萎陷，再决定拔管较为安全。由于解除梗阻，强烈吸气可能引起负压性肺水肿，应及时给以正压高氧通气等措施。

(二) 肿块累及心血管的麻醉

上腔静脉 (SVC) 梗阻多见于支气管癌、恶性淋巴瘤及肺动脉置测压管后导致 SVC 栓塞，病情险恶。因外周静脉压剧升，上半身静脉怒张包括胸壁静脉扩张、发绀及头、颈、臂水肿。由于气道内静脉怒张出现呼吸困难、咳嗽及端坐呼吸。气管插管容易产生气管内出血，麻醉后减少静脉回流可能出现低血压，纵隔肿瘤如压迫肺动脉还可导致心排血量及肺灌注量降低，威胁生命。有时肿瘤包裹肺动脉在麻醉诱导后出现严重发绀，所以对严重气管梗阻不能缓解或发绀不能减轻时应立即采用股动静脉带氧合器的体外循环。

第三节 术后并发症

一、呼吸系统并发症

要避免缺氧与减少术后呼吸系统并发症。严格拔管指征,清理气道,保证气道通畅,在吸痰、拔管过程中始终供氧。

二、循环系统并发症

在 PACU 最常见的循环系统并发症是高血压,尤其是术前有高血压且控制不佳的患者,排除疼痛因素外,可用硝酸盐类或钙通道阻断药等控制血压,以免引起心脑血管意外。其次,胸科手术常见的并发症是心律失常,尤其是房颤,应首先调整其内环境,包括水电、酸碱、血气及温度等,然后可在镇静下行电复律,以消除房颤的危害。

三、苏醒延迟与躁动

苏醒延迟可见于老年肝功能不良的患者。躁动重在预防,良好的术前准备,完善的麻醉计划,恰当的麻醉用药,术中良好的循环、呼吸功能维护,对于预防躁动乃至术后谵妄均有意义。

四、低体温

低体温多见。可采用周身覆盖吹热风式加温的方式以避免寒战带来的不利;如发生寒战,应用哌替啶或曲马多,多能缓解。

五、恶心、呕吐

预防性应用地塞米松及中枢性抗呕吐药有一定作用。

六、尿失禁与尿潴留

尿失禁应注意更换尿垫,尿潴留多见于男性患者,导尿要注意预防并发症。

第十一章 腹部手术的麻醉

第一节 概述

腹部及会阴部疾病，临床最为常见，手术及麻醉的数量也最大。与其他手术的麻醉原则一样，最重要的是保证患者安全、无痛及舒适，还要保证手术的最佳操作条件，包括腹腔肌肉松弛良好，抑制腹腔神经反射等。

一、腹部疾病病理生理特点

（一）胃肠疾病的病理生理

1. 胃肠道疾病引起严重病理生理改变的为胃肠道梗阻或穿孔。如幽门梗阻时由于呕吐不能进食，造成脱水及营养障碍，且丢失太量胃酸，可导致碱中毒。

2. 肠梗阻时由于呕吐及大量体液向肠腔渗出，造成严重的水和电解质丢失，血容量减少及血液浓缩等改变。因肠壁通透性增加，肠腔内细菌容易进入门脉及腹腔，造成泛发性腹膜炎，如休克降低单核 - 吞噬细胞系统功能，更容易引起败血症性休克及代谢性酸中毒，均要求迅速手术以解除病因。

3. 胃肠道穿孔或损伤，胃肠内容物进入腹腔，化学性刺激和细菌感染可引起腹膜炎。溃疡病穿透血管壁还可发生严重出血，导致低血容量性休克。

4. 以上均要求急诊手术及时进行麻醉处理，麻醉的危险性及并发症发生率要明显增高，术前麻醉医生应在短时间内对病情作出全面的估计和准备，以选择适当的麻醉方法及术前用药，确保患者安全和手术的顺利进行。

（二）胆道疾病的病理生理

1. 胆道系统的梗阻、感染或出血均需手术处理。

(1) 胆总管或肝管梗阻时，胆汁逆流进入血液，能刺激神经系统，使机体出现一系列中毒症状，如皮肤瘙痒、抑郁疲倦、血压下降、心动过缓，甚至昏

迷。由于胆管梗阻，胆管内压力升高，胆管扩张，可出现心律失常、血压下降。如胆管内压力超过 30 mmH$_2$O(2.9 kPa) 时胆汁分泌就会停止。若感染并发化脓性阻塞性胆管炎，极易导致严重感染性休克。此时切开胆总管降低胆总管内压力，血压常很快恢复。

(2) 胆囊或胆道穿孔或损伤，胆汁进入腹腔可造成化学性或感染性腹膜炎，大量体液（主要来自血浆）渗入腹腔内，严重者可达全身血容量的 30%，使病情急剧恶化。此时需大量输血、血浆代用品及液体。

2. 胆道出血常由感染、肿瘤或损伤引起，病情复杂，既有大量出血，又并发黄疸或感染，且止血困难。

3. 胆道有丰富的自主神经分布，牵拉胆囊或胆管可引起反射性冠状动脉痉挛导致心肌缺血

缺氧，甚至心搏骤停。胆道内压力增高或作 T 形管冲洗时注射液体过快也可出现心律失常、血压下降。一般注射阿托品有减轻这种反射的作用。

（三）门脉高压症的病理生理

1. 门脉高压症多并有严重肝功能障碍，并导致严重贫血、低蛋白血症和腹水，同时多并发凝血因子的合成障碍、毛细血管脆性增加及血小板减少等因素造成的出血向，均增加手术的危险性。

2. 术前必须进行系统治疗，包括休息，高糖、高蛋白及高维生素饮食，输少量新鲜血或人体白蛋白，以改善贫血和低蛋白血症，使血红蛋白达到 80 g/L 以上，血浆总蛋白和白蛋白分别达到 60 g/L 和 30 g/L 以上，同时输新鲜血还可纠正出血倾向。

3. 肝硬化腹水的患者常伴有水钠潴留而限制钠盐摄入，反复抽吸腹水皆可导致水及电解质紊乱，术前也需纠正。一旦并发大出血需急诊手术 Bt，更要同时补充血容量及电解质，并保护肝脏功能。

（四）胰腺疾病的病理生理

1. 胰头癌和十二指肠壶腹癌常要行胰十二指肠切除术，其特点如下：

(1) 术前皆有严重梗阻性黄疸、体质衰弱及营养不良，并伴有肝功能障碍。

(2) 手术侵袭范围广、时间冗长、术野渗出较多及血浆和细胞外液丢失严重，容易导致循环血容量减少、血液浓缩。必须输血输液，维持循环稳定，保护肝肾功能。

(3) 部分胰腺切除，应给予阿托品抑制胰腺外分泌及 20 万单位抑肽酶静滴抑制蛋白分解酶的分泌。

(4) 全胰腺切除还应根据血糖给予胰岛素。

(5) 合并糖尿病者，应避免使用乙醚等使血糖升高的麻醉药。

(6) 术中可用果糖、山梨糖醇或木糖醇补充糖液，并测试血糖及酮体，使血糖维持在 150 ～ 200 mg/dK8.4 ～ 11.2 mmol/L)。必要时给胰岛素。

2. 急性坏死型胰腺炎引起呕吐、肠麻痹、胰腺出血和腹腔内大量渗出。

(1) 脂肪组织分解形成的脂肪酸与血中钙离子起皂化作用，引起血清钙偏低，要补充一定量钙剂。

(2) 脂肪组织分解还可释放出一种低分子肽类物质，称心肌抑制因子 (MDF)，有抑制心肌收缩力的作用，使休克加重。

(3) 由于腹膜炎限制膈肌运动，血浆蛋白丢失使血浆胶体渗透压降低，容易导致间质肺水肿发生，使呼吸功能减退，甚至出现呼吸困难综合征。

(4) 肾功能障碍也是常见并发症，可用甘露醇或呋塞米进行预防。

（五）肝脏疾病的病理生理

肝脏是体内最重要的代谢器官，具有重要的产热功能，是各种药物、毒素等代谢的场所。肝脏肿瘤、损伤及各种原因引起的晚期疾病均可能需肝叶或肝部分切除手术治疗。肝组织的血液丰富，手术中易出血，而止血多较困难，常要阻断肝脏循环，常温下不得超过如分钟，低温麻醉可延长肝脏对缺氧的耐受时间。

二、一般注意事项

腹腔手术的麻醉是麻醉的基本操作之一，也是比较复杂的操作之一。不仅仅包括成年人，新生儿至高龄老人都可能成为腹腔手术的对象。腹腔手术种类较多，患者的情况亦变化较多，所以操作自然也就各有不同，许多腹部手术病例是急诊，其中病情重危者也不少，都可能使麻醉的处理发生一定困难。腹腔内脏的功能为消化及代谢，当此类器官遭受病变时，患者难免发生脱水、电解质紊乱、贫血、营养不良等情况，严重时则可引起循环的紊乱。对于这些情况，应于术前有较充分的估计和掌握，并进行及时和适当的处理。麻醉的选择应以对代谢、血化学和循环影响最小者为宜。腹腔手术都需要良好的肌肉松弛，以便腹腔内脏的显露，手术方易于进行。要达到完善的松弛作用，一方面决定于麻醉的深度、肌肉松弛药的恰当应用和局部神经的完善阻滞，另一方面也决定于患者肌肉及骨骼(肋骨及骨盆)的结构。上腹部脏器都部分地或全部地隐藏于肋弓之下，有的患者其季肋弓呈锐角形势，手术时肌肉松弛程度不好，难以得到满意的显露；有的患者其季肋弓为钝角形势，肌肉松弛的程度虽未达极度，但手术仍能满意进行。腹直肌是形成腹壁紧张的主要力量。蛛网膜下隙或硬膜外阻滞平面超过第七胸神经时，腹直肌便能充分松弛。肌肉发达的患者常构成腹腔内手术麻醉处理的困难，但是久病消耗的患者，腹壁已极软弱菲薄，肌肉松弛于此时即已不再构成任何问题。优良的全身麻醉是能充分地满足手术需要的最浅麻醉，此为不变的原则。由于肌肉松弛药的应用和发展，近来腹腔手术时已很少单纯利用深麻醉以求得肌肉松弛的方式，避免因深麻醉而引起的较严重的循环抑制和代谢紊乱。以神经阻滞求得满意的局部肌肉松弛，再配合以浅的全身麻醉解除患者的不适感和内脏的牵引痛，如此也不失为一种良好的麻醉处理方式。腹腔手术的操作有各式各样，患者的情况也各有变异，如何以不同的麻醉方式或麻醉深度来适应不同的操作及不同的患者，是麻醉者的主要任务，也是腹腔手术麻醉之所以成为临床麻醉中最基本操作的原因。

腹腔内器官为植物神经所支配，腹腔内脏受牵引及挤压等手术刺激时，通过这些神经的反射机制，血压、脉搏、呼吸可发生波动。神经阻滞时患者所感到的牵引痛，也是经过这些神经传导的。腹神经丛反射表现为收缩压下降，脉压变窄，心跳变慢；另一种表现为血压、脉搏的波动及反射性喉痉挛。以上情况均要求于麻醉过程中密切观察，及时处理。腹腔胃肠手术时的呕吐和误吸也是很值得注意的问题，尤其急诊手术和术前未经充分准备的患者，由于恐惧的影响，胃内容物的排出常显著延长，虽术前 4 h 以上已未进食，其呕吐及误吸的机会仍很多。预防误吸的原则，不外设法确保胃内容物停留于原地不移，或将胃内容物完全吸除，或使呼吸道始终保持密闭系统，使异物不至侵入。实际处理中则于一般腹部手术的病例都置入胃管，如此则胃内部分的液体可借胃管的虹吸作用排出，且胃管的存在即已产生减压作用，胃内压不至骤然增加过高，一般病例即可减少许多呕吐及误吸的机会。然而对于胃内容物极多的(梗阻)病例，仅置入胃管不足以防止呕吐或误吸，较妥善的方法是利用一附有充气球的导管置入食管，经充气后使食管阻塞，能较可靠地防止误吸。然而由于食管周围缺乏可靠的支持组织，以致食管内充气囊阻塞的方法常不满意。往往是充气不足时不能达到密闭目的，充气过分则邻近重要器官(气管、心脏等)可能受压，因此仍未能使此一问题满意解决。亦有主张术前口服三硅酸镁合剂以便使胃酸中和 (至 pH > 3.0)，但其实际临床意义则仍有待证实。慢性梗阻病例则术前洗胃常为手术所必须，洗胃毕应将胃内液体尽量抽尽。洗胃的处理具有相当的休克性，故不适宜于急性梗阻的病例施行。全身麻醉诱导时，如事先去氮并充分氧合数分钟，继以肌肉松弛药迅速及彻底地使呼吸肌麻痹，如此则腹肌张力完全解除，腹内压不至骤然增高，呕吐即易于避免，而且由于呼吸消失，呼吸道内无负压存在，误吸的机会显然减少。置入具有防漏装置的气管内导管为最可靠的预防误吸措施，然而呕吐误吸却最易于麻醉诱导过程中发生，故于胃肠内容物特多的病例，清醒气管内插管便有很大的使用价值。然而清醒插管的技术必须讲求熟练，否则因拟清醒插管而使患者挣扎或呃逆，也非良好的处理方法。有时由于患者确属过度紧张而缺乏合作，仍以静脉诱导并迅速（借肌肉松弛药）使呼吸麻痹后再进行插管为宜。应用神经阻滞（蛛网膜下隙或硬膜外阻滞）时，应首先使阻滞麻醉充分，辅助麻醉只是使患者神志有些模糊或刚刚消失用以消除牵引痛和不适感，麻醉过程中应密切观察患者，注意呕吐和误吸。腹腔内某些手术的失血量亦可甚多，例如脾切除术、广泛肝切除术及某些粘连较多的肿瘤手术等。这些手术的失血量往往很大，可失血的性质往往是较缓和而延续的，即使发生急性失血，多数病例并不足以立刻危及性命，静脉输血即足以补充所损失的血量。但其先决条件为静脉输血的速率必须够快。此类手术时如常规以较粗的穿刺针做静脉穿刺，麻醉师将不难体会到此种简单的预防措施即可成为患者安全的保障。

腹腔手术时常有使用肌肉松弛药的必要，而且此时使用肌肉松弛药的最主要目的是在于求得腹肌的松弛，并非仅为增强麻醉作用或其他意图。由肌肉松弛药对各组肌肉的作用程序而言，腹肌是对肌肉松弛反应较晚的肌肉，继腹肌麻痹之后，呼吸肌（肋间肌及膈肌）极易被麻痹，故于腹部手术使用肌肉松弛药时，更有必要对各种肌肉松弛药的药理作用皆有较充分的掌握，应熟知其拮抗剂的使用方法及逾量的处理方法，使用前务必除外是否有呼吸道梗阻的危险存在或潜伏。更应很妥善地考虑到患者的具体情况，例如是否有严重的电解质紊乱存在，尤以缺钾最值得注意，由于呼吸肌的抑制常难完全避免，辅助呼吸常属必需的操作。其实上腹部手术如进行控制呼吸，不仅呼吸交换可保无虑，而且手术也可以完全不受呼吸行为(膈肌运动)的干扰，能为手术创造极为有利的条件。手术结束前 20 min 应忌用作用时间过长的肌肉松弛药，以免腹腔手术后呼吸功能受到一定程度的抑制。根据临床测定，拔除气管内导管后，血氧分压可有轻度下降（平均约下降 0.933 kPa)。术后 1 ～ 3 d 系动脉氧分压抑制最为显著的时期，此后逐渐恢复，但一般病例需经 10 ～ 14 d 后完全恢复正常。胸腹联合切口的病例则血氧分压下降更为明显，恢复亦更缓慢。上腹手术后肺动脉压可有增高，可增高达 70% 之多。肺动脉压的增高可能由于肺静脉压上升所致，肺静脉压上升则可引起肺血液的再分布，使肺血液较多地分布于（通气功能较差的）肺上叶部分，从而形成较明显的分流，这可能是腹部手术后肺功能紊乱的主要原因之一。

腹腔手术后（尤其上腹部手术）容易引起呼吸道的并发症。过重的麻醉前给药，过分的呼吸抑制，过深的麻醉，过于广泛的区域阻滞，手术后患者长时间不能清醒等，都是引起胸部并发症的主要因素，麻醉时应尽量避免。麻醉后的迅速清醒应为选择麻醉时的经常考虑，麻醉后更应鼓励患者常翻身及做深呼吸练习。如能选用对胃肠蠕动抑制最轻的麻醉方法或麻醉药，则术后胃肠胀气少，胃肠活动恢复快，无恶心、呕吐等胃肠并发症，可促进患者术后的复原。

腹腔脏器的显露亦可引起体热体液的丧失。根据临床观察，手术间的室温如能保持于 21℃～ 24℃的范围，则患者（成人）体温亦较易保持于正常范围。

三、常用麻醉方法

腹腔内器官手术的常用麻醉方法有全身麻醉、脊椎麻醉、硬脊膜外阻滞及局部麻醉等方法。全身麻醉用于腹腔手术现今多采用复合方式。复合技术可因人而异，自行设计，然而腹腔手术必须有良好的肌肉松弛，因此复合麻醉中肌肉松弛药即成为主要内容。肌肉松弛药可产生深度的肌肉松弛甚至完全麻痹，还有利于手术中机械通气的进行，可是肌肉松弛药的残余作用以及个体对肌肉松弛药的反应的差异却有可能构成术后呼吸抑制和（或）术后呼吸并发症的根源。因此术中复合应用肌肉松弛药时不宜认为剂量越大越好，不宜认为肌肉松弛药拮抗剂必然能拮抗肌肉松弛药的一切作用或不良反应。有关肌肉松弛药的拮抗问题已有多年的争议，迄今也未能一致，然而临床用药有如进食，仍以恰到好处为宜，不应暴饮暴食，如此较符合逻辑。

除下腹腔手术外，单独用脊椎麻醉很难满足腹腔内手术的要求。一方面由于脊椎麻醉一般维持时间较短，作用时间较长的局部麻醉药（地卡因或布吡卡因），上腹部麻醉时间也很难维持在 2.5 h 以上，对一般上腹部手术，未必满足要求。连续脊椎麻醉的应用虽可使麻醉时间任意延长，但近些年来对于脊椎麻醉后神经后遗症的顾虑较多，更由于其他麻醉方法的进展，已使连续脊椎麻醉的使用显著减少。虽然最近又有以最细穿刺针和最细导管进行连续脊椎麻醉的尝试，但恐难以获得广泛采纳。脊椎麻醉所形成的肌肉麻痹是远非全身麻醉的松弛作用所能相比。此种极其完善的松弛作用对于结肠手术及腹膜后的手术皆具有更大的意义。脊椎麻醉时由于腹直肌已被麻痹，失去其副呼吸肌的作用，不致如深度吸入麻醉时发生腹式呼吸增强而影响手术的现象。由于以上这些优点，脊椎麻醉在下腹部手术时仍有其一定的位置。

硬膜外阻滞尤其是连续硬脊膜外阻滞应用于腹部手术时，其肌肉松弛作用可与脊椎麻醉者相近似，但并不等同。硬脊膜外阻滞较之脊椎麻醉更为优越之处在于易于得到腹部的截段性阻滞，能保持较大的循环代偿（未受阻滞）面积，麻醉对循环的影响大为减少；虽胸部麻醉平面很高 ($T_{2\sim3}$ 或更高），但肋间肌的活动仍可保持，对呼吸不致产生严重的抑制；一般情况较差、血化学紊乱以及不能耐受高平面脊椎麻醉的患者，应用连续硬脊膜外阻滞，并遵行分次少量给药以求得足以满足手术的最小的麻醉范围的原则，确能使患者的生理扰乱限于最低程度，使许多重危患者既获得较满意的麻醉，亦不至因此而使麻醉的危险性显著增加，颇值得采用。对于下腹部手术，硬脊膜外阻滞完全具备脊椎麻醉的优点，且可以避免脊椎麻醉后所易发生的头痛、恶心、呕吐、尿潴留等并发症。神经系统的并发症亦可较少发生。除非术中辅助药物使用过多，否则不需全身麻醉后的特殊护理。硬脊膜外阻滞后呼吸道的并发症极其罕见，腹腔手术后胃肠的反应如肠胀气、恶心、呕吐等均见减少，肠蠕动恢复较快，故能显著地减少术后护理的困难，促进术后的迅速复原。由于术后恢复迅速，并发症少，术后的持续镇痛作用更能减少镇痛药的使用，在很大程度上能减少患者术后恢复的痛苦。然而硬脊膜外阻滞或脊椎麻醉使用于上腹部手术时的具体处理仍具有若干较复杂的问题，亦即如何消除上腹部器官手术时的牵引痛等问题。对于上腹部手术牵引痛的预防，首先必须保证阻滞平面不低于 T_4 以下，最好使平面保持于 T_2 以上。但即使如此，牵引痛虽可显著减轻，却往往未必完全消除，故仍常需配合以某些辅助麻醉方法。然而于肋间肌已受到广泛阻滞或麻痹的基础上复加以辅助麻醉，虽然牵引痛的问题得以解决，但因此可带来一些新的问题，值得注意。虽然辅助麻醉作用只在于使患者神志消失，然而神志消失与呼吸肌受阻滞抑制的总和，其结果在某种意义上无异极深麻醉状态，麻醉处理时对患者的观察照顾如不能以此严格要求，则呼吸、循环以及呕吐、误吸等严重事故即有机可乘。于辅助麻醉的影响下，阻滞平面的测定常难准确，有时患者的不适反应主要系阻滞平面消退的结果，但却易被误认为辅助麻醉不足，于是即易有盲目加深辅助麻醉之弊，主要麻醉作用于不知不觉间由阻滞麻醉移至辅助麻醉，形成麻醉管理的被动局面，意外事故的发生机会显然增加，是不可取的。为了兼顾优效、安全和管理方便起见，也可将硬膜外阻滞与浅全身麻醉复合应用。即于硬膜外穿刺置管后继以全麻诱导和插管，然后按单纯硬膜外阻滞时的原则进行硬膜外阻滞，全麻的维持只需最浅深度即可，一般只需吸入 50% ～ 75% 的氧化亚氮即可。显然，采用此种复合方式时必须能熟练掌握硬膜外阻滞和全麻两套技术，麻醉过程中必须保持硬膜外阻滞为主。否则不仅术后未必能体现硬膜外阻滞对腹腔手术的优点，甚至可使麻醉效果更不令人满意。

也有的学者主张施用肋间神经阻滞于腹部手术，尤其于危重病例，并可配合以极浅的全身麻醉，此种方式始终未获广泛的采用。然而对于个别病例，麻醉师如能熟悉肋间神经阻滞，亦可取得较好的效果。

局部麻醉使用于腹腔内手术时，局部麻醉药不仅应直接受疼痛刺激的腹壁上施行，而且应对于所有的手术刺激的敏感部分都进行充分的阻滞。腹膜及肠系膜都是手术刺激的敏感部分。肠系膜的神经皆向心集中于上腹神经节，如果在开腹后进行上腹神经节阻滞，手术时便可省略肠系膜的浸润。局部麻醉自然也存在牵引痛的问题，需行辅助麻醉予以配合，配合方式与脊椎麻醉者相同。

四、一般腹部外科手术的麻醉处理

腹部手术的麻醉选择较为复杂，以往选用连续硬膜外麻醉较多，近来由于手术种类和手术范围不断扩大，全身麻醉已呈增多趋势。全身麻醉患者意识消失，镇痛安全，可使患者不感到痛苦，辅助肌松药也可使腹肌松弛满意，气管内插管还可以供氧和管理呼吸。目前可供全麻诱导和维持的药物对血流动力学的影响及气道刺激较硬膜外麻醉轻微，用于低血容量、休克的患者及侵袭较大的手术，麻醉管理也较为方便。

（一）局麻浸润麻醉

该方法简单、方便，对患者血流动力学干扰较小，适用于腹壁、疝气、阑尾炎及输卵管结扎术等简单手术，也可用于严重休克、重度黄疸患者进行胆囊造瘘等急诊手术。

（二）硬膜外麻醉

适用于手术侵袭范围不大的胃、肠、胆道、子宫、卵巢等择期手术，但对上腹部手术，往往难以完全阻断自主神经的脊髓上行通路，可能产生牵拉反射，而且对患者的循环、呼吸等方面也会产生一定的影响。另外，术中使用哌替啶、安定等辅助用药

应注意血压下降、呼吸抑制等并发症。

（三）全身麻醉

广泛用于胃肠、胆道及比较复杂、侵袭范围大或长时间的腹部手术，以及伴有严重脱水、低血容量或休克的急腹症患者。腹部手术并存冠心病、呼吸功能不全的患者曾认为禁用全麻，适合硬膜外麻醉。事实上高位硬膜外麻醉常限制呼吸肌运动，不利通气，且硬膜外麻醉不利于抑制内脏牵拉反射，导致心绞痛，而气管内麻醉可充分供氧，保证通气，改善冠脉血氧及维持呼吸功能。麻醉诱导及维持可选择对循环功能影响很小的药物，如：依托咪酯，羟丁酸钠，咪

达唑仑，芬太尼、肌肉松弛药及卤类吸入麻醉药，不但保证患者安全更使手术操作顺利。

（四）全麻复合硬膜外麻醉

全身麻醉复合连续硬膜外阻滞应激反应轻，血流动力学平稳，明显减少全麻用药，术后清醒快，而且还可以进行术后 PCEA（患者自控硬膜外镇痛）。胸段高位硬膜外阻滞还能改善冠脉血供，可使冠状动脉阻力下降 20% ～ 25%，血流量增加 18%。研究表明，胸段硬膜外阻滞能降低 33% 的心肌梗死发生率。因此，全身麻醉复合胸段高位硬膜外阻滞对于意掌握硬膜外用药浓度和用量避免发生严重的低冠心病患者实施腹部手术是最佳选择。但是要注血压。

第二节 常见腹部科手术麻醉

一、胃部分切除术及胃肠吻合术

1. 胃部分切除术

胃部分切除术时的麻醉与手术的配合最为密切，可谓典型的麻醉操作之一。在肌肉松弛药广泛使用之前，常用以学习或示教吸入麻醉的基本方法。当使用全身麻醉做胃部分切除时，麻醉达到第三期第一级下部便可以进行皮肤消毒及开始手术。在手术进行的同时，如不使用肌肉松弛药，麻醉深度仍继续加深。在切开腹膜以前，麻醉深度应已达第三级，这时便在切开腹膜以前进行气管内插管，以防因插管而引起呛咳，影响手术的进行。插管以后仍将患者保持于第三级上部，使形成最有利的腹腔探查条件，待探查完毕及内脏已有良好显露时，可将麻醉减浅至第二级中部，以便于施行胃、肠系膜的分离及十二指肠截端的缝合。至于胃肠吻合的操作则在整个手术过程中耗时最久，同时只需第一级的麻醉即能满足，这时如使患者处于深麻醉中，则消耗患者的代偿功能，并非良好的处理。如果麻醉系采用肌肉松弛药又或其他复合全麻进行，这时便可减少或停止肌肉松弛药的应用。当吻合完毕时，麻醉深度便应迅速增至第二级中部，使腹膜的缝合容易，待腹膜完全缝合以后，麻醉药便可以终止给予，并可将麻醉改为半开放式，使麻醉逐渐减浅，待皮肤完全缝合时，患者应能对外来刺激发生反应，或是已进入清醒阶段。缝合腹膜时如给以肌肉松弛药，应选用作用最短者，并严格限制剂量。虽然近来已很少单独应用某一全麻药进行胃切除的手术麻醉，但这种麻醉深度与手术程序相配合的原则仍值得参考。

胃切除术采用连续硬脊膜外阻滞时，一般由 $T_{8～9}$ 间隙穿刺，切皮开始时如能得 T_3、T_{12} 的麻醉平面即可得到满意的麻醉效果。根据患者情况密切注意血压的变化和呼吸的情况，如血压有下降趋势，可适当加快输液或可给以少量血管收缩药以维持血压，腹膜切开探查腹腔以前可给以适当的辅助药，如哌替啶 25 mg、异丙嗪 12.5 mg 静脉注入，使患者入睡，使其感觉不到牵引内脏的不适，此时亦应注意探查内脏的反应，血压可下降或有恶心呕吐发生。探查腹腔前如能先将胃内吸空，则可减少呕吐的发生，分离胃和处理十二指肠残端时腹肌要求松弛，至胃肠吻合时可适当延长注药时间或减少用药量即可满足手术要求，待胃肠吻合将结束时需提供充分的麻醉平面使冲洗腹腔和关闭腹膜能顺利进行，切忌冲洗腹腔关闭腹膜时麻醉不充分造成手术困难和患者不适，但腹膜关闭后麻醉反而充分发挥作用，术毕较广的平面又不便搬动患者，仍需手术台上等候麻醉平面缩小后才能将患者送回病房。一般最好在冲洗关腹腔前 15 min 给予充分的剂量，至手术结束时麻醉的高峰已过，是较好的配合。

2. 胃肠吻合术

依手术性质而言，胃肠吻合术一般应能于连续硬脊膜外阻滞麻醉下施行，对于极其不良的病例，亦可于局部麻醉或全身麻醉下施行。在局部麻醉下施行胃肠吻合术时，其操作完全与胃切除时相同。在全身麻醉下施行胃肠吻合术时，除探查及缝合腹膜阶段有时尚需要较深麻醉以外，其他操作只需要较浅的麻醉即能满意完成。连续硬脊膜外阻滞往往用小量分次注药可完成这类手术，适量输血、输液配合适当的血管收缩药，可维持较平稳的循环状态。

胃部分切除或胃肠吻合的患者主要为溃疡或肿瘤患者，由于其病变历史较久，病程中皆有不同程度的营养不良及失血，故手术前除应进行充分准备外，更应注意其对麻醉的耐受性能低弱，长时间的深麻醉或大量的神经阻滞对于这些患者欠妥当。消化性溃疡病例往往属于迷走神经兴奋型。此一类型患者的表现为脉搏缓慢而具有挣扎性，因此不能根据此种脉搏的表现而误认为其擴环代偿功能优良；相反，此类患者麻醉时极易发生低血压，皮色轻度发绀或脉压低窄等现象，严重时甚至可以发生心搏骤停的事故。麻醉前患者脉搏如慢于每分钟 60 次时，麻醉前给药应给以较大量的阿托品而不用东莨菪碱。麻醉期中的呼吸道梗阻及麻醉过深都是造成低血压或周围循环迟滞的原因，特别以诱导期为然，麻醉时应设法避免。麻醉的深浅自然应与患者对麻醉的耐受力相对而论，并非绝对的理论上的深浅，一旦发生周围循环迟滞（虽未合并低血压）时，应该静脉注射麻黄碱 (15 ～ 30 mg) 以进行纠正，否则待低血压出现甚至持续若干时间以后，循环可能发生难以回逆的抑制。由于患者营养不良及一般情况的衰弱，手术时应特别注意全血的补充。保持患者体内血容量经常接近正常，这是减少手术死亡率的最重要原则。较长时期的幽门梗阻则往往有不同程度的碱中毒，程度轻者表现为低氯性碱中毒，较重者则表现为低钾性碱中毒。对于此类病例应于术前做较长时期的补钾，直待其碱中毒改善后方为适当的手术时机，否则术中血压即可能难以维持，术后恢复亦未必平顺。有的病例由于长时间消耗而致机体代谢严重失常，以致虽有长期的幽门梗阻，但却呈酸中毒（乳酸血症），这是在碱中毒的基础上发展了酸中毒。遇有此种情况时，宜（通过静脉途径）尽可能使患者的营养情况改善，直待酸中毒改善后方宜施行手术，否则术中、术后即有可能发生难以克服的低血压。小儿（尤其婴儿）由于糖原储备的总量较少，更易出现此种严重代谢失常情况，婴儿幽门梗阻手术死亡率与水电失衡（代谢障碍）的关系已早为人们所公认，术前准备亦已较受重视，成人则可能此种情况发生较少，还远未能引起足够的重视。

二、小肠手术

小肠包括十二指肠、回肠及空肠。除十二指肠以外，其他部分由于肠系膜较长，显露非常容易。至于十二指肠则因后腹膜的固着，显露颇有困难。十二指肠手术主要为十二指肠憩室切除或经十二指肠行有关胆总管的手术。这些手术时麻醉的选择应以肌肉充分松弛为第一考虑。椎管内阻滞时平面以 T_2 或 T_4 为宜，全身麻醉时则可能有使用肌肉松弛药的必要。至于其他截段的小肠手术所需的松弛作用远不如十二指肠手术需要严格。除探查时需要中等深度的麻醉以外，其他操作皆能于浅麻醉下完成。由于肠系膜的活动性较大，操作时不至受到过分牵引，脊椎麻醉或硬脊膜外阻滞的平面便无需过高，一般只需要 T_6 或 T_4 以下的麻醉即可。局部麻醉时则对能受到牵引的肠系膜仍应施行浸润。

三、阑尾切除术

阑尾切除术通常于局部麻醉、脊椎麻醉或硬脊膜外腔阻滞下施行，小儿或特殊病例亦有施行全身麻醉的必要。局部麻醉时于阑尾系膜部虽进行浸润，但一般仍未能完全消除牵引痛的发生，而且某些病例由于炎症的进行或粘连的结果，显露阑尾系膜时难免需施行若干程度的牵引，牵引痛即难避免。脊椎麻醉时如能使麻醉平面达到 T_4，大部牵引痛可减轻或免除。硬脊膜外阻滞更可得到阶段性的麻醉，术中的恶心、呕吐较脊椎麻醉少。小儿阑尾切除术可采用基础麻醉复合局部、椎管内阻滞或全身麻醉进行。

四、结肠手术

横结肠及乙状结肠是结肠中活动性最大的部分，手术时并不需要显著的肌肉松弛，但是升结肠及降结肠紧附着于后腹壁，而且常是结核和肿瘤的手术对象，在此种部位施行结肠手术时需要非常良好的肌肉松弛，全身麻醉时如非复合大剂量的肌肉松弛药，则难以满足手术要求，但由此也带来大剂量肌肉松弛药的问题。脊椎麻醉则可以得到最完善的肌肉松弛，同时所需要的麻醉平面亦不高，只需要 T_4 以下的麻醉即可。应用作用较长的局部麻醉药时，一般单次脊椎麻醉已能满足手术时间的需要。于 $T_{9\sim10}$ 间穿刺的连续硬脊膜外腔阻滞可得到很满意的麻醉而手术时间不受限制。手术过程中除探查时可以引起牵引痛外，处理结肠时便不易发生牵引痛，因此所需辅助药甚少。故脊椎麻醉和硬脊膜外阻滞为最适宜的麻醉方法。

五、经腹腔及会阴直肠切除术

此种手术为治疗直肠癌的标准手术。因直肠深藏于小骨盆腔内，故对肌肉的松弛要求亦较严格，又因手术时间一般皆需要 $3\sim4\,h$ 以上，故在麻醉上亦构成若干问题。手术过程中主要为钝性剥离，对于神经系的刺激较大，是此种手术易于引起休克的主要原因之一。手术后期改由会阴部操作时，患者长时间深麻醉或广泛神经阻滞后骤然改变位置，容易引起其血液动力的骤然改变，是引起休克的另一原因。根据手术者习惯的不同，会阴部操作可采用膀胱取石位或侧卧屈腿位。有人认为后者较为方便，但此种位置亦较易引起休克。因为侧卧位时不仅循环遭受改变，呼吸(包括肺循环)亦受到影响。患者在改变位置前可能一切情况良好，一旦位置改变后即可致血压、脉搏消失，呼吸浅表，周围循环迟滞。当手术最后摘除直肠时，一方面不可避免地引起失血，摘除时并对腹膜施以相当的牵引及刺激，此种刺激在长时间手术及麻醉的基础上常引起不同程度的血压下降，严重时也可引起休克。

明了以上情况以后，可知麻醉的选择仍可能遇到相当的困难。需要长时间肌肉松弛的下腹部手术，应为连续脊椎麻醉或连续硬脊膜外阻滞的良好对象。因钝性剥离可能引起的休克，脊椎麻醉或硬脊膜外阻滞虽不能完全防止其发生，但其发生率可能减少，或其休克程度减轻。脊椎麻醉的缺点在于降低患者对休克的耐受力，因此改变患者姿势或摘除直肠时一旦发生休克，其程度常较剧烈，尤其以腹腔内手术时失血较多而输血未能完全补充时为然。连续硬脊膜外阻滞可于 L_1 至 T_{12} 和 $L_{4\sim5}$ 间隙分别向上及向下放入导管，根据手术的要求分别注药。如此则可使患者休克的耐受力所受影响最小，较脊椎麻醉为优良。气管内吸入麻醉的优点为手术的后期较易控制，尤其当患者情况恶化甚至已进入休克时，仍能减浅麻醉以减少患者的负担。其缺点为难于防止钝性剥离的刺激，且手术后的恢复亦不如神经阻滞以后平稳。因此选择麻醉时可根据不同病例而选用连续脊椎麻醉、连续硬脊膜外阻滞或气管内麻醉。一般而论，患者一般情况较佳时，以神经阻滞的效果较好，但如患者一般情况极差时，仍以气管内麻醉为适应。由于会阴部操作不要求肌肉松弛，应用肌肉松弛药配合浅麻醉以供腹腔内操作，会阴部操作时则省略肌肉松弛药，这种处理也能得到良好的效果。但无论使用何种麻醉方法，手术时期应充分补足失血量，改变患者体位时应轻巧，凡是上述可能发生休克的时机，一定要加倍缜密地观察患者，一旦休克发生便应立即进行处理。会阴部剥离时应增速输血。一般由于体位改变所引起的休克主要应以血管收缩药作为治疗，由于直肠摘除时所引起的休克则需以血管收缩药及增速输血治疗。

六、胆管手术

胆管系疾病患者亦多属迷走神经过敏型。迷走神经的过敏可能一方面因患者神经类型为迷走神经型，另一方面则由于胆管系病变的结果以致血液内胆素、胆酸皆增多。胆素、胆酸皆为迷走神经兴奋物质，因此患者迷走神经兴奋的程度，往往与黄疸的轻重呈正比。由于迷走神经兴奋的结果，其血压脉搏的表现往往远胜过其一般情况，也极容易使麻醉前对患者情况的估计大为错误。对于胆管疾病患者情况的估计，主要应取决于其黄疸的程度、肝功能的好坏及一般情况，而非血压、脉搏的表现。

体内任何器官有病，结果自然引起周身生理情况的改变，胆管系统的疾病尤其如此。遇有胆管系疾病而年逾 40 的患者。麻醉前应对其心脏（尤其是冠状循环）的情况进行了解。首先应了解诊断的正确性。胆囊炎与心绞痛的症状易于混淆，临床上难免偶有错误。心绞痛时施行麻醉，其死亡率难免增高。更重要的则是应鉴别是否有心脏病变与胆管疾患同时存在，此种可能性可谓很大，只程度不同而已。如有心脏病变同时存在，这时对患者情况的估计及处理则更应以其心脏病变为重，临床病史诊断遇有怀疑时，术前心电图检查是非常必要。

胆管手术的麻醉需视手术性质及患者的情况而异。单纯胆囊切除术一般都能于单次脊椎麻醉、硬膜外阻滞或局部麻醉下完成，但胆囊颈部为传导牵引痛最敏锐的部分，使用局部麻醉（或脊椎麻醉）时最好在此部位进行完善的局部浸润。硬脊膜外阻滞平面如达到 T_2 时，大部分患者可无牵引痛的感觉。神经阻滞再加入辅助麻醉亦为很好的麻醉方法。遇有胆囊粘连过多或患者不愿接受局部或神经阻滞时，全身麻醉也可得到良好的效果。

根据临床资料分析，胆管手术于硬膜外阻滞下施行而发生心搏骤停者似较其他麻醉时多，分析其中原因，患者迷走神经张力过大，迷走神经自身反射较易发生可能是原因之一，但在发生心搏骤停的病例中，多数属胆管急性感染合并严重感染性休克且病情严重者，因此可以认为，迷走神经自身反射未必是唯一因素。作为经验汲取，胆管手术拟于硬膜外阻滞下施行手术者，麻醉前宜给予较大剂量的阿托品，术中根据心率变化，及时静脉补充阿托品，保持心率不低于每分钟 60 次。另一方面，感染性休克宜得到适当治疗，至少体液平衡应得到重视和处理。

单纯胆囊切除术一般并不至失血过多，多数患者并无输血的必要。胆总管探查术时则失血较多，应根据情况适当补血补液。胆总管癌切除时不仅失血甚多，而且由于手术涉及十二指肠、胃及空肠等部分，因此手术创伤性的休克也易于发生，此种手术时应保持患者的血容量不应低于正常，适当扩容常属必要。

七、肠梗阻手术

　　肠梗阻可分急性及慢性两类。由于结核或肿瘤所引起的肠梗阻多系慢性肠梗阻。由于绞窄性疝及其他原因所引起的肠梗阻则为急性肠梗阻。慢性肠梗阻也可以在短时间内严重化而成为急性肠梗阻。由麻醉的观点来看，急性肠梗阻与慢性肠梗阻的性质有很大的差别。急性肠梗阻时必须及时手术，但患者的情况却可能非常恶劣，慢性肠梗阻则为选择性手术，对患者的情况可以有相当充分的时间加以纠正。

　　急性肠梗阻时患者的特点为腹内压增加，肠腔显著扩张，以致膈肌运动遭受限制，造成呼吸困难。由于肠内压的剧增，肠道丧失其应有的功能，以致患者呈现不同程度的脱水及酸中毒。又由于腹痛及腹胀的刺激，患者可能发生神经性休克。休克及肠梗阻程度的加重或时间的延长，更引起体液、酸碱平衡及血液化学的变化，因而更增加休克的程度。如此形成恶性循环，随病程的延长，患者的情况不断恶化。

　　对于急性肠梗阻的患者，应于急诊时开始即迅速施行麻醉及手术的准备。手术前应尽可能使其脱水情况得到改正，并适当地纠正其酸中毒及电解质紊乱的情况。早期置入十二指肠减压装置为重要的操作之一。肠梗阻病例其胃肠内常积有大量液体及气体，麻醉前即常有大量液体呕出，麻醉过程中呕出液体及引起窒息的可能性更大。胃肠减压的作用不仅可以将存于胃及十二指肠内的液体尽量吸除（此部分液体亦为最易被呕出的液体），减少麻醉时呕吐的危险，并且可以将胃肠内气体大量吸除，减低肠内压力及腹内压力，如此则患者情况可以明显改善。

　　麻醉方法则宜待以上处理后再做最后决定。原则上尽可能使用局部麻醉或神经阻滞为佳。一般情况尚佳或是经过以上处理后情况有显著进步的患者则以施行硬脊膜外阻滞或脊椎麻醉为宜。尤其是中胸部或腰部的连续硬脊膜外阻滞，往往可用很小剂量 (4 ～ 5 mL) 即可求得极良好的手术条件。对于此类危重患者，除非术前血容量未获适当纠正，否则只要认真掌握小量分次注入麻醉药的原则，亦不易引起患者循环功能的急剧改变。对于感染性休克极其严重以致血压难以测知的病例，经输血输液及血管收缩药的处理使血压提升达适当水平 (10.7 ～ 11.2 kPa) 以后，仍能以此种小量分次方法顺利施行麻醉（输液等其他支持疗法自应同时进行）。任何麻醉效果是与对该具体麻醉方法的熟悉和掌握程度密切相关的，连续硬脊膜外阻滞用于重危患者，亦不离此原则。习惯上重危患者常采用局部或全身麻醉，因为局部麻醉常难以满意甚或不能达到手术时最低的要求，于此情况时，全身麻醉的采用便可能是不得已的选择。使用全身麻醉的困难为呕吐及误吸的威胁，尤其以深麻醉时及应用肌肉松弛药时为然。此类脱水、电解质紊乱明显的患者，易有缺钾的情况存在，以致使用非去极化类肌肉松弛药后呼吸遭受长时间的抑制，值得警惕。除清醒气管内插管外，防止呕吐、误吸的另一方法系于静脉诱导时利用琥珀胆碱迅速使患者呼吸麻痹，趁此呼吸麻痹时机迅速插入气管内导管。由于呼吸麻痹期间患者无主动吸气行为，腹肌亦不至紧张痉挛，呕吐及误吸不易发生。唯需注意的是，静脉诱导以及呼吸麻痹时期，不宜施行加压氧入上呼吸，否则氧压入胃脏后，极易引起胃内容物反流（"沉静的呕吐"），反易招致误吸危险。诱导前先嘱患者以口罩吸氧 2 ～ 3 min，诱导过程中虽不施行加压氧吸入，患者亦可无明显的缺氧之虑。肠梗阻时由于肠腔扩张，故腹壁的缝合常有困难，尤以局部麻醉时为然。处理时除进行腹壁的充分浸润外，必要时也可以于缝合之际以全身麻醉辅助，如此则可使全身麻醉的时间缩至最短，或于关闭腹膜时采用短时间的肌肉松弛药，但应保证呼吸道通畅及充分的氧供给。

慢性肠梗阻一般并不至造成麻醉上的困难，因为绝大多数病例皆能于术前进行充分的准备，其麻醉处理则根据手术性质决定。也有少数患者因梗阻经常发作，以致其营养状况无法提高，只有于解除其梗阻后才能改善患者情况。此类患者由于一般情况衰弱，肌肉易松弛，因此可根据其衰弱的程度而选用局部麻醉、区域阻滞或全身麻醉，患者情况极端衰弱时，根治手术即不宜施行，只能行保守的肠吻合术，此种手术于局部麻醉下亦可满意完成。多年来我们依据连续硬脊膜外阻滞使用于重危患者的处理体会（见前述），对于一般情况极端恶劣且无法获得更好的术前准备的慢性肠梗阻患者，亦多采用分次小量给药的连续硬脊膜外阻滞，效果颇为满意，多数病例仍可争取完成根治手术，术后效果显然较全身麻醉者优良。

八、脾切除术

根据麻醉时对患者情况的衡量，脾切除术患者可分为脾肿大、原发性紫癜及脾破裂三类。脾肿大的原因很多，但其共同特点则为贫血、肝功能减退甚至合并有黄疸及腹水。此种患者往往于视诊时发觉其一般状况尚佳，但对麻醉时的反应则不宜根据其一般状况而做估计，主要应决定于上述的特点。肝功能愈减退的病例对于麻醉的耐受能力愈差。目前临床检验肝功能的方法虽然很多，但并无一种检验能够全面地或精确地说明肝功能的情况。肝脏如果充血肿大，甚至尚有腹水形成时，不论其肝功能检验的结果如何，麻醉时应认为肝功能已有显著的减退。此类患者麻醉前镇静药使用量宜轻，其中尤以吗啡为然，不宜超过一般患者的量 1/2，否则麻醉过程中难免发生呼吸抑制的现象。

腹水的存在不仅表示肝功能的障碍，而且大量的腹水会使腹内压增加而限制呼吸。在膈下肝脾已肿大的情况下，如果腹内压再增加，对于呼吸的影响很严重，因此腹水较多的患者，麻醉前 2 d 应施行腹腔穿刺，使腹水尽量放出。

阻滞麻醉使用于脾切除及门脉分流手术时，除非患者一般情况已极差，否则常可获得较全身麻醉为佳的效果。但由于手术于上腹部及膈下施行，有时尚有采用胸腹联合切口的必要，如以神经阻滞解决此类问题，技术处理的要求亦较困难。连续硬脊膜外阻滞可使用于此类手术。所以采用连续方法，一方面是为配合手术时间的要求，但更重要的意义则为可控制性。施行连续硬脊膜外阻滞时，其具体操作与胃切除术者相同。如能使麻醉平面限于 T_2 及 T_{12} 之间，肌肉松弛可保证满意，而膈呼吸运动之平静，确能给血管吻合手术创造极良好的条件，患者术后恢复之平顺亦给予人深刻的印象。对于脾肾分流手术，可采用双管法连续硬脊膜外阻滞，即于 $T_{6～7}$ 或 $T_{7～8}$ 以及 $T_{10～11}$ 分别置入导管，根据手术需要，分别经不同导管给药，控制较为灵活。

巨大脾切除术为可能于手术室内发生死亡的手术之一，其发生原因无例外地皆为失血性休克。对于此种死亡的避免，主要依靠手术时操作的保障，但遇有不可避免的失血时，麻醉时及时地输血则为唯一的预防或拯救患者的方法，相反的情形，如果手术时失血虽不多，但麻醉时输血不及时也可招致休克甚至死亡。因此麻醉前应对手术时可能失血的程度加以估计，手术时麻醉者更应充分掌握输血输液的品种、剂量和时机，如此则不难将死亡率显著降低。

脾肿大的原因可供麻醉前估计患者失血程度的重要参考。多数脾肿大而需施行脾切除的患者皆属肝硬化的患者，较晚期的肝硬化最常伴有粘连的脾肿大；尤其病史中有屡次左季肋下疼痛及发热的患者，其粘连的可能愈大。此类患者手术前务必准备充分的血液。脾本身的大小也可供参考，脾内的血液具有调节身体有效血液循环量的作用。手术时脾一旦摘除，脾内所含大量血液亦即损失，机体这时又失去其血液循环量的调节器官，再加手术时的失血，休克便很易发生。因此脾愈大时所需输血量也往往愈大。拟切除的巨大脾脏含血可达数百毫升之多，此部分血液可作自身输血之用，即于脾脏切下后将脾内存血倾入抗凝剂溶液中以备静脉输入。切脾前于脾血管内注入肾上腺素使脾脏强烈收缩，从而也可达到自身输血的目的，但因此可能导致急性肺水肿者，故不可取。

由于寄生虫病（如黑热病）等所引起的脾肿大而影响患者生活或行动时，亦可施行脾切除术。此类脾一般很少粘连，其失血情形便远不如肝硬化，不易引起休克，但因其脾皆很大，亦应做充分的输血准备。

脾肿大而行脾切除时，虽然失血可能很多，但如有准备及有步骤地进行静脉输血，一般皆可顺利地克服此种困难。此类患者下肢皆呈静脉怒张，因此麻醉时不难置入较粗（16号）的静脉穿刺针一两枚，以保持通畅宽广的输血道路。仅此简单操作，患者的安全往往能得到很大的保障。否则当分离粘连时，血液不断损失，静脉输血则因穿刺针过细而无法增速。待血压下降、周围循环迟滞时，四肢静脉亦呈收缩，虽拟多增加静脉穿刺亦不可能。因此必须事先做好充分准备，经常保持血液输入量不低于、亦不缓于手术失血量。

原发性紫癜患者的脾甚小，一般并无粘连，因此手术时失血不至过多。但由于脾及脾蒂皆隐藏于季胁弓下，需要较优良的肌肉松弛，手术才感方便。此类患者的另一特点为血小板过少，具有渗血的倾向。麻醉前已有充分准备的患者，其渗血将不至影响过大，一旦夹住脾蒂以后，其渗血即可立即停止。但麻醉操作时对患者口腔及呼吸道黏膜应注意加以保护，一旦有所损伤，其出血常甚难加以处理。根据其肌肉松弛及渗血的特性，选择麻醉时成人以脊椎麻醉或单次硬脊膜外阻滞为较妥。采用全麻时宜考虑患者出血倾向的程度。出血倾向极严重时，气管内插管亦可引起难以制止的（气管内）出血，只宜借口罩维持全部麻醉过程。连续硬脊膜外阻滞的创伤性较单次者显然增高，对于严重出血素质的紫癜患者，有引起硬脊膜外腔出血及血肿的可能，故亦应属禁忌。遇有渗血较显著的病例，手术时应输入新鲜血液，甚或于手术前输入（浓缩）血小板液，因为血库血液如果未经特殊处理，其中血小板已完全损坏，对此类患者输血的意义显然减少。

脾破裂而行脾切除术时，患者往往已处于严重的休克状态，术前虽大量输血输液，事实上仍不可能使患者脱离休克。长时间的休克将使患者不可恢复，因此治疗此种患者的关键还在于早期的手术治疗。愈早的治疗则愈能挽救患者的性命。时间的争取一方面在于早期开始进行手术，但更重要的则在于腹腔剥开以后即能即时将脾蒂夹住。如果腹壁过分紧张，腹腔剖开后出血点不易止住，仍不断失血，其结果将无限遗憾。因此患者在手术前应尽可能使多数静脉开放，所输血液以使收缩压能保持 160 kPa(600 mmHg) 以上即可。麻醉诱导务必迅速平稳，在不增加循环抑制的条件下应加以适量的肌肉松弛药以求得到足够的肌肉松弛。一旦脾蒂夹紧以后，所有已穿刺就绪的静脉输血应立即增速，在最短时间内使血压可复其正常数值。切忌麻醉前延迟手术而急于增速输血，失血停止后反无血液可以补偿。

九、膈疝手术

膈疝是由于腹内脏器经膈肌的先天缺损或损伤性裂口脱位进入胸腔而形成。膈疝的主要病理变化和症状是根据脱位脏器的数量、脏器功能障碍的程度和胸内压上升的程度而不同，主要表现于呼吸、循环和胃肠道的功能障碍和不同的临床症状。无论先天性或损伤性膈疝，如有大量脏器进入胸腔，即可引起不同程度的呼吸、循环障碍，严重时则心、肺显著受压，甚至使纵隔移位，以致呼吸极端困难、发绀、心率加速、外周循环淤滞，甚至引起循环衰竭。如果胃肠于膈部复遭绞窄，或于胸内更发生扭转，如此则可合并发生不同程度的肠梗阻，患者周身情况自然恶化，尤以小儿为然。小儿尤其是婴儿的膈疝，常因呼吸或消化道的症状而发现，故上述症状更易见到。成人膈疝则多于体格检查或多于呼吸、循环或消化道的症状尚未严重时即已发现，一般情况尚不至过分恶化，麻醉的处理显然较易。膈疝修补手术可经腹腔或经胸腔进行。如果侵入胸内的脏器尚未足以引起呼吸、循环或全身情况的改变，麻醉的处理与一般开腹或开胸手术者并无显著区别，无论术前有无胸内脏器受压或胃肠梗阻症状，术前皆应尽可能事先施行胃肠减压，以免麻醉过程中（胸腔未剖开以前）胃肠充气而致引起类似张力气胸的后果。有的病例由于胃自贲门部已转折入胸腔内，减压管很难甚至不可能进入胃内。但即使如此，仅使减压管置入食管下端，于患者呼气时亦不难观察到仍有大量气体自减压管压出，故减压管的使用，不宜忽视。少数小儿于胸内脏器受压明显以致出现窒息症状且一般情况极恶化时，如已确诊而需行急症手术，则麻醉的处理必然倍感困难。对于此类重危患儿的处理，麻醉的诱导常需与改善患者一般情况的措施（输液、输血等）同时进行。更重要的是解除其窒息的威胁。除非胃肠减压仍能生效，否则麻醉的诱导不应过多等待。由于患者呼吸困难系呼吸交换面积减少所致，任何增加患者呼吸负担的情形如兴奋、挣扎等皆应避免，故宜以静脉快速诱导配合以较大量的肌肉松弛药，争取及早置入气管内导管，并施行控制呼吸。则呼吸道的通畅得以保证，肌肉的麻痹可使氧消耗显著降低（与呼吸困难时相比较），控制呼吸复可使氧加压输入，患者情况应能较显著地改善，一旦侵入胸内的脏器经手术迅速复位以后，病情立见根本好转，但如麻醉或手术的处理过分拖延甚至过分增加患者的缺氧情况，亦可严重威胁患者的安全。

十、肝叶广泛切除术

近些年来由于对肝脏解剖和生理的进一步了解，广泛肝叶切除术的适应证和范围也有所扩大。广泛肝叶切除的主要对象为原发性肝癌、血管瘤或肝良性肿瘤，肝胆管结石、肝囊肿、肝包虫病及局限性转移癌。患者情况一般多为消瘦、衰弱、营养不良，且常伴有贫血、腹水、肝功能受累等病情。肝是血液供给极为丰富的实质性器官，除门静脉系统的血液外，尚有少量的肝动脉血液进入肝内。因此手术中肝的创面出血和止血问题就成了肝切除的重要问题；又由于肝组织的高度脆性，也给止血造成一定困难。肝是机体不能缺少的重要器官，肝有疾患时肝功能会有不同程度的影响，麻醉和手术更易给肝功能造成急剧的抑制，术后肝功能障碍即为一极值得重视的问题，术后肝功能急性衰竭，仍为肝手术后的主要致死原因之一。肝功能与休克的发病机制及凝血机制等关系密切，麻醉与手术如能尽到保护肝功能使其受影响最少，无异间接地减少休克或失血的机会，反之则休克的程度亦可因肝功能的紊乱而加深，凝血机制的障碍更易成为失血性休克的主要原因。为了达到止血目的，手术时或有阻断肝循环的必要。常温时肝循环阻断如超过 20 min 时，肝便可能遭受不可回逆的改变，门脉系统内充血与出血，低温(29℃～33℃) 机体的代谢率降低，肝可以耐受 1 h 的缺血而不至发生不可恢复的损害，据此实验基础出发，既往许多肝切除手术多于低温下施行。然而通过数年来的病例分析和临床体会，此问题仍有商榷余地。对北京地区以往的 36 个病例分组分析，其中以低温组的手术死亡率最高，且其死亡原因多系凝血机制障碍。虽然此中病变之广泛程度、手术技术的纯熟等条件尚难以除外，但由于死亡率差别过大，确难以不令人质疑。低温对凝血机制的不利影响，迄今已成定论。此组病例多出现凝血机制障碍，以易引起出血的措施来克服止血的困难，理论上确有矛盾之处，临床中效果之不够满意，应不难理解。根据近十数年来的体会，任何足以保证腹肌充分松弛作用的麻醉，已基本上符合肝广泛切除水的要求，然而欲求较好的麻醉效果，则任何对肝功能影响较大的麻醉药或麻醉方法，皆不宜采用。近来由于手术操作的改进，多数病例已无长时间完全阻断肝循环的必要，可于连续硬膜外阻滞下顺利完成手术。遇有必须开胸进行手术时，连续硬膜外阻滞复合浅全麻可能是较佳的选择。遇有较长时间 (30 min 或更久) 阻断肝循环时，适当降低体温仍属有益。肝叶广泛切除时的降温方式曾有过许多研究和尝试，但除体表降温之外，其他降温方式均过于复杂，未获广泛采纳。阻断肝循环 (及恢复肝循环) 时周身血流动可有急剧波动，阻断前应将血容量及血流动力调整并保持稳定。肝叶切除失血量可因病变程度和手术操作的不同而有较大出入，但术中如能保持输血量和输入速率与失血者相接近，常可缓解手术阻断肝循环对血流动力的干扰，也有利于患者的恢复。

第十二章 心脏和血管手术的麻醉

处理心脏手术的麻醉是手术成功的关键。麻醉者应熟悉各种心脏疾病的病理生理，制定合适的麻醉计划，在麻醉及手术过程中致力于保护心肌、维持稳定的血流动力和氧供氧耗平衡。

第一节 缩窄性心包炎

一、病情特点与估计

心包由脏层与壁层纤维浆膜构成，两层浆膜之间的腔隙称心包腔，内含 15～25 mL 浆液。心包可因细菌感染、毒性代谢产物、心肌坏死波及心外膜等原因而发生炎症，偶尔因外伤而引起炎症。①心包感染的主要菌源为结核菌和化脓菌，有的在渡过急性感染期后逐渐演变为慢性缩窄性心包炎，其特点是渗出物机化、纤维性变；钙盐沉积于冠状沟、室间沟、右心室和膈面；两层心包粘合成一层坚实盔甲状的纤维膜，逐渐增厚形成瘢痕和钙化，厚度一般为 0.5 cm，重者可达 1.0～2.0 cm。②由于心脏长时间受坚硬纤维壳束缚和压迫，跳动受限，心肌可出现不同程度萎缩、纤维变性、脂肪浸润和钙化，收缩力减弱，舒张期心室充盈不全、心室压上升而容量减少，导致心排血量下降，脉压缩小，心脏本身和全身供血障碍，心率代偿加快。

③左心室受压可影响肺循环，出现肺淤血而通气换气功能下降。④心脏腔静脉回血受阻，尤以腔静脉入口和房室环瘢痕狭窄者，回心血量严重受阻，可致上腔静脉压增高，头、面、上肢、上半身血液淤滞和水肿；如果下腔静脉回流严重受阻时，腹腔脏器淤血肿大，下肢肿胀，胸、腹腔渗液。⑤临床症状因病因不同、发病急缓、心脏受压部位和程度等不同而各异。如结核性缩窄性心包炎往往起病缓慢，但自觉症状进行性加重，同时有低热、食欲不振、消瘦等结核病症状，包括劳动时呼吸困难，全身无力，腹胀，下肢水肿，重症者出现腹水，全身情况恶化，消瘦，血浆蛋白减少，贫血，恶病质。⑥体征呈慢性病容或恶病质，面部水肿，黄疸或发绀；吸气时颈静脉怒张，端坐呼吸；腹部膨隆，肝脏肿大压痛，漏出液性腹水；下肢凹陷性水肿，皮肤粗糙；心音遥远但无杂音，心前区无搏动，脉搏细速，出现奇脉 (即脉搏在吸气时明显减弱或消失，是心脏舒张受限的特征)，血压偏低，脉压缩小，可测出吸气期血压下降，静脉压升高；叩诊胸部有浊音，漏出液性胸水，呼吸音粗，有啰音。⑦ X 线心脏大小多无异常，心影外形边缘平直，各弓不显，心包钙化 (占 15%～59%)，心脏搏动弱或消失，上腔静脉扩张，肺淤血，胸腔积液约 55%。⑧ CT 可了解心包增厚程度。⑨超声心动图为非特异性改变，可见心包增厚，心室壁活动受限，下腔静脉及肝静脉增宽等征象。⑩心电图 T 波平坦、电压低或倒置，QRS 低电压，可在多导联中出现；T 波倒置提示心肌受累，倒置越深者心包剥离手术越困难；常见窦性心动过速，也可见心房纤颤。其他检查有心导管、心血管造影、核素心肌灌注显

象等检查。

二、术前准备

缩窄性心包炎为慢性病，全身情况差，术前应针对具体情况进行全面性积极纠正。特殊准备包括：

①胸、腹水经药物治疗效果不显时，为保证术后呼吸功能，可在术前 1 ～ 2 d 尽量抽尽胸水；腹水可在术前 1 ～ 2 d 抽吸，但抽出量不宜过多，速度应避免过快，否则容易发生血压下降。术前抽出胸腹水，除改善通气功能外，还有防止心包缩窄解除后，因胸腹水大量回吸入体循环而诱发急性心力衰竭的危险。②对结核性心包炎首先抗结核病治疗，最好经 3 ～ 6 个月治疗待体温及血沉恢复正常后再手术。若为化脓性心包炎，术前应抗炎治疗，以增强术后抗感染能力。③准备呼吸循环辅助治疗设施。特别对病程长，心肌萎缩，估计术后容易发生心脏急性扩大、心力衰竭者，应备妥机械呼吸机及主动脉球囊反搏等设施。术中可能发生严重出血或心室纤颤，需准备抢救性体外循环设备。④备妥术中监测设备，包括无创动脉血压、心电图、脉搏血氧饱和度、呼气末 CO_2 等；必要时准备有创动脉血压、中心静脉压等监测。化验监测包括血气分析、血常规、血浆蛋白、电解质等，对围术期应用利尿剂者尤其重要，对维持血钾水平，预防心律失常和恢复自主呼吸有利。记录尿量、检验尿液，了解血容量和肾功能。

三、麻醉方法

缩窄性心包炎患者多数全身虚弱，麻醉前用药以不引起呼吸、循环抑制为准。术前晚及手术当日晨可给予镇静催眠药以充分休息。麻醉前 30 min 一般可用吗啡 0.1 mg/kg 和东莨菪碱 0.2 ～ 0.3 mg 肌内注射。

①麻醉诱导对缩窄性心包炎患者是极其重要的环节，由于血压偏低和代偿性心动过速，循环代偿功能已十分脆弱，处理不当可能猝死。因此，必须在严密监测血压、心电图下施行缓慢诱导方法，备妥多巴胺、苯肾上腺素等药，根据当时情况随时修正麻醉用药处理方案。诱导前应尽早面罩吸氧；诱导必须掌握影响循环最小、剂量最小、注药速度最慢的原则，避免血压下降和心动过缓，可采用羟丁酸钠、依托咪酯或氯胺酮结合芬太尼诱导；肌肉松弛药以选用影响循环轻微而不减慢心率的药物，如泮库溴铵，借以抵消心动过缓，也可选用影响血压心率较小的阿曲库铵。②麻醉维持以采用对循环影响轻的芬太尼为主的静吸复合或静脉复合麻醉。对心功能较好的患者可在手术强刺激环节（如切皮、劈开胸骨或撑开肋骨）时，加吸低浓度异氟烷、七氟烷或地氟烷吸入；肌肉松弛用泮库溴铵、哌库溴铵或阿曲库铵等维持。③麻醉期管理首先需严格管理液体入量；在心包完全剥离前执行等量输血原则；待剥离开始至完成期间应及时改为限量输血原则，否则可因心包剥脱、心肌受压解除、腔静脉回心血量骤增而引起心脏扩大，甚至诱发急性心脏扩大、肺水肿、心力衰竭。因此，除严格控制液体入量外，有时还需及时施行洋地黄制剂及利尿药治疗。心包剥离过程中手术刺激可诱发心律失常，应立即暂停手术，静脉注射利多卡因治疗。如果血压偏低，采用微量泵持续输注小量正性肌力药。机械通气的潮气量避免过大，以防进一步阻碍回心血量而引起血压下降。④手术结束后应保留气管插管在 ICU继续机械通气，维持正常血气水平，控制输液输血量，继续强心、利尿，保护心脏功能，防止低钾、低钠，应用止血药以减少术后出血量。

第二节 冠心病

一、病理生理

缺血性心脏病指心肌相对或绝对缺血而引起的心脏病，其中约90%因冠状动脉粥样硬化引起；约10%为其他原因如冠状动脉痉挛、冠状动静脉瘘、冠状动脉瘤、冠状动脉炎等引起。因冠状动脉粥样硬化及冠状动脉痉挛引起的缺血性心脏病，简称"冠心病"，我国40岁以上人群中的患病率为5%～10%。

（一）心脏代谢的特点

心脏代谢的特点包括：①心肌耗氧量居全身之冠，静息时可达每100 g 7～9 mL/min。②冠脉血流量大，静息时成人约每100 g 流量60～80 mL/min，最高达300～400 mL/min。③毛细血管多，与心肌纤维比例达1:1。④心肌富含肌红蛋白，每克心肌含1.4 mg，从中摄取大量氧。⑤心肌富含线粒体，对能量物质进行有氧氧化而产生ATP，当心肌耗氧量增加时，氧摄取率并不增加，而是靠增加冠脉血流量来补充氧，如果后者未能相应增加，即可出现心肌缺氧；心肌也可从脂肪酸、葡萄糖、乳酸等获取部分能量物质。⑥一旦心肌缺血，供应心脏的血流不能满足心肌代谢需要时即可引起代谢紊乱，主要是高能磷酸化合物生成明显减少，而代谢中间产物在心肌中堆积，从而引起心肌损伤。

（二）心肌氧供需失衡

冠状动脉粥样硬化以及各种原因引起冠状动脉损伤时，冠状动脉狭窄、血栓形成、血流受阻、血流量下降、含氧量下降。增加心肌耗氧的因素有：①心率加快，增快次数愈多，耗氧量愈大，且因心室舒张期缩短，可影响血液充盈和心肌灌注。②心肌收缩力增强，耗氧量增加。③心室壁收缩期或舒张期张力增加，都使氧耗量上升。

（三）冠心病心肌功能、代谢与形态改变

冠脉供血不足区域的局部可表现收缩期膨出，由此降低心功能。缺血时间越长，膨出范围越扩大，心肌收缩舒张越降低，可致心泵功能减弱，心排血量减少，严重者出现心力衰竭；95%心肌梗死局限于左心室的某部位，承受收缩期高压力和较大的血流剪切应力冲击。心肌缺血时，心肌高能磷酸化合物减少，缺血15 min时ATP下降65%，缺血40 min时下降90%以上；同时细胞膜离子通透性改变，K^+外流，Ca^{2+}、Na^+、CL^-等内流入细胞，导致膜电位消失。心肌坏死时，心肌细胞内的各种酶释入血循环；其中心肌肌钙蛋白(cTn)与CK-MB是心肌梗死标志物，尤其是cTn具有高度灵敏性和特异性。据此，可对心肌梗死做出确诊。心肌肌钙蛋白T(cTnl)可在3～6 h从血中检出，持续7～10 d；心肌肌钙蛋白T(cTnT)在6 h检出，敏感性稍差，持续10～14 d。CK-MB是心肌坏死的早期标志物，在梗死发生4 h内其水平升高，峰值出现在18～24 h，3～4 d恢复正常。CPK正常值上限为总CPK的3%～6%；6～9 h的敏感性可达90%，24 h后敏感性接近100%。传统血清酶化验包括谷氨酸酰乙酸转氨酶(SGOT, SGPT)、乳酸脱氢酶(LDH)、肌酸激酶(CK)等；血脂代谢检查包括胆固醇、低密度脂蛋白和高密度脂蛋白等，均证明与冠心病的发病与程度密切相关。冠心病发病和死亡与胆固醇含量高、低密度脂蛋白含量高及高密度脂蛋白含量低呈正相关。此外，乳酸产生增多可出现心肌酸中毒、糖酵解增强和脂防氧化障碍，也有诊断价值。心肌缺血时，心肌细胞线粒体肿胀，出现无定形致密颗粒、肌膜破裂、胞核溶解和消失、心肌坏死。根据缺血程度心肌细胞坏死可表现为可逆或不可逆性变化。病理可分心肌透壁性梗死和非透壁性梗死，后者仅累及心内膜下层。

（四）心肌梗死过程中的并发症

常见并发症有：

(1) 心律失常，检出率 64.3%，包括各种心律失常，如室上性、室性心动过速，房性、室性心动过缓，以及 I～III度房室传导阻滞。

(2) 心功能不全的程度取决于梗死面积大小。梗死面积占左心室心肌 25% 以上者，20%～25% 可出现心力衰竭；梗死面积＞40% 时可出现心源性休克，发生率 10%～15%。

(3) 心脏组织破损可能在心肌梗死后 1 周发生，常见室间隔穿孔，多数因前降支闭塞引起，因右冠状动脉及左旋支闭塞也可引起。室间隔穿孔尤其在老年并发高血压者，突然的左向右分流可导致血流动力学骤变，左心负荷增加而发作急性肺水肿甚至左心衰竭。如因右冠脉后降支供血不足，由其单独供血的后内侧乳头肌可发生断裂，从而引起急性二尖瓣严重反流，发生率 25%～50%，死亡率 48%。

(4) 室壁瘤可因心肌梗死区的心肌收缩力降低，或愈合期纤维组织替代心肌组织，在心脏收缩压力的作用下梗死区组织膨出而形成室壁瘤，发生率 10%～38%，可能继发室壁瘤破裂，好发部位在左心室前壁或心尖侧壁，如果破口小或有血栓与心包粘连，可形成假性室壁瘤。

(5) 由心肌梗死区内膜面可出现血栓形成，多见于前壁和心尖部梗死病例，常于心肌梗死后 10 d 内发生；血栓脱落可引起脑动脉、肺动脉、肢体及内脏血管栓塞，发生率为 5% 左右。

(6) 心脏破裂可因急性心包填塞而猝死，约占心肌梗死死亡率的 3%～13%，常发生在心肌梗死后 1～2 周，好发部位在左心室前壁下 1/3 处。

二、术前评估与准备

（一）临床征象与检查

(1) 术前了解：手术前应了解患者的心理状态、对手术的理解程度与疑虑问题；属何种精神类型，乐观开朗与悲观脆弱对术后康复有密切关系。手术可诱发精神失常，冠心病手术也不例外，何况还有 CPB 的不利因素。

(2) 心脏功能评估：可按常规分级，I 级（体力活动不受限，一般活动无症状）；II 级（一般活动引起疲劳、心悸、呼吸困难或心绞痛，休息时感觉舒适）；III 级（轻活动即感心悸、呼吸困难、心绞痛，休息后缓解IV级（休息时也有症状或心绞痛）。

(3) 心电图：在常规 12 导联心电图中，心肌梗死可出现有 Q 波及无 Q 波两种特征：有 Q 波提示透壁性心肌梗死，无 Q 波表示为非透壁性或心内膜下心肌梗死；T 波、ST-T 段及 R 波常出现改变，或呈传导异常。但心电图在相当一部分心肌梗死患者仍属正常，因此不能完全根据心电图改变来判断病情。

(4) 射血分数 (EF)：有整体射血分数和局部射血分数之分。整体射血分数指左心室或右心室收缩末期射出的血量占心室舒张末期容量的百分比，是临床常用的心功能指标，主要反映心肌收缩力，在心功能受损时它比心输出量指标敏感。成人正常左心室射血分数 (LVEF) 为 60%±7%，右心室射血分数 (RVEF) 为 48%±6.0%。一般认为 LVEF < 50% 或 RVEF < 40% 即为心功能下降。心肌梗死患者若无心力衰竭，EF 多在 40% ~ 50%；如果出现症状，EF 多在 25% ~ 40%；如果在休息时也有症状，EF 可能 < 25%。EF 可通过左心室导管心室造影获得，也可通过超声心动图、核素心脏池造影、超高速 CT 和磁共振检查获得。

(5) 心脏舒张功能：是心室含能量的主动过程，用心室顺应性表示。左心室舒张功能失调是冠心病早期征象，先于收缩功能减退出现，对了解心功能有帮助，可通过多普勒超声和核素检查，或左心导管检查获得。

(6) 冠状动脉造影：目前还是最为重要的诊断手段，可提供明确而具体的病变程度和部位。通过计算血管直径可了解其截面积 (狭窄程度)。如血管直径减少 50%，其截面积减少 75%；直径减少 75%，截面积减少达 94%。

(7)X 线检查：可了解肺部及心脏扩大等情况。心脏扩大者，70% 以上患者的 EF < 40%。

(8) 血液生化标志物：心肌梗死后血液生化标志物在近年已采用以蛋白质量为主的检测，取代了以往以酶活性为主的检测。

(二) 手术危险因素

影响手术效果的危险因素如下：①年龄大于 75 岁。②女性，冠脉细小，吻合困难，影响通畅率。③肥胖。④ EF < 40%。⑤左冠状动脉主干狭窄 > 90%。⑥术前为不稳定性心绞痛，心衰。⑦并发瓣膜病、颈动脉病、高血压、糖尿病、肾及肺疾病。⑧心肌梗死后 7 d 内手术。⑨ PTCA 后急症手术。⑩再次搭桥手术或同期施行其他手术。

(三) 术前治疗与用药检查

冠心病搭桥手术前应对这些并发症予以积极治疗和准备。

(1) 重点保护心肌功能，保证心肌氧供需平衡，避免心绞痛发作。常用药物有：①硝酸酯类，如硝酸甘油。②钙通道阻滞药，如硝苯地平 (心痛定)、尼卡地平、尼莫地平、地尔硫卓 (合心爽)、维拉帕米 (异搏定) 等。③ β- 肾上腺素能受体阻滞药，如普萘洛尔 (心得安)、美托洛尔、艾司洛尔等。

(2) 术前对中、重度高血压患者应采取两种以上降压药治疗，包括利尿药、β- 受体阻滞药、钙通道阻滞药、血管紧张素转换酶抑制药、α- 受体阻滞药等，应一直用到手术前，不宜突然停药，否则反可诱发心肌缺血、高血压反跳和心律失常。

(3) 糖尿病患者在我国因冠心病而死亡者占 22.9%，比非糖尿冠心病患者高 5 ~ 10 倍。糖尿病合并高血压者约有 50% 并存自主神经病态，使心脏对血管容量变化的代偿能力降低，临床表现血管系不稳定。糖尿病主要有两型：胰岛素非依赖型糖尿病，可通过控制饮食或服降糖药治疗，但术前 12 h 应停止服药；胰岛素依赖型糖尿病，术前需用胰岛素治疗。手术治疗的标准为无酮血症酸中毒，尿酮体阴性，空腹血糖小于 11.1 mmol/L(200 mg/dL)，尿糖阴性或弱阳性，24 h 尿糖定量 5 ~ 10 g。采用胰岛素治疗者应尽量避用 β- 受体阻滞药，否则可因 α- 受体兴奋反而抑制胰岛素分泌，糖耐量更趋异常，可诱发或加重低血糖反应。高血糖可使缺血性脑损伤恶化，增加糖尿病手术患者的死亡率。缺血细胞以葡萄糖无氧代谢，产生大量乳酸，使细胞 pH 下降，使细胞膜损伤增大。高血糖可影响伤口愈合，影响白细胞的趋化、调整和吞噬作用，术后康复受影响。术前、术中及术后应重复检查血糖，根据血糖值给胰岛素：胰岛素 (U/h)= 血糖 (mg/dL)÷150。也可先用微量泵按 5% 葡萄糖 1.0 mg/(kgmin)[相当于 1.2 mL/(kg•h)] 输注，然后根据血糖测定值加用相应的胰岛素。此外，每输入 1 L 葡萄糖液加入 KC 130 mmol，以补偿钾的细胞内转移。输注胰岛素前先冲洗输液管道以减少管道吸收胰岛素，保证剂量准确。长期应用鱼精蛋白锌胰岛素的糖尿病患者，CPB 术后应用硫酸鱼精蛋白时有可能发生变态反应，重者甚至死亡。因此，应先用小剂量鱼精蛋白拮抗试验，即将鱼精蛋白 1 ～ 5 mg 缓慢在 5 min 以上注入，观察无反应后再缓慢注入预计的全量。

(4) 对吸烟者，术前应禁烟 2 个月以上。如果合并呼吸系感染，先积极治愈后再手术。

(5) 冠心患者常长期使用一系列治疗药物，术前应进行检查。①服用阿司匹林或含阿司匹林药者，术前 1 周应停止使用，以免手术中渗血加剧。②术前必须抗凝者，改用肝素一直到术前。③术前洋地黄治疗者，除并发心动过速不能停药外，最好在术前 12 h 停。④长期使用利尿药者，最好在术前数天起停药，以便调整血容量及血钾。⑤口服降糖药者，至少自术前 12 h 起停药。⑥慢性心力衰竭或肝脏淤血者，常缺乏凝血因子，术前给予维生素 K 或新鲜冷冻血浆补充。

三、麻醉管理

(一) 麻醉原则

用于冠心病手术的麻醉药应具备以下特点：不干扰血流动力学，不抑制心肌，不引起冠状动脉收缩，不经肺肝肾脏排出，无毒性，麻醉起效快、消失也快，兼有术后镇痛作用，但目前尚无完全符合上述特点的麻醉药。因此，需严格掌握冠心病麻醉特点 (即保持氧供耗平衡，避免氧供减少，氧耗增加)，采取合理复合用药原则来完成手术。有人观察到，冠脉搭桥患者进手术室时的心肌缺血发生率为 28% ～ 32.5%，麻醉诱导期为 46% ～ 48%，心肺转流前为 39.3%，转流后为 32.1%。提示掌握冠脉搭桥手术的麻醉具有相当的困难性。

(二) 麻醉前用药

对冠心病患者必须尽量做到减轻其恐惧不安心理，给予安慰和鼓励，以防血压升高、心率加快甚至诱发心绞痛。术前晚睡前应给催眠药。术日晨可用地西泮 5 ～ 10 mg 口服，或咪达唑仑 5 ～ 10 mg 肌内注射，吗啡 0.05 ～ 0.2 mg/kg 和东莨菪碱 0.2 ～ 0.3 mg 肌内注射。对心脏储备能力低下的患者吗啡用量应适当减少。东莨菪碱需慎用于 70 岁以上老人，因可能引起精神异常。术前尚需根据病情给予抗高血压药、抗心绞痛药如氨酰心安、消心痛、合心爽、硝酸甘油等。

(三)CPB 冠脉搭桥手术的麻醉

患者平卧变温毯手术床，面罩吸氧，安置心电图、脉搏氧饱和度、桡动脉测压、中心静脉压等监测。必要时做肺动脉插管监测。麻醉诱导药可选用咪达唑仑、地西泮、依托咪酯、芬太尼等。单纯吸入麻醉药或静脉麻醉药往往不能减轻围术期应激反应，加用芬太尼可弥补此缺陷，用量为 10 ～ 20 μg/kg 不等。应用较大剂量芬太尼的同时或先后，应注射肌肉松弛药，以防胸腹肌僵直不良反应。肌肉松弛药常用哌库溴铵 (阿端)，维库溴铵等。如果手术在小切口或胸腔镜下施行，要经右颈内静脉置入两个带球囊导管，一个为术中施行冠状静脉窦逆灌心停跳液使用；另一个插入肺动脉供监测压力用；麻醉维持可用较大剂量芬太尼 20 ～ 40 μg/kg，辅以异丙酚微量泵持续输注或间断静脉注射，或再吸入低浓度异氟烷或恩氟烷。随着体外转流时间延长，往往血压逐渐升高，可经心肺机或中心静脉管注射地西泮、异丙酚、氯胺酮、压宁定、尼卡地平，或其他短效降压药处理。我们观察到，在 CPB 手术中的血流动力学可维持平稳，但 CPB 中及后的机体氧代谢有明显改变，表现氧耗上升、氧摄取率和乳酸浓度明显升高，脑氧饱和度明显降低，这与非生理性灌注 CPB 带来的应激反应和炎症反应有关。在停 CPB 后常出现心率加快、心排量增加、氧供氧耗与氧摄取率都明显上升，乳酸浓度继续升高，提示机体尚处于氧债偿还阶段。因此，冠心病搭桥 CPB 手术前后必须保证足够的通气和供氧，维持满意的血压，停 CPB 后及时恢复血红蛋白浓度和红细胞比积，保证足够的血容量，维持中心静脉压平稳，需要时应用硝酸甘油，以维护心脏功能。

（四）非 CPB 下冠脉搭桥手术的麻醉

1967 年非 CPB 下左乳内动脉与左前降支搭桥手术获得成功，由于其操作技术较难、手术条件要求较高，开展较缓慢，直到 90 年代中期随着手术技术和器械条件等的进步，非 CPB 下搭桥手术今已有迅速发展。以静吸复合或静脉复合麻醉为主，由于无 CPB 刺激，芬太尼用量可减少，总量 5 ～ 30 g/kg，辅以吸入低浓度麻醉药或静脉短效麻醉镇痛药。为手术游离乳内动脉方便，有时需用双腔支气管插管施行术中单肺通气。以往为提供心跳缓慢的手术操作条件，常用腺苷、钙离子拮抗剂或 β- 阻滞药，以控制心率在 35 ～ 60 bptn；如今已采用心脏固定器，而不再需要严格控制心率，由此提高了麻醉安全性。手术在吻合血管操作期间往往都出现血压下降，以吻合回旋支时最为明显。搭右冠状动脉桥时常出现心率增快，同时肺毛细血管楔压上升，中心静脉压增高，左、右心室每搏做功指数减少，提示左及右心室功能减弱，需应用 α- 肾上腺素受体激动剂如苯肾上腺素或去甲肾上腺素等调整血压，但乳酸含量仅轻微增高，脑氧饱和度无明显变化。提示非 CPB 手术中的氧代谢紊乱和缺氧程度比 CPB 手术者轻，术毕可早期拔管。有人采用硬膜外麻醉 - 全麻联合麻醉，认为可阻断心胸段交感神经，利于减轻应激反应，减少全麻药用量，且又可施行术后镇痛，但应注意有发生硬膜外血肿的可能。近年在非 CPB 下还开展 CO_2 激光、钬激光和准分子激光穿透心肌打孔再血管化术，使心腔内血液经孔道灌注心肌以改善缺氧。主要适用于因冠脉病变严重无法接受冠脉搭桥手术者、PTCA 者、全身状况很差者，或作为冠脉搭桥手术的一种辅助治疗。

（五）危重冠心患者的辅助循环

冠心病患者心脏功能严重受损时，需依靠辅助循环措施，以减少心脏做功，提高全身和心肌供血，改善心脏功能，使用率约为 1% ～ 4%。辅助循环的成功主要取决于其应用时机，以尽早应用者效果好。适应证为：术前心功能不全，严重心肌肥厚或扩张；术终心肌缺血时间＞120 min，术终心脏指数＜ 2.0 L/(m²·min)；术终左心房压＞ 2.67 kPa；术终右心房压＞ 3.33 kPa；恶性室性心律失常；术终不能脱离 CPB。

常用的辅助循环方法有以下几种。①主动脉内球囊反搏 (IABP) 为搭桥手术前最常用的辅助循环措施，适用于术前并存严重心功能不全、心力衰竭、心源性休克的冠心病患者，由此可为患者争取手术治疗创造条件。将带气囊心导管经外周动脉置入降主动脉左锁骨下动脉开口的远端，导管与反搏机连接后调控气囊充气与排气，原理是：心脏舒张期气囊迅速充气以阻断主动脉血流，促使主动脉舒张压升高，借以增加冠脉血流，改善心肌供氧；心脏收缩前气囊迅速排气，促使主动脉压力、心脏后负荷及心排血阻力均下降，由此减少心肌耗氧。②人工泵辅助有滚压泵、离心泵两种。滚压泵结构简单，易于操作，比较经济，缺点是血球破坏较严重，不适宜长时间使用。离心泵结构较复杂，但血球破坏少，在后负荷增大时可自动降低排出量，更加符合生理，可较长时间使用，一般能维持数天。③心室辅助泵有气驱动泵和电动泵两型。气驱动型泵流量大，适于左、右心室或双心室辅助，但泵的体积大，限制患者活动。近年逐渐采用可埋藏型电动型心室辅助泵，如 Heartmate(TCI) 和 Nevacor，连接在心尖以辅助左心功能。④常温非 CPB 搭桥手术中，有时出现心率太慢和血压太低而经药物治疗无效者，可继发循环衰竭，此时可采用"微型轴流栗"，根据阿基米德螺旋原理采用离心泵驱动血液以辅助循环，常用 Hemopump 和 Jarvik 泵。在轴流泵支持下施行常温冠脉搭桥术，可比 CPB 下手术的出血少，心肌损伤轻。轴流泵的优点是：用患者自体肺进行血液氧合；不需要阻断主动脉；不存在缺血再灌注损伤；降低心脏负荷，减少心肌耗氧，增加心肌血流，增强心肌保护；减少肝素用量，减少手术出血。但轴流泵本身在目前尚需继续探索和改进。

四、术后管理

（一）保证氧供

(1) 维持血压和心脏收缩功能，必要时辅用小剂量儿茶酚胺类药。同时保证足够的血容量，使 CVP 维持满意水平。应用小剂量硝酸甘油，防止冠脉痉挛和扩张外周血管。

(2) 维持血红蛋白浓度，手术顺利者维持 80 g/L 和 Hct 24% 水平，可不影响氧摄取率、混合静脉血氧张力及冠状窦氧张力。但在心功能不全，无力提高心排血量或局部血流，年龄＞65 岁血红蛋白水平时应适当提高。

(3) 术后出现并发症而增加机体耗氧。

(4) 术后需机械通气辅助呼吸等严重情况时，血红蛋白浓度应维持 100 g/L 和 Hct 30% 或更高。

(5) 维持血气及酸碱度正常，充分供氧，监测 pH，调整呼吸机参数使血气达到正常水平。积极治疗酸中毒、糖尿病及呼吸功能不全。

（二）减少氧耗

保持麻醉苏醒期平稳，避免手术后期过早减浅麻醉，应用镇静镇痛药以平稳渡过苏醒期。

预防高血压和心动过速，针对性使用阻滞剂（压宁定）、β- 阻滞剂（美托洛尔）、钙离子拮抗剂等短效药。如果仍出现血压升高，试用小剂量硝普钠，但应注意术后患者对硝普钠较敏感，需慎重掌握剂量。心率控制在小于 70 bpm，其心肌缺血发生率约为 28%，而心率高于 110 bpm 者则可增至 62%。

（三）早期发现心肌梗死

冠脉搭桥患者围术期心肌缺血率为 36.9% ～ 55%，其中 6.3% ～ 6.9% 发生心肌梗死。临床上小范围局灶性心肌梗死不易被发现；大范围者则引起低心排综合征或重度心律失常，其中并发心源性休克者约 15% ～ 20%，病死率高达 80% ～ 90%；并发心力衰竭者为 20% ～ 40%。早期发现心肌梗死具有重要性，其诊断依据有：①主诉心绞痛，无原因的心率增快和血压下降。②心电图出现 ST 段及 T 波改变，或心肌梗死图像。③心肌肌钙蛋白 (cTn)、CK-MB、肌红蛋白 (Myo)、核素扫描 ^ 锝 - 焦磷酸盐心肌"热区"心肌显像可支持早期心肌梗死的诊断，有重要价值。

（四）术后镇痛

心脏手术后创口疼痛不仅患者痛苦，更可引起机体各系统一系列病理生理改变，例如：①患者取强迫体位，导致肌肉收缩，肺活量减少，肺顺应性下降，通气量下降，容易缺氧和CO_2蓄积。②患者不能有效咳嗽排痰，易诱发肺不张和肺炎。③患者焦虑不安、精神烦躁、睡眠不佳，可使体内儿茶酚胺、醛固酮、皮质醇、肾素 - 血管紧张素系统分泌增多，引起血管收缩、血压升高，心率加快、心肌耗氧增加，还可引起内分泌变化，使血糖上升，水钠潴留、排钾增多。④引起交感神经兴奋，使胃肠功能抑制，胃肠绞痛、腹胀、恶心、尿潴留等。综上所述，对冠脉搭桥手术后施行镇痛具有极重要意义。

临床习惯用肌内注射吗啡施行术后镇痛，存在不少缺点需要改进。1999 年 Loick 等报道道 70 例搭桥手术后，用三种术后镇痛方法，25 例用硬膜外腔给镇痛药＞24 例用静脉持续输注镇痛药；21 例用常规肌内注射吗啡法作为对照。以血流动力学、血浆肾上腺素、正肾上腺素、氢皮质酮，心肌肌钙蛋白 T、心肌酶和心电图等作为观察指标，比较其变化结果为，对照组＞70%，静脉持续镇痛组 40%，硬膜外镇痛组为 50%，提示镇痛组的各指标变化均明显低于对照组，证明术后镇痛可减少心肌缺血改变，提高冠心病手术疗效。近年开展芬太尼或吗啡患者自控镇痛 (PCA) 法，患者根据自己的感受而按需用药，用药量减小，效果更好。

第三节　心脏瓣膜病

心脏瓣膜病变的共同起始点都是通过瓣膜的血流发生异常引起心腔的容量和压力负荷异常，进一步导致心输出量下降，而机体则通过各种代偿机制尽量维持有效的心输出量。

一、病情病理

（一）二尖瓣狭窄

正常成人的瓣口面积为 $4 \sim 6 \ cm^2$，二尖瓣狭窄患者出现症状时瓣膜口面积已在 $2.6 \ cm^2$ 以下，所以，机械性妨碍血流所影响的心脏功能决定于瓣口狭窄的程度。

(1) 轻度狭窄（瓣膜口面积 $1.2 \sim 2.5 \ cm^2$）：休息状态左房压、肺动脉压及心排出量均在正常范围，运动时均轻度上升，所以对麻醉影响很小。

(2) 中度狭窄（瓣膜口面积 $1.1 \sim 1.5 \ cm^2$）：休息时左房压及肺动脉压轻度上升，才能维持心排出量于正常范围的低值。当运动或麻醉时，即可使左房压及肺动脉压显著上升，左房压升高至 18 mmHg 时可出现肺淤血，$24 \sim 30$ mmHg 时可发生肺水肿。

(3) 严重狭窄时（瓣膜口面积 $0.6 \sim 1.0 \ cm^2$）：休息状态左房压及肺动脉压即显著升高，并且使肺血管阻力增加，肺静脉高压、肺泡壁增厚及肺组织纤维化，风湿性炎症和左房的压力负荷增加使左房扩大，左房壁心肌纤维化及肌束排列紊乱引起心电传导异常而致房颤。左房扩大和血流减慢易致血栓形成。

（二）二尖瓣关闭不全

(1) 病因：二尖瓣关闭不全的病因很多，如乳头肌断裂及风湿性二尖瓣病变等。

(2) 病理改变：二尖瓣关闭不全时，左室收缩期血液除向主动脉射出外，部分血液反流回左房，因此左房容量和压力增高，左房扩大时，易发生心房纤颤。晚期左室功能下降，反流加剧，肺循环淤血，可引起肺动脉高压、右室后负荷增加及全心衰竭。

(3) 急、慢性二尖瓣关闭不全的病理生理有很大的不同：急性二尖瓣关闭不全时，由于发病急而左房、左室尚未代偿性扩大，容易出现左心功能不全，可早期出现肺水肿。在慢性二尖瓣关闭不全时，只要维持左心功能，左房与肺静脉压可有所缓解，临床症状较轻。

（三）主动脉瓣狭窄

正常成人主动脉瓣口面积为 $3 \sim 4\ cm^2$，主动脉瓣狭窄的病理生理改变为左室肌及室壁逐渐增厚，左室肥厚或扩张，左心室顺应性下降，左室壁肥厚及心内膜下缺血，心肌做功增加，心肌耗氧量增加，最终可导致左心功能衰竭，脑、肝、肾等重要脏器灌注不足引起相应病变。

（四）主动脉瓣关闭不全

主动脉瓣或主动脉根部病变均可引起主动脉瓣关闭不全。慢性主动脉瓣关闭不全的 $60\% \sim 80\%$ 系风湿病引起，瓣叶因炎症和肉芽形成而增厚、硬化、挛缩、变形；主动脉瓣叶关闭线上有细小疣状赘生物，瓣膜基底部粘连。其他病因有先天性主动脉瓣脱垂、主动脉根壁病变扩张、梅毒、马凡综合征、非特异性主动脉炎以及升主动脉粥样硬化等。主动脉瓣关闭不全时，左心室接纳从主动脉反流的血液每分钟可达 $2 \sim 5\ L$ 之多，致使舒张期容量增加，左心室腔逐渐增大，肌纤维被动牵长，室壁增厚，左心室收缩力增强，左心室收缩期搏出量较正常高，此时左心室舒张末压可暂时不上升。但一旦左心失代偿，即出现舒张末压上升，左心室收缩力、顺应性及射血分数均下降；左心房压、肺小动脉楔压、右心室压、右心房压均随之上升，最后发生左心衰竭，肺水肿，继后出现右心衰竭。因主动脉舒张压下降可直接影响冠脉供血，可出现心绞痛症状。急性主动脉瓣关闭不全可因感染性心内膜炎、主动脉根部夹层动脉瘤或外伤引起，由于心脏无慢性关闭不全过程的代偿性左心室心肌扩张和肥厚期，因此首先出现左心室容量超负荷，最初通过增快心率、外周阻力和每搏量取得代偿，但心肌氧耗剧增；随后由于左心室充盈压剧增，左心室舒张压与主动脉压差缩小，收缩压及舒张压均下降，同样冠脉血流量也下降而致心内膜下缺血加重，最后出现心力衰竭。主动脉关闭不全的病理生理特点为左心室容量超负荷；左心室肥厚、扩张；舒张压下降，降低冠状动脉血流量；左心室做功增加。

（五）三尖瓣狭窄

三尖瓣狭窄多系风湿热后遗症，且多数与二尖瓣或主动脉瓣病变并存，由瓣叶边沿融合，腱索融合或缩短而造成。其他尚有先天性三尖瓣闭锁或下移 Ebstein 畸形。因瓣口狭窄致右心房淤血、右心房扩大和房压增高。由于体静脉系的容量大、阻力低和缓冲大，因此右心房压在一段时间内无明显上升，直至病情加重后，静脉压明显上升，颈静脉怒张，肝肿大，可出现肝硬变、腹水和水肿等大循环淤血症状。由于右心室舒张期充盈量减少，肺循环血量、左心房左心室充盈量均下降，可致心排出量下降而体循环血量不足。由于右心室搏出量减少，即使并存严重二尖瓣狭窄，也不致发生肺水肿。

（六）三尖瓣关闭不全

三尖瓣关闭不全多数属于功能性，继发于左心病变和肺动脉高压引起的右心室肥大和三尖瓣环扩大，由于乳头肌、腱索与瓣叶之间的距离拉大而造成关闭不全；因风湿热引起者较少见。

①其瓣膜增厚缩短，交界处粘连，常合并狭窄；因收缩期血液反流至右心房，使右心房压增高和扩大。②右心室在舒张期尚需接纳右心房反流的血液，因此舒张期容量负荷过重而扩大。③当右心室失代偿时可发生体循环淤血和右心衰竭。

（七）肺动脉瓣病变

肺动脉瓣狭窄绝大多数属先天性或继发于其他疾病，常与其他瓣膜病变并存，且多属功能性改变，而肺动脉瓣本身的器质性病变很少；因风湿热引起者很少见。在风湿性二尖瓣病，肺源性心脏病，先心病 VSD、PDA，马凡综合征，特发性主肺动脉扩张，肺动脉高压或结缔组织病时，由于肺动脉瓣环扩大和肺动脉主干扩张，可引起功能性或相对性肺动脉瓣关闭不全。因瓣环扩大，右心容量负荷增加，最初出现代偿性扩张，当失代偿时可发生全身静脉淤血和右心衰竭。

（八）联合瓣膜病

侵犯两个或更多瓣膜的疾病，称为联合瓣膜病或多瓣膜病。常见的原因是风湿热或感染性心内膜炎，往往先只有一个瓣膜病，随后影响到其他瓣膜。例如风湿性二尖瓣狭窄时，因肺动脉高压而致肺动脉明显扩张时，可出现相对性肺动脉瓣关闭不全；也可因右心室扩张肥大而出现相对性三尖瓣关闭不全。此时肺动脉瓣或三尖瓣本身并无器质病变，仅只是功能及血流动力学发生变化。又如主动脉瓣关闭不全时，由于射血增多可出现主动脉瓣相对性狭窄；由于大量血液反流可影响二尖瓣的自由开放而出现相对性二尖瓣狭窄；也可因大量血反流导致左心室舒张期容量负荷增加，左心室扩张，二尖瓣环扩大，而出现二尖瓣相对性关闭不全。联合瓣膜病发生心功能不全的症状多属综合性，且往往有前一个瓣膜病的症状部分掩盖或减轻后一个瓣膜病临床症状的特点。例如二尖瓣狭窄并发主动脉瓣关闭不全比较常见，约占 10%。二尖瓣狭窄时的左心室充盈不足和心排出量减少，当合并严重主动脉瓣关闭不全时，可因心搏出量低而反流减少。又如二尖瓣狭窄时可因主动脉瓣反流而使左心室肥厚有所减轻，说明二尖瓣狭窄掩盖了主动脉瓣关闭不全的症状，但容易因此而低估主动脉瓣病变的程度。又如二尖瓣狭窄合并主动脉瓣狭窄时，由于左心室充盈压下降，左心室与主动脉间压差缩小，延缓了左心室肥厚的发展速度，减少了心绞痛发生率，说明二尖瓣狭窄掩盖了主动脉瓣狭窄的临床症状，如果手术仅解除二尖瓣狭窄而不矫正主动脉瓣狭窄，则血流动力学障碍可加重，术后可因左心负担骤增而出现急性肺水肿和心力衰竭。

（九）瓣膜病并发冠心病

部分瓣膜患者可并发冠心病，因此增加了单纯瓣膜手术的危险性。有人采取同期施行二尖瓣手术与冠脉搭桥手术，占 15% ～ 20%。在瓣膜手术前如果未发现冠心病，则十分危险。我们曾遇一例患者二尖瓣置换术后收缩无力，不能有效维持血压，经再次手术探查证实右冠状动脉呈索条状，当即施行右冠状动脉搭桥，术后心脏收缩恢复有力，顺利康复。为保证术中安全和术后疗效，对瓣膜病患者凡存在下列情况者：心绞痛史、心电图缺血性改变、年龄 50 岁以上者，术前均应常规施行冠状动脉造影检查。

（十）瓣膜病并发窦房结功能异常

多次反复风湿热链球菌感染，可形成慢性心脏瓣膜病，部分可并发心房纤颤，有的可合并窦房结功能异常。我们对 CPB 瓣膜手术患者在麻醉诱导前，将心电图二级食管电极经鼻腔置入食管,以观察 P 波最大的位置,测定 3 项指标:窦房结恢复时间 (SNRT),正常为 < 1 500 ms;校正窦房结恢复时间 (CSNRT),正常为 < 550 ms;窦房结传导时间 (SACT),正常为 < 300 ms。如果出现上列任何一项异常者,即可判为窦房结功能异常,且这种异常往往在 CPB 手术后仍然保持。风湿性瓣膜患者即使术前为窦性心律,但由于麻醉药物的影响以及手术致心肌损伤等原因,常会出现窦房结功能异常。因此,术中保护窦房结功能具有重要性,可采取下列保护措施:

①维持满意的血压,以保证窦房结供血。

②手术操作尽量避免牵拉和压迫窦房结组织,特别在处理上腔静脉插管或阻断时尤需谨慎。

③缩短阻断心脏循环的时间。

④在阻断心肌血流期间要定时充分灌注停跳液,以使心肌均匀降温,可保护窦房结组织。

二、手术前准备

(一) 患者的准备

1. 心理准备

无论瓣膜成形术或瓣膜置换术都使患者经受创伤和痛苦;置换机械瓣的患者还需要终身抗凝,给患者带来不便。这些都应在术前给患者从积极方面解释清楚,给以鼓励,使之建立信心,精神安定,术前充分休息,做到在平静的心态下接受手术。

2. 术前治疗

①除急性心力衰竭或内科久治无效的患者以外,术前都应加强营养,改善全身情况和应用强心利尿药,以使血压、心率维持在满意状态后再接受手术。②术前重视呼吸道感染或局灶感染的积极防治,手术应延期进行。③长期使用利尿药者可能发生电解质紊乱,特别是低血钾,术前应予调整至接近正常水平。④重症患者在术前 3 ~ 5 d 起应静脉输注极化液 (含葡萄糖、胰岛素和氯化钾) 以提高心功能和手术耐受力。⑤治疗药物可根据病情酌情使用,如洋地黄或正性肌力药及利尿药可用到手术前日,以控制心率、血压和改善心功能。但应注意,不同类型的瓣膜病有其各自的禁用药,如 β- 阻滞药能减慢心率,用于主动脉瓣或二尖瓣关闭不全患者,可能反而增加反流量而加重左心负荷;心动过缓可能促使主动脉瓣狭窄患者心搏骤停。二尖瓣狭窄并发心房纤颤,要防止心率加快,不应使用阿托品;主动脉瓣狭窄患者不宜使用降低前负荷 (如硝酸甘油) 及降低后负荷 (钙通道阻滞药) 的药物以防心搏骤停。⑥术前并发严重病窦综合征、窦性心动过缓或严重传导阻滞的患者,为预防麻醉期骤发心脏停搏,麻醉前应先经静脉安置临时心室起搏器。⑦对药物治疗无效的病情危重或重症心力衰竭患者,在施行抢救手术前应先安置主动脉内球囊反搏 (IABP),并联合应用正性肌力药和血管扩张药,以改善心功能和维持血压。

3. 麻醉前用药

除抢救手术或特殊情况外,应常规应用麻醉前用药,包括术前晚镇静安眠药。手术日晨最好使患者处于嗜睡状态,以消除手术恐惧。麻醉前用药不足的患者其交感神经处于兴奋状态,可导致心动过速等心律失常,同时后负荷增加和左心负担加重,严重者可因之诱发急性肺水肿和心绞痛,从而失去手术机会。一般麻醉前可用吗啡 0.2 mg/kg,东莨菪碱 0.3 mg;如若患者心率仍快,麻醉后可再给东莨菪碱。

（二）麻醉前考虑

1. 二尖瓣狭窄手术

①防止心动过速，否则舒张期缩短，左心室充盈更减少，心排量将进一步下降。

②防止心动过缓，因心排血量需依靠一定的心率来代偿每搏量的不足，若心动过缓，血压将严重下降。

③避免右侧压力增高和左侧低心排，否则心脏应变能力更小，因此对用药剂量或液体输量的掌握必须格外谨慎。

④除非血压显著下降，一般不用正性肌力药，否则反而有害，有时为保证主动脉舒张压以维持冠脉血流，可适量应用血管加压药。

⑤心房颤动伴室率过快时，应选用洋地黄控制心率。

⑥保持足够的血容量，但又要严控输入量及速度，以防肺水肿。

⑦患者对体位的改变十分敏感，应缓慢进行。

⑧术后常需继续一段时间呼吸机辅助通气。

2. 二尖瓣关闭不全手术

①防止高血压，否则反流增加，可用扩血管药降低外周阻力。

②防止心动过缓，否则舒张期延长，反流增多。

③需保证足够血容量。

④可能需要用正性肌力药支持左心室功能。

3. 主动脉瓣狭窄手术

①血压下降时，可用血管收缩药维持安全的血压水平。

②除非血压严重下降，避免应用正性肌力药。

③避免心动过缓，需维持适当的心率以保证冠脉血流灌注。

④避免心动过速，否则增加心肌氧需而形成氧债。

⑤保持足够血容量，但忌过量。

⑥对心房退化或丧失窦性心律者应安置起搏器。

4. 主动脉瓣关闭不全手术

①防止高血压，因可增加反流。

②防止心动过缓，否则可增加反流和心室容量及压力，同时降低舒张压而减少冠脉供血。

③降低周围阻力，以降低反流量。

④需保证足够的血容量。

5. 多瓣膜病或再次瓣膜置换手术

①麻醉诱导应缓慢，用芬太尼较安全，需减量慎用吸入麻醉药。

②因粘连重，手术困难，出血较多，需维持有效血容量。

③心脏复苏后多数需正性肌力药及血管扩张药支持循环。

④注意维持血清钾在正常浓度，预防心律失常。

⑤术后约 1/3 患者需安置心表起搏器。

6. 带起搏器手术患者

对瓣膜病并发窦性心动过缓、房室传导阻滞患者，术前多已安置起搏器；对部分双瓣置换或再次瓣膜置换手术患者也需安置起搏器；某些先天性心脏病如二尖瓣关闭不全、法洛四联症等手术也需安置起搏器。起搏器可受到外界的干扰和影响，包括非电源及电源因素。非电源因素如血液酸碱度、血内氧分压及电解质变化，都影响起搏阈值。电源因素如雷达、遥测装置、高频装置等电磁波的干扰。术中应用电凝是常规止血方法，对已安置起搏器的患者术中原则上应避用电凝止血，以防发生心室纤颤或起搏器停止工作，但不易做到，故需加强预防措施：手术全程严密监测心电图，尤其在使用电凝时需提高警惕；开胸过程或安置起搏器前仔细充分止血，以减少以后使用电凝的次数；使用电凝前暂时关闭或移开起搏器，尽量缩短电凝的时间；万一发生心律失常，首先停用电凝，如仍不恢复则心内注药，按摩心脏，电击除颤。

（三）麻醉药物选择

阿片类镇痛药、镇静药、吸入麻醉药及肌肉松弛药对心脏及血管都产生各自不同的作用。对瓣膜患者选择麻醉药物应作全面衡量，考虑以下几方面问题：

①对心肌收缩力是抑制还是促进。

②对心率是加快还是减慢；某些病例因心率适度加快而可增加心排血量；心率减慢对心力衰竭、心动过速或以瓣膜狭窄为主的病例可能起到有利作用，但对以关闭不全为主的瓣膜病则可增加反流量而降低舒张压，增加心室容量和压力，使冠状动脉供血减少。

③对心律的影响是否扰乱窦性心律或兴奋异位节律点，心律失常可使心肌收缩力及心室舒张末期容量改变。

④对前负荷的影响，如大剂量吗啡因组胺释放使血管扩张，前负荷减轻，对以关闭不全为主的瓣膜病则可能引起低血压；对以狭窄为主的瓣膜病也应维持一定的前负荷，否则也可因左心室充盈不足而减少心排出量，

⑤用血管收缩药增加后负荷，对以关闭不全为主的瓣膜病可引起反流增加和冠脉血流减少，从而可加重病情，此时用血管扩张药降低后负荷则有利于血压的维持。

⑥对心肌氧耗的影响，如氯胺酮可兴奋循环，促进心脏收缩及血压升高，但增加心肌氧耗，选用前应衡量其利弊。

三、麻醉管理

（一）麻醉诱导

瓣膜患者都有明显的血流动力学改变和心功能受损，麻醉诱导必须谨慎操作，要严密监测桡动脉直接测压、心电图和脉搏血饱和度。选择诱导药以不过度抑制循环、不影响原有病情为前提：

①对轻及中等病情者可用地西泮、咪达唑仑、依托咪酯、芬太尼诱导；肌肉松弛剂可根据患者心率选择，心率不快者可用泮库溴铵，心率偏快者用阿曲库铵、哌库溴铵等。

②对病情重、心功能Ⅲ～Ⅳ级患者，可用羟丁酸钠、芬太尼诱导，不用地西泮，因可引起血压下降。

③对心动过缓或窦房结功能差者．静脉注射芬太尼或羟丁酸钠可能加重心率减慢；对主动脉瓣关闭不全患者可引起血压严重下降，也影响冠状动脉供血而发生心律失常，因此可改用小剂量氯胺酮诱导，对维持血压和心率较容易。

④最好应用气相色谱 - 质谱仪检测血中芬太尼浓度以指导临床用药。曾用诱导剂量芬太尼 20 μg/kg 和泮库溴铵 0.2 mg/kg，即使不用其他辅助药也能满意完成诱导，注入后 1 min 测得的血芬太尼浓度为 52.6 ng/mL。据报道血芬太尼浓度＞ 15 ng/mL 时，血压升高及心动过速的发生率小于 50%。

（二）麻醉维持

可采用以吸入麻醉为主，或以静脉药物为主的静吸复合麻醉。

①对心功能差的患者以芬太尼为主，用微量泵持续输注，或间断单次静脉注射用药。

②对心功能较好者，以吸入麻醉药为主，如合并窦房结功能低下者可加用氯胺酮。

③诱导持续吸入 1% 恩氟烷，曾采用 NORMAC 吸入麻醉药浓度监测仪观察，1 h 后呼出气恩氟烷浓度平均 0.61%，吸入 2 h 后平均 0.71%；CPB 前平均 0.77%，CPB 结束时平均仅 0.12%，此时临床麻醉深度明显减浅。如果采用芬太尼 50 Mg/kg 复合吸入异氟烷麻醉，并采用膜肺 CPB45±8.9 min，异氟烷的排出浓度低于 0.1%。提示采用膜肺排出异氟烷的速度远较鼓泡式肺者为缓慢。

④静脉注射芬太尼 20 μg/kg 诱导后，血芬太尼浓度立即达到 52.6 ng/mL，随后用微量泵持续输注芬太尼，劈胸骨前血芬太尼浓度为 23.6 ～ 24.1 ng/mL，转流后降为 3.6±0.8 ng/mL，较转流前下降 72%。可见无论吸入麻醉药或静脉麻醉药，经体外转流后其血内浓度都急剧下降，提示麻醉减浅。因此，在体外转流前、中、后应及时加深麻醉，静脉麻醉药可直接注入 CPB 机或经中心静脉测压管注入；吸入麻醉药可将氧气通过麻醉机挥发罐吹入人工肺。

（三）减少术中出血的措施

瓣膜置换手术的出血量往往较多，应采取减少术中出血措施，尽量少用库血。

①经测试，单瓣置换手术的库血输注量平均 860 mL，如果施行自体输血，平均仅需库血 355 mL；双瓣置换手术需输库血平均 1 260 mL，如果施行自体输血，平均仅需库血 405 mL。

②如果采用自体输血结合术中回收失血法，则库血输注量可更减少。麻醉后放出自体血平均每例 540±299 mL，术中回收出血，再加 CPB 机余血经洗涤后回输，平均每例输注自体血 777±262 mL，围术期输注库血量可减少 52.5%。

③CPB 前及中应用抑肽酶，也可显著减少术中出血，效果十分明显。

四、术后急性循环衰竭并发症

复杂心脏 CPB 手术后，容易突发急性心脏功能衰竭或血容量急剧减少，循环难以维持，患者生命难以保证，其中严密监测、尽早发现、抓紧抢救是手术成功的关键。

（一）CPB 手术后的临床监测与早期诊断

对下列临床监测情况需高度重视：

①精神状态异常，表现为烦躁、躁动、精神恍惚、反应淡漠甚至昏迷。

②肢体紧张度异常或瘫痪。

③皮肤颜色变暗甚至紫绀。

④心电图示心率减慢或心律失常，甚至呈等电位直线。

⑤尿量减少或无尿。

⑥动脉压急剧下降或脉压很小，需首先排除测压管道不通畅、凝血或误差等情况。

⑦中心静脉压突然降低或严重升高，需首先排除液体未输入或输入过多过速。

⑧检查心表起搏器或辅助循环装置的工作是否正常，排除其故障。

⑨胸腔引流液突然急剧增加，鉴别引流液性质是否与血液接近。

⑩血红蛋白浓度明显下降，血清钾很低或很高，血气 pH 值下降，呼吸性或代谢性酸中毒，ACT 显著延长，等等。

（二）急性循环衰竭的抢救措施

心搏骤停或严重低心排综合征的临床表现为无脉搏、无呼吸、无意识状态，提示血液循环已停止，全身器官无灌流，首先大脑受到缺血严重威胁。因此，必须采取紧急抢救措施，包括：

①尽早心肺复苏 (CPR)，施行有效胸外心脏按压、人工呼吸及应用针对性药物。

②主动脉内球囊反搏 (IABP)，常用于瓣膜术后急性低心排综合征，以支持心脏充盈，减少心肌氧需，增加冠脉灌注，从而改善血流动力学及心肌供血。尽早开始是抢救成功的关键。

③急症体外循环再手术，常用于瓣膜术后出血，常见左心房顶破裂，左心室后壁破损，瓣周漏、瓣卡瓣等情况。我们在 1984 ～ 1995 年期间共施行 CPB 手术 18 513 例，其中急症 CPB 抢救手术 130 例，占 0.7%。Rousou 在 1988 年至 1993 年间 3 400 余例 CPB 手术中，有 16 例急症 CPB 抢救再手术，存活率 56.3%，以往 13 例只施行 CPR 抢救，存活率仅 15.4%。提示及时采用 CPB 再手术抢救可明显提高生存率。

④在心脏或肺脏功能严重衰竭时，应用体外膜肺氧合 (ECMO) 抢救具有明显提高生存的效果，可使肺脏和心脏作功减少，全身供血恢复，不致缺氧，文献有使用 ECMO 长达一个多月而获得成功的报道。

第四节　先天性心脏病

先天性心脏病患病率较高，在我国仅学龄儿童中患病率 0.23% ～ 28%。目前已知的先天性心脏病有 100 余种，临床常见有 10 种。先天性心脏病常可分为非发绀型和发绀型两大类。

一、病理生理

（一）非发绀型先天性心血管病

1. 压力超负荷性缺损主要包括肺动脉瓣口狭窄、主动脉瓣口狭窄、主动脉缩窄及左心发育不全综合征。

(1) 主动脉口狭窄

1) 主动脉口狭窄有主动脉瓣膜狭窄、主动脉瓣下狭窄和主动脉瓣上狭窄三型。主动脉瓣膜狭窄较多见，主动脉瓣上狭窄较少见。

2) 三类狭窄都引起主动脉排血阻力增加、左室负荷增大、左室肥厚劳损、舒张末压升高、充盈减少，同时冠状动脉供血不足而出现心肌缺血症状。随着左室的变化可致左房、右室压增高，心肌肥厚劳损，终致左、右心室衰竭。

(2) 主动脉缩窄

1) 男性多于女性,可发生在主动脉的任何部位,多数在主动脉峡部和左锁骨下动脉分支处,占主动脉缩窄的98%。

2) 因下半身缺血致侧支循环丰富,包括锁骨下动脉所属的上肋间动脉、肩胛动脉、乳内动脉支,以及降主动脉所属的肋间动脉、腹壁下动脉、椎前动脉等。因肋间动脉显著扩张可导致肋骨下缘受侵蚀。

3) 主动脉缩窄以上的血量增多,血压上升;缩窄以下的血量减少,血压减低。可引发左心劳损肥厚,负荷加重,终致心力衰竭。

4) 脑血管长期承受高压,可发展为动脉硬化,严重者可发生脑出血。

5) 下半身缺血缺氧,可引发肾性高血压及肾功能障碍等。

(3J 市动脉狭窄

1) 狭窄可发生于从瓣膜到肺动脉分支的各个部位,常见者为肺动脉瓣狭窄或漏斗部狭窄。

2) 狭窄导致右室排血受阻,室内压增高,心肌肥厚,心肌细胞肥大融合,肌小梁变粗并纤维化,心腔缩小,排血量减少,全身供血不足,右心劳损,最后出现右心衰竭。

2. 容量超负荷性缺损主要有房间隔缺损(ASD)、动脉导管未闭(PDA)、室间隔缺损(VSD)、主动脉窦动脉瘤破入右心、房室共道永存、部分性肺静脉畸形引流、主动脉肺动脉间隔缺损及冠状动静脉瘘等。主要改变为左右两侧血液循环途径之间有异常沟通,使左心血液分流入静脉血中,增加静脉血氧含量,而早期不影响动脉血氧含量。常有肺血流过多或左心流出受阻导致肺静脉淤血,严重可导致充血性心力衰竭。

(1) 室间隔缺损

1) 室间隔缺损畸形,有肌型、隔瓣后型及小缺损之分。室间隔缺损时的血流自左向右的分流量大小取决于缺损面积大小和左、右心室压力差。肺循环血流量能反映分流量大小。

2) 右室接受较多血量以后,容量增加,压力上升,输入肺动脉的血量随之增多,肺静脉回到左心的血量也增加,此时可见心腔扩大,心肌肥厚,房室压上升,肺动脉压上升,肺小动脉收缩;继后肺小血管壁肌层肥厚,阻力增加,血管内皮退行变,重者可致部分小动脉闭塞,肺血管床减少,肺动脉压升高。

3) 室间隔缺损的病程发展取决于缺损大小和肺血管阻力状态;病程发展过程中容易并发心内膜炎和肺炎;或并发心功能不全,甚至心力衰竭;或因肺动脉压进行性上升而出现双向分流,甚至右向左分流,即艾森曼格综合征。

(2) 动脉导管未闭

1) 动脉导管不闭锁,主动脉的血流向肺动脉分流,分流血量多少取决于动脉导管粗细、主肺动脉间压差以及肺血管阻力大小。

2) 左室作功增加,容量增大、心肌肥厚。血液大量分流入肺循环,使肺动脉压增高,逐渐肺血管增厚,阻力增大,后负荷增加,使右心室扩张,肥厚;随病程发展,肺动脉压不断上升,当接近或超过主动脉压时即出现双向分流,或右向左分流,临床可出现发绀,其特征是左上肢发绀比右上肢明显,下半身发绀比上半身明显。

(3) 房间隔缺损

1) 房间隔缺损可分原发孔及继发孔两型。原发孔缺损常伴有二尖瓣、三尖瓣异常;继发孔为单纯的房间隔缺损，缺损部位有中央型、上腔型、下腔型等。

2) 早期因左房压高于右房，血液自左向右分流，分流量大小取决于缺损面积大小、两房间压力差及两心室充盈阻力。因右房、右室以及肺血流量增加，使容量增多、心腔扩大及肺动脉扩大，而左心室、主动脉血量减少。

3) 肺血量增多首先引起肺小血管痉挛，血管内膜逐渐增生，中层肥厚，管腔缩窄，肺阻力严重升高，右房压随之上升，当右房压超过左房时可出现右向左分流，临床表现发绀。

(二) 发绀型先天性心血管病

包括法洛四联症、艾勃斯坦畸形、大动脉转位、三尖瓣闭锁、完全性肺静脉畸形引流、主动脉干永存合并肺动脉高压等。

1. 法洛四联症居发绀型先天性心脏病的首位，占 50% ~ 90%。

(1) 心脏畸形主要包括：肺动脉流出道狭窄、室间隔膜部巨大缺损、主动脉右移并骑跨于室间隔上方、右室肥厚扩大。其中以肺动脉狭窄及室间隔缺损引起的病理生理影响最大。

(2) 肺动脉狭窄愈严重，进入肺的血量愈少，动

脉血氧饱和度下降愈显著。因肺动脉狭窄使右室肌肥厚，阻力增大，收缩压上升，心脏收缩时血液自右室分流入主动脉，心脏舒张时室间隔缺损处有双向分流。

(3) 右室流出道愈狭窄，右向左分流量愈大，肺血愈少，发绀愈严重。全身长期持续缺氧可致各种缺氧征象，表现指和趾端呈缺氧性杵状增生；红细胞代偿性增多，血液黏稠度增大；代谢性酸中毒；肺动脉与支气管动脉、食管、纵隔等动脉的侧支循环建立十分丰富，多者可达主动脉血流量的 30%；如果肺动脉闭锁，则可达 50% 以上。

2. 大动脉转位为胚胎发育过程中出现的主动脉与肺动脉异位，居发绀型先天性心脏病的第二位，可分矫正型和完全型两种。

(1) 矫正型大动脉转位时，主、肺动脉位置颠倒，同时两个心室的位置也错位，肺动脉连接于解剖左心室，但仍接受静脉回血；主动脉连接于解剖右心室，却接受肺静脉氧合血。虽有解剖变异，但血流动力学和氧合得到矫正，仍维持正常。

(2) 完全型大动脉转位是两个大动脉完全转位，主动脉与解剖右心室连接，将静脉回心血排至全身；肺动脉与解剖左心室连接，将氧合血排入肺动脉，再经肺静脉回到左心。如果在肺循环与体循环之间没有交通口，则婴儿不能存活；只有存在交通口 (如卵圆孔、房间隔缺损、室间隔缺损、动脉导管未闭等) 的情况下，患儿才得以生存，但自然寿命取决于交通口的大小与位置，其中 45% 死于出生后一个月内。

二、先天性心脏病的麻醉方法

(一) 麻醉原则

1. 非发绀型先天性心血管病

(1) 压力超负荷型：任何年龄左或右室压力超负荷的病儿，应维持稳定的心率，充足的充盈压和心肌收缩力。在主动脉缩窄或中断、严重主动脉瓣或肺动脉瓣狭窄的新生儿，左室严重梗阻、充血性心衰儿茶酚胺耗竭很快，抑制心肌收缩力的药物最好不用，应以麻醉性镇痛药和肌松药为主，且注药速度应缓慢，年龄较大的主动脉缩窄病儿一般不出现充血性心力衰竭，因左室处于高血流动力学状态，可选用挥发性麻醉药，术中高血压可用 β 受体阻滞药治疗。

(2) 容量超负荷型：此种病儿由于存在分流，因此应注意：

1) 避免气泡栓塞。

2) 理论上分流加速了挥发性麻醉药肺泡与吸入气浓度平衡，但在临床上分流对麻醉诱导的影响效果不明显。

3) 容量超负荷程度、心肌失代偿程度和病儿年龄是制定麻醉方案的重要依据，存在严重左心衰时应注意保护或加强心肌收缩力。

4) 小婴儿主要靠心率维持心排出量，因此应尽量避免使用减慢心率的药物。

2. 发绀型先天性心血管病

(1) 由于肺血流减少，吸入麻醉时诱导较慢，而静脉麻醉时因右向左分流使静脉至脑的循环时间缩短，诱导迅速。

(2) 肺血流减少性发绀患者麻醉时必须努力避免低血压或降低血管阻力，否则将进一步减少肺血流更导致低氧血症、酸中毒、心肌抑制、心动过缓、肺血管收缩、儿茶酚胺释放以及漏斗部痉挛性梗阻更使肺血流减少，形成恶性循环。

(3) 任何恶性刺激引起儿茶酚胺释放均可以促使过度发绀危象。

(4) 应避免过度正压通气及慎用扩血管药。

(5) 由于存在右向左分流，静脉输液时更应绝对防止气泡进入及细菌污染，因为不经肺滤过，直接进入体循环，可出现致命后果。

(二) 麻醉前准备及用药

1. 术前注意饮水或适当输液

防止术前脱水、血容量不足，麻醉前 6～8 小时禁食，禁饮，新生儿和哺乳儿可在麻醉前 2～3 小时喂糖水或果汁。

2. 新生儿和婴儿

一般不需要镇静剂，以免影响呼吸，可给予抗胆减药，如阿托品 (0.01 mg/kg) 或东莨菪碱 (0.006 mg/kg) 麻醉前 30 分钟肌内注射。2 岁以上的病儿可选用麻醉性镇痛药如吗啡 0.1～0.2 mg/kg 和抗胆碱药如东莨菪碱联合使用效果好。咪达唑仑可以代替吗啡，其有催眠、抗焦虑及顺行性遗忘作用，可选择不同给药方式：鼻内给药 0.2～0.3 mg/kg，直肠给药 0.3～1.0 mg/kg，口服 0.5～0.75 mg/kg，肌内注射 0.08 mg/kg。

3. 法洛四联症

病儿给药后必须严密观察并给予吸氧，以免出现过度发绀危象。近几年用 β 受体阻滞药能较好地预防及治疗法洛四联症流 ' 出道痉挛出现的发绀。

(三) 麻醉诱导

1. 病儿年幼不合作，在外周静脉开放前，氯胺酮 (4～7 mg/kg) 肌内注射可用于发绀型或充血性心力衰竭的患儿，氯胺酮能通过增加全身血管阻力来维持肺血流量和氧饱和。七氟醚 (3%～7%) 吸入可用于不严重心脏病、心功能较好、左向右分流的患儿。

2. 静脉注射用药是首选的诱导方法。镇静可选用咪达唑仑 0.05～0.1 mg/kg、丙泊酚 2～2.5 mg/kg，循环不稳定时可应用氯胺酮 1～2 mg/kg。镇痛可选用芬太尼 5～10 μg/kg 或舒芬太尼 0.5～1.0 μg/kg。肌松药可选用维库溴铵 0.15～0.2 mg/kg 或罗库溴铵 1 mg/kg。须注意的是发绀的患者因右向左分流，药物经体循环绕过肺循环直接进入体循环，使静脉诱导起效时间缩短。

3. 吸入麻醉药

对于那些不合作或静脉穿刺困难，而心脏储备良好的病儿，可选择强效吸入麻醉药进行诱导。七氟烷、地氟烷血气分配系数低，诱导速度快，是吸入诱导常用的药物。

（四）麻醉维持

心功能较差者以应用阿片类药物为主，心功能好的患儿除静脉复合麻醉外可应用吸入麻醉药。

麻醉性镇痛药，芬太尼、苏芬太尼、阿芬太尼、瑞芬太尼等均无心肌抑制、血压下降等副作用，具有强效、快效等优点，已成为心血管麻醉首选药物。一般芬太尼总量为 $30 \sim 80\ \mu g/kg$，舒芬太尼总量为 $3 \sim 10\ \mu g/kg$。镇静药物咪达唑仑总量为 $0.5 \sim 1\ mg/kg$，肌松药哌库溴钱总量 $0.2 \sim 0.5\ mg/kg$。注意根据手术步骤，如劈胸骨前、体外循环前、复温前等加深麻醉。也可静脉持续泵入给药：芬太尼 $10 \sim 30\ \mu g/(kg\cdot h)$，舒芬太尼 $1 \sim 3\ \mu g/(kg\cdot h)$，瑞芬太尼 $0.2 \sim 1.0\ ug/(kg\cdot min)$，咪达挫仑 $0.15 \sim 0.2\ mg/(kg\cdot h)$，丙泊般 $2 \sim 4\ mg/(kg\cdot h)$，哌库溴铵 $0.05 \sim 0.1\ mg/(kg\cdot h)$。注意体外循环后的输注速率应较体外循环期间低 30%。

（五）特殊处理

1. 肝素化和鱼精蛋白中和切开心包前静脉注入肝素 3 mg/kg，5 分钟后查 ACT，若大于 480 秒以上证明患儿处于肝素化状态。体外循环后血流动力学稳定时给予鱼精蛋白中和肝素，鱼精蛋白中和肝素二者之比为 $1 \sim 1.5:1$，可缓慢静脉注入或 10 分钟内泵入，重度肺高压或心功能差者，最好从主动脉根部给药。应用鱼精蛋白 5 分钟后查 ACT，ACT 值超过生理值可适当补充鱼精蛋白。

2. 术中输液

(1) 输液量：原则第一个小时输入每小时生理维持量和 1/2 禁食丧失量，第 2、3 小时各输入每小时生理维持量和 1/4 禁食丧失量。注意观察动脉血压、中心静脉压、尿量、心脏饱满程度等以指导输液量的调整。

(2) 输液种类：一般用代血浆，对新生儿、婴儿可用 5% 白蛋白，新生儿、小婴儿应适当补充葡萄糖，$120 \sim 300\ mg/kg$ 静脉泵入，麻醉期间监测血糖。

3. 先天性心脏病合并肺动脉高压的麻醉处理

(1) 肺高压常见于肺血流增多的先天性心脏病晚期，麻醉及手术中许多因素可引起肺血管阻力增高，如手术刺激、交感紧张、肺泡缺氧、高碳酸血症、酸中毒、功能残气量、低温、血管活性药及一些炎性介质。降低肺动脉高压首先保证供氧，其次维持足够的麻醉深度。麻醉重点是减少肺动脉压力波动，维持心血管功能稳定。

(2) 术后右心衰竭是肺高压病儿常见的死亡原因之一。选择性控制肺血管阻力降低右心后负荷是控制术后死亡的关键。一氧化氮有选择性扩张肺血管作用，从而有希望代替硝基扩血管药不能有效控制肺高压且常导致全身低血压的情况，一氧化氮治疗用浓度为 $0.05 \sim 80\ ppm$。

4. 改善缺氧酸中毒发绀病儿术中麻醉管理的重点在于防止右向左分流增加而出现动脉氧饱和度降低和血压下降。低氧、高碳酸血症、酸中毒、过度膨肺、肺不张、低温、交感神经兴奋等都可引起肺血管阻力增高，肺血流减少发绀加重。发绀病儿常存在代谢性酸中毒，应根据血气值补充碳酸氢钠，估计量为 5% $NaCO_3$(ml)=1/3×体重(kg)×(0-BE值)，先补充 1/2 计算量，然后根据动脉血气调整。

（六）体外循环

发绀患者畸形较复杂，需体外循环时间长，冠状动脉缺血时间长，应选用膜肺。转中注意适度的血液稀释，同时要维持较高的胶体渗透压，防止发生组织水肿，预充液中应加入血浆和白蛋白。低温低流量灌注是发绀患者体外循环的特点，一定要注意复温均匀，鼻咽温和直肠温度差值不要超过 12℃，复温时，水温和血温差应小于 1℃，停机后变温毯继续复温可保证婴幼儿体温在 37℃ 左右。

（七）体外循环后

体外循环后根据 HCT、Hb 等指标输入血浆或红细胞，可选择输入洗涤红细胞以防输入库血导致的内环境紊乱。严重血红蛋白尿应适当补充碳酸氢钠碱化尿液和利尿。术毕搬动注意气管插管，运送途中要持续给氧及连续监测动脉压、心电图和脉搏血氧饱和度。

第五节 大血管手术的麻醉

大血管疾病主要包括胸部的主动脉瘤、主动脉夹层、主动脉缩窄或主动脉中断，腹主动脉缩窄或动脉瘤、颈动脉内膜增厚及腔静脉阻塞等。通常病情严重，手术复杂，术中常需阻断血流造成远端组织和脏器短时间缺血，术后并发症较多，手术死亡率高，麻醉管理相当复杂而困难。麻醉者必须熟悉各种疾病的病理生理改变，才能选择合适的麻醉方法和辅助措施，保证患者安全。

一、大血管病分类及病理生理

（一）大血管病分类

大血管一般指躯干部位的主流血管。大血管病从发生原因可分为先天性和后天获得性两种。

先天性大血管畸形包括静脉系统和动脉系统。静脉系统有双上腔静脉，双下腔静脉，上腔静脉或下腔静脉缺如，肺静脉异位引流等。动脉系统有肺动脉畸形，包括肺动脉干发育异常和肺动脉瓣狭窄、关闭不全或完全闭锁。主动脉畸形，包括主动脉瓣异常、主动脉窦瘤、主动脉缩窄、主动脉弓中断、右位主动脉弓或右位降主动脉、主动脉肺动脉间隔缺损，其他复杂畸形如法洛四联症、大动脉转位等等。

后天获得性大血管病主要为主动脉瘤，由于动脉粥样硬化、高血压、主动脉壁退行病变、外伤、梅毒或细菌感染等原因造成，可发生在主动脉各段，按部位分类有升主动脉瘤、主动脉弓部瘤、胸降主动脉瘤、腹主动脉瘤、严重者累及主动脉全长如 I 型夹层动脉瘤。按病理分类为：①真性动脉瘤，瘤壁由三层动脉壁构成。②假性动脉瘤，血液通过血管破口进入周围组织形成血肿，机化后其内面覆盖内皮，假性动脉瘤实际是由内皮覆盖的血肿。③夹层动脉瘤，从血管血流剪切应力最强处及血压变化最明显处，血流从内膜破裂口钻入病理性疏松的中膜，顺血流方向将中膜纵行劈开，形成一个假血管腔，也可再次破入真血管腔内，形成血流旁道。

先天性大血管畸形由于病情严重，出生后即发病，如主动脉弓中断 80% 在生后一个月内死亡，活到一岁者不足 10%。完全性肺静脉异位引流多数在一岁内死亡，大动脉转位必须在新生儿期内进行手术，因此先天性大血管病临床上主要归属于小儿外科范畴。本章涉及的大血管病主要包括先天主动脉缩窄，后天主动脉瘤。

（二）主动脉缩窄

1. 分型

主动脉缩窄绝大多数 (95%) 缩窄部位在动脉韧带附近，主动脉管壁呈局限而均匀狭窄，动脉壁中层变形，内膜增厚并向腔内凸出。临床根据缩窄部位分幼年型及成人型。幼年型约占 10%，为动脉导管近心端的主动脉峡部狭窄，程度比较严重，主动脉血液通过量很少，侧支循环不充分，合并动脉导管开放者，肺动脉内静脉血部分进入降主动脉，因此下身动脉血氧明显低于上身，出生后如动脉导管闭锁则婴儿不能存活。成人型约占 90%，多见于成人，为动脉导管远心端的主动脉峡部狭窄，程度一般较幼年型轻，动脉导管已闭锁，狭窄前后的主动脉间有巨大压力差，使狭窄以上的动脉如胸廓动脉、乳房内动脉、肋间动脉代偿性扩张，并与狭窄以下的降主动脉分支如肋间动脉、腹壁深动脉等血管之间有丰富而广泛的侧支循环。

2. 病理生理

主动脉缩窄主要病理生理变化为缩窄近心端的高血压和远心端的低血压。高血压的形成一方面来自机械性梗阻，另一方面不能排除肾血流减少的因素。主要病理生理变化有以下几个方面。

(1) 对心脏的影响：为克服狭窄带来的外周阻力增加，心脏呈代偿性高功能状态，心肌收缩力加强，心室壁张力增加。心肌细胞蛋白合成加速，心肌肥大，由于心肌肥大，使毛细血管与肥大心肌纤维距离加大，氧和营养物质弥散困难，另外肥大细胞中线粒体减少，使心肌缺氧，长期高血压机械刺激使冠状动脉发生粥样动脉硬化与纤维增生，也使心肌供血不足，心肌肥厚引起冠状动脉阻力增加，血流量减少，耗氧量增加，心肌和心室舒张顺应性降低，僵硬度增加，影响心脏舒张期充盈率，心脏逐渐发生代偿性失调，最终发展为心力衰竭。

(2) 对大脑的影响：正常人脑血管有自身调节功能并有一定范围，高血压者调节范围上升，在长期高血压冲击下脑微动脉可发生纤维性坏死和管腔狭窄，脑组织因血流减少发生梗死，高血压严重者可发生小动脉破裂出血。在较大脑血管可促进动脉粥样硬化，管腔狭窄，脑组织缺血，形成脑血栓。

(3) 对视力的影响：血压升高可引起视网膜血管痉挛，小血管壁通透性增高和血管内压增高可发生渗出，如果血管壁损伤可发生出血，脑水肿也可引起视神经乳头水肿，严重影响视力。

(4) 下身缺血缺氧：在成人型主动脉缩窄，动脉导管已闭锁，狭窄以下身体由于动脉压降低，血流量减少，使组织供氧量减少，为低动力性或循环性缺氧。虽然动脉血氧分压、氧饱和度和氧含量正常，但静脉血氧含量低，动 - 静脉氧差大于正常，脱氧血红蛋白如果超过 5 g/L，则发生紫绀。在幼儿型动脉导管开放者，由于肺动脉内静脉血部分进入降主动脉，使下身动脉血氧含量下降，亦表现为紫绀，但紫绀较为明显而且发生机制与上述不同。如果侧支循环不发达，肝肾组织缺氧可引起功能障碍。

(5) 侧支循环丰富：缩窄程度愈严重者侧支循环愈丰富，上身血管明显扩张，粗大的侧枝血管可压迫周围组织和器官，如臂丛神经受压或脊髓受压。

(三) 主动脉瘤

1. 病理特点

正常血管结构为内膜、中膜和外膜。人体动脉分为弹性动脉和肌性动脉，前者为大动脉，具有很大的牵引弹性，使冲击性血流转变为均匀血流，后者为身体周围动脉，它可在极大范围内自动变更血管口径的大小。主动脉属弹性动脉，在中膜有高度发达的弹力结构，呈向心性排列的厚层，在主动脉横断面可看到 50 层，相互由纤维连接，弹力膜纤维相互交叉而呈螺旋，这种结构适合接受纵向及环向的张力，肌肉是弹性结构张力调节器，平滑肌细胞呈毛笔状分支附着在弹力膜上，调节管壁的紧张度。如果中膜弹力层失去正常结构，失去弹性，血流冲击或血压增高必然形成动脉瘤，而且逐渐发展和扩大。

2. 形成原因

(1)动脉粥样硬化：动脉粥样硬化为多发病、常见病,有资料报道我国40~49岁人群尸检中,主动脉粥样硬化病变检出率为88.31%,冠状动脉为58.36%。病变多发生在主动脉后壁及分支开口处。血管内见灰黄色纤维斑块，表层胶原纤维逐渐增加及玻璃样变；粥样斑块，中层为粥糜样物，为无定形坏死物质，斑块处可出血、破裂、溃疡、血栓形成、钙化；中膜萎缩、弹力板断裂。

(2) 高血压：高血压是促进动脉粥样硬化病变的重要因素，认为高血压、血清胆固醇水平升高、吸烟是冠心病和缺血性脑病的主要危险因素。高血压血液流变性改变导致对血管的损害。

(3) 退行性变：随着年龄增长出现衰老的退行性变化，动脉内膜因胶原和弹力纤维增多而增厚，管壁的弹力组织失去弹性。主动脉扩张屈曲，弹性下降，动脉中膜变质，发生营养不良性钙化，玻璃样变，有坏死灶，钙化灶周围有纤维组织增生，动脉僵硬。

(4) 炎症：包括梅毒性或细菌、霉菌性。升主动脉瘤梅毒性多见，多在感染后十余年发病。中膜有粟粒状树胶样肿形成，灶状坏死，弹力板破坏，肉芽及结缔组织增生，血管内膜增厚，内弹力膜断裂或消失并纤维化。

(5) 外伤：根据当时具体情况和作用力而异，易出现在主动脉峡部。

(6) 先天性：多发生在主动脉弓部和弓降部。

3. 病理生理改变

主动脉瘤可发生在主动脉不同部位，有不同病理变化，在病情发展中，不同病理生理过程对身体产生不同影响。一旦急性大量出血则后果一样，都危及生命。

(1) 升主动脉瘤：升主动脉根部扩张并可波及无名动脉，可伴有主动脉瓣关闭不全及冠状动脉开口上移，主动脉瓣反流使左心室排血量增加，舒张期容量增加，左心室腔增大，室壁增厚，心肌肥大，由于主动脉舒张压下降或冠状动脉开口移位影响心肌供血。一旦左心失代偿舒张末压上升，左心室收缩及射血分数下降，左心房及右心压随之上升，相继发生左心衰、肺水肿及右心衰。瘤体也可压迫胸壁、肋骨、气管等组织。

(2) 主动脉弓部瘤：主动脉弓起自无名动脉根部到左锁骨下动脉。弓部瘤因膨大压迫周围组织如气管、食管、喉返神经、上腔静脉，如果涉及头臂动脉则影响头部、上肢供血或静脉血的回流产生脑功能障碍及上身、面部缺血或循环淤滞。

(3) 降主动脉及胸腹主动脉瘤：降主动脉自左锁骨下动脉至膈肌主动脉裂孔。胸腹主动脉是穿过膈肌裂孔一直向下的部分。瘤体可压迫食管、肋骨和前、后胸壁。如果影响脊椎动脉及左锁骨下动脉供血则会影响近心端脊髓血运，如果胸降主动脉的肋间动脉受压则影响脊髓远端的血运，发生神经分布区感觉或运动障碍。胸腹主动脉供应腹腔脏器和下肢血流，瘤体压迫或血栓形成减少供血时，发生各器官功能紊乱，肾脏缺血时诱发高血压等并发症，使病情复杂和加重。

(4) 夹层动脉瘤：主动脉中层弹力纤维平滑肌断裂、纤维化和玻璃样变性或囊性坏死，出现薄弱部分，内膜与中膜附着力降低，内膜的破口使血液进入中层并使之剥离形成假腔和夹层动脉瘤，近心处可阻塞冠状动脉供血，影响主动脉瓣功能，向远侧发展可使头臂动脉、肋间动脉、腹腔动脉、肠系膜动脉、肾动脉供血障碍或中断，引起相应器官功能紊乱。如果假腔压力高向外膜穿破则发生内出血。1955 年 DeBakey 将其分为 3 型。Ⅰ型：内膜破口多位于主动脉瓣上 5 cm 内，夹层病变向上、下两端扩张，向下影响主动脉瓣及冠状动脉，向上可达主动脉脉弓、胸降主动脉、腹主动脉甚至髂动脉。Ⅱ型：内膜破口与Ⅰ型相同，夹层变化仅限于升主动脉，多见于马凡综合征。Ⅲ型：内膜破口位于主动脉峡部，即左锁骨下动脉开口 2 ～ 5 cm 内，夹层向两端扩展，向上波及主动脉弓，向下波及腹主动脉。

二、术前病情估计和准备

(一) 危重病情的估计

1. 患者症状

精神烦躁不安或淡漠，昏迷，苍白或紫绀，大汗，呼吸困难，主诉背、腹部剧烈疼痛，行走困难或瘫痪。

2. 检查

可发现血压低或休克状态，胸部或腹部闻及血管杂音，主动脉瓣有舒张期杂音，腹部有波动性包块。X 线及超声检查有大动脉病变，CT(电子计算机断层扫描)、UFCT、MRI(磁共振成像)或血管造影有助于诊断及明确病变部位或有无动脉瘤出血。化验检查有贫血或肾脏损害。

(二) 影响病情的因素

1. 主动脉缩窄程度

狭窄严重时引起明显头部、上肢高血压，有左心负荷增加和心功能不全。侧支循环丰富，粗大的侧支血管压迫周围器官和组织，产生神经受压使感觉和运动障碍。如果侧支循环缺乏，术后发生脊髓缺血甚至截瘫危险性增加。

2. 主动脉瘤大小

瘤体愈大出血可能性愈大，手术愈困难。

3. 主动脉瘤部位

弓部主动脉瘤影响头臂血管，手术时脑保护重要而困难；降主动脉或腹主动脉供应脊髓及腹腔脏器血运，包括肾脏，手术中如何保证不受损伤，术后恢复正常功能任务也十分艰巨。

4. 夹层动脉瘤

90% 患者有急性发作历史，病情发展迅速，如果累及主动脉全程为 1 型夹层动脉瘤，手术复杂，危险性大，而且很难根治。

5. 并发高血压

动脉瘤和大动脉炎患者高血压发生率高达 70% ～ 87%，长期血压升高，如果控制不力，使血流动力学恶化，心脏、血管、中枢神经、肾脏功能改变，存在心功能不全，如有脑出血、脑血栓形成，更增加手术危险性和术后并发症发生率。

6. 并发冠心病

动脉粥样硬化性动脉瘤往往并发冠心病，手术前要切实了解冠心病程度、症状及药物治疗效果，能否控制心绞痛及心脏功能如何，必要时进行冠状动脉造影，如果病变严重应先行冠状动脉手术，避免动脉瘤手术中或手术后发生急性心肌梗死，导致死亡。

1984 年 Hertzer 等在 1 000 例血管手术前进行冠状动脉造影，发现在腹主动脉瘤患者中 31% 有冠心病，外周血管患者中并发冠心病有 25%，脑血管患者中有 26%，下肢血管患者中有 21%。Mayoclinic 报道，2 452 例择期手术的腹主动脉瘤患者中，有 4.1%(100 例) 先进行了冠脉再建，其中 85% 为 CABG，15% 为 PTCA，腹主动脉瘤手术时间间隔在 CABG 后平均 10 周，在 PTCA 后平均 10 d。其他单位报告在择期血管手术前需要冠脉搭桥手术者约占 5% ～ 8%。

（三）术前准备

(1) 稳定情绪，使患者安静，卧床休息，预防瘤破裂出血。

(2) 治疗高血压。应用降压药，如果用药时间已长或高血压较明显，则手术前不必停药。如果有心功能不全，应强心利尿，调整电解质，改善心脏功能，如果病情允许，手术前停用洋地黄、利尿药或影响心率的 β- 阻滞药。

(3) 预防心绞痛。药物控制发作，必要时应用硝酸类药、β 受体阻滞药或钙通道阻滞药。

(4) 保护肾功能。胸腹部动脉瘤的患者，术前肾功能不全可高达 14%，手术前应适当补充液体，维持心排量和排尿量，不用或少用对肾脏有毒性的药物。

(5) 麻醉前用药。手术前晚应用镇静催眠药，减轻精神紧张，保证睡眠和休息。手术当日用较重术前药，尤其对合并有高血压和冠心病的患者，除常规用吗啡和东莨菪碱类药物外，可加用速可眠、安定类药，使患者处于嗜睡状态，对周围环境淡漠减少应激反应。如有严重主动脉瓣关闭不全和心功能受损者，心率不能太慢，心动过缓和血管扩张可引起血动力学波动影响血压的维持。

(6) 气管插管除常规准备单腔管外，在胸降主动脉手术时需准备双腔支气管插管以及特制接头。

(7) 建立足够静脉通路。必须保证有 3 ～ 4 条静脉通路，穿刺针口径 14 ～ 16 号，包括中心静脉及外周静脉，中心静脉用双腔、三腔管，在升主动脉和弓部主动脉瘤时，要准备特制长导管以便从外周静脉送入中心静脉，股静脉置管长度需 30 cm 以上，肘部静脉置管长度需在 60 cm 以上。

(8) 降主动脉及胸腹主动脉瘤手术，在应用上、下身分别灌注方法时，需在上肢及下肢同时监测动脉压力，术前应准备两套测压装置，包括穿刺针、三通、换能器等物品。

(9) 需用体表低温的手术，应准备变温毯、冰帽、冰袋、热水袋、体温计及测温探头，一般在鼻咽部及直肠处测温。

(10) 准备血液回收装置。根据各医院条件，如全自动或半自动洗血球机 (cellsaver)，使手术中出血经回收清洗后红细胞再利用，或血浆分离装置手术前进行血浆分离。或利用低温麻醉机吸引血及回收过滤装置，也可自制简易血液回收装置。

(11) 准备低温麻醉用品、透析装置。大部分大血管手术需要在低温麻醉下进行，因此应准备低温麻醉机和氧合器等配套物品以及灌注入员。即使手术不需低温麻醉，万一大出血往往也需用低温麻醉转流进行抢救，维持生命，争取时间止血。胸腹主动脉瘤手术后肾脏受损并不少见，一旦出现肾衰尽早考虑透析治疗，因此也应当准备透析用设备。方法有多种，常用血透析、腹膜透析。

三、手术中监测

(一) 无创监测

1. 动脉血压

在有创性动脉压测得前可先用无创方法监测动脉血压，但要注意患者上肢有无大血管狭窄或受压情况，如左锁骨下动脉或无名动脉正常血流受阻而缺血，一方面得不到准确的血压，而且可能由于血压带压迫引起肢体更加缺血或神经损伤。

2. 心电图

术中多用肢体导联，即左、右上肢及左下肢安放电极，观察心率、心律及 ST-T 段，早期发现心律失常和心肌缺血改变。

3. 体温

常用部位有鼻咽、食管、直肠。虽然鼓膜温度比较接近脑部温度但易引起外伤应用较少。一般低温麻醉时监测鼻咽温，低温麻醉时还要监测血液及变温水箱温度，如果应用深低温低温麻醉或上、下身分别灌注时，要同时监测鼻咽部和直肠部温度。鼻咽温探头放入深度为同侧鼻翼到耳垂长度，气管插管有漏气则温度偏低不准。鼻咽温接近头部温度，食管温接近心脏温度，直肠温接近腹腔内脏温度。变温速度以食管最快，鼻咽次之，直肠部最慢。

4. 经皮脉搏血氧饱和度

根据血红蛋白光吸收原理，通过皮肤电极可监测机体氧合情况，其反应的灵敏度早于血压测定。在心律不齐时测出的脉搏不能代表心率数。血氧饱和度 50% 时精确度下降，低于 50% 则不准确，它还受电力、灯光、电极接触程度以及皮肤血管紧张程度等因素的影响。电极可放在手指、足趾、鼻部等处。大血管病如果上、下身供血有差别，则监测结果只能反映身体局部氧合情况而不能代表整个机体。

5. 经皮脑氧饱和度

通过额部皮肤电极测定局部脑组织氧饱和度，反应脑组织动脉及静脉氧饱和度混合值，反应氧供需情况。仪器原理是利用血红蛋白对可见近红外光有特殊吸收光谱特性。有学者提出如低于 55% 为异常。在低血压、低流量灌注、深低温停循环时，此项监测很有价值，可指导麻醉和低温麻醉的管理。

6. 呼气末 CO_2

监测仪连接气管插管，了解呼出气中 CO_2 含量，判断呼吸循环功能及呼吸道通畅情况。

7. 脑电图

脑电主要来自大脑皮层表层细胞活动，不同麻醉药物、不同体温有不同脑电图特征。手术中血动力学变化如头部血淤滞、低血流量供血不足，甚至无血供应时，脑电图有不同反应，尤其可作为循环恢复以及脑功能恢复的评估和预测参考。

8. 食管听诊

利用空气传导原理，食管听诊管将呼吸音传至医生耳中。气管插管后将食管听诊管送入食管，可清晰听出肺内情况，如痰鸣音、水泡音、气管痉挛声等，现已发展为多功能，带有温度探头、食管心电图电极以及多普勒超声传感器等。

9. 经食管超声心动图 (TEE)

可监测术中心功能，了解心肌收缩力，对合并高血压、冠心病或左心室扩大主动脉瓣关闭不全患者有重要作用。大血管手术中了解血容量状况。对夹层瘤的定位、范围有极大帮助。

10. 经颅多普勒 (TCD)

利用超声波多普勒效应，对颅内、外血管血流速度进行监测。可用于深低温低流量及停循环时。探头有脉冲多普勒，主要用于监测颅内血管，连续波多普勒，主要用于颈部和外周血管。对了解脑部血流及血流中栓子的判断很有价值。

11. 吸入麻醉气体浓度

浓度监测仪连于呼吸管路，了解吸入气或呼出气中麻醉气体浓度，了解患者对麻醉药的摄取和分布，对麻醉药的耐受力，便于麻醉管理。

(二) 有创监测

1. 动脉血压

一般心血管手术常规经左桡动脉穿刺测动脉血压，但在大血管手术时，需根据手术部位决定，如胸主动脉手术时，术中可能要阻断左锁骨下动脉，此时不能从左桡动脉测压而必须经右桡动脉穿刺测压。当手术需从右锁骨下动脉灌注时则不能用右桡动脉穿刺测压。手术复杂，需采用上、下身分别低温麻醉灌注时，上、下肢都需有动脉压监测，一般上肢采用桡动脉，下肢采用股动脉或足背动脉，测压管路和抗凝装置分别管理。

2. 中心静脉压

一般心血管手术常规经右颈内静脉或右锁骨下静脉穿刺置管监测中心静脉压，但在大血管病如升主动脉瘤或主动脉弓部瘤时，扩张的动脉或瘤体改变颈部解剖关系，从颈部穿刺十分危险，一旦穿刺出血，后果不堪设想，因此，中心静脉测压管可通过以下两个途径：①肘部静脉穿刺，用特制 60 cm 长导管和配套导丝，经肘静脉穿刺，沿导丝将导管放入中心静脉。②股静脉穿刺，置入长 30 cm 以上导管，前端达脐水平，监测中心静脉压。

3. 漂浮导管

在特殊病情，降主动脉瘤，胸腹主动脉瘤手术时，放置漂浮导管监测心脏功能的变化。

(三) 化验监测

1. 红细胞比积

红细胞比积 (Hct) 代表血液带氧能力，麻醉下，尤其低温麻醉中，随着体温变化对 Hct 要求不同，深低温时 Hct 可低达 15%，但当体温回升，Hct 相应提高。手术中根据出血和 Hct 浓度决定输血量。

2. 血气

手术中应用机械通气或人工肺，PCO_2 可较正常为低，吹入纯氧 PO_2 可较正常为高，易出现呼吸性碱血症，不利于脑保护，要求血气接近正常以保持内环境的稳定。

3. 电解质

常规查血清钾、钠、氯、钙。低温下血钾易降低，低温麻醉中更易发生波动，维持血钾正常浓度可预防心律失常。大血管手术出血多及输入库血量大时应注意钙的监测和补充，钙不足除可影响心缩力外还影响凝血功能。

4. 激活全血凝固时间

血标本接触硅藻土后出现凝血块的时间为激活全血凝固时间 (ACT)，生理值为 $60 \sim 130$ s。为保证低温麻醉中充分抗凝，预防微栓发生，要求 ACT 维持在 $480 \sim 600$ s，如果应用抑肽酶则要求 ACT 维持在 750 s 以上。低温麻醉结束，硫酸鱼精蛋白拮抗后，ACT 应恢复到 ACT 生理值士 30 s 范围。

5. 血糖

麻醉、手术刺激和低温麻醉影响，即使不输入葡萄糖液，随着手术进程患者血糖也会逐渐升高，我们监测成人、儿童均如此，因此术中不应输入葡萄糖液。糖尿患者应定时测血糖，根据结果必要时输注胰岛素。如果术中发生脑缺血、缺氧，高血糖会加重脑损伤，带来严重后果。

6. 尿

尿量是血容量和肾脏功能指标之一，麻醉下和低温麻醉中受许多因素影响，只要保证肾脏供血，肾组织并未受到损伤，暂时的尿少并不代表功能障碍。但大血管手术时，如在肾动脉远端阻断主动脉，增加肾血管阻力，肾血流量下降，如果在肾动脉近端阻断主动脉，肾血流严重减少，超过一定时限肾组织受损。严密观察尿量和尿中成分则非常重要。

四、麻醉方法

(一) 硬膜外阻滞

多采用连续硬膜外阻滞方法。适用于腹部及腹部以下大血管手术。主动脉手术部位在肾动脉以上，阻断腹主动脉时间应限制在 $30 \sim 45$ min 以内较安全，如果超过此时限应考虑采用其他麻醉方法。硬膜外阻滞可降低外周血管阻力，减轻阻断主动脉对后负荷的影响，因阻断肾交感神经，减弱反射性血管收缩，增加下肢和移植血管血流量，术后还可进行镇痛治疗，预防由于疼痛导致的高血压。虽然可缓解阻断后的高血压但仍应作好降压准备，降压药从上肢输入，血压维持在接近阻断前水平。开放主动脉前首先停用降压药，加快输血输液，准备好多巴胺或苯肾上腺素，开放后即时用抗酸药、甘露醇或速尿维护肾功能。如果手术范围较大，出血较多，此麻醉方法存在明显不足。

(二) 常规全麻

本法适用于主动脉间搭桥或其他较简单的胸、腹部大血管手术。优点是全麻下，患者没有精神紧张，较舒适，易于接受，麻醉操作较简单，循环功能易维持稳定。麻醉诱导采用静脉注射，可用咪唑安定、依托咪酯、硫喷妥钠、异丙酚、芬太尼、羟丁酸钠等。单腔气管插管机械通气。麻醉维持根据手术大小、时间长短、患者状况，选用单纯吸入 (如恩氟烷或异氟烷) 或静吸复合方法。如合并冠心病则不宜使用硫喷妥钠、异丙酚、异氟烷等药物。麻醉中应根据失血及时补充血容量。如果手术面积大，手术时间长，大量输入冷血或液体时可引起体温下降，对年老或体弱者易发生心律失常和血压波动，应注意保持患者体温。如果发生大出血，由于常温条件下缺血可能对生命器官造成损害，是本法的不足。

（三）低温全麻

本法指用体表降温方法轻度降低体温。体表降温方法有变温毯，在颈部、腋下、腹股沟部或部分血管处放置冰袋，体温降至 32℃～34℃。注意勿降至 32℃ 以下，以免引起心律失常。此法主要用于胸部主动脉瘤、主动脉缩窄等手术。降温目的为减少全身耗氧量，如果手术中发生脊髓或肾脏血流减少可能缺血缺氧时，低温可增强这些脏器对缺氧的耐力，减少术后并发症。麻醉用药种类与常温全麻相同，不同之处有以下几点：①由于要进行体表降温，麻醉和肌肉松弛剂用量比常温全麻时要大，这样才能抑制由于低温刺激引起的御寒反应。②在胸主动脉瘤时，为便于手术操作，经常需要双腔支气管插管，手术时对侧肺呼吸，手术侧肺萎陷，有利于手术野清晰，也有利于保护肺脏。③注意调节和控制体温，在达到需要的温度前停止降温，避免由于体温续降发生体温过低。手术主要步骤完成即开始复温。送回 ICU 时鼻咽温应在 34℃ 以上。

（四）低温麻醉和体外循环

大部分大血管手术需在低温麻醉和体外循环条件下才能完成。体外循环为低温麻醉建立了良好基础，也可在低温麻醉基础上用体外循环血液降温方法达到更低的体温，以便于在停循环无血流状态下完成复杂大血管手术。低温麻醉和体外循环相结合，可充分发挥两种方法优点，增加了手术的安全性。麻醉用药种类与其他麻醉相同，但由于有低温麻醉强大的刺激，所用麻醉药和肌肉松弛药物剂量应增加。降温、复温、低温麻醉开始和结束等时期，都应加深麻醉，用吸入或静脉麻醉药及催眠药使患者无觉醒反应，减轻应激反应。应用激素如地塞米松或甲泼尼龙增强机体抵抗力。定时监测 ACT 补充肝素以保证安全。

（五）大血管手术麻醉特点

1. 有创监测困难

颈部、胸部大血管病变，由于形成瘤状扩张或压迫周围组织或器官使之移位，因此动脉及中心静脉穿刺不能按常规进行，增加操作难度，还需要特殊导管装置才能获得监测指标。胸、腹主动脉手术时，为监测上、下肢动脉压需准备两套监测装置。

2. 麻醉方法多样化

大血管病变部位从颈部直到下腹部距离很大，所选择麻醉方法应既能适应手术要求，又保证安全，还要预防术后并发症。因此从局部硬膜外麻醉到低温或深低温低温麻醉，十分多样化。气管插管可选择常规单腔插管或支气管双腔插管。胸主动脉瘤手术使用双腔支气管插管，手术侧肺萎陷不通气，使手术野扩大，易于切除瘤体，避免术中对肺组织的挤压、摩擦和损伤，如果手术侧肺有破损或出血也不致流到对侧肺引起窒息和术后感染，曾有病例术中发生急性呼吸功能障碍，一侧肺严重渗液，术后用两台呼吸机分别维持两侧肺通气，最后成功脱机，患者顺利恢复。

五、手术中重要脏器的保护

（一）手术对重要脏器的影响

大动脉是供应全身血液主通道，一旦中断则严重影响重要脏器营养来源。首先影响到脑，有的手术需暂时停止循环，脑组织受到严重威胁，脑血液供应丰富，脑重量占全身 2%～3%，但血液供应却占全身 20%，即每分钟 750～1 000 mL，脑血液 70%～80% 来自颈内动脉，20%～30% 来自椎动脉，大脑灰质血流量为白质的 4 倍，正常脑每分钟需氧 42～53 mL，葡萄糖 75～100 mg，脑组织能量 90% 来自葡萄糖的氧化，但脑组织没有能量储存，需要连续不断地供应血液，提供氧和葡萄糖，如果停止脑血流，氧将在 8～12 s 内耗尽，30 s 神经元代谢受到影响，2 min 脑电活动停止，2～3 min 内能量物质耗尽，5 min 皮质细胞开始死亡，10～15 min 小脑出现永久损害，20～30 min 延脑中枢发生永久性损害，大血管手术时如何减少脑氧消耗和维持血流供应是预防脑并发症的关键。大血管病虽然许多情况心脏本身是健康的，但手术中可因阻断升主动脉远心端，使血压严重升高，增加左心负荷损伤心功能，也可由于手术需低流量灌注或循环停止同时也停止了心脏血流供应发生心肌缺血缺氧，在体表或血液降温时可诱发心律失常甚至发生心室纤颤．因此心功能的维护不容忽视。手术侧肺脏直接受到创伤，经常发生肺组织破损、出血，非手术侧肺脏也可由于机械通气不当或通气血流比例失调产生低氧血症和肺血管收缩，如果采用低温麻醉，则触发的炎症反应可导致肺血管和肺实质的病理生理改变，使术后肺顺应性降低，肺泡动脉血氧梯度增大，肺通气血流比例失调，严重时肺毛细血管广泛渗出，发展为灌注肺综合征。手术中，如果在肾动脉开口远端阻断主动脉，肾血流将减少 38%，肾血管阻力将增加 75%，如果在肾动脉开口近端水平阻断主动脉，则肾血流减少 85%～94%，如果采用低温麻醉，转流时间长或灌注不足可引起肾脏损伤，Utley 曾报告转流后不同程度肾功能衰竭发生率为 1.2%～13%，术前若已有肾受损时更易发生。胸腹部动脉瘤手术时，脊髓损伤发生截瘫为最严重并发症，造成终生残废和痛苦，影响最大的因素有以下几方面：①疾病本身，夹层动脉瘤急性剥离者发生率高。②主动脉阻断时间大于 30 min。③手术或其他原因破坏了脊髓供血管。

（二）手术中重要脏器的保护

从上述可看出，大动脉手术可带来身体重要脏器的严重损伤。为提高手术成功率，减少并发症，一定要采取各种措施，最大限度地减轻或预防并发症。原则上可从以下方面考虑。

1. 低温

不同温度下，需氧和氧耗不同，温度每下降 1℃，代谢率约下降 7%，随着体温下降，停循环安全时间可相应延长，如 16℃时可停循环 30 min，12℃时则可延长至 45 min。国内外均有研究，在脊髓缺血发生前行硬膜外冷却使脑脊液温度降至 30℃左右，有保护作用。

2. 应用药物

深低温停循环手术麻醉可选用吸入异氟烷，应用大剂量激素，如甲泼尼龙 (30 mg/kg)。停循环前可用硫喷妥钠、利多卡因等保护脑及脊髓。及时应用甘露醇、冬眠药、辅酶等保护脑及肾脏。大动脉手术常伴有血凝问题，应准备和应用新鲜血浆、血小板。手术中勿用葡萄糖注射液或输液，预防高血糖。在部分老年患者术前合并有糖尿病，据欧美国家统计糖尿病并发动脉血栓性疾病是非糖尿患者的 4～6 倍，合并脑梗塞是非糖尿患者的 2 倍，即使手术患者未合并糖尿病，手术中持续高血糖十分有害，实验及临床均证实高血糖可加重脑组织损伤的程度，血糖水平与梗死面积呈正相关，其原因认为是脑血流阻断后，脑细胞迅速发生能量代谢障碍，葡萄糖无氧酵解增加，二氧化碳蓄积，细胞间乳酸浓度增高，高血糖使上述变化加剧，加重酸中毒，加重脑组织损伤。大动脉手术时，脑血流减少或停止时有发生，为保护脑，不要应用葡萄糖，合并糖尿病者根据测得血糖应用胰岛素，使血糖控制在接近正常水平。

3. 避免血动力学急剧变化

手术中阻断及开放大动脉可引起严重而急剧的血动力学变化，前者易发生严重高血压，后者易发生严重低血压，处理不当可发生急性心功能不全、脑出血、脑缺氧、脑水肿、心律失常、肾缺血及脊髓缺血等，因此在阻断大动脉前要进行控制性人工降压，开放前要先输血输液，用抗酸药物，必要时应用苯肾上腺素减轻血压严重下降。

4. 有计划地应用心脏停搏液及心肌保护液

大血管手术虽然不涉及心脏，但常使心脏处于无血液供应状态，切勿疏忽灌注停跳液或心肌保护液，避免心肌缺血缺氧。

5. 预防气栓

手术中常切开动脉，与大气相通，在无血流时大气压力使空气进入动脉系统造成空气栓塞，使各脏器血流受阻，这种并发症死亡率极高。预防措施有：头低位；手术野吹入 CO_2 气体使开放的血管与大气隔绝；在血管破口处持续不断有血液流出或充满，避免空气进入。

6. 脑灌注

大动脉手术必须采用停循环方法时，为了保护脑组织可应用停循环期间脑灌注。有脑正灌及逆灌两种途径，正灌是从动脉系统灌注，如无名动脉、左颈总动脉或右锁骨下动脉；逆灌是从上腔静脉灌注，脑灌注的开展延长了停循环时间，有利于手术进行并提高手术安全性。

六、低温麻醉在大血管手术的应用

大血管手术涉及部位和范围差异很大，有的手术在常温和普通麻醉下即可完成，较复杂的如主动脉全弓及半弓移植术，50 年代也曾在体表低温下完成，但自从 1958 年国内开展低温麻醉后，许多复杂或从前不能开展的大血管手术，都能在低温麻醉下取得成功，因此低温麻醉对血管外科的发展有极大的促进作用。大血管手术时应用的低温麻醉方法，综合有以下几种。

（一）中度低温麻醉

此法用于单纯升主动脉病变，不涉及主动脉弓。低温麻醉时鼻咽温度维持在 28℃ 左右，动脉灌注流量 50 ～ 80 mL/(kg·min)，由于低温，血红蛋白浓度可在 6 ～ 8 g/L，红细胞比积维持 18% ～ 24%，pH 用 α 稳态管理，手术中注意左心血液的引流以保护肺脏。动脉灌注管插管部位有升主动脉、股动脉、右锁骨下动脉等处，静脉引流管部位有右心房二级管或股静脉。

（二）深低温停循环

主动脉弓、降主动脉、胸腹主动脉等手术有时需在停循环下完成。用此法时麻醉医生有许多重要工作，首先麻醉后尽早头部降温，加深麻醉，用变温毯进行体表降温，使体温达 32℃ 左右，静脉注射大剂量激素（甲泼尼龙 15 mg/kg），输液禁用葡萄糖，并控制血糖水平，为减少手术出血静脉注射抑肽酶，注意低温麻醉中 ACT 应维持在 750 s 以上，低温麻醉继续将体温降至 12℃ 左右，体温下降同时，血红蛋白浓度可相应降至 50 ～ 60 g/L，停循环前为保护脑组织可从静脉或低温麻醉机内注射硫喷妥钠等药物。停循环时间 45 min 以内，时间过长将增加脑的损伤，停循环时间愈短愈安全。复温过程中要非常注意低温麻醉中水温与身体温差应控制在 10℃ 以内，以免发生气栓危险。复温时灌注流量及血红蛋白浓度相应提高预防缺氧。机器内加入甲泼尼龙 15 mg/kg 及甘露醇 (0.5 g/kg)。在降温和复温过程加深麻醉和肌肉松弛，避免机体应激反应带来的损伤。术后机械呼吸 $PaCO_2$ 维持在 4 kPa 左右。术后继续脱水治疗，直到精神状态恢复正常。

（三）深低温停循环合并脑灌注

早在 1957 年 Debakey 报告在主动脉弓手术时，同时对脑部的分支血管插管灌注，但操作复杂，以后被停循环方法所代替，但停循环后脑并发症的威胁，使脑灌注方法再次受到重视，并取得良好效果。现有脑正灌注及逆灌注两种途径。有人推荐正灌注流量 500 ～ 1 000 mL/min，或 10 mL/(kg•min)，压力为 5.3 ～ 8 kPa，逆灌注流量 200 ～ 500 mL/min，压力 2 ～ 2.7 kPa。应当根据当时体温、血红蛋白浓度、灌注范围确定流量，并控制压力在安全范围。

（四）低温低流量麻醉

降主动脉或胸腹主动脉手术有时范围很广，涉及许多脏器的血管分支，如肋间动脉、腰动脉、腹腔动脉、肠系膜动脉、肾动脉等，所以手术时间长，出血多，适合采用低流量方法。为避免低灌注量造成的缺血缺氧，必须降低体温，减少脏器的氧耗量，因此本法关键是掌握与体温相匹配的血流量。以脑氧消耗为例，37℃ 时，脑氧消耗率为每 100 g 为 1.4 mL/min，最小泵流率为 100 mL/(kg•min)，30℃ 时降为每 100 g 为 0.65 mL/min，系流率只需 44 mL/(kg·min)，如 15℃，则降为每 100 g 为 0.11 mL/min，栗流率仅需 8 mL/(kg•min)。安全程度决定于低流量持续时间的长短。应严密监测血内乳酸含量、pH、混合静脉氧分压与氧饱和度，以判断灌注流量是否恰当和有无缺血缺氧发生。

（五）上、下身分别低温麻醉

本法应用于胸降主动脉和腹主动脉手术，或合并有肾功能不全者。上、下身同时而分别低温麻醉灌注，以保证脑、上身、腹腔脏器以及下身的血液供应。体温可选择中度低温或深低温。灌注流量的分配，下半身占 2/3，上半身占 1/3。根据不同体温和流量，血红蛋白维持在 5 ～ 10 g/L 不等。监测上肢及下肢动脉血压，上、下身血液的血气，尤其静脉血氧饱和度以判断灌注流量是否合适。上、下身分别用 2 个人工泵灌注，以保证确切和足够的血流量。如果选用膜肺则限于泵前型。

（六）左心转流

其适用于胸降主动脉及腹主动脉手术。本法保持患者心跳及良好的心脏排血功能，上半身血液由患者自身供应，下半身血液由低温麻醉人工泵供应，因是动脉血因此不需用人工肺装置，但为预防体温过低需安装变温器维持体温在 32℃ 以上，也应安装动脉过滤器及回流室，以便及时回输手术出血。血液可通过左心房、左心室心尖、左下肺静脉或病变未累及的主动脉插管引流，引流血量以能维持满意桡动脉及足背动脉压为准，引流出的血经过人工泵灌注入下半身动脉，包括股动脉、髂外动脉或病变未累及的主动脉。一般流量可达 2.0 ～ 2.2 L/(m²·min)。血红蛋白维持在 10 g/d。

（七）股 - 股转流

其主要用于腹主动脉瘤手术。由股静脉插管送至右心房引流体静脉血液，经过人工肺氧合后灌注入动脉，动脉插管可选择股动脉，髂外动脉或主动脉。体温应维持在 32℃ 以上。流量可达 1.5 L/(m²•min) 以上，血红蛋白浓度维持 10 g/L 左右。本法的关键是维持好患者心功能和血容量，不论是患者桡动脉压或下身动脉灌注压都应维持在满意水平。

七、减少手术出血措施和血液再利用

(一) 减少手术出血措施

1. 手术前放出部分自体血

输自体血除可术后补充血容量外，更重要的是由于富含凝血因子可促进术后凝血，以及减少用库血，减少血液传染病。手术前放出自体血方法很多，简述如下。

(1) 手术前住院期间放出适量血贮存于血库，放血采用小量多次或蛙跳式，蛙跳式是一次采血不超过血容量 10%，将前次采血量的 1/2 回输给患者后再采血，每次如此，间隔 7 d 重复一次，但手术前 3 d 停止采血。应加强营养，服用铁剂或促红细胞生成素等药物，往往术前采出的血足够手术时用，很少再需用库血。

(2) 手术中血液稀释：此法在麻醉后进行，放出部分自体血，同时用液体补充血容量进行血液稀释。国外有的医院手术不用库血达 75% 以上。只要严密监测，合理管理是安全可行的。我们研究包括用 Swan-Ganz 导管监测 MAP、HR、CO、CI、CVP、PCWP、SVR、PVR 等 14 个血动力学指标。用食管超声心动图观察左心室舒张末容积、收缩末容积、每搏量、每搏指数、心输出量、心排血指数。测血内乳酸含量。用激光多普勒观察头部皮肤微循环。测定血液流变学、脑氧饱和度、脑电图以及颈动脉血流等项目，比较放血前后的变化，在观察过程中临床经过十分平稳，无一例因放血发生意外或需用药物治疗。系列研究结果证明放出自体血并未出现任何不良反应，不仅如此，由于血液稀释，微循环改善，肺循环阻力降低，反而增强机体对麻醉和手术的耐力。

(3) 低温麻醉运转前，自静脉血引流管放出部分自体血，同时从动脉灌注管泵入机器预充液维持血压。本法优点简便易行，比较快捷，缺点是需在低温麻醉中调整血容量、胶渗压和血红蛋白浓度，由于机器转流前放血，因此放出的为肝素化血，再输入时需鱼精蛋白拮抗肝素，并用 ACT 监测拮抗效果。

2. 应用止血药物

抑肽酶是近年应用较多的有效止血药物，其减少出血原因归纳有以下几方面。①保护血小板膜糖蛋白和黏附功能，防止低温麻醉中血小板活化，减少血栓素 B_2、β 血小板球蛋白、血小板因子 4 等物质的增加。②抑制纤溶系统激活，抑肽酶与纤溶酶上的丝氨酸活性部分形成抑肽酶 - 蛋白酶复合物达到抑制纤溶酶活性作用，抑肽酶还阻止纤溶酶原活化，防止大量纤溶酶生成。③抑肽酶抑制补体系统，抑制激肽释放酶从而抑制组胺释放和炎症反应。

阜外医院麻醉科曾对抑肽酶用量进行比较观察：①大剂量组 (500 万单位)，其中 200 万 U 预充低温麻醉机器内，其余 300 万单位手术全程由麻醉医生经静脉输入，术后引流液量比对照组减少 56.4%。②半量组 (250 万单位) 方法与上组相同，仅抑肽酶用量减半，结果术后引流液量比对照组减少 35%。③单纯低温麻醉机内预充 200 万单位，结果术后引流液量比对照组减少 37%。可见抑肽酶均可减少手术渗血，大剂量效果更好。抑肽酶是生物制品，有抗原性较强的酪氨酸组分，因此存在变态反应的可能性，属 I 型超敏反应，由 IgE 类抗体介导，据报道第一次出现过敏样反应发生率为 0.5% ～ 0.7%，再次应用时变态反应发生率可高达 9%，为安全起见，

应用抑肽酶前，应常规做过敏试验。另外，低温麻醉中如采用硅藻土方法监测 ACT，应用抑肽酶者转中 Act 应维持在 750 s 以上才安全，否则可能发生抗凝不足的危险。

3. 平稳的麻醉和适当的血压

手术中麻醉要既满足外科要求又用药恰当，麻醉平稳，避免过浅引起血压升高，手术野出血增多，只要能保证机体氧供氧耗平衡，静脉血氧饱和度正常，适当的血压，甚至较低的血压，达到既不损害身体又能减少手术出血。

(二) 血液回收再利用

血液回收再利用有以下方法。

1. 抗凝血装置

利用抗凝血装置及时回收手术中出血。抗凝血装置基本结构是血液吸引管路与肝素液连接，吸引管内血液迅速与肝素液混合，肝素液配制为生理盐液 400 mL 中加肝素 1 万单位，混合后抗凝血液回到贮血器，经去泡、过滤后及时输回体内。术终鱼精蛋白拮抗肝素。

2. 全身肝素化

手术中患者全身肝素化，手术中出血立即吸入贮血器内，经去泡、过滤后及时输回体内，术终硫酸鱼精蛋白拮抗肝素。

3. 洗血球机清洗

手术中出血吸入洗血球机 (cellsaver)，用生理盐液洗涤，将血液中组织碎片、杂质、血浆蛋白、血小板、游离血红蛋白、抗凝剂等成分洗涤后抛弃，仅保留红细胞，洗涤后红细胞压积可高达 70%。阜外医院麻醉科曾观察 57 例手术，平均每例洗出红细胞为 836.3 ± 360.3 mL，占手术总用血量的 31.5%。我们在大血管手术，同时采用麻醉后放血及 cellsaver 技术，围术期减少库血用量达 49.2%，临床效果非常显著。

4. 血浆分离技术

血浆分离技术用专门器械，在手术前数天，或在麻醉后进行。将患者静脉血液引入仪器内，从血液中分离出血小板，富含血小板血浆和乏血小板血浆，而将分离出的红细胞立即输回患者。血小板在低温麻醉后回输给患者，由于保存了血小板功能和凝血因子，可减少术后出血。

5. 低温麻醉装置内血液再利用

低温麻醉结束，机器内尚余相当数量的血液，有时多达数千毫升，如果回收，合理利用可明显减少库血的用量。机器余血的利用有以下几种方法。

(1) 直接回输：低温麻醉结束，根据患者动脉血压及中心静脉压，将机器内余血经主动脉插管或患者周围静脉直接输入。此法简便易行，效果显著。存在的问题是此血血红蛋白含量偏低，影响携氧功能，血内含有游离血红蛋白，组织及细胞碎片，激活的凝血因子，炎性介质等等，在心、肾功能差时应慎重，预防带来术后并发症。因此掌握其适应证：①患者心肾功能较好。②低温麻醉时间不长无明显血红蛋白尿出现。输入机器血要用鱼精蛋白拮抗血内肝素，一般每 100 mL 肝素血用鱼精蛋白 $5 \sim 10$ mg，且需用 ACT 监测拮抗效果。

(2) 离心后回输：将机器余血经过离心后再输入，比上法优点是去除部分水分及血浆中杂质，使血液浓缩。

(3) 洗血球机清洗：经清洗后，保留浓缩红细胞，去除血浆及其中成分，对提高机体携氧能力有明显效果。

(4) 超滤技术：用超滤器连接在低温麻醉动、静脉管道之间，滤过机器余血，可减少机器内血液的水分，减少机体水负荷，血红蛋白及血浆蛋白浓度明显上升，提高患者术后抵抗力。

八、术后并发症早期发现和治疗

(一) 意识障碍

手术后除外麻醉药物因素，患者意识恢复缓慢，清醒延迟，或清醒后发生再昏迷、谵妄、躁动、癫痫、偏瘫、单瘫、失语、视力障碍、幻觉、认知障碍、定向不能及记忆力下降等都应怀疑有中枢神经并发症，尽早确诊，积极治疗，如病情需要，可考虑高压氧治疗。

(二) 术后出血

低温麻醉后约有 10% ～ 20% 病例出血较多，需输入液体及血液，其中 3% ～ 5% 出血严重者需再次手术。大血管手术后出血除外科原因外，还因为血管本身病变及组织结构异常。人工血管吻合处易发生渗漏，如果人工血管本身质量不好更易发生出血，最为严重的是吻合口脱开大出血，往往致命。术后对出血的观察和早期发现最为重要，以下几点可供决定再手术时参考。

(1) 引流液量：术后 1 h ＞ 10 mL/kg；任何 1 h ＞ 500 mL；2 g 内达 400 mL。

(2) X 线纵隔影增宽；有心包填塞或循环休克症状。

(3) 如果出血凶猛应当机立断，紧急止血或抢救手术。

(三) 脊髓及周围神经损伤

脊髓供血如受到手术影响，将因不同供血区出现不同临床表现，如下肢瘫痪、无力、急性尿潴留、痛觉减退、体温下降、出现病理反射等。周围神经受损伤，临床症状更为多样化，如臂丛神经损伤使手运动无力，感觉异常，三头肌反射减弱。尺神经受损可有手无力。腓神经受损有足下垂等等，术后应根据大血管病变部位，采用的手术方法，仔细观察及时检查，早期发现异常，尽快治疗。

(四) 肺、消化道、肾等脏器损伤

大血管手术后可发生脏器损伤。

1. 肺脏

手术中对肺脏的牵拉、挤压，胸腹部动脉瘤手术要做胸腹联合切口，大切口对术后呼吸的影响，应妥善处理。支气管插管对侧肺萎陷、不张及缺氧，术后表现为血痰，呼吸功能下降，机械通气时应考虑这些因素。

2. 消化系统

腹主动脉或夹层动脉瘤手术可累及腹腔动脉、肠系膜动脉，引起消化道出血、坏死、临床表现便血、肠梗阻、腹痛等症状。如果发生肝脏缺血缺氧，可有发热、恶心、食欲下降、黄疸等症状。

3. 肾脏

肾功能不全在胸腹主动脉瘤及低温麻醉阻断主动脉中并不少见，如同脊髓损伤，迄今还不能完全避免。这类并发症除术中、术后原因外，还与术前患者状态有关，如有低心排、肾供血不良、肾血管硬化、慢性肾小球肾炎等。预防应从整个围术期着手。术后注意通过药物及辅助循环等方法提高心排血量、血压，防止血管收缩或感染。如出现尿少、尿闭、血尿，应立即进

行尿及血液化验检查。急性肾衰死亡率为 10% ～ 20%，严重者高达 27% ～ 53%。立即用呋塞米，甘露醇等利尿，调整循环功能，提高心排血量和血压，禁用对肾脏有毒性药物。如控制无效并出现以下症状应考虑用血液透析：①尿毒症状。②严重代谢性酸中毒。③高血钾。④血小板功能不全导致出血。⑤血浆 BUN ＞ 100 mg/L，血浆肌氨酸酐＞ 10 mg/L。透析方法有多种，除常用血透析和腹膜透析外，还有静脉血液透析等。

第十三章 泌尿外科手术麻醉

第一节 概述

一、泌尿外科手术麻醉的特点

1. 泌尿外科的疾病分类

(1) 一般泌尿外科的疾病分为泌尿生殖系统畸形 (肾和输尿管的先天性畸形、膀胱和尿道的先天性畸形、睾丸下降异常、包茎和包皮过长等)。

(2) 泌尿系统的损伤 (肾损伤、输尿管损伤、膀胱和尿道损伤等)。

(3) 泌尿、生殖系统的感染 (上、下尿路感染和泌尿系统结核等)。

(4) 泌尿系统梗阻 (肾积水、前列腺增生症、急性尿潴留、泌尿系统结石等)。

(5) 泌尿生殖系统的肿瘤 (肾肿瘤、输尿管肿瘤、前列腺和睾丸肿瘤等)。

(6) 肾上腺疾病 (肾上腺肿瘤和原发性醛固酮增多症等)。

(7) 泌尿生殖系统的其他疾病 (肾下垂、精索静脉曲张、鞘膜积液等)。

2. 患者特点

泌尿外科手术中，小儿与老年人均占相当大的比例。其中，小儿以膀胱尿道畸形矫正，老年人以前列腺手术最为常见。因此，在泌尿外科手术过程中，麻醉医师应当具备既掌握小儿麻醉的特点，又熟悉老年人麻醉的能力。

3. 体位

泌尿外科手术常需要取特殊体位，如前列腺手术需要采取截石位，肾上腺手术多采用侧卧位。故麻醉中应重视对呼吸、循环的调整与管理。

二、泌尿外科手术麻醉的处理

肾脏肿瘤、肾结核、多囊肾、多发性肾结石等多需做肾切除术。术前多有肾功能障碍，需处理好再行手术。

(一) 麻醉选择

除肾脏巨大肿瘤或肾结核粘连严重，术中除切除肋骨或有隔肌损伤可能的患者考虑气管内全麻外，一般可采用硬膜外麻醉，常选用 $T_{9\sim10}$ 或 $T_{10\sim11}$ 间隙穿刺，麻醉平面控制在 $T_{4\sim12}$，手术可选用侧卧位，但要注意呼吸循环方面管理。

(二) 围手术期麻醉处理

(1) 手术体位给患者带来不适，加上手术牵扯痛。患者一般很难在单纯硬膜外麻醉下完成手术，多需辅助镇静、镇痛术。

(2) 麻醉期间因体位因素可致患者呼吸、循环方面的管理难度增加，也给麻醉平面控制增加一定难度。因此，麻醉应十分重视 ECG 和 SpO_2 及血压监测，一旦发现意外或病情变化应及时处理。

(3) 手术中可能发生因巨大肿瘤组织粘连严重，或下腔静脉撕裂导致大量渗血或出血，应做好输血输液准备，并行 CVP 监测以指导大量输血、输液，救治出血性休克。

(4) 术中损伤膈肌造成气胸，患者清醒时常感呼吸困难，全麻患者没有行气管插管者，主要靠 SpO_2 和呼吸通气量监测等及时发现。另外皮肤、黏膜发绀及异常呼吸等也是气胸患者常见的临床表现。

(5) 麻醉期间患者突发性呼吸困难、严重低血压，应用升压药和人工呼吸，疗效不佳时应考虑，系肾癌手术发生癌栓脱落造成肺梗死，严重者可致心脏停搏，一旦发生应立即行呼吸和循环支持直至平稳为止。

三、术前准备及麻醉方法的选择

(一) 术前肾功能准备

1. 尿检验反映肾功能

尿量及尿的质量反映肾功能情况。

(1) 尿量：1 000 ~ 2 000 mL/d，< 450 mL/d 为少量；< 20 mL/d 为无尿 ≥ 2 500 mL/d，为多尿性肾功能衰竭。

(2) 尿比重：肾功能正常时为 1.015 ~ 1.020，肾功能不全为 1.010 ~ 1.012。

(3) 尿渗透压：正常肾功能时为 600 ~ 1 000 mmol/L。尿渗透压与血浆渗透压 (280 ~ 310 mmol/L) 之比 < 1.7，为轻度至中度肾功能受损；其比值 < 1.1，为重度受损。

(4) 尿有形成分：尿蛋白、管型尿出现时为肾有病变。

2. 血液检验反映肾受损程度

常用的血液检验，有以下项目均可反映肾功能情况。

(1) 血尿素氮 (BUN)：参考值为 3.2 ~ 7.14 mmol/L。7.14 < BUN < 10.7 mmol/L，轻度受损；10.7 ~ 35.7 mmol/L，中度受损；> 100，重度受损。

(2) 血肌酐 (Cr)：参考值为 61.88 ~ 132.6 μmol/L。176.8 ~ 265.2 μmol/L，轻度受损；265.2 ~ 707.2 μmol/L，中度受损；> 707.2 μmol/L，重度受损。

(3) 血钾 (K^+)：参考值为 4.1 ~ 5.6 mmol/L。5.6 ~ 6.0 mmol/L，轻度受损；6.0 ~ 6.5 mmol/L，中度受损；> 6.5 mmol/L，重度受损。

(4) 碱剩余 (BE)：负值减少，为代谢性酸中毒，说明肾受损。正常值为 ±4 mmol/L。> -8 mmol/L，轻度受损；-15 mmol/L ~ 8 mmol/L，中度受损；> -15 mmol/L，重度受损。

(5) 内生肌酐清除率 (Ccr)：代表肾小球滤过率，可做肾损害的定量检测。正常值为 80 ~ 125 mL/min，50 ~ 80 mL/min 轻度受损；10 ~ 50 mL/min，中度受损；< 10 mL/min，重度受损。

(6) 酚红试验 (PSP)：正常值为 15 min。25 ~ 40 mL/min，15 ~ 25 mL/min，轻度损害；10 ~ 15 mL/min，中度受损；< 10 mL/min，肾重度受损。

3. 症状和意义

肾功能严重受损时的全身症状和临床表现如下。

(1) 高血压：体内水分潴留不能排出。持续高血压可导致充血性心力衰竭、肺水肿及冠心病。

(2) 贫血：红细胞减少，寿命缩短。携氧能力降低。

(3) 出血倾向：部分患者伴有血小板轻度至中度减少或血小板功能低下，易出血。

(4) 感染：免疫力降低，易感染、形成败血症。

(5) 电解质失衡：电解质失衡主要表现有 3 点。①低钠血症，因体内潴水，将钠稀释，严重时水中毒。②高钾血症，肾排钾减少，代谢性酸中毒致组织释放钾，出现心律失常。③低钙血症，肠吸收钙有障碍，维生素 D 的活性化障碍，出现继发性甲状旁腺功能亢进症。

(6) 代谢性酸中毒：由于酸性代谢产物不能由肾排出，肾小管再吸收 HCO_3^- 功能障碍，可表现为呼吸深大。

（二）麻醉方法的选择

1. 腰麻

膀胱、外生殖器的手术，用中、低位腰麻较为适宜，麻醉效果满意。但需控制好血压，术后注意头痛等并发症。

2. 硬膜外麻醉

硬膜外麻醉是泌尿外科手术常用的麻醉方法。用于全部泌尿系手术，国内基层医院应用广泛。

(1) 肾：穿刺点用 $T_{9\sim10}$ 间隙，麻醉范围为 $T_6 \sim L_2$。用药特点是量足、浓度要高以保持良好的肌松效果，如 2% 利多卡因，或 0.25% $\sim$ 0.3% 丁卡因，向头侧置管。

(2) 广泛肾及肾周围与输尿管等手术：采用 $T_{8\sim9}$，向头侧置管；$L_{2\sim3}$ 间隙向足侧置管的两管法。麻醉范围在 $T_4 \sim L_2$，以上管为主，药量要足，浓度要高；以下管为辅，作调节。

(3) 输尿管上段手术：选 $T_{8\sim9}$ 或 $T_{9\sim10}$ 间隙，内头侧置管，麻醉范围要在 $T_6 \sim L_2$。下段手术 $T_{10} \sim S_4$ 的麻醉范围，选间隙穿刺，向头侧置管。用药特点是量足、高浓度。

(4) 膀胱手术：选 $L_{1\sim2}$ 间隙，向头侧置管。麻醉范围要达到 $T_{10} \sim S_4$。用药特点为一般用量。

(5) 结肠代膀胱手术：穿刺点为 $T_{11\sim12}$，向头侧置管。麻醉范围 $T_6 \sim S_1$，用药量要足，浓度较高。

(6) 前列腺手术：常用 $L_{2\sim3}$ 间隙，向头侧置管。麻醉范围达 $T_{10} \sim S_4$。老年人需小量分次注药。

(7) 外生殖器手术：选 $L_{4\sim5}$ 间隙穿刺，麻醉范围达 $T_{12} \sim S_4$ 一般用药量即可。

3. 脊麻与硬膜外联合麻醉 (CSEA)

该方法适用于肾移植术、前列腺摘除等，注意控制麻醉平面，以防循环波动过大。

4. 骶麻或鞍麻

骶麻或鞍麻适用于做外生殖器手术或膀胱镜检查。

5. 局麻及神经阻滞

局麻做肾切除，耻骨上膀胱造瘘引流术、睾丸、精索和阴囊手术的麻醉，分层浸润。必要时辅助强化，可完成手术。阴茎和包皮手术用阴茎阻滞法。

6. 全麻

全麻适用于硬膜外麻醉禁忌者，或手术范围，患者不合作，或并发其他严重疾病的患者。方法同一般全麻。

第二节 常见泌尿外科手术的麻醉

一、经尿道手术的麻醉

经尿道手术包括经尿道膀胱镜检查、经尿道前列腺切除术 (TURP)、经尿道膀胱肿瘤电灼术 (TURBt) 等。患者通常高龄，合并高血压、心血管病。手术中膀胱内大量灌洗，失血量较难估计，灌洗液有进入血液循环的可能。由于采用膀胱截石位，对呼吸、循环可能造成影响。

（一）术前准备

慢性肾功能不全患者常合并高血压、尿毒症、贫血、低蛋白血症、水电解质紊乱、酸碱失衡及其他系统病理性改变，术前应加以治疗。术前注意检查患者的凝血功能。

准备灌洗液：TURP 的理想灌洗液应该是等张、不导电、无毒、透明、容易灭菌以及价格便宜。常用的有 1.2% 和 1.5% 甘氨酸，3% ～ 5% 甘露醇，2.5% ～ 4% 葡萄糖等。

（二）麻醉要点

1. 如果全麻，要求维持足够的深度以避免咳嗽或活动，否则导致膀胱或前列腺穿孔。手术时间较短的 TURBt 可选用喉罩 . 静脉麻醉。

2. TURP 手术多选择椎管内麻醉，存在以下优点：

(1) 膀胱容积大而无张力，改善手术视野。

(2) 在清醒患者较易发现 TURP 综合征的发生。

(3) 可防止膀胱痉挛，有助于术后快速止血。持续灌洗以达到尿道扩张和清除积血的目的。

3. TURP 综合征

(1) 是由于吸收大量灌洗液的非电解质物质导致稀释性低钠血症而表现出的一组症状。

(2) 在清醒患者，症状最初表现为头痛、头晕、意识模糊、呼吸短促、恐惧、恶心或视力障碍。可进一步发展为昏睡、昏迷、抽搐、心血管虚脱。在全麻过程中症状较不特异，包括无法解释的血压升高或降低，顽固性心动过缓和心电图改变，如 QRS 波群增宽、ST 段抬高、室性心动过速或室颤。

(3) TURP 综合征可因血管内的直接吸收而发生较早，或因来自间质组织的前列腺周围液的吸收，而在几小时后发生。

(4) 中枢神经系统症状：即使在无低钠血症情况下，甘氨酸或氨中毒也可导致中枢神经系统症状。当血清中 Na^+ 低于 120 mmol/L 时，会产生明显的症状。

(5) 如果发生，应尽快停止手术操作。

(6) 限制入液量并应用利尿药，以排除体内过多液体。

(7) 如 $Na^+ > 120$ mmol/L，则补充生理盐水；若 $Na^+ < 120$ mmol/L，则补充 3% 氯化钠。

(8) 反复监测血钠，以便判断纠正的程度和速度。

4. 膀胱或尿道穿孔

(1) 腹膜外穿孔较常见，表现为耻骨上充盈，腹部痉挛，耻骨上、腹股沟区或脐周疼痛。

(2)腹膜内穿孔较少见，表现为上腹部或从膈肌向肩部的牵涉痛、高血压心动过速、腹膨隆，随之表现为低血压和心血管功能虚脱。

5.低体温将灌洗液加温至体温，以防止寒战、凝血障碍和心脏传导功能障碍。

6.失血或凝血障碍

由于应用大量灌洗液而导致对失血的估计较困难。术后持续性出血可能由于稀释性血小板减少、弥散性血管内凝血或前列腺内富含的尿激酶释放所致。若患者有肾功能异常，可伴发血小板功能异常。失血后常见的血流动力学改变，可能因灌洗液的吸收引起的围术期高血容量所掩盖。

（三）术后注意事项

术后对此类患者应加强监护，观察出入量，警惕 TURP 综合征、膀胱尿道穿孔、低体温、术后出血、出凝血障碍等并发症。

二、泌尿外科根治性手术

随着根治性肾切除术、根治性膀胱切除术和根治性耻骨后前列腺切除术的开展，根治性手术在泌尿外科变得越来越普及。这些手术的普遍情况是：时间长、可能会突然发生大出血。需要重视肾功能的保护。

（一）术前准备

充分术前评估优化。此类患者高血压、电解质和酸碱异常、贫血等临床问题较普遍。血钾和酸碱异常应予纠正。

（二）麻醉要点

1.患者取侧卧位时手术床尽力伸展、抬高肾桥，对呼吸的影响包括胸廓顺应性、潮气量、肺活量和功能残气量下降，随之而来的肺膨胀不全是常见的，可能导致低氧血症。该体位可使下腔静脉受压而导致低血压。充分的补液和保证肾血流量是至关重要的。

2.术中可能发生气胸而引起明显的呼吸和血流动力学并发症。

3.患者常由于糖尿病或肾衰致胃轻瘫，可导致饱胃状态。

4.琥珀酰胆碱在高钾血症患者应禁用。非肝肾代谢的药物（如顺式阿曲库铵）为理想选择。

5.如有凝血障碍或免疫抑制，禁用区域麻醉。

6.根治性前列腺和膀胱手术，手术时间长、创伤大，术中注意监测出入量，维持血流动力学稳定，电解质和酸碱平衡。

7.肾脏肿瘤中 5%～10% 会侵犯肾静脉、下腔静脉和右心房。在手术中，可能会发生循环衰竭到肿瘤栓塞等并发症。

（三）术后注意事项

对此类患者应加强监护，观察出入量，警惕术后出血、出凝血障碍、深静脉血栓等并发症。对于创伤大的手术，术后应完善镇痛。

三、泌尿外科腹腔镜手术的麻醉

泌尿外科腹腔镜手术为需要手术治疗的疾病开拓了新的手术治疗方法。在这方面的进展目前通常包括腹腔镜精索静脉结扎、肾上腺切除、肾上腺部分切除、肾盂或输尿管结石经皮取出、肾切除术、根治性前列腺切除术、肾上腺外嗜铬细胞瘤、肾固定、肾盂成形术、肾切除、肾部分切除术、膀胱切除术等。腹腔镜手术有很多优点，如创伤小、疼痛程度轻、肺功能影响小、苏醒迅速和住院时间缩短等。但由于手术须在气腹状态下施行，并需将患者置于特殊体位，这可能导致机体病理生理改变，使手术期间的麻醉管理更加复杂。麻醉医师必须正确认识腹内压 (IAP) 增加对机体病理生理的不良影响，并在术前对此做出正确的评估和相应的准备，设法阻止或减轻这些异常改变所引起的不良后果。

（一）术前准备

充分评估患者心肺功能，鉴于腹内压增加对肾功能的影响，对肾功能不全的患者，气腹过程中要特别注意维持良好的血流动力学状态。同时，严格避免使用具有肾脏毒性作用的药物。术前给予非甾体类抗炎药 (NSAIDs)，有助于缓解术后疼痛和减少阿片类药物的用量，可乐定和右旋美托咪啶能减轻术中应激反应，维持血流动力学稳定。

（二）麻醉要点

1. 全身麻醉后进行气管内插管和控制呼吸，是最安全的麻醉选择。适当加深麻醉可有助于避免腹内压过高，但是否应使肌肉深度松弛尚无定论。

2. 妥善安置患者体位以避免神经损伤，采用软垫保护受压的神经，必要时可采用肩吊带放置于喙突上。尽可能减小患者的倾斜度，一般不应超过 15°～20°。调整体位的过程应缓慢逐渐进行，以避免因体位突然改变引起的血流动力学和呼吸的剧烈变化。每次改变体位后，应重新确定气管导管的位置。

3. 腹腔充气和放气应匀速、缓慢进行。于手术期间迷走神经张力可能增加，应当随时备好阿托品。

4. 腹腔镜手术期间，应连续监测动脉血压、心率、心电图、CO_2 测定和脉搏氧饱和度。这些监测指标能提供有关心律失常、气栓、CO_2 皮下气肿和气胸的可靠信息，还能间接反映气腹引起的血流动力学变化。腹腔吸收 CO_2 使 $PaCO_2$ 升高 (15%～25%)，并于气腹后 20～30 分钟达到平台期。$PETCO_2$ 和 SpO_2 反映血液中 $PaCO_2$ 和动脉氧饱和度 (SaO_2)。$PETCO_2$ 应作为常规监测，以免术中发生高碳酸血症和及时发现气栓。心肺功能不良的患者，心肺功能紊乱可加剧 $PaCO_2$ 的升高，并使 $PaCO_2$ 和 $PETCO_2$ 的差值增大。最好能进行桡动脉穿刺置管，方便直接取血样测定 $PaCO_2$。

5. 腹内压监测是必不可少的，应保持尽可能低的腹内压以减少患者血流动力学和呼吸的改变，一般不允许超过 20 mmHg。

6. 围术期静脉液体疗法减轻患者气腹期间血流动力学的变化和术后恶心呕吐及促进术后恢复。

7. 并发症

(1) 皮下气肿：只要 $PETCO_2$ 升高超过 25%，或其升高发生于气腹开始 30 分钟以后，均提示患者可能发生了 CO_2 皮下气肿。因为泌尿生殖系统主要位于腹膜后，充入的二氧化碳面临的是巨大的腹膜后间隙和腹膜后间隙与胸腔及皮下组织的交通结构，这些患者经常发生皮下气肿，并可能一直扩散到头和颈部。大多数严重病例，黏膜下二氧化碳导致的膈肌肿胀可压迫上呼吸道，危及生命。这些患者拔管前一定要注意这个并发症。

(2) 血流动力学波动：建立气腹时会引起血流动力学改变，其主要特征是心排出量降低、动脉压升高以及体血管和肺血管阻力增大。且在心脏高风险患者中尤为突出。气腹前调整最佳心脏前负荷，或使用血管扩张药、α_2肾上腺受体激动剂、大剂量阿片类药物以及β受体阻滞剂可以减轻或预防气腹引起的病理生理性的血流动力学改变。

(3) 酸中毒：手术时间长，所以二氧化碳大量吸收可引起酸血症和明显的酸中毒。

(4) 对肾功能的影响：这些尽管给予适当补液，术中仍可能发生无尿，而术后印刻可发生多尿。虽然准确的机制还不清楚，相信与腹膜后充入气体增加肾周压力有关。

(5) 气栓：尽管气栓的发生率很低，但它是腹腔镜手术中最为严重和危险的并发症。可因充气针或套管直接插入血管或气体弥散入腹腔脏器而引起。栓塞气体量超过 2 ml/kg(以空气计算)，可出现心动过速、心律失常、高血压、中心静脉压升高、心音改变 (如磨轮样杂音)、发绀以及右心负荷增加的心电图变化等异常表现。发生 CO_2 栓塞的患者可观察到 $PETCO_2$ 呈现双相变化：栓塞前，由于肺呼出的 CO_2 被吸收入血可表现为 $PETCO_2$ 升高，栓塞后由于心排出量下降和生理无效腔量增加，表现为 $PETCO_2$ 降低。CO_2 气栓的治疗包括立即停止注入 CO_2 和终止气腹。将患者置于左侧头低卧位，减少经右心室流出道进入肺循环的气体量。停止给予 N_2O 并以纯氧通气，以纠正低氧血症和缩小栓子的体积和减轻栓塞的后果。过度通气既有利于 CO_2 的排除，对应对无效腔量增加也是必要的。如果以上简单措施没有明显效果，可以考虑放置中心静脉或肺动脉导管抽气，必要时进行心肺复苏。

(6) 神经损伤：手术中必须避免上肢过度外展，使用肩部支架时要特别小心，以免损伤臂丛神经。截石位时最易使腓侧神经受到损害，术中更应着重加以保护。

（三）术后注意事项

应持续进行血流动力学监测，气腹引起的血流动力学变化，尤其是体循环阻力增加，在气腹结束后仍会持续一段时间。这对合并有心脏病的患者可能不利于其循环功能稳定。预防治疗术后恶心呕吐。

四、经皮肾镜碎石手术 (PCNL) 的麻醉

经皮肾镜碎石术 (PCNL) 因其取石速度快、结石取净率高、手术时间短、创伤小、步骤简化、适应范围广等优点，近年来被越来越多地应用于肾输尿管上段结石的治疗中。但 PCNL 既要求有较广泛的麻醉平面，又要求术中变动体位，两者均可对循环产生影响，麻醉的安全性备受关注。

（一）术前准备

全身功能不能耐受手术者，有出血性倾向者要控制稳定；术前尿常规异常和发热者，使用敏感抗生素，怀疑肾积脓者，先穿刺引流，控制后二期手术。术前严格禁食水。由于大部分患者采用硬膜外麻醉，而手术体位采用俯卧位，因此需要与患者进行良好的沟通，以得到患者的最佳配合。

（二）麻醉要点

1. 如无禁忌多选用硬椎管内麻醉，麻醉平面 T_6。

2. 体位改变对呼吸循环均有影响，麻醉后先截石位，留置 D-J 输尿管导管和尿管，而后待麻醉平面稳定后再俯卧位。

3. 警惕手术操作中的并发症

(1) 出血：术中肾实质出血可通过操作鞘压迫控制，如术中出血严重，应停止手术，用气

囊导管压迫。出血较多需输血、出血控制不好者行动脉造影检查，必要时行选择性肾动脉栓塞，甚至开放手术探查。

(2) 肾盂穿孔：器械移动幅度过大容易造成，可注入造影剂明确。发现肾盂穿孔立即停止手术，放置输尿管支架管及肾造瘘管，充分引流。

(3) 稀释性低钠血症：水吸收过多所致。停止手术，急查电解质，予高渗盐水、利尿、吸氧等治疗。

(4) 气胸、水胸：第 11 肋间穿刺可能损伤胸膜，利用超声引导穿刺可以避免。一旦发现患者呼吸困难、血氧饱和度下降、全麻患者气道压进行性增高，应怀疑发生气胸、水胸，立即停止手术，将患者平卧，按气胸、水胸处理原则救治。

(三) 术后注意事项

加强术后监护，观察出入量，警惕气胸、水胸、术后出血等并发症。

五、嗜铬细胞瘤切除术

嗜铬细胞瘤是分泌儿茶酚胺的肿瘤，起源于肾上腺髓质或椎旁交感神经链的嗜铬组织。90% 发生在肾上腺髓质，30 ~ 50 岁成人多见。嗜铬细胞瘤引起的高血压约占高血压发病率的 1%。有时嗜铬细胞瘤是多发性内分泌腺瘤综合征的一部分。手术切除嗜铬细胞瘤是最有效的治疗方法，但手术有一定的危险性，麻醉和手术当中对肿瘤的挤压，极易造成血压波动；肿瘤血运丰富，与大的血管贴近，容易引起大量出血。因此，术前、术中及术后的正确处理极为重要。

(一) 术前准备

1. 使用 α 受体阻滞剂恢复血容量术前积极控制血压，通常使用 α 受体阻滞剂 (常用酚苄明)，缓解和防止儿茶酚胺引起的血管收缩，降低血压，恢复正常血压，增加血容量，改善糖耐量降低、心电图 ST-T 的改变和儿茶酚胺诱导的心肌病。术前 α 受体阻滞剂的使用降低了高血压危象和心功能不全的发生率，使围术期死亡率由 40% 降低到 6% 以下。

术前获得充分 α 受体阻滞剂作用的表现：

(1) 血压得到良好控制。

(2) 体重增加。

(3) 出汗减少，外周循环改善。

(4) 血细胞比容降低 5%。

2. β 受体阻滞剂的使用同时合并有心动过速或心律失常时，可在使用 α 受体阻滞剂后再考虑应用 β 受体阻滞剂 (β 受体阻滞剂不能先于 α 受体阻滞剂使用)。对于存在儿茶酚胺心肌病患者，β 受体阻滞剂可能诱发充血性心衰，应避免使用。

3. 术前充分评估患者心肺功能，UCG 明确有无儿茶酚胺心肌病，了解术前内科准备情况。明确嗜铬细胞瘤位置，和大血管关系，估计术中出血量，充分备血。术前通过监测 24 小时尿儿茶酚胺 (肾上腺素、去甲肾上腺素、多巴胺)，了解患者儿茶酚胺释放水平和释放种类。

4. 麻醉前准备参考标准

(1) 术前 48 小时血压不超过 165/90 mmHg(监测血压 1 小时，≤ 165/90 mmHg)。

(2) 出现直立性低血压，但不低于 80/45 mmHg。

(3) 心电图没有 ST-T 改变。

(4) 室性期前收缩每 5 分钟≤1 个。

5. 术前 α 受体阻滞剂用到术日当天；β 受体阻滞剂用到术日当天。

6. 术前药用吗啡、东莨菪碱，充分镇静，缓解患者紧张情绪，避免诱发高血压。

（二）麻醉要点

围术期患者遇到的危险，多发生在麻醉诱导插管，特别是手术分离、挤压瘤体和肿瘤血管结扎时引起的循环急剧波动。

1. 监测 ECG、SPO_2、无创 BP，并直接测血压（麻醉诱导前），中心静脉穿刺（测压，中心静脉通路）。合并儿茶酚胺性心肌病，循环不稳定者放置 Swan-Ganz 导管。监测动脉血气。

2. 多选择全麻，可使用异丙酚、依托咪酯诱导，插管前给予适量的阿片类药物缓解插管反应。吸入麻醉药可以抑制循环系统对儿茶酚胺的反应程度，在一定程度上控制血压、心率。肌松药不宜使用增加心率血压的泮库溴铵。

3. 瘤体血管结扎前，控制高血压

(1) 加深麻醉。

(2) 硝普钠泵入，起效快，作用时间短。

(3) α 受体阻滞剂酚妥拉明，可有效降低血压，但作用时间较长，可单次使用。

(4) 必要时使用 β 受体阻滞剂控制心室率。

(5) 乌拉地尔也可控制血压，但在肿瘤切除后可能引起低血压。

(6) 肿瘤血管结扎前应进行充分的晶胶体扩容，有助于肿瘤切除后的循环稳定。

4. 瘤体血管结扎后，由于循环中儿茶酚胺急剧下降，外周阻力减小，需积极纠正低血压。

(1) 充分的晶胶体扩容，加快输液。

(2) 适当降低麻醉深度。

(3) 补充必要的儿茶酚胺（根据术前儿茶酚胺释放类型，泵如肾上腺素、去甲肾上腺素、多巴胺）。

5. 术中如果出血量大可使用 cell-saver 自体血回输。

6. 注意术中维持一定的尿量，防止术后肾衰竭。

（三）术后注意事项

此类患者术后 1～3 天内可能仍存在循环不稳定，常需要术后返 ICU，加强监护和治疗。

六、肾移植手术的麻醉

肾移植的适应证为肾小球疾病、糖尿病、高血压肾病、多囊肾、其他家族性或先天性疾病以及肾小管间质性疾病引起的终末期肾脏疾病 (end-stage renal disease, ESRD)；由于 ESRD 经常引起其他系统器官功能障碍，使我们难以预测患者对麻醉药物和麻醉方法的反应。另外，由于这些患者伴有潜在性的疾病，使他们容易发生心脏意外事件和其他的围术期并发症。

2008 年初，美国约有 78 700 例患者在等待肾移植手术，平均等待时间超过 3 年。这一事实意味着接受移植手术时的受体将更衰老，病情更糟糕。然而，肾移植手术是治疗 ESRD 最重要、效价比最高的方法之一；与透析治疗相比，该方法可使患者死亡率降低 40%～60%。在接受尸体肾移植的患者中，移植肾 3 年存活率超过 88%，而活体肾移植患者可达 93%。

（一）术前准备

(1) 充分透析：术前应急查血钾，特别是错过了常规透析的患者。虽然不可能保证透析治疗后即刻手术，但是血钾浓度大于 6 mmol/L 时，应推迟手术并纠正血钾水平。估计患者容量：简单办法是把目前的体重与患者的"干重"(dryweight) 相比较，一般透析患者都知道自己的"干重"。血透清除液体时偶尔会造成受体低血容量，在麻醉诱导时有引起明显低血压的危险。

(2) 严格禁食：慢性尿毒症还可以引起胃排空延迟，具体机制尚不清楚，但是研究发现持续透析的尿毒症患者出现了胃节律紊乱以及平滑肌电活动失调。无论术前禁食时间多长，所有拟行肾移植手术的患者都要当作饱胃对待。

(3) 纠正严重贫血：由于肾衰竭导致红细胞生成素减少以及毒素蓄积，患者通常表现为正常细胞色素性贫血。使用重组红细胞生成素治疗通常可使血红蛋白浓度升高到 10 ~ 14 g/dl，并且可以减轻疲劳，改善大脑和心脏功能。

(4) 充分评估心血管系统，控制高血压和改善心功能：血容量和后负荷的增加可以引起扩张性心肌病和心脏向心性肥大。肾脏不能排出每日摄入的液体量时，就会发生高血容量，进而引起液体超负荷和充血性心力衰竭。尿毒症患者体内毒性物质和酸性代谢产物蓄积可引起心肌功能不良。肾脏病变引起高血压的原因主要有：肾脏对钠离子和水的排泄障碍导致容量增多，和血管活性物质浓度改变导致体循环及局部的动脉张力增加。高肾素血症可导致外周血管阻力增加和血压升高，尽管并非全都如此，但如果不治疗，高血压会引起肾血管硬化性改变。如果高血压造成肾脏损害，那么肾脏损害反过来会加重血压的升高，如此往复形成恶性循环。

当患者出现少尿时，高血压也可能是液体超负荷的表现，可引起心脏后负荷和室壁张力增加，再加上尿毒症引起的心脏毒性，心脏可以发生与心肌病一样的改变。缓慢增加的外周血压可导致左室肥厚和心肌需氧增加。

肾衰竭也可以加速动脉粥样硬化的进程，特别是冠状动脉粥样硬化。尿毒症可引起脂类代谢变化，如血清甘油三酯浓度增高和有保护作用的高密度脂蛋白减少。

ESRD 患者还可能存在其他心脏损害，如心包疾病和心律失常。心包炎可能同时伴有血性心包积液，通过透析治疗可以得到纠正。总的来说，只要患者得到充分透析，就可以使心包积液消失。心律失常可能是电解质紊乱引起的，也可能是心肌缺血的表现。

对于近期诊断为 ESRD 的非糖尿病年轻患者，术前仅行心电图检查和负荷试验就足够；而对于有症状或长期糖尿病性 ESRD 患者，则建议行负荷超声心动图或心导管检查。很多老年患者和糖尿病患者不能耐受运动 ECG 试验，可能存在隐匿性心肌缺血。慢性肾衰竭合并高血压者，术前应积极控制血压，心功能不全失代偿者手术危险大，术前应减轻心脏前后负荷 (如限制水盐摄入、利尿、血管扩张药、透析)，必要时需使用洋地黄类药物加强心肌收缩力。

(5) 合并糖尿病患者：口服降糖药在手术当日必须停用，因为在麻醉状态下可能会引起不易察觉的低血糖。胰岛素依赖型糖尿病患者非常虚弱，由于体内胰岛素绝对不足，容易发生酮症酸中毒和术中酸血症。

(6) 凝血功能：肾衰竭患者有出血倾向。尿毒症引起的血小板功能缺陷似乎是主要原因，具体表现在尿毒症患者血液中琥珀酸胍基复合物蓄积抑制了二磷酸腺苷诱导的血小板聚集。凝血功能指标在手术前应常规检测，如凝血酶原时间、国际化标准比值 (international normalized ratio，INR)、部分凝血活酶时间、血浆纤维蛋白原浓度以及血小板计数。

(7) 麻醉前用药：抗胆碱药慎用阿托品，镇静药可选用咪达唑仑，镇痛药可选用阿片类药物，但避免对呼吸循环的抑制，

（二）麻醉要点

1. 麻醉选择

虽然椎管内麻醉是最早报道的肾移植麻醉方法，但是由于气管插管全身麻醉易维持血流动力学稳定，可提供良好的肌松以及能预测的麻醉深度而被绝大多数移植中心采用。

2. 麻醉药物的选择

(1) 全凭静脉麻醉和吸入麻醉均可选择。

(2) 吸入麻醉药：可以选择地氟烷、异氟烷和七氟烷。七氟烷的代谢产物可能存在肾脏毒性，但并无对照性研究明确证明七氟烷对移植肾安全或者有害。

(3) 静脉麻醉药：可选用丙泊酚、依托咪酯、芬太尼、舒芬太尼、瑞芬太尼等。

(4) 肌松药的选择：琥珀酰胆碱对 ESRD 患者并非绝对禁忌。长效肌松药（如泮库溴铵）依靠肾脏清除，因此在 ESRD 患者体内作用时间延长。阿曲库铵和顺式阿曲库铵依靠 Hofmann 降解和血浆胆碱酯酶消除，因而它们的作用时间不受肝肾功能的影响。ESRD 患者对维库溴铵敏感性增加且作用时间延长。罗库溴铵单次剂量达 0.6 mg/kg 时，其作用时间也延长 (25% T_1 恢复需 49 分钟，而肾功能正常者只需 32 分钟)。

(5) 局麻药：进行椎管内麻醉可选用利多卡因、罗哌卡因等，但不宜加用肾上腺素，防止恶性高血压，另外要避免局麻药过量的毒性反应。

3. 加强监测

对所有患者都应该提供标准 ASA 监测项目。有严重并发症的患者还需要进一步监测，如持续有创动脉血压和 (或) 中心静脉压 (CVP) 监测。术中可能会发生剧烈的血流动力学波动，在给患者摆放体位时要注意保护血透用动静脉瘘管，术中要观测瘘管是否震颤及通畅，应避免在有动静脉瘘或分流的肢体穿刺，建议监测 CVP。当 CVP 保持在 10 ~ 15 mmHg 时，心排出量和肾脏血流量维持在最佳状态。如果血容量超过 70 ml/kg 以及血浆容量超过 45 ml/kg，术中移植肾恢复血流时的功能相对好一些，两者有一定的相关性。

4. 麻醉诱导

避免误吸应该充分考虑到尿毒症和其他并发症（例如糖尿病）会增加患者全麻诱导时误吸的危险。为了避免误吸的发生，术前可给予清亮的非颗粒抗酸药液以增加胃内 pH，例如 30 ml 枸橼酸钠；麻醉时采取快诱导并按压环状软骨也可防止误吸和反流的发生。

5. 血流动力学管理

如果患者术前存在高血压，那么麻醉诱导和气管插管时血压和心率的波动就会非常剧烈。这些患者中 CAD 和心肌缺血发病率很高，因此诱导时应严格控制心率和血压的波动，减少心肌缺血的发生。

有几种方法可用于控制麻醉诱导时的心率和血压。中等或大剂量的阿片类药，例如芬太尼，可抑制咽喉镜置入时的反应；但是如果不用血管收缩药，血压通常很难维持。近年来，短效阿片类药瑞芬太尼可有效地控制心率，并且可通过调控输注速度快速调节麻醉深度。短效 β 受体阻断药艾司洛尔 (0.5 ~ 1.0 mg/kg) 被用来防止气管插管时血流动力学反应，对左室射血分数

正常的 ESRD 患者来说，不失为一个理想的药物。

髂总动脉阻断后，外周阻力增加，心脏后负荷加重，心肌耗氧增加；髂总静脉阻断后静脉回流减少，反射性引起交感神经兴奋，导致心率加快、血压升高。因此，肾血管的阻断前应适当加深麻醉以抵消因髂总血管阻断引起的病理生理改变。

髂血管阻断钳开放，移植肾恢复灌注时会发生低血压。由于移植肾功能高度依赖灌注压，因此应尽力避免明显低血压的发生。普遍认为强效的 α 肾上腺素能受体激动药，如去氧肾上腺素，应该作为最后的选择。术中除了维持足够的灌注压之外，还经常使用甘露醇、袢利尿剂，偶尔也使用多巴胺来增加尿量，尽管用药依据存在争议。采用相对低剂量的甘露醇，通常为 $0.25 \sim 0.5$ mg/kg，且很少引起电解质紊乱。

（三）术后注意事项

所有肾移植患者术毕都应完全拮抗肌松残余作用，并尽可能地拔除气管导管送入术后恢复室观察。

术后应严密监测尿量，任何时候尿量明显减少都要高度怀疑移植肾可能存在可纠正的机械性原因。如果怀疑血管吻合处发生扭折，或移植肾输尿管或输尿管与膀胱吻合口处发生梗阻，应尽快地实施再次探查啊手术。

肾移植术后通常会有轻到中度的疼痛。在肾衰竭患者中，吗啡、哌替啶或羟氢可待酮等镇痛药应谨慎使用，因为它们或它们的活性代谢产物主要依赖肾脏清除，可能会在体内蓄积。对这类患者，芬太尼、舒芬太尼、阿芬太尼和瑞芬太尼也许是安全的选择。

第十四章 骨外科手术麻醉

第一节 概述

骨科手术范围包括四肢、脊柱、骨关节、肌肉等位置，手术的目的主要是为了解除疼痛、恢复和改善运动器官的功能，提高生活质量。

一、骨科患者病理生理特点

骨科手术可发生于任何年龄。先天性疾病多见于小儿，骨关节病和骨折多见于老年人，故应熟悉老年人和小儿麻醉特点，做好术前准备。

骨科患者术前多有卧床病史，易引起肺部感染、血液流变学改变、心肺功能降低等并发症。也可因血液浓缩和血流缓慢导致下肢静脉及深静脉血栓形成，活动和输液时如栓子脱落可致肺栓塞。

脊柱侧凸畸形可致胸廓发育障碍，导致限制性肺功能障碍。全身类风湿性关节炎患者脊柱强直，头部后仰及下颌关节活动均受限，造成气管插管困难。

术前长期应用肾上腺皮质激素治疗的患者可导致肾上腺皮质功能减退，术中易出现休克、苏醒延迟或呼吸抑制等表现。术前接受抗凝治疗者，应注意凝血机制的改变。

二、骨科麻醉的特点

（一）骨科手术可见任何年龄

小儿常见先天性疾病；随着生活质量的不断提高，骨关节病、骨折的老年人越来越多，老年患者手术前常有卧床史，易发生肺部感染、、深静脉血栓形成等并发症。且患者常常合并有严重的关节炎导致活动受限，由此可能掩盖其他疾患所致的运动耐量减低，评估心血管功能状态可能比较困难。因此，拟行大型手术且伴有严重心血管系统疾病的患者需要有心内科医生的会诊。

（二）骨科手术常需要特殊的体位

1. 骨科手术需要俯卧位时，胸廓受压可造成通气障碍，腹压升高致静脉回流受阻、迫使静脉血逆流到脊椎静脉丛、导致硬膜外静脉充血、加重术中出血，增大了止血难度。因此俯卧位时，应取锁骨和髂骨作为支点，尽量使胸廓与手术台保持空隙，妥善保护眼球及生殖器。

2. 全麻辅助呼吸、控制呼吸时压力不宜过大，以免增加胸腔内压影响静脉回心血量而引起低血压。关节突起部还可能压迫外周神经引起神经麻痹应加以预防。全麻下变动体位时，要注意气管导管有无滑脱、变位或扭曲。更要注意血流动力变化、防止心搏骤停意外。

（三）警惕脂肪栓塞及肺栓塞

1. 骨科手术麻醉期间，应特别注意脂肪栓塞、肺栓塞等可能发生的严重并发症。长管状骨骨折和严重创伤的患者中脂肪栓塞的发生率为 1% ～ 5%，骨盆粉碎性骨折者的发生率可高达

5% ～ 10%，但小儿少见。

2. 脂肪栓塞

(1) 可发生在骨折 12 小时以后及术中，也可在术后数天发生。主要临床表现为呼吸和中枢神经功能障碍，如呼吸困难、急促。多数患者会出现原因不明的低氧血症、意不清、神志障碍直至昏迷。

(2) 主要病理改变是毛细血管内皮细胞破坏使毛细血管渗透性增加，脂肪从骨髓释放后侵及肺和脑血管，使血浆中游离脂肪酸增加。游离脂肪酸以对肺泡 n 型细胞有毒性作用，释放血管活性物质如组胺、5- 羟色胺，使肺毛细血管内膜破坏，肺间质水肿出血导致低氧血症。

(3) 缺氧和脑水肿可出现中枢神经系统症状。严重创伤或长骨骨折后的患者出现原因不明的低氧血症、心动过速、发热应考虑到脂肪栓塞的可能。治疗主要是防治低氧血症、保持循环功能稳定。呼吸机辅助呼吸、高压氧疗法、维持体液及离子平衡对其起着重要作用。

3. 肺栓塞

(1) 主要发生在全关节置换术后、发生率高达 3.5%。血栓主要来自下肢深静脉，多于术后发生，偶有麻醉期间发生。下肢骨折后因活动受限致静脉血瘀滞，深静脉炎及创伤后的应激反应引起血液高凝状态，易形成静脉血栓。

(2) 临床表现为剧烈胸痛、咳嗽、发热。有的表现为血压和心率的突然改变，甚至突然死亡。动脉血气检查常有低氧血症，进而出现低 CO_2 血症，心电图表现为右心扩大、房颤心律。治疗主要是气管内插管辅助呼吸、氧疗法，应用正性肌力药物改善心功能。

(四) 控制出血

1. 骨手术创面渗血较多，且又不易止血，失血量可达数千毫升以上，时间愈长出血愈多，如椎体切除术失血量可在 5 000 ～ 6 000 ml，脊索瘤手术失血量最多可达 10 000 ml 左右，因此术前对此应有充分的准备，准备充足的血源。

2. 四肢手术时常使用止血带以求得术野无血，目前常用气囊充气止血带。

(1) 应用止血带时细胞易发生缺氧、酸中毒，漏出性水肿。

(2) 放松止血带可出现一过性酸中毒，循环失代偿。

(3) 上肢止血带应放在中上 1/3 处，充气时间不应超过 1 小时。

(4) 下肢止血带应放在尽量靠近腹股沟部位，充气时间不应超过 1.5 小时，若持续超过 2 小时可引起神经麻痹，因此上肢每 1 小时，下肢每 1.5 小时应松开止血带 10 ～ 15 分钟，需要时可再充气，以免引起神经并发症。

(5) 另外，驱血时血压上升，而松开止血带时由于驱血肢体血管床突然扩大及无氧代谢产物经静脉回流到心脏，抑制心肌收缩可出现血压下降，称"止血带休克"。此时应立即抬高肢体，静脉注射缩血管药，待血压平稳后再缓慢松开止血带。还应注意缺血缺氧后再灌注诱发血栓素 A_2(thromboxa-neA_2，TXA_2) 释放对肺的损害。

3. 脊柱手术为减少出血可行控制性低血压，对于那些出血量极大，而非恶性肿瘤的手术，可利用红细胞回收器进行自体血回收，经处理后将洗涤红细胞输回。

4. 手术过程中，至少开放二条以上的静脉通路，术中连续监测动脉血压、中心静脉压和尿量以指导输血输液。

（五）骨粘合剂反应

骨粘合剂置入后，约 5% 的患者出现血压明显降低甚至心搏骤停，这与液态或气态单体吸收有关。单体有扩张血管和抑制心肌的作用。另一原因当假体置入时，因压力过大，使髓内脂肪、骨髓等进入血液而引起肺栓塞。临床表现为严重心血管反应，低血压，呼吸窘迫，低氧血症。治疗方面主要有吸氧、人工通气、补充血容量及血管活性药物等对症麵措施。

三、术前病情估计

（一）插管条件

1. 脊柱骨折、炎症或肿瘤压迫常合并截瘫、颈髓损伤可引起呼吸肌麻痹而仅存膈肌呼吸。颈椎骨折或脱位严禁头后仰，造成气管插管非常困难。脊柱前曲或侧屈畸形可致胸廓发育畸形，限制肺脏运动使通气功能障碍，严重者可有肺动脉高压，有的病例还合并有其他部位的畸形给麻醉带来困难。

2. 另外，全身类风湿关节炎脊柱强直，头不能后仰，下颌关节受侵而开口受限，造成气管插管困难。

（二）特殊服药史

术前长期服用肾上腺皮质激素有消炎、消肿、止痛和改善功能的作用，但可导致肾上腺皮质功能减退或衰竭，术中易出现原因不明的休克虚脱、苏醒延迟或呼吸抑制延长等表现，围手术期应再静脉注入氢化可的松或地塞米松等，防止低血压发生。术前接受过抗凝治疗者，应注意凝血机制方面的改变。

（三）并发症

1. 长期卧床者常合并营养不良，心肺代偿功能减退，末梢循环状态较差，常合并坠积性肺炎改变。

2. 高龄者长期卧床因血液浓缩及血流缓慢可引起下肢静脉深静脉血栓形成，活动或输液时血栓脱落栓塞肺动脉可引起致命后果。

3. 脊柱结核患者常合并肺结核、身体明显衰弱。截瘫患者瘫痪部位血管舒缩功能障碍、变动体位时可出现体位性低血压应注意防治。

4. 还应注意老年患者是否合并动脉硬化性心脏病，高血压症或糖尿病等，，小儿有无先天心脏病等畸形，熟悉老年人和小醉特点，做好术前准备。

第二节 骨科手术的麻醉

一、颈椎手术的麻醉

1. 颈椎间盘突出症常见于中年人，以神经根型最常见，其次为脊髓型。手术分前、后路两种，以前路为主，当前路手术尚不足以解压时需加作后路手术。

2. 颈前路手术的主要麻醉方法为颈神经浅丛阻滞麻醉，常用 0.375% 的布比卡因或罗哌卡因，后者安全性大。术前应进行气管、食管推移训练。高位颈前路手术常选用气管内全身麻醉、仰卧甲状腺体位，插管时切勿使颈部向后方过伸，以防引起脊髓过伸性损伤。

3. 为方便术野，手术时需将气管、食管等拉向对侧，反复牵拉易引起气管黏膜、喉头水肿，等拔管后出现即时的或迟发的呼吸困难，此时因椎间植骨颈部制动而插管困难．严重者可危及生命。因此，可暂缓拔管，待度过喉水肿的高峰期后再拔管以确保安全。术中要注意监测血压、中心静脉压及尿量，及时补充血容量。

二、骨盆手术的麻醉

1. 骨盆手术的特点

骨盆内有肠管、泌尿生殖器官、大血管及支配下肢的神经等许多重要组织和器官，故骨盆骨折或肿瘤对人体损伤大，并发症多。骨盆血运丰富，手术时无法应用止血带，骨创面渗血难以控制，术中出血可达数千毫升，术中要预防失血性休克的发生。髓内含大量的血管及脂肪，骨折后骨折端的移动、手法等原因均能促使脂肪颗粒进入断裂的静脉，导致脂肪栓塞综合征。骨盆手术后另一常见并发症是深部静脉血栓形成和肺栓塞，多见于高龄和原有心脏病或肺内感染的患者。

2. 常见骨盆手术的麻醉方法

(1) 骨盆骨折手术麻醉要点：骨盆骨折导致患者死亡的最主要原因是出血性休克。因此抗休克治疗对这类患者至关重要。只要病情允许，在抗休克或行开腹探查术等治疗的同时即可实施骨盆固定。髂外动脉栓塞止血的介入治疗目前也可用来止血。

单纯骨盆稳定性骨折或不稳定性骨折而无脏器并发症，可行支架外固定或闭合整复的患者，一般手术时间较短可采用静脉复合麻醉或静吸复合麻醉。骨盆损伤需要行内固定术的患者多创伤严重，常合并腹腔脏器、盆腔脏器及全身各部位的损伤，病情严重者可危及生命。首先应处理危及生命的损伤，待患者全身情况改善，血流动力学稳定后再考虑手术治疗骨折。一般认为在伤后 5 ～ 7 d 为宜。骨盆骨折内固定术一般多选用连续硬膜外阻滞、腰麻加硬膜外联合阻滞。

(2) 慨骨肿瘤切除术的麻醉要点：骶骨肿瘤的手术切除，因解剖复杂，肿瘤易与盆腔脏器大血管广泛粘连，手术较困难。术前患者多有贫血、低血容量、低蛋白血症等慢性消耗改变，术前可小剂量输血或输血浆，补充血容量和纠正低蛋白血症、贫血、电解质紊乱等，为手术和麻醉创造良好条件。部分患者可术前 24 ～ 48 h 采用选择性动脉造影及栓塞介入治疗减少术中出血。骶骨肿瘤切除术绝大部分可在硬膜外阻滞加气管内麻醉下完成。手术需两部分完成，先采取仰卧位而后变换为俯卧位。可在硬膜外阻滞下（仰卧位）行腹部手术。腹部手术结束后，患者需变换为俯卧位再行骶部手术，此时必须行气管内插管，保证呼吸道通畅。也可直接选用静 - 吸复合麻醉来完成手术。术中改变体位时必须注意以下几点：①保护气管插管避免导管打折、深度改变造成单侧肺通气及导管脱出现象，同时保证胸廓不受压。②密切观察患者血流动力学改变并保证输液、输血。③采用控制呼吸保证正常气体交换量，术中监测血压、脉搏、血氧饱和度、中心静脉压、呼吸末 CO_2 分压。④术中注意防止大量输血引起的不良反应和异常出血。

(3) 半骨盆截除术的麻醉要点：半骨盆截除术又称 1/4 离断术，其切除范围包括半侧骨盆和整个下肢。创伤大且产生残疾，对患者心理创伤较大，故一般采用全麻。半骨盆截除术创面大、渗血多，且有较多的体液蒸发，故术中应及时补充血液和电解质晶体液来维持血流动力学稳定和电解质平衡。手术中可采用控制性降压，但对高龄或合并心血管疾病及肝、肾功能不良者禁止使用。术中控制降压的时间不宜过长，如需较长降压时间时可同时采用30℃～32℃低温。降压后需密切注意血压回升及回升后的伤口出血情况，术中仔细止血。应用硝普钠降压时避免用量过大，否则有氰化物中毒的危险。随时测量体温，因广泛的血管扩张和细胞代谢的抑制可造成低体温。缓慢停止降压药防止血压升高的反跳现象。

三、断肢（指）再植术的麻醉

1. 手术特点

(1) 断肢（指）再植是为修复重建神经、肌腱、血管和组织功能的显微外科手术，必须保持术中充分镇静、镇痛。

(2) 手术时间长，操作精细，要求麻醉平稳。

(3) 断肢再植者多为创伤患者，有的合并多处创伤，因而应注意对全身的检查和处理。

(4) 术中常用抗凝药。

2. 麻醉方法及要点

(1) 臂神经丛阻滞：单纯肢体离断，损伤部位在上臂1/3以下，可采用肌间沟和锁骨上（下）臂神经丛阻滞。损伤部位在上臂1/3以上，或合并胸、腹部等其他部位损伤时，应用全麻或与连续硬膜外腔阻滞及臂神经丛阻滞联合。双肢（指）损伤，可采用颈部硬膜外阻滞或双侧臂神经丛阻滞。但双侧臂丛阻滞时必须将两侧给药的时间间隔在30 min以上，药物总量也需控制。不宜双侧均采用高位臂神经丛阻滞，防止发生双侧膈神经阻滞。

(2) 连续硬膜外阻滞：可阻滞腋窝和上臂内侧，同时获得双侧上肢的麻醉效果，用于高位上臂离断的再植术，连续硬膜外阻滞可采用较低浓度，小剂量分次给药，达到合适的麻醉平面，而对循环，呼吸影响小。高位硬膜外神经阻滞对呼吸、循环影响大，不适于老年人和小儿应用。

(3) 全身麻醉：由于断肢（指）再植手术精细，要求麻醉镇痛完善，手术野绝对安静。多数手术可在神经阻滞麻醉下施行，但上臂高位离断或合并其他部位损伤时，常需应用全麻或与连续硬膜外腔神经阻滞及臂丛神经阻滞联合，对于不合作的小儿也需采用全麻。麻醉中管理和药物的选择应维持平稳的浅麻醉，良好的镇静、止痛和肌肉松弛，对呼吸循环影响小，避免血管痉挛，术后清醒快无躁动，恢复平顺。

(4) 小儿断肢（指）再植术的麻醉：①年龄较大的儿童，可在清醒状态下行区域阻滞，上肢选择臂神经丛阻滞，下肢选择连续硬膜外阻滞或腰麻-硬膜外联合阻滞麻醉。但手术中需用辅助药如氟芬合剂、咪达唑仑等，以使患儿入睡，保证手术野的安静。②年龄小或不合作的小儿，需在基础麻醉下行区域阻滞。对上、下肢合并损伤，或伴有胸、腹等复合伤，一般情况较差的小儿，为了便于术中管理，保证呼吸、循环的稳定，应行气管内插管，行全身麻醉与区域阻滞联合麻醉。③小儿术中易发生体温降低，再植术中由于身体相当部分的暴露，因而需要使用各种保温的方法。

(5) 保障吻合血管的通畅：保持移植、再植组织良好的血流灌注，是断肢（指）再植术成败的关键。①防止血管痉挛和栓塞：手术操作需要仔细、轻柔，减少手术对血管的刺激，解除对血管的压迫。尽量避免使用血管收缩药和防止发生低温。②改善微循环：微循环的良好血流灌注需要有适当的灌注压。因而，断肢（指）再植患者创伤严重时，必须及时补充血容量，维持动脉压。可行适当血液稀释以降低血液黏稠度，有利于恢复组织的血运。

四、关节置换手术的麻醉

1. 关节置换术的特点

(1) 骨黏合剂：为提高人工关节的稳定性，在人工关节置换术中均使用骨黏合剂 (骨水泥)，未被聚合的骨水泥单体对皮肤有刺激，其毒性可被所接触的局部组织和血管吸收引起"骨水泥综合征"。

(2) 止血带问题：在松止血带时，注意防止发生"止血带休克"，同时也要注意微小气栓、血栓或脂肪进入肺循环引起肺栓塞。

(3) 深静脉血栓和肺栓塞：骨关节手术有许多患者为长期卧床或老年人，静脉血流淤滞，而手术创伤或肿瘤又使凝血功能改变，皆为静脉血栓的高危因素，在手术操作时有可能致深静脉血栓进入循环。

(4) 气管插管困难和气道管理困难：严重的强直性脊柱炎的患者，脊柱强直呈板块状，颈屈曲前倾不能后仰，颞下颌关节强直不能张口。卧位时去枕头仍保持前屈，如果头部着床，下身会翘起。这种患者行气管插管非常困难，因为声门完全不能暴露。患者骨质疏松，有的患者还有寰椎关节半脱位，如果插管用力不当可造成颈椎骨折。反复插管造成喉头水肿和口腔黏膜损伤、出血，气道管理将更加困难。一些患者合并肺纤维化病变，胸壁僵硬，致肺顺应性下降，弥散能力降低，氧饱和度下降。有时体位的变动使导管位置改变致通气不足，呼吸道阻力加大。合并肺部感染致呼吸道分泌物增多，给呼吸道的管理更增加了难度。

(5) 激素的应用：类风湿性关节炎、强直性脊柱炎及一些无菌性骨坏死的患者，常有长期服用激素的病史，因此肾上腺皮质萎缩和功能减退，在围手术期如不及时补充皮质激素，会造成急性肾上腺皮质功能不全 (危象)。

2. 常见关节置换手术的麻醉

(1) 髋关节置换术的麻醉：对长期卧床的强直性脊柱炎、类风湿性关节炎的老年患者，术前访视患者应注意几个方面。①了解病史长短，是否仍在活动期，有无低热，红细胞沉降率快慢，是否合并心脏瓣膜、传导系统、心包等病变，心电图检查及判断心功能分级。②胸廓活动是否受限，需测定肺功能和血气。③了解颈、腰椎有无强直，颈活动度，张口度，以此判断诱导和气管插管以何种方式进行。④是否合并系统性红斑狼疮、贫血 (如镰状细胞贫血⑤水电解质平衡情况，是否有脱钙。⑥是否有激素服用史，服用时间长短、剂量，何时停用，考虑是否用激素准备。⑦术前用药剂量宜小。呼吸受限者术前可免用镇静镇痛药，进入手术室后再酌情给予。

对长期服用激素的患者考虑可能发生肾上腺皮质功能不全的患者，可在术前 1 d 上午和下午各肌内注射醋酸可的松 100 mg，在诱导之前及术后给予氢化可的松 100 mg 静脉滴注。如果麻醉和手术中出现下列情况应考虑发生了急性肾上腺皮质功能不全：①在补充血容量后仍持续低血压或已逾量输血、输液，低血压仍不能纠正，甚至对升压药物也不敏感。②原因不明的低血压休克，脉搏增快，指趾、颜面、口唇发绀。③异常出汗、口渴。④肾区疼 (腰疼) 和胀感、蛋白尿。⑤不明原因的高热或低体温。⑥血清钾升高或钠、氯降低。⑦在上述症状的同时，可出现精神不安或神志淡漠，继而昏迷。如果考虑为肾上腺皮质功能不全，立即给予氢化可的松 100 mg 静脉推注，然后用氢化可的松 200 ～ 300 mg 静脉滴注。

根据患者的病理生理特点，一般采用全麻更为合适。全麻插管估计有困难者，宜行清醒气管插管。对脊柱前屈＞60°，颈屈曲＞20°的患者，行快速诱导全麻是危险的。如果颈部不能活动，行纤维支气管镜引导下气管插管是安全可靠的方式。如果条件不具备，可考虑逆行插管术，也可考虑使用喉罩。全麻忌过深，因这类患者对麻醉药耐量低，用药量应减少。术中充分供氧，避免低氧血症，注意液体量和失血量的补充，术后需完全清醒后再拔管。

当手术截除股骨头颈部，扩大股骨髓腔和修整髋臼时，出血较多。为减少大量输血的并发症，减少输血性疾病的危险，可采用以下措施：①术前备自体血。②术前、术中用血容量扩容剂扩容，将血液稀释，输血推迟至手术快结束时。③用扩血管药物如硝普钠、硝酸甘油、尼卡地平等控制性降压。④尽量避免静脉充血的体位。⑤熟练手术操作，仔细分离，准确止血。⑥血液回收装置回收术中失血。⑦术前使用抑肽酶。在用骨黏合剂时应警惕骨水泥综合征的发生，同时要暂惕脂肪栓塞综合征，以防意外发生。

(2) 膝关节置换术的麻醉：膝关节置换术主要注意松止血带时可产生"止血带休克"及肺栓塞综合征。在双膝关节同时置换时，要先放松一侧后，观察生命体征的变化，使循环对血液重新分配有一个代偿的时间，再放另一侧止血带。术中通过监测患者的肺动脉压、肺小动脉楔压改变，预测肺栓塞的发生。膝关节置换术后需上石膏固定，故麻醉不宜停药过早，以免患者躁动影响石膏固定。膝关节置换术后疼痛可能比髋关节置换术后更明显，可行各种方法的术后镇痛，有利于早期活动和功能锻炼。

五、脊柱手术的麻醉

1. 脊柱外科手术的特点

对于脊柱侧凸 (特别是严重脊柱侧凸) 和胸廓畸形的患者，由于气体交换功能的障碍，肺活量、肺总量和功能残气量常减少，机体内环境处于相对缺氧状态，术中和术后易出现缺氧、呼吸困难甚至呼吸衰竭，因此术前应进行血气分析和肺功能测定，以评价患者的肺功能状态，这对判断其能否耐受手术和预后有重要意义。在评价患者对麻醉和手术的耐受性时，还要注意脊柱畸形及症状出现的时间及进展情况，畸形对其他器官和系统的影响，特别要注意是否有呼吸和循环系统并发症，如心悸、气短、咳嗽和咳痰、有无疼痛和放射痛等。对于脊柱畸形的患者，同时也要注意患者是否患有神经肌肉疾病，如脊髓空洞症、肌营养不良、运动失调等，这些疾病将使治疗更加困难，预后也更难预测。

部分脊柱手术患者，由于病变本身如肿瘤等造成截瘫，患者长期卧床，活动少，加上胃肠道功能紊乱，导致营养物质的摄取和吸收不足，常发生营养不良，降低对麻醉和手术的耐受力。对于截瘫合并呼吸道和泌尿道感染的患者，术前也应积极处理。截瘫患者由于瘫痪部位血管舒缩功能障碍，变动体位时易出现体位性低血压，应引起麻醉医生注意。长期卧床患者因血流缓慢和血液浓缩可引起下肢静脉和深静脉血栓形成，活动或输液时可引起血栓脱落，一旦造成肺动脉栓塞可产生致命性后果，术前应妥善处理。

2. 常见脊柱外科手术的麻醉

(1) 脊柱畸形矫正术的麻醉：脊柱侧凸的原因很多，一般需要进行手术治疗的脊柱侧凸，都是保守治疗无效而侧凸程度又比较严重，如侧凸程度＞50°，或成人脊柱侧凸因侧凸的凹侧长期不正常负重，致早期发生严重的骨性关节炎、椎管狭窄或椎体侧方移位以及刺激脊髓或神经根引起疼痛而造成的疼痛性脊柱侧凸。限制性通气障碍和肺动脉高压所导致的肺心病是严重脊柱侧凸患者的主要死因。

脊柱侧凸矫形手术涉及脊柱的范围很广，手术创伤大，出血多，易发生失血性休克，术前必须备血，为减少异体输血反应和并发症也可以采用自体输血法。一般在术前 2 ～ 3 周的时间内，可采血 1 000 mL 左右，但应注意使患者的血红蛋白水平保持在 100 g/L 以上，血浆总蛋白在 60 g/L 左右。

麻醉选择：脊柱侧凸手术一般选择全身麻醉。插管后要妥善固定气管导管，以防止术中导管脱落。麻醉的维持有多种方式，如吸入麻醉、静脉麻醉、静脉吸入复合麻醉等。一般认为采用氧化亚氮 - 氧 _ 麻醉性镇痛药 - 中短效肌松药复合麻醉较易控制麻醉深度，有利于术中做唤醒试验。在合并有截瘫的脊柱手术的麻醉中，选择肌松药要注意避免使用琥珀胆碱。因为静脉注射琥珀胆碱后可使患者血清钾水平明显增高，从而有可能导致心室纤颤甚至心搏骤停。

控制性降压：为减少术中出血量和大量异体输血的不良反应，术中采用控制性降压术。但应掌握好适应证，对于心功能不全、明显低氧血症或高碳酸血症的患者，不宜使用以免发生危险。

脊髓功能的监测：在脊柱侧凸矫形手术中，既要最大限度地矫正脊柱畸形，又要避免医源性脊髓功能损伤，因此在术中进行脊髓功能监测很有必要。目前临床常用的脊髓功能监测方法为唤醒试验，即在脊柱畸形矫正后，如放置好 Harrington 支架后，嘱患者活动足部，观察有无因矫形手术时过度牵拉致脊髓血供障碍而出现的下肢神经并发症甚至是截瘫。要做好唤醒试验，首先在术前要把唤醒试验的详细过程向患者解释清楚，并当场练习。其次，手术医生应在做唤醒试验前 30 min 通知麻醉医生，以便让麻醉医生开始停止静脉麻醉药的输注和吸入麻醉药的吸入，如使用了非去极化肌松药，应使用加速度仪或周围神经刺激器以及其他方法了解肌肉松弛的程度，如果肌松没有恢复，应在唤醒试验前 5 min 左右使用阿托品和新斯的明拮抗。唤醒时，先让患者活动其手指，表示患者已能被唤醒，然后再让患者活动其双脚或脚趾，确认双下肢活动正常后，立即加深麻醉。如有异常，应重新调整矫形的程度，然后再进行唤醒试验。在减浅麻醉过程中，患者的血压会逐渐升高，心率也会逐渐增快，因此手术和麻醉医生应尽量配合好，缩短唤醒试验的时间。

唤醒试验不需要特殊的仪器和设备，使用起来也较为简单，但是受麻醉深度的影响较大，且只是对脊髓前索的运动功能提供参考，而不能测试脊髓后索的感觉功能，对有严重心理问题和精神迟缓的患者也不能做出正确判断。正因为唤醒试验具有上述缺点，有许多新的脊髓功能监测方法用于临床，比如利用体感诱发电位 (SEP) 监测脊髓中上传通道活性；运动诱发电位 (MEP) 监测运动通道活性；脊髓 - 脊柱记录脊柱刺激如在硬膜外、脊髓上传和下传通道活动均可诱发脊髓电位。各种监测脊髓功能的方法都有其优缺点，需正确掌握使用方法，仔细分析所得结果。

(2) 颈椎手术的麻醉：颈椎手术的常见入路有前、后路两种，根据不同的入路，麻醉方式不同，后路手术可选用局部浸润麻醉或气管插管全麻。行浸润麻醉注药时宜加压，以使局麻药与神经末梢广泛接触，增强麻醉效果。到达肌膜下或骨膜等神经末梢分布较多的地方时，应加大局麻药的剂量，在有大神经通过的地方，可使用浓度较高的局麻药。需注意的是，每次注药前都应回抽，以防止局麻药注入血管内，并且每次注药总量不要超过极量。颈前路手术时可选用颈神经浅丛阻滞，颈前路手术一般选择右侧切口，故麻醉也以右侧为主，必要时对侧可加半量。如果采用气管内插管全身麻醉时在麻醉诱导特别是插管时应注意切勿使颈部向后方过伸，以防止引起脊髓过伸性损伤。最好在术前测试患者的颈部后伸活动的最大限度。插管宜在局部黏膜表面麻醉下实施，为便于手术操作，可首选经鼻气管内插管麻醉。术中反复或过度牵拉气管有可能引起，气管黏膜和喉头水肿，如果术毕过早拔除气管导管，有可能引起呼吸困难，而此时因椎间植骨颈部制动而插管困难，因此，暂缓拔管，待患者完全清醒，度过喉头水肿的高峰期时再拔管以确保安全。

六、椎体切除术的麻醉

1. 因肿瘤、骨折或退行性变使椎管容积变小，造成脊髓或马尾神经受压，出现程度不同的神经功能障碍等症状，严重者可出现截瘫，手术治疗需要切除椎体。

2. 手术常取侧卧头高位或俯卧位，对呼吸、循环影响很大。

3. 经胸行椎体切除，选用气管内全麻，术中注意心肺功能，手术创伤大、失血多，切除椎体时不能完全控制椎体松质骨出血，尤其是椎管前静脉丛及切除椎体后壁时静脉窦破口的出血更难以控制，这时可行控制性降压减少出血，同时使用血液回收机，补足血容量。胸段椎体切除也可通过胸腔镜完成手术，此时要求双腔气管插管，术中单肺通气。

4. 另外要注意切除椎体时发生的神经反射，如窦神经等，有时会引起严重的低血压甚至心搏骤停，应提高警惕。

七、全體关节置换术的麻醉

1. 主要对象为老年人，术前常合并高血压、冠心病、肺心病、慢支等老年性疾患，对于手术及各种麻醉的耐受性均明显降低，全麻易发生呼吸系统并发症，故硬膜外麻醉列为首选。以腰 2～3 或腰 3～4 间隙穿刺，在老年人局麻药要小剂量分次注射。对无法进行硬膜外穿刺并且肺功能差的患者选择全麻。术中应严格控制麻醉平面，及早扩容。

2. 术中使用骨水泥对血流动力学影响甚大，可出现严重的低血压甚至心搏骤停，所在应注意以下几点：

(1) 将骨水泥充分混匀，凝成"面团"时置入以减少单体或其他附加成分的吸收。

(2) 髓腔应扩大到假体能用手加压插入、避免猛力捶击。

(3) 置入骨水泥前要补足血容量，必要时可在中心静脉压和心功能监测下超量补充。

(4) 填入骨水泥前吸入高浓度氧，以提高吸入气的氧分压。

(5) 维持麻醉平稳，要保持循环、呼吸系统相对稳定。该手术失血量很大，尤其当修整髋白、扩大髓腔时出血速度较快、失血量较大，应注意及时给予补充。

(6) 对行较长时间的手术、有明确前列腺疾病史或行术后硬膜外镇痛的患者应置入尿管。

八、股骨颈骨折的麻醉

1. 多发生在老年人，手术治疗复位内固定有利于早期活动，避免了因长期卧床而引起的并发症，如肺部感染，血栓形成等。硬膜外麻醉可改善下肢血流，阻断因创伤引起的应激反应而改善血液高凝状态，从而减少深静脉血栓的发生率。老年人各项生理功能均减退，心血管和呼吸的储备功能降低，全麻后易发生低氧血症，肺部的并发症也多，故不为首选。

2. 术中将阻滞平面控制在 T_{10} 以下，保持通气充足，避免低氧血症。由于创伤引起的应激反应可使血液的流变性改变引起高凝状态，所以必要时应监测血细胞比容，进行适当的血液稀释、降低血液黏稠度，防止形成血栓。

九、关节镜手术的麻醉

关节镜手术需无痛和良好的肌松，这样便于下肢内收、外展、屈曲等位置变换，腰段连续硬膜外麻醉联合腰麻（腰$_{2\sim3}$）能充分阻滞腰骶神经、肌肉松弛使关节腔开大，利于窥测关节病变和手术操作。

十、四肢显微外科手术的麻醉

这类手术一般时间较长，操作精细，要求麻醉平稳，镇痛完善；同时应注意复合伤的发展和处理；手术中常用抗凝药。对于此类手术，一般应注意以下几点：

(1) 上肢手术可选连续臂丛麻醉，下肢可用连续硬膜外麻醉。对于有复合伤者或不能合作者，应选全麻。

(2) 手术中应避免低血压，适度血液稀释。

(3) 尽量避免使用缩血管药，避免低体温，以免血管痉挛，影响肢体恢复。

第十五章 老年患者的麻醉

按照国际规定，65 周岁以上的人确定为老年。在中国，60 周岁以上的公民为老年人。随着社会老龄化的日益加重，中国的老年人越来越多，所占人口比例也越来越高，2011 年我国老年人 U 比重达 13.7%。2012 年 10 月 23 日，全国老龄委发布消息称，2013 年我国 60 岁以上老年人口突破 2 亿，未来 20 年我国老年人口将进入快速增长期，到 2050 年老年人口将达到全国人口的三分之一。

由于老年人各种细胞器官组织的结构与功能随着年龄的增长逐年老化，因而适应力减退，抵抗力下降，发病率增加。我国老年人易患的疾病依次为肿瘤，高血压与冠心病，慢性支气管炎与肺炎，胆囊病，前列腺肥大，股骨骨折与糖尿病等。而病死率依次为肺炎，脑出血，肺癌，胃癌，急性心肌梗死等。老年疾病的特征是病程长，初期没有明显的症状与体征，不易察觉，症状出现后又呈多样化，同一种疾病在不同的老年人身上差异很大，而且一个老年患者往往同时患几种疾病。

随着社会经济的进步和现代医学的发展，人类的期望寿命大大增加，我国很多大的城市老年麻醉已占麻醉总数的 15% ～ 20%。因此深入探讨衰老的病理生理和药理学变化，了解围手术期的主要危险因素和防治措施，提高麻醉管理技术是做好老年麻醉、保证围手术期安全的重要措施，是麻醉工作者的重任。

一、老年患者的生理改变

由于机体受内外环境各种因素的影响，衰老与年龄并不完全同步。同一患者各脏器的衰老程度也不完全相同，个体差异大，一定要具体患者具体评估。

（一）循环系统

衰老引起的心血管生理变化对麻醉的影响最大。

1. 心肌间质纤维的增生使心脏顺应性降低，维持心脏收缩的酶和 ATP 逐年减少，致心肌收缩力减弱。80 岁时心排出量可降至为 20 岁人的 1/2。即使是无重度心血管并存疾病的老人，其心输出量和射血分数仍维持在正常范围内，但由于其贮备力不足，遇运动、贫血、发热、术中应激反应等时即可出现心输出量下降，心肌供血不足的症状。

2. 随着年龄的增加，副交感神经张力增高和心脏起搏细胞的减少，导致老年心率较年轻人慢，对药物的反应也较差，而心率的减慢又直接影响心输出量。缺氧和高碳酸血症时老年人的心率减慢更显著，常是导致术中心搏骤停的原因。高位硬膜外阻滞时应高度警惕。

3. 老年人衰老过程中，大血管和小动脉弹性逐渐减少或消失，外周血管阻力增加，是导致血压升高和左心肥厚的主要因素。左室压力/容量曲线变陡，需更大的充盈压力才能保证每博量和心输出量，围手术期输液稍逾量或速度过快易发生急性左心衰、肺水肿。血压过高易致脑出血；血压过低，尤其是舒张压过低（＜60 mmg）可致冠脉灌注低下，引起心肌缺血，心绞痛等。

（二）呼吸系统

1. 随着年龄的增加，肺纤维组织增生，肋间肌萎缩，椎间隙变窄，导致肺的顺应性下降。

2. 从 20 岁以后时间肺活量每年下降 20 ～ 30 ml，残气量每年增加 10 ～ 20 ml，残气 / 肺总量之比可由 20 岁的 25% 增至 70 岁时的 40%。功能残气量明显增加，解剖无效腔增大，而终末支气管则随肺泡弹性回缩力的降低而早闭。

3. 通气 / 血流比不均，PaO_2 下降，PaO_2 每年可降低 0.31 mmHg。

4. 肺胸廓顺应性减弱，气道阻力增加及小气道功能下降等原因使老年人的通气功能显著下降。

5. 最大通气量 (MVV)、用力肺活量 (FVC)、一秒率 (FEV1.0%) 以及反映小气道功能的呼气中段流量 (MMEF)，最大呼气容积—流量曲线 (MEFV) 都随年龄明显下降。

6. 肺的气体交换面积减少，肺泡壁毛细血管床总表面积缩小，功能残气量增加。小气道变窄、肺泡萎陷等使老年人换气效率与弥散功能随年龄明显降低。

7. 老年人对短时间缺氧或高 CO_2 血症的通气代偿反应比较迟钝，且随年龄减退。70 岁以上老人对缺氧的通气反应下降 40%，对高 CO_2 血症的通气反应下降 40%。

8. 老年人对缺氧和二氧化碳蓄积的耐受性明显减退。老年患者在使用静脉麻醉药如巴比妥、丙泊酚等诱导时容易出现呼吸抑制且时间较长，可能与对化学感受器刺激的反应性下降有关。

因此围手术期呼吸管理尤为重要，稍有不当即可导致重度低氧和高碳酸血症。

(三) 神经系统

神经系统包括中枢神经系统和外周神经系统，其老化过程是机体衰老的重要组成部分。

1. 大脑皮层随年龄呈进行性萎缩，脑重量逐年减轻，灰质由 20 岁时占脑重量的 4.5% 降至 80 岁时的 3.5%，神经元的数量在 65 岁时比 20 岁时减少 10% ～ 35%，90 岁时只剩下 1/3。中枢内受体及神经递质也相对应减少，致老年人记忆力减退，反应迟钝。

2. 对中枢神经抑制药物的敏感性增加，如吸入

麻醉药的 MAC 从 40 岁起每 10 年下降 4%；静脉麻醉药的诱导量随年龄增加而减少，如丙泊酚的诱导量仅为青年人的一半 (1 mg/kg)。

3. 随着年龄增加，自主神经兴奋性降低，机体对儿茶酚胺及抑制 β 肾上腺素能兴奋的能力减弱。导致心血管对应激反应的调控能力降低，术中血压、心率易于波动。

(四) 消化系统与肝脏

随着年龄的增加，消化系统功能逐渐减弱，但与围手术期和麻醉关系最密切的是肝脏的变化。

1. 老年人的胃肠动力减弱及各种消化酶分泌的减少，致消化和吸收功能减弱。胃排空减弱表现为液体排空减慢，而固体食物的排空与青年人相差不大。

2. 老年人胃酸、内因子等分泌减少，影响了铁的吸收和维生素 B_{12} 的吸收，导致老年人缺铁性贫血。

3. 老年人肝细胞呈退行性变，肝细胞功能及肝血流量亦逐年下降。与麻醉密切相关的是肝微粒体酶系统功能下降，解毒功能降低。经肝生物转化的麻醉药降解减慢，半衰期延长。

4. 缺氧、低血压、输血等均可致肝功能损害，故麻醉管理不但要注意药物的选择，更要注意预防缺氧和维护血流动力学的稳定，保证肝细胞的灌注和供氧。

（五）泌尿系统

1. 老年肾脏解剖及功能变化主要包括：肾脏重量减少，皮质减少，血流量减少。皮质血流量减少，对血管扩张剂反应性下降，肾小球滤过滤下降。肾小管功能如排钠、浓缩及稀释和尿酸化功能受损。

2. 血浆肾素浓度和活性至 70 岁时已下降 30% ～ 50%，且常伴有醛固酮的不足，故老人易发生高钾血症。

3. 衰老使肾小管再吸收功能低下，80 岁老人尿的浓缩功能较年轻人下降 30%。

4. 根据肾功能的改变，在麻醉管理上应注意：

(1) 必须加强水电解质平衡的监测，手术时间长或失血过多易致脱水，输液过多又加重心脏负担，不当利尿易致电解质紊乱。

(2) 经肾排出的药物半衰期延长，须根据患者的肾功能情况选择麻醉药，避免术后药物残余的潜在危险。

二、老年人有关药理改变

老年人衰老的病理生理改变使药物的吸收、分布、代谢、排泄、生物利用度及清除速度都发生了改变。

（一）吸入麻醉药

吸入麻醉药肺泡最低有效浓度 (MAC) 于 40 岁以后，每增龄 10 岁降低 4%。老年人功能残气量的增加使吸入气向肺泡的转运过程减慢，肺泡麻醉药浓度上升速度相应变慢。老年通气/血流比例失调增大，肺交换面积减少，使麻醉药向血的转运能力下降；老年人心排血量下降，血流从肺带走的麻醉药物相对减少；老年人吸入麻醉药血/气分配系数降低，肺血平衡加快，将减少自肺泡的摄取。而老年人体内脂肪含量增加，肌肉/血、肝/血分配系数增大，则组织对麻醉药的摄取也增加。以上改变将引起吸入麻醉剂诱导起效慢、效果明显而术后恢复延迟。

（二）静脉麻醉药及阿片类镇痛药

静脉麻醉药如硫喷妥钠、地西泮、咪达唑仑、依托咪酯或丙泊酚及阿片类药物，如芬太尼等可用于老年人，但敏感性显著增高，中枢神经抑制明显，呼吸抑制出现稍迟，但抑制时间显著延长，且易致呼吸停止，故对老年人静脉麻醉用药应掌握分次小量原则，首次用药量先减少50%，待观察药效后，再酌情予以追加剂量。

（三）肌肉松弛药

(1) 老年人血浆胆碱酯酶活力减弱，药物清除率降低，故琥珀胆碱剂量需酌减，重复使用时更应减小。

(2) 老年人非去极化肌松药的用量与年轻人相仿，药效也相同，但起效缓慢，作用时间明显延长，用药量需酌减。泮库溴铵于 75 岁消除半衰期为中青年的 2 倍；维库溴铵阻滞恢复时间为 45 min，年轻人仅 17 min，且反复用药可能产生蓄积。阿曲库铵则例外，剂量和效应几乎不受年龄影响。

(3) 新斯的明的拮抗效应与年龄明显相关，静脉注射 0.05 mg/kg 的起效时间和最大拮抗肌松作用老年人虽与年轻人基本相仿，但作用时间延长至 42 min，年轻人仅 13 min。

三、老年患者的麻醉方法

(一) 术前评估及麻醉前准备

1. 老年外科的特点

(1) 老年人应激反应迟钝

有时病情已十分严重，但自觉症状较轻，且多种疾病症状重叠，难以确诊。

(2) 老年人合并症多

约 40% ～ 60% 的老年患者合并有心血管、呼吸或消化系统病变，30% 的老年患者术前已有 3 种或更多的疾病，这些合并症使病情加重，死亡率增高。

(3) 老年人急诊、重症较多

易引起并发症 (低温、水电解质平衡失调、低血容量和感染) 而增加死亡率。

2. 术前评估

充分的术前评估是保证老年人手术安全的重要前提。在评估麻醉和手术的风险程度时，一般均需考虑患者、手术、麻醉三方面的危险因素，主要与老年人原发病的轻重、合并症的多少及其严重程度、手术创伤密切相关。

根据上述老年外科的特点，术前评估包括患者的全身状况及心、肺、肝、肾等重要器官的功能，以及中枢神经系统和内分泌系统的改变。应详细了解患者的现在和过去病史，通过体格检查、实验室和影像检查，必要时增加一些特殊检查，对所获得的资料加以综合分析，采用 ASA 分级标准进行粗略的评估。

手术部位和手术创伤大小也是决定围手术期危险大小的一个重要因素。在老年人，手术部位浅表或创伤小的手术与体腔、颅内或创伤大的手术相比，其死亡的危险相差 10 ～ 20 倍。

3. 麻醉前用药

老年人药物吸收、降解和排泄均减慢，药物耐受量小，因此，麻醉前用药剂量约比年轻人减少 1/3 ～ 1/2。麻醉性镇痛药容易产生呼吸、循环抑制，除非麻醉前患者存在剧烈疼痛，一般情况下应尽量避免使用。老年人对镇静、催眠药的反应性也明显增高，应减量慎重使用，一般宜用咪达唑仑肌内注射，少用巴比妥类药。老年人迷走神经张力明显增强，麻醉前给予阿托品有利于麻醉的实施和调整心率。但患者心率增快、有明显心肌缺血时应避免使用，可以东莨菪碱代之。然而东莨菪碱易致老年人兴奋、谵妄，应酌情慎用。如合并青光眼，应禁用颠茄类药。

(二) 麻醉方法选择的原则

尽量选用对生理干扰少、安全、便于调节和麻醉效果确切的方法和药物。既往研究认为，全身麻醉与椎管内麻醉对于患者的转归没有差别，但最近

的国际共识推荐在能够满足外科麻醉水平的条件下，优选使用神经阻滞技术，包括椎管内麻醉，外周神经阻滞麻醉等方式，以减少老年患者的术后认知功能障碍。对于术前服用抗凝药物的患者，如果没有时间进行抗凝治疗替代转化，可以优选外周神经阻滞技术实施麻醉。如果选用全身麻醉，全凭静脉麻醉在老年患者的术后认知保护方面具有优势，某些特殊手术使用适当浓度的吸入麻醉药具有脏器保护效应。

1. 局部浸润麻醉与区域神经阻滞

这是比较安全的麻醉方法，对老年人的生理干扰小，但只适用于短小手术。老年人的耐药力差，宜用小剂量低浓度的局麻药。老年人血管并发症多，局麻药中应少加或不加肾上腺素。

2. 椎管内麻醉

蛛网膜下腔阻滞较少应用于老年患者，因为其阻滞平面难于控制，易致呼吸抑制和血压波动。

硬膜外阻滞用于老年人优点较多，如不抑制免疫机制，术后呼吸系统并发症和静脉血栓发生率低，而麻醉又较确切、完全。局部麻醉药物优选罗哌卡因。但也应注意以下几点：

(1) 老年人骨质增生及椎间隙变窄，常使硬膜外穿刺困难，当直入法不成功时可改为侧入法或旁正中法穿刺，常较易成功。

(2) 老年人硬膜外腔静脉丛血管硬化充血，穿刺或置管时易损伤出血，形成硬膜外血肿。当发生硬膜外腔出血时，不宜立即拔针或拔管，应保持引流通畅，并注意观察和及时处理，防止发生截瘫。

(3) 老年人硬膜外腔狭窄，椎间孔闭锁，用药量明显减少，药液易于扩散，阻滞范围易过广。60 ~ 80 岁阻滞 1 个节段只需 1 ml，80 岁以后更减少，但应注意个体差异。因此老人应以少量多次注药为安全，不宜单次注药。

(4) 由于老年人药效学的变化，使局麻药的作用强度和时间延长，老年人硬膜外腔追加药的间隔时间应延长。

(5) 老年人高位硬膜外阻滞时更易发生呼吸抑制，应加强监测管理。应选用对呼吸抑制较小的局麻药如罗哌卡因，辅助药物也应减量。

(6) 硬膜外腔阻滞时，由于血管扩张，老年人心血管储备不足，常常较年轻人更易发生低血压。围手术期应适当扩容，必要时用升压药纠正低血压，预防心搏骤停。

(7) 不推荐给予任何辅助镇静药物，如果需要推荐给予 α 受体激动剂，如右美托咪定，并注意防止心动过缓和低取压的发生，从小剂量开始可降低不良反应的发生率。

3. 神经阻滞

臂丛神经阻滞是上肢手术的首选麻醉方法。由于老年人呼吸系统病理生理变化及颈短或活动受限，采用腋路法较为安全。肌间沟阻滞则引起气胸或膈神经阻滞的风险更大。

颈丛阻滞，多选用颈浅丛阻滞即可满足手术需要，局麻药中不加肾上腺素。

4. 全身麻醉

随着新一代短效、速效、麻醉药的出现和麻醉机功能和监测技术的不断完善，全麻已逐渐成为当代老年麻醉的主要方法之一。

(1) 麻醉诱导

1) 诱导为求平稳，减少气管插管时的应激反应。

2) 老年患者的麻醉诱导原则上以静脉麻醉诱导为主，单次静脉注射、TCI 靶控输注等方式均可采用，但应从小剂量逐渐滴定给予，直至达到合适麻醉镇静深度，麻醉镇静深度监测有助于更好地判定麻醉药物的准确用量。

3) 在诱导过程中，需要密切观察患者的循环，呼吸，氧合以及通气等状况，对于早期异常状况应尽早作出诊断及及时处置，避免严重并发症的发生。

4) 老年患者由于循环的脆弱性，麻醉诱导应选择对循环抑制较轻的镇静药物，如依托咪酯。如果给予丙泊酚，应该小量、缓慢、多次静脉推注，或分级靶控输注，以睫毛反射消失或者麻醉深度监测指标过到插管镇静深度作为麻醉诱导的最佳剂量；在此过程中，任何时刻患者的循环发生急剧变化，应先暂时停止给予丙泊酚，经过输液，给予血管活性药物后，循环稳定后再继续给予直至达到插管镇静深度。

5) 慎用即刻进行气管插管以刺激循环的做法。

(2) 麻醉维持

1) 原则上应选时效短、脏器毒性轻、麻醉深浅可调性强、术后苏醒快的药物。

2) 老年患者的麻醉药物选择以不损害脏器功能为原则。

3) 针对脆弱脑功能老年患者，影响神经递质的药物如抗胆碱药物东莨菪碱、长托宁等，以及苯二氮卓类药物应慎用。

4) 针对脆弱肝肾功能的患者，肌松药物最好选择不经过肝肾代谢的药物，如顺阿曲库铵，中长效镇静药物需要在麻醉深度监测指导下给予，以避免停药后药物蓄积效应导致苏醒期延迟。

5) 对于脆弱肺功能以及高龄患者，最好给予短效镇静镇痛药物维持麻醉，以避免中长效麻醉药物残余效应对患者苏醒期呼吸功能的影响。

6) 丙泊酚、右美托咪定、瑞芬太尼、顺阿曲库铵等均可安全用于老年人麻醉维持，但应从小剂量开始，药量应减少 1/3 ～ 2/3，加强监护，以免药物过量致循环意外。

四、术后管理

老年人的术后管理质量与术后并发症的发生直接相关。呼吸功能不全和低氧血症是老年患者术后早期死亡的重要原因。术毕应待意识恢复、呼吸循环稳定方可拔除气管导管。对术后估计需进行呼吸功能支持的患者，应给予一段时间的机械通气支持，不要急于拔管。拔管后继续注意保持呼吸道通畅，并充分供氧。对拔管后出现严重呼吸抑制者，除给予相应拮抗药物外，应注意及早重新气管内插管（或置入喉罩等）辅助呼吸，切勿丧失抢救时机。对于一般老年手术患者，针对其氧合能力的降低，术后吸氧的时间不应小于 24 h。

良好的术后镇痛有助于术后并发症的防治和术后康复，但由于老年人各器官系统储备功能降低和药代动力学的变化，使老年患者的术后疼痛管理十分困难，应注意以下几个方面。

1) 联合使用多种镇痛方法，如患者静脉自控镇痛和局部神经阻滞联合使用，可以增加镇痛效果，同时减少麻醉药的毒性。

2) 部位特异性的镇痛方法是有益的，如上肢手术使用局部神经阻滞，胸部手术使用肋间神经阻滞。

3) 非甾体类抗炎药可使镇痛药的镇痛作用增强，同时减少其用量和炎性介质的释放。术后使用的镇痛药主要为阿片类药物，但要注意减少其用量。其他如感染的预防、合理的营养支持等，都是术后应该注意的。

五、老年患者麻醉并发症及处理

认识老年人病理生理特点，再根据患者的具体情况，麻醉前做全面的评估及充分准备，制订合适的麻醉方案，是减少和避免老年患者麻醉并发症重要的一环。

(一) 老年人生理特点

(1) 随着年龄的增长中枢神经、周围神经和自主神经发生退变及功能下降，手术后易发生认知功能障碍。

(2) 随着年龄的增长心血管系统疾病亦随之增加，表现为大动脉壁的弹性纤维增厚，血管变厚；心肌纤维化使心室顺应性降低和收缩性降低致心室射血分数降低，同时心率最大反应降低，心肌收缩舒张所需时间延长，导致心脏储备能力降低。

(3) 肺实质及胸廓的改变，致肺弹性回缩能力降低，肺总容量降低，功能残气量增加，呼气时间延长，气道阻力增加；呼吸肌张力降低，咳嗽无力，不能有效排痰。

(4) 老年人肾脏滤过率降低，重吸收、浓缩、稀释功能以及维持细胞外液容量和对电解质及酸碱平衡能力均明显降低，对药代动力学产生影响。

（二）老年人麻醉特点

1. 术前评估及麻醉前准备

(1) 全身状况。

(2) 精神状态，有无认知障碍。

(3) 心血管系统情况。

(4) 血糖有无增高。

(5) 电解质及血气变化。

(6) 凝血状况，有无服用抗凝药。

(7) 有无青光眼。

2. 老年人硬膜外麻醉特点

(1) 韧带钙化，椎间隙变窄，穿刺困难。

(2) 硬膜外间隙静脉丛充血和（或）血管硬化，易致硬膜外腔出血甚至血肿。

(3) 椎间孔变窄，硬膜外腔绒毛样组织增生，有效空间变小，致阻滞范围意外扩大。

(4) 硬膜外阻滞起效时间和强度随年龄增大而增加，用药随年龄增大而减小。

3. 麻醉前用药

(1) 麻醉性镇痛药、镇静药用量宜小。

(2) 东莨菪碱易致老年人兴奋、谵妄，以改用阿托品为好，对心动过缓的老年人亦可调整心率。

4. 麻醉方法的选择

一般下腹部及四肢手术可选择椎管内和神经阻滞麻醉，中、上腹部手术可根据患者全身情况及麻醉医师的业务程度、科室设备选用适当的麻醉方式，亦可选用硬膜外联合气管内全身麻醉。颅脑及胸部手术选用气管内全身麻醉。

（三）麻醉并发症及其处理

1. 呼吸系统

常见的有呼吸抑制、呼吸道梗阻、支气管痉挛，主要原因是麻醉性镇痛药、肌松药残留作用及舌后坠，气道分泌物阻塞、刺激；处理方法有延迟拔管，充分吸除口腔及气管内分泌物，备口（鼻）咽通气道，吸氧。老年人麻醉后最好送麻醉恢复室观察至生命体征平稳。

2. 循环系统

常见的并发症有高血压、低血压、心律失常、心衰。麻醉中应根据老年人的特点调整麻醉用药、麻醉深度及合理补充血容量，一旦发生，对症治疗。

3. 中枢神经系统

麻醉后苏醒延迟，认为与麻醉药残留、低氧血症、低体温、高或低血糖有关，分析原因，对症处理。术后谵妄是麻醉术后较常见的现象，其发生率约为 8% ～ 78%，与睡眠功能紊乱相关。一般术后应用一些催眠镇痛药如地西泮、氟哌利多和哌替啶来人工制造清醒 - 睡眠周期。

4. 内分泌改变

应注意血糖变化。

第十六章 小儿患者的麻醉

小儿（尤其新生儿及婴儿）身体尚未发育完善，在解剖学和生理学方面，甚至较年长儿童也有明显不同。因此，从事小儿麻醉者必须熟悉各年龄段与麻醉相关的解剖及生理特点，结合不同疾病的病理生理及全身状况做出稳妥而正确的麻醉选择与处理。

一、小儿生理特点及麻醉

（一）解剖学特点

1. 呼吸生理

婴儿呼吸节律不规则，各种形式的呼吸均可出现。胸廓不稳定，肋骨呈水平位，膈肌位置高，腹部较膨隆，呼吸肌肌力薄弱，纵隔在胸腔所占位置大，容易引起呼吸抑制。而头大、颈短、舌体大、鼻腔、喉及上呼吸道狭窄，唾液及呼吸道分泌物较多，均有引起呼吸道阻塞的倾向。婴儿有效肺泡面积 /kg 是成人的 1/3，耗氧量 /kg 是成人的 2 倍，说明换气效率不佳，故小儿麻醉时应特别重视呼吸的管理。

2. 循环生理

胎儿期左右心室流出道阻力相同，栗血量亦相同。新生儿期自胎儿循环进入自行循环，心血管系统有重大变化。由于外周阻力增加，左心室及主动脉壁增厚，因此新生儿心脏每搏量减少，心肌顺应性较低，心输出量借以增加心率来代偿。当心动过缓时心输出量相应降低。婴儿脉搏较快，6 月以下婴儿，麻醉期间如脉搏慢于 100 次 / 分，应注意有无缺氧、迷走神经反射或深麻醉，应减浅麻醉，纠正缺氧，用阿托品治疗，必要时暂停手术。小儿血容量按照公斤体重计算，比成人大，但因体重低，血容量绝对值很小，手术时稍有出血，血容量明显降低。

3. 神经系统

新生儿已有传导痛觉的神经末梢，外周神经与脊髓背角有交通支，中枢神经系髓鞘已发育完全，故新生儿应和成人一样，手术时要采取完善的麻醉镇痛措施。

4. 体温调节

与成人相比，婴儿和儿童体表面积与体重的比例大，容易散热，故体温易下降。3 个月以下的婴儿

无寒战反应，寒冷时不能通过寒战代偿。故新生儿麻醉时应采取保温措施。

5. 内分泌系统

新生儿，尤其是早产儿和低体重儿，糖原储备少，易发生低血糖。

（二）生理学特点

1. 胎儿及新生儿期的呼吸功能

(1) 足月期胎儿：血液中的气体交换全部由胎盘承担，O_2 和 CO_2 可自由通过胎盘，此时胎儿的肺脏则无生理功能。如果出生前因母体胎盘或脐带因素而供血不足，胎儿则会迅速发生低氧血症和酸中毒。

(2) 新生儿：呼吸无效腔与潮气量之比、肺顺应性与功能残气量(FRO)之比同成人大致相似，但呼吸道阻力则是成人的 10 倍。无效腔量按体重计算，新生儿与成人相等，但新生儿呼吸道容量少，所以麻醉期间器械无效腔也应该减小。新生儿、婴儿代谢率高，氧耗量是成人的 2 倍，主要以增加呼吸频率来满足机体高代谢的需要，因此，麻醉期间辅助呼吸的频率也应较快，以满足正常的肺内血氧交换，同时说明新生儿的氧储备缺乏，一旦供氧停止，将迅速出现缺氧或低氧血症。

2. 胎儿及新生儿期的循环功能

(1) 足月胎儿：脐静脉将富含营养物质和高氧合的血液由胎盘经脐输至胎儿。在胎儿体内，胳静脉于肝脏下分成大小两支：大支 (Arantius 静脉导管) 直接汇入下腔静脉；小支则汇入门静脉，门静脉血通过肝上静脉亦注入下腔静脉。因此，肝以上的下腔静脉血中，一部分是来自胎盘的氧合血液，一部分为来自胎儿下半身乏氧血。此氧合程度相对较高的混合血液，大部分 (约 60%) 通过卵圆孔直接进入左心房，再经左心室栗入主动脉，在动脉导管开口处上游段直接供给心脏和脑，使这两个器官得到氧合最好的血液。下腔静脉中其余约 40% 的血液注入右心房，与来自上腔静脉的低氧血混合后，经右心室泵入肺动脉。由于肺血管阻力很高，右心室泵出的血流只有一小部分 (5% ～ 10%) 灌注肺组织；其余 90% 均由动脉导管进入降主动脉。因此，主动脉在动脉导管开口处下游血液的含氧量，低于供给心脑的血液。由于胎盘血管阻力较小，故胎心排量的 60% 经由发自主动脉的两条脐动脉流入胎盘，在此进行物质交换和再氧合。脐静脉血的氧分压为 32 ～ 35 mmHg，与母体混合静脉血相同，但相应的血氧饱和度却高于母体血液 (80% 对 65%)。原因是胎儿血红蛋白与 2，3- 二磷酸甘油酯 (2，3-DPG) 的亲和力大于成人。因此，与成人相比，胎儿的血氧解离曲线左移，P_{50} 减小。出生后第 1 周，氧解离曲线逐渐右移，使血液更容易向组织释放氧。

(2) 围生期胎儿：胎儿出生时，由于外界冷空气刺激以及氧合作用，此时跻动脉血流首先自行停止，而脐静脉血流则在脐带钳夹时中断。延迟钳夹脐带，可使胎儿血容量增加 25% 左右。钳夹跻带，一方面使脐静脉血流中断，回入胎心的血量突然减少而致右心内压力下降，另一方面由于脐动脉阻断，动脉系阻力增大，致使左心和主动脉内压力升高。此外，胎儿啼哭，肺脏充盈张大，使肺血管阻力降低而令其血液灌流量增加。因此，一方面降低了肺动脉和右心内压力，另一方面肺静脉回心血量增多而使左心压力上升。由于上述改变，使围生期胎儿循环系统的压力分布情况反转，左心压力超过右心。这在左右心房之间停止了卵圆孔的右向左分流；而在主动脉水平也由于血压高低的反转，逐渐减少了经动脉导管的右向左分流。其后由于局部 PaO_2 升高和血中前列腺素降低的共同作用，产生动脉导管的功能性关闭。出生后数周内，上述分流短路关闭并不是永久牢固的，一切能增加肺动脉压的刺激 (低氧血、酸中毒、低体温、低血容量)，都可以使短路重开而恢复胎儿型循环，导致血氧下降。

(3) 新生儿

1) 心肌收缩力：新生儿和早产儿的心肌收缩力均较成人为低，这主要是由于其心脏体积较小、心肌顺应性较低所致。顺应性较低也使得舒张终期的容积和心排血量减少。这说明新生儿的心排血量主要取决于心搏频率。一切心动过缓均将导致心排血量降低。顺应性不佳和左心室收缩力较弱，也说明新生儿对血容过高的耐受力低下。这种心肌收缩能力不足，对早产儿的影响尤为突出。足月产儿实际上更易于大幅度加强左室功能，以适应机体生理功能的需要。由于新生儿交感神经系统尚未成熟，在静息时几乎处于极限兴奋状态，故心肌的应激能力很差。在出生后 3 周内，左心室心肌体积迅速发育，可增加至原来的 3 倍，从而使其最初较弱的适应能力明显改善。

2) 血容量：新生儿出生时的血容量，个体间有很大的差异。例如延迟钳夹脐带可使之增加 25%。与此相反，子宫内胎儿缺氧，将导致血管收缩，故窒息的新生儿多合并血容量不足。出生时交感神经系统发育尚未成熟，使新生儿血容量对其动脉血压的影响非常突出，故在临床上，新生儿的血压是反映其血容量的很好指标。不同年龄小儿的心率和动脉压正常值见表 16-1 和表 16-2。

表 16-1 不同年龄小儿的正常心率 (次 /min)

年龄	均值	范围
新生儿	120	100 ～ 170
1 ～ 11 个月	120	80 ～ 160
2 岁	110	80 ～ 130
4 岁	100	80 ～ 120
6 岁	100	75 ～ 115
8 岁	90	70 ～ 110
10 岁	90	70 ～ 110
14 岁　男	80	60 ～ 100
14 岁　女	85	60 ～ 105
16 岁　男	75	55 ～ 96
16 岁　女	80	60 ～ 100

表 16-2 不同年龄小儿的血压正常值 (mmHg)

年龄	收缩压	舒张压	平均动脉压
早产儿 (750 g)	44	24	33
早产儿 (1 000 g)	49	26	34.5
足月产儿	60	35	45
3 ～ 10 天	70 ～ 50	-	-
6 个月	95	-	-
4 岁	98	57	-
6 岁	110	60	-
8 岁	112	60	-

续表

年龄	收缩压	舒张压	平均动脉压
12 岁	115	65	-
16 岁	120	65	-

3) 低氧血：与成人或较大儿童比较，新生儿的低氧血具有一些特殊性质，实际上氧在新生儿体内储备甚少而消耗极多，很快即被用尽。低氧血可迅速达到严重程度，并继发有酸中毒、心动过缓和心排血量降低。此外，在出生时，低氧血可使肺动脉系阻力增加，有令动脉导管和卵圆孔重新开放至右向左短路分流、恢复胎儿型循环的危险，这将使动脉血的低氧程度更加严重。因此，对新生儿的低氧血必须引起足够重视，否则低氧血症可迅速导致循环骤停的危险。

4) 脑循环：早产和足月产的新生儿，在有胎儿急性窘迫时，其脑部供血的自动调整功能将受到损害，此时脑供血量随动脉血压而变化。早产儿在动脉压有剧烈变化时，常导致脑室内或脑室周围出血。

3. 肾脏功能

(1) 肾血流量 (RBF)：胎儿期间，由于肾血管阻力较高，其血流量也相对较少。出生时心排血量增多，并在其后的 6 周内随着体循环血压迅速提高，肾血管阻力持续性逐渐降低，因而导致肾脏血流动力学发生适应性改变，故肾血流量增加。肾内血液灌流自髓质向周围的皮质部分重新分布，这对增加肾小球渗滤和肾小管泌尿等肾功能的建立，起着根本性作用。

(2) 新生儿肾功能的不成熟情况

1) 肾小球滤过率 (CFB) 低：按体表面积，新生儿肾小球清除率较低，约为成人的 30%，肾浓缩功能差而稀释功能较好。

2) 肾小管对钠的再吸收差：由于吸收钠的能力低下，且易失钠，如输液中不含钠，有可能出现低钠血症。

3) 肾小管对葡萄糖的再吸收差：新生儿近端小管一般可完全重吸收肾小球毛细血管滤过的葡萄糖，但其肾小管葡萄糖重吸收量约为成人的 1/5，因此，新生儿在摄入过多糖时也可出现糖尿，糖尿可起渗透性利尿作用，导致水钠丢失。

4) 肾的解酸能力低：肾排泄碳酸氢盐的阈值较小，对酸负荷的反应减弱，提示需给予碳酸氢钠，以纠正早产儿常见的代谢性酸中毒。

上述说明，新生儿对液体过量或脱水的耐受性均较差，输液与补充电解质时应尽量精确调节。

4. 中枢神经系统

脑电图 (EEK) 记录到的新生儿大脑皮质电生理活动，在睡眠状态下接受外界刺激时可出现各种变化，说明新生儿中枢神经系统对外界反应非常敏感。新生儿对疼痛刺激则有生理、生化方面的应激反应。因此，新生儿与成人相同，手术期间需采取完善的麻醉镇痛措施。

5. 体温调节

新生儿体温调节机制发育不全，皮下脂肪少，体表面积相对较大，既产热量少，又容易散热，故体温易受周围环境温度而改变。因此，麻醉期间更容易发生体温下降或过低，易导致麻醉加深、呼吸与循环抑制，且术后苏醒延迟，还易发生硬肿病。所以，新生儿麻醉期间应注意保温。

二、小儿药理

小儿药理学的主要内容包括药代学，机体对药物的影响，药效学及药物对机体的影响。这些方面均受年龄影响，尤其是在出生后的数周。

药代学描述的是药物进入机体后分布的生理过程。药代学两个主要方面是决定药物到达和离开效应部位的速度和数量。它们由药物独特的药代学参数综合决定，包括分布容积，分布清除，蛋白结合，代谢和排泄。由于小儿细胞外液较多，脂肪中水与油脂的比值较成人高，水溶性药物的分布容积会更大。如果清除率不变，分布容积越大，达到所需血浆浓度的负荷量就越大，半衰期越长。一般而言，儿童的清除率更快，因为流经肝脏血液的比例较高。但在新生儿中，一些通过肝脏代谢为无活性产物的麻醉药物的作用时间会比预期的要长。静脉麻醉药物主要通过肾脏排泄。新生儿肾小球滤过率低，约为成人的30%，影响药物的排泄。随着年龄增长，肾小球滤过率和肾小管分泌逐渐增加达到8～12个月的正常水平。

许多静脉麻醉药物的药效学区别还没有得到很好的研究。但是，新生儿对作用于中枢神经系统的药物更敏感，这可能因为脑部单纯扩散有年龄依赖性，且新生儿和小型婴儿中枢神经系统血供丰富。

小儿吸入麻醉药最低肺泡气浓度随年龄而改变，早产儿麻醉药需要量比足月新生儿低，新生儿心排出量分布至血管丰富的器官，加上血气分配系比3个月婴儿低，而婴儿则比年长儿和成人麻醉药数随年龄而有改变，故小儿对吸入麻醉药的吸收需要量大。小儿呼吸频率快，心脏指数高，大部分快，麻醉诱导迅速，但同时也易于过量。

三、小儿患者的麻醉方法

所谓小儿麻醉虽系指新生儿至12岁年龄段，从解剖生理特点与成人比较，以3岁以下小儿相距较远，因而临床麻醉难度与风险并存，本节主要阐述小儿临床麻醉特点。

新生儿麻醉的基本原则：

对手术患儿进行术前访视和术前准备比对术前用药更重要。麻醉医师应评估小儿的病情、择期手术的必要性和患儿及家长的心理状况。对患儿不当的麻醉前处理会增加患儿的分离恐惧，使术后不合作状态几率增高，导致术后治疗更加困难。麻醉医呷应把麻醉操作过程、手术的必要性和可能出现的问题对家长进行解释和交流，因为家长的紧张情绪可传递给患儿。需要向儿童保证在其清醒时会尽可能地采取措施以减轻其疼痛。患儿和家属获得的信息越多，越容易缓解手术和住院的压力。

1. 术前准备

新生儿麻醉多为急症手术。麻醉前首先要详细了解病情，并在相对短的时间内纠正相关并发症，使新生儿在适宜的状态下接受手术治疗，以减少术中和术后并发症的发生。

(1) 放置胃管、开放静脉进行补液。

(2) 纠正水、电解质紊乱，纠正酸碱失衡和 (或) 低血容量。目的是使血流动力学状况尽可能接近正常，使 PaO_2 及 $PaCO_2$ 维持在正常范围。血容量补充常采用20% 清蛋白 10 ～ 20 mL/kg 或用生理盐水稀释一倍的新鲜冷冻血浆，并备好足量的新鲜血浆和浓缩红细胞。

(3) 新生儿保温这一特殊要求，是防止在整个手术过程中的体温下降。主要方法包括：保温毯、提高室温于 26 ～ 32℃、吸入加温气体及红外线辐射加温等；若带有红外辐射加温功能的特殊手术台最好。

(4) 物品准备：①检查麻醉用通气器械 (250 mL 或 500 mL 呼吸囊)。②插管用具 (喷雾器、直型喉镜、合适的面罩及气管导管)。③微量泵、液体及血制品。④监测设备 (新生儿血压袖带、体温监测探头及合适的脉搏氧饱和度监测仪探头)。⑤根据术前检验的特殊要求准备的药液 (如含糖盐液) 及其他用品。

2. 气管内插管及呼吸功能维持

由于新生儿特殊的生理功能及解剖特点，无论采用何种麻醉方法，都必须进行气管内插管。同时注意以下几点。

(1) 要了解新生儿呼吸、循环的生理解剖关系，插管前后始终要保持呼吸道通畅。

(2) 注意减少面罩和麻醉环路机械无效腔的增大。

(3) 注意面罩正压通气使胃内气体增加而影响膈肌运动。

(4) 原则上新生儿应采用控制呼吸，以保证维持足够的通气。

(5) 机械通气应采用有适合于小儿呼吸控制功能的麻醉机，如：能够输出很小的潮气量，提高呼吸频率并给予不同的呼气末正压通气 (PEEP)。有空气 - 氧混合装置，吸入不同的氧浓度并配有小儿用环路和可调的报警装置。环路中配有加热、过滤、湿化装置等。

3. 麻醉诱导

如果新生儿呼吸、循环系统稳定且无插管困难，麻醉医师可根据自己的习惯采用常规气管内插管。

(1) 在基础麻醉下，通过面罩吸入氟烷或异氟烷，然后在肌松药的配合下进行气管内插管。

(2) 通过静脉用药。如硫喷妥钠 (2 ～ 5 mg/kg)、羟丁酸钠 (80 ～ 100 mg/kg)、氯胺酮 (1 ～ 3 mg/kg) 或丙泊酚 (1 ～ 3 m/kg) 麻醉后，再给予肌松药配合气管内插管。肌松药用量为维库溴铵 60 ～ 80 μg/kg 或阿曲库铵 0.25 ～ 0.35 mg/kg。为保证循环稳定，在上述基础上考虑静脉注射小剂量芬太尼可有满意效果。

(3) 如果新生儿全身状态不稳定、呼吸功能受累或可能有气管内插管困难的病例。可考虑清醒插管或慢诱导气管内插管。慢诱导插管可缓缓静脉注射羟丁酸钠 (80 ～ 100 mg/kg) 和 (或) 阿托品 (10 ～ 20 μg/kg)，在喉镜明视下，用喷雾器进行咽、喉及气管内表面麻醉 (注意局麻药用量) 后气管内插管。由于在插管时保留自主呼吸，此法较为安全。

(4) 慢诱导方式还可以在上述表面麻醉下经鼻气管内插管，这样的气管导管固定牢靠，能避免移位。出生时气管长约 4 cm，气管导管位置如稍有不当，甚至导管滑脱或插入过深，就会很快影响通气。

4. 麻醉维持

新生儿全麻要点：①意识消失。②镇痛完善。③足够的肌松。

为确保患儿安全及血流动力学稳定，除保证通气处于良好状态外，还要根据新生儿的生命体征、手术类型及方式、手术时间，以及考虑所选麻醉药对患儿的影响程度等而选择麻醉药。吸入麻醉药的 MAC 随小儿月龄的增加而增加。如异氟烷，早产儿的最低肺泡有效浓度是 1.3%，新生儿为 1.45%，而婴儿为 1.6%。如果吸入同样浓度的麻醉药，新生儿脑和心脏中的浓度要比大龄儿童和成人高，因而容易导致吸入麻醉药过量，引起严重低血压和心动过缓。羟丁酸钠作为静脉基础麻醉药，对呼吸及循环系统影响较轻、毒性小、安全性好，易于掌握，可引起较长时间的睡眠状态，但应注意分泌物增多、心动过缓及术中保温。近来，丙泊酚在新生儿诱导和微量泵持续静脉注射维持麻醉方面也取得了较好的效果。

5. 监测

由于新生儿体形娇小柔弱，临床提供的资料有限，而有创监测的难度、创伤及风险都比较大，使麻醉监测更显得重要，需要谨慎对待。实际上近几年来血氧监测仪、自动血压计、持续体温监测和心电图监测推广应用，给临床带来更多的方便和实用价值。当然心前区听诊仍然很重要。麻醉诱导前应安置好所有的监测，合适新生儿袖带的选择、持续体温探头的安置、胸前听诊器及血氧仪探头的牢靠固定等。值得提出的是，脉搏血氧饱和度监测仪的临床应用，是近年来小儿监测的一大进展，可及时监测患儿的血氧状况，为呼吸功能多变的儿科麻醉提供了安全保障。使用时应当注意选用适合新生儿的探头，并放置于手掌或脚掌固定牢靠。手指和耳垂放置探头困难且容易脱落或移位；外周血流动力学不稳定时监测的准确性下降。如果麻醉过程出现报警，则首先应该听诊呼吸音，判断通气和呼吸功能而不是反复检查探头位置。此外，还要注意血流动力学的稳定情况。

新生儿较大手术在补充血容量基础上，可试做桡动脉穿刺置管 (22 号)，以监测动脉压。有创动脉监测可提供连续的动脉压曲线，以提供血流动力学的基本情况，还便于随时抽取血标本。配置肝素液 (浓度 1 U/mL，滴速 1 ～ 2 mL/h) 输注，可防止导管阻塞。

第三节 新生儿急症手术麻醉

一、先天性膈疝

膈疝多在胚胎第 10 周左右发生，影响肺发育，使肺内动脉明显减少。新生儿开始呼吸时吞咽的空气可进入胸腔内的胃肠道，加重对肺叶的压迫，使动脉氧分压降低及二氧化碳分压升高，发生酸中毒。如果将疝内容物复位使被压缩的肺叶扩张，病情可能好转。倘因肺发育不全，不能满足最低限度的气体交换，加重全身缺氧和酸中毒，最后可因缺氧致死。

麻醉前应经鼻置入胃管排除胃内积气，降低胸腔内压力以减少腹腔脏器对肺的压迫。尽早清醒插管辅助呼吸，中度肺发育不全患儿经吸入高浓度氧及辅助呼吸后，缺氧及高二氧化碳血症可得到改善，面罩加压通气可使胃肠道充气，加重对肺的压迫。

患儿进入手术室后，应立即气管插管后行正压通气，以改善气体交换。维持麻醉首选七氟醚或其他吸入麻醉药，可辅以芬太尼或瑞芬太尼静滴。腹腔内脏还纳后致腹内压明显增加，压迫膈肌影响呼吸，应于患儿完全清醒及呼吸功能恢复正常后方可拔管。腹腔脏器还纳后刻压迫下腔静脉，故不宜用下肢输液。

二、食管闭锁及气管食管瘘

1. 病理生理

伴有或不伴有气管食管瘘的食管闭锁，在新生儿的发生率约为 1/4 500，最常见的为食管下部有气管食管瘘的 IE 型闭锁。新生儿如果唾液过多和继发呼吸衰竭时，应考虑此诊断。此病常同时伴有其他畸形，尤其是脊柱畸形和心脏畸形。食管闭锁可以是 Water 综合征的一个组成部分，该综合征包括脊柱畸形、肛门闭锁，食管闭锁伴气管食管瘘和肾脏畸形。

2. 麻醉要点

(1) 由于伴有气管食管瘘的食管闭锁伴有气管畸形，为避免胃液反流与误吸危险，通常对新生儿做清醒状态下保留自主呼吸的气管内插管。

(2) 麻醉诱导前将一吸引管放在食管口并持续抽吸，以减少分泌物及误吸。

(3) 为避免正压通气造成气流通过瘘管进入胃内造成胃扩张破裂，通常可采取以下措施。①呼吸窘迫需要正压通气的新生儿，通常在镇静局麻下先做胃造瘘术。②插管时，深入气管导管于右侧支气管，再缓慢退管，并通过听诊呼吸音 . 以使气管导管尖端位于气管隆突之上。且在瘘管之下时固定导管，并在术中密切监测气管导管的位置，以避免意外。③尽早结扎气管食管瘘口，延期纠正食管闭锁。

3. 麻醉注意事项

食管闭锁患儿气道发育差，呼吸道狭窄，分泌物潴留使气道阻力增加，肺顺应性差，肺血管阻力增加，血流减少，低氧血症发生率高。通常小儿侧卧开胸，由胸膜外进路接近纵隔。在结扎瘘口和重建食管阶段，肺脏被挤压，手术操作也有可能压迫气管或心脏。因此，需要密切关注患儿的氧合及心电图变化。如果出现血氧饱和度下降或心律失常，可要求外科医师暂停手术，正压呼吸膨胀被挤压的术侧肺脏，待氧饱和度上升、心脏电生理稳定后再继续手术。

三、脐膨出及腹裂

1. 病理生理

脐膨出及腹裂的患儿都是腹壁缺损。脐膨出的内脏被膜囊覆盖，功能正常，但往往伴有其他的先天异常 (20% 有先天性心脏病),, 腹裂外露的内脏 (多为小肠) 无膜囊覆盖，直接暴露在空气中，出现炎性水肿、肠道功能紊乱，一般不伴有其他器官异常。

2. 麻醉要点

麻醉诱导和气管内插管都不存在特殊困难，可按照一般原则实施。必要时可进行动静脉置管监测。合并巨舌可有插管困难。

3. 麻醉注意事项

(1) 保持体温 (同前述)，低温是死亡的诱因。

(2) 水、电解质的补充需要量取决于外露内脏的多少，在内脏未还纳时通常需给予 15 ～ 25 mL/(kg•h)，同时注意监测血气及血糖。

(3) 由于患儿对外露器官还纳的耐受能力，在腹裂时内脏常易于复位，但巨大脐疝时内脏的复位可影响肺功能。因为腹部膨胀有时可显著减少胸廓的顺应性，并限制膈肌运动。因此，腹腔内脏还纳常伴有血流动力学改变，血管有可能受压，在有动脉置管时可通过动脉压波形很好显示。实际上，外科医师往往是以肺功能和术中血流动力学耐受程度来指导内脏还纳的操作。

(4) 脐膨出患儿术后常需要长时间的辅助呼吸。此外，术后还要控制感染，肠道外营养及监测肾功能。

四、先天性幽门狭窄

1. 病理生理

该病系幽门环形肌肥厚，导致幽门狭窄而发生不全梗阻，是新生儿时期常见病（发生率3‰。），男婴占 3/4，病因不明。外科治疗是幽门切开术，为小于 3 个月婴儿最常见的手术之一。手术时间短，约 30 min，其存在的问题是饱胃。症状最初表现为反流，逐渐进展至喷射性呕吐。由于持续呕吐，引起脱水伴低钠血症、低氯血症和代谢性碱中毒。肾呈双相反应：首先通过肾排泄含有钠、钾的碱性尿来维持 pH；随着钠、钾减少，肾回收氯化钠，并排出酸性尿以维持细胞外容量。这种反常性酸性尿加重碱中毒，于是出现代偿性呼吸性酸中毒。有低血容量的严重病例，还可出现乳酸性酸中毒。

2. 麻醉要点

（1）一旦确诊，应即刻术前准备，包括纠正脱水、电解质紊乱，纠正贫血和营养不良。并通过胃管充分吸引胃容物。

（2）尽管术前患儿已经安放胃管进行减压，但诱导前还应该仔细地吸尽胃液。即使吸引后，对幽门狭窄的小儿仍应看作胃内饱满，因此，需要进行快诱导气管内插管以确保安全。术中应确保患儿安静．避免操作损伤。

3. 注意事项

幽门狭窄是内科急症，最早可在出生后 36 h 确诊。但发病在出生后第 2 ～ 6 周。只有在水、电解质紊乱和血容量做必要的纠正和补充之后，手术才可安全实施。准备时间随临床表现及化验情况而不同。大多数病例，补液 12 ～ 24 h 足够。包括纠正脱水，电解质紊乱，需要时可用 10% 白蛋白扩容，用量 10 ～ 15 mL/kg，滴注 30 min。有凝血功能障碍者肌内注射维生素 K_1 2 mg/kg 等。

术后患儿可出现呼吸恢复及苏醒延迟，可能与术前水、电解质紊乱有关：麻醉过度通气、麻醉药残留、低温等均可使苏醒延迟。应考虑以上因素加以处理。胃管可在手术结束后即拔除。

五、新生儿巨结肠

1. 病理生理

由于结肠远端运动功能紊乱，粪便都滞留于近端结肠，以至肠管扩张肥厚，为远端结肠肠壁神经丛内的神经节细胞缺如所致的遗传性肠道疾病，无神经节细胞区的下界在直肠括约肌，上界不定，但最常见的是在直肠或直肠乙状结肠交界处。巨结肠表现为神经节细胞缺少区上方结肠对抗性肥大。由于病变部分的肠管经常处于痉挛状态，形成功能性梗阻，以致粪便排泄困难。新生儿期间常因病变段的肠管痉挛而出现全部结肠甚至小肠极度扩张，肠壁变薄，而无结肠典型肥厚变化。新生儿巨结肠有时并发肠炎，病变部位肠黏膜充血、水肿及多发的散在小溃疡。

2. 麻醉要点

手术治疗是将病变结肠连同乙状结肠、直肠、缺少神经节细胞的肠段切除，然后做结肠、直肠吻合术。对有合并症的患儿先造瘘，Ⅱ期再做根治术。麻醉方法根据手术需要而决定。经腹巨结肠根治术可选用气管内插管加硬膜外阻滞，亦可全麻。手术 2 ～ 3 h 可能出血较多。麻醉应提供肌松和镇痛。硬膜外常选择 $L_3 ～ L_5$ 或 $L_2 ～ L_3$，使镇痛平面达 T6，以满足手术时游离结肠左曲（脾曲）的需要。连续硬膜外阻滞除利于手术外，也有利于术后镇痛和护理。

3. 注意事项

由于患儿多伴有消化不良，加之洗肠等术前准备，易出现水、电解质紊乱。术前应做电解质检查，及时纠正。合并肠炎的患儿给予抗菌药治疗。

六、新生儿肠梗阻

1. 病理生理

肠梗阻是新生儿期常见病。主要有先天的完全性和不完全性肠道狭窄或闭锁 (约占 1/3)，以及其他原因 (如肠扭转、环状胰腺、胎粪梗阻、肛门闭锁) 导致的新生儿肠梗阻。高位梗阻时，主要临床表现为最初几小时呕吐胆汁。低位梗阻时则出现严重的腹部膨胀，最后导致由于膈肌运动受限和肺顺应性降低所致呼吸窘迫的危险。

(1) 高位消化道梗阻：包括十二指肠和小肠闭锁以及不完全性梗阻。十二指肠梗阻的特点就是早期呕吐胆汁。梗阻可为外在性 (Ladd 系带) 或内在性 (隔膜或闭锁)，常合并唐氏综合征 (又称 21- 三体综合征)。手术较简单，行隔膜切除或消化道吻合术。常在手术后第 8 天之前即可经胃肠道进食，小肠闭锁的处理可做一期完成的消化道吻合和暂时性回肠造瘘术，这取决于闭锁段的长度、两段肠腔内径是否相同、诊断的早晚以及有无感染征象。术后需要长时间的肠道外营养。

(2) 低位肠梗阻：常表现为腹部膨隆，有时很严重，伴有迟迟不见的胎粪排出，或胎粪成分异常。①先天性巨结肠 (Hirschsprung 病) 的特点是部分或全部结肠内神经丛缺乏。在局限性，病变部位上游肠管扩张；在完全性，整个结肠和小肠末端无功能，膨胀累及上游无病变的回肠。同时伴随粪便潴留和小肠梗阻，病情轻者则发生便秘。先天性巨结肠患儿出生即发病者占 10% ~ 20%，症状有胎粪排出延迟，易激惹，生长迟缓和腹部膨隆，稍大儿童可表现为便秘和腹泻。最严重的早期并发症是溃疡性小肠结肠炎，其预后恶劣。先天性巨结肠可通过放射检查和直肠活检确诊，发病机制不明。②肛门闭锁：出生时对肛门闭锁容易做出诊断。肛门闭锁有许多种畸形，包括肛门狭窄、肛门膜状闭锁、肛门发育不全、直肠发育不全和直肠闭锁。低位闭锁可做一期根治性手术；高位闭锁常先做暂时性结肠造瘘术，几个月后对畸形做根治性手术。术前必须对病变的确切部位做出诊断，以便根据手术时间的长短确定麻醉方法。

2. 麻醉要点

麻醉诱导气管内插管和维持方法根据患者一般情况和手术要求而定。麻醉维持可选用静 - 吸复合方法。新生儿可根据情况做清醒气管内插管和静脉快速诱导气管内插管，麻醉应该有良好的镇痛和肌松，输液要注意量与质的控制和选择。

3. 注意事项

一旦诊断明确，应开始胃肠减压、补液和保温等治疗措施。延迟诊断可发生脱水及严重感染。胃肠减压前避免使用 N_2O。实验室检查 (Hct、血气分析、电解质和血葡萄糖测定) 可辅助评估患儿状态及指导液体治疗。有肠管血运障碍、腹膜炎者应尽早手术，否则发生肠坏死、出血、休克，甚至死亡。

七、坏死性小肠结肠炎

1. 病理生理

坏死性小肠结肠炎病因复杂，见于危重患者，通常是早产儿。病变累及不同范围的结肠，有时累及小肠。其特点为肠黏膜坏死并可累及肠壁其他层次，直至穿孔。可伴有出血性或感染性病损及细菌侵害。临床表现为粪便带血、腹痛、发热、阻塞综合征、全身情况差。症状包括肠腔内空气积聚 (小肠积气)，腹腔内出现空气 (气腹) 和休克。

2. 麻醉要点

(1) 需要手术切除坏死肠段和肠造口术的患儿，应充分评估心肺功能，进行血气分析，测定血糖和凝血时间。

(2) 对早产儿常在转送前就已经处于控制呼吸，应力求 PaO_2 波动于 6.7 ～ 9.3 kPa(50 ～ 70 mmHg)。

(3) 至少应维持两条可靠的静脉通路，给予充分的水及电解质溶液，术中一般需输入 50 ～ 150 mL/(kg•h)。尽管有时手术简单，但还是很容易出血，这是由于病变严重和在此疾病阶段常有凝血功能障碍所致，宜输注浓缩红细胞和新鲜冰冻血浆，应维持 Hct 在 0.40 ～ 0.45。血小板严重减少 (＜ $20×10^9$/L) 时，应输注血小板。

(4) 小体重婴儿和肠道外露时，维持体温特别困难。麻醉中应注意手术室保温，腹腔冲洗液和胃肠管外液应加温使用。

(5) 血管活性药如多巴胺 2.5 ～ 5 μg/(kg•min) 可改善肠系膜和肾灌注，并可提供循环支持。

3. 注意事项

重症患儿术后应运送到新生儿重症监护治疗病房 (NICU) 持续重症监测和通气治疗。

第四节 小儿常见外科手术麻醉

一、小儿腹部外科手术的麻醉

(一) 腹股沟管疾病

1. 病理生理

(1) 腹股沟疝：从定义上讲是腹内脏器或组织从腹壁缺损向外突出称为疝。当疝不能减小或还纳至正常位置时，称为嵌顿。疝内容物血供损害时，称为绞窄。小儿腹股沟疝是由于腹膜鞘状突未闭造成，外科手术治疗时间短，约 15 min。手术除对腹膜膜囊的短时牵拉外，手术刺激小，鞘膜积液、精索囊肿不论在外科手术或麻醉技术方面都与之相仿。

(2) 隐睾症：当睾丸持续未能进入阴囊称为隐睾症。完全性隐睾多在腹腔内，不完全性则位于腹股沟高位或低位，最常见的是位于腹股沟下段。手术持续时间因睾丸位置而有所不同，大约 30 min 左右。

2. 麻醉要点

鞘膜积液及斜疝修补术属择期手术，手术时间较短，除 6 个月以下小儿，不一定必须气管内插管。喉罩可以替代插管或由有经验的医师实施面罩麻醉下自主或辅助呼吸，有通气障碍时再行气管内插管。全麻联合局部浸润、慨管阻滞或骼腹股沟 / 髂下腹神经阻滞可减少术中全麻药用量，且有利于患儿术后镇痛。类似手术采用骶管阻滞复合全身浅麻醉 (非插管全麻)，除有禁忌证外，不失为一种替代气管内插管全麻的好办法，全麻药用量少，呼吸抑制轻，镇痛完全，平面理想，并且术后有良好的镇痛效果，这种技术主要适用于体重 25 kg 以内的小儿。最大容量是加肾上腺素的 0.25% 或 0.19% 布比卡因，最大剂量不应超过 2 mg/kg。也可配合其他局部区域阻滞的方法。

3. 注意事项

(1) 合并嵌顿疝和肠梗阻患儿应按饱胃处理，麻醉前应进行胃肠减压，治疗原则同肠梗阻。

(2) 如果麻醉偏浅，隐睾手术牵拉精索时的疼痛反射可诱发喉痉挛和心动过缓。

(二) 小儿腹腔内肿瘤

1. 病理生理

小儿腹部肿瘤多为恶性，常位于腹膜后。尽管肿瘤的放疗及化疗已取得相当进展，然而手术乃是腹部肿瘤的主要治疗手段。神经母细胞瘤和肾胚胎瘤是最常见的实质性肿瘤，其次为畸胎瘤、肝脏肿瘤和横纹肌瘤。肿瘤的体积可对患儿消化道、呼吸动力学以及全身情况产生不利影响。为了缩小肿瘤体积和提高疗效，术前常给予化疗，而化疗可对全身情况、心及肾功能、生化尤其是血液学产生影响，应评估有无贫血及低血容量，对外科肠道准备非常重要。有些患者术前进行化疗，常会有不可逆的心肌病，应注意收集病史，根据体格检查、辅助心电图、胸片及超声心动图进行评估及是否有心脏储备功能的降低。手术期间出血危险大，故术前备足血液制品是必须的。

2. 麻醉要点

(1) 常规快诱导气管内插管，持续机械通气。维持以充分的镇痛、肌松和控制呼吸，可提供腹肌松弛满意的手术视野。开放肢体 2 ～ 3 条血管通路，进行中心静脉压和有创动脉压置管的基本监测，以便在血流动力学监测下有效补充血容量。还应放置导尿管及胃管，并进行体温、脉搏血氧饱和度 (SpO$_2$)，以及呼气末 CO$_2$ 分压 (PETCO$_2$) 监测，必要时检测血生化和做血气分析。

(2) 注意血流动力学稳定，特别是肿瘤压迫、包绕或浸润大血管产生的出血危险，年龄越小，安全性越差。应避免代偿不足的低血容量或输液过度的高血容量，因有持续的渗血、液体冲洗、隐蔽的损失，很难估计失血量，肝功能受损或大量输血可发生凝血功能障碍，所以要密切监测血压、脉率和中心静脉压。尿量的监测也利于评估患者血容量状态。

(3) 动静脉通路之所以要开放在上肢，是因肿瘤或手术操作可能造成下腔静脉和腹主动脉的血流阻断。当翻动肝脏则可造成一定的下腔静脉压迫，从而下腔静脉回流受阻，动脉压骤降，以及突发的心动过缓，甚至心搏骤停。手术医师应随时准备暂停手术，实施压迫止血，以配合麻醉医师纠正血流动力学变化。

(4) 手术时间冗长和大面积腹腔开放会使体温降低，必须保持足够的室温，放置电热毯，加温冲洗液和静脉液体。

3. 注意事项

患儿术后通常需要机械通气支持，辅助呼吸可能需要几天时间，因而需要准备重症监护。

(三) 先天性胆管发育畸形

1. 病理生理

先天性胆管闭锁、先天性胆管发育不全、先天性胆总管囊肿，均可引起婴幼儿阻塞性黄疸。

先天性胆管闭锁是肝内外胆管呈膜状或条索状闭锁。先天性胆管发育不全是肝内外胆管细小，胆汁引流不畅，而出现胆汁淤滞性肝肿大及黄疸，其病因学无统一结论。先天性胆总管囊肿患者常有腹痛、腹部肿块、黄疸三大典型症状，间歇性黄疸为其特点。大部分阻塞性黄疸患儿有肝脾大，个别患儿有发绀及杵状指，晚期可出现腹壁静脉怒张、腹水及严重的凝血功能障碍。为提高手术成功率，一经确诊应在积极术前准备的同时及时手术，重建胆管。

2. 麻醉要点

(1) 手术多为较小婴儿，手术持续时间较长，约 3～4 h。腹部行较大的横切口，可能出血较多，必须在上肢开放 2 条静脉，最好备新鲜浓缩红细胞及冷冻血浆。

(2) 麻醉药选择应以不加重肝脏负担为原则，尽量减少静脉全麻药用量，以免加重肝损害和药物蓄积。诱导插管可选用静脉注射丙泊酚或 1% 硫喷妥钠辅用肌松药 (维库溴铵或潘库溴铵)，麻醉维持用麻醉性镇痛药复合异氟烷。

(3) 探查肝门时必须翻动肝脏，可导致下腔静脉回流受阻，引起低血压。用 4% 白蛋白 10 mL/kg 扩容有较好的预防作用。对于黄疸患儿，副交感神经系统处于敏感状态，故插管或术中操作可引起心动过缓，术前、术中应备有阿托品。术中保持液路通畅，及时补充新鲜血液，手术时间较长者，患儿体液丢失较多，应充分补液并注意保暖。

3. 注意事项

(1) 由于胆管功能障碍，维生素 k 合成减少，再加患儿多有不同程度的肝损害，引起凝血因子 II、VII、VI、X 生成障碍，有自然出血倾向。所以术前 3 d 肌内注射维生素 K，补充葡萄糖及维生素 B、维生素 C、维生素 D。如果有贫血，及时输血，纠正水、电解质紊乱和酸碱失衡。

(2) 术后防止感染，保持胆汁引流通畅，加强呼吸道管理，预防腹水，严密监测水、电解质平衡。

(四) 择期脾脏切除术

1. 病理生理

小儿择期脾切除的主要指征是溶血性贫血，包括遗传性球形红细胞增多症以及血小板减少症。前者由于红细胞的膜结构改变，而致使红细胞在脾脏内破坏。因此，脾切除手术是此病真正的根治性措施。其他溶血性贫血中，如珠蛋白生成障碍性贫血 (又称地中海贫血)(β 或 α 球蛋白链合成降低)。镰状细胞贫血 (β 链结构异常引起的病态 S 血红蛋白) 或葡萄糖 -6- 磷酸脱氢酶 (G6 PD) 缺乏，只有当核素检查证明是溶血性贫血时，才是脾切除的指征。慢性血小板减少性紫癜病例，只有当皮质激素治疗无效时才考虑脾切除。

2. 麻醉要点

(1) 患者大多为 6～10 岁儿童，可常规快诱导全麻气管内插管，维持以肌松静 - 吸复合麻醉。

(2) 对血小板减少的病例，气管内插管和放置胃管时应轻柔操作，以避免黏膜损伤而导致出血。

(3) 对镰状细胞贫血，应避免低氧血征、心血管抑制、静脉淤滞以及低温。应该注意脉搏血氧饱和度监测。

3. 注意事项

(1) 手术应在近期无任何感染情况下进行。

(2) 溶血性贫血病例，必要时可于术前输入浓缩红细胞，以使血红蛋 A 在 100 g/L 左右。

(3) 血小板减少病例，术前输注血小板无效。注意避免术前肌内注射用药。

(4) 如果较长时间应用皮质激素治疗的患儿，诱导前必须注射皮质激素。

(5) 重症珠蛋白生成障碍性贫血，可发生输血后铁的超负荷，特别是对心脏负荷的影响，故术前应摄胸片、查心电图和超声心动图。

（五）急性阑尾炎和腹膜炎

1. 病理生理

急性阑尾炎的病理生理变化是阑尾腔堵塞继发细菌过度繁殖，阑尾肿胀。延误治疗会使过度肿胀的阑尾坏疽、溃破而导致腹膜炎和脓肿形成。急性阑尾炎高发于 10 ～ 19 岁。穿孔发生率为 30% ～ 45%。阑尾炎发病一旦诊断明确，应立即手术。

2. 麻醉要点

(1) 评估患儿体液和电解质状态，注意补液和血容量的补充。高热应采用物理降温等手段控制体温。

(2) 麻醉可根据小儿的年龄、体重和全身情况，采用快诱导气管内插管全麻，用吸入麻醉、麻醉性镇痛药和肌松药维持麻醉。

3. 注意事项

(1) 由于腹膜炎、不同程度的肠道梗阻以及发热等，造成血管间隙的消化道第三间隙积存了大量体液和电解质，这样形成的肠腔内水、电解质潴留，导致离子和血容量的失衡。因此，补充液体以及必要的扩容是急腹症患儿麻醉的先决条件。

(2) 急腹症患儿因胃与食管压差的逆转，即使几小时未进饮食，也必须视为饱胃处理，术前置胃管是必须的。急腹症患儿手术麻醉的主要危险是反流与误吸，且被动性反流的危险最大。因此，麻醉医师要始终注意采取预防性措施，比如使用带套囊的气管导管清醒表麻下插管等。

（六）急性肠套叠

1. 病理生理

急性肠套叠是任何一段肠管套入其下游的另一段肠管内。男性多于女性，多发生在 2 ～ 12 个月的婴儿。病因可能与病毒感染及其导致的淋巴结肿大有关。约 90% 肠套叠发生于回肠、结肠。其他为回肠回肠和结肠结肠型。主要症状为腹痛、便血及腹部包块。其他症状有腹泻、呕吐、发热及脱水等。也可出现神经系统体征如嗜睡等。新生儿则表现为急性坏死性小肠结肠炎的症状。

2. 麻醉要点

(1) 肠套叠儿童误吸发生率高，麻醉诱导注意反流。

(2) 如果患儿血流动力学状态不稳定，麻醉药可选用氯胺酮、依托咪酯等对心血管无抑制的药物。

(3) 钡灌肠或空气灌肠纠正肠套叠成功率为 80%，但必须有麻醉医师在场。

3. 注意事项

同急性阑尾炎。

（七）腹股沟嵌顿疝

1. 病理生理

同腹股沟疝。当腹股沟疝囊不能还纳，并发生疝内容物缺血性损害时便发生嵌顿。最常见于 6 个月以内的婴儿。

2. 麻醉要点

患儿往往有早产史，通常呼吸暂停发生率高，故多采用气管内插管全身麻醉，术中保障呼吸道通畅，做好呼吸管理，关注呼吸功能变化。

3. 注意事项

密切注意呼吸道状况，防止围术期呼吸道梗阻，避免机体缺氧与二氧化碳蓄积。

（八）肝功能障碍患儿的麻醉

1. 病理生理

肝脏为机体的重要消化器官，具有胆红质代谢、蛋白质合成、凝血因子的生成、碳水化合物代谢和药物的生物转化等诸多生理功能。肝脏生理功能多且潜力巨大，难以用简单的功能实验准确判断肝脏的多种功能。除非病情严重或全肝病变方可有明显的肝功能实验异常。比较敏感的功能实验为血清胆红素、白蛋白含量以及凝血酶原时间。凝血酶原主要在肝脏合成，合成中需要维生素 K 参与，如果患儿无维生素 K 缺乏或经过维生素 K 治疗，而凝血酶原时间延长超过 6 s 以上者，说明有明显肝损害。严重肝损害时，血清胆红素 > 51.3 μmol/L、白蛋白 < 30 g/L。患儿如营养状态极差，同时患有肝硬化、病毒性肝炎或梗阻性黄疸时，其肝功能亦可能明显受损。按患儿肝病种类、症状体征及化验检查进行综合分析，即可判断肝功能状态。

2. 麻醉相关问题

(1) 肝脏耗氧量较大（占全身耗氧量的 1/3），任何麻醉技术和手术操作都会影响肝血流 (LBF)。肝血流的减少可导致肝细胞缺氧，从而加重肝功能的损害，故术中应避免低氧、低血压、二氧化碳蓄积以及大剂量血管收缩药的应用。手术操作可引起内脏血管阻力增加，肝血流减少，上腹部比下腹部手术明显，肝胆手术较上腹部手术更甚。因此，肝病患儿有肝功能受损或在肝炎急性期，麻醉手术后并发症多，死亡率高，需充分准备后方可实施。

(2) 麻醉应尽量选择对肝功能影响较小的局麻、神经阻滞或椎管内阻滞。在凝血功能正常的患者硬膜外阻滞后，每搏量增加，心率缓慢，平均动脉压和外周血管阻力减小，肝动脉总血流和肝总血流有增加趋势，肝血管阻力减小，使肝血流增加。但若阻滞平面过广，发生有效循环血容量不足时，肝血流会随血压呈比例地下降。部位麻醉可在基础麻醉下实施，术中可辅助用药以保持患儿安静。

(3) 所有麻醉药都可引起肝血流减少。吸入麻醉药除氧化亚氮外，氟烷、恩氟烷和异氟烷都减少肝血流，其中异氟烷影响相对较小。静脉麻醉药中氟哌利多、氯胺酮、芬太尼、劳拉西泮对肝功能无明显影响，可以选用；硫喷妥钠、哌替啶、地西泮、咪达唑仑、丙泊酚及普鲁卡因静脉麻醉，均可使用，但须减少用量。维库溴铵主要经肝脏排泄，肝功能不良患者阻滞时间可明显延长，阿曲库铵不受肝、肾功能和循环功能变化的影响，仅分布容积增加。在肝硬化患者，这些药物需要用较大的首次剂量才能达到完善的肌松。肝功能障碍患者血浆胆碱酯酶含量和活性有不同程度下降，因而琥珀胆碱作用时间延长。麻醉性镇痛药哌替啶半衰期较正常人延长 1 ~ 1.5 倍，血浆清除率下降 50%，但分布容积和与蛋白结合基本不变。吗啡和芬太尼经肝代谢，用药后血浆游离成分增加，药效增强。芬太尼分布容积增大，肝硬化患者用芬太尼后半衰期延长 4～5 倍，应用时特别小心。尤其是新生儿和小婴儿肝病患者，对麻醉性镇痛药特别敏感，这类患者用药一定做气管和呼吸支持或尽量不用。

3. 麻醉要点

(1) 术前准备主要是纠正凝血功能障碍、预防感染和防止术中低氧血和低血压。预防性抗生素应用：备新鲜血及血浆。梗阻性黄疸的凝血功能障碍主要是补充维生素 K。如果条件允许，肝病患儿麻醉前还应给予高蛋白、高糖和低脂肪饮食，增加血浆蛋白，增加肝糖原储备，有利于保护肝脏。

(2) 麻醉最好选择部位麻醉或气管内麻醉加硬膜外阻滞。完善的硬膜外阻滞可减少或不用镇痛药和肌松药，减少镇静药的使用，利于患儿术后复苏。因患儿血浆胆碱酯酶含量及活性降低，应注意局麻药使用；有出血倾向的患者应避免使用硬膜外阻滞。

(3) 入手术室即监测血压、脉搏、呼吸、血氧饱和度和心前听诊。诱导前充分供氧，术中出血患者开放 2 条静脉，最好是上肢。术中处理重点是维持患儿体温、充分供氧和防止低血压。5% 葡萄糖溶液以 4 mL/(kg•h) 持续输入并反复监测血糖，第三间隙丢失用乳酸钠林格液补充，严格计算失血量，及时补充以维持血流动力学稳定。术后送 ICU，待患儿完全清醒后拔除气管导管。此间尤其注意血压和神志的监测，并注意是否尿少。

4. 注意事项

(1) 术中严格避免低氧血和 CO_2 蓄积，避免低血压。

(2) 出血患者给予新鲜血和新鲜血浆。

(3) 注意减少麻醉药用量，注药速度应缓慢，以预防心肌抑制。

(4) 避免插管应激反应。

(5) 工作人员皮肤伤口接触 HBsAg 阳性物质，应于 7 d 内注射乙肝免疫球蛋白 (HGIg)。乙肝母亲的新生儿出生后 24 h 内及生后 1、4、12 个月时各注射 1 次 HBIg，或乙肝疫苗与 HBIg 一起注射。

(6) 手术结束后，应送 ICU 继续呼吸支持和维持血流动力学稳定，如果患儿未能及时清醒，应警惕肝昏迷的可能。

二、小儿泌尿外科手术的麻醉

(一) 常见泌尿系手术概述

1. 小儿泌尿疾病特点

(1) 儿科泌尿系疾病大多发生在胚胎或胎儿期，畸形发生越早病情越重。某些畸形不仅影响泌尿系统，也可能影响其他器官系统。如尿路梗阻导致肾发育障碍，肾功能不良，羊水生成减少而导致肺发育不良。如果合并其他器官疾病，可直接影响患儿手术和麻醉处理以及预后，术前评估要仔细。

(2) 常见的小儿泌尿系肿瘤发病年龄小，50% 左右在 2 岁以下，恶性程度高，病灶可较早向周围组织浸润，或转移至肺、肝、骨髓及脑等部位。并可伴有全身状况不良及贫血。

(3) 小儿泌尿系疾病引起的高血压往往是在体检时发现。完善的硬膜外阻滞可不需要使用降压药，多数患儿术后可逐渐恢复正常。

(4) 并发症严重或术前化疗的患儿，可有贫血和 (或) 骨髓抑制，全身情况差，对应激反应能力低下。如果肿瘤浸润周围大血管需大范围游离的手术患者，可发生大量出血，很容易超过其代偿能力。因此，术前贫血应适当补血，使 Hb > 80 g/L 以上并充分备血。

(5) 术中注意保温。

2. 麻醉要点

麻醉应根据患儿年龄、全身状况、手术部位和范围以及是否合并其他器官损害等问题综合考虑。隐睾、包皮环切、尿道下裂修补等，可施行适当浅麻醉状态下的骶管阻滞。若患儿较小，手术时间长，无论选择什么麻醉，都应气管内插管。硬膜外阻滞可满足大多数泌尿系手术需要的镇痛、肌松和反射抑制。3 个月以内小婴儿可选用骶管阻滞。在硬膜外 (骶管) 阻滞的基础上气管内插管，使用让小儿能够耐受气管导管的麻醉用药即可，能减少吗啡类药物的应用，保留自主呼吸，使麻醉对循环和呼吸的抑制减少至最低。手术结束后，患儿苏醒快，拔管后有硬膜外良好的镇痛作用亦便于术后护理。根据患儿情况也可选用喉罩替代气管导管通气。

3. 麻醉注意事项

全身麻醉下气管内插管配合硬膜外 (骶管) 阻滞时，保持自主呼吸的麻醉较浅，要注意全麻的麻醉深度，以避免呛咳。尤其是使用喉罩时更应该注意，因为使用喉罩时的呛咳会引发支气管及喉痉挛而可能造成严重后果。喉罩复合应用肌松药控制呼吸的麻醉状态，可以避免麻醉过浅所致的并发症。

(二) 肾上腺皮质癌

1. 病理生理

肾上腺皮质癌是发生在肾上腺皮质的恶性肿瘤，发病年龄小，主要在幼儿和儿童。肿瘤刺激皮质醇分泌增加，主要为糖皮质激素和雄激素。盐皮质激素醛固酮增加对钠的重吸收和排钾 . 高血钠致细胞外液增加、水钠潴留和血压升高。糖皮质激素促进肝糖原异生，增加肝糖原，升高血糖，抑制蛋白质合成，增高血浆胆固醇，四肢脂肪分解，脂肪重新分布，形成向心性肥胖。患儿颈短、肥胖、水牛背、满月脸、多毛、衰弱无力。雄激素促进男孩性早熟，阴茎增大，睾丸和前列腺发育正常。女孩则阴蒂肥大和肌肉过于发达。

2. 麻醉要点

(1) 此类患儿术前准备是降低血压，可口服降压药，补充氯化钾，以纠正血钾，补充皮质激素。

(2) 因患儿年龄小，术中情况复杂，最好选用气管内插管全麻加硬膜外阻滞，以便于呼吸管理和抢救便利。术中严密监测 BP、HR、ECG、SpO_2 等。

(3) 手术切除肿瘤时，皮质激素分泌突然减少，应持续静脉滴注氢化可的松 100 ~ 200 mg，若不能维持血压，可增加用量以达到血压维持平衡为好。术后继续补充 1 ~ 2 d，后改口服用药。为防止大出血，应充分备血。

3. 麻醉注意事项

关注血流动力学监测与输血、补液，以及皮质激素的补充等。

(三) 嗜铬细胞瘤

1. 病理生理

嗜铬细胞瘤在小儿罕见，肿瘤常位于肾上腺髓质，大小不一，一般多为 4 ~ 6 cm，被受压的肾上腺组织包绕，20% 为双侧。这些细胞分泌多巴胺、肾上腺素和去甲肾上腺素。主要症状为持续性和突发性高血压。持续性高血压伴血管收缩使血管床容量缩小，血细胞比容升高。持续高血压可导致左心肥大、高血压心脏病及充血性心力衰竭。可能有高血糖和尿糖，糖耐量不正常，基础代谢高等。

2. 麻醉要点

(1) 术前数天应使用 α 受体阻滞药治疗，直到血压持续正常，血细胞比容降低。同时备足新鲜血液，准备好降压药、升压药、抗心律失常药等。

(2) 麻醉处理的主要问题是高血压危象、严重低血压及室性心律失常，尤其在麻醉诱导、挤压肿瘤或阻断肿瘤静脉血管时发生。患儿应监测 HR、BP、ECG，最好能监测中心静脉压 (CVP)，使之维持在 $1.177 \sim 1.373$ kPa$(12 \sim 14$ cmH$_2$O)。

(3) 麻醉可采用气管内插管加硬膜外阻滞。儿童可选用咪达唑仑、芬太尼、丙泊酚、维库溴铵做慢诱导，诱导过程务必平稳，气管内插管后行硬膜外穿刺。硬膜外阻断交感神经反射，使手术操作过程减少血压波动。

(4) 降压药可选用硝普钠静脉滴注。

3. 麻醉注意事项

(1) 肿瘤摘除前，逾量输血补液，补充血容量，防止肿瘤摘除后，血管床扩张导致血压下降。

(2) 肿瘤切除时，由于儿茶酚胺水平迅速下降，需立即静脉注射去甲肾上腺素并加快静脉输液，扩张血容量维持血压。若术中出现室性心律失常，可用利多卡因或普萘洛尔处理。

(3) 肿瘤切除后，因儿茶酚胺急剧减少及胰岛素分泌大大增加，可能发生低血糖，有人推荐手术开始至术后给含糖液体，并随时测量血糖。

(四) 肾衰竭患儿的麻醉

1. 病理生理

麻醉的危险有时来自于肾功能的状态，肾功能不全可由于血小板减少、血小板功能变化以及毛细血管脆性增加，导致凝血功能障碍，具有出血倾向，贫血使红细胞携氧及运输能力降低。水、电解质紊乱使术中和术后维持水、电解质平衡困难，水中毒则是晚期肾稀释功能丧失的结果。多数患儿有明显的心力衰竭或血钾升高及酸中毒症状，心血管功能紊乱，使血流动力学的平衡不易维持。抗感染能力差，对手术麻醉耐受力明显下降。因此，术前应根据患儿贫血情况，如血红蛋白近期无下降或无突然下降。血红蛋白在 50 g/L 以上可接受手术。血钾应低于 5 mmol/L，如果钾离子过高应延迟手术至血液透析后，纠正酸碱失衡，把对患儿的干扰降至最低限度。

2. 麻醉要点

(1) 重症小儿做短小手术，如果患儿能合作且情绪稳定，可采用局部麻醉，用 $0.25\% \sim 0.5\%$ 利多卡因，不加肾上腺素，极量为 4 mg/kg。

(2) 一般患儿应采用气管内插管全麻。由于肾功能减退，又加上酶功能障碍和酸碱失衡，情况复杂，要警惕麻醉药超量的危险。例如硫喷妥钠虽然经肾排出极少，但肾功能不全时，与血浆蛋白结合减少，游离份额增加而使其作用增强，故低蛋白血症时硫喷妥钠应减量。药物的药动学改变，主要与排除功能降低有关，但也与药物分布或肝脏生物转化的改变有关。①镇痛药芬太尼应为首选，因为其基本上是在肝脏代谢，而且其代谢产物无活性。②肌松药在肾功能不全的情况下应选用阿曲库铵，因其通过 Hoffman 途径降解，故清除与肾功能无关。也可用维库溴铵，对肾功能不全者很少有累积作用。③琥珀胆碱对心血管系统有不良影响和产生高钾血症的作用，应避免应用。④氯胺酮主要在肝脏生物转化，因而在肾功能不全的病例中没有蓄积的危险。但对于未经有效控制的严重高血压患者应该慎用。⑤咪达唑仑与丙泊酚的清除，在肾功能不全的病例无改变。⑥最好不使用恩氟烷，异氟烷则无肾毒性。

(3) 术中应监测血压、脉搏、心电图，禁止在动静脉分流或瘘的肢体测血压。

(4) 如果手术时间不超过 1 h，术中不用肌松药。小量失血以乳酸钠林格液补充，大量失血以洗涤红细胞及低盐白蛋白补充，及时测定血红蛋白及血细胞比容，后者保持在 0.30 以下，避免过量输血。

3. 麻醉注意事项

对肾衰竭的患儿，应了解与麻醉直接有关的一些问题。

(1) 肾衰竭患者对慢性贫血一般耐受较好，只有在明显需要的情况下才输血，而且最好应用洗涤红细胞。但 Hb < 50 g/L 时不应接受任何麻醉。

(2) 麻醉诱导前，即使是急症病例，血钾也应恢复到能接受的水平 (5.5 ～ 5.6 mmol/L)。可应用注射葡萄糖酸钙或氯化钙、碱性药、高渗葡萄糖溶液、离子交换树脂，甚至必要时进行透析。显然还需监测 ECG。

(3) 其他离子失衡也应该纠正。HCO_3^- 低于 15 mmol/L 者，应在手术前通过透析或注射碳酸氢钠纠正。术中过度通气应与术前过度通气同等对待。低钙血症、高磷血症、高镁血症，均应得到最好的纠正。

(4) 术前不应停用抗高血压药。

(5) 血液透析患者的最后一次透析，应在术前 12 ～ 24 h 内进行。

(6) 麻醉及其他每项操作均应严格遵守无菌技术。

三、小儿骨科手术的麻醉

骨科手术仅涉及脊柱、骨盆、四肢骨骼和神经、肌肉及血管，对全身重要脏器的直接影响小，麻醉处理也比较简单，在此不作赘述。在小儿骨科中具有特殊类型的手术是脊柱侧弯矫形术。

(一) 脊柱侧弯矫形术的麻醉

1. 病理生理

(1) 脊柱侧弯多发于小儿。小儿脊柱侧弯，先天性占15%，特发性占65%，继发于神经肌肉疾病占20%。小儿脊柱侧弯矫形术多在 5 ～ 12 岁进行。

(2) 脊柱侧弯是脊椎侧移与旋转相结合的一种复杂的脊柱畸形。这种畸形导致胸廓变形，引起限制性通气功能障碍，导致呼吸衰竭，这是该病在麻醉前必须引起重视的问题。事实上，特发性脊柱侧弯一般对呼吸及循环功能影响轻微，最有顾虑的则是脊柱侧弯伴发神经肌肉退行性疾病所特有的严重的呼吸功能障碍，肺功能常为限制性通气障碍，肺总量、肺活量及肺顺应性降低，肺血管床受限，致肺动脉高压，久之造成右心功能不全。因此，术前应常规检查心肺功能，估计对手术麻醉的耐受性。

(3) 凡肺功能用力肺活量大于70%预计值的患儿，能较好地耐受手术麻醉；小于40%者术后可能需要用人工呼吸维持呼吸；小于35%者术后常发生呼吸功能障碍。退行性肌病常累及心脏，心电图可以表现为导联 R 波高大，P-R 间期缩短，心前区导联 Q 波加深，严重者可表现为传导阻滞或复极障碍。心功能 Ⅰ～Ⅱ 级的患儿，手术麻醉危险性不大。

2. 麻醉要点

本手术方式一般有三种：Harrigton 棒矫形术、Luque 棒矫形术及多根肋骨切断石裔矫形术。手术常需要俯卧位操作，切口大，广泛暴露脊柱，创面大，出血多，时间长，增加了手术麻醉的危险性，同时给麻醉操作及管理带来一定的困难。

(1) 因手术操作要求俯卧位，插管全麻可保证患儿呼吸道通畅，便于呼吸管理。经腹特别经胸矫形操作，需应用肌松药控制呼吸，要求插管全麻。另外，多根肋骨切断矫形手术有时损伤胸膜发生气胸，气管内插管便于呼吸管理。行脊柱侧弯矫形手术的患儿，多有呼吸及循环功能受损，手术创伤大，时间长，插管全麻可辅助或控制呼吸，且能充分供氧，也便于术中及术后呼吸管理，可提高手术麻醉的安全性。

(2) 该手术出血较多，一般出血可大于血液总量的 20% ～ 25%，因而术前应备足血源。最好开放 2 条通畅的静脉通路，根据出血，以及血压、脉搏和中心静脉压 (CVP) 情况输血或液体。亦可采用控制性降压技术，使平均动脉压维持于 60 ～ 70 mmHg，同时注意维持麻醉在充分镇痛的水平。

(3) 术中加强监测及管理，最好采用动脉置管和深静脉置管，动态监测动脉压及中心静脉压变化，以指导输血补液，并能随时采取血样进行血气分析。加强对呼吸的管理，连续监测 SpO_2，最好常规监测气道压和 $PETCO_2$。还应监测体温，注意出血量的评估和尿量的监测。

3. 注意事项

(1) 正确摆放体位。原则是有利于手术操作，保护呼吸功能，减少腹压和对下腔静脉的直接压迫，以减少出血。

(2) 术中唤醒实验能明确脊髓功能状态，这就要求麻醉医师有足够的临床经验。有条件可增加诱发电位检查来监测脊髓功能。

(3) 琥珀胆碱有诱发恶性高热和高血钾的危险，为相对禁忌。有关资料表明，对于合并肌肉疾病的患儿，严禁琥珀胆碱和氟烷。诱导可选用羟丁酸钠、丙泊酚和硫喷妥钠等，肌肉松弛可选用阿曲库铵和维库溴铵，术中维持可用异氟烷，适当应用芬太尼。

(4) 呼吸功能损害的危险于术后比手术期更大，一旦手术结束，主要问题就是呼吸抑制，可以立即出现，也可是继发性的，都是肌肉受累所致，但也可由手术操作造成，通常引起阻塞型综合征。故术终不可匆忙拔除气管导管，可在恢复室内较长时间进行监测，根据测定患儿的呼吸功能，决定拔管或继续呼吸机辅助治疗。

(二) 先天性髋关节脱位矫正术的麻醉

1. 病理生理

先天性髋关节脱位一般在出生时或出生后就会被发现，表现为髋关节于屈曲位时，股骨头后脱位。病因不明。女性多于男性 6 ～ 8 倍，约 1/4 患儿双侧受累。手术患儿多在 3 ～ 7 岁之间。常见的手术方法是切开复位，股骨旋转截骨，髋臼成形。手术时间较长，失血较多。

2. 麻醉要点

(1) 大多数患儿的一般情况较好，心肺代偿功能良好。由于手术对麻醉平面要求不高，患儿可采用硬膜外阻滞。多数患儿需在基础麻醉下行穿刺操作。少数较大儿可在清醒状态下进行穿刺操作。药物常选用含有 1:200 000 U 肾上腺素的 1% 利多卡因或利 - 布对半液（即 2% 利多卡因和 0.75% 布比卡因等容混合液）。穿刺间隙头向置管。一般用量为每节段 1～1.2 mL。

(2) 全身麻醉可以作为硬膜外阻滞的辅助麻醉方法，一般不行气管内插管。配合硬膜外阻滞可以采用羟丁酸钠或丙泊酚 3～6 mg/(kg·h) 维持浅麻醉状态。亦可采用全凭静脉麻醉，在上述用药的基础上间断氯胺酮静脉应用，但注意分泌物较多，舌后坠，心率快。若采用喉罩通气，其优点是术中便于呼吸道管理，术后苏醒快，但应该注意喉罩应用时的各种导致呼吸道并发症的易发因素，术中需严密观察呼吸情况。

3. 注意事项

出血量多在 200～600 mL，注意备血。

使用喉罩时，建议如下。①可在喉镜下辅助置入喉罩，以确保位置正确。②如果是配合部位麻醉时使用喉罩，麻醉状态能使患儿耐受喉罩即可，麻醉过浅可发生呼吸管理上的棘手问题。如果使用肌松药控制呼吸，在操作上比较安全。③喉罩替代气管内插管，除应注意喉罩所具有的优、缺点外，其他管理同气管内插管全麻。

第五节 小儿术后镇痛

由于疼痛是一种主观感觉，个体差异及其明治疗时应对疼痛反复评价，随时调整治疗方案。显。而小儿疼痛程度的影响因素多，所以小儿疼痛

一、小儿疼痛的评估

对疼痛的正确评估将有助于对疼痛的正确治疗。疼痛的测定手段在不同的年龄、不同发育阶段和不同的环境下各不相同。3 岁以下的儿童，由于大多不能叙述疼痛的部位、性质及其程度，疼痛评估时必须依靠他们的行为改变和生命体征变化。父母可以通过观察其孩子是否出现特定的举止来确定小儿是否疼痛。当小儿能准确叙述所经历的疼痛时，对疼痛的评估就非常准确了。

二、小儿术后镇痛方法

由于疼痛在脊髓水平的叠加放大效应的存在，术后镇痛应从术前与术中开始。小儿术后镇痛的主要方法是局部麻醉镇痛与采用各种镇痛药物，自控镇痛技术已应用于 7 岁小儿。采用长效局麻药物行区域神经阻滞或手术区域直接局部浸润的方法简单易行，是缓解小儿术后疼痛极为有效的方法。

总之，镇痛方法可根据医院及操作者的情况自行决定。应该强调的是，为解除手术与疼痛对小儿的精神刺激，应提倡小儿术后镇痛复合镇静。

第六节 小儿患者麻醉并发症及处理

小儿对麻醉的代偿能力有限，麻醉期间必须严密观察。

一、呼吸系统并发症

1. 呼吸抑制

麻醉前用药或麻醉药过量均可引起呼吸抑制，术后全麻药或肌松药的残余作用是术后呼吸抑制的主要因素。应针对原因进行处理。

2. 呼吸道梗阻

舌后坠及分泌物过多是上呼吸道梗阻的常见原因；小儿即使施行气管内麻醉，也可因导管扭曲、导管腔被稠厚分泌物结痂阻塞而发生梗阻。胃内容物误吸。

3. 支气管痉挛

支气管痉挛是下呼吸道梗阻的常见原因，临床表现呼吸困难，有喘鸣音，呼吸道阻力增大，可试用氨茶碱、地塞米松静脉注射。

4. 喉痉挛

分泌物刺激、拔除气管导管时可出现喉痉挛，处理清除分泌物，给氧（但忌加压给氧），必要时静脉注射琥珀胆碱后重新气管插管。

二、循环系统并发症

(1) 小儿麻醉时心率增快可因术前药阿托品或某些麻醉药如氯胺酮造成，一般情况下并无不良后果。

(2) 心动过缓在小儿麻醉时提示有危险因素存在，可见于低氧血症、迷走神经刺激或心肌直接抑制引起，应针对原因及时治疗。术前应用足量阿托品，充足供氧，及时补充血容量等。

三、体温改变

1. 麻醉期间体温下降的原因

(1) 患儿年龄：年龄越小，体温越易下降。新生儿基础代谢率低，汗腺调节机制不健全，体表面积与体重之比相对较大，每分钟通气量与体重之比较高，因此，麻醉期间体温易降低。

(2) 手术室温度：室温越低，手术范围越广，越易引起体温下降。

(3) 手术种类：胸腹腔手术热量丧失多，四肢小手术热量热量丧失小，前者体温易下降。

(4) 麻醉：椎管内麻醉时麻醉支配区域内周围血管扩张，散热增加；肌松药使肌肉松弛，产热减少，同时又消除寒战反应；控制呼吸时呼吸肌做功减少，产热也少；吸入冷而干燥的麻醉气体，也增加热量丧失，使体温下降。预防方法包括手术时使用加温毯，输血、输液时先加温，吸入气加温、加湿。

(5) 输注冷溶液可降低体温。

2. 麻醉期间体温增高的原因

(1) 环境温度过高。

(2) 呼吸道梗阻时呼吸用力，产热增加。

(3) 术前有脱水、发热、感染等均易引起体温升高

(4) 输血反应。

(5) 恶性高热。

治疗包括降低室温，体表物理降温，解除呼吸道梗阻 (必要时控制呼吸)，也可以冰盐水灌肠，或胃内冰盐水灌注，使体温下降，同时纠正代谢性酸中毒。

第十七章 妇产科手术麻醉

第一节 妇科手术的麻醉

妇科手术以盆腔内器官为其对象，而以经腹腔行手术为其主要径路，由于器官深藏于小盆腔以内，如非优良的肌肉松弛，器官的显露自难满意，手术的困难亦因而增加。椎管内麻醉特别是脊椎麻醉的肌肉松弛最为完善，目前，妇科手术皆完全局限于下腹部至会阴部，并不要求过高的麻醉平面，因而影响呼吸循环相对较小，术后并发症少，恢复顺利，故椎管内麻醉方法是妇科手术最常采用的麻醉方法。患者精神紧张，拒绝椎管内麻醉者可选用全麻，全麻只要处理恰当，也可取得较好效果。较小的手术也可在神经安定药的辅助下采用局麻完成手术。椎管内麻醉在麻醉平面确定之后在辅以神经安定药，可以增进效果。

蛛网膜下隙阻滞虽然肌肉松弛良好、操作简易，有利于盆腔内脏器的显露，目前还有作用时间较长的局部麻醉药（如布比卡因）可以用于妇科中等大小的手术。但对于手术时间较长或手术时间有意外的延长时，单次阻滞即难以满足要求。连续蛛网膜下面阻滞术后头痛及其他神经并发症堪虑。其应用日见减少。连续硬脊膜外阻滞可无这些缺点，是较常采用的方法。连续硬膜外阻滞时，腰部注入的麻醉药较难向骶管内扩散或是扩散需时稍久。因此，如能与骶管阻滞相配合或采用双管硬膜外阻滞则效果更为满意。双管阻滞即由 $L_{3\sim5}$ 及 $T_{10\sim11}$ 间隙分别各置入一导管，且使腰部的导管向骶端置入，麻醉药分别经两管注入，不仅骶神经的阻滞可以无虑。而且可控性也可为之增强。附件切除或较瘦弱妇女的子宫全摘术也可采用单管（$T_{12}\sim L_1$）硬膜外阻滞完成。

妇科手术绝大多数皆采用头低仰卧位，此种位置使腹内脏器皆压向膈肌，手术时为了求得良好的显露，通常又用大棉垫使胃肠向膈肌排挤，这些措施虽系手术所需，但都不利于患者的呼吸。椎管内麻醉平面过高或患者一般情况不良而胸式呼吸代偿不足时，如横膈活动再受阻碍，易引起通气不足、低氧血症。常规给以氧吸入在一定程度上可以减少低氧血症的发生。即便如此，麻醉后还应鼓励患者行深呼吸及勤做翻身活动，否则麻醉后肺部并发症并不因是下腹部手术而减少。头低仰卧位并利用上肢静脉输液输血时，患者上肢需外展，臂神经丛存在喙突与肩垫之间受压之虑。除应重视肩垫的衬垫之外，上臂外展不能超过直角的原则必须严格遵守。

手术困难时，麻醉的配合亦往往困难，但手术简单时麻醉的配合却未必容易，妇科麻醉中亦不难遇到此种情形。例如因心脏病或其他原因而不能生育的患者施行输卵管结扎术时，手术的操作自属简单，但麻醉的要求则系如何处理心脏病（或其他疾患）的问题。其麻醉困难却未必较一般妇科大手术时更为简单。

妇科患者由于女性生理的特殊性，其对麻醉药及镇静药的耐力一般比男性差。由于妇科手术的患者多数为中年以上妇女，故除妇科疾病以外，同时易合并有高血压、心脏病、动脉硬化、冠心病、贫血，甚或有胸水、腹水等疾患，必须考虑麻醉对这些合并症所可能造成的后果。对于术前长期服用降压药、利尿药以及低盐饮食者，应重视其血容量是否不足。电解质紊乱者，应于术前予以纠正。

失血常为妇科疾患主诉之一，检查妇科病历时，几乎绝大多数患者皆有贫血存在，只不过程度上的不同而已。慢性失血性贫血虽然程度较显著（例如血红蛋白在 8 ～ 10 g），由于细胞外液的代偿，血浆容量代偿性增加，血容量未必减少，麻醉中循环系统的反应往往较为平稳。较急性的失血虽然血红蛋白的减少不显著，其血压亦可由于血管收缩而不致低落，此类患者于麻醉中未必顺利，麻醉时血管扩张可使血压"意外"下降。对于粘连很多且手术广泛的妇科肿瘤于术，为了减少失血和渗血，于手术关键部分可采用控制性降压，但降压时间不宜持续过久，妇科手术的体位对控制性降压是有利条件，但当恢复平卧后应严密观察血压的变化，防止降压过程中血容量调整不当而致术后低血压。

随着手术技术和麻醉质量的不断提高，一般附件切除、子宫全摘除等手术出血都很少，术中需输血者为数不多。子宫癌根治术是失血较多的手术。

输卵管妊娠破裂或流产是易于发生失血性休克的病例。接诊时血压已不能测知、面色苍白、皮肤冰凉、但神志仍然清楚者并不少见。此类病例腹腔内出血往往已逾 2 000 mL。对此类病情危急的患者应立即在局部浸润麻醉下开腹止血，不应拖延。一旦出血点被控制后即可快速输血输液，必要时可配合以适量的血管活性药，使血压尽快恢复达 15 kPa(100 mmHg) 左右再做从容的调整，腹膜腔内的积血在腔内都不易自凝，宜于吸出后供自身输血之用（可用持续自体血回输器）。术前已行后穹隆穿刺的患者，腹腔内积血即不宜再行回输，以免感染的介入。患者休克情况改善以后可能不耐局麻，可以改行全麻。

巨大卵巢囊肿或实质性的恶性肿瘤的病例，一般情况多已极度消耗衰竭，且可压迫下腔静脉使回心血减少，心输出量下降，故不宜选用椎管内麻醉，以浅的全身麻醉合并少量肌肉松弛药即可满足手术的需要。输血输液宜于上肢进行，因为下肢静脉可能运行不畅以致输入的液体不能及时进入有效循环。估计体液的调节有困难的，宜置入中心静脉压，必要时进行动脉直接测压。麻醉的处理必须根据具体病例的反应而定，必须避免过深的麻醉。即便于同一患者，病情较好时的浅麻醉于病情恶化时即可能变为深麻醉，因此必须灵活调整。

人工流产术一般都在门诊进行，为了防止扩宫时的心血管反应（心率减慢、血压下降、出冷汗等）术前宜给以适量的阿托品。一般只用适量的镇静或镇痛药即能满足手术，但必要时也可采用短效全麻（例如异丙酚）进行。骶管或硬膜外阻滞虽可用于人工流产手术，但因麻醉操作本身过于复杂，麻醉作用于术后残留过久，并非良好的选择。

晚期宫颈癌的病例，其疼痛常成为难以解决的问题。虽然某些神经外科手术亦常用以解决此类病例的疼痛，然仍未能适应于多数病例。其他药物治疗的有效期非常短促，继之迅速成瘾，反而使问题更加复杂。麻醉方法中也有对此病情有益之处，值得重视。然而，对此类病例的处理必须戒除局部观点，否则难以保证疗效。此类疼痛的发生由于局部癌症浸润压迫的结果，然而疼痛的剧烈程度则往往足以扰乱整个高级神经系统的反应，则中枢及局部相互影响，实际形成"疼痛综合征"，而非单纯的局部疼痛，所以此类病情的处理，必须做较全面的考虑。理想的方式则应于疼痛的早期即能有效地使疼痛制止，其以后的发展速率即显然缓和，其他更晚期的积极治疗亦较易发生作用。然而临床所见的多数病例不仅早期未获妥善处理，而且其病情的发展已达精神变态、麻醉药成瘾以及局部疼痛范围极广的程度。对于此类病例，局部疼痛的解除虽亦为最主要措施，然而其精神状态如未获改善或其麻醉药瘾未获戒除，局部治疗仍难收效。所以处理此类病例时，必须重视宣教工作，以解除其情绪负担，亦需尽量改善其生活环境及习惯以使其情绪安定；已成瘾者则必须设法戒除，戒除期中亦可利用神经阻滞或其他有效方式减轻局部疼痛，使戒除工作能顺利进行。戒除工作完成后，则可利用长作用的神经阻滞方法，以达长期镇痛作用，疗效显著时，确可使此类病例重新享受生活。

一、妇科手术病情特点

1. 盆腔手术着重于妇科，脏器位置较深，手术暴露比较困难，麻醉要有良好的止痛和肌松。

2. 为使手术区域良好暴露，常取头低位、截石位等，对呼吸、循环及血流动力学有所影响，并注意预防周围神经和肌肉长时间的压迫和损伤。

3. 妇科患者中以老年人为多，常伴有高血压、冠心病、糖尿病和肺部疾患，还可因疾病本身继发贫血、低蛋白血症和电解质紊乱，麻醉前应给予治疗和纠正。

4. 妇科患者因其生理特点，对麻醉药耐受性低，因此术前给药和麻醉药剂量应相应比男性少，急症手术时应充分备血。

二、麻醉特点

1. 妇科手术体位特殊，如头低位、截石位，对呼吸和循环影响较大，术中应重视呼吸、循环监测，发现意外和并发症及时处理。

2. 妇科手术中子宫肌瘤慢性出血较多，常常伴有贫血和低蛋白血症，术前应给予治疗和纠正。老年妇女常伴有高血压、糖尿病、慢性支气管炎、冠心病，术前应正确评估麻醉手术危险性，并待病情改善后行择期手术。

3. 妇科手术系盆腔、阴道和会阴部手术，手术经腹和阴道实施，硬膜外麻醉需充分镇痛和肌松。

4. 宫外孕、子宫破裂（穿孔）常常致大出血休克，术中应及时补充血容量并做好血流动力学监测。

三、麻醉选择

1. 硬膜外麻醉

适应绝大部分妇科手术，近年来为了使腹肌或阴道更松弛，普遍应用脊麻－硬膜外联合麻醉，临床上取得满意麻醉效果。硬膜外麻醉常选用两点穿刺法。即 T12～L1 间隙穿刺，向头端置入导管，另一点是 L3～4 间隙穿刺，向尾侧置管，麻醉平面控制在 T6～S4；经阴道手术可选择 L2～3 间隙穿刺，平面控制在 T12～S4。腰硬联合麻醉常常选用 L2～3 间隙穿刺，麻醉平面控制在 T5～S4。

2. 对宫颈癌扩大根治术和对椎管内麻醉有禁忌证

患者及体质较差患者可选择全身麻醉下行手术。

四、常见妇科手术麻醉处理

1. 刮宫术

过去常不需要麻醉，随着社会进步、人民生活水平提高，现在许多患者要求在无痛苦情况下行手术。可应用静脉麻醉下行手术，异丙酚 4～5 mg/(kg·h) 微量泵输注，为了增强镇痛效果，可给半剂氟芬合剂静注，但术中必须行 EKG、SPO2 监测和做好人工呼吸准备，一旦发现低氧血症、呼吸抑制应立即行人工呼吸通气供氧。

2. 卵巢囊肿切除术

(1) 可在硬膜外麻醉下完成手术。少数体质较差、肝功能不全病例可在全麻下实施。

(2) 巨大囊肿可挤压腹腔实质器官，严重者可使膈肌上抬压迫肺，使患者通气不足；囊肿压迫腔静脉，可使回心血量减少，麻醉后可能出现仰卧位低血压综合征。腔静脉压力增高，也会致硬膜外静脉丛扩张瘀血，硬膜外穿刺时须注意出血，如出血较多应放弃硬膜外麻醉。

第二节 产科手术的麻醉

一、孕妇的生理改变

1. 呼吸系统

(1) 妊娠期间呼吸道的毛细血管充血、黏膜水肿，气管内径及声门张开均变小。因此，气管插管时需选择内径稍小的导管，以避免对呼吸道黏膜的损伤。

(2) 妊娠期肺容量和肺活量降低不明显，用力肺活量降低 15%～20%，易发生肺不张；同时代谢率增加，氧耗增加、呼吸加速、$PaCO_2$ 降低，易发生碱血症和低氧血症。妊娠期腹式呼吸减弱，主要以胸式呼吸为主，因此麻醉时应注意避免抑制胸式呼吸，硬膜外腔阻滞时平面不可过高。

2. 循环系统

(1) 血容量增加和稀释性贫血。

(2) 血浆容量约增加 40%～50%，红细胞约增加 10%～30%，心输出量约增加 30%～50%，胎儿娩出后达最高峰。血压无明显升高，但外周血管阻力降低。

(3) 仰卧位低血压综合征：孕妇仰卧位时，增大的子宫压迫下腔静脉，静脉回心血量减少，心输出量降低，约 10% 的产妇在仰卧位时可出现血压下降、心率增快、苍白、眩晕等现象，称为"仰卧位低血压综合征"。此种情况出现时，应立即将子宫移向左侧或将手术台向左侧倾斜 30°，甚至手术助手用双手托起子宫以解除对下腔静脉的压迫。

3. 中枢神经系统

孕妇对局麻药和全身麻醉药的敏感性都增高。椎管内麻醉所需的药量明显减少，可能与妊娠后期椎管内静脉丛血管怒张、硬膜外间隙变窄有关。妊娠期间对吸入麻醉药的需要量减少 (异氟醚的最低肺泡有效浓度比正常人降低 40%)。

4. 产科患者常合并妊娠期高血压疾病，麻醉中应高度重视。

二、产科麻醉的特点及要求

产科麻醉与其他病种的麻醉有区别，主要有以下特点：①妊娠妇女生理上已有一系列变化，机体各系统器官功能也发生相应改变，必须针对这些变化考虑麻醉处理，既要保证母子安全，又要满足手术要求。②妊娠妇女较易合并发心脏病、糖尿病等其他疾病或已并发病理妊娠，如子痫等，分娩过程中这些合并病症易趋恶化而威胁母子安全，同时常给麻醉管理带来困难。③必须全面考虑麻醉前用药和麻醉药对母子的影响，要正确选择和应用，麻醉方法力求安全、简捷，适应手术需要。④对急症手术麻醉医师应了解病理产程的经过，全面估计母子情况。呕吐、误吸是产妇死亡的原因之一，应强调做好麻醉前准备和各种急救措施。因胎儿窘迫、早产、双胎等需施行剖宫产者，应尽可能避免使用抑制性药物。对宫内死胎、内倒转或毁胎术等，麻醉时必须尽全力保护产妇安全。

三、麻醉药对母体、胎儿及新生儿的影响

自十九世纪 Simpson 首先应用乙醚于产科麻醉以来，产科麻醉一直存在争论与分歧。争论的焦点在于麻醉对产妇的安全性和麻醉药及辅助用药对胎儿、新生儿的影响。用于产科麻醉的方法和药物，影响母体和胎儿的关键是药物向胎盘的移行和药物对子宫收缩的影响。

（一）胎盘的运输功能

根据物质的性质与胎儿的需要，有不同的运输方式，可概括为以下 4 种。

1. 单纯弥散

这是胎盘物质交换中最重要的方式之一。物质分子从高浓度区域移向低浓度区域，直至平衡。通过单纯弥散从母体进入胎体的物质有两类：一类是维持体内生化平衡的物质，如水、电解质、氧、二氧化碳等，其运输速度以 mg/s 计算；另一类大部分为外来物质，除抗代谢药物外，均以单纯弥散方式由母体进入胎体。

单纯弥散受多种因素的影响，例如弥散的速度与胎盘膜两侧的物质浓度差大小及交换面积大小呈正比，与膜厚度呈反比。有的药物在一般剂量下转运率极低，但用药量过大而形成浓度差加大时，有可能大量通过胎盘进入胎体，产生意外的药物效应，给胎儿造成危害。物质分子量小于 600(即葡萄糖分子量 3 倍以内) 的物质，容易通过胎盘，相对分子质量大于 1 000 的物质较难通过；脂溶性高低，油水分配系数也影响通过胎盘的难易。

目前认为，胎盘膜犹如血脑屏障一样为脂质屏障，由磷脂构成，具蛋白质性质。凡脂溶性高、电离度小的物质均易透过胎盘，有许多麻醉药及镇痛药即属此类，如易溶于脂肪的硫喷妥钠，能很快透过胎盘，2 min 后母胎浓度即相等；吸入麻醉药，由于分子量小，脂溶性高，也能够迅速进入胎体。难溶于脂肪、电离度强的物质如 THAM、琥珀胆碱、筒箭毒碱、三碘季铵酚等则较难透过胎盘。

2. 易化弥散

有些物质的运输率如以分子量计算超过单纯弥散所能达到的速度，目前认为有另一种运载系统，对某些重要物质起加速弥散作用，如天然糖、氨基酸、大多数水溶性维生素等。运输速度以 mg/min 计算。

3. 主动传递

由于胎体内的某些物质浓度较母体高，故不能用弥散规律解释，目前认为由主动传递运输，后者需消耗一定的能量，通过胎盘膜细胞线粒体内有高度活力的 ATP 酶进行，如抗代谢药、无机铁、氨基酸等都属此类。速度以 mg/h 计算。

4. 特殊方式

其主要为免疫物质的运输，有下列两种方式。①细胞吞饮：运输极少量大分子物质如免疫活性物质及球蛋白等。胎盘微绒毛的"刷状缘"通过阿米巴式运动，能将极小的母血浆微滴包裹而吞入，并以相当慢的速度（以 mg/d 计算），送入胎儿的毛细血管。②"渗漏"：通过胎盘绒毛上比较大的微孔或小缺口，完整的母血细胞能进入胎血。

（二）胎儿及新生儿药物代谢的特点

从胎盘经脐静脉进入胎体的药物，约有 50% 进入肝脏被逐渐代谢，其余部分则从静脉导管经下腔静脉进入体循环，待到达脑循环时药物已经稀释，因此，脑组织中麻醉药浓度已相当低。但胎儿与新生儿血脑屏障的通透性高，药物较易通过，尤其在呼吸抑制出现 CO_2 蓄积和低氧血症时，膜通透性更增大。

胎儿与新生儿的肾滤过率差，对药物排泄能力比成人低，并相对缓慢。肾小球滤过率为成人的 30% ～ 40%，肾小管排泄量比成人低 20% ～ 30%，尤其对巴比妥类药排泄缓慢。胎儿肝的重量为体重的 4%（成人为 2%）。近年来发现胎儿肝内的细胞色素 -P450，与 NADPH- 细胞色素 C 还原酶、葡萄糖醛酸转移酶的活性等与成人无显著差异，因此肝脏对药物的解毒功能无明显差别。

（三）麻醉药对母体与胎儿的作用

麻醉药和麻醉性镇痛药都有程度不同的中枢抑制作用，且均有一定数量通过胎盘进入胎儿血循环。因此，在用药时必须慎重考虑用药方式、剂量、用药时间以及胎儿和母体的全身情况。如果胎儿在药物抑制高峰时刻娩出，则有可能发生新生儿窒息，特别对早产儿更应慎重。

1. 麻醉性镇痛药

如吗啡、哌替啶、芬太尼等，都极易透过胎盘，且对胎儿产生一定的抑制。

(1) 哌替啶：母体静脉注射 50 mg 后，2 min 内胎儿血即可检出，6 min 后母血与胎血内的哌替啶浓度可达平衡；改用肌内注射，脐静脉的哌替啶出现较延迟，浓度也较低。于分娩前 1 h 肌内注射 50 ～ 100 mg，娩出的新生儿与未用药者无明显差异。但如果在娩出前 2 h 肌内注射，新生儿呼吸抑制率明显增高，4 h 内娩出者，呼吸性酸中毒的程度增加。近年证实哌替啶抑制新生儿的呼吸中枢是通过其分解产物去甲哌替啶、哌替啶酸及去甲哌替啶醇酵所产生，此类产物在胎儿肝内形成。哌替啶生物降解需 2 ～ 3 h，因此可以解释在胎儿娩出前 1 h 用药，娩出的新生儿情况正常，于娩出前 2 ～ 3 h 用同样剂量，则新生儿都有呼吸抑制现象。这说明哌替啶以在娩出前 1 h 内或 4 h 以上使用为宜。由于临床对胎儿娩出的时间不易准确估计，所以用药以越接近娩出越好。哌替啶有促进宫缩作用，但子宫肌张力不降，宫缩频率及强度增加，故可使第一产程缩短，可能与其镇痛以及加强皮质对植物神经调整功能等作用有关。新生儿一旦出现呼吸抑制，可用丙烯吗啡 0.1 ～ 0.25 mg 经脐静脉注入以对抗。

(2) 吗啡：该药透过早产儿血脑屏障的浓度大于哌替啶，故禁用于早产。又因对母体易引起恶心、呕吐、头晕等不良反应，故目前在产科已基本弃用，而被哌替啶所替代。

(3) 镇痛新：其作用时间约 2 ～ 4 h，肌内注射 30 mg/h 内，或静脉注射 15 ～ 20 mg 后 15 min 内，可发挥最强镇痛作用。较大量静脉注射可使血珥轻度上升，心率增快。该药 0.2 mg/kg，产生的呼吸抑制与哌替啶 0.7 mg/kg 相等。该药可加强宫缩，缩短第二产程。胎儿对该药的摄取能力较对哌替啶者强。芬太尼可在分娩第二期经硬膜外间隙注入 0.1 mg 而获得良好镇痛，并使宫缩加强。有作用出现快、维持时间短的特点。

2. 非巴比妥类镇痛药

(1) 安定：安定容易通过胎盘，静脉注射 10 mg 在 30～60 s 内，或肌内注射 10～20 mg 在 3～5 min 内即可进入胎儿。母体肌内注射 10 mg，26～40 min 后，脐静脉血平均浓度为 70 ng/mL，而母体血浆浓度仅 38 ng/mL，40 min 后母胎血内的浓度方达平衡，其后胎血浓度又复增加，与胎儿血浆蛋白对安定有较强亲和力有关。安定在新生儿的半衰期为 30 ± 2.2 h，但 4～8 d 后仍可检出其代谢产物 (去甲安定)。安定可引起新生儿血内游离胆红素浓度增高，易诱发核黄疸。有人报告用于产钳和臀位分娩，安定比吸入麻醉引起的并发症少，故适用于产科。其他安定药 (如氟哌啶、利眠宁) 可与芬太尼、哌替啶合用，以消除产妇紧张、疼痛而无呼吸循环不良反应。咪唑安定通透胎盘较安定少，胎儿胳血与母体静脉血药浓度平均值在用药后 20 s、190 s、200 s 分别为 0.76，0.62、0.3，该药对胎儿影响尚不清楚。

(2) 咪哒唑仑：高度亲脂性，微溶于水，商品为盐酸盐，在体内释出亲脂性碱基，可迅速透过胎盘，但透过量少于安定，对胎儿的影响尚不清楚。抗焦虑、催眠及抗惊厥的效力为安定的 1.5～2 倍。本身无镇痛作用，但可降低吸入全麻药的 MAC，与麻醉性镇痛药有协同作用；有一定的呼吸抑制，对血流动力也有影响。在产科麻醉方面只宜用做不适用硫喷妥钠患者的全麻诱导用药。

(3) 氯丙嗪：其主要用于先兆子痫和子痫患者，以达到解痉、镇静、镇吐及降压作用。肌内注射 12.5～25 mg 后 1.5～2 min 可通过胎盘，对子宫无明显影响，过量引起中枢抑制，少数敏感者可出现一过性黄疸，患有严重肝损害者慎用。有人认为氯丙嗪的抗应激作用可提高新生儿复苏率。临床多与哌替啶、异丙嗪合用。

(4) 异丙嗪：母体静脉注射 1.5 min 后即可在脐静脉血中检出，对子宫肌张力无影响。个别产妇用药后出现躁动。近年来神经安定药如氟哌啶已被逐渐采用，异丙嗪及氯丙嗪已罕用。

3. 巴比妥类药

该类药物都可迅速透过胎盘。药物在胎盘移行中受 pKa 的影响比脂溶性因素更大。如戊巴比妥的 PKa 为 8.02，异戊巴比妥的 pKa 为 7.78，两者脂溶性相同，但前者的胎盘移行速度比后者为快。硫喷妥钠静脉注射用于剖宫产时很少出现初生儿睡眠，这是因为硫喷妥钠静脉注射后，移行到脑内的硫喷妥钠浓度低，故不引起初生儿睡眠。戊巴比妥钠 0.1 g 肌内注射或口服，5～20 min 内透过胎盘，但治疗量无明显呼吸抑制作用，对子宫也无明显影响。

4. 全身麻醉药

(1) 氯胺酮：20 世纪末用于产科，具有催产、消除阵痛、增强子宫肌张力和收缩力的作用，对新生儿无抑制，偶可引起新生儿肌张力增强和激动不安 (有的报道占氯胺酮静脉注射 1.5 mg/kg，可作为全麻诱导，或在胎头娩出时静脉注射 0.25 mg/kg，或在会阴侧切时静脉注射 0.6～0.7 mg/kg。氯胺酮禁用于有精神病史、妊娠中毒症或先兆子宫破裂的孕妇。

(2) 异丙酚：其为水溶性乳剂，乃新型的静脉催眠药，催眠效能较硫喷妥钠强 1.8 倍。起效快，维持时间短，苏醒迅速。该药可透过胎盘，大剂量使用 (用量超过 2.5 mg/kg) 可抑制新生儿呼吸。该药说明书强调：妊娠期异丙酚除用做终止妊娠外，不宜用于产科麻醉。也有人报道：异丙酚用于剖宫产有许多优点，患者迅速苏醒，未引起新生儿长时间抑制。但异丙酚无论用于全麻诱导或维持，很多产妇发生低血压，故应慎重。哺乳期母亲用后对新生儿安全尚有顾虑。

(3)γ-羟丁酸钠：用于难产和胎儿窒息，具有增加宫缩频率和速度，强化催产药作用和促进宫缩的作用。可透过胎盘预防胎儿缺氧性脑并发症。一次静脉注射 60 mg/kg，使脑血流量减少，改善脑代谢的抑制，氧耗量降低，葡萄糖消耗量减少，乳酸盐和丙酮酸盐产量下降。剖宫产时，当胎儿出现代谢性酸中毒而需快诱导时，可先注入 γ-OH 40～60 mg/kg，然后注入 2.5% 硫喷妥钠 3 mg/kg 与琥拍胆碱 1 mg/kg，进行诱导插管，以氧化亚氮及肌肉松弛药维持，可改善非机械性原因引起的胎儿心率变化。本药禁用于严重妊娠高血压综合征、先兆子痫或低钾血症产妇。

(4) 硫喷妥钠：迄今仍用于分娩第二期，不影响子宫收缩，可迅速通过胎盘，但胎儿的摄取量与母体所用剂量不呈正比关系。本药用于妊娠期的半衰期比非妊娠期者长 2～3 倍。健康新生儿的 Apgar 评分与所用剂量及脐静脉血中的药物浓度无直接相关。大剂量硫喷妥钠可能抑制新生儿呼吸，故应限制剂量不超过 7 mg/kg。因胎儿窒息而需作急症剖宫产时由于巴比妥类药对脑似有保护作用，故仍可考虑用本药作麻醉诱导。

(5) 安泰酮和普尔安：可在胎儿娩出时作短时间使用。本药可透过胎盘，对呼吸循环产生不同程度的影响，但不影响宫缩，对妊娠高血压综合征、癫痫、心脏病或低血容量患者，以及过敏体质者禁用。

(6) 氧化亚氮：可迅速透过胎盘，母胎间的血浓度差约为 55%～91%，且随吸入时间延长而成比例增加。氧化亚氮对母体的呼吸、循环、子宫收缩力有增强作用，使宫缩力与频率增加。用于产科多取半紧闭法作间歇吸入，可在分娩第一期末宫缩前 20～30 s 吸入。氧化亚氮用 3 L/min，O$_2$ 用 3 L/min，氧化亚氮浓度最高不超过 70%。

(7) 恩氟烷与异氟烷：其镇痛作用比氟烷稍强，低浓度吸入对子宫收缩的抑制较轻，麻醉诱导则较氟烷慢。异氟烷与前述强效麻醉药一样，引起与剂量相关的子宫收缩抑制，浅麻醉时对子宫抑制不明显，对胎儿也无明显影响；深麻醉对子宫有较强的抑制，容易引起分娩子宫出血，同时对胎儿不利。

(8) 七氟烷与脱氟烷：就七氟烷理化性质而言，该药较氟烷更易通透胎盘，对子宫收缩的抑制强于氟烷。脱氟醚对血流动力学影响弱于异氟烷，肌肉松弛效应在相同 MAC 条件下强于异氟烷和氟烷，故对子宫肌的抑制强于异氟烷，脱氟醚可迅速通透胎盘。

5. 肌肉松弛药

(1) 琥珀胆碱：其脂溶性低，且可被胆碱酯酶迅速分解，故在常用剂量时，极少向胎儿移行，新生儿体内亦无此药。但用量在 300 mg 以上或一次大量使用，仍会移行至胎儿，3.5 min 时可与母血浓度相平衡。动物实验已证明琥珀胆碱可向胎儿移行。如果孕妇胆碱酯酶活性异常，使用琥珀胆碱后，偶可引起母子呼吸抑制。

(2) 筒箭毒碱：过去认为其胎盘通透率很小。近年在剖宫产麻醉中的研究表明，静脉注入后 2 min 脐血中即可出现，6～10 min 后，脐血浓度为母血浓度的 10%。临床反复大量使用筒箭毒碱可引起母子均无呼吸，但可用抗胆碱酯酶药拮抗。

(3) 加拉碘铵：其分子量小，通过胎盘较筒箭毒碱快。静脉注射 80 mg 后 3 min 即可透过胎盘，抑制胎儿呼吸，故不适用于剖宫产手术。

4.潘库溴铵

分子量较大，临床研究表明也可透过胎盘，但临床上未见有异常情况。

近年来新的非去极化肌肉松弛药逐年增加，其中以阿曲库铵和维库溴铵或可作为"标准"药。哌库溴铵和杜什氯铵为较新的肌肉松弛药。此后开发的以短效见长的美维松和中效的罗库溴铵，使临床用药有更多的选择。上述药物都是高度水溶性药，故不易（并非完全不能）通过脂质膜屏障，如胎盘屏障。产科使用的理想肌肉松弛药应具有：起效快，持续时间短，很少通过胎盘屏障，新生儿除该药迅速等特点。阿曲库铵的理化特点接近上述条件，它是大分子量的季胺离子，脂溶性低，50% 与蛋白结合，所以通透胎盘屏障受限。有的作者观察，给剖宫产的产妇使用阿曲库铵 0.3 mg/kg，肌肉松弛满意，作用持续时间短，仅微量通过胎盘，胎 - 母间比值为 12%，娩出新生儿 Apgar 评分正常，只有出生后 15 分 NACS 评分（神经学和适应能力计分）55% 正常，45% 较差，说明使用阿曲库铵后的新生儿自主肌肉张力较差，表现为颈部屈肌和伸肌主动收缩力较差，生后 15 min 时仍有残存肌肉松弛现象，这对不足月的早产儿应以注意。

6.局部麻醉药

局麻药注入硬膜外间隙，母体静脉血局麻药浓度可在 20～30 min 时达最高值，脐静脉血中浓度在 30 min 时达最高值。不同的局麻药进入胎盘的移行速度也不同，影响因素有以下几个方面。

(1) 局麻药的蛋白结合度与母体血浆蛋白的结合度。丁吡卡因为 88%～95%，利多卡因为 45%～55%；与胎儿血浆蛋白的结合度，布吡卡因为 51%～66%，利多卡因为 14%～24%。局麻药与血浆蛋白结合度高者，通过胎盘量少，进入胎儿血的量也小。

(2) 局麻药的分子量。分子量在 350～450 以下的物质容易通过胎盘，常用的局麻药的分子量都在 400 以下，故均较易通过胎盘。

(3) 局麻药的脂质溶解度。局麻药中，脂质溶解度较高者，均较易于进入胎盘，后者决定于局麻药的 pH 值和油 / 水溶解系数，如利多卡因 pH 值为 7.20，溶解度为 30.2，较易通过胎盘。

(4) 局麻药在胎盘中的分解代谢。酰胺类局麻药如利多卡因、卡波卡因、布吡卡因，大部分在肝脏经酶的作用而失活，不被胎盘分解；其代谢过程也远较酯类局麻药缓慢。因此大量用酰胺类局麻药的不良反应较酯类者多，但由于前者作用可靠，渗透性强，作用时间较长，不良反应尚不多，故仍被普遍用于产科。

酯类局麻药如普鲁卡因、氯普鲁卡因、丁卡因等，大多经血浆或肝内假性胆碱酯酶水解，也在胎盘内水解，因此移行至胎体的量少，故较安全。

局部浸润普鲁卡因时，3～5 min 即可通过胎盘，但对胎儿呼吸及子宫收缩均无影响。利多卡因注入硬膜外间隙 3 min 后，胎儿血内的浓度约为母血浓度的 1/2，加用肾上腺素可降低母胎血内浓度，但不能延缓透过胎盘的速率。

丙胺卡因：有仅用丙胺卡因 290 mg 而引起新生儿血红蛋白血症的报道，故应控制其使用剂量，因其肌肉松弛作用较差，虽可用于产科麻醉，但并不理想。

布吡卡因：化学结构和药理作用与丙胺卡因类似，作用维持时间长，胎儿娩出时脐血内浓度约相当于母血的 30%～40%。

卡波卡因：较利多卡因更易透过胎盘，胎儿娩出时脐血内浓度约为母血浓度的 65%。随母体用药次数增加，可产生蓄积，毒性作用的持续也较长，故不是产科理想的局麻药。

罗哌卡因：该药作用强度大于布比卡因，对运动神经阻滞弱于布比卡因，蛋白结合率95%，毒性作用特别是心脏毒性作用小，0.125% 以下的浓度可产生感觉阻滞而不产生运动神经阻滞，是产科镇痛较理想的局部麻醉药。

总之，产科常用局麻药除在胎儿窘迫、宫内窒息或酸中毒情况外，只要子宫、胎盘和脐带血流正常，PH 维持在生理范围，氧合良好，在麻醉和镇痛时，并未见到临床应用剂量的局麻药对新生儿有何危害。

四、产科手术的麻醉

现代产科最显著的进展是在分娩前运用新技术进行监测，建立各种"产前检查正常值图表"预先了解和估计胎儿情况。观察胎儿心率和胎动情况，可掌握有无胎儿宫内窘迫。产前通过超声波检查、X 线检查、胎儿心电图及各种激素测定 (如尿雌三醇、血雌三醇与胎盘泌乳素、甲胎蛋白和羊水分析等)，可对胎盘功能和胎儿情况做出全面估计，制定分娩计划，为紧急产科处理创造条件。在分娩过程中，使用胎心 - 宫缩监护仪，测定胎儿头及血酸碱值和血气分析等，可做到尽早了解和处理产程及麻醉中的异常情况。这样不仅降低围产期新生儿死亡率，且可对各种麻醉方法在产科中的地位做出科学评价。

近年来我国剖宫产率显著增高，一般为30% 以上，而宫内操作手术如内倒转术、产钳、毁胎术、脐带脱垂复位术等则已相对减少。提高手术效果，保证母儿安全，减少手术创伤和术后并发症是产科麻醉应重点掌握的原则。

（一）术前准备及注意事项

大多数产科手术属急症性质，麻醉医师首先应详细了解产程经过，对母胎情况做出全面估计；了解既往病史，药物过敏史及术前进食、进饮情况。产妇一旦呕吐而发生误吸，将给母胎造成致命后果，故必须重视预防。呕吐误吸最好发的阶段是：全麻诱导期；镇痛药或镇静药过量或椎管内麻醉阻滞范围过广。麻醉前严格进食至少6 h 有一定预防功效。因此，产妇入院后，对估计有手术可能者尽早开始禁食禁饮，并以葡萄糖液静脉滴注维持能量。临产前给予胃酸中和药。对饱胃者，应设法排空胃内容物。如有困难，应避免采用全麻；必须施行者，应首先施行清醒气管内插管，充气导管套囊以防止呕吐误吸。对妊娠中毒症、先兆子痫、子痫及引产期产妇或有大出血可能的产妇，麻醉前应总结术前用药情况，包括药物种类、剂量和给药时间，以避免重复用药的错误，并做好新生儿急救及异常出血处理的准备。

麻醉方法的选择应依据母胎情况、设备条件以及麻醉者技术掌握情况而定。为保证安全，麻醉前麻醉医师必须亲自检查麻醉机、氧气、吸引器、急救设备和药物，以便随手取用。麻醉前要常规静脉补液，做好输血准备。麻醉时必须充分供氧，并尽力维持循环稳定，注意并纠正仰卧位低血压综合征。应用升压药时要注意升压药与麦角碱之间的相互协同的升压作用。

（二）剖宫产术的麻醉选择

1. 局部浸润麻醉

在我国常用，特别适用于饱胃产妇，但不能完全无痛，宫缩仍存在，肌肉不够松弛，使手术操作不便。局麻药用量过大有引起母胎中毒可能,特别对子痫或高血压产妇,中毒发生率较高。

2. 脊麻与硬膜外联合阻滞

近年来该法已较普遍的应用于剖宫产手术的麻醉。该法发挥了脊麻用药量小、潜伏期短、效果确切的优点，又可发挥连续硬膜外的灵活性，具可用于术后镇痛的优点。由于腰麻穿刺针细 (26 G)，前端为笔尖式，对硬脊膜损伤少，故脊麻后头痛的发生率大大减少。产妇脊麻用药量为非孕妇的 1/2 ～ 2/3 即可达到满意的神经阻滞平面 (T_8 ～ S)。有关脊麻后一过性血压下降，可采用脊麻超前扩容的方法，先输入平衡液或代血浆 500 mL，必要时给予麻黄碱。

3. 硬膜外阻滞

为近年来国内外施行剖宫产术的首选麻醉方法。止痛效果可靠，麻醉平面和血压的控制较容易，控制麻醉平面不超过 T_8，宫缩痛可获解除，宫缩无明显抑制，腹壁肌肉松弛，对胎儿呼吸循环无抑制。

硬膜外阻滞用于剖宫产术，穿刺点多选用 $L_{2～3}$ 或 $L_{1～2}$ 间隙，向头或向尾侧置管 3 cm。麻醉药可选用 1.5% ～ 2% 利多卡因或卡波卡因；0.5% 布比卡因，均加用 1:1 000。肾上腺素 2 ～ 3 滴。用药剂量可比非孕妇减少 1/3。

为预防仰卧位低血压综合征，产妇最好采用左侧倾斜 30° 体位，或垫高产妇右髋部，使之左侧倾斜 20° ～ 30°，这样可减轻巨大子宫对腹后壁大血管的压迫，并常规开放上肢静脉，给予预防性输液。通过放射学检查发现，在平卧位时约有 90% 临产妇的下腔静脉被子宫所压，甚至完全阻塞，下肢静脉血将通过椎管内和椎旁静脉丛及奇静脉等回流至上腔静脉。因此｜可引起椎管内静脉丛怒张，硬膜外间隙变窄和蛛网膜下隙压力增加。平卧位时腹主动脉也可受压，从而影响肾和子宫胎盘血流灌注，妨碍胎盘的气体交换，甚至减损胎盘功能。有报道约 50% 产妇于临产期取平卧位时出现"仰卧位低血压综合征"，表现为低血压、心动过速、虚脱和晕厥。

4. 全身麻醉

全麻可消除产妇紧张恐惧心理，麻醉诱导迅速，低血压发生率低，能保持良好的通气，适用于精神高度紧张的产妇或合并精神病、腰椎疾病或感染的产妇。其最大缺点为容易呕吐或反流而致误吸，甚至死亡。此外，全麻的操作管理较为复杂，要求麻醉者有较全面的技术水平和设备条件，麻醉用药不当或维持过深有造成新生儿呼吸循环抑制的危险，难以保证母儿安全，苏醒则更须有专人护理，麻醉后并发症也较硬膜外阻滞多；因此，全麻一般只在硬膜外阻滞或局部浸润麻醉有禁忌时方采用。

目前较通用的全麻方法为：硫喷妥钠 (4 mg/kg)、號拍胆碱 (1 mg/kg) 静脉注射，施行快速诱导插管，继以 50% ～ 70% 氧化亚氮加 0.5% 异氟烷维持浅麻醉。手术结束前 5 ～ 10 min 停用麻药，用高流量氧"冲洗"肺泡以加速苏醒。为预防全麻后的呕吐反流和误吸，除认真采用禁食措施外，麻醉前宜常规肌内注射阿托品 0.5 mg。静脉注射格隆溴胺 0.2 mg，以增强食管括约肌张力。快速诱导插管时，先给泮库溴铵 1 mg 以消除琥珀胆碱引起的肌颤；诱导期避免过度正压通气，并施行环状软骨压迫以闭锁食管。术后待产妇完全清醒后再拔除气管插管。

近年来以 Apgar 评分法为主，结合母儿血气分析、酸碱平衡和新生儿神经行为测验等作为依据评价各种麻醉方法对新生儿的影响，多数认为脊麻、硬膜外阻滞与全麻之间无统计学差异。

(三) 高危妊娠产科麻醉

妊娠期有某些病理因素，可能危害孕产妇、胎儿、新生儿或导致难产者，称为高危妊娠。高危妊娠几乎包括了所有的病理产科。而与麻醉关系密切的高危妊娠，主要为各种妊娠并发症和并存症。为了早期识别和预防高危因素的发生和发展，目前，产期保健多以 Nesbitt 改良评分法，对各种危险因素进行评分，可供麻醉医师参考。对高危妊娠妇女产科医师多已针对各种不同病因进行了相应的治疗。当继续妊娠将严重威胁母体安全或影响胎儿生存时，需适时终止妊娠，终止妊娠的方法不外引产或剖宫产。妊娠继发疾患，如妊娠晚期出血、妊娠高血压综合征和子痫，多为急诊手术麻醉；而妊娠并存疾患，如妊娠合并高血压病、心脏病、糖尿病以及特殊的多胎妊娠等，多为择期手术麻醉。

1. 前置胎盘与胎盘早剥的麻醉

妊娠晚期出血，又称产前出血，见于前置胎盘、胎盘早剥、前置血管和轮廓状胎盘等。对母体和胎儿的影响主要为产前和产后出血及继发病理生理性损害；植入性胎盘产后大出血及产褥期感染。产妇失血过多可致胎儿宫内缺氧，甚至死亡。若大量出血或保守疗法效果不佳，必须紧急终止妊娠。

(1) 麻醉前准备：妊娠晚期出血发生出血性休克；孕 37 周后反复出血或一次性出血量大于 200 mL；临产后出血较多，均需立即终止妊娠，大部分需行剖宫产。该类患者麻醉前应注意评估循环功能状态和贫血程度。除检查血、尿常规、生物化学检查外，应重视血小板计数、纤维蛋白原定量、凝血酶原时间和凝血酶原激活时间检查，并做 DIC 过筛试验。警惕 DIC 和急性肾衰竭的发生，并予以防治。

胎盘早剥是妊娠期发生凝血障碍最常见的原因，尤其是胎死宫内后，很可能发生 DIC 与凝血功能障碍。DIC 可在发病后几小时内，甚至几分钟内发生，应密切注意监测。

(2) 麻醉选择的原则：妊娠晚期出血多属急诊麻醉，准备时间有限，病情轻重不一，禁食禁饮时间不定。胎盘早剥的症状与体征变异很大，有的外出血量很大，胎盘剥离面积不大；有的毫无外出血，胎盘几乎已完全剥离直接导致胎儿死亡。

麻醉选择应依病情轻重、胎心情况等综合考虑。凡母体有活动性出血、低血容量休克、明确的凝血功能异常或 DIC，全身麻醉是唯一安全的选择，如母体和胎儿的安全要求在 5 ～ 10 min 内进行剖宫产，全麻亦是最佳选择。母体情况尚好而胎儿宫内窘迫时，应将产妇迅速送入手术室，经吸纯氧行胎儿监护，如胎心恢复稳定，可选用椎管内阻滞；如胎心更加恶化应选择全身麻醉。

2. 麻醉操作和管理

美国有一项调查研究报道，80% 的麻醉死亡发生于产科急诊术中，52% 发生在全麻中而其中 73% 与气道有关。母亲死亡的发生率，全身麻醉是局部麻醉的 16.7 倍，几乎所有与麻醉有关的死亡都存在通气和气管插管问题。产科困难气管插管率远高于非妊娠妇女，有学者报告，在 5 804 例剖宫产全麻中有 23 例气管插管失败，气管插管失败率有逐年增加趋势，而与此发生率升高相一致的是剖宫产的全麻率由 83% 下降至 33%。这样使从事麻醉的医师对产妇的插管机会减少，操作熟练程度下降，另外择期剖宫产全麻比例比急诊剖宫产更少，插管失败的风险更高。我国的妇产专科医院中全麻剖宫产的比例更低，插管的熟练程度更差。麻醉处理注意事项有以下几个方面。

(1) 全麻诱导注意事项。产妇气管插管困难或失败的原因为对气管插管困难程度的估计不足，对产妇气道解剖改变如短颈、下颌短等缺乏处理经验，以及产妇体位不当等。临床上应采取必要的措施，如有效的器械准备，包括口咽通气道、不同型的喉镜片、纤维支气管镜，以及用枕垫高产妇头和肩部，使不易插管的气道变为易插管气道，避免头部过度后仰位，保持气道通畅。调整好压迫环状软骨的力度，使导管易于通过。遇有困难应请有经验的医师帮助。盲探插管可做一次尝试，但不可多次试用，注意插管误入食管。预防反流误吸，急诊剖宫产均应按饱胃患者处理，胃液反流误吸引起的化学性肺炎后果严重。

(2) 做好凝血异常和大出血的准备。高危剖宫产应开放两条静脉或行深静脉穿刺置入单腔或双腔导管，监测中心静脉压。

(3) 预防急性肾衰竭。记录尿量，如每小时少于 30 mL，应补充血容量，如少于 17 mL/h 应考虑有肾衰的可能。除给予呋塞米外，应即时检查尿素氮和肌酐，以便于相应处理。

(4) 防治 DIC。胎盘早剥时剥离处的坏死组织、胎盘绒毛和蜕膜组织可大量释放组织凝血活酶进入母体循环，激活凝血系统导致 DIC。麻醉前、中、后应严密监测，积极预防处理。

(5) 其他。由于麻醉前产妇出血较少，无休克表现，胎儿心率正常可选择椎管内麻醉或脊麻 - 硬膜外联合阻滞。麻醉管理应预防一过性低血压和下腔静脉压迫综合征。麻醉前产妇无休克，但胎儿有宫内窒息可选用局麻或脊麻。麻醉管理应充分吸氧，预防子宫血流量下降及胎儿氧供需平衡失调。

3. 妊娠高血压综合征的麻醉

妊娠高血压综合征是妊娠期特有的疾病，发生于妊娠 20 周以后，发病率约为 10.32%。由于病因不明，无有效的预防方法，尤其是重度妊高征对母婴危害极大，是孕产妇和围生儿死亡的主要原因之一。先兆子痫引起孕产妇死亡的原因包括脑血管意外、肺水肿和肝脏坏死。

妊高征的基本病理生理改变为全身小动脉痉挛，特别是直径 200 以下的小动脉易发生痉挛。血管内皮素、血管紧张素均可直接作用于血管使其收缩，导致血管内物质如血小板、纤维蛋白等通过损伤的血管内皮而沉积，进一步使小动脉管腔狭小，外周血管阻力增加。另外，钠离子可促使钙离子向血管平滑肌细胞内渗透，故钙离子增多，亦为血管阻力增加的重要因素。小动脉痉挛必导致心、脑、肾、肝重要脏器相应变化和凝血活性的改变。妊高征常有血液浓缩、血容量不足、全血及血浆黏度增高及高脂血症，可明显影响微循环灌流，促使血管内凝血的发生。妊高征可导致胎盘早剥、胎死宫内、脑溢血、肝损害和 HELLP 综合征等，麻醉医师应充分了解，并作为治疗依据。

1. 妊高征并发心力衰竭的麻醉

重度妊高征多伴有贫血，心脏处于低排高阻状态，当有严重高血压或上呼吸道感染时，极易发生心力衰竭。麻醉前应积极治疗急性左心力衰竭与肺水肿，快速洋地黄化，脱水利尿，酌情使用吗啡和降压，使心力衰竭控制 24 ~ 48 h，待机选择剖宫产。

(1) 麻醉选择。硬膜外阻滞为首选，因为该麻醉可降低外围血管阻力和心脏后负荷，改善心功能。全身麻醉应选用对心脏无明显抑制作用的药物，麻醉诱导平稳，预防强烈的应激反应，同时选用药物应避免对胎儿抑制作用。

(2) 麻醉管理。麻醉前根据心力衰竭控制程度，给予毛花苷 C 0.2 ~ 0.4 mg 的维持量，呋塞米 20 ~ 40 mg 静脉注射以减轻心脏负荷。同时常规吸氧，维护呼吸和循环功能平稳。注意检查肾功能，预防感染，促使病情好转。

2. 重度妊高征的麻醉

重度妊高征一经诊断均应住院，给予解痉、镇静、降压，以及适度扩容和利尿等综合治疗。先兆子痫经积极治疗48～72 h不见好转者或妊娠已达36周经治疗好转者；子痫已控制12 h者，才考虑剖宫产终止妊娠。

(1) 麻醉前准备。

①详细了解治疗用药：包括药物种类和剂量，最后一次应用镇痛药和降压药的时间，以掌握药物对母胎的作用和不良反应，便于麻醉方法的选择和对可能发生不良反应的处理。

②硫酸镁治疗：硫酸镁是重度妊高征的首选药，应常规观察用药后的尿量，有无呼吸抑制，检查膝反射、心率和心电图，有无房室传导阻滞，如有异常应查血镁离子浓度。一旦有中毒表现应给予钙剂拮抗治疗。

③术前停用降压药：应用 α、β 受体拮抗药；血管紧张素转换酶抑制剂，应在麻醉前24～48 h停药。该类药与麻醉药多有协同作用，易导致术中低血压。

④了解麻醉前患者24 h的出血量：便于调控麻醉手术期间的液体平衡。

(2) 麻醉选择。终止妊娠是治疗重症妊高征的极重要的措施。凡病情严重，特别是MAP高于18.7 kPa(140 mmHg)；短期内不能经阴道分娩，或引产失败，胎盘功能明显低下，胎儿缺氧严重者，子痫抽搐经治疗控制后2～4 h或不能控制者均为终止妊娠的适应证。妊高征心力衰竭和肺水肿治疗好转，麻醉医师均应积极准备，抓住麻醉手术时机尽力配合终止妊娠。临床麻醉经常遇到重度妊高征并发心力衰竭、脑出血、胎盘早剥、凝血异常，以及溶血、肝酶升高、血小板减少，称为HELLP综合征和急性肾衰竭等。麻醉选择的原则应按相关脏器损害的情况而定，依妊高征的病理生理改变及母婴安全的考虑，对无凝血异常、无DIC、无休克和昏迷的产妇应首选连续硬膜外阻滞。硬膜外阻滞禁忌者，以保障母体安全为主，胎儿安全为次的情况下，考虑选择全身麻醉，有利于受损脏器功能保护，积极治疗原发病，尽快去除病因，使患者转危为安。

(3) 麻醉管理。

①麻醉力求平稳：减轻应激反应，全麻插管前应用小剂量芬太尼，以减少插管引起的血压波动，而避免使用氯胺酮，麻醉期间发生高血压可采用吸入麻醉药。对呼吸、循环功能尽力调控在生理安全范围。血压不应降至过低，控制在 (18.6～20.0)/12.0 kPa 对母婴最有利。预防发生仰卧位低血压综合征，如监测有高血压者，也可应用神经节阻滞药和硝酸甘油降压。②维护心、肾、肺功能：适度扩容，以血红蛋白、血细胞比容、中心静脉压、尿量、血气分析、电解质检查为依据，调整血容量，维持电解质和酸碱平衡。

③积极处理并发症：凡并发心力衰竭、肺水肿、脑出血、DIC、肾衰竭、HELLP综合征时，应按相关疾病的治疗原则积极处理。

④麻醉的基本监护：包括 ECG、SpO_2、NIBP、CVP、尿量、血气分析，保证及时发现和处理问题。

⑤做好新生儿窒息的抢救准备。

⑥麻醉手术后送入ICU病房，继续予以监护、治疗，直至患者脱离危险期。

⑦病情允许条件下应给予术后镇痛。

4. 多胎妊娠的麻醉

多胎妊娠是人类妊娠的一种特殊现象，双胎多见，三胎以上少见。实际上三胎、四胎的发生率各为 1:(10 000 ~ 80 000) 及 1:(50 000 ~ 70 000)。目前双胎妊娠剖宫产率有上升趋势，由原 35% 上升为 50%；三胎妊娠择期剖宫产率为 63.4%；四胎以上达 74.1%。由于多胎妊娠的并发症明显高于单胎。从麻醉管理方面主要问题是腹围增大，腹内压增高，腹主动脉和下腔静脉受压，膈肌抬高，导致限制性通气困难，此外，胎儿肺成熟度也应高度重视。产后出血的发生率明显高于单胎妊娠，应做好相关准备。

(1) 麻醉选择。该类剖宫产术多选用下腹横切口，故连续硬膜外阻滞仍为首选。麻醉对母婴生理功能影响小，止痛完善，麻醉和术中充分供氧，右髋部抬高 20°，预防和处理好仰卧位低血压综合征。

(2) 麻醉管理。

①麻醉前首先开放静脉，用胶体液适度扩容。监测血压、心率、心电图、脉率 - 血氧饱和度。

②面罩吸纯氧，维护循环功能稳定，麻醉穿刺成功后右髋部垫高 20°，再给硬膜外用药，麻醉平面控制在 T_8 ~ S_5 范围，即可满足手术要求。

③作好新生儿复苏准备。观察术中出失血、尿量、子宫肌肉收缩力，警惕产后出血并做好有关准备。

④随妊娠胎数增加，新生儿死亡率相应增加；据文献报道，新生儿呼吸窘迫综合征的发生率，双胎为 11.9%，三胎为 31.4%，四胎以上约占 47.8%，故对围生儿的监护、治疗、喂养均是重要的防治措施。

5. 长娠并发心血管疾病的麻醉

在我国，妊娠合并心脏病以风湿性心脏病和先天性心脏病为主，前者约占妊娠合并心脏病中的 28.32%；后者约占 36.16%。动脉硬化性心脏病、二尖瓣脱垂和贫血性心脏病均少见。妊娠期特有围产期心肌病亦少见。妊娠合并心脏病的发生率为 1% ~ 2%，但却是围麻醉手术期死亡的第二、三位原因。

(1) 妊娠、分娩期对心脏病的影响：妊娠期循环血量增加 30% ~ 40%，32 ~ 34 周时达高峰。心排血量亦相应增加，心率增快较非孕期平均每分钟 10 次。妊娠期水钠潴留，胎盘循环建立，体重增加，随子宫增大、膈肌上升，心脏呈横位，因而妊娠期心脏负荷加重。已有心脏病的妇女对上述变化可导致心力衰竭。分娩期由于强而规律的宫缩，增加了氧和能量的消耗；宫缩时外周阻力增加，回心血量增加，心排血量也增加，使心脏前、后负荷进一步加重；产程时间长进一步加重患者的风险。胎儿娩出子宫，血窦关闭，胎盘血液循环停止，子宫内血液进入循环，腹压骤降回心血流增加，而后负荷骤减，对心功能影响较大。产褥期体内蓄积的液体经体循环排出，加重心脏负担，是发生心力衰竭和肺水肿最危险的时期，产后 1 ~ 2 d 仍是发生心力衰竭的危险期，死亡病例多发生在产褥期。

(2) 心脏病对妊娠的影响：因母体妊娠期活动受限与遗传基因的影响；长期低氧，故早产、宫内生长迟缓、先天畸形、胎死宫内、胎儿窘迫、新生儿窒息等的发生率均高于正常孕妇。

(3) 妊娠与先天性心脏病的相互影响：妊娠期母体循环发生明显变化，主要包括血容量、心排血量和心率增加，不同程度的水钠潴留，周围静脉压升高，新陈代谢和氧耗增加。在孕 32 ~ 34 周血容量平均增加 50% 左右，子宫增大、膈肌抬高、心脏移位、大血管扭曲等，进一步加重先天性心脏病的心脏负担。分娩第一产程子宫收缩均有 500 mL 血挤入体循环，每次子宫收缩心排血量约增加 20%，动脉压升高 1.3～2,6 kPa(10～20 mmHg)。第二产程子宫收缩，腹内压增加，内脏血液涌向心脏，产妇屏气使外周阻力和肺循环阻力增加；胎盘娩出后，胎盘循环中断，子宫收缩大量血液突然进入循环，对心功能造成极大危险，故先天性心脏病心功能良好者在严密监护下可行无痛分娩或剖宫产，而心功能Ⅲ、Ⅳ级；有肺动脉高压、发绀和细菌性心内膜炎者，病死率极高，应禁忌妊娠。

(4) 妊娠并发心律失常：大多数生育年龄者无心血管疾病，故多数为短暂的心律失常，且程度较轻，对产妇不构成危害，多无需特殊治疗。妊娠可诱发和加重心律失常。妊娠合并心律失常多见于原有心脏疾病，可发生严重心律失常，发作时间较长，并可造成胎儿宫内缺血、缺氧，应积极和及时防治。分娩时应采用镇痛，达到无痛分娩，避免各种诱发因素。

(5) 围生期心肌病：确切的发病率不明，但近年来检出率有增加。临床虽不常见，但可直接影响母婴生命安全，成为目前产科危象中备受关注的问题之一。临床表现特殊，最常发生在产褥期 (产后 3 个月内占 80%，3 个月后占 10%，妊娠末期占 10%)。起病突然，主要表现为左心室心力衰竭，多有心悸、呼吸困难和端坐呼吸，1/3 患者有咯血、胸痛和腹痛症状。有时伴心律失常，25%～40% 的患者出现相应器官栓塞，如肺动脉栓塞可突发胸痛、呼吸困难、咯血、剧咳和缺氧等。大面积肺栓塞可引起急性右心力衰竭、休克或猝死。脑栓塞引起偏瘫，昏迷。心脏普遍扩大，相对二尖瓣和三尖瓣关闭不全，出现反流性杂音，双肺有湿啰音，颈静脉怒张、肝大、下肢水肿。麻醉风险大，麻醉手术前应及时控制心力衰竭，及时行剖宫产术。麻醉选择多宜选硬膜外阻滞。应注意控制麻醉阻滞范围，能满足切口要求即可。麻醉过程中应密切观察监测心电图、血压、心率、呼吸、SpO_2 等，严密调控心脏前后负荷，尽力维持循环功能，做好新生儿急救复苏准备。术后送入 ICU 病房继续治疗。

6. 心脏病术后剖宫产麻醉

随着医学科学的发展，绝大多数先天性心脏病均在幼年或出生后进行了手术。诸多后天性心脏病凡需手术治疗者亦多在学龄前进行了手术或介入治疗，故现今临床遇有严重畸形的先天性心脏病孕妇或严重风湿性心脏病的孕妇，已日益减少。而心脏病术后的孕产妇却相对多见或比往年增加。现就麻醉前准备与麻醉有关问题讨论如下。

(1) 先天性心脏病术后：室间隔缺损、房间隔缺损、动脉导管未闭、肺动脉瓣狭窄和主动脉瓣狭窄等，在幼年成功地进行了手术，术后生活和体力劳动正常都可安全地妊娠、分娩，均可耐受麻醉。法洛四联症术后已无右向左分流，体力活动时无气急、无发绀，对麻醉的耐受性取决于心脏做功与储备能力，故麻醉前应做全面的心功能检查，评价其代偿功能状态，请心内科医师会诊或共同处理该产妇的麻醉。如妊娠后有气急和发绀症状，麻醉风险极大，病死率甚高。

(2) 后天性心脏病术后：其多为风湿性心脏病换瓣术后的孕妇。剖宫产麻醉与手术的危险性，取决于以下因素。

①心功能改善程度：换瓣术后心功能如为Ⅰ～Ⅱ级，其心脏储备能力可耐受分娩麻醉。术后心功能仍为Ⅲ～Ⅳ级者，随时都可发生心力衰竭或血栓栓塞。据文献报道，该类孕产妇的病死率为 5%～6%，其中包括麻醉期死亡。

②术后有无并发症：换瓣术后并发症如血栓栓塞、感染性心内膜炎和心功能不全等，其妊

娠分娩和麻醉风险较大。

③换瓣时年龄与妊娠至换瓣的时间尚无定论。主要取决于术后心功能代偿程度、心脏大小。心胸比在 0.65 以上，且术后并无缩小者，一般认为分娩、麻醉较佳时机为换生物瓣术后 2 年左右；换机械瓣在术后 3～4 年。

(3) 心脏移植术后：国内尚无报道，国外有自然分娩和剖宫产、分娩镇痛与麻醉的报道。问题在于去神经心脏虽然有正常的心肌收缩力和储备力，但在体力活动时变时反应能力异常。另外，长期服用免疫抑制剂头孢素可使血流动力学发生改变，如血压升高等。妊娠后血容量增加，心率增快，血管阻力改变，易使移植心脏的心室功能受损。因此从医学和伦理学的观点上，该类孕龄妇女是否应妊娠存在分歧。

4. 麻醉注意事项

麻醉注意事项有：

①心脏病术后的产妇对低血压、缺氧的耐受性差。

②麻醉时应注意心功能状态与维护，血栓栓塞的发生率仍高；瓣周漏可出现血红蛋白尿、溶血性贫血、感染性心内膜炎和充血性心力衰竭。长期应用抗凝剂，分娩、手术可发生大出血。

③换机械瓣患者终身需抗凝，主要用药有抗血小板凝集的阿司匹林、双嘧达莫，该类药对母婴无影响，也可选用硬膜外阻滞。肝素类药主要为抗凝血酶作用，由于不通透胎盘，不进入乳汁，故围生期有的患者应用。近年来通过百例以上孕期用肝素抗凝的总结指出，其中 1/3 孕妇发生死产、早产、流产，有 1 例畸形，认为肝素对胎儿的有害作用可能是通过螯合作用，间接引起胎盘或胎儿钙离子缺乏而造成；香豆素类药如华法林及新抗凝，其作用为抑制维生素 K 在肝内合成凝血因子 Ⅱ、Ⅶ、Ⅵ、Ⅹ，该类药可通透胎盘进入胎体。引起母胎凝血机制异常，引起流产、早产、死胎、胎盘早剥、产后出血，特别是胎儿畸形，称为华法林综合征。以上药物应在麻醉前 24～48 h 停药；择期剖宫产 72 h 停药。麻醉前应查凝血酶原时间，如有延长则在麻醉前 4～6 h 静脉注射维生素 K 20 mg，术后 24 h 后再恢复抗凝治疗。抗凝剂调整不好，宫缩乏力等均可发生术中大出血。该种患者不应使用宫缩剂麦角新碱与前列腺素类药，以免引起心血管收缩减弱和心排血量减少，可选用缩宫素静脉注射加强宫缩。

④血栓栓塞是换瓣术后应重视的问题。

⑤心力衰竭的预防和处理：风湿性心脏病换瓣术后心肌病变是心力衰竭的基础病因，加之妊娠后心脏负荷加重，心力衰竭发生率仍较正常人高。麻醉时应严密监测，发现症状变化需及时处理。

⑥心脏移植术后患者强调硬膜外阻滞无痛分娩，以防疼痛刺激产生内源性儿茶酚胺升高。移植心脏对肾上腺素极敏感，应用 1:200 000 浓度的肾上腺素加入局部麻醉中即可引起心动过速，故应禁用肾上腺素。全麻时禁用硫喷妥钠和丙泊酚以防心肌抑制。氯胺酮会导致心动过速均不宜选用。

五、羊水栓塞及其急救处理

羊水栓塞是指在分娩过程中，羊水进入母体血液循环后引起的肺栓塞、休克、DIC、肾衰竭或呼吸循环骤停等一系列严重临床表现的综合征；为严重的分娩并发症，是孕产妇死亡的主因之一。羊水栓塞发生率报道不一，美国的报道为 1:(40 000～60 000)；日本有的报道约为

1:30 000 000；中国报道约为 1:14 000；北京报道约为 1:4 800 000。死亡率可高达 70%。

（一）病因

羊水中的内容物有胎儿角化上皮细胞、毳毛、胎脂、胎粪、黏液等颗粒物，进入母体循环后，引起肺动脉栓塞。羊水中富有促凝物质（有凝血活酶作用），进入母体后可引起 DIC。上述有些物质对母体是一种致敏原，可导致母体过敏性休克。

羊水进入母体血循环的机制尚不十分清楚，临床观察与以下因素有关。

(1) 胎膜破裂或人工破膜后：羊水栓塞多在胎膜破裂后，偶见未破膜者之后，羊水进入子宫脱膜或子宫颈破损的小血管而发生。

(2) 宫缩过强或强直性收缩：包括催产素应用不当，羊膜腔内压力过高。羊膜腔内基础压力为 < 2.0 kPa，第一产程子宫收缩，腔内压上升至 5.3 ～ 9.3 kPa；第二产程时可达 13.33 ～ 23.33 kPa；而宫腔静脉压为 2.67 kPa 左右。羊膜腔内压超过静脉压，羊水易被挤入已破损的小静脉。羊水进入母血循环量与子宫收缩强度呈正相关。

(3) 子宫体与子宫颈部有异常开放的血窦：多胎经产妇宫颈及宫体弹力纤维损伤及发育不良，分娩时易引起裂伤，高龄初产妇，宫颈坚硬不易扩张的，如宫缩过强，胎头压迫宫颈易引起宫颈裂伤；胎盘早剥，胎盘边缘血窦破裂，前置胎盘，均有利于羊水通过损伤血管和胎盘后血窦进入母血循环，增加羊水栓塞的机会。

(4) 过期妊娠：易发生难产、滞产、产程长，胎儿易发生宫内窒息，羊水混浊刺激性强，易发生羊水栓塞。

(5) 死胎可使胎膜强度减弱，渗透性增加与羊水栓塞亦有一定关系。上述五种临床情况是发生羊水栓塞的高危因素，临床应提高警惕。

（二）羊水栓塞的病理生理

可概括为三方面：羊水进入母血循环引起 I 型变态反应性休克；肺栓塞肺动脉高压，全心力衰竭血压下降；DIC 出血不凝、休克。

（三）临床表现

羊水栓塞 70% 发生在分娩过程中，尤其在胎儿娩出前后，极少发生在临产前和产后 32 h 后。剖宫产在手术过程中发生羊水栓塞占 19%，有 11% 发生在自然分娩胎儿刚娩出时。

典型症状为发病急剧而凶险，多为突发心、肺功能衰弱或骤停，脑缺氧症状及凝血障碍。症状轻重与羊水进入母血循环的速度和量的多少，以及羊水有形成分有关。

病程可分为 3 个阶段。

(1) 第一阶段：产程中尤其在破膜后，胎儿娩出前后短时间内，产妇突发寒战、咳嗽、气急、烦躁不安、呕吐等前驱症状，继之发生呼吸困难、发绀、抽搐、昏迷、心动过速、血压下降乃至迅速休克。有的突发肺水肿，口吐粉红色泡沫样痰。发病严重者可惊呼一声即心搏骤停，死亡；另 1/3 可于数小时内死于心肺功能衰竭；其他 1/3 经抢救幸存者出现 DIC。

(2) 第二阶段：主要为凝血障碍。临床表现为产后出血，血液不凝，全身出血，休克与出血量不符。故遇有产后原因不明的休克伴出血、血不凝，应考虑羊水栓塞的诊断。

(3) 第三阶段：主要为肾衰竭。多发生于急性心肺功能衰竭、DIC、休克、肾微血管栓塞、肾缺血，而出现少尿、无尿、尿毒症。

以上 3 个阶段基本上可按顺序出现，但并非每例都全部出现。胎儿娩出前发生的羊水栓塞，以肺栓塞、肺动脉高压、心肺衰竭、中枢神经缺氧为主。胎儿娩出后发生的，以出血、凝血障碍为主，极少有心肺衰竭为主要表现。

（四）抢救与治疗

羊水栓塞发病急剧，必须立即、迅速组织有力的抢救。

1. 纠正呼吸、循环衰竭

心搏骤停者立即进行心肺脑复苏。

(1) 纠正缺氧：遇有呼吸困难与发绀者，立即加压给氧。昏迷者立即气管插管行人工呼吸治疗。

(2) 纠正肺动脉高压：可用以下几种药物。①盐酸罂粟碱：可直接作用于平滑肌，解除肺血管痉挛，与阿托品同时应用可阻断迷走神经反射，扩张肺小动脉。首次用量 30 ～ 90 mg，加入 5% 葡萄糖液 250 mL 内静脉滴注。②山莨菪碱或阿托品：解除肺血管痉挛，松弛支气管平滑肌。③ α- 肾上腺素能阻断剂：酚妥拉明（酚胺唑啉）1 次 5 ～ 10 mg。

(3) 防治心力衰竭：使用强心利尿剂。

2. 抗过敏治疗

如使用地塞米松、氢化可的松、钙剂等。

3. 综合治疗休克

补足有效血容量；使用血管活性药；维持酸碱与电解质平衡。

4.DIC 与继发纤溶的治疗

(1)DIC 高凝期尽早使用肝素，症状发生后 10 min 内使用效果最好。用量为 0.5 ～ 1 mg/kg(1 mg=125 U)，每 4 h 静脉注射 1 次。凝血时间在 15 ～ 30 min 之内，一旦出血停止，病情好转可逐步停药。禁用于继发纤溶期。

(2) 输新鲜血、新鲜冰冻血浆：适用于消耗性低凝期。输纤维蛋白原 2 g 可提高血纤维蛋白原 1 g/L，一般输用 6 g。如输注凝血酶原复合物以不少于 400 U 为宜。

(3) 输血小板：当血小板降至 5 万，应输血小板。

(4) 冷沉淀物：含Ⅱ、Ⅶ、Ⅵ、Ⅹ、Ⅲ因子，每单位可增加纤维蛋白原 100 mg/L，可提高第Ⅷ因子水平。

(5) 抗纤溶期的治疗：可用抑肽酶；止血环酸；6- 氨基乙酸等。

5. 肾衰竭的防治

少尿期未发生尿毒症前应使用利尿剂如速尿、甘露醇，补充有效循环血量。肾衰竭时如病情允许可采用透析治疗。

第十八章 五官手术麻醉

第一节 眼科手术麻醉

眼睛是主要的信息接收器官，其解剖精细、功能复杂。随着眼科治疗技术的进步，人们不仅需要眼科手术中镇痛，更不断追求安全、舒适、利于术后恢复。目前眼科手术患者年龄跨度大，手术种类繁多，不同类型的手术对麻醉的要求也不同。眼科手术的麻醉可选用局麻或全麻，局麻的患者要求能主动配合、镇痛完全；全麻要求眼肌松弛、眼球固定不动，适当控制眼内压，减轻或消除眼心反射和手术后麻醉恢复平稳。

一、特点和麻醉要求

眼科手术虽然范围较局限，但手术操作精细，眼眶区血管神经分布丰富，眼球又是一个感觉十分灵敏的器官，所以眼科手术的麻醉不仅要求保持病人充分安静合作，镇痛完全，眼轮匝肌和眼外肌松弛，眼球固定在正中位不动，以利手术操作。而且更要注意维护眼内压稳定和防止眼球手术操作时引起的眼心反射。

正常眼内压 (IOP) 约为 16 ± 5 mmHg，高于 25 mmHg 为异常。IOP 慢性升高将干扰眼内血供和角膜代谢，引起角膜混浊和视网胶血流减少。慢性 IOP 降低将增高视网膜脱离和玻璃体出血的发生率。手术中的眼内压升高，不仅进一步使眼内血供减少，还有发生眼内容物脱出的危险，甚至引起失明。而手术后的 IOP 持续升高可导致手术失败。手术中导致 IOP 增高的因素包括高血压、二氧化碳蓄积、气管插管反应、呕吐、咳嗽、屏气以及麻醉药物 (如琥珀胆碱、氯胺酮) 等。某些条件下面罩压迫眼球可使 IOP 升高。降低 IOP 的因素包括过度通气、低温、神经节阻滞药、多数麻醉药、非去极化肌松药和甘露醇等。

眼心反射因强烈牵拉眼肌 (尤其是眼内直肌)，或扭转、压迫眼球所引起。多见于眼肌手术、眼球摘除术和视网膜剥离修复手术过程中，也可见于眼球局部麻醉过程中。这是一种三叉神经 - 迷走神经反射，表现为心动过缓、过早搏动、二联律、交界性心律和房室传导阻滞，甚至引起心脏停搏。术前病人焦虑不安、全麻过浅、缺氧、高二氧化碳血症以及应用拟胆碱药时，使迷走神经紧张性增高，容易出现眼心反射。发生眼心反射时应立即停止刺激，必要时静脉给予阿托品或使用局麻药浸润眼外肌处理。

二、麻醉前准备及麻醉前用药

1. 麻醉前准备

眼科疾病本身一般不致危及病人生命，但眼科手术仍有一定的死亡率，主要与病人并存的内科疾病和麻醉处理上的问题有关。此外，有些眼科疾病实质上是全身性疾病在眼部的一种表现，如 Marfan 综合征、Halleman-Strieff 综合征、重症肌无力、甲亢、糖尿病和高血压等疾病，都可能并存眼部病变需要手术治疗。眼科病人的另一特点是老年人和小儿占相当大的比例。老年人易并存动脉硬化心脏病、高血压、糖尿病和慢性呼吸系统疾病；小儿则可能并存先天性疾病。麻醉医师有必要在术前访视中作重点了解，并对病情作适当估计并了解全身情况，不能因手术范围小而放松警惕。

对合并内科疾病的病人应作适当的手术前准备。高血压病人术前要适当控制血压；冠心病要改善心肌缺血、治疗心律失常和心力衰竭；慢性呼吸系统感染病人，在术前应戒烟及使用抗生素、支气管解痉药和祛痰药等治疗；糖尿病病人的病情要得到控制，并纠正水电解质和酸碱失衡，术前尽可能改善全身情况，可使麻醉和手术的安全性提高，发症减少。同时，应对术前应用洋地黄、利尿药、β 受体阻滞剂、硝酸甘油、胰岛素降糖药和激素等治疗用药的情况进行复查，估计这些药与麻醉药和麻醉手术期间的治疗用药可能出现的相互作用，以及这些药可能出现的不良反应。

2. 麻醉前用药

麻醉前用药应是对 IOP 没有明显影响的药物。

(1) 镇静催眠药：常用药有咪达唑仑、地西泮或苯巴比妥。

(2) 麻醉性镇痛药：①吗啡：成人一次用量为 5～10 mg 皮下注射，用药后有呼吸缓慢、瞳孔缩小等副作用，眼内手术禁用；②哌替啶：成人一次剂量为 50～100 mg 肌内注射，支气管哮喘、慢性肺心病患者禁用；③芬太尼为强镇痛药，比吗啡作用强 80～100 倍，一般用量为 1～2 μg/kg 术前肌注。

(3) 抗胆碱药：有阿托品及东莨菪碱。

(4) 止吐药：使用镇痛药的同时可以同时应用止吐药。中枢性止吐药有氯丙嗪、甲氧氯普铵、品丹司琼等。抗组胺药有苯海拉叨及异丙嗪。

对拟实行局部麻醉者，为消除病人术前紧张，可在术前晚选用催眠镇静剂。对实行基础麻醉或全身麻醉者，为保证麻醉过程中呼吸道通畅，术前应给阿托品或东莨菪碱，以减少呼吸道分泌。对眼外肌手术，术前可选用止吐药，以免术中发生恶心呕吐。对大的整形美容术或手术局部的瘢痕明显者，预计局麻效果不满意时，应使用强效镇痛剂如哌替啶等。

三、麻醉选择

(1) 一般眼外手术和简单的眼内手术，如眼睑成形术、晶体摘除、脉络膜角膜移植、周围性虹膜切除等，均可在局部浸润和球后视神经阻滞下完成，尤其适用于老年人和危觉病人。局麻对眼内压影响小，术后发生恶心呕吐少。但局麻可能引起局麻药吸收中毒，球后神经阻滞有可能引起眼球后出血、注射到眼球内和心律失常，应重视预防。眼科手术中病人保持头部固定非常重要，局麻的成败与病人合作程度有关，小儿或老迈、听力减退、语言障碍和精神异常病人很难取得合作，不宜选用。慢性咳嗽、震颤、关节炎等不能保持体位固定的病人眼内精细手术不能在局麻下进行。

局部麻醉要求眼球的感觉及运动均充分阻滞，可向球后或球周间隙注射局麻药以阻滞 2～6 脑神经，选用药物为利多卡因与布比卡因的混合液。必要时可以沿眶上下缘注入局麻药阻滞面神经，可防止眨眼动作。球后阻滞与球周阻滞的并发症并不常见，包括直接损伤视神经、球后出血、一过性 IOP 增加、眼球穿孔及诱发眼心反射等。

(2) 眼科显微手术及复杂的眼内手术，如玻璃体切开或关闭、库和复杂眼外伤等，有难度大、时间长、操作精细等特点，要求保持病人和眼球绝对平静不动，局麻常难以满足要求，需用全麻。

眼科手术选用全麻，应考虑手术的特殊要求，防止全麻药和麻醉操作对 IOP 的影响，避免眼心反射和保持手术野清晰。凡作用于间脑的全麻药，均有可能降低眼内压，如硫喷妥钠及其他巴比妥类药作用在间脑，并松弛眼外肌，改善房水排出，使 IOP 降低。中枢神经抑制药中吩噻嗪类药、神经安定药、镇静药也有降低 IOP 的趋势。氯胺酮增高眼外肌张力，使 IOP 升高，还可引起眼球震颤、复视和增加交感神经张力，故不理想。氟烷、恩氟烷、异氟烷和氧化亚氮降低 IOP 的幅度与它们对中枢抑制深度、血压下降、眼外肌松弛和改善房水排出等多种因素有关。静注琥珀胆碱可使 IOP 升高 7 mmHg，持续约 5 min，所以不适宜应用于 IOP 升高、开放性眼外伤和近期作过眼内手术的病人。

四、麻醉中注意事项

(1) 局麻手术中，常需用镇静药使病人安静合作，但要防止过世，否则不仅抑制呼吸循环和引起下颌松弛，造成呼吸道部分梗阻，而且使病人丧失定向和自控能力，反而干扰手术操作。为此，必须慎重使用镇静药，宁可分次小量用药，边观察边用药，以调节到能满足手术要求的适当镇静水平为好，禁忌一次大量用药。

(2) 手术中因头部被无菌单覆盖，麻醉医师不能直接靠近面部，术中需注意维护呼吸道通畅。如全身麻醉时需置入气管插管或喉罩，并妥为固定，麻醉机与气管导管的连接必须固定；术中要严密观察血压、脉搏、呼吸和肤色，在胸前置听诊器及应用 ECG 监测心率与心律。如出现眼心反射，应立即暂停手术，静脉注射阿托品 0.5 ~ 1 mg，并适当加深麻醉，确保呼吸道通畅，维持足够的每分通气觉，对眼部肌肉加用局部浸润麻醉。

(3) 眼部神经分布十分丰富，全麻时需要保持足够的深度，防止眼球运动、咳嗽、屏气及高血压。气管插管时麻醉要达一定深度，插入前宜先用 1% 丁卡因作咽喉部喷雾表面麻醉。气管插管操作要轻柔，避免呛咳、屏气和激动；如用琥珀胆碱，应先静脉注射少量非去极化肌松药，可减轻或防止肌纤维成束收缩所致的 IOP 升高。麻醉期间应避免一切能使眼静脉压升高的因素，如血压急剧波动超过一定范围可影响 IOP，缺氧和二氧化碳蓄积均可升高 IOP。眼科麻醉中保证足够的有效气体交换是麻醉管理的重要内容。苏醒期要严格防止病人躁动、呛咳和呕吐。因此，对拔除气管导管和吸引气管内分泌物等的操作要非常细心。手术终止前 20 min 静脉注射小剂量氟哌利多有较强的镇吐和镇静作用。也可在吸入全麻时，先利用病人的自主呼吸吸入适量全麻药，待加深麻醉后再拔管。拔除气管导管后将头转向健侧。

(4) 眼科病人常用的眼内用药，如去氧肾上腺素、肾上腺素、阿托品等散瞳药，或碘解磷定、毒扁豆碱等缩瞳药，吸收后均可能产生全身反应。完整的眼结膜对药液吸收较慢，但经鼻泪管流入鼻腔，粘膜吸收迅速，易产生全身作用。病眼和眼手术后对药液的吸收增速。可引起血流动力学改变，这对高血压和冠心病等病人是十分有害的。应对眼内用药的浓度与用量应加以控制。此外，眼内滴药后要压迫眼内眦部位片刻，以防止药物流入鼻泪管进入鼻腔而加速吸收。

第二节 口腔、颌面外科手术的麻醉

一、口腔、颌面与整形外科手术麻醉特点

(一) 麻醉医生远离头部操作

由于口腔、颌面部手术操作在头面部进行，麻醉医师无法近距离观察头面部情况，不利于气管插管全麻的管理。

(二) 气管导管的固定要牢靠

口腔、颌面外科手术患者常常合并气道结构异常，且术中头位需多次变换，因此气管导管的固定非常重要，要求能够允许头位随意运动而不会使导管扭曲、折叠、滑脱及接口脱落等。

(三) 应重视失血及防治失血性休克

整形外科手术历时较长，加上颌面部与颅内静脉均无静脉瓣，故术中渗血较多且又不易彻底止血，加强循环系统监测尤为重要，遇有重大手术和危重患者时，应在无创监测的基础上进行有创监测，如直接动脉压，中心静脉压和心输出量等。

(四) 患者年龄跨度大

应熟悉小儿和老年人的解剖生理特点，选择适当的麻醉方法和监测手段，以保证麻醉和手术的安全。

(五) 口腔、颌面及整形外科疾病的影响

口腔颌面部手术麻醉管理的关键在于保证气道通畅、维持确切有效的通气及防止术后气管导管拔出后窒息，所以麻醉的首要任务是设法建立通畅的气道。由于先天畸形或病理变化所致的气道解剖变异，常会发生气道梗阻和插管困难，常常需采用清醒气管插管。

1. 先天性面颌畸形

如小儿唇裂，腭裂，Pi-en^Robin 综合征 (腭裂、小颌、舌根下坠)，Treach-er-Collins 综合征 (小颌、颧弓发育不良、小口、后鼻孔闭锁)。

2. 颞下颌关节强直

多因 15 岁以下的儿童由于颞下颌关节邻近的急性或慢性炎症扩散，侵袭到下颌关节，以致使上下颌间大量结缔组织增生，最后形成挛缩性瘢痕，导致进行性张口困难，使颞下颌关节强直，最后完全不能开口。

3. 颌 - 胸、颌 - 颈粘连

头颈部呈固定位置，头部极度前屈，喉头明显向前移位，气管被瘢痕牵拉向左或向右移位。口周瘢痕挛缩口裂缩小，颈部常被坚硬的瘢痕覆盖而无法行气管造口。这些都给麻醉诱导插管造成极大困难。

4. 口腔颌面部恶性肿瘤

(1) 因肿瘤本身或因肿瘤已侵袭到咽、软腭、口底和翼腭韧带，不仅造成张口困难，麻醉后咽肌松弛可完全阻塞咽部气道。

(2) 肿瘤若突起生长并已超过口腔中线，还会使喉镜放置困难，有时还容易损伤瘤体造成出血的危险。有的即使喉镜能放入口腔，也常因视线受阻而不能发挥其正常作用。

(3) 当腭部肿物往鼻腔侧生长，或凸向口腔侧较大，舌根及口底肿瘤巨大时，气管导管经口腔、鼻腔均已无法进入声门。

(4) 恶性肿瘤术后复发，需再次或多次手术时，前次手术造成颌骨区和面颊颈部软组织的大块缺损畸形和皮瓣转移后的瘢痕挛缩，使气管、喉头明显移位，颈部伸展和头部后仰严重受限。

5. 口腔颌面部外伤

由于颌面部血运丰富，伤后出血较多。软腭、咽旁、舌根、口底损伤极易形成血肿。鼻腔损伤血块容易阻塞鼻腔通气道，上颌骨或下颌骨骨折的变形移位可引起脱栓性窒息；口腔内积血及分泌物会流入咽喉腔，被误吸到气管内能继发吸入性窒息；合并颅脑损伤病员，重力关系发生的舌后坠均能堵塞或缩窄咽喉腔，引起气道阻塞窒息。

二、麻醉要求

(1) 手术部位：口腔颌面外科手术由于在头面部进行操作，术中异物、分泌物和血液误入气道的危险大；患者头部位置多变，麻醉医师远距离操作，气道管理时有困难；术后因手术区组织肿胀、血液或分泌物堵塞以及敷料包扎等因素影响，易在拔管后发生气道梗阻。颌面和颈部神经丰富，手术操作容易诱发不良神经反射。涉及颅脑的手术操作如果脑组织受到牵拉，需注意防止颅内压增高和脑水肿。

(2) 手术失血：口腔颌面部血运丰富，止血困难，加上麻醉药物的扩血管作用，常可造成手术部位失血增多，应注意加强循环监测和管理。

(3) 显微手术：口腔颌面外科显微手术，其技术条件要求高、操作精细复杂，手术过程中必须使患者保持适体位并严格制动以利长时间手术的实施。为使吻合后小血管通畅，还应保持充足的循环血容并根据情况给予扩血管和抗凝处理。术后应尽可能局部制动，并防止血管受压形成血栓，压迫静脉导致回流受阻等。此外，维持正常的体温对预防吻合小血管痉挛、提高游离组织的成活率也十分重要。

(4) 麻醉要求：口腔颌面外科手术要求麻醉平稳、镇静镇痛完全，但对肌肉松弛的要求不高。

三、麻醉前评估及用药

1. 病史和体格检查

(1) 首先应进行全面的病史采集和体格检查。常规术前实验室检查包括：血常规、尿常规、血生化、凝血功能、肝功能、胸部 X 线、心电图等。但对于全身状况良好的病人，估计出血最极少的手术可免去一些不必要的检查甚至不需任何检查。

(2) 气道评估：全面的气道评估对口腔颌面部手术患者来说必不可少。注意有无气道梗阻或先天性畸形的表现。

(3) 头面部其他情况：麻醉前评估要注意颈部和下颌的活动度，有无义齿以及牙齿是否松动等。如需经鼻插管，还应注意鼻孔与鼻腔的情况。

2. 特殊病人麻醉前评估

(1) 先天性畸形：以口腔颌面部最常见的先天性唇腭裂为例，其先天性心脏病的发生率高达 3% ～ 7%，以单纯房间隔和室间隔缺损最为常见。唇腭裂畸形还和近 150 种综合征相关，并以颅颌面畸形综合征较为多见。伴先天性畸形综合征的小儿在全身多处均可发现畸形。患颅颌面综合征的小儿围手术期容易发生气道困难，如 Crouzon 综合征的上颌骨后缩和鼻后孔闭锁、Pierre-Robin 综合征的小颌和舌塌陷、Down 综合征的大舌畸形、TreacheiColliiis 综合征的小颌畸形和软骨发育不全致鼻后孔狭窄等均是引起上呼吸道梗阻的主要原因。

(2) 恶性肿瘤：口腔恶性肿瘤以老年人多见。老年人全身各器官的生理功能发生退行性变化，动脉硬化、心脏和外周血管病变以及慢性阻塞性肺病等并存症显著降低老年病人对手术麻醉的耐受力。

口腔恶性肿瘤手术的围手术期风险，主要是气道困难所带来，麻醉医师要予以高度重视。如舌体、舌根、口底、软腭、会厌和颌面部等处肿瘤的占位、组织浸润和粘连固定可造成气道部分阻塞。当肿瘤侵犯颞下颌关节、翼腭窝、咬肌、颞肌时，可引起张口困难。肿瘤破坏骨组织可造成牙齿松动或病理性颌骨骨折。部分已接受过手术治疗的肿瘤复发患者，前次手术后可遗留口腔、咽喉、颌面部组织缺损、移位以及瘢痕粘连挛缩等畸形改变。多次接受放疗的患者，还会出现咽喉组织广泛粘连固定等。通气面罩漏气、喉镜放置困难、声门暴露不佳、视线被阻挡等。

(3) 创伤：口腔颌面部处于消化道和呼吸道的入口端，邻近颅脑和颈部，解剖位置的特殊性使这一部位损伤的麻醉处理有别于其他部位。颌骨骨折后组织移位致软腭下垂或舌后坠、口咽腔及颈部软组织肿胀或血肿形成、咽喉处血液或分泌物阻塞、破碎组织阻挡等均可造成急性上呼吸道梗阻，如不迅速清理气道，即有发生窒息的危险。颌骨骨折或软组织损伤后还可影响患者的张口度及提颏功能，给麻醉诱导时面罩通气及气管插管操作带来困难。颌面损伤较易并发颈椎和颅脑损伤。据统计，在颌面损伤患者中，10% 伴颈椎损伤；而在颈椎损伤的患者中，18% 伴有颌面损伤。颌面损伤尤其是上颌骨或面中上 1/3 部位损伤时易并发颅脑损伤，包括颅底骨折、颅内血肿、脑组织挫伤等。如有昏迷，应有助手协助使头部保持中立位，防止颈部过度后仰或前屈，并应避免经鼻插入气管导管或放置胃管以免增加感染机会。怀疑气道困难者应采取纤维支气管镜导引气管插管。此外，口腔颌面部血运丰富，损伤后易有较多失血，若伴大面积、严蚕损伤或有复合外伤时，还可因急性大鐾失血导致低血容量性休克，围手术期必须重视有效血容量的维持。

(4) 阻塞性睡眠呼吸暂停综合征 (OSAS)：OSAS 是以睡眠时上呼吸道塌陷、阻塞引起严重打鼾甚至呼吸暂停 (中止 10 秒以上) 为特征的症候群。严重者会影响睡眠、增加呼吸肌作功，并诱发呼吸暂停，造成慢性缺氧、二氧化碳蓄积，最终可导致心肺严重疾患。引起 OSAS 的病因较为复杂，其中上呼吸道狭窄是最要的病因。当肿瘤侵犯口底或舌根、下颌骨退缩、颞下颌关节强直以及因肥胖造成的咽周围脂肪沉积等均可引发 OSAS。据统计，OSAS 患者中约有 70% 是肥胖患者。口腔颌面外科中，常有 OSAS 患者为解除呼吸道阻塞而施行手术。临床发现有许多的 OSAS 患者未见明显的病理损害，仅表现为较正常人群颅面比例不协调。麻醉医师应特别注意这类患者的气道高危性和可能伴有的复杂病症。

3. 麻醉前用药

麻醉前用药主要包括麻醉性镇痛药、镇静安定药、抗胆碱能药等，多在麻醉诱导前 1～2 h 经肌内注射给予。1 岁以内的小儿在麻醉前无需使用镇静药物，1 岁以上的小儿则可酌怙给予。

疑有气道困难或已有明显气道梗阻的患者应慎用镇静或镇痛药物。高龄、气道受损、并发严重疾病、休克或颅内压增高的患者，为安全起见不宜使用麻醉前用药。

三、麻醉选择与管理

1. 麻醉选择

局部麻醉和神经阻滞麻醉对生理的干扰小，易于管理，广泛应用于口腔颌面外科手术中，适用于部位浅表、范围较小的手术。神经阻滞麻醉要求操作者熟练掌握手术区域的神经丛和神经干分布、走向及阻滞方法；缺点是手术区痛觉阻滞不易完善。

随若麻醉药物和技术的发展，临床监测手段不断完善，越来越多的患者更愿意在安全、舒适的全身麻醉下接受手术。其优点在于能完全阻断机体对麻醉和手术操作刺激的反应，消除疼痛与各种不良神经反射；同时气管插管可确保气道通畅，便于口腔内及头面部手术操作的安全进行。手术范围广、时间长、出血多及多个部位的手术常选用全身麻醉。

2. 呼吸和循环管理

(1) 气管导管的选择和插管途径：口腔颌面外科所用气管导管首选带弹簧圈导管，以防止手术操作压迫导致气道梗阻。导管位置可灵活放置，方便术者操作。合适的气管导管型号也非常重要。为了应对患者不同程度的气道梗阻或解剖异常，除常规型号气管导管外，还应备好比它略细的几种不同型号导管。如常规型号导管插管失败，选择较细导管往往可以提高插管成功率。

经口插管适用于面部中 1/3 的手术以及鼻腔手术、经鼻插管则适用于面部下 1/3 的手术、口腔手术以及颅间结扎固定术等。一般经鼻插管在口腔颌面外科麻醉中更为常用，但会有鼻衄、鼻骨骨折、咽喉粘膜离断、鼻中隔血肿、鼓室积血、鼻翼缺血以及长时间保留导管致鼻窦炎等并发症。LeFortn 型和 III 型骨折常伴有颅底骨折存在，经择气管插管或留置胃管均为禁忌。对术后难以保持气道通畅的手术，如大范围联合切除术、双侧颈部手术、经口、咽、喉部手术及下颌骨切除术等，应在术前或术毕施行预防性气管切开术。外伤患者在下列情况时应在术前做气管切开术：口、负、咽部有活动性出血；出现上呼吸道梗阻无法维持通气；咽喉部软组织肿胀或破碎软组织、骨片阻挡而妨碍显露声；合并严重颅脑损伤；有严重颈椎损伤出现截瘫而需长时间呼吸支持；伴有肺部损伤者作颌间结扎同定术，术后需较长时间留迟气管导管者；全面部骨折(上、下颌骨和彝骨笈合骨折)在手术复位过程中需多次改变气管导管径路者。短期内需后续手术治疗者，可考虑气管切开。

(2) 插管方法：预计有气道困难和病情危重者，原则上均应采用清醒捅管。在使用镇静药物之前，一定要先做好控制气道的准缶。对于呼吸储缶处于边缘状态的患者，微小剂量对呼吸有抑制作用的药物就有可能出现极其危险的低氧状态。常川的面罩给氧快诱导不适用于气道梗阻的患者，因其可能会使部分梗阻变为完全梗阻，还可能发生误吸加重病情。纤维支气管镜应作为首选的插管方案，而不应当等到其他方法都尝试失败后才选川，因继发性出血或组织损伤会降低插管的成功率。经口或经鼻盲探插管都可能导致软组织损伤和严重出血，除非万不得已应避免采用。

(3) 气管导管固定：气管导管的间定一定要妥当，应允许头位随总变动而不会使导管扭曲、折叠、滑脱及接口脱落等。在固定鼻导管时应防止对鼻翼过分压迫以免发生鼻部缺血性损伤。

如手术操作需要使上颌骨移位，鼻导管最好用缝线固定在鼻孔上。

(4) 术中监测：无创监测简便易行，并发症少，是大多数手术所采用的监测手段。对重大手术和危贯患者，应在无创监测的菌础上选择有创监测手段，包括直接动脉压、中心静脉压、肺动脉压和心输出量等。上述指标有助于及时了解体循环、肺循环和心功能状况。如采用控制性降压技术时，也需要有创动脉压监测作为支持。长时间或较大手术应定时作血气分析，及时发现可能的缺氧、二氧化碳蓄积和酸碱失衡。此外，术中应严密观察有无导管扭曲、折S、沿脱及接口脱落等异常情况。

3. 颅内压监测与控制

颅颌面肿瘤根治、严蜇畸形整复等手术常涉及颅脑，应常规监测颅内压变化，并应根据动态监测结果作出及时调整，将颅内压控制在一个合适的安全范围。对可能有颅内压增高倾向的患者，应力求麻醉平稳，避免术后躁动不安。

4. 控制性降压和低温技术

对于粘细的显微外科技术，控制性降压和低温可降低大动脉和血管瘤的张力，方便手术操作，并可避免手术期间由于血压急剧增高带来意外事件。但对于超高龄、全身状况不佳或伴有脑、心肺、肝、肾等重要脏器病变的患者应禁忌使用。

四、术后处理

(1) 严格掌握拔管指征。拔管时应综合考虑手术时间、术前气道情况，术后气道可能的改变、患者术后呼吸监测指标、血流动力学稳定性、其他并存症、意识恢复程度以及气道反射等情况。此外，拔管时还应当做好再插管的准备。

(2) 口腔颌面外科手术后，悬雍垂、会厌、软腭的周围软组织都可能发生水肿，造成上呼吸道梗阻。拔管前可先将气管导管的气锻放气，必要时使用纤维支气管镜直接观察气森周围组织情况，从而评价上呼吸道开放程度。口腔颌面外科手术不能强求早拔管，如梁对拔管的安全性不能肯定，应当持续带管直到确保其安全为止。许多患齐需要进入 PACU 或 ICU 后再拔除气管导管。

(3) 拔管后如仍怀疑气道安全，应加强监护。如果估计气道水肿会持续数天，或气道梗阻继发于面部创伤或感染后，应考虑采取气管切开。

(4) 口腔颌面外科手术后恶心呕吐的发生率较高且治疗闲难，原因在于这类患者受到大量易引起恶心呕吐的刺激，包括吞咽血液和冲洗液、留置胃管、使用镇痛药等。常用的抗恶心呕吐药物有胃动力药、丁酰苯类、皮质类固醇以及 5- 羟色胺受体拮抗剂等。上述药物两种或两种以上联合应用可取得良好效果，单用一种药物则效果往往不能满意。

(5) 对手术后疼痛应根据患者情况及手求种类灵活处理，要综合考虑药物的不良反应，如呼吸抑制对气道安全的影响、恶心呕吐风险的增加等对气道安全的不利因素。患者自控镇痛是常用且有效的镇痛方法，使用时应加强恶性呕吐的预防和治疗。小儿唇腭裂手术，应待拔管后确定气道保护性反射和通气功能恢复良好才能给予镇痛药物。小儿咽成形术则应慎用阿片类镇痛药。

第三节 耳鼻喉手术麻醉

耳鼻喉科手术主要包括：耳手术(中耳炎手术、外耳畸形整复、人工耳蜗植入等)、鼻手术(鼻中隔偏曲、鼻息肉、鼻窦炎等手术，目前多在内镜下指引下进行操作)、咽喉手术(声带息肉、扁桃体腺样体切除、鼻咽癌、喉癌、会厌囊肿、咽成形术等)及气管异物取出等。耳鼻喉科手术因病变及手术操作与上呼吸道密切相关，而在麻醉的管理上有一些特殊的要点。

一、耳鼻喉手术的麻醉特点

1. 耳鼻喉科手术的患者小儿较多，如腺样体扁桃体切除术、人工耳蜗植入术、气管异物取出术、外耳成形术、中耳炎鼓膜置管术等，所以在麻醉方式、气管导管型号的选择等方面有一定的特点。

2. 咽喉手术后出血水肿可能引起术后拔管困难，如咽成形术的患者本身就存在上呼吸道梗阻的因素，加上术后术野水肿，术后早期发生上呼吸道梗阻的可能性极高，常需要带气管插管到监护病房待患者完全清醒及术野无出血、水肿减轻后再拔除导管。

3. 有些手术时间较短，而对麻醉深度的要求较高，因此宜选用起效快作用时间短的药物以增加麻醉的可控性。

4. 因病变多涉及上呼吸道，所以困难气道较多，术前应充分评估气道情况。

5. 喉癌等手术出血可能较多，且耗时较长，麻醉中可能需要血流动力学监测。

二、术前访视

1. 评估气管插管的困难程度

(1) 了解患者有无声门显露困难：舌体大、颈短、颈部活动受限、张口受限、上牙前突、小下颌、甲颏距离小、肥胖等均为困难气道的危险因素，对具有上述因素之一的患者应加以重视，具有两条因素以上者用普通喉镜显露声门困难的可能性较大，而具有三条以上危险因素者则困难显露的可能性极大，可能需要准备非常规喉镜。会厌囊肿或气道内肿物外突遮挡声门亦可引起声门显露困难。

(2) 插管困难：声门显露困难者不一定需要多次尝试才能成功插入气管导管。而有些患者虽然没有声门显露困难的问题却存在困难插管的可能，如喉乳头状瘤等脆性肿物占据或遮挡声门、喉头狭窄、声门下狭窄、颌下蜂窝织炎、喉头水肿均可造成插管困难。对需要经鼻气管插管的患者要看患者有无鼻中隔偏曲、鼻甲肥厚、鼻后孔闭塞等问题的存在。

(3) 对喉肿物的患者一定要仔细阅读纤维喉镜检查的结果(喉手术前必需进行的检查)，以了解病变的大小、位置、性状，是否脆性较大易于出血、是否为带蒂的肿物而易于脱落等，和术者交流看其是否进行麻醉前气管切开，对极其危险的肿物(如已引起严重的喉狭窄、极易脱落或出血的肿物等)应规劝其麻醉前行气管切开。

(4) 对因为阻塞性睡眠呼吸暂停而拟行咽成形术的患者应特别评价其发生面罩通气困难的可能性，以决定是否需要清醒插管。了解手术的范围和程度以判断术后是否需要到监护病房恢复。

(5) 对一些罕见手术如喉上隔膜等应与术者充分沟通以了解手术的步骤、对麻醉的要求、术后即刻患者的气道状况等，以决定患者术后是否可以早期拔管。

2. 了解患者的一般情况，对高龄、小儿、并发症较多的患者应充分了解患者目前的状况，小儿尤其要注意其目前有无上呼吸道感染，因为上呼吸道感染可能会诱发麻醉后严重的支气管痉挛。对有上感症状的小儿最好延期手术，原则上应该在上感后两周再行择期手术。对控制不佳的冠心病、高血压、糖尿病等应恰当用药，使患者状况在术前达到可能的最佳状态。

三、耳鼻喉手术麻醉

1. 凡手术在呼吸道操作，有误吸危险，需行气道隔离或需充分抑制咽喉部反射，使声带保持静止的气管内手术和喉显微手术，以及不能合作的儿童必须全麻。

2. 对预测气管插管困难者，可在镇静表麻下用直接喉镜轻柔快速观察喉部，能轻易窥视到会厌者可用快速诱导；不能轻易显露会厌者可用慢诱导或清醒镇静下完成插管，少数困难插管需借助喉罩、纤维气管镜引导。呼吸道外伤，声门部巨大肿物，经口、鼻插管可能造成严重损伤或插管失败者应行气管造口。

3. 儿童喉乳头状瘤拟行激光切除者已有部分呼吸道梗阻，因气管狭窄不宜气管造口，气管插管和气道管理难度大，需与术者密切合作完成气管插管。条件不佳者，仍以先做气管造口为安全。激光术中保护导管不要被激光束击穿。

4. 气管异物取出术和气管镜检查麻醉与手术共用气道，喷射通气可发挥较好效果。

5. 咽鼓管与鼻窦开口阻塞时，中耳鼓室压力不能与外界平衡。吸入 N_2O 时，N_2O 大量进入该腔隙，使腔内压急剧升高；停用 N_2O 时，腔隙内的 N_2O 又很快进入血液内，使中耳腔内压力下降。这种压力改变将影响中耳成形手术的效果，需引起注意。

6. 鼻咽部纤维血管瘤和上颌骨摘除手术出血多且急，有时需控制性降压。

7. 术毕吸净存血，观察无活动性出血，患者清醒，咽喉部保护性反射恢复后拔管。拔管时做好再插管准备。严重的上呼吸道出血、水肿或有病变等，不应拔管。全麻苏醒期患者应加强上呼吸道监测，尤其对鼾症和鼻咽部手术、肥胖患者、儿童，应在麻醉恢复室至彻底清醒。

四、耳鼻喉常见手术的麻醉

（一）耳手术的麻醉

1. 中耳及内耳手术时间长者应在全麻下进行。对某些原因造成咽鼓管阻塞者应注意吸入 N_2O 的浓度不超过 50%，至少在关闭中耳前 30 分钟应停止吸入 N_2O。

2. 耳科手术一般出血量不多，但出血使显微手术野不清，可取头高位 $10° \sim 15°$，以利静脉回流。

3. 耳手术后呕吐很常见，应给予抗呕吐药。

4. 中耳炎鼓膜置管者手术时间较短，应注意控制麻醉药物的用量以利于患者快速苏醒。

5. 人工耳蜗植入的患者小儿较多，因此在麻醉的管理上应参见小儿麻醉的相关内容。

6. 外耳成形术因其步骤复杂而耗时较长，而且患者亦多为小儿，这就给手术时液体的管理增加了一些难度，参见小儿麻醉的相关章节。

（二）鼻腔及鼻旁窦手术的麻醉

1. 全麻下控制性降压可减少术中出血，保持术野清晰。

2. 为减少术野渗血，可取头高位 10°～20°。

3. 下咽部填塞纱布，可防止血液流入胃内，有助于减少术后恶心呕吐。

4. 术中常用肾上腺素棉片止血，应注意对心血管系统的影响。

5. 术毕鼻腔填塞止血，应在完全吸尽残血清醒后拔管，确保经口呼吸通畅。

6. 鼻内镜手术有时可能出现较为严重的出血，适当的输血输液是麻醉管理的要点之一。

（三）喉显微激光手术和声带手术的麻醉

1. 为便于手术操作，气管插管不宜过粗（成人选择 ID 5.0～6.0 气管导管）。

2. 氧浓度不宜过高（0.25～0.3 为宜），以防使用激光时发生燃烧和导管破坏。为防止导管燃烧，可使用金属导管，也可在导管外包裹铝箔或湿纱布覆盖。使用密闭通气时套囊内注入含亚甲蓝的生理盐水。

3. 因可发生气道水肿，手术后患者应吸入湿化氧并送入麻醉恢复室密切观察。常规静注地塞米松 5～10 mg，必要时消旋肾上腺素湿化吸入。

4. 声带息肉手术的时间有时较短，而放入直接喉镜的操作对患者的刺激很强，需要的麻醉深度较大，而手术结束的又较快，所以麻醉时间的掌握有时比较难，应尽可能选择短效的麻醉药和肌松药。

（四）气管异物取出手术的麻醉

1. 患者多为儿童，手术占用呼吸道，气道控制难度大，可应用喷射通气。

2. 诱导不宜应用肌松药，以防面罩加压通气改变异物位置及气管镜放入困难带来的通气障碍。

3. 气管镜放入后可适当加深麻醉，并以喷射通气控制呼吸，采用常频通气不易发生二氧化碳蓄积。

4. 术前表麻或术中经气管镜表麻有利于麻醉平稳，降低喉痉挛发生的几率。

（五）咽成形手术的麻醉

1. 患者多肥胖，血黏滞度增高，合并高血压和心肌缺血。术前访视应全面了解和正确估计其代偿能力。对气管插管难度作出评估。

2. 术前镇静药应减量。

3. 为便于手术操作，以经鼻插管为宜。对预计插管难度大者，应在镇静镇痛、患者主动配合下，进行慢诱导盲探插管。

4. 由于麻醉残余作用及手术创伤、压迫造成的水肿，少数病例可发生拔管后气道障碍和再插管困难，应有相应技术和设备的准备。

5. 术后早期应到监护病房恢复。

（六）扁桃体腺样体切除的麻醉

1. 患者多为学龄前儿童，麻醉管理参见"小儿麻醉"。

2. 手术出血易于流入气管，因此要选择带套囊的气管导管，如果选择没有套囊的导管，则应填塞纱条以防止血液流入气管。

3. 在挤切扁桃体时，将挤切下来的扁桃体组织拿出口腔的过程很容易将气管导管带出声门上，因此在手术过程中应经常提醒术者注意有无碰到气管导管，并密切注意术者的动作，一旦发现导管带出声门上，应立刻进行再次气管插管（尽量避免面罩通气以防将出血吹入气管）。

4. 在一侧扁桃体切除完毕而开始切除另一侧时，术者需要将气管导管口内部分移到对侧，此时应观察有无漏气，如果出现漏气则可能是导管被拔浅了，导致套囊骑跨声门或脱出到声门之上，造成通气不足及血液流入气管，引起严重后果。此类患者在气管插管时应尽可能将导管插深。

5. 气管导管的拔除应在患者充分苏醒且术野没有活动性出血后进行，拔出导管前应充分吸引口腔咽部积血，如果发现鲜血较多，则应建议术者再判断术野有无活动性出血，在确证无活动性出血后方可拔出气管导管。

第十九章 器宫移植麻醉

随着医学科学的发展，人体移植器官的设想已成现实而应用于临床。随着科学研究的进展，器官移植手术有了较快的发展，其中肾移植应用最早，效果也较好。心脏移植的病例也逐年增加，成活率也较高。肝脏移植、心肺联合移植的病例也在增多，成活率也在提高。

第一节 肾移植术麻醉

一、概述

1. 对于终末期肾脏疾病的患者，以手术植入一个健康的肾脏来治疗肾衰竭的方法，称为肾脏移植。与透析相比，肾移植不仅可明显提高肾衰竭患者的成活率，而且能减少并发症、改善患者生活质量。

2. 原则上任何不可逆转的肾衰竭，经一般治疗无明显效果，血尿素氮持续在 35.7 mmol/L 以上，血肌酐 707 ～ 884 μmol/L 以上，肌酐清除率低于 5 ～ 10 ml/min，需依靠透析治疗来维持生命者，均是肾移植的适应证。

二、肾移植的适应症和禁忌症

（一）移植的适应症

原则上任何肾脏疾患引起不可逆转的肾衰竭，经一般治疗无明显效果（如血尿素氮持续在 35.7 mmol/L 以上，血肌酐 707 ～ 884 mmol/L 以上，肌酐清除率低于 5 ～ 10 ml/min），而须透析治疗来维持生命，均是肾移植的适应症。

（二）移植的禁忌症

1. 全身散在性恶性淋巴肿瘤；

2. 顽固性心力衰竭；

3. 慢性呼吸衰竭；

4. 严重血管病变；

5. 进行性肝脏疾病；

6. 全身严重感染、活动性结核病灶；

7. 凝血功能紊乱；

8. 精神病。

此外，患有溃疡病者，移植前要治愈；陈旧性结核病灶，移植后易激活，要慎重；乙型肝炎表面抗原 (HbsAg) 阳性患者，虽不列为禁忌，但选择时要慎重。

三、麻醉前评估

全面了解病史及全身各器官的功能状态，认真估计手术耐受性，客观评定 ASA 分级并参与手术前讨论。

（一）年龄

年龄为 20～60 岁，其中以 40～45 岁的病死率较高。

（二）一般情况

肾衰常并存低蛋白血症，胃肠功能紊乱，严重水肿，水、电解质、酸碱失衡，凝血障碍及贫血，术前应重点衡量其严重程度，并采取相应治疗措施。

（三）其他并存疾病

如并存心血管、肺、脑等疾病患者，肾移植的危险性倍增。

（四）免疫抑制状态与感染

为防止排斥反应，术前即需开始免疫抑制治疗，但免疫抑制治疗使患者易并发感染，且可直接影响肾移植术的实施。术前并存呼吸道、胃肠道、泌尿系感染、骨髓炎、消化道疾患如肝炎、胰腺炎或胃溃疡，以及近期发生的动静脉瘘管局部感染等，都将直接影响肾移植的实施。

四、麻醉前准备与麻醉前用药

（一）充分透析

术前规律透析，改善氮质血症，纠正水、电解质和酸碱平衡紊乱，使得患者术前的病情得到不同程度的改善，以利于实施麻醉和术中管理。肾移植术前一般需加透析一次，使血钾降至 5 mmol/L 以下，血清肌酐降到 353～618 μmol/L 之间。

（二）纠正严重贫血

肾衰竭患者特别是晚期尿毒症患者血红蛋白较低，术前可应用叶酸、多种维生素及促红细胞生成素改善贫血，必要时间断输新鲜血液，尽量使血红蛋白升至 70 g/L 以上。

（三）控制高血压和改善心功能

慢性肾衰竭合并高血压患者术前 2 周应进行抗高血压基础治疗，严重高血压患者不宜停药。心功能不全失代偿患者手术危险大，术前应积极治疗，除减轻心脏前后负荷外，还应加强心肌收缩力，宜用洋地黄治疗。

（四）供肾要求

1. 供肾质量不仅是移植成功的先决条件，也决定患者术后的生活质量。确保供体器官的功能，需要手术者与麻醉医师密切合作。

2. 在供肾取出前要保证肾脏有良好的循环灌注，尽量缩短热缺血和冷缺血时间；离体肾需要合理冷冻保存；重建循环后要使移植肾有良好的循环灌注并及时恢复肾功能，这些都是手术成败的关键。

（五）禁食

肾衰竭患者特别是晚期尿毒症患者胃排空时间延长（300～700 分钟），并且整个消化系统都存在问题，因此慢性肾衰竭患者肾移植前禁食时间至少 20 小时以上。

（六）保护动静脉瘘

测血压袖套及静脉输注通道均应置于非静脉瘘一侧的上肢。术前宜置持续导尿管，保留 2～3 天。

（七）麻醉前用药

根据患者全身状况酌情给予，对于精神紧张、焦虑者可给予适当的镇静药物，但应避免对呼吸和循环的抑制。

五、麻醉选择

（一）麻醉药物的选择

1. 吸入麻醉药

体内无机氟可引起肾小管损害道致多尿性肾衰竭，尿浓缩能力下降及进展性氮质血症，血浆无机氟浓度在 50 mmol/L 以内，对肾功能影响很小。可选用异氟烷、恩氟烷、氟烷或氧化亚氮，禁用肾毒性强的甲氧氟烷。

2. 静脉麻醉药

首选异丙酚和芬太尼，也可用硫喷妥钠、氯胺酮、依托咪酯、苏芬太尼、氟哌利多等。但要注意血清蛋白结合率高的静脉麻醉药（如硫喷妥钠）静脉注射时应适当减量并缓慢注射。

3. 肌肉松弛药

肌肉松弛药的血清蛋白结合率不高，因而蛋白结合率在肾衰竭患者中的改变不会明显影响肌松药作用，但影响肌松药的药代动力学，因此肌松药作用时间可能延长。首选阿曲库铵、顺式阿曲库铵、罗库溴铵或维库溴铵，慎用琥珀胆碱。禁用全部经肾排泄的加拉碘铵和氨酰胆碱。

4. 局麻药

可用利多卡因、罗哌卡因或丁哌卡因，均不宜加肾上腺素，以防道致恶性高血压意外。另外还要避免局麻药过量所致的毒性反应。

（二）麻醉方法的选择

1. 全身麻醉

国外，特别是欧美国家一般都选择全身麻醉。因为全身麻醉能确保呼吸道通畅，供氧充分，能满足各种手术条件，麻醉效果确切，比较安全。但麻醉方式较复杂，对麻醉机、监测设施要求较高，生理干扰相对较大。

2. 椎管内麻醉

目前是国内肾移植术的主要麻醉方法，连续硬膜外麻醉肌肉松弛，麻醉用药品种较少，对机体生理干扰相对较小。特别适合慢性肾功能衰竭并心衰肾移植的患者。硬膜外麻醉术后肺部并发症较全身麻醉少，麻醉费用低廉。能提供较满意的术后镇痛，同时对改善或维持移植肾功能起到重要作用。但不能确保麻醉效果，遇病情突变或麻醉效果欠佳，麻醉管理较为被动，宜立即改为气管插管静吸复合麻醉。有凝血功能障碍或伴有严重贫血、低血容量或肾衰竭未经透析治疗的急症肾移植术患者均不宜选用椎管内麻醉。

六、麻醉实施

（一）全身麻醉

1. 全麻诱导

采用快速静脉诱导，气管插管时要求：平均动脉压不低于 13.3 kPa(100 mmHg)，不高于基础血压20‰；无呛咳、无躁动；脉搏血氧饱和度不低于 95‰；呼气末二氧化碳分压在正常范围内。为了减轻气管时的应激反应，除常规麻醉诱导用药外，可通过喉麻管注入 1% 丁卡因 1 ～ 2 ml

行气管表面麻醉。避免血压下降的方法有：纠正术前低血容量（诱导前输液等），使中心静脉压维持在正常范围内；诱导药如硫喷妥钠、异丙酚、咪达唑仑、芬太尼等，给药速度不宜太快，用药剂量不宜过大。

2. 全麻维持

包括麻醉的深度、肌肉松弛度、呼吸和循环指标的控制、与手术步骤的配合等，必须有机的结合在一起考虑，并进行综合处理。目前，全麻维持一般多采用异氟烷（吸入浓度为 0.5% ～ 2%）、笑气、芬太尼等。肌松药采用阿曲库铵或维库溴铵。血压的维持与术中、髂内外动脉的分离、髂总血管的阻断、移植肾与受体血管的吻合和开放有关。一般阻断髂总动脉血管后外周循环阻力增加，心脏后负荷加重，心肌耗氧增加；另外，如阻断髂总静脉可减少静脉回流，反射性引起交感神经兴奋而引起心率加快、血压升高。因此，肾血管的阻断前宜适当加深麻醉以抵消因髂总血管的阻断引起的病理生理改变；另一方面，植入肾血管开放后外周循环阻力骤然减小，血压下降。还应密切注意移植肾血管开放后血液渗漏情况。因此，移植肾血管开放前宜加快输液和减浅麻醉以防因移植肾血管开放后引起的血流动力学改变。有学者推荐：在移植肾血流复通前，使收缩压达 18.7 kPa(130 mmHg)，必要时用多巴胺 (2 ～ 5 mg/kg·min) 升压，中心静脉压保持在 1.54 ～ 1.74 kPa(11.5 ～ 13.05 mmHg)。但有时移植肾血流恢复后，供肾肾素释放，可引起血压升高。对术中出现严重高血压者，可使用硝普钠控制性降压。

（二）连续硬膜外麻醉

1. 穿刺点

多采用两点穿刺，上管穿刺点选择：T11 ～ 12 或 T12 和 L1 间隙，向头侧置管；下管穿刺点选择：L2 ～ 3 或 L3 ～ 4 间隙，向尾侧置管。

2. 麻醉平面

手术部位包括皮肤切口、髂窝部血管分离和吻合、盆腔部操作、供肾输尿管与受体膀胱吻合。因此，麻醉范围应覆盖下腹部和盆腔。上限 T10 以上，不超过 T6，下限至 S5。

3. 局麻药浓度

上管麻醉平面须满足肌松，局麻药须用较高浓度：如利多卡因为 1.5% ～ 2%、丁卡因为 0.2% ～ 0.3%、丁哌卡因为 0.75%、罗哌卡因 0.75%，但均不应加肾上腺素，因局麻药内加肾上腺素可使肾血流量减少 25%，还可使血压增高。下管麻醉平面不须满足肌松，只须满足镇痛，宜用较低浓度。两管结合应用可降低局麻药用量，减少局麻药中毒发生率。术中若患者过度紧张不安，可适量使用安定、咪达唑仑或依诺伐（氟哌利多 5 mg+ 芬太尼 0.1 mg)，但此时要注意面罩吸氧，以防缺氧对肾的损害。

七、术中管理

术中管理应注意下述几点：

1. 机械通气宜轻度过度通气，使二氧化碳分压 $(PaCO_2)$ 维持在 4.3 ～ 4.7 kPa。

2. 术中血压宜维持在较高水平，特别是在血管吻合完毕开放血流前，不宜低于术前血压的 85% 必要时可静脉滴注多巴胺，以使移植肾有足够的滤过压。

3. 补液时应注意晶体液与胶体液的比例。晶体液常用平衡盐溶液，失血过多时须输新鲜血液。避免过多补液，注意通过密切监测中心静脉压来加强术中输液的控制。

4. 移植肾循环建立后，应重新记录尿量，如尿量偏少或无尿，可静脉注射呋塞米、甘露醇或钙通道阻滞药维拉帕米。

5. 监测血清钾，如遇高血钾时应立即处理，可给予葡萄糖酸钙或碱性药物，后者还有助于移植肾的功能改善。

6. 移植肾血管吻合开放前，依次给予甲泼尼龙 6 ～ 8 mg/kg 静脉注射、呋塞米 100 mg 缓慢静脉滴注，以及环磷酰胺 200 mg 静脉滴注。若血压偏低时，给少量多巴胺静脉滴注，必要时可追加，使血压维持在较术前血压略高的水平。

7. 术中若出现代谢性酸血症时，可输入 5% 碳酸氢钠予以纠正。

8. 麻醉中常规监测血压、心电图、脉氧饱和度、中心静脉压、呼气末二氧化碳浓度、血气分析和电解质测定等。

八、术后处理

1. 术后患者宜送至重症监护室 (ICU) 的无菌隔离室，并由专人护理，注意预防感染，必要时可使用强效广谱抗生素。

2. 免疫抑制剂治疗：可常规应用"免疫三联"［环孢素 A(CsA)+ 硫唑嘌呤 (Aza)+ 甲泼尼龙 (MP)］。其中环孢素 A 因具有肾毒性，宜待肾功能恢复正常或基本恢复正常后给予，剂量为 6 ～ 8 mg/(kg·d)，服药后 1 周查血药浓度，并根据其浓度调整用药，一般要求药物浓度谷值为 200 ～ 400 ng/ml，峰值 600 ～ 1 050 ng/ml。

3. 观察移植肾功能的恢复：术后早期应持续吸氧，以防低氧血症。注意记录出入量，维持血浆胶体渗透压在正常范围，必要时给予白蛋白。密切观察移植肾功能的恢复，若早期仍无功能，应及时施行血液透析治疗。注意防止酸碱失衡及电解质紊乱，尽量维持血压高于正常水平以利于肾灌流，必要时可静脉滴注多巴胺以增加肾血流。

4. 术后镇痛：可选用硬膜外或者静脉内病人自控镇痛 (PCA)。

九、肾移植后病人的麻醉

肾移植术后的病人须要长期使用免疫抑制剂进行治疗，其间若须进行其他手术 (如眼科或者外周血管手术等)，围术期要特别注意防治感染及药物之间的相互影响 (特别是免疫抑制剂和麻醉用药)。由于大多数肾移植患者术后使用环孢素 A 维持治疗，而其具有较强的肾毒性，因此麻醉应尽量避免使用具有肾毒性或潜在肾毒性 (如恩氟烷等) 的药物。另外环孢素 A 可使移植的肾易受损害，因此麻醉中应密切观察尿量。术后应尽早拔除气管道管及道尿管，积极防治感染 (尤其是伤口、尿路、呼吸道的感染)。

第二节 肝移植麻醉

一、概述

1. 终末期肝病是导致死亡的主要原因之一。通常用手术方式植入一个健康的肝脏，以获得肝功能的良好恢复，称为肝移植术。肝移植术是目前治疗终末期肝脏疾病唯一有效的方法。

2. 可以认为，所有进行性及不可逆性肝病在常规治疗无效时都是肝移植的适应证。在我国，肝脏的原发性恶性肿瘤目前仍是主要的适应证之一，随着肝移植在我国的迅速发展和临床进步，越来越多的终末期良性肝病如各种类型的肝硬化、慢性活动性肝炎、病毒性肝炎、药源性肝病、代谢性肝病、叶琳症等将成为肝移植的主要适应证。

二、终末期肝病的病理生理和处理

(一) 急性肝功能衰竭

急性肝功能衰竭可呈暴发性发病，并常伴肝性脑病。此时肝脏因糖原"贮备"功能受损及糖原异生和分解障碍等可致肝源性低血糖；凝血因子合成减少可引起进行性凝血功能障碍；肝脏对蛋白质和其他降解产物的代谢功能受损，血氨、硫醇及其代谢产物等增加可致肝性脑病。

急性肝功能衰竭最主要的问题在于神经学损害。约有 80% 的暴发性肝功能衰竭患者出现颅内压升高，进而可形成脑疝。颅内高压的体症表现为瞳孔大小或对光反应的改变、肌张力增高以及睫状体脊髓反射或眼前庭反射消失。肝性脑病的晚期常可见脑电图的变化。肝性脑病时体内代谢紊乱是多方面的，脑病的发生可能是多种因素综合作用的结果；但含氮物质如蛋白质、氨基酸、氨、硫醇的代谢障碍，和抑制性神经递质的积聚可能起主要作用。脂肪代谢异常，特别是短链脂肪酸增多也起重要作用；糖和水、电解质代谢紊乱及缺氧可干扰脑的能量代谢而加重脑病。在暴发性肝功能衰竭时，如能维持满意的血压，可减少或避免脑水肿的发生，可减轻脑的损害。少数患者经 $GAB\alpha$ 受体拮抗剂或弱安定类药受体拮抗剂治疗 (如 Flumazenil)，可使肝性脑病症状减轻。

凝血功能障碍常为暴发性肝功能衰竭最后的也是最严重的表现，主要原因有：肝内凝血因子的合成减少、维生素 K 吸收障碍、血小板减少和功能障碍、纤维蛋白溶解、弥散性血管内凝血等。常表现为出血，往往危及生命。可根据凝血功能检查结果适当纠正。

急性暴发性肝功能衰竭并肝性脑病时，心血管功能常不稳定，表现为低血压和心律失常。低血压可继发于出血、低血容量、感染、颅内高压等。呼吸系统可表现为：低氧血症、过度通气和肺水肿等。据统计，约有 33% 的患者发生肺水肿，甚至在无左心衰的情况下也可发生。而呼吸性酸中毒常出现在疾病晚期。维持循环和呼吸功能稳定十分必要。

急性肾功能衰竭是急性肝功能衰竭最常见的死亡原因。约 30% 到 75% 的急性肝功能衰竭患者发生肾功能衰竭，常预示着预后差。肾功能衰竭的原因 50% 为功能性衰竭，低尿钠、低渗尿而肾细胞学正常。急性肾小管坏死亦占 50%，有高尿钠等渗尿及肾小管坏死。可能与严重肝细胞坏死，枯否氏细胞不能清除内毒素有关。此外，利尿剂使用不当或胃肠道出血道致有效循环血容量降低也可引起肾功能衰竭。尿量和血清肌酐浓度是监测肾功能的很好指标。如出现肾功能衰竭，可考虑透析治疗。

急性暴发性肝功能衰竭常出现代谢紊乱，如低钠血症、水潴留、低钾血症、低钙血症和低镁血症。低钾血症时，肾氨基酸产物的增加，可进一步加重患者的神经方面损害。约 40% 的成人患者和 40% 以上的小儿患者在急性肝功能衰竭时出现低血糖症。低血糖昏迷可加重肝性脑病，并可引起不可逆转的脑损害。酸碱平衡失常与肝脏损害的严重程度有关，包括呼吸性碱中毒和代谢性酸中毒。后者是乳酸、丙酮酸盐、乙酰乙酸盐、枸橼酸盐、琥珀酸盐、延胡素酸和游离脂肪酸等堆积所致。术前应尽力维持内环境稳定。

急性肝功能衰竭如伴门脉高压，患者可出现腹水、脾功能亢进、血小板减少、静脉曲张出血及伴发的再生障碍性贫血、胰腺炎和抗感染能力减弱等。

（二）慢性肝功能不良

慢性肝功能不良可道致门脉高压和显著的肾、心、肺、红细胞生成、凝血和内分泌功能等障碍。

肾功能异常的病因学很复杂，包括肾外性氮质血症、肝肾综合症和急性肾功能衰竭。肝肾综合症的诊断常采用排除式诊断方法，目前这种紊乱的发病机制尚不清楚，但它常合并有肾血管收缩和肾内血流再分布及肾素、醛固酮水平增高。肾外性氮质血症和肝肾综合症时的尿液检查结果相似，两者必须通过测定心脏充盈压和尿量对输液治疗的反应加以区分。小剂量的多巴胺（$0.5 \sim 3.0$ mg/kg/min）可能有助于利尿，主要是通过多巴胺直接扩张肾血管和抗醛固酮效应。如是急性肾功能衰竭，可通过测定排钠系数所症实，同时尿液检查可发现管型和细胞碎片。对某些慢性肝功能障碍合并急性肾功能衰竭者可考虑施行肝肾联合移植。

慢性肝病可道致具有特症的心肺功能改变。包括高动力循环状态并体循环血管阻力降低。由于此时常存在低血容量，所以心输出量和心脏充盈压是评价血管内容积更好的指标。腹水不利于心脏充盈，可降低心输出量，通过放腹水可改善静脉回流，使心输出量增加。低氧血症在慢性肝病时也很常见，多由肺血管系统紊乱合并肺实质病变引起。主要是肺毛细血管前血管床舒张道致弥散 - 灌注障碍。肝硬化患者因气道过早闭合道致通气 - 灌注比例失调是引起低氧血症的另一个因素。其他可致低氧血症的原因包括：大量的胸水压缩肺组织而影响氧合、腹水干扰膈肌运动使通气受限等。某些慢性肝病患者可能有特发性肺高压，但其发生率在 1% 以下。

慢性肝病常伴有红细胞生成障碍，其原因很多，包括急（慢）性出血、脾功能亢进、慢性炎症和红细胞形态异常。有研究报道，慢性肝病患者虽然血浆容量可扩增 10% $\sim$ 20%，但红细胞总数不随血浆容量增加。

凝血机能障碍是慢性肝功能不良时值得注意的重要问题。其病因众多，主要有：凝血因子合成减少、凝血蛋白合成异常、维生素 K 缺乏、纤维蛋白溶解活性增强及弥散性血管内凝血等。除 VIII 因子外，其他所有凝血因子的减少与肝脏疾病的严重程度相关。尽管慢性肝病时血纤维蛋白原水平常常是正常的，但其结构多异常，因此凝血酶时间多延长。凝血酶原时间是反应肝脏疾病时凝血功能障碍最好的指标，能反应肝脏合成凝血因子的能力、维生素 K 缺乏的程度和循环凝血抑制因子的活性水平。在慢性肝病患者，血浆纤维蛋白溶酶原激活物水平的升高也常提示纤溶活性增强，但纤溶作用在出血倾向中所起作用甚小。脾功能亢进可使血小板破坏增多致血小板数量减少，乙醇对骨髓的抑制或叶酸盐缺乏将加重血小板减少症；同时血小板的质也下降，可能是由于血小板体积减小、血栓素 A_2 的产生障碍、胆固醇含量的改变、不良性纤维蛋白原血症及纤维蛋白与纤维蛋白降解产物比率增高等原因所致。

门脉高压被认为是慢性肝病"最严重的后遗症"。一般认为门静脉压 > 10 mmHg 即为门脉高压、多由肝硬化造成。如压力超过 16 mmHg，则出血和死亡率明显增加。主要表现为侧枝静脉形成、食道静脉曲张出血和腹水等。出血常因曲张的静脉糜烂或破裂所致，临床多用加压素和善得定治疗。此外，硝酸甘油合用加压素治疗对门脉高压所引起的并发症有改善作用。当其他措施无效时，也可用三腔二囊管填塞压迫止血。普萘洛尔可降低肝静脉楔压，因此有些学者建议用它预防曲张的静脉出血。临床上还可用硬化治疗和手术控制静脉曲张出血。现在也有用 TIPS(transjugular intrahepatic portosystemic shunt，即经颈静脉肝内门脉系统分流术) 治疗门脉高压和食管出血。这种手术方式于 1969 年由 Rosch 等提出，其优点在于能应用于病情很危重的患者。1982 年 Clapinto 等首次施行于人，用以控制出血和降低门脉压力。

腹水的出现常提示慢性肝病的预后不良。腹水的病人通常都要限制水、钠的摄入并行利尿治疗，特别是使用螺内酯和呋塞米，使患者多出现水、电解质的失衡。因此，慢性肝病患者常发生低血容量、低钠、低镁、氮质血症、低钾或高钾、代谢性碱中毒或酸中毒。

三、麻醉前评估

由于肝脏具有各种复杂的功能，终末期肝脏疾病可累及全身众多的系统、器官，在术前准备期间，必须对受者进行全面的肝病学和手术评估，完善全面的术前评估和准备是理想麻醉必不可少的前提。

(一) 全身状况

终末期肝病患者一般全身状况较差，多数患者伴有黄疸、腹水、贫血及出凝血功能障碍，对手术及麻醉的耐受性较差。

(二) 心血管系统

肝脏疾病患者的心血管功能通常难以评价。肝功能不全可致右心功能不全，循环代偿能力差。因门静脉高压致侧支循环丰富，再加出凝血障碍，术中极易出现出血不止和大量失血。对于肝硬化患者，术前应做超声心动图，以对其心脏功能作出

正确判断。对于家族性高胆固醇血症患者，应对其心脏贮备功能和冠脉血流情况作出充分的评估。

(三) 呼吸系统

在终末期肝病患者，低氧血症较为常见，急性呼吸窘迫综合征 (ARDS) 在晚期肝病的并发症中最为凶险。怀疑由脓毒血症引起时须做支气管灌洗和病变肺段的拭子培养，明确病原菌，并相应治疗。

(四) 凝血功能

肝病患者常并存凝血异常和出血倾向。一般认为，输血治疗在手术室进行，术前不必为纠正潜在性的凝血功能异常而输血。手术开始前适当补充维生素 K 和新鲜冰冻血浆可减少术中失血。

(五) 肾功能

肾功能可影响肝移植患者的生存率。研究发现接受肝移植的患者如术前、术中或术后发生肾衰竭，其 1 年生存率远远低于肾功能正常患者。如有迹象表明终末期肝病患者存在不可逆的肾功能损害，则可考虑行肝肾联合移植。对接受肝移植的患者，监测术前血清肌酐水平能很好地预计手术成功率。

(六) 代谢

1. 接受肝移植的患者均存在不同程度的代谢紊乱和酸碱失衡，有些肝移植的患者还存在潜在的遗传代谢缺乏，可能影响多器官功能，因此术前对这些相关器官的功能应作出充分的评估。

2. 术前肝功能不良的严重程度将直接影响术后患者的恢复。Child 根据肝脏疾病时可能异

常的临床和生化参数评分，把手术危险性分为三级，后来 Pugh 等在此基础上进行了修改。

四、麻醉前准备与麻醉前用药

（一）麻醉前准备

麻醉前积极纠正低血压和心律失常，改善心功；纠正低氧血症、过度通气和肺水肿；治疗肝功能衰竭，纠正酸中毒，补充肝源性凝血因子，降低血氨水平等。

（二）麻醉前用药

麻醉俞用药应注意以下方面：对饱胃患者应用雷尼替丁或质子泵抑制剂；术前有脑病并发症者应禁用苯二氮䓬类药物；凝血功能障碍的患者应禁止肌内注射等。

五、麻醉选择

（一）麻醉药物的选择

麻醉药物选择的原则是药物不经肝脏代谢或很少经肝代谢，对肝没有直接毒性，代谢产物无肝毒性。药物选择还要考虑肝病的类型，因为不同的肝病导致不同类型的肝脏功能障碍。

1. 吸入麻醉药

吸入麻醉药以异氟烷为最常用。七氟烷因在肝脏代谢增加肝脏负担，很少使用。应避免应用 N_2O，因其易于产生肠腔胀气，无肝期前可能增加肠腔淤血和循环不良。

2. 静脉麻醉药

咪达唑仑、芬太尼或舒芬太尼或瑞芬太尼、异丙酚或依托咪酯等均可安全应用于肝移植手术。

3. 肌肉松弛药

首选阿曲库铵、顺阿曲库铵，两者均不经过肝脏降解和肾脏清除，通过霍夫曼（Hoffnmmi）清除，有利于肝移植手术，可采用连续输注或间断给药。

4. 局麻药

可用利多卡因、布比卡因、罗哌卡因或左布比卡因，均不宜加肾上腺素，以防导致恶性高血压。另外还要避免局麻药过量所致的毒性反应。

5. 术后镇痛药

可用芬太尼、舒芬太尼、吗啡等，也可用硬膜外 PCA 等。

（二）麻醉方法的选择

1. 全身麻醉

目前国内外大多数医院都采用全麻。因为全身麻醉能确保呼吸道通畅，供氧充分，提供良好的镇痛、镇静和肌松条件，对术中急骤的血流动力学更易管理，且能满足各种手术条件，效果确切。但全身麻醉对麻醉机、监测设施及麻醉医师的水平要求较高，同时对全身生理干扰较大，长时间机械通气也增加术后肺部并发症的风险。

2. 静吸复合麻醉

联合硬膜外阻滞对于术前无明显凝血功能障碍的患者，可于 T8 间隙行硬膜外穿刺置管，行硬膜外阻滞联合静吸麻醉。该方法不仅可以减少全身麻醉药用量，使麻醉中血流动力学更稳定，术后还可通过硬膜外导管进行镇痛治疗。但肝移植患者围手术期都可能发生严重凝血功能障碍，有发生硬膜外血肿风险，应慎重选择。

六、麻醉实施

（一）全身麻醉

1. 全麻诱导

（1）肝移植患者大多排队等候肝源，有足够的时间使胃排空，可采用静脉快速麻醉诱导，以迅速起效，对循环无明显抑制的药物为首选。

（2）患者一般情况较好时，可用芬太尼或舒芬太尼、异丙酚或依托咪酯，阿曲库铵或顺阿曲库铵快诱导插入气管导管。

（3）为减轻气管插管时的应激反应，可通过喉麻管注入 1% 丁卡因 $1 \sim 2$ ml 行气管表面麻醉。

（4）麻醉诱导前适量补液，纠正低血容量，诱导时给药速度不宜太快，以防出现严重低血压。出现低血压时可以用去氧肾上腺素维持。

2. 全麻维持

（1）麻醉维持以吸入挥发性麻醉药和空氧混合气较为常用，常联用阿片类药物行平衡麻醉，可以保持术中血流动力学稳定。

（2）麻醉深度调控、肌肉松弛度监测、呼吸和循环指标的控制、与手术步骤的配合等，必须有机地结合在一起考虑，并进行综合处理。

（3）常用的药物有异氟烷、芬太尼、舒芬太尼、瑞芬太尼、异丙酚等，肌松药多采用阿曲库铵或顺阿曲库铵。

（二）全麻联合硬膜外阻滞

1. 经完善的术前准备，凝血功能正常的患者可于 $T_{7 \sim 8}$ 间隙行硬膜外穿刺置管，行硬膜外阻滞联合全麻。麻醉平面应尽量覆盖手术区域。

2. 实施全麻细节同上。因肝移植患者围手术期都可能发生严重凝血功能障碍，有发生硬膜外血肿风险，穿刺置管和拔管时机均应严格掌握。

七、监测和麻醉处理

（一）药物的代谢

肝脏疾病患者对药物的反应和健康人是不同的，故必须对药物的作用进行监测。一般采用滴定法检测药效。低蛋白血症道致与蛋白结合的药物减少，血浆游离的药物增多而使药物作用增强。血浆药物代谢和清除率的变化随着肝脏血流的变化和肝细胞色素 P450 系统的活性而变化。但是在肝内靠结合方式进行生物转化的代谢途径受影响较小，有些药物，如吗啡、异丙酚等，正常剂量也是可以被患者很好耐受。如果患者合并肾功能衰竭，肾脏清除和排泄药物的能力受到影响，更加会延长药物的作用时间。有时，因为水钠潴留，药物分布的容积增加，为了达到药效，往往首次剂量较大。药物选择还要考虑肝病的类型，因为不同的肝病道致不同类型的肝脏功能障碍。总之，对这类病人的用药，须仔细观察和监测，为达到满意的临床效果，应对剂量进行滴定。

（二）术前用药

术前应充分考虑其麻醉相关的因素和麻醉的选择。术前用药应注意以下方面：对饱胃病人应用雷尼替丁，甲氧氯普胺或泵拮抗剂；术前有脑病并发症者应禁用 Benzodiazepines，凝血障碍的患者应禁止肌肉内注射等。

（三）术中监测

监测包括凝血功能、酸碱平衡、代谢紊乱、液体转移、失血、体温、尿量、血糖、血流动力学指标、肾功能等，患者应行有创动脉压直接测压，中心静脉压及肺动脉压监测以对其血流动力学状况作出整体评价，进行管理；及时检测血电解质、血糖和血气。运用血栓弹性描记仪(TEG) 评价凝血功能。

① r(反应时间)：开始凝血的时间，正常约为 6 ～ 8 min。表示促凝血酶原激酶形成率。如延长，常表示凝血因子缺乏，须输新鲜冰冻血浆 (FFP)。

② r+k(凝血时间)：从 TEG 记录开始到振幅达 20 mm 时的时间，表示血凝块形成的速度。a 角常用来表示血凝形成速率，正常时大于 500。如 a 角异常，则表示血小板功能、纤维蛋白原以及内源性凝血途径异常，输冷沉淀 (凝血因子Ⅷ) 可纠正。

③ MA(最大振幅)：是评价血小板功能最好的指标，正常为 50 ～ 70 mm。

A：术前凝血功能异常。r 延长、MA 和 a 角变小。

B：在无肝前期，输入 FFP 和血小板后，凝血功能改善。

C：在无肝期，MA 进行性减小，可能是纤溶作用增加。

D：在无肝前期和无肝期，典型的纤维蛋白溶解症象。

E：移植肝再灌注时的纤维蛋白溶解作用。

F：用 Amicar 处理后，纤溶状况戏剧性的改善。MA、a 角和 r 得到恢复。

G：凝血功能恢复正常，表示新肝功能良好。

（四）麻醉方法

1. 静吸复合全身麻醉

麻醉诱导用药：肝移植患者有足够的时间使胃排空，可采用常规的快速麻醉诱导，以迅速起效，对循环无明显抑制的药物为首选。病人情况较好时，可用异丙酚 (propofol)1 ～ 1.5 mg/kg，芬太尼 (fetanyl)3 ～ 5 mg/kg，苯磺阿曲库铵 (atracurium besilate)0.4 mg/kg，或依托咪酯 (etomidate)0.2 ～ 0.4 mg/kg，诱导插入气管道管。

麻醉维持用药：麻醉维持以吸入异氟烷较为常用。避免应用 N_2O，因易于产生肠腔胀气，无肝期前可能增加肠腔瘀血，循环不良。可持续输注芬太尼 1 ～ 2 mg/(kg·h)

肌肉松弛药：苯磺阿曲库铵因其不经过肝脏降解，通过霍夫曼 (Hoffmann) 清除，有利于肝移植手术，采用连续输注 0.25 ～ 0.5 mg/(kg·h)。

2. 静吸复合麻醉辅以硬膜外阻滞

术前无明显凝血功能障碍的患者，可于胸 7 ～ 8 间隙行硬膜外穿刺置管，行硬膜外阻滞再复合静吸麻醉。该方法的优点在于减少全身麻醉药用量；使麻醉更趋稳定安全；术后可通过硬膜外留置道管进行镇痛治疗。

（五）术中管理

肝移植手术分为三个阶段，无肝前期有血流供应；无肝期时肝脏被切除，此时有静脉 - 静脉旁路形成；第三阶段为新肝期，此时移植肝已被再灌注，手术结束。每一阶段，麻醉者都应调整各器宫功能，预防并发症。

1. 无肝前期

此期内，对患者的管理应放在凝血功能状况的评价上，运用血栓弹性描记仪，监测凝血功能，观察手术野的出血情况，并采集血液标本送实验室检测参数。当大量腹水被吸出或大曲张静脉离断时，会造成大量的失液和失血，从而须要输血和输液管理。手术搬动肝脏时，由于暂时阻断静脉回流，可致低血压。在此期，除非有过多的失血，不应过度纠正凝血障碍。

2. 无肝期

此期全肝被切除，门静脉、肝动脉、肝脏上下的下腔静脉也被切开。此时血流动力学发生剧烈变化：静脉回流减少，心输出量降低，内脏和下腔静脉压力增加，肾灌注压降低，体循环动脉压降低。现在，在很多中心常规使用 centifugal 泵形成门静脉、下腔静脉和腋静脉之间的旁路。静脉 - 静脉旁路应用的优点在于，它能够维持正常的肾灌注压、减少小肠瘀血和减少出血；它的缺点是可使体温进一步降低和空气栓塞及血栓的危险。我们可以通过实验来判断患者是否须要行静脉 - 静脉旁路术，即钳夹肝上、下腔静脉及门静脉 5 分钟，如果体循环动脉压下降大于 30% 或心指数降低大于 50%，则应该选择旁路术。

3. 新肝期

移植肝门静脉开放作为此期开始的标志，常发生剧烈地血流动力波动，称再灌注后综合症，常表现严重低血压、心率减慢、体循环阻力降低、肺动脉压增高。原因是酸性含高钾的冷保存液突然进入循环；此外，缺血的肝脏释放的黄嘌呤氧化酶对此综合症的发生也起重要作用，黄嘌呤氧化酶可激活细胞毒性氧自由基，它能够道致心肌功能失调和细胞损害。再灌注后综合症的治疗可用强烈的血管收缩剂和肾上腺素能受体激动剂 (如肾上腺素 $0.1 \sim 0.2$ mg/(kg·min))。

随着移植肝的再灌注和血流动力学的稳定，肝脏呈现粉红色表示灌注良好。可逆转肝细胞的损害。在此期内，凝血障碍应被很好地纠正，以使手术能够得到良好的止血。如血栓弹性描记仪检测出纤维溶解亢进，用氨基己酸拮抗；如检测出有肝素 (由供体肝脏带入)，用鱼精蛋白拮抗。

(六) 输血、输液

输入的液体最好不含乳酸，因为患者肝功能严重不良，有可能形成乳酸性酸中毒。在肾功能和血流动力学参数的指道下输入晶体液。使用渗透利尿剂和袢利尿剂使患者有足够的尿量，运用多巴胺也有利于尿的形成。在无尿的病人，可持续运用静脉血液透析除去多余的容量。肝功能衰竭的病人，枸橼酸的代谢能力受到损害，因此，应严密监测血浆离子钙的水平。输入枸橼酸化的血液制品可能道致枸橼酸中毒。如有低血钙，静注氯化钙 10 mg/kg 予以纠正，以防止心肌抑制和低血压。根据临床须要和实验室诊断的结果输血、输液。应建立足够的静脉通道以满足大量输血的须要，输入的液体和血液应加热。病人应用电热毯保暖，用空气加热器和加湿器维持手术室内的温度和湿度。病人如须要大量快速输血，可用快速输血装置 (如 Haemonetics 公司的快速输血系统)。输陈旧血和浓缩红细胞时，应特别注意血清 K^+ 的监测，以免术中高钾给病人造成危险。

术中失血的回收回输可减少对库存异体血的须求，但对恶性肿瘤患者此技术禁用。细胞回收器可自动交换肝功衰患者血中的氨、钾和乳酸，清除血内多余的电解质、柠檬酸盐和过量的液体。这种技术的采用为血浆制品的应用提供了更广阔的空间，如冰冻血浆、冷沉淀和浓缩血小板等，使患者的凝血能力大为增强。移植小组紧密配合、协作，可使血制品用量减少，有时甚至不须要输注库血。

八、肝移植病人的术后监测及管理

肝移植手术结束后，应将病人送入重症监测治疗病房 (ICU)。在 ICU 对病人的生命体症进行严密观察，包括心电图、直接动脉压、中心静脉压、血气及水电解质平衡状况、尿量、体温、腹腔引流量及颜色等的改变。

1. 呼吸系统的支持

严密消毒隔离，如果移植的新肝功能良好，血流动力学稳定，血气监测提示呼吸功能良好，保持 $PaCO_2 < 4.67$ kPa(35 mmHg)，$PaO_2 > 10.67$ kPa(80 mmHg)，24 小时内可拔除气管道管。如果术前病人有明显的全身衰竭，气管插管时间可以适当延长。应加强雾化吸入及胸部理疗，以防发生肺不张及肺炎。

2. 镇痛

可经静脉内应用阿片制剂或曲马朵行 PCA，如已放硬膜外道管，可经硬膜外注入局部麻醉药行 PCA。

3. 肾功能的维护

终末期肝病病人常常伴有肾功能不全，要注意尿量的观察。尿量保持在 $1 \sim 2$ ml/(kgh) 以上。如尿量低于此水平，应注意血容量是否正常，血容量不足时应予以纠正。在血容量正常时发生少尿，可应用肾脏剂量多巴胺，$3 \sim 10$ mg/(kg·min)，以提高肾血流的灌注，也可以给予呋塞米。新肝功能不全可持续滴注前列腺素 E_1 以改善肝功能，同时也可使肾血管扩张。

4. 抗感染治疗

肝移植手术创伤大，加之病人术前一般情况均较差，手术后感染是影响肝移植效果的重要因素之一。严格做到消毒隔离及各种无菌操作，定时将痰液及引流液进行培养并做药敏试验，针对性使用抗生素。

5. 加强营养支持

终末期肝病上人常伴有营养不良和肌肉消耗。肝移植病人手术机体处于高代谢状态，每天消耗机体蛋白约 100 g，手术结束 72 小时后可开始静脉内营养。并可根据情况给予流质饮食，逐渐恢复正常饮食。

6. 免疫抑制治疗

原则上宜用最小有效剂量。

(1) 手术当日开始：CSA 2 mg/kg 于 $1.5 \sim 2$ h 内静脉滴注完毕，8 小时一次，若有肾功能损害，应减量；

(2) 术后头 5 天同时静滴甲泼尼龙 (MP)200 mg/d；

(3) 第 6 天改为 MP 20 mg 口服；

(4) 进食后，CSA 改口服 17.5 mg/(kg·d)；

(5) 出现急性排斥危象时，应用第二次激素冲击治疗（持续五天），MP 逐渐减至 30 mg/d，同时用抗淋巴细胞球蛋白 (ALG)，效果更佳。

第三节 心脏移植术的麻醉

拟行心脏移植术的病人临床上都表现为严重的心力衰竭 (Heart failure)，它是由于心肌收缩和 (或) 舒张功能障碍，使心脏泵血能力降低，导致心输出量减少而不能满足机体的组织代谢需要的一种病理过程。

一、适应症和禁忌症

(一) 适应症

经常规内、外科治疗无法治愈的终末期心脏病病人，包括冠状动脉粥样硬化性心脏病、心肌病、心瓣膜病、心肌内膜纤维变性、先天性心脏病和难以切除的心脏肿瘤等，年龄在 70 岁以下，完善的内科治疗后心功能仍为Ⅲ～Ⅳ级，心脏射血分数低于 20%，估计生存时间不足 1 年者。

(二) 禁忌症

全身有活动性感染病灶；肺动脉平均压 > 60 mmHg(8 kPa)；不能治疗的恶性肿瘤；全身性疾病限制生命期限；有精神病史，不能服从内科治疗，或毒品成瘾者；肝、肺、肾等器宫不可逆性功能减退；糖尿病及活动性消化道溃疡、憩室等。

二、供体选择及供体心脏的摘取和处理

(一) 供体选择的标准

符合脑死亡的各项标准且家属同意捐献器宫；年龄一般男性≤ 45 岁，女性≤ 50 岁；供、受体 ABO 血型匹配；无心脏病史，心脏检查正常，心功能正常，无心搏骤停，未作过心内注射；供、受体体重相差 < ±20%；预计供心总缺血时间不超过 4 ～ 6 小时。

(二) 供体心脏的摘取和处理

摘取供心时，应避免损伤窦房结及其传道系统，并防止供心污染。供心取出后应立即放入含 4℃生理盐水或停搏液的两层无菌塑料袋内，然后放在装有冰块的箱内冷藏运送，约可安全保存 4 ～ 6 小时。

三、受体麻醉及术中管理

心脏移植的成功率在很大程度上有赖于现代麻醉技术及心肺转流方法的进步，围手术期的麻醉管理将直接影响移植成败。

(一) 病人的术前准备

1. 术前检查包括血常规、大小便常规、血生化常规和肝、肾功能、胸片、心电图、超声心动图、T 细胞计数、玫瑰花结试验以及鼻、咽拭子、痰和尿的细菌培养等。

2. 移植前 6 ～ 12 小时口服 CsA 12 ～ 14 mg/Kg，肾功能不全者可酌情减量。

3. 一般可不用麻醉前用药，必要时可口服安定 5 ～ 10 mg，肌注吗啡 5 ～ 10 mg 及东莨菪碱 0.25 ～ 0.5 mg。

4. 麻醉前应建立两条大静脉通道，桡动脉穿刺直接测压，监测心电图，监测直肠和食道温度。

(二) 麻醉诱导

确认供体心脏质量满意后，再开始受体的麻醉诱导。采用静脉快速诱导插管，气管插管时应严格遵循无菌操作。可选用芬太尼 (20 ～ 40 mg/Kg) 或舒芬太尼 (10 ～ 20 mg/Kg)，依托咪酯 (0.3 mg/Kg)、异丙酚 (2 mg/Kg) 以及潘库溴铵 (0.1 mg/Kg) 或维库溴铵 (0.1 ～ 0.3 mg/Kg) 等。插管成功后，经颈内静脉置 Swan-Ganz 道管以监测 CVP、PCWP 等。

（三）麻醉维持

以麻醉性镇痛药和肌松药为主，必要时辅以低浓度强效吸入麻醉药，采用低潮气量机械正压通气 (5 ～ 6 ml/Kg)。

（四）手术要点和术中管理

1. 体外循环基本方法与心脏直视手术相似，区别是主动脉插管应尽量靠近无名动脉起始处，上下腔静脉插管尽量靠近静脉开口处的右房外侧壁或直接腔静脉插管，注意不要损伤窦房结。

2. 为尽可能缩短供心的缺血时间，供心送至手术间时，受体应已开始并行循环并降温至 32℃ 左右，最后确定供心可采用后，即刻降温至 28℃ 左右，行完全体外循环。采用低压低流量转流技术，流量维持在 40 ml/kg·min，保持 MAP 30 ～ 60 mmHg(4 ～ 8 KPa)。

3. 开放升主动脉阻滞钳前静注甲泼尼龙 500 mg 以预防超急性排斥反应；开放升主动脉后常规持续静滴异丙肾上腺素 10 ～ 100 mg/kg·min，以调整并维持心率在 100 ～ 120 次 /min 以上。当供心恢复理想的心跳、直肠温度恢复到 36℃ 以上以及心电图正常后可停止体外循环。

4. 停机及其后几小时内，可能发生急性右心衰，处理可应用肺血管扩张药、异丙肾上腺素上腺素和硝酸甘油等药物，或持续静滴前列腺素 $E_1(PGE_1)$ 0.025 ～ 0.2 mg/kg·min；如上述治疗无效，唯一的方法是暂时使用右心室机械辅助循环。停机后的另一常见问题是心律失常，主要是室上性，一般常规抗心律失常药物有效，少数病人须安置心脏起搏器。

5. 术前置 Swan-Ganz 道管者，在切除心脏时应把道管退出心脏，待停机后再重新放回，以便及时了解肺动脉压和右心功能的变化。

6. 由于移植心脏对 K^+ 特别敏感，术中应严格限制补钾，血钾水平宜保持偏低 (＜ 3.5 mmol/L)。

四、术后处理

（一）术后受者应送入无菌、隔离的监护室，转送过程中必须继续监测心电图和血压，并持续静滴正性肌力药。

（二）早期应用呼吸机辅助呼吸，病人清醒后，尽早拨除气管插管。机械通气一般在 12 ～ 24 小时之间，但如有治疗方，急性右心衰及肺部瘀血等情况时可适当延长，必要时加用 PEEP。

（三）常规监测心电图、动脉血压和中心静脉压，必要时监测 PCWP，病情稳定后尽早拨除有创监测道管，改用超声心动图来监测心功能。

（四）术后常见的并发症有

①感染：是心脏移植术后最常见的并发症，在引起感染的病原体中，细菌占 40%，病毒占 44%(其中巨细胞病毒 (CMV) 占 18%)，真菌和原虫各占 9% 和 7%。②排斥反应：包括超急性、急性和慢性排斥反应，其最可靠的诊断方法是心内膜活检术。③移植心脏冠状动脉粥样硬化性心脏病 (GCAD)：其病因尚不完全清楚，一般认为与排斥反应和免疫抑制有关。④恶性肿

瘤及其他免疫抑制相关性疾病，如痛风、骨质疏松病等。其中，感染和排斥反应是主要的早期致死因素，应积极防治，常用措施如下：

1. 常规早期、持续应用抗生素、抗病毒及抗真菌药物治疗，并定期进行咽拭、痰、血、尿和大便细菌培养和药敏试验，根据结果调整用药。

2. 常规给予 CsA、Aza、MP 组成的免疫抑制"三联疗法"，也可应用 FK506、OKT3、ALG 等药物。

3. 术后常规经右颈内静脉穿刺行心内膜活检，术后 2 个月内每 5 ～ 7 天 1 次，2 个月后改为 2 周 1 次，半年后改为 1 个月 1 次。一旦急性排斥反应确诊，应给予 MP500 mg/d 冲击治疗 3 天。

4. 术后应禁吃高脂食物，坚持降脂和抗血栓药物治疗。

五、异位心脏移植

1975 年 Barnard 首次进行了异位心脏移植，但目前异位心脏移植病例远少于原位心脏移植，仅在少数移植中心开展。可分为左心并列和全心并列移植。与原位心脏移植相比，异位心脏移植有以下优点：①受体心脏能在术后早期供心发生心功能不全或排斥反应时辅助供心维持循环；②适用于肺动脉高压患者；③可不用体外循环。其缺点是手术操作复杂，不能用心内膜活检方法观察供心的排斥反应以及受体心脏内易形成血栓，须长期抗凝治疗。异位心脏移植的供心切取和受体术后处理与原位心脏移植相似。

六、心脏移植病人再手术的麻醉

1/4 或更多的心脏移植病人在心脏移植术后 2 年内常因胃肠穿孔等疾病而接受手术治疗，由于移植心脏具有无神经支配等特点，此类病人的麻醉处理应格外小心。

（一）移植心脏的特点

1. 移植心脏无神经支配，但 Frank-Starling 张力反射机制基本不受影响。

2. 静息状态下的心率为 90 ～ 120 bpm，心排出量基本正常；而在应激状态下，首先是每搏输出量增加，其后随着血浆儿茶酚胺水平的升高，心率随之加快。

3. 直接作用于受体的肾上腺素能药物一般可产生正常效应，而通过间接作用产生效应的药物其效应下降，抗迷走神经的药物对窦房结的兴奋性和房室传道不产生作用。

4. 移植心脏对低血压或低血容量缺乏应激反应能力，对儿茶酚胺的敏感性增高。

5. 容易发生房性、结性或室性心律失常，心电图可出现两个 P 波和各自的节律，胸道联显示无 P 波的结性心律。异位心脏移植后可出现两种不同的 QRS 波群，并出现收缩压和舒张压的变化。

6. 移植心对 K^+ 特别敏感，故宜将血清钾水平保持偏低（ < 3.5 mmol/L），以利于移植心的功能恢复。

（二）麻醉处理

心脏移植病人再手术的麻醉与一般心脏病人手术相似，但应注意以下几点：①病人应充分补液，避免血容量不足；②使用对心血管系统有影响的药物前，应对其作用方式、具体用法及已知的移植心脏反应特点有详细了解；③某些药物使用时可出现以前未出现过的心血管作用，如新斯的明能通过直接的突触后作用道致心动过缓，使用时应仔细观察，及时发现症状并作对症处理；④心律失常的心电图观察一般较为困难，须认真分析，避免误诊。

第四节　肺移植和心肺联合移植术的麻醉

为终末期肺疾病患者，因此，麻醉医师所面对的是长期吸氧卧床生存，对麻醉耐受力差，术后肌力及体力恢复能力差的患者。因此，围术期每一步均应小心、谨慎。

一、肺移植的适应症和禁忌症

（一）适应症

经内科治疗无效的终末期肺疾病患者，其中单肺移植常见病种为慢性阻塞性肺疾病（COPD）、特发性肺纤维化及原发性或继发性肺动脉高压等疾病，双肺移植常见病种为双侧肺化脓症、COPD 患者（尤其是较年轻者）及原发性或继发性肺动脉高压等疾病，年龄为单肺移植受体＜ 60 岁，双肺移植受体＜ 50 岁，吸氧能离床活动，生命期限＜ 12 ～ 18 个月者。

（二）禁忌症

全身感染性疾病；进展期恶性肿瘤；严重冠心病及左、右心功能不全；严重肝、肾功能不全；有胸部手术史者为相对禁忌症。

二、供体选择及供肺的摘取和处理

（一）供体选择的标准

供、受体 ABO 血型匹配；年龄＜ 50 岁，既往无肺部疾病、胸部外伤及手术史；无全身性疾病、肿瘤和传染病等；供肺血气体交换正常，在 FiO_2=1.0，PEEP=0.49 kPa(5 cmH$_2$O) 时，$PaO_2 \geq 40$ kPa(300 mmHg)；支气管镜检正常，未见感染性分泌物；系列胸片正常，供肺大小、形态与受体肺相匹配。

（二）供肺的切取和处理

采用心肺联合切取法。对供体应尽量维持和改善其血流动力学及呼吸功能，采用利尿和 PEEP 通气防止肺水肿。供肺取出后应立即放入装有 4℃ Euro-Collins 液的无菌塑料袋中，外面再套两层无菌塑料袋，密封后放入装有冰块的冷藏箱内运送，约可安全保存 4 ～ 6 小时。肺动脉灌注前先静注前列腺素 E$_1$(prostglandin E$_1$，PGE$_1$)，以清除肺血管对冷灌注液的收缩反应，同时取低压通气，以促进肺灌注液均匀分布。

三、麻醉及术中管理

（一）病人的术前准备

1. 术前检查包括心、肺功能检查、病原学检查和免疫学检查等。

2. 免疫抑制剂 CsA 10 mg/kg 口服。

3. 不用或少用麻醉前用药，必要时给予安定 5 ～ 10 mg，东莨菪碱 0.25 ～ 0.5 mg 肌注。

（二）麻醉诱导和维持

大约在供体到达手术间前 1 小时，患者开始麻醉。麻醉诱导和维持与心脏移植手术相似，诱导可选用芬太尼、舒芬太尼、依托咪酯以及泮库溴铵或维库溴铵等药物，麻醉维持以静脉麻醉为主。采用左侧双腔支气管插管，插管时应严格遵循无菌操作。

（三）手术要点和术中管理

1. 单肺移植根据下列原则选择移植侧

①慢性阻塞性肺疾病选右侧；②限制性肺疾病选左侧；③术前通气灌注扫描双肺功能有显著差异的，选肺功能差的一侧；④一侧进行过开胸手术的选对侧；⑤若无上述情况，选左侧。双侧单肺移植一般先行右肺移植，再行左肺移植。

2. 在肺移植过程中一般不须要体外循环，但术前体外循环的装置必须准备妥当。如果术中出现难以控制的呼吸衰竭或循环衰竭时，须及时进行 CPB。

3. 术中监测包括心电图、有创动脉压、肺动脉压、中心静脉压、PCWP、SpO_2、血气分析及呼气末 CO_2 分压等。

4. 单肺移植时，非手术侧肺通气的管理是麻醉处理关键，应将呼吸机的呼吸参数调节到较满意的通气效果，避免低氧血症和高二氧化碳血症出现，可采用 PEEP。双侧单肺移植在分离一侧肺时可能发生低氧血症，可在该手术肺行高频喷射通气，改善低氧血症。

5. 单肺移植时，肺动脉切断前须先试行阻断，如果肺动脉压明显升高，心排出量及体循环动脉压降低，经食管超声心动图症实发生右心衰竭，应及时予以肺血管扩张药，如 PGE_1、硝酸甘油、硝普钠或异丙肾上腺素及强心剂以支持右心功能，如疗效不佳或无效时，必须立即建立体外循环。双侧单肺移植在完成一侧单肺移植后，应确切止血并停止任何操作 5 ～ 10 分钟，同时严密监测肺动脉压，如肺动脉压过高，已植入的一侧肺容易发生肺水肿，可施行 PEEP 0.5 ～ 1.33 kPa 通气，并应用肺血管扩张药及强心剂以降低肺动脉压，如肺动脉压仍过高，应即刻建立体外循环，然后再行另一侧单肺移植。

6. 支气管吻合后应采用 0.5 ～ 1.0 kPa PEEP 进行机械通气，防止肺萎陷和再灌注肺水肿，防止氧中毒，$FiO_2 \leq 0.5$，PaO_2 应维持在 12 kPa。恢复机械通气后，可出现气管痉挛及肺过度膨胀，这与组胺、缓激肽或前列腺素等物质在移植肺内的清除率降低有关。可须化吸入异丙肾腺素或 β_2-肾上腺能兴奋药，也可用氨茶碱

7. 术中补液速度不宜过快，否则可加重移植肺肺水肿。

8. 术毕应使用纤维支气管镜吸尽双侧支气管内的分泌物、液体和血块，仔细检查支气管吻合口无漏气后更换适当直径的单腔气管道管。

四、术后管理及并发症处理

1. 术后应送入无菌、隔离的监护室，在转送过程中及刚到 ICU 病房时，都必须用 100% 的氧气行通气。

2. 肺移植术后应常规机械通气。潮气量 12 ～ 15 ml/kg、PEEP 5 ～ 7.5 cmH_2O，调整 FiO_2 使 PaO_2 维持在 70 mmHg(9.3 kPa) 以上。一般术后 24 ～ 72 小时拨除气管插管，拨管后立即给予 40% 或 70% 的面罩给氧。

3. 常规监测心电图、动脉血压、中心静脉压、PCWP 和 SpO_2 等，拨管后应定时作血气分析直至患者呼吸状态平稳。

4. 肺移植术后早期易发生肺水肿，以术后 8 ～ 12 小时内最为明显，以后逐渐减轻。术后 3 ～ 5 天内应严格控制液体平衡，根据 PCWP 来决定液体入量。在保持血流动力学稳定（中心静脉压 ≤ 1.33 kPa，平均动脉压 ≥ 9.33 kPa）时，可欠量输液或尽量补充胶体液，此外，早期应用强利

尿剂 (如呋塞米) 也是防治肺水肿的有效措施。

5. 抗感染治疗

术后应早期、大剂量、持续使用广谱抗生素，并根据痰、血、尿和大便培养和药敏试验结果调整用药。

6. 免疫抑制治疗

常规应用免疫抑制"三联疗法"，也可应用 FK506、OKT3、ALG 等药物。由于激素影响支气管吻合口的愈合，一般术后 14 ～ 21 天内尽量避免使用激素。发生急性排斥反应时应给予 MP 500 ～ 1 000 mg/d 冲击治疗 3 天。

7. 常见并发症

①胸腔内出血。②支气管吻合口并发症：包括吻合口裂开、漏气、狭窄、出血和黏膜坏死等，预防措施为改进吻合技术，采用支气管套叠吻合，带蒂大网膜包裹吻合口，早期不用激素及加强术后抗感染和对症支持治疗。③感染：移植肺的感染率明显高于其他移植器官，是肺移植患者长期存活的主要威胁。诊断方法包括痰培养、支气管镜检查、支气管肺泡灌洗和剖胸活检等。④排斥反应：超急性排斥反应少见。移植肺活检组织学检查是确诊的依据，目前获取移植肺组织标本常使用经纤维支气管镜肺活检术。⑤闭塞性细支气管炎综合症 (BOS)：是肺和心肺联合移植患者最主要的远期并发症，病因尚不明确。

五、心肺联合移植术

1968 年 Cooley 完成了首例人心肺联合移植术。随着单 / 双肺移植适应症的扩大以及受供体心肺来源的限制，1989 年后心肺联合移植的年例数逐渐减少。但对单心室合并肺动脉闭锁，Eisenmeiger 综合症伴发难以矫治的心脏畸形或不可逆性心室衰竭者，心肺联合移植尚是唯一选择，此外，不可逆心脏和呼吸衰竭同时存在的病人也是其适应症。心肺联合移植的供体选择和处理与心脏移植基本相同，但供体选择更严格。其麻醉诱导和维持与心脏移植和肺移植相似。心肺联合移植的术中及术后处理可参考心脏移植术和肺移植术，其排斥反应的监测方法是经纤维支气管镜肺活检，而不是心内膜活检。术后常见并发症包括感染、排斥反应、GCAD、气道吻合口并发症和 BOS 等。

第五节 脾脏移植术的麻醉

脾脏能产生多种免疫成分，如抗血友病球蛋白 (AHG)、某些抗恶性肿瘤因子及各种免疫球蛋白、补体、调理素等。脾切除后由于上述免疫成分缺乏，"脾切除后的急性暴发感染"和败血症的发病率明显高于正常人。由此引起了人们对脾脏或脾组织移植的兴趣，自 1910 年 Carrel 首次报道带血管蒂全脾移植以来，临床发展较快。目前脾移植包括自体脾移植、脾细胞输注和同种异体脾移植。本节仅扼要介绍同种异体脾移植术的麻醉处理。

一、概述

(一) 供体的选择

年轻、健康、无脾脏病变，血型及免疫学与受者相配。供脾取自脑死亡者，应尽量使热缺血时间不超过 5 min。供脾取自亲属者，取脾应在气管内全麻下进行，保证组织血流充分，氧合良好。

（二）适应症

目前脾移植术的主要适应症为重型血友病甲患者；此外，晚期肝癌病人、免疫球蛋白缺陷病、戈谢病 (Gaucher's disease) 等亦可试行脾移植治疗。

（三）手术特点

脾移植术与肾移植相似，一般移植于左侧腹膜外或腹股沟区的腹膜内，将病人的髂内动脉或其分支与供脾的脾动脉行端端吻合；髂总静脉与供脾的脾静脉行端侧吻合。

二、麻醉前准备

术前 3 天开始进行免疫抑制治疗，口服环胞素 A 5 mg/(kg·d)，硫唑嘌呤 1～2 mg/(kg·d)。血友病患者术前 1 天输注外源性抗血友病球蛋白 (AHG)400～800 单位或冷沉淀 300～400 单位，剂量按体重 (kg)×0.4×所须 VIII 因子浓度计算，间隔 12 小时再输 1 次，将 VIII 因子凝血活度 (VIII: C) 提高到 0.40 以上。少量输入新鲜血，可使患者的血浆 AHG 水平维持在保证手术安全的范围内。肿瘤患者可输冻干血浆，复方氨基酸和高渗葡萄糖液等，以增强患者对手术的耐受力。术前应检测凝血时间 (PT)、部分激活凝血活酶时间 (APTT) 及血常规和血液生化，并要求控制在正常范围。

三、麻醉管理

1. 应以防止麻醉操作道致损伤出血和严格无菌操作为原则。宜选用气管内插管静吸复合麻醉。气管道管要柔软、稍细，操作应轻巧。对肝癌患者应选用对肝功能影响小的药物。麻醉诱导和维持与肝移植术相同。尽量避免选用连续硬膜外阻滞麻醉。

2. 术中应严密监测心率、血压、心电图、中心静脉压、尿量，并重点监测凝血功能。保持呼吸道通畅，及时补充血容量，维持循环稳定。血友病甲患者术中可输注 AHG 400～800 单位及一定量的新鲜血。开放吻合血管前静脉滴注甲泼尼龙 500 mg 及环磷酰胺 200 mg。

3. 术毕拔管时应防止患者呛咳，吸引呼吸道分泌物时，负压不宜过高。

四、术后管理

（一）一般处理

1. 抗生素

常规选用强效的抗生素，临床上一般使用第三代头孢菌素 3～5 天，另外要求严格消毒隔离，加强呼吸道管理。

2. 止血药物

使用一般止血药物如酚磺乙胺、氨甲苯酸、维生素 K；若术中渗血较多则可用巴曲酶、纤维蛋白原和去氨加压素等。

3. 肛门排气进食前，要注意水、电解质的补充，视病情用静脉营养支持治疗。

4. 严密监测 VIII 因子凝血活性，血友病甲患者脾移植术后 3～5 天，移植脾产生 VIII :C 可能不高，须补充外源性 VIII :C 因子或冷沉淀，以防止创面出血。

（二）免疫抑制治疗

恢复进食前应用甲泼尼龙 500 mg/d，加环磷酰胺 100 mg/d，静脉注射。开始饮食后口服"免疫三联"：泼尼松 (Pred)50 ～ 100 mg/d，硫唑嘌呤 (Aza)50 ～ 75 mg/d，环胞素 A(CsA)8 ～ 10 mg/(kg·d)。

（三）术后并发症的处理

主要有：

(1) 血管吻合口血栓形成；

(2) 腹腔内出血与感染；

(3) 移植脾功能亢进；

(4) 移植脾蒂扭转；

(5) 排斥反应：主要表现为发热，移植脾区疼痛、压痛，AHG 水平降低。一旦出现排斥反应，应立即采取免疫冲击治疗：甲泼尼龙 (MP)500 mg/d，连用 3 ～ 5 天；抗 T3 单克隆抗体 OKT 35 ～ 10 mg/d，连用 8 ～ 10 天。术后排斥反应不能阻抑时，应及时切除移植脾。

第六节 胰腺移植术的麻醉

一、术前准备与用药

（一）病情评估

胰岛素依赖型糖尿病的病变常累及机体许多重要器官，如患者常伴有糖尿病肾病、心冠状动脉疾病、脑血管损害及神经损害等并发症，这些均为麻醉和手术的危险因素。因此术前应根据患者糖尿病的严重程度和重要器官损害程度及伴随疾病，全面予以病情评估。术前检查应包括血糖和电解质测定、心血管功能及肾功能，并详细检查患者有无自主神经病变。同时注意判断胰腺移植的手术指症。

（二）术前准备

术前应改善全身状况，控制血糖，治疗并发症，尤其要纠正酮症酸中毒和改善心血管及肾功能。如果术前血糖能控制在正常水平，则术中经过较平稳，生化及代谢不会发生紊乱，手术效果也比较好。否则术中循环代偿功能较差，血压不稳定，血糖持续升高，即使加大胰岛素剂量亦难以控制，最后道致酮症酸中毒死亡，因此，术前准备十分重要。在全身情况没有改善、血糖没有控制好，尤其酮症未完全纠正以前，最好不要急于施行胰腺移植手术。

（三）术前用药

胰岛素依赖型糖尿病患者中，胃轻度麻痹是一个经常被忽略的并发症，这些患者麻醉诱导时容易发生误吸。Reissell-E 等在麻醉诱导时测量胃液量和胃液 pH 值时发现，糖尿病患者分泌量明显多于非糖尿病患者。与对照组相比，胃肠动力药西沙必利对胃液分泌量和术后胃肠运动并无明显作用，而术前使用 H2 受体拮抗剂（如法莫替丁）、质子泵抑制剂（如奥美拉唑）、制酸药（如复方氢氧化铝）等可防止误吸。

术前使用镇静药应持谨慎态度，咪哒唑仑、阿片类制剂在尿毒症患者血浆中游离浓度增加，可能道致严重的中枢抑制，同时阿片类制剂可引起胃排空延迟，使误吸的发生率增加。但阿托品或东莨菪碱宜常规应用，它可降低迷走神经张力，减少呼吸道分泌物，有利于保持气道通畅。同时术前用药应尽量不使用肌肉注射，因为糖尿病终末期肾功能衰竭患者出凝血机制存在障碍，使注射部位易发生血肿，可由静脉途径给药。

二、麻醉管理

（一）麻醉选择和管理

依据病人情况，选择气管内插管静脉复合麻醉或连续硬模外阻滞均可。术中麻醉管理原则在于：镇痛要完善，尽可能减少刺激所引起的代谢紊乱；正确使用胰岛素，合理选用电解质溶液，防止酮症酸中毒。

硬膜外阻滞麻醉时，部分交感 - 肾上腺系统处于阻滞范围内，肾上腺素分泌减少，对控制高血糖有利。此类患者常合并有脱水和血管硬化，硬膜外阻滞麻醉时用药比常人要小，如药量稍大，易致阻滞范围过广，引起血压下降。局麻药可选择丁哌卡因和利多卡因，但尽量不加肾上腺素，必要时可加适量麻黄碱。

对不适合选用硬膜外阻滞麻醉者，当选用全身麻醉。有些药物可刺激交感神经使儿茶酚胺分泌增加，肝糖原和肌糖原分解增加，道致血糖升高。以前常用的挥发性麻醉药如乙醚可使血糖明显升高，现已淘汰。目前常用的氟烷、恩氟烷使血糖轻度升高，可以考虑应用。氧化亚氮对血糖无影响，宜当首选。一般静脉诱导药、镇痛药和肌松药对血糖无影响，因此麻醉诱导可选用芬太尼、硫喷妥钠、依托咪酯、异丙酚、琥珀胆碱、维库溴铵等。麻醉维持可用氧化亚氮 - 氧、芬太尼和非去极化类肌松药，必要时加吸恩氟烷或异氟烷。

（二）术中监测

病人入手术室后，在局麻下经前臂静脉置入套管针，供采血行血糖和血电解质测定；经左侧桡动脉穿刺置入套管针备取血作血气分析和持续桡动脉压监测，有条件可用手指微量法测定。麻醉过程持续监测血压、脉搏血氧饱和度、心电图和尿量，间断测定血糖及尿糖。

三、术中管理

1. 术中影响血糖的因素很多，若不能控制术中血糖水平则可道致酮血症、酸血症、电解质紊乱及渗透性利尿引起的血容量减少等。因此，术中对血糖的监测十分重要。麻醉诱导前应常规测定血糖，建立循环前每 30 分钟测定 1 次，建立循环后每 10 分钟测定 1 次，1 小时后改为每 30 分钟测定 1 次。根据血糖水平调整胰岛素剂量。

2. 术中除非血糖低于 3.3 mmol/L，一般输不含糖的平衡液。有些学者提出每小时输注 10 g 葡萄糖，但临床上大多主张每小时输 5 g 葡萄糖 [2.4 mg/(kg·min)]。

3. 术中钾的补充必须根据血钾的测定值来决定是否补钾和补的量。糖尿病大多合并低血钾，术中输注胰岛素后可使之加重。但手术创伤和术中输血等又可使血钾浓度增高，加之此时肾功能多失代偿，钾不易从尿中排出。因此术中补钾要谨慎。

4. 保持血流动力学及呼吸功能稳定。

5. 术中开始免疫抑制剂治疗，用甲泼尼龙、硫唑嘌呤静脉注射。

四、术后处理

1.ICU 监测包括

(1) 严格消毒隔离；

(2) 吸氧 48 h；

(3) 观察病人的精神状态；

(4) 持续胃引流减压，注意引流量及出血情况，每 6 h 测定胃液 pH，应＞ 4；

(5)ECG 监测，警惕静息状态心肌缺血，维持心率在 60 ～ 130 bpm；

(6) 呼吸监测；

(7)CVP；

(8)SpO$_2$；

(9) 尿量监测，若＜ 20 ml/h，应停用 CsA 直至改善；

(10) 伤口引流管引流量应＜ 100 ml/h；

(11) 收缩压＞ 24 kPa(180 mmHg) 或＜ 13.3 kPa 100 mmHg)，均应积极处理；

(12) 动脉血气；

(13) 血糖；

(14) 胸片，每 24 H 1 次。

2. 抗感染治疗 重点防治下尿路感染。

3. 免疫抑制治疗 目前倾向于使用较小剂量的多种免疫抑制剂联合用药方案：术前口服硫唑嘌呤 (Aza)100 mg 或环孢霉素 A(CsA)5 mg/kg；术中静脉注射甲泼尼龙 (MP)200 ～ 500 mg，环磷酰胺 200 mg；术后早期即免疫抑制诱导期用抗淋巴细胞球蛋白 (ALG)10 mg/(kgd) 共 7 ～ 14 天，环孢素 A4 ～ 8 mg/(kg·d)(若同时移植肾，待血清肌酐值＜ 260 umol/l 后使用)，甲泼尼龙由 200 mg/d 开始，每日递减，1 周改为口服甲泼尼龙 30 mg/d，硫唑嘌呤 2 mg/(kg·d)。术后维持期环孢素 A4 ～ 8 mg/(kg·d)(根据环孢素 A 血药浓度调整剂量) 维持血中环孢素 A 谷值在 200 ～ 400 ng/ml，硫唑嘌呤 12 mg/(kg·d)(控制白细胞计数＞ 4×10^9/L)，甲泼尼龙 10 ～ 20 mg/d。如患者使用硫唑嘌呤出现骨髓抑制可用霉酚酸酯 (MMF) 取代硫唑嘌呤。

4. 排斥反应的诊断与处理 定期检查血糖、尿 pH，尿淀粉酶。尿 pH 值如降低 1 个单位 (如 8 ～ 7)，则应收集尿液测定尿淀粉酶，如测定值降至其基础值的一半左右，即可考虑发生排斥反应的可能。临床研究表明尿淀粉酶的改变可早于血糖值的升高，一般在血糖值升高前 3 ～ 4 天可见尿淀粉酶明显下降。发生排斥反应时胰腺受损可产生细胞内生物活性物质的释放，如用放免法测定血清胰腺特效蛋白 (pancreatic specific protein，PASP) 和胰蛋白酶分泌抑制因子 (pancreas-secretion trypsin inhibitor，PSTI) 等显著升高。此外，测定血清中正电极胰蛋白酶原 (serum anodal trypsinogen，SAT) 水平则比排斥反应前明显提高 (2.6 倍)，经抗排斥反应治疗后明显下降，因此可用于判断抗排斥反应治疗的效果。术后 10、21 天及第 1 年每 3 个月做一次胰腺活检，以后每年做一次，有助于发现排斥反应，但有引起出血或产生瘘管的顾虑，故尚未成为常规。联合移植时，排斥反应的早期还可表现为血清肌酐浓度升高；如出现血糖增高，C 肽水平下降及血管炎，则已至排斥反应晚期。

一旦出现排斥反应，应立即分别或联合采用下述三种方案：

(1) 甲泼尼龙静脉注射每日 500 ～ 1 000 mg 共三天，因该药有血糖增高的不良反应，应在治疗期间加用适量胰岛素；

(2) 抗淋巴细胞球蛋白 (ALG)10 mg/(kg·d)，共 7 ～ 14 天；

(3) 单克隆抗体 OKT3、OKT4 每日各 5 mg，共 10 ～ 14 天。单独使用 ALG 或 OKT3、OKT4 抗排斥反应的优点是无激素增高血糖的不良反应。注意上述的治疗方案并不是一成不变的，而要根据受者的病情不同采用个体化的方案。

5. 预防和治疗高凝、血栓形成等术后并发症。警惕免疫抑制药所致的严重损害反应。

6. 术后给予硬膜外或静脉内病人自控镇痛 (PCA)。

第二十章 特殊患者的麻醉

第一节 呼吸系统疾病患者的麻醉

急、慢性呼吸系统疾病或呼吸功能减退的病人，麻醉与手术创伤可进一步引起肺功能受损，故在围手术期呼吸系统并发症较高。这些并发症包括肺不张、肺炎、支气管炎、支气管痉挛及呼吸衰竭等。影响并发症的因素包括术前并存的呼吸系统疾病、吸烟、肥胖、手术的类型及麻醉持续的时间。术前呼吸功能评估及麻醉前准备的目标是预测术中、术后肺部并发症的风险性。根据病情选择合适的麻醉药物及方法，并加强术中术后管理，减少围术期肺部并发症，改善预后。

一、麻醉前评估

（一）病史和体检

术前应全面细致地复习病史，了解疾病的诊治过程。特别注意以下几点：

①咳嗽：是否长期咳嗽，咳嗽的性质及咳嗽的昼夜变化。

②咳痰：了解痰量的多少，颜色，粘稠程度，是否易于咳出，改变体位对于排痰有无帮助，痰中是否带血，若有咯血应了解咯血量多少。

③呼吸困难：呼吸困难的性质（吸气性，呼气性，混合性），静息时是否有呼吸困难发生。静息时有呼吸困难发生提示心肺代偿差，对麻醉、手术耐受均不佳。

④吸烟史：对于吸烟者应了解每日的吸烟量，吸烟年限，术前停止吸烟的时间。每日吸烟量＞10支者，术后肺部并发症的发生率将增加 3～6 倍。

疾病诱发、缓解因素，如哮喘病人是否有特异的致敏原。

⑤治疗史：抗生素，支气管扩张剂以及糖皮质激素的应用，包括具体用药及病人对药物的反应，因呼吸系统疾病入院治疗的次数。

在对病人进行体检时应该注意以下征象：

①体型及外貌：肥胖、脊柱侧弯可引起肺容积减少（功能残气量 FRC，肺总量 TLC）和肺顺应性下降，易出现肺不张和低氧血症。营养不良，恶液质的病人呼吸肌力量弱，免疫力下降，易合并感染。观察口唇、甲床有无紫绀。

②呼吸情况：呼吸频率大于 25 次／分是呼吸衰竭早期的表现；呼吸模式：呼气费力提示有气道梗阻；随着膈肌和肋间肌负荷加重，辅助呼吸肌的作用增强，出现反常呼吸时提示膈肌麻痹或严重功能障碍。COPD 病人可表现为桶状胸；如果胸壁不对称可能有气胸，胸腔积液或肺实变。

③胸部听诊具有重要意义，阻塞性肺病患者呼气相延长，呼吸音低，痰液潴留时可闻及粗糙的湿性罗音，位置不固定，可在咳痰后消失，若罗音固定则可能为支气管扩张症或肺脓肿。在有小气道痉挛的病人可闻及音调较高的哮鸣音，见于哮喘或慢性喘息性支气管炎患者。

④在肺气肿的病人肺部叩诊呈过清音，叩诊呈浊音者提示有肺实变。

⑤合并肺动脉高压，肺心病右心功能不全可有颈静脉怒张，肝颈静脉回流征 (+)，心脏听诊可闻及第 2 心音分裂。

合并呼吸系统疾病的病人构成手术和麻醉的危险因素有

①高龄：年龄越大，肺泡总面积减少，闭合气量增加，肺顺应性下降，并发症越多；

②肥胖；

③一般情况；

④吸烟者即使没有肺部疾病史，术后并发症也明显升高；

⑤肺部疾病史如 COPD、哮喘和阻塞性睡眠呼吸暂停综合征病史。COPD 病史是最重要的危险因素，尤其对于严重 COPD 者，术后并发症明显升高；

⑥手术部位和时间：部位越接近膈肌，时间越长，并发症越多；

⑦麻醉方式，全身麻醉较椎管内麻醉和区域阻滞更容易出现各种并发症。

（二）实验室检查

慢性呼吸系统疾病的病人血红蛋白大于 160 g/L，红细胞压积大于 60% 往往提示有慢性缺氧，白细胞计数及分类可反映出有无感染。

病人术前都应常规行胸部正侧位 X 线检查。合并有肺源性心脏病和肺动脉高压的患者心电图可发生改变，如心电轴右偏、肺性 P 波、右心室肥厚及右束支传导阻滞，应行超声心动图进一步了解心脏功能。

动脉血气分析是评价肺功能的有价值的指标，能够反映机体的通气情况，酸碱平衡，氧合状况以及血红蛋白含量，从而反映出病人肺部疾患的严重程度，病程急缓。如果病情较重，持续时间长就会存在慢性高碳酸血症和低氧血症，但是 PH 值仍在正常范围内。在严重肺疾患时，进行动脉血气分析是十分必要的。$PaCO_2 > 45$ mmHg 时，术后呼吸系统并发症明显增加。

（三）术前肺功能的评估

肺功能检查有助于了解肺部疾患的性质，严重程度以及病变是否可逆。当年龄 > 60 岁，有肺部疾病，吸烟史以及拟行肺叶切除的病人需要常规行肺功能检查。

1. 简易的肺功能试验

屏气试验：正常人的屏气试验可持续 30 S 以上；持续 20 S 以上者一般麻醉危险性小；如时间低于 10 S，则提示病人的心肺储备能力很差，常不能耐受手术与麻醉。②测量胸腔周径法：测量深吸气与深呼气时胸腔周径的差别，超过 4 cm 以上者提示没有严重的肺部疾患和肺功能不全。③吹火柴试验：病人安静后深吸气，然后张口快速呼气，能将置于 15 cm 远的火柴吹熄者，提示肺功能储备良好，否则提示储备下降。④吹气试验：嘱病人尽力吸气后，能在 3 秒钟内全部呼出者，表示用力肺活量基本正常，若需 5 秒钟以上才能完成全部呼气，提示有阻塞性通气障碍。

2. 肺功能测定

肺功能测定需通过肺量计来进行，先让病人吸足空气，然后将吸入的空气用力快速呼入肺量计直至残气位。从时间 - 容量曲线可以得出用力肺活量 (FVC)、残气量 (RV)、最大呼气中期流速 (MMFR)、最大分钟通气量 (MMV) 等重要指标。这些指标有助于预测术后发生肺部并发症的危险性。

3. 放射性核素定量肺显像：

99 mTC 肺灌注显像可预测肺切除后肺功能，即 FEV1 的术后预计值 (PPO-FEV1)

PPO-FEV1 ＝ 术前 FEV1× 健肺灌注扫描值 %

PPO-FEV1 公式是根据全肺共 19 个肺段，每个肺段相当于全肺的 5.26%，即 PPO-FEV1= 术前 FEV1×[1-(s×5.26)/100](S= 切除的支气管肺段数)

PPO-FEV1 小于 1 L 术后肺并发症明显升高。对于术前有肺疾患的肺叶切除病人，PPO-FEV1 比单纯的 FEV1 要敏感。

二、麻醉前准备

麻醉前准备的目的在于改善呼吸功能，提高心肺代偿能力，增加病人对手术和麻醉的耐受。进行麻醉前准备时应区分病变是否可逆，对于可逆病变要尽可能纠正。可逆病变包括：支气管痉挛，呼吸道感染，痰液潴留，心源性肺水肿，胸腔积液，肥胖和胸壁损伤等。而下列病变则属不可逆的：肺气肿，肿瘤所致的局限性肺不张，脊柱侧弯，脊椎损伤和肺间质纤维化。经过充分的术前准备可减少术中、术后并发症，减少 ICU 的住院天数。

(一) 常规准备：

对于长期吸烟者，术前应尽可能的戒烟，越早越好。术前戒烟 6 ～ 12 周较为理想。临床上戒烟十分困难，但术前至少应禁烟两周，才能减少气道分泌物和改善通气。

指导病人进行呼吸锻炼，在胸式呼吸已不能有效增加肺通气量时，应练习深而慢的腹式呼吸。进行呼吸锻炼，自主深呼吸，咳嗽等手段有助于分泌物的排出及增加肺容量，降低术后肺部并发症的发生率。

合并有胸腔积液者，积液量较大，并影响到 FRC 时可行胸穿放液或放置引流装置。张力性气胸者应放置胸腔闭式引流，行全身麻醉前 24 小时不能拔出引流管。

(二) 解除气道痉挛

支气管哮喘和慢性支气管炎都可出现支气管痉挛，是围术期常见的可逆性阻塞性病变，在支气管痉挛未消除时，任何择期手术都应推迟。临床常用的支气管扩张剂包括：β_2- 受体激动剂，抗胆碱能药物以及甲基黄嘌呤类 (茶碱) 药物，剂型和给药途径多样。对于部分急性重症患者，用 β_2- 受体激动剂或抗胆碱能药物雾化吸入，因其剂量大，使用方便，效果较好。术前接受此类治疗的病人应坚持用药至手术当日。

1. 抗胆碱能药物：

异丙托品 (ipratropine) 起效时间比 β_2- 受体激动剂慢，但作用时间长; 30 ～ 90 分钟达峰效应，持续 4 ～ 6 小时。剂量为 40 ～ 80 μg(每喷 20 μg)，每天 3 ～ 4 次。副作用小，可以长期应用，少有耐药。与 β_2- 受体激动剂联合应用产生相加效应，较单独用药效果好。

2. β_2- 受体激动剂：

主要有沙丁胺醇 (salbutamol)，间羟舒喘宁 (terbutaline) 等制剂。雾化吸入，数分钟开始起效，15 ～ 30 分钟达最大效应，持续作用 4 ～ 5 小时。剂量为 100 ～ 200 μg; (每喷 100 μg)，每 24 小时不超过 8 ～ 12 喷。主要用于缓解症状。其长效缓释制剂口服对于夜间与清晨的症状缓解有利。与支气管哮喘者相比，COPD 应用 β_2- 受体激动剂的治疗效果稍差。

3. 茶碱类药物：

在 COPD 患者中应用较为广泛。与前两者相比，支气管扩张作用类似或稍弱。缓释型茶碱 1～2 次 / 日，即可达到稳定的血药浓度，对于夜间发作的支气管痉挛有较好的疗效。但是在应用茶碱时应注意监测血药浓度，血中茶碱浓度 5 $\mu g/ml$ 即有治疗效果，> 15 $\mu g/ml$ 时即可产生副作用。茶碱与沙丁胺醇或异丙托品共用，可达到最大程度的解痉作用。

4. 糖皮质激素治疗

通常用于支气管扩张剂疗效不佳的病人。其临床效应需几个小时才能产生。糖皮质激素能够减少气道炎症和反应性、水肿、粘液分泌。常用药物如氢化可的松，100 mg 静脉给药，每 8 小时一次。COPD 患者应用糖皮质激素应采取谨慎态度。在 COPD 急性加重期，当可能合并支气管哮喘或对 β_2- 受体激动剂有肯定效果时，可考虑口服或静脉滴注糖皮质激素，但要尽量避免大剂量长期应用。

（三）抗感染治疗

急性上呼吸道感染患者择期手术在治疗好转后施行。伴有大量痰液者，应于痰液减少后 2 周再行手术，慢性呼吸道疾病患者，为防止肺部感染，术前 3 天常规应用抗生素。肺部感染病原微生物包括细菌和病毒，合理应用抗生素治疗是关键，痰或气道分泌物的致病菌培养＋药敏试验有助于抗生素的选择。在致病菌未能确定时，常根据经验用药，对于病情较重的宜选用广谱抗生素，静脉给药。抗感染同时还要清除气道分泌物，否则痰液潴留感染不愈，而且在停药后常使细菌成为耐药菌株，造成治疗困难。

（四）祛痰

目前祛痰药主要有两类：粘液分泌促进药，代表药物有氯化铵 0.3～0.6 g，每日三次口服，但药物疗效难以肯定，特别在痰液稠厚时几乎无效；溴已新是粘液溶解药的代表，氨溴索（沐舒坦）是溴已新在体内的有效代谢产物，可促进粘痰的溶解，降低痰液与纤毛的粘着力，增加痰液的排出。除了应用祛痰药物外，输液，雾化吸入湿化气道，体位引流，胸背部拍击均有利于痰液的排出。

经术前处理后病人的呼出气体流速，$PaCO_2$ 恢复正常，痰量减少，胸部听诊哮鸣音减少或消失提示治疗反应良好，达到较为理想状态。

（五）麻醉前用药

阿片类药物具有镇痛镇静作用，苯二氮卓类药物是有效的抗焦虑药物但是两者都能显著抑制呼吸中枢，作为麻醉前用药应该谨慎，对于情绪紧张的病人，如果肺功能损害不严重可以应用。在严重呼吸功能不全的病人避免用药。应用抗胆碱能药物可解除迷走神经反射，减少气道分泌物，减轻插管反应，但是会增加痰液粘稠度，不利于痰液排出，而且有研究认为常规剂量尚不足以抵销插管时的反应，可根据病人具体情况应用，常用药物阿托品，东莨菪碱。H_2 受体拮抗剂不宜应用，能诱发支气管痉挛。术前应用支气管扩张剂者应持续用药至麻醉诱导前。

三、麻醉选择

麻醉选择应结合病人的具体情况而定，理想的麻醉方法和药物选择原则应是：①呼吸循环干扰少；②镇静、止痛和肌松作用好；③手术不良反射阻断满意；④术后苏醒恢复快；⑤并发症少。

（一）麻醉方法的选择

局麻和神经阻滞对呼吸功能影响很小，保留自主呼吸，能主动咳出气道分泌物，用于合并呼吸系统疾患的病人较为安全，但在使用上有一定局限性，神经阻滞只适用于颈部及四肢手术。

椎管内阻滞镇痛和肌松的效果好，适用于下腹部，下肢手术。脊麻对血流动力学干扰较大，麻醉平面较难控制，在严重 COPD 的病人依靠辅助肌参与呼吸时，如果出现运动阻滞可降低 FRC，使病人咳嗽及清除分泌物的能力下降，导致呼吸功能不全甚至呼吸衰竭，因此较少选用。硬膜外麻醉阻滞范围与麻醉药种类浓度、剂量都有关系，麻醉平面不宜高于 T6 水平，否则一方面影响呼吸肌功能，另一方面阻滞肺交感神经丛，易诱发哮喘。

已有呼吸功能储备下降的患者，如高龄、体弱、盆腹腔巨大肿瘤、上腹部、开胸手术及时间较长复杂的手术宜选用全身麻醉。气管内插管全身麻醉气管插管便于术中管理，可保证术中充分的氧供；吸入麻醉药可通过呼吸道排出，不会产生后遗的镇静效应；吸入麻醉药还有扩张支气管的作用，治疗术中支气管痉挛。但是全麻也对机体造成一定伤害：吸入干燥气体，不利于分泌物排出；吸入麻醉药抑制纤毛运动而影响排痰；气管导管对气道产生刺激；气管内插管使功能残气量减少，肺泡无效腔增大，影响肺内气体的分布和交换。在全麻时，要防止麻醉装置加大气道阻力和无效腔，选用粗细合适的气管导管，最好选用低压充气套囊，防止粘膜受压，影响纤毛功能。

（二）麻醉药物的选择

氟烷麻醉效能强、诱导及苏醒迅速，对呼吸道无刺激，可直接松弛支气管平滑肌，但是使心肌对儿茶酚胺的敏感性增加，有诱发心律失常的顾虑。安氟醚，异氟醚对气道无刺激，不增加气道分泌物，有扩张支气管平滑肌的作用，可降低肺顺应性和功能残气量，而有研究显示，七氟醚 (1.1 MAC) 支气管扩张作用最强。氧化亚氮对呼吸道没有刺激性，不引起呼吸抑制，麻醉效能较低，需和其他吸入药物联合应用。

硫喷妥钠麻醉时对交感神经的抑制明显，副交感神经占优势，可诱发喉痉挛和支气管痉挛，支气管哮喘病人不宜采用。氯胺酮增加内源性儿茶酚胺，可使支气管扩张，适用于支气管哮喘病人。但氯胺酮增加肺血管阻力，使肺动脉压升高，禁用于有肺动脉高压者。异丙酚对呼吸轻度抑制，对喉反射有一定的抑制，喉痉挛很少见，可用于哮喘患者。

对于有慢性喘息性支气管炎或哮喘的病人，肌松药选择应避免组胺释放较强的药物。琥珀酰胆碱，筒箭毒碱，阿曲库胺，美维松都有组胺释放作用，避免使用。维库溴铵无组胺释放作用，泮库溴铵和哌库溴铵及顺式阿曲库胺等均可应用。

麻醉性镇痛药中吗啡由于释放组胺和对平滑肌的直接作用而引起支气管收缩，哮喘病人可诱发发作，而且吗啡有抑制小支气管的纤毛运动，应避免用于支气管痉挛的患者。芬太尼有抗组胺的作用，可以缓解支气管痉挛，可在术中应用。

四、并发症

麻醉处理恰当与否，与术后低氧血症、肺不张、肺炎等并发症的发生率有密切关系。即使术前已充分准备，术后肺并发症率仍有 20% 以上，多系咳痰无力、排痰不畅所致，须采取主动防治措施。

低氧血症：常见原因为肺不张或通气不足。处理为常规吸氧，$FiO_2=0.6$。COPD 病人 FiO_2

宜在 0.35～0.40。常规吸氧不能缓解者须行辅助呼吸支持，包 CPAP 或 PEEP 等。

2. 肺不张

上腹手术后发生率为 20%～65%，下腹手术者为 10%。肺段或肺叶不张可用 X 线检查确诊，微小肺不张无 X 线阳性发现。肺不张如不予处理，易转为肺炎。

常见原因

①疼痛、麻醉性镇痛药抑制致呼吸微弱、潮气量降低、自主深呼吸减少；

②咳痰无力，纤毛活动受抑制，致分泌物潴留阻塞小支气管；

③膈肌收缩功能减退、膈神经损伤，致肺基底部膨胀不全。处理

①张肺。嘱病人自行深呼吸及咳嗽；或利用紧闭面罩于吸气期手法加压施行深呼吸。

②加强气管清理。采取湿化氧吸入，雾化吸入支气管扩张药，结合胸壁叩击或震荡、鼓励主动咳嗽及气管内吸引等措施。

③早期下床活动，或经常变换卧姿。

④止痛有利于病人活动、深呼吸和咳嗽排痰，但止痛药使呼吸变浅、抑制呼吸。

⑤支气管镜检查吸痰。

3. 肺炎

可在术后第 2～3 天出现高热、脓痰和胸部 X 线异常。处理措施是根据痰液细菌培养选用抗生素，同时加强气管清理。

4. 误吸

全麻术后神志未清醒前，或急症饱胃，易致胃内容物反流而误吸。处理原则为

①重视术前禁饮、禁食；

②恰当掌握拔管时机，宜在清醒、吞咽咳嗽反射活跃后拔管；

③积极氧治疗和呼吸支持，重者机械通气；

④异物阻塞气管时，用直形气管镜清除或吸引；

⑤抗生素使用到肺炎完全被控制。

第二节 糖尿病患者的麻醉

糖尿病是因胰岛素分泌绝对或相对不足引起的一组以高血糖为特征的代谢性疾病。长期高血糖可导致眼、肾、心脏、血管及神经的慢性损害和功能障碍。麻醉和手术可能促使病情恶化，增加手术危险性和死亡率。麻醉前应充分了解病情，做好术前评估和准备，选择适当的麻醉方法和麻醉用药，保证麻醉过程安全平稳。

一、糖尿病概述

麻醉和手术可加重糖尿病患者病情，而术前血糖控制不佳或病情较重的患者有发生心脑血管意外、糖尿病性酮症酸中毒和循环衰竭的可能。充分了解糖尿病对机体的影响和患者治疗情况，对糖尿病患者的麻醉及围手术期管理十分必要。

（一）糖尿病的诊断

2014 年 ADA 糖尿病诊疗指南中糖尿病的诊断：糖化血红蛋白 Alc ≥ 6.5%，或空腹血糖 (FPG) ≥ 7.0 mmol/L，空腹定义为至少 8 小时无热量摄入；或口服糖耐量试验 (OGTT)2 小时血糖 ≥ 11.1 mmol/L，按世界卫生组织 (WHO) 的标准，用相当于 75 g 无水葡萄糖溶于水作为糖负荷；或有高血糖典型症状或高血糖危象的患者，随机血糖 ≥ 11.1 mmol/L。如无明确的高血糖，结果应重复检测确认。

（二）糖尿病分类

根据病因学证据将糖尿病分 4 大类，即 1 型糖尿病、2 型糖尿病、妊娠糖尿病和特殊类型糖尿病。

1.1 型糖尿病 (胰岛素依赖型糖尿病)

约占 10%，多数在 30 岁前发病。该类患者胰岛 B 细胞受破坏，引起胰岛素绝对缺乏。1 型糖尿病起病急，代谢紊乱症状明显，患者需注射胰岛素以控制血糖，容易发生酮症酸中毒。

2.2 型糖尿病 (非胰岛素依赖性糖尿病)

约占 90%，多在成年后发病，多数患者体重超重或肥胖。该类患者起病隐匿、缓慢，以胰岛素抵抗为主伴胰岛素分泌不足，或胰岛素分泌不足为主伴或不伴胰岛素抵抗。该病通常具有遗传倾向，容易发生非酮症高渗性昏迷。多数患者早期通过饮食控制或口服降糖药物控制血糖。

3. 妊娠期糖尿病

指妊娠期初次发现任何程度的葡萄糖耐量减低或糖尿病，原来已患有糖尿病而后合并妊娠者不属于该类型。部分患者在产后糖耐量恢复正常，但在产后 5 ～ 10 年仍有发生糖尿病可能性。

4. 其他

继发于胰腺疾病如胰腺手术切除、胰腺囊性纤维化或慢性胰腺炎等均可引起胰岛素分泌不足。其他内分泌疾病如胰高血糖素瘤、嗜铬细胞瘤或糖皮质激素分泌过量的患者，胰岛素的作用可被抑制。

（三）围手术期糖尿病对机体的影响

糖尿病患者胰岛素分泌绝对或相对性不足，导致血糖升高，脂肪和蛋白质代谢紊乱，从而引发机体一系列代谢紊乱。围手术期糖尿病对机体的影响有：

1. 高血糖抑制白细胞功能和趋向性，增加术后感染风险。

2. 高血糖导致手术切口愈合延迟，机体脱水，电解质紊乱，甚至出现高渗性昏迷。

3. 对中枢神经系统和末梢神经的影响

(1) 高血糖减弱中枢神经系统对低氧通气的反应，增加中枢神经系统对一些药物的敏感性。

(2) 高血糖使脊髓在缺氧状态下更易受损害。

(3) 糖尿病可增加心脏自主神经紊乱患者发生体位性低血压、无痛性心肌缺血和心源性猝死的风险。

(4) 糖尿病引发的自主神经疾病可导致胃肠蠕动减弱和膀胱张力下降，容易引起麻醉期间反流误吸和尿潴留。

(5) 糖尿病外周神经疾病可引起麻木、疼痛和感觉障碍，围手术期可发生疼痛加重、运动障碍及压疮。

4. 糖尿病可引起非酮症高渗性昏迷或糖尿病酮症酸中毒，高渗增加微循环黏滞度，易形成血栓。高血糖可引起动脉粥样硬化，还可以引起尿糖增多，形成高渗尿液，导致机体脱水，使尿路感染风险增加。

二、麻醉前评估

1. 术前应充分了解患者当前治疗方案、血糖控制情况及是否合并糖尿病并发症。

2. 对于合并糖尿病酮症酸中毒和非酮症高渗性昏迷的患者，应推迟择期手术。

3. 术前血糖控制良好，应激性血糖升高的患者可行择期手术。应根据伤口愈合不良风险、感染风险及糖尿病并发症情况对血糖长期控制欠佳者综合评估，选择最佳手术时机。糖化血红蛋白水平＞8.5%者建议考虑推迟择期手术。手术前控制血糖，使空腹时≤180 mg/dl(10 mmol/L)，随机或餐后 2 小时≤216 mg/dl(12 mmol/L)。

4. 注意围手术期血糖波动的因素，糖皮质激素 (地塞米松)、缩血管药物、生长抑素和免疫抑制剂可升高血糖。肝肾功能不全、心衰、恶性肿瘤和严重感染可使患者血糖降低。

三、适应症

麻醉科医师根据病人糖尿病的病情、并发症的情况和手术类型、是择期手术还是急诊手术，对糖尿病病人做出全面的评估。

1. 择期手术

凡血糖控制达到标准 (至少血糖控制在 11.1 mmol/L)、无并发症或并发症控制稳定、心肾功能和自主神经功能稳定者。

2. 急诊手术

治疗目标是尽量将围手术期血糖控制在 6 ～ 10 mmol/L 水平，合并严重酮症酸中毒和电解质紊乱是手术禁忌，争取在 1 ～ 2 h 予以纠正，控制血糖在 13.3 mmol/L 以下、尿酮体 (-)。

四、禁忌证

禁忌证应根据择期或急诊手术来制定，一般前者相对较严。择期手术病人，若存在酮症酸中毒，属禁忌，必须进行治疗。未经评估的糖尿病病人或有其他合并症者而未评估和治疗者，也应列为禁忌。

五、注意事项

1. 空腹血糖升高。

2. 年龄≥ 65 岁。

3. 合并糖尿病性高血压、冠心病。

4. 糖尿病病程≥ 5 年。

5. 手术时间≥ 90 min，临床上一般把病人在术后 4 h 内可以进食的手术定为较小手术，其他的手术则定义为较大手术。

其中冠心病、手术时间过长最为重要。

六、操作方法

1. 术前准备

目的主要是全面评估，争取在术前 3 d 控制血糖、尿酮和尿糖在正常范围，改善全身情况，防治糖尿病并发症，提高病人对手术麻醉的耐受性。血糖控制应采取"个体化原则"。制定合理的手术方案，以利于糖尿病术后恢复。

(1) 一般处理包括术前宣教，使病人消除对手术麻醉的恐惧。

(2) 饮食疗法。对非胰岛素依赖型糖尿病 (2 型糖尿病) 或轻型症状的病人，进行饮食控制，保证足够热量，调整糖类、蛋白质及脂肪的比例，安排进食的次数和时间。

(3) 对伴有其他器官功能损害者，应逐项检查和了解，具体情况如下表述。

①心血管系统：糖尿病人约有 1/3 合并有心血管疾病，如冠状动脉粥样硬化；微血管病变，同时并有心肌病变；心脏自主神经病变。因此，可突发心动过速、心动过缓和直立性低血压。存在呼吸短促、心悸、关节肿胀、疲劳和胸痛病史的病人都应该仔细检查是否存在心力衰竭。心力衰竭是一个非常危险的因素，必须在术前用利尿药治疗。糖尿病性心脏病较一般心脏病更为严重，对手术的耐受能力更差。有必要请内科医生对存在问题进行积极处理。手术前、后应用硝酸甘油膜贴在胸前，必要时可给予静脉扩冠药物等。

②呼吸：糖尿病病人容易并发肺部感染，术前和术后应采用肺部物理疗法。如果听诊有哮鸣音，可进行雾化吸氧，并且应用支气管扩张药 (沙丁胺醇，2.5 ～ 5 mg 溶于 5 ml 生理盐水)。X 线胸片、血气分析和肺功能检测是判断肺部功能的金标准，但反复、仔细的临床评估也可提示患者是否达到了良好状态，这类病人应在纠正不良状况后再行择期手术。

③气道：糖尿病病人的软组织增厚常发生于关节韧带，如颈部关节受累可造成颈部伸展困难，导致气管插管困难。让病人用双手做出祈祷的姿势，如两个手掌的手指不能彼此贴住，说明他们存在手指关节韧带增厚，气管插管时应注意可能存在插管困难。

④胃肠道：糖尿病可造成支配肠壁和括约肌的神经损害，胃排空延迟和反流会增加病人在麻醉插管时反流误吸的危险。若患者有平躺时反酸的病史，那么即使择期手术也应采用快速诱导并按压环状软骨。

⑤眼睛：由于糖尿病造成的眼部微血管病变，糖尿病病人白内障很常见，眼压突然升高可以损害视力，术中应该维持适当的麻醉深度。

⑥感染：糖尿病病人容易发生感染，感染反过来又会影响血糖的控制，术前应尽可能使感染得到有效治疗。糖尿病病人术后伤口感染很常见，任何操作都应该注意无菌。

⑦其他：皮质类固醇、噻嗪类利尿药和避孕药均可引起或加重糖尿病，甲状腺疾病、肥胖、怀孕甚至紧张都能影响糖尿病的控制。

(4) 疑有外周神经病变者，应了解感觉神经麻木的程度和范围以及运动神经障碍的程度。疑有自主神经病变者，早期可侵犯迷走神经，晚期则影响交感神经或两者均受侵，病人在静息状态下即有心动过速，应进一步检查：① 迷走神经功能是否受累。可行 Valsalva 试验。监测 ECG，观察病人在深吸气后，掩鼻闭口用力呼气 15 s 时，RR 的最小间期与其后自然呼吸 10 s 时最大的 RR 间期的比值。> 1.21 为正常值，< 1.0 为阳性，说明迷走神经功能受损。② 交感神经功能是否受累。让病人从平卧位迅速起立，观察血压变化，如收缩压下降 > 30 mmHg，舒张压下降 > 20 mmHg 即为阳性。

(5) 血糖和尿糖监测。常用的有血糖分析仪和血糖检测试纸，应注意操作的准确性。试纸一定要保存于干燥环境中。使用血糖仪时应注意正确放置测试条。血糖检测试纸也可以用来测试尿糖或酮体。手术前对糖尿病的控制标准：无酮血症，尿酮体阴性；空腹时血糖在 8.3 mmol/L(150 mg/dl) 以下，以 6.1～7.2 mmol/L(110～130 mg/dl) 为佳，最高不超过 11.1 mmol/L,(200 mg/dl)；尿搪检查阴性或弱阳性，24 h 尿糖在 0.5 g/dl 以下。术前治疗应防止血糖降得过低。

糖尿病病人术前血糖控制：

①宜用正规胰岛素。

②口服降糖药的病人应于术前 1～2 d 改用正规胰岛素。

③接受小手术的病人可继续原治疗方案。

④对于术前使用长效或中效胰岛素的病人，于术前 1～3 d 改用正规胰岛素。

⑤术前血糖一般不要求控制到完全正常水平。

⑥择期手术病人术前应达到控制标准，或餐后血糖不超过 13.8 mmol/L(25 Omg/dl)。行大手术者，术日晨应查空腹血糖。如血糖低于 6 mmol/L，可输入 5% 葡萄糖溶液 500 ml 加 2.5 U 胰岛素 (1:10)；如空腹血糖高于 10 mmol/L 者，则按 1:4 补充葡萄糖和胰岛素；如空腹血糖超过 14 mmol/L 者，则按 1:3 补充葡萄糖与胰岛素。

⑦急诊手术病人，争取在 1～2 h 控制血糖在 13.3 mmol/L 以下，尿酮体 (-)。

2. 麻醉方法的选择

(1) 阻滞麻醉对机体的应激反应影响较小，可以有效避免反流、误吸和插管困难，故属最佳。但应根据手术部位及病情而定。对于有周围神经病变者，选用阻滞麻醉前应仔细了解病变部位及程度，术中的体位应妥善安置与保护。注意低血压的发生，要确保输液量充足。接受蛛网膜下腔阻滞或硬膜外阻滞的患者，如果存在自主神经的损害，则不能将血压维持正常。当收缩压低于术前值的 25% 时，可以单次静脉给予麻黄碱 6 mg。

(2) 选用全身麻醉时，如果怀疑胃潴留应采用快速诱导、放置鼻胃管以防止反流与误吸的发生。硫喷妥钠、异丙酚无增高血糖的作用，可以选用；氯胺酮可增加肝糖原分解为葡萄糖，故不宜使用；安氟醚、异氟醚在吸入浓度为 1% 时，对血糖并无明显影响。输液时乳酸林格液不能用于糖尿病病人，因为其乳酸成分可以被肝脏转化为葡萄糖而产生高血糖。突然发生心动过缓时可静注阿托品 0.5 mg，最大剂量 2 mg。心动过速应用 β 受体阻滞药时要慎重。静脉诱导药由于有血管舒张作用，而糖尿病患者因自主神经系统损伤，不能产生代偿性血管收缩，故常导致低血压并可使之恶化，减少给药剂量和减慢给药速度可以减少低血压的发生。

(3) 疼痛、缺氧、CO_2 蓄积等可通过兴奋垂体 - 肾上腺系统而使血糖升高，应予以避免。

(4) 术中应连续记录血压和脉搏，并且观察皮肤颜色和温度。术中至少 1 h 监测血糖、尿糖、血电解质和动脉血气 1 次，对重症糖尿病病人应监测 CVP 和尿量，以利于血容量的判断。如果发现病人皮肤发凉伴有出汗，应考虑低血糖，检查血糖并静脉给葡萄糖治疗。

(5) 重度或病程长久的糖尿病可致心、肾、脑等重要脏器功能的损害，给麻醉处理带来一定困难，因此术中必须对这些脏器的功能进行监测。

3. 麻醉前用药

为减少病人麻醉前的紧张情绪，可适当给予镇静药，但剂量不宜过大。一般可用地西泮或苯巴比妥，吗啡可升高血糖并导致呕吐，应避免使用。并发青光眼者抗胆碱药不宜使用。术前用药最好采用 H_2 受体拮抗药和甲氧氯普胺，在术前 2 h 口服雷尼替丁 150 mg 或西咪替丁与甲氧氯普胺 10 mg，可以有效地减少胃酸分泌和防止反流、误吸。

胰岛素应用注意事项：防止低血糖反应，可进食、静脉注射 50% 葡萄糖溶液或胰高糖素 lmg；过敏反应，少数发生荨麻疹；胰岛素耐药性，少数病人可产生胰岛素抗体。

术中胰岛素的应用：

(1) 非胰岛素依赖型病人：

① 手术在 4 h 以内者，术中可仅输生理盐水，不补糖也不必使用胰岛素。

② 对妇女、儿童及手术时间长者，术中可补充葡萄糖 0.2 mg(kg·h)，并按 1:4(每 4 g 糖补充 1 U 胰岛素) 给予胰岛素。

(2) 胰岛素依赖型病人：

① 行小手术者，术中不给糖，也不给胰岛素。、

② 行大手术者，术中可根据尿糖结果，调节葡萄糖与胰岛素比例，必要时每 1 ～ 2 h 测定血糖 1 次。

(3) 急诊伴酮症酸中毒者：应衡量手术的紧迫性与酮症酸中毒的严重性。如病情允许，以 5 ～ 7 U/ h 静滴胰岛素，总需要量一般为 1 ～ 2 U/kg，8 ～ 12 h 血内酮体即可消除。酸中毒纠正后即可考虑手术。如外科病情不允许，则应根据血糖、血清 Na^+、K^+、血液 pH、HCO_3^- 及尿糖、尿酮体的结果，在手术过程中补充胰岛素、输液并纠正酸中毒。手术期间应监测血糖、血气、尿糖及尿酮体。

七、并发症

术后并发症的防治在术前准备时就应开始，持续整个围手术期。

1. 低血糖 (hypoglycemia)

低血糖 (血糖＜ 4 mmol/L) 是糖尿病病人的主要危险，当血糖低于 2.8 mmol/dl(50 mg/dl) 时，可引起意识丧失及脑功能的不可逆性损害。禁食、酒精、肝功能衰竭、败血症和疟疾都是造成低血糖的原因。因口服降糖药作用时间可长达 24 ～ 36 h，术前若不及早停用术中易出现低血糖。其早期症状是心动过速、轻度头痛、出汗和皮肤苍白，如不及时治疗，将发生精神错乱、躁狂、谵妄、复视、抽搐和昏迷，甚至由于低血压和低血氧而造成永久性脑损伤。麻醉下的患者可能并不表现以上症状，可因刺激儿茶酚胺的释放增加而呈现高血压、心动过速等症状，常被误认为"浅麻醉"以致贻误诊治，故对糖尿病病人手术期间及术后出现的难以解释的低血压或清醒延迟者，应考虑发生低血糖的可能。治疗：如果患者因低血糖出现意识消失，可以静脉输注 50 % 的葡萄糖 (或任何含糖溶液)50 ml，必要时重复。如没有葡萄糖，也可肌注 1 mg 胰高血糖素。糖尿病患者在术中须使用 β 受体阻断药时应慎用。

2. 高血糖 (hyperglycemia)

高血糖定义为空腹血糖＞ 6 mmol/L，多种疾病均可伴发高血糖，例如胰腺炎、败血症、噻嗪类利尿药治疗、输注葡萄糖、肠道外营养等，但最重要的是各种诱发应激反应的因素，例如外科手术、烧伤和创伤。一般大手术均可发生血糖水平轻度升高，只有当血糖高于 10 mmol/L 时才需要处理，此时尿糖增加促使利尿，可导致脱水以及低钾血症和低钠血症，血液黏度增高，容易出现血栓形成，对镰状细胞贫血病人可能产生危险。应给予补液治疗，必要时推迟手术。注意保持血糖水平于 6 ～ 10 mmol/L。

出现高血糖高渗非酮症昏迷时，血糖常＞ 33 mmol/L，(600 mg/100 ml)、血浆渗透压高于 300 mmol/L 。血管内容量丢失可致低血压、血液浓缩、BUN 升高。病人可昏迷、烦躁不安。治疗：①补充 0.45% ～ 0.9% NaCl 及小剂量胰岛素 (10 U/h)，使血糖缓慢降低达 16.5 mmol/L，(30 Omg/dl)；②补充 K$^+$(渗透性利尿丢失 K$^+$)。

3. 糖尿病性酮症酸中毒

可以继发于感染或其他疾病，例如肠穿孔、心肌梗死。

诊断：

①病人有恶心、呕吐、腹泻等胃肠道症状及呼吸增快、呼气中有苹果味、精神委靡，严重者可昏迷，很容易和外科急症相混淆。

②血糖中等度升高 17 ～ 27 mmol/L/100 ml(300- 500 mg/100 ml)；尿酮体阳性。

③动脉血气分析呈代谢性酸中毒，如计算阴离子间隙则往往大于 12(阴离子间隙 ＝［Na$^+$］- ［HCO$_3^-$］-［Cl$^-$］)。

④因血糖高而呈渗透性利尿，血管内容量减少，身体内 K+ 自细胞内转至细胞外，故血 K$^+$ 在早期可正常或升高。

治疗：

①补液。第 1 小时应当补 0.9% NaCl 1 000 ～ 2 000 ml，输液可促进酮体由肾脏排出。

②持续静滴小剂量胰岛素。

③当 pH ＜ 7.2 时，可应用 NaHCO$_3$ 纠正代谢性酸中毒。

④随着代谢性酸中毒的纠正，钾将重新进入细胞内，故血钾可降低。一旦出现应当及时纠正。

4. 感染

感染是糖尿病病人术后最常见的并发症和死亡原因之一，发生率为 7% ～ 11%，而非糖尿病病人组不到 1%。糖尿病病人极易发生感染，易感菌多为葡萄球菌和 (或) 混合革兰阴性细菌如链球菌、大肠杆菌等。因此，在进行麻醉操作时，严格执行无菌操作规范。

5. 伤口愈合障碍

伤口愈合障碍是糖尿病病人常见并发症之一，一般认为由于糖尿病病人蛋白质代谢异常导致胶原纤维的合成减少，且合成的纤维也缺乏应有的牵引韧力，新生毛细血管生长缓慢。加之糖尿病病人多合并有周围血管、神经病变，切口局部血供减少，减缓了伤口的愈合。因此，对于糖尿病病人，在无伤口感染或脂肪液化、坏死等异常情况下，应适当延长拆线时间，并注意加强围手术期蛋白质的补充，改善其代谢紊乱状态，以求达到氮平衡，加速伤口愈合。

第三节 心脏患者非心脏手术的麻醉

目前全球疾病谱已从贫困相秀转为生活方式相关，我国心血管疾病患者人数已超过 2.7 亿，高血压的患病率已高达 18.8%。心脑血管疾病已成为我国首要死亡原因，占我国死亡总数的

43.8%，其中冠心病占 17%。，成为中国人群的重要死亡原因，而且发病年龄提前，青壮年人群的患病水平不断升高。随着医学的进步，平均寿命的延长，预计未来心脏患者进行非心脏手术的机会将会倍增，且以冠状动脉粥样硬化性心脏病为主。

心脏患者施行非心脏手术，麻醉和手术的并发症及死亡率显著高于无心脏病者。麻醉和手术的危险性及结局，不仅取决于心脏病变本身的性质、程度和心功能状态，而且还取决于非心脏病变对呼吸、循环和肝肾功能的影响，手术创伤的大小，麻醉和手术者的技术水平，术中、术后监测条件，以及对出现各种异常情况及时判断和处理能力。心功能欠佳患者进行非心脏手术其危险性在相当程度上大于心脏患者进行心脏手术。由于麻醉和手术可进一步改变心脏功能和血流动力学，从而加重了心血管功能负担。所有麻醉药与麻醉辅助用药在一定程度上均会改变心血管功能，且往往在术后不能立即恢复。因此，麻醉医师必须掌握心脏病变的基本病理生理，有关心脏和循环的代偿情况，术前评估、准备，具有能充分评估并及时处理各项早兆、危象及术中监测、术后管理的能力。

一、麻醉前评估

（一）概述

在对病人麻醉前常规检查评估的基础上，还须全面了解心血管系统病变的严重程度，评估其功能状态，以预计承受麻醉与手术的能力，提出相应的处理方案。

（二）操作方法

1. 病史

重点了解：①出现心脏疾病相关症状或发现心脏疾病的时间、病程经过；②是否出现过心肺功能不全或休克等，既往治疗情况与效果；③既往疾病史与治疗情况，如风湿热、高血压、脑血管意外、冠心病、哮喘、肺炎等；④既往与近期药物治疗，如 β 受体阻滞药、钙通道阻滞药、皮质激素、洋地黄、利尿药、镇静安定药等。

2. 体检

除常规项目外，应检查动脉血压、脉搏、皮肤与黏膜颜色和温度、儿童发育与合作程度，要注意心脏和双肺听诊，有无颈静脉怒张、呼吸急促、肝大、腹腔积液，周围性水肿等慢性心力衰竭表现。

3. 特殊检查

(1) 常规心电图配合 24 h 动态心电图或运动试验心电图：通过检测心率、心律，发现有无心律失常、传导异常和心肌缺血。

(2) X 线胸片：注意观察心脏大小、心胸比例、肺淤血及肺水肿等。

(3) 超声心动图：可观察心脏瓣膜、先天畸形的种类和缺损程度、局部室壁运动，并可测定血流量、射血分数等。术中应用经食管超声心动图 (TEE) 实时动态观察，可纠正经胸检查时误诊及漏诊的病情，及时发现心内畸形矫治的状况等。

(4) 冠状动脉造影：是判断冠状动脉病变的金标准，可观察到冠状动脉精确的解剖结构及冠状动脉粥样硬化的部位与程度。同样可进行左心室造影，了解左心室收缩功能，射血分数和左心室舒张末充盈压。

4. 心功能分级及危险因素判断

心功能分级及危险因素判断的目的，是通过对心脏病病人行非心脏手术的评估，以预示麻醉与手术的安全性，并使危险性降到最低。

心功能分级：测定心功能的方法很多，但最简单而实用者则为根据心脏对运动量的耐受程度而进行的心功能分级，一般分为 4 级，详见表 20-1。

表 20-1 心功能分级及其意义

级别	屏气试验	临床表现	临床意义	麻醉耐受力
I 级	> 30 s	能耐受日常体力活动，活动后无心慌、气短等不适感	心功能正常	良好
II 级	20 ～ 30 s	对日常体力活动有一定的不适应感，往往自行限制或控制活动量，不能跑步或用力地工作	心功能较差	如处理正确、适宜，耐受仍好
III 级	10 ～ 20 s	轻度或一般体力活动后有明显不适，心悸、气促明显，只能胜任极轻微的体力活动或静息	心功能不全	麻醉前应允分准备，应避免增加心脏负担
IV 级	< 10 s	不能耐受任何体力活动，静息时也感气促，不能平卧，有端坐呼吸、心动过速等表现	心功能衰竭	极差，一般须推迟手术

1994 年，美国纽约心脏协会 (NYHA) 对心功能分级方法进行了修订，并将绞痛列入功能状态 (临床表现) 分级的内容，是目前多采用的客观评价分级，见表 20-2。但因量化程度有限，许多有关因素无法概括，因此还须参考多因素分析予以补充。

表 20-2 NYHA 心功能分级

级别	功能状态	客观评价
I	患者有心脏病，体力活动不受限，一般的体力活动后无过度疲感，无心悸、呼吸困难或心绞痛 (心功能代偿期)	A 级，无心血管病的客观证据
II	患者有心脏病，体力活动稍受限，休息时觉舒适，一般的体力活动会引起疲劳、心悸、呼吸困难或心绞痛 (I 度或轻度心衰)	B 级，有轻度心血管病变的客观证据
III	患者有心脏病，体力活动明显受限，休息时尚感舒适，但轻的体力活动就引起疲劳、心悸、呼吸困难或心绞痛 (II 度或中度心衰)	C 级，有中度心血管病变的客观证据
IV	患者有心脏病，已完全丧失体力活动的能力，休息时仍可存在心力衰竭症状或心绞痛，任何体力活动都会使症状加重 (III 度或重度心衰)	D 级，有重度心血管病变的客观证据

心脏危险指数：表 20-3 为 Goldman 等提出的多因素心脏危险指数 (cardiac risk index，CRI)，共计 9 项，累计 53 分。

表 20-3 Goldman 多因素心脏危险指数

项　目	内　　容	记分
病　　史	心肌梗死＜ 6 个月	10
	年龄＞ 70 岁	5
体　　检	第三心音、颈静脉怒张等心力衰竭表现	11
	主动脉瓣狭窄	3
心 电 图	非窦性节律，术前有房性早搏	7
	持续室性早搏＞ 5/min	7
一般内科情况差	$PaO_2 <$ 6 0mmHg，$PaCO_2 >$ 5 0mmHg，$K^+ <$ 3 mmol/ L，BUN ＞ 18 mmol/ L，Cr ＞ 260 mmol/ L，SGOT 升高，慢性肝病征及非心脏原因卧床	3
腹内、胸外或主动脉手术		3
急诊手术		4
总　　计		53

注：1 mmHg = 0.133 kPa

积分评价：0 ～ 5 分 (1 级) 危险性一般

6 ～ 12 分 (2 级) 有一定危险性

13 ～ 25 分 (3 级) 危险性较大

＞ 26 分 (4 级) 危险性极大

在上述 (表 20-3) 总计数 53 分中有 28 分，如第 3、5、6、7 项可以通过充分的术前准备或暂缓手术降低，等待病情改善后可降低麻醉和手术的危险性。

下表 (表 20-4) 显示了心功能分级与心脏危险因素积分对围手术期心脏并发症与死亡之间的相关性，两者结合起来评估可能有更大的预示价值。

表 20-4 心功能分级与危险因素积分对围手术期心脏并发症及心源性死亡的关系

心功能分级	多因素总分数	心因死亡 (%)	危及生命的并发症 *(%)
Ⅰ	0 ～ 5	0.2	0.7
Ⅱ	6 ～ 12	2.0	5.0
Ⅲ	13 ～ 25	2.0	11.0
Ⅳ	≥ 26	56.0	22.0

注：*. 非致命心肌梗死、充血性心力衰竭和室速

当分级达Ⅲ级时，手术危险性较大，须充分进行术前准备，使心功能和全身情况获得改善，以提高麻醉和手术的安全性。而Ⅳ级病人约占术中和术后死亡病例中的半数以上。

二、麻醉前准备与用药

（一）概述

尽可能改善病人的心脏功能和全身状况，对并发症予以治疗和控制，减轻或解除病人的焦虑、恐惧和紧张情绪。

（二）操作方法

1. 调整心血管治疗用药

心脏病病人一般须用药物治疗，术前应根据病人的病情对所使用的药物进行适当调整。

(1) 洋地黄类药物：用于充血性心力衰竭、房颤或房扑等以改善心功能，控制心室率。目前多采用口服地高辛。由于该药的安全范围较窄，逾量易引起心律失常或房室传导阻滞，伴有低钾血症时尤甚。目前主张在术前 1 d 或手术当天停止服用地高辛，术中或术后视情况改经静脉用药。

(2) β 受体阻滞药和钙通道阻滞药：主要用于治疗缺血性心脏病，频繁性心绞痛，室性和房性心律失常及中、重度高血压。尤其适用于高血压并发心绞痛、心肌梗死后的病人以及心率较快者。长期应用 β 受体阻滞药，突然停药可加剧心绞痛或诱发心肌梗死。钙通道阻滞药也同样可出现撤药综合征。对已使用此类药的病人，一般不主张术前停药，必要时可适当调整剂量。在麻醉处理上也应注意这一因素的存在。

(3) 抗高血压药：术前应将高血压病人的血压控制在适当水平。理想的血压控制在 140/90 mmHg。一般不主张术前停用抗高血压药物。

(4) 利尿药：常用来治疗心功能不全、充血性心力衰竭。但长时间使用利尿药可引起血容量不足或低钾，应在术前调整血容量和补充氯化钾。

2. 麻醉前用药

(1) 防止或解除病人对手术的焦虑、紧张与恐惧情绪。除心功能不全、房室传导阻滞等外，一般都应给予有足够镇静作用的麻醉前用药，但应避免对呼吸、循环抑制。

(2) 根据心血管疾病的特点用药。例如：对高血压、冠心病病人应酌量增加麻醉前用药量，并按需加用小剂量 β 受体阻滞药或硝酸酯类药；心功能良好、心率 < 80/ min 的病人可用阿托品 0.3 mg 加苯巴比妥钠 0.1 g 肌注，心率 > 80/min 则用东莨菪碱 0.3 mg 替代阿托品；心动过缓的病人若心率低于 55/min，阿托品用量可增至 0.5 mg。

3. 术前准备和监测

心脏病病人进行非心脏手术，术中和术后监测应视该病人的病变状况以及心功能，手术种类、创伤大小及时间，急诊或择期手术，技术与监测水平，以及价格等采取不同的监测项目。心功能良好的病人，拟行中、低危择期术，常规监测即可；而较重病人或施行大手术时，还应在 SICU 连续监测动脉压和中心静脉压，并行尿量和体温监测。心脏病变严重或心功能不全，特别是左、右侧心脏功能不一致时，须增做肺动脉压、肺毛细血管楔压和心排血量的监测，从而对血流动力学的评判提供较全面的依据，有利于调整麻醉和指导临床治疗用药，所有病人均应随时按需做血气、pH、血液生化和电解质测定。备好各种抢救药品及设备，建立良好的静脉通路。有条件时可利用经食管超声心动图 (TEE) 监测心室大小改变、收缩效能、新旧心肌异常活动区和急性、慢性瓣膜病变等。

三、麻醉原则与选择

（一）概述

麻醉过程平稳,循环状态稳定,通气适度,保持心肌供氧和需氧之间的平衡。麻醉深浅适度,既达到良好的镇痛又不抑制循环,能将应激反应控制在适当水平,术中不出现知晓。

无论先天性或后天性心脏病,首先应该避免麻醉时心肌缺氧,保持心肌氧供和氧需之间的平衡。麻醉实施时应特别注意以下问题:① 预防和积极处理心动过速;② 避免心律失常;③ 保持适当的前负荷,避免血压显著升高或下降;④ 避免缺氧和二氧化碳蓄积,或 $PaCO_2$ 长时间低于 4.00 kPa(30 mmHg);⑤ 及时纠正电解质和酸碱平衡紊乱;⑥ 加强监测,及时发现与处理并发症。

（二）操作方法

依据手术部位、类型、手术大小以及对血流动力学影响、心脏病病人的具体情况(病情、全身情况、精神状态)、麻醉者的专业水平和条件进行麻醉选择。

1.病人情绪稳定,或能达到充分镇静,可酌情选用非全身麻醉。骶丛麻醉对循环无明显影响,适用于肛门、会阴、膀胱镜检查等手术。低平面蛛网膜下腔阻滞适用于肛门、会阴和下肢手术,且麻醉平面必须控制在胸 10 以下。连续硬膜外阻滞可以安全地用于中、下腹部手术。

病情严重、心功能较差、手术复杂或创伤较大,可能引起明显的血流动力学变化,或病人情绪紧张.预计术时冗长,以采用全身麻醉并做气管内插管妥善管理呼吸为宜。

2.全身麻醉时,全身麻醉药和肌肉松弛药的选择应首先取决于病人的心功能状况。吸入麻醉药中,异氟烷对心肌收缩力的抑制较轻。麻醉性镇痛药芬太尼、舒芬太尼等对心肌收缩和血压无明显影响,但可使心率减慢,适用于心脏储备功能差的病人。依托咪酯对循环功能无明显影响,常用于心功能较差病人的诱导。维库溴铵、阿曲库铵对心率无明显影响,适用于须避免心动过速的病人。

（三）注意事项

1.全麻诱导中应尽量减轻气管插管所致的心血管反应,包括加用适量的阿片类药如芬太尼或 β 受体阻滞药如艾司洛尔等。

2.各种全身麻醉药对血流动力学的影响均与剂量有关。

3.维持呼吸道通畅,根据病人情况合理通气,避免缺氧或二氧化碳蓄积。麻醉中也应避免较长时间 $PaCO_2$ 低于 30 mmHg。

4.输血、输液适当,保持适当的前负荷,避免血压明显波动。血管活性药物要注意适应证与用法,要及时纠正电解质和酸碱平衡失常。

5.加强监测,及早处理循环功能不全的先兆和各种并发症。要避免心律失常。一旦出现,除进行对症处理外,还须处理发生的原因。

6.尽可能缩短手术时间并减轻手术创伤。

四、各类心脏病病人非心脏手术麻醉的特点

（一）概述

心脏病病人由于病变种类和性质不同,其病理生理和血流动力学改变也各不相同。因此,应根据病史、体检和相关检查结果,对心肺功能做出正确的评估,并充分做好术前准备,掌握

该类病人的麻醉原则。

(二) 操作方法

1. 先天性心脏病

掌握心肺功能受损而有较大危险性的临界指标，并对麻醉方式以及药物对先天性心脏病病人心肺功能的影响进行评估。

(1) 心肺受损有较大危险性的临界指标包括：

①慢性缺氧 (SaO$_2$ < 75 %)；

②肺循环 / 体循环血流比 > 2.0；

③左或右心室流出道压力差 > 50 mmHg；

④重度肺动脉高压；

⑤红细胞增多，HCT > 60 %。

(2) 临床症状较轻的先天性心脏病病人，手术与麻醉的耐受较好。但应重视：

①肺动脉高压；

②严重的主动脉瓣或瓣下狭窄及未根治的法洛四联症；

③近期有过充血性心力衰竭、心律失常、晕厥和运动量减少等。

(3) 通常发绀型比非发绀型麻醉和手术风险性大。左向右分流性疾病 (动脉导管、室间隔或房间隔缺损) 心功能良好，无严重肺动脉高压，麻醉处理和正常人相似。右向左分流的病人如法洛四联症等，当肺血管阻力增加或外周血管阻力降低均可加重右向左的分流而使发绀加重。因此，气管内麻醉的气道压力不宜持续过高，椎管内麻醉要预防血压下降，全身麻醉药物可选用氯胺酮。如血压过度下降可选用血管活性药物。左心室流出道梗阻的病人，麻醉期间应注意维持冠状动脉灌注压和心肌正性肌力的平衡，保持氧供和氧需平衡，维持外周血管阻力以保持足够的冠状动脉灌注压，较浅的静脉复合麻醉有益于此类病人。

2. 瓣性心脏病

此类病人麻醉和手术的风险性取决于充血性心力衰竭、肺动脉高压、瓣膜病变性质与程度，以及有无心律失常和风湿活动的存在。

(1) 重度二尖瓣狭窄病人，心功能较差并多伴有房颤，在未做二尖瓣扩张或瓣膜置换术前不宜施行，一般择期手术。

(2) 瓣膜性心脏病病人行非心脏手术麻醉前，须注意病人应用利尿药与强心药的情况，并给予相应的调整与处理。

(3) 瓣膜性心脏病病人行非心脏手术麻醉的要点见表 20-5，可作为麻醉期间的管理目标。联合瓣膜病变病人则根据病变性质、主次、程度综合考虑。

表 20-5　瓣膜性心脏病病人行非心脏手术麻醉的要点

病　变	心　率	节律	前负荷	外周血管阻力	心肌变 (肌) 力	避　免
主动脉瓣狭窄	70 ～ 85	窦性	增加	不变或增加	不变或减弱	心动过速、低血压

续表

病 变	心 率	节律	前负荷	外周血管阻力	心肌变（肌）力	避 免
主动脉瓣关闭不全	85～100	窦性	不变或增加	不变或降低	不变	心动过速
二尖瓣狭窄	65～80	稳定	不变或增加	不变或增加	不变	心动过速、肺血管收缩
二尖瓣关闭不全	85～95	稳定	不变	降低	不变或减弱	心肌抑制

3. 冠状动脉粥样硬化性心脏病

为心脏病病人非心脏手术最多见的病例。术前应根据病人心脏的情况以及心肺功能的代偿情况预测手术与麻醉的危险性，并决定手术与麻醉的方式。

(1) 下列情况围手术期心脏病并发症与病死率显著增加：①多次发生心肌梗死；②有心力衰竭的症状与体征；③左心室舒张末压＞18 mmHg；④心脏指数＜2.2 L/(min·m²)；⑤左心室射血分数＜40%；⑥左心室造影显示多部位心室运动障碍；⑦全身情况差。

(2) 心肌梗死后普通外科择期手术应延迟至梗死后6个月，病情危及生命的急诊手术，必须全面监测血流动力学，尽量维持循环稳定、调整应激反应，并且保持心肌氧供需平衡；估计可切除的恶性肿瘤，如病人属低危，一般在梗死后4～6周可考虑手术，仅在高危病人须在心导管、超声心动图或心脏核素检查后决定是否预先行经皮冠脉成形术，或同时做冠状动脉旁路移植术。

(3) 围手术期判断心肌缺血的临床评估方法及优缺点比较，见表20-6。

表 20-6 围手术期心肌缺血的临床估计方法

	心 电 图	经食管超声心动图	肺动脉楔压
缺血表现	ST-T 段改变	壁运动顺应性改变	顺应性改变（高）
其他用处	心脏节律、传导	容量、收缩性、CO	CO、压力、阻力
创伤程度	低	中	高
局限性	束支或其他传导阻滞、	食管病变、技术因素、	瓣膜病变、严重
开胸病人	心脏与食管间隙关系	肺动脉高压	
对缺血敏感性	中	高	低
对缺血特殊性	高	中	低
结果分析	容易、可自动	困难、不能自动	中
使用范围	围手术期	术中	围手术期

麻醉期间除采用阿片类及其他麻醉药维持适宜的麻醉深度外，还须合理应用血管活性药物以稳定血流动力学，避免心肌缺血、心肌梗死等危及生命。

围手术期应力争达到的主要目标：①预防或减轻交感神经系统的活动增强，以降低心肌的耗氧量。吸入麻醉药和 β 受体阻滞药能够预防应激反应和儿茶酚胺释放。若病人手术前应用 β 受体阻滞药，则术中应继续使用并维持至术后。② 维持适宜的冠状动脉灌注压。可通过补充液体、应用苯肾上腺素或降低吸入麻醉药的浓度维持适当的舒张压以保障冠状动脉的灌注。

4. 慢性缩窄性心包炎

麻醉期间要避免动脉压降低、心率减慢和心肌抑制，尤其在诱导期。病情严重者应先解除缩窄的心包才能进行择期手术。

5. 肥厚性阻塞性心肌病

(1) 重症病人在麻醉期间保持窦性节律十分重要。

(2) 必须保持心室充盈压高于正常范围，并避免使用增强心肌收缩力的药物。

(3) 可采用对外周阻力影响较小的吸入麻醉药加深麻醉，分次小量应用 β 受体阻滞药或 (和) 去氧肾上腺素提升动脉血压，达到预防和治疗左心流出道阻塞的目的。

(4) 一般不宜采用椎管内麻醉，因其可引起血管扩张、血压下降。

6. 心脏传导阻滞

(1) 术前须有安装心脏起搏器的适应证：① 完全性房室传导阻滞当停搏期 > 3.0 s 或基本节律 < 40 min ；② 房室结功能不全，心动过缓已引起临床症状；③ 急性心肌梗死后持续进行性 Ⅱ 度房室传导阻滞或完全性房室传导阻滞；④ Ⅱ 度房室传导阻滞伴有临床症状；⑤ 有症状的双束支传导阻滞等。

(2) 单纯双束支传导阻滞，病人无症状，一般不必安装临时起搏器，麻醉选择与处理并无困难。

7. 预激综合征

(1) 诊断

主要依靠心电图，其特征为：① PR 间期缩短至 0.12 s 以下；② QRS 时间延长达 0.11 s 以上；③ QRS 波起始部粗钝，与其余部分形成顿挫，及所谓的预激波或 δ 波；④ 继发性 ST-T 波改变。不同的预激综合征患者可仅表现为上述部分特征。

(2) 治疗

不需特殊治疗。伴发室上性心动过速时，治疗同一般室上性阵发性心动过速。可以采用：① 刺激迷走神经，手术前可不给予阿托品；② 维拉帕米 (异搏定)、普萘洛尔、普鲁卡因胺或胺碘酮缓慢静推；③ 可用普萘洛尔或其他 β 受体阻滞药长期口服预防室上性阵发性心动过速发作；④ 药物不能控制，心脏电生理检查确定旁路不应期短或房颤发作时心率达 200/min 左右时，可用电、射频、激光或冷冻法消融，或手术切断旁路。

第四节 肝功能障碍患者的麻醉

一、概述

(一) 肝功能障碍的概念和分级

1. 肝功能障碍

肝功能障碍是指某些病因严重损伤肝细胞时，引起肝脏形态结构破坏并使其合成、分泌、代谢、解毒、免疫等功能严重障碍，出现黄疸、出血倾向、严重感染、肝肾综合征、肝性脑病等临床表现的病理过程或者临床综合征。

2. 肝功能障碍分级

Child-Pugh 分级标准是目前临床上常用的用以对肝硬化患者的肝脏储备功能进行量化评估的分级标准。该标准将患者 5 个指标（包括一般状况、腹水、血清胆红素、血清白蛋白及凝血酶原时间）的不同状态分为三个层次，分别记以 1 分，2 分和 3 分，并将 5 个指标计分进行相加，总和最低分为 5 分，最高分为 15 分，从而根据该总和的多少将肝脏储备功能分为 A、B、C 三级，预示着三种不同严重程度的肝脏损害（分数越高，肝脏储备功能越差）。

但由于患者的一般状况常不易计分，随后 Pugh 提出用肝性脑病的有无及其程度代替一般状况，即如今临床常用的 Child-Pugh 改良分级法。

（二）肝功能障碍的主要病理生理变化

肝脏具有极其复杂的生理生化功能，肝功能障碍患者的病理生理变化是全身性和多方面的。

1. 肝硬化和门脉高压

肝硬化不断进展最终导致门脉高压，门脉高压表明肝脏正常生理储备衰竭。

临床主要表现为恶心、呕吐、腹部不适、黄疸、脾大、腹水、食管静脉曲张和肝性脑病。

2. 心血管功能异常

(1) 肝硬化和门脉高压诱发高动力循环状态，以高心输出量、低外周血管阻力为特征，可能与 NO、胰高血糖素和前列腺素水平升高有关。

(2) 内源性血管扩张剂使心血管系统对儿茶酚胺的敏感性降低，因此对儿茶酚胺及其他缩血管药物的反应性降低。

(3) 血管舒张和门静脉 - 全身静脉循环分流可减少有效血容量，导致醛固酮水平增加和刺激抗利尿激素的分泌，增加全身液体总量，加重腹腔积液和全身性水肿。

3. 肝肾综合征

严重肝功能障碍的患者，当其有大量腹水时，由于有效循环血容量不足等因素，导致肾血流（尤其是肾皮质区域）明显减少，肾缺血和肾小球滤过率降低，可出现肾前性衰竭和急性肾小管坏死 (ATN)，最终出现急性肾衰竭 (AFR)，也称为肝肾综合征。

临床主要表现为：肾小球滤过率 (GFR) 有规律的降低、自发性少尿或无尿、氮质血症、稀释性低钠血症，尿比重正常或偏高。

4. 肺功能不全

晚期肝脏疾病常常引起肺功能不全。严重肝功能损害导致广泛的肺内动静脉分流，这是引起低氧血症的最常见原因。另外，内源性血管扩张剂的增多，红细胞 2，3- 二磷酸甘油酸酯水平的增加，腹水和胸腔积液导致的通气血流比例失调也是导致低氧血症的原因。

5. 凝血功能障碍

终末期肝病患者常有凝血功能障碍。原因主要有维生素 K 依赖性凝血因子合成不足，血小板减少和血小板功能紊乱，纤溶系统的激活导致血纤维蛋白原异常。

6. 中枢神经系统功能障碍

50%～70% 的肝硬化患者晚期会出现肝性脑病，可能的主要原因为肝胆功能异常、肝血流量减少、门静脉血液经肝外侧支循环分流。多种肠道衍生的化学物质，包括硫醇、酚、血氨、短链脂肪酸和锰等增高，它们在肝性脑病的发病机制中起重要作用。

7. 胃肠道并发症

常要关注的是胃肠道出血。肝硬化和门脉高压症的患者很容易出现食管或胃底静脉曲张和门脉高压性胃病。几乎 1/3 的与肝硬化相关的死亡是由胃和食管曲张静脉破裂引起。

8. 内分泌代谢异常

由于肝脏生成、处理和代谢许多内分泌物质，晚期肝病可造成一些内分泌异常。其中约有 40%～50% 的急性肝功能障碍患者可能发生严重的低血糖事件，其原因可能为大量肝细胞坏死，肝细胞内糖原丢失，糖原合成、释放和糖异生障碍。此外，胰岛素灭活减少也是其中的重要原因。

二、术前评估与准备

（一）术前评估

1. 详细、全面了解病史，特别是要掌握肝脏疾病及其合并疾病病史。通过对临床表现，对血常规、肝肾功能、电解质、凝血功能、心血管功能状态等详细检查与分析，初步评估肝脏功能，准确评估患者的手术风险，制定相应的麻醉预案。

2. 对肝功能状态评估。参照 Child-Pugh 肝功能分级。

（二）术前准备

1. 增加营养，进高蛋白、高糖类、低脂肪饮食，口服多种维生素，适当补充葡萄糖，术前积极纠正患者水、电解质及酸碱平衡。

2. 改善凝血障碍，口服维生素 K_3 或静脉注射维生素 K_1 促进凝血因子合成。

3. 纠正低蛋白血症，必要时输注适量血浆或清蛋白。

4. 纠正贫血，必要时可少量多次输新鲜红细胞；并根据手术范围和失血情况备好术中用血。

5. 腹水患者必要时于术前 24～48 h 行腹腔穿刺，放出适量腹腔积液，改善呼吸功能，但量不宜过多，以一次量一般不超过 3 000 ml 为原则。

6. 术前 1～2 d 给予广谱抗生素治疗，以抑制肠道细菌，减少术后感染。

7. 备好术中用血。

8. 麻醉前用药量宜小。

（三）麻醉前用药

1. 巴比妥类药对肝细胞功能都有不同程度的影响。且几乎全部在肝内代谢，因此，巴比妥类药物在应慎用于肝脏患者。

2. 由于吩噻嗪类药物，特别是氯丙嗪，可使胆道动力减弱，微胆管通透性增加，蛋白分子渗入胆汁，使黏稠度增大，发生胆汁淤积性黄疸，应避免使用。

3. 吗啡虽然对肝血流量无明显影响，但其主要在肝内解毒，肝功能障碍的患者给予小量吗啡就可能导致长时间昏睡，故也应减量或避免使用。

4. 地西泮代谢与肝脏有关，作为麻醉前用药剂量应减少，如肝病患者已经出现精神症状则应避免使用。

5. 阿托品和东莨菪碱采用临床常用剂量时对肝脏代谢和血流量均无明显影响，可常规作为全麻的术前用药。

三、麻醉方法的选择

1. 局部麻醉与神经阻滞麻醉

(1) 局部小手术、不合并凝血功能障碍患者的手术，应尽可能选择局部麻醉或区域神经阻滞麻醉。

(2) 局部麻醉或区域神经阻滞麻醉复合小剂量短效镇静药，以减少交感神经兴奋引起的肝血流下降。

(3) 局部麻醉很难满足较大手术的要求，局麻药量过多或效果不佳及内脏牵拉反应时，均可出现躁动不安，手术操作困难还易导致出血，增加肝脏耗氧量，因此应酌情选用。

2. 椎管内麻醉

(1) 硬脊膜外腔阻滞能使肌肉产生良好的松弛，对肝脏无明显影响。麻醉平面控制得当，并不使肝血流量减少。

(2) 只要手术允许，肝功能代偿良好，循环稳定，凝血功能和血小板计数检查正常的肝病患者，均可采用硬膜外麻醉。

(3) 若肝功能障碍伴有循环功能不全或估计患者已不能耐受硬膜外阻滞对血流动力学的干扰，或患者有凝血功能障碍为防止出血和血肿形成时，均应避免使用连续硬膜外麻醉，以全身麻醉为宜。

3. 全身麻醉

对于全身情况较差以及颅脑、脊柱，心胸等手术或不宜选择硬膜外阻滞的腹部手术应选全身麻醉。全身麻醉时应首先要考虑到麻醉药物与肝脏的相互作用。尽可能选用对肝毒性较低、非经肝脏代谢、作用时间短的短效麻醉药物。

4. 硬膜外复合全身麻醉

硬膜外复合全身麻醉在肝功能障碍患者中的应用有许多的优点。

(1) 硬膜外复合全身麻醉的优点是患者舒适度高。

(2) 减少全麻药和硬膜外麻醉用药的剂量。

(3) 有利于控制应激反应，避免高血压和心动过速。

(4) 阻断心交感神经，缓解心肌缺血。

(5) 术后苏醒快。

(6) 提供硬膜外镇痛。

对于合并凝血功能障碍的患者，由于可能增加硬膜外血肿的发生，故不宜选择硬膜外复合全身麻醉。

四、肝功能障碍对麻醉药物代谢的影响

肝脏出现疾病时由于蛋白结合力的改变、血清白蛋白及其他药物结合蛋白水平的降低、腹水及全身水含量增加所致分布容积的改变，以及肝细胞功能异常所导致的代谢减弱，均可显著影响药物代谢及药代动力学。

1. 镇静催眠药

(1) 硫喷妥钠在肝病患者体内的代谢和清除受到显著影响，但可能与其体内分布容积广泛有关，其清除半衰期无明显改变。

(2) 氯胺酮、依托咪酯、丙泊酚等虽在肝内降解或代谢，但对肝功能和肝血流影响很小，都可选用，但必须掌握注速缓慢、剂量减少和防止血压下降的原则。

(3) 丙泊酚是新型、快速、短时效静脉全麻药，不仅无明显的肝脏损害作用，而且由于其本身是一种外源性抗氧化药，对肝脏缺血再灌注损伤有一定的保护作用。因此，可作为肝脏严重损害患者手术麻醉的诱导和维持药物，但在使用中要注意其对血流动力学的影响可能会加重肝脏功能的损害。

2. 麻醉性镇痛药物

麻醉性镇痛药物首选瑞芬太尼。瑞芬太尼具有时效短、镇痛作用强的特点，其主要由红细胞和骨骼肌中的非特异性酯酶代谢，而其他阿片类药物的代谢主要在肝脏中进行，与肝血流相关。但在使用瑞芬太尼时也应注意其对血流动力学的影响和停药后痛阈减低的问题。

3. 吸入麻醉药

在低氧条件下，重复吸入氟烷、甲氧氟烷能够导致肝细胞损伤。安氟醚、异氟烷、七氟烷小部分在体内代谢，大部分以原型经肺排出，对肝功能影响不大，以七氟烷最轻。

4. 肌松药

(1) 去极化肌松药琥珀胆碱由血浆胆碱酯酶代谢，肝脏是胆碱酯酶合成的主要器官，肝功能不全时合成减少，可致作用时间延长。

(2) 由于分布体积和神经肌肉受体增加，肝功能损害患者显示对非去极化肌松药抵抗效应，但清除时间仍然延长，所给予诱导量可适当加大，维持量仍然要小。

(3) 阿曲库铵经过霍夫曼消除，应用于肝功能障碍的患者较为合适。但严重肝功能损害患者静吸复合麻醉时，肌肉松弛药应适当减量。

五、麻醉管理

1. 呼吸管理

肝功能不全时，肝细胞对低氧血症尤为敏感；二氧化碳蓄积可使肝血流下降 1/2 左右，尤其可致肝细胞损害显著加重，甚至肝性脑病。因此，术中应注重呼吸管理、严防缺氧和二氧化碳蓄积。当然，呼吸管理还要注意控制呼吸的压力，因为胸内压力升高也可降低肝血流量。

2. 维持血流动力稳定

对肝功能衰竭患者必须避免低血压。即使仅短时间血压降低，也足以加重肝细胞损害，甚或诱发肝性脑病。因此，术中开放足够的静脉通路，及时补液输血；避免使用血管收缩药，防止肝血流进一步减少；需大量输血时，强调采用新鲜血，适量补钙和碳酸氢钠。

3. 腹水处理

放腹水速度过快，将导致血压剧降，甚至休克或心搏骤停。因此，应缓慢有控制地、根据当时的血压变化决定放腹水的速度；同时迅速补充血容量，以胶体溶液为主，但需避免逾量。

4. 纠正电解质紊乱和补充血糖

肝功能衰竭患者手术前常并存明显的电解质失衡和低血糖症，因此，术前、术中应积极提高患者血糖和纠正电解质紊乱。手术刺激常使血糖升高和肝糖原严重消耗，容易发生酸中毒。所以，麻醉前即应给 10% 葡萄糖或葡萄糖胰岛素氯化钾溶液 (GIK)，以补充糖原，维持手术中循环功能稳定。

5. 加强监测

观察手术过程中尿量、体温、血糖变化以及电解质、酸碱平衡和凝血功能状态。相对复杂的大手术，最好使用有创监测。动脉置管可测直接动脉压，中心静脉置管可测 CVP 和快速给药、指导补液；漂浮导管置管监测肺动脉压可以指导液体治疗和血管活性药物使用。

6. 注意操作

肝硬化合并食管静脉曲张患者，气管插管要动作轻柔，对腹内压高和有误吸危险的患者，提倡快诱导、注意胃内容物反流。

7. 术中注意保肝

可用 10% 葡萄糖溶液 500 ml+ 维生素 C 5 g+ 维生素 K_1 20 mg+ 醋酸去氨加压素 0.3 ug/kg 静滴。

8. 补液

术中补液应注意补充胶体液，根据患者情况给予白蛋白、血浆、冷沉淀或红细胞；维持有效血容量和平稳的血压；过多出血和输血会增加围手术期的病残率。术中应用小剂量多巴胺可能通过直接扩张肾血管和抗醛固酮效应有助于增加尿量。

9. 积极防治术中并发症

如出血性休克、渗血不止、心律失常和酸碱失衡、术后苏醒延迟和肝性脑病等。

六、术后的管理

1. 手术结束后，仍应密切观察患者的病情，观察生命体征，掌握好拔管时机。相对复杂的手术，术后可能会发生肺水肿，保留气管内插管可能会更好。

2. 注意对尿量、体温、血糖、电解质、酸碱状态和凝血功能等监测；根据监测结果，及时纠正、维持水、电解质和酸碱平衡。

3. 保证充足的氧供，防止发生低氧血症。

4. 观察黄疸、腹腔积液情况变化；继续保肝治疗，加强营养支持，保证热量和能量。防治随时可能发生的肝功能衰竭。

5. 手术后长时间意识未能恢复，应考虑急性肝衰竭、肝性脑病，合并血氨水平升高应给予精氨酸处理。

6. 术后疼痛会限制患者呼吸，导致通气不足；还会增强炎性反应，导致术后恢复和伤口愈合延迟。但镇痛药物种类和量的选择，要注意参考肝脏对药物清除能力的改变。应用硬膜外患者自控镇痛 (PCEA) 更为理想，但不适用于凝血功能障碍患者。

第五节 血液病患者的麻醉

血液病即血液系统疾病，是指原发于血液系统或疾病主要累及血液和造血器官的疾病，以血液、造血器官以及出凝血机制异常的病理变化为其主要特征。传统上将血液系统疾病分为原发性和继发性两大类，不管是原发性还是继发性的血液系统疾病，由于血液、造血器官以及出凝血异常的存在，其他各个组织器官均可受累，从而出现一系列的病理生理变化。

一、常见血液系统疾病的种类

（一）红细胞疾病

主要包括红细胞增多症和各种原因所致的急、慢性贫血。

1. 红细胞增多症

以红细胞数目、血红蛋白、血细胞比容和血液总容量显著地超过正常水平为特点。本症可分为原发性与继发性两大类。原发性的即真性红细胞增多症，继发性的主要是由组织缺氧所引起的。

2. 缺铁性贫血

缺铁性贫血是体内铁的储存不能满足正常红细胞生成的需要而发生的贫血。

3. 巨幼细胞性贫血

巨幼细胞性贫血是由于脱氧核糖核酸（DNA）合成障碍所引起的一种贫血，主要系体内缺乏维生素 B_{12} 或叶酸所致，亦可因遗传性或药物等获得性 DNA 合成障碍引起。

4. 溶血性贫血

溶血性贫血系指红细胞破坏加速，而骨髓造血功能代偿不足时发生的一类贫血。

（二）粒细胞疾病

主要有粒细胞增多症、粒细胞缺乏症、中性粒细胞分叶功能不全、惰性白细胞综合征及类白血病反应等。

（三）单核细胞和巨噬细胞疾病

包括恶性组织细胞病、炎症性组织细胞增多症等。

（四）淋巴细胞和浆细胞性疾病

1. 淋巴瘤

淋巴瘤是起源于淋巴造血系统的恶性肿瘤，主要表现为无痛性淋巴结肿大、肝脾肿大，全身各组织器官均可受累，伴发热、盗汗、消瘦、瘙痒等全身症状。主要包括霍奇金病和非霍奇金淋巴瘤。

2. 急、慢性淋巴细胞

白血病淋巴细胞白血病是一种淋巴细胞克隆性增殖的肿瘤性疾病，淋巴细胞在骨髓、淋巴结、血液、脾脏、肝脏及其他器官聚集。

3. 多发性骨髓瘤

多发性骨髓瘤是一种恶性浆细胞病，其特征为骨髓浆细胞异常增生伴有单克隆免疫球蛋白或轻链（M 蛋白）过度生成，极少数患者可以是不产生 M 蛋白的未分泌型多发性骨髓瘤。多发性骨髓瘤常伴有多发性溶骨性损害、高钙血症、贫血、肾脏损害等。

（五）造血干细胞疾病

1. 再生障碍性贫血

简称再障，是由多种原因引起的骨髓造血干细胞缺陷、造血微环境损伤以及免疫机制改变，导致骨髓造血功能衰竭，出现以全血细胞减少为主要表现的疾病。

2. 阵发性睡眠性血红蛋白尿症

是一种由于 1 个或几个造血干细胞经获得性体细胞 PIOA 基因突变造成的非恶性的克隆性疾病，临床上主要表现为慢性血管内溶血，造血功能衰竭和反复血栓形成。

3. 骨髓增生异常综合征 (MDS)

是一组起源于造血髓系定向干细胞或多能干细胞的异质性克隆性疾患，主要特征是无效造血和高危演变为急性髓系白血病。MDS 分为五型：

①难治性贫血；

②难治性贫血伴环状铁粒幼细胞增多；

③难治性贫血伴原始细胞增多；

④转变中的难治性贫血伴原始细胞增多；

⑤慢性粒—单核细胞白血病。

4. 急性髓细胞白血病

是一类造血干细胞的恶性克隆性疾病，分为 M1 ～ M7 八个亚型。

5. 骨髓增殖性疾病

是一组造血干细胞肿瘤增生性疾病，在骨髓细胞普遍增生的基础上有一个系列细胞尤其突出，呈持续不断的过度增殖。临床上根据增生为主细胞系列的不同分为 4 种：

①真性红细胞增多症；

②慢性粒细胞性白血病；

③原发性血小板增多症；

④原发性骨髓纤维化症。

（六）脾功能亢进

是一种综合征，临床表现为脾大，红细胞计数、白细胞计数或血小板可以单一或同时减少而骨髓造血细胞相应增生，血细胞减少可出现贫血、感染和出血倾向。脾切除后血象正常或接近正常，症状缓解。

（七）出血性及血栓性疾病

1. 血管性紫癜是血管壁或血管周围组织有缺陷引起皮肤和黏膜出血的一类疾病，一般无血小板缺陷及凝血功能障碍。主要包括遗传性出血性毛细血管扩张症、家族性单纯性紫癜、过敏性紫癜、药物性紫癜、感染性紫癜等。

2. 血小板减少性紫癜是一种以血小板减少为特征的出血性疾病，主要表现为皮肤及脏器的出血性倾向以及血小板显著减少，可分为特发性血小板减少性紫癜、继发性血小板减少性紫癜和血栓性血小板减少性紫癜。

3. 凝血功能障碍性疾病是指凝血因子缺乏或功能异常所致的出血性疾病。可分为遗传性和获得性两大类。获得性凝血功能障碍较为常见，患者往往有多种凝血因子缺乏，临床上除出血外尚伴有原发病的症状及体征。此类疾病包括了血友病、维生素 K 缺乏症、血管性血友病、弥散性血管内凝血等。

4. 弥散性血管内凝血 (DIC) 不是一种独立的疾病，而是许多疾病在进展过程中产生凝血功能障碍的最终共同途径，是一种临床病理综合征。在 DIC 已被启动的患者中，引起多器官功能障碍综合征将是死亡的主要原因。

5. 血栓性疾病血栓形成和血栓栓塞两种病理过程所引起的疾病，临床上称为血栓性疾病。血栓性疾病危害巨大，临床主要以预防为主，治疗主要是抗凝治疗和溶栓治疗。

二、血液病病人的麻醉特点

（一）一般特点

血液病病人常并存贫血、出血或感染等病情，并往往继发心、脑、肺、肾等重要器官的病理生理改变，因此对麻醉药及术前用药的耐受性显著下降，因贫血常致携氧能力降低，对缺氧耐受性也差，严重贫血者，即使缺氧也不会出现紫绀。因此麻醉前应尽量改善全身情况，纠正贫血、血液病人常因病情严重需长期卧床、长期应用激素，或接受放疗和化疗，而致体质虚弱，营养不良和免疫功能降低，因此抵抗力极差，容易并发各种感染。慢性贫血可引起心脏代偿性扩大，容易并发心衰，不能耐受快速或大量输血补液。因此应采取分次小量输血或成分输血以防心衰。对血液病病人术前必须全面估计病情，并做好充分的术前准备。

（二）异常出血

血液病病人麻醉的另一特点是异常出血，其发生原因甚多，主要与下述因素有关：

1. 血液 pH

高碳酸血症可引起血管扩张、循环迟滞和渗血增多、酸中毒或碱中毒可显著延长纤维蛋白原转变为纤维蛋白所需的时间，若 pH7.5 时，凝血酶原时间为 100%，当 pH 降至 6.5 时，凝血酶原时间延长 50%，pH8.8 时延长 60%，由此可出现异常出血。

2. 麻醉因素

深麻醉易致血管扩张而渗血增多；低温可延长出血时间，使手术区渗血增多。

3. 大量输血

大量输血的量超过总血容量时，可引起凝血障碍，其原因可能为：①库血凝血因子 V、VII 和血小板均减少；②枸橼酸钠降低毛细血管张力，改变血管壁的通透性；③枸橼酸与钙离子结合，导致参与凝血全过程所需的 Ca^{2+} 下降；④大量失血的同时，也丢失大量凝血因子；⑤因失血性休克导致组织灌注不足、缺氧和酸中毒，可加重凝血障碍。

4. 弥漫性血管内凝血 (DIC)

术中如出现异常渗血，同时伴血小板明显减少及严重休克时，应想到 DIC，纤溶抑制时可使用促纤溶药，如尿激酶，链激酶；继发纤溶时可用抗纤溶药如纤维蛋白溶酶抑制剂 6- 氨基己酸 (EACA)5 ～ 10 g。对羧基苄胺 (PAMBA)100 ～ 200 mg，凝血酸 (Trons-AMCHA)250 mg 等，同时应补充新鲜血小板、冷沉淀物或新鲜冷冻血浆。

5. 肝损害

凝血因子 I、II、V、VII、IX (PTC)、XII (HF)、XIII(FSF) 都在肝内合成，肝功能异常，凝血因子的合成障碍，引起异常渗血不止。因此手术前应准备新鲜血、冷沉淀物或新鲜冰冻血浆，并补充维生素 K、EACA 等。

6. 原发性纤维蛋白溶解

易见于严重创伤或某些外科手术如肺、胰腺或前列腺等手术，这与大量组织激活因子进入循环，促使纤维蛋白溶酶原转变为纤维蛋白溶酶而发生纤溶有关。肝功能正常的病人、也可因内源性纤维蛋白溶酶原活化素灭活，而出现原发性纤溶。

7. 凝血因子缺乏

先无性凝血因子缺乏常见于血友病甲，为术中异常渗血的主要原因之一。血友病为遗传性疾病因血浆凝血因子Ⅷ活力缺陷所致，其中血友病甲约占70%～80%，血友病人手术中常因出血不止而死亡，治疗极困难，主要靠替代疗法，手术前、后输注凝血因子Ⅷ及冷沉淀。这些凝血因子都从3日内的新鲜冰冻血浆提取，每ml含Ⅷ因子3～5 μ/ml，一般术前应输Ⅷ因子1 000 μ(即 20 μ/kg)，同时静注氢化考地松100 mg。大多数凝血因子缺乏是后天获得性，且多呈多因子综合性缺乏。

不论是先天性还是后天性凝血因子的缺乏，在手术中均可能出现异常广泛渗血，且常因通气不足及高碳酸血症而加重，可试用加强通气和皮质激素、维生素C及K、钙剂等治疗、渗血面局部可采用冷、热敷或血管收缩剂湿敷以减少渗血。对凝血因子缺乏的病人，术前都应作补充疗法，以使凝血因子恢复达到止血所需的水平。各种凝血因子的补充量各异，取决于出血程度及凝血因子性质。如血友病合并重度出血而又必须手术时，需补充Ⅷ因子，达到正常水平的25%～40% 方可进行麻醉和手术。一般Ⅷ因子恢复至正常的5% 即可得到止血功效。补充量可按下列公式计算：需补充新鲜冰冻血浆量 =(拟达到的血浆水平% ～实测到的血浆水平%)× 血浆容量。血浆容量 = 体重 (kg)×0.07×(1- 血细胞压积 %)。

8. 血小板减少性功能缺陷

一般认为，血小板在 $50×10^9$/L 或以下时，术中和术后不可避免地会发生创面渗血过多，因此将血小板≤$50×10^9$/L 视为手术的禁忌。血小板在 $20×10^9$/L 以下时，不进行手术即可致自发性出血。如病人手术前长期服用潘生丁、阿斯匹林、苯海拉明、吲哚美辛类药物，可能发生因血小板功能异常所致的出血。药物对骨髓功能的抑制和各种恶性肿瘤骨髓转移可引起生成障碍性血小板减少；而脾功能亢进和某些药物过敏则通过血小板破坏消耗导致血小板减少。对此类病人术前必须积极地治疗血小板减少的原因，除脾功能亢进及原发性血小板减少性紫癜可作脾切除术外，可输注新鲜血液、血浆和富含血小板血浆，亦可输给浓缩血小板，保证术前24小时、术中和术后72小时血小板在止血水平 [(70～80)×10^9/L] 以上。

某些患有真性血小板增多症：慢性粒细胞性白血病、原发性血小板增多症、骨髓纤维化的病人常有血小板增多，且伴有血小板粘附、聚集功能异常、释放反应障碍、PF3 有效性减弱和出血时间延长，易发生术中出血，对此类病人外科手术前须使血小板降至 200～400×10^9/L，且使血小板功能恢复正常。先天性血小板功能缺陷疾病有血小板无力症、血小板第3因子缺乏症等，而获得性血小板功能缺陷性疾病多见于骨髓增生综合征、尿毒症、肝硬化、异常蛋白血症和、DIC 等，术前唯一有效的防治措施是输注新鲜血小板和应用血小板单采和置换。

9. 术中大量快速输液，使血浆中凝血因子、血小板稀释，凝血功能下降。右旋糖酐使红细胞和血小板产生凝集，引起凝血功能障碍。

三、麻醉前病情估计

麻醉前应全面了解病史、职业史、家族史并作必要的化验和体格检查，包括全血细胞计数、血红蛋白量测定、血细胞形态学观察等。明确诊断患者发病原因，了解有关治疗用药和输血情况，并进一步对麻醉前用药，麻醉选择及用药方法等进行估计，对术中可能出现的问题，需要预判和提前交叉配血，以便完善术前准备，减少并发症。由于血液病伴有严重贫血、出血、恶性肿瘤等，常易并发心力衰竭、脑出血、肺水肿等严重并发症，往往更增加麻醉的危险性，均应妥善估计并周密做好术前准备。

（一）贫血

1. 贫血红细胞过度破坏和（或）各种原因引起的急慢性失血，均可造成循环血液成分中红细胞计数和血红蛋白量低于正常，引起贫血。应根据检查结果判断贫血原因，原因难以确定者应作骨髓穿刺涂片检查，判断其是否为造血功能障碍。

2. 贫血对各系统的影响贫血可造成红细胞

携氧能力下降，使组织器官缺氧。对呼吸、循环、泌尿、消化系统等均可产生诸多不利影响，麻醉前应予评估各系统功能，重点评估患者有无心肌缺血、心衰，有无静息或活动后气促，有无肾功能改变，是否并发感染等。

3. 贫血患者术前准备

（1）对贫血原因应作出判断：根据检查结果判定患者是缺铁性贫血、巨幼细胞性贫血、溶血性贫血还是其他原因所致的继发性贫血。

（2）贫血患者的术前准备和治疗：贫血患者红细胞渗透性脆性增强，术前应进行贫血治疗，提高血红蛋白浓度有利于手术麻醉。①缺铁性贫血：可口服铁剂，如硫酸亚铁或注射右旋糖酐铁；②补充造血成分：如维生素、叶酸等。丙酸睾酮可通过刺激肾脏分泌促红细胞生成素，必要时可考虑给予；③术前加强营养：饮食中选用含铁丰富的食品，以改善增强患者术前一般情况；④对严重贫血者术前应输血，如成分输血、输红细胞悬液等，以改进患者术前情况，提高手术麻醉耐受力。

（二）白细胞减少与白血病

白细胞减少或白细胞功能异常（白血病）结果会造成人体防御功能破坏，外科手术涉及的主要问题是抗感染能力减弱。

1. 白细胞减少

术前检查如白细胞减少，尤其粒细胞减少，原则上不做手术，如进行手术多数是急诊手术，如急性阑尾炎，异位妊娠，急性胆囊炎，消化道穿孔、肠梗阻或软组织脓肿等，术前应在病情允许的情况下作好充分准备，对病情充分估计，尽量避免意外情况的发生。①术前检查白细胞总数、分类，了解既往白细胞数及骨髓检查结果；②了解既往病史，了解患者对白细胞减少的治疗及反应，是否应用肾上腺皮质激素，术前即应用糖皮质激素的，可静脉注射氢化可的松100～200 mg；③术前需成分输血以增强免疫力，术中失血过多时应及时输新鲜血或冷沉淀物。

2. 白血病

白血病是血液系统中的恶性病，特点为白细胞及其前身细胞在骨髓或其他组织中呈现异常的弥漫性浸润性增生，周围血液中白细胞的质与量均异常。此类患者除急症非手术治疗不可，一般不宜手术，其围手术期的处理原则与白细胞减少基本相同，如治疗性脾脏切除术，术前应备有新鲜血、冷沉淀物等，术中出血多时及时输注。

（三）出血性疾病

血管壁功能异常、血小板异常、凝血因子异常，均可导致出血性疾病，麻醉前应对止血功能等方面做好充分估计。通过病史和体格检查寻找出血性疾病的原因，特别要注意发病年龄、出血诱因、出血部位、伴随症状及家族史等。如果可能，应针对可能的病因进行对因治疗并进行再次评估。

（四）血栓性疾病

血栓性疾病或估计有血栓形成高风险的患者多在术前已开始抗凝治疗，应注意监测患者凝血功能。

四、麻醉前准备和术前用药

（一）麻醉前准备

1. 全面了解患者病情，并进行仔细的体格检查、实验室检查及血细胞形态学观察，术前宜行无创性血氧饱和度监测。

2. 2 岁以内的婴幼儿和 ASA 分级Ⅲ～Ⅳ级患者更易发生低氧血症，应进行术前病因治疗及全身支持疗法，如缺铁性贫血患者口服硫酸亚铁或输注右旋糖酐铁，必要时输红细胞悬液或小量输血。

3. 对有出凝血障碍的患者宜根据实验室检查结果酌情输注单采血小板或新鲜冰冻血浆、冷沉淀物以补充血小板或凝血因子以及纤维蛋白原。

4. 其他辅助治疗、肌苷、辅酶 A、叶酸等可提高骨髓造血功能，非急症手术可于术前 2 周每日服用甲泼尼龙 40 ～ 60 mg，以减少出血和血液输注。

（二）麻醉前用药

1. 术前经过血液病治疗，一般情况尚佳的患者麻醉前可按常规用药。

2. 有脑出血征，周身情况衰竭或出血严重者，宜免用吗啡类麻醉性镇痛药物，可口服地西泮 10 ～ 15 mg 或苯巴比妥钠 0.1 ～ 0.2 g，麻醉前 30 分钟给药。

3. 麻醉前用药尽量采用口服或静脉注射，避免肌肉或皮下注射，以防皮下血肿，对血友病患者尤需注意。

五、麻醉选择

（一）麻醉方法选择

有出凝血障碍者不宜选用局部麻醉或神经阻滞麻醉，椎管内麻醉虽然有引起组织损伤出血危险，临床实践证明经术前充分准备，输新鲜血或凝血因子，一般均可安全进行手术麻醉，如常见的血液病某些治疗性的脾切除以及骨髓移植术大量采髓的麻醉，选用连续硬膜外阻滞仍属安全易行。小儿在基础麻醉下行硬膜外阻滞可减少术后呼吸道合并症及口咽部粘膜出血的危险，但应严格无菌术，选用细穿刺针操作轻柔，避免反复多次穿刺，因多孔穿刺损伤后有造成感染、局部渗血血肿形成之患。如选用全身麻醉气管内插管时注意保护口咽部粘膜，有因气管粘膜出血、血块阻塞窒息死亡的报道，不可不慎。血友病人麻醉选择比较困难，有报道因局部麻醉造成巨大血肿，椎管内阻滞亦易引起出血具有一定的危险，故仍以快速诱导气管内麻醉为宜。四肢关节手术如血友病膝关节血肿或指趾骨血肿，形成骨假瘤须截骨者，可选用区域静脉麻醉，麻醉前应给补充因子Ⅷ(AHG)、新鲜冷沉淀物或新鲜成分输血（新鲜血小板），止血带时间以

1 小时为度，并安全掌握放松技术。

（二）麻醉药物的选择

某些血液病除全血细胞减少外，可有不同程度低血容量，因贫血血浆假性胆碱酯酶浓度低，静脉大量快速用药后易发生低血压影响心输出量。全身麻醉用药可选用地西泮、氯胺酮、或羟丁酸钠诱导，间或小剂量非去极化肌松药阿曲库铵以助插管及维持麻醉的稳定性。氧化亚氮——安氟醚或异氟醚复合吸入在 SpO_2 及呼气末 CO_2 监测下避免发生低血氧症。神经安定镇痛药，吩噻嗪类药对凝血机制有影响，应防止过量。有报道氟哌利多对个别患者有发生白细胞减少粒细胞缺乏症，吩噻嗪类药物对血液病患者的降压作用也较正常人明显；小剂量芬太尼 (10 μg/kg) 可延缓纤溶，有明显镇静镇痛作用，减轻牵拉反应。血液病脾切除术选用连续硬膜外小剂量分次注入局麻药，静脉内分次辅助少量哌替啶、异丙嗪合剂对减少牵拉反应较为满意。对成人体健者全身麻醉快速诱导，硫喷妥钠 4 ～ 8 mg/kg 或异丙酚 1.5 ～ 2.5 mg/kg、芬太尼 2 ～ 6 μg/kg、琥珀胆碱 0.8 ～ 1.0 mg/kg，气管内插管，术中静注小剂量芬太尼、异丙酚或安氟醚、异氟醚吸入加非去极化肌松药维持麻醉。长时间乙醚、氟烷、甲氧氟烷可增加纤溶活性现已废弃不用。避免任何原因所致的缺氧、酸中毒，以免使血管扩张，微循环郁血增加创面渗血，对血液病患者一切用药均应少于一般外科手术用药。

（三）激素的应用

长期严重贫血的病人手术麻醉时易产生肾上腺皮质功能不全，麻醉前应补充肾上腺皮质激素，可防止肾上腺皮质功能不全及麻醉药物的变态反应，以增强对麻醉的耐受性和安全性。术前氢化可的松 100 ～ 400 mg 与丙酸睾丸酮 50 ～ 100 mg 合并应用，麻醉期间用地塞米松 10 ～ 20 mg 或氢化可的松 100 ～ 200 mg 溶于生理盐水：100 ～ 200 ml 静脉滴注。避免经输血管道内注药，更不可混合在血瓶或储血袋内用药，免遭药物破坏血细胞产生溶血，皮质激素对维持血压防止休克有效。低血压时在扩容的同时 1 次缓慢静脉注射氢化可的松 100 mg 或氟美松 10 ～ 20 mg。患血小板减少性紫癜用肾上腺皮质激素后可改善毛细血管功能状态，使毛细血管脆性由阳性转变为阴性，出血倾向好转，并可抑制血小板抗体生成，减少血管通透性，提高手术麻醉的安全性。

六、血液病病人的麻醉管理

（一）小儿血液病病人麻醉期间管理

血液病患儿血红蛋白量降低，携氧能力低下，凝血时间延长粘膜易出血，给麻醉管理增加一定的困难，部分患儿有间歇热，肝脾肿大或有黄疸，循环代偿功能差，心脏扩大易缺氧，为了减轻心脏负荷预防术后出现高凝状态，麻醉期间可输平衡盐液或 5% ～ 10% 葡萄糖盐水，血液病婴幼儿发育迟缓、胸廓发育不全、胸腔狭小，肋间肌及呼吸肌发育不完全，隔肌高，腹大，肺顺应性易受累下降，主要靠腹式呼吸，对肌松药及中枢抑制药耐量小，易产生呼吸抑制。术中应加强呼吸管理保持每分钟 20 ～ 30 次呼吸。由于肺容量小，潮气量约 6.6 ml/kg，应注意通气量，减少无效腔，以弥补血红蛋白量过低携氧不足，麻醉期间应进行血流动力学、心电图、气道压力、氧饱和度及呼末 CO_2 监测，随时观察循环与呼吸变化。

（二）成人血液病病人麻醉期间管理

成人经过术前少量多次输血准备，一般情况改进、血红蛋白量有所提高后，对手术麻醉的耐受力及麻醉期的管理无更多困难，如血液病脾切除术选用连续硬膜外分次注药，阻滞范围以切口为中心，阻滞平面勿过高，麻醉之始即保持良好的静脉输液，术中辅助给氧。手术切皮之前应输进 200～300 ml 液体以保持稳定的血容量，为避免探查腹腔时的牵拉反应，可在切腹膜时静脉给神经安定镇痛剂以减少反应，一般均取得良好的效果。随着手术切口的改进一般手术均无困难，且术后合并症少镇痛效果好。四肢手术选用神经阻滞或椎管内麻醉便于管理，无任何困难。胸部手术气管内全身麻醉选用低压套囊一次性塑料导管，避免经环甲膜表面麻醉注药、喉镜暴露声门时一定要轻柔减少口腔及会厌部粘膜损伤，避免多次粗暴性插管保护气管粘膜，防止造成呼吸道出血窒息的危险。血液病人抵抗力低易感染，一切麻醉用具与操作均应在严格无菌条件下进行。有主张操作前麻醉工作者应洗手减少交叉感染。气管导管妥加固定以免脱出，牙垫勿过硬注意牙齿及齿龈的保护。麻醉勿过深，控制肌松药用量，术中注意呼吸交换，合理选用呼吸机，如具有电脑程序功能完善的、能监测呼吸道阻力、$PetCO_2$、进行指令分钟通气、间歇正压 - 同步正压通气 (iPPV-assist) 及 PEEP 通气，具有安全报警装置的呼吸机。无设备条件时仍以手控保持自主呼吸，间歇进行辅助呼吸，以确保良好的气体交换。良好的呼吸管理应无缺氧及 CO_2 蓄积，术终使病人早醒，呼吸循环恢复正常后拔管送恢复室或血液病空气层流无菌具有 ICU 条件的专用病室为妥，24 小时后观察确无问题后方可转回小病室，有专护进行术后护理。围术期应有心电图及 SpO_2 监测，严格无菌防止术后感染均严于一般手术病人。

（三）急救气管插管

血液病人常因口咽腔粘膜下出血、形成血泡经感染后易破溃出血继发呼吸道阻塞窒息，可采用清醒表面麻醉下气管插管，选用低压套囊充气压迫，气管导管可保留 1 周，如仍需压迫止血者，在清理口咽部后更换无菌导管，再次置管应注意无菌术及口腔护理。

（四）输血、输液的管理

手术期应按失血量输新鲜血或成分输血，因 48 小时内的新鲜血含有大量血小板及因子 V（易变因子）、Ⅷ (AHG) 形成凝血质可加速凝血，库存血缺乏活性血小板，当血小板 $< 2 \times 10^9$ 易出现自发性出血。塑料输血用具管壁光滑减少血小板粘附破坏，血小板对维持血管功能及抵抗力具有重要作用，有良好止血功能。Hil gard(1979) 报道输库血，虽经交叉配血仍有 3% 变态反应，反复输血后有产生血小板抗体，故需输血者可输用少血浆红细胞悬液成分输血，以减少供血者血清抗体或蛋白质所致输血变态反应。

小儿失血量不超过 10% 可不输血，失血量 10%～20% 者可视具体情况少量输成分血，但以补液为主，同时应监测血红蛋白、红细胞比容，分别保持在 100 g/L 及 30% 以上，如失血量 > 20% 应等量输血。

七、血液病人围术期处理

1.围手术期尽量减少出血，输血量一般应超过失血量，与一般正常人手术期输血原则不同，不能在手术开始时单纯输用晶体溶液，至少与成分输血交叉输注，或先输新鲜血以减少手术野失血量。

2.争取手术能去除产生失血性贫血的根源，如某些慢性失血性贫血是由于消化道肿瘤、溃疡，当去除病灶，或溶血性贫血脾切除后，明显减少红细胞破坏，使贫血好转。又如原发性血小板减少性紫癜或部分再生障碍性贫血，当脾切除后，再结合其他综合性治疗可使贫血好转。

3. 术后对贫血病人的处理

(1) 继续对贫血进行综合性治疗，包括用药及术后输血以加快术后恢复。

(2) 严重贫血的病人，已有心血管或肾脏等合并症，术后应对心肾功能监测，维持正常生理功能以利迅速恢复。

(3) 全血细胞 (红、白细胞、血小板) 有重要免疫功能，贫血病人易发生感染，防止感染可选用广谱抗生素。

(4) 血液病病人术后应住无菌隔离室，室内定期消毒，医护人员应严格隔离室制度，无菌操作，加强病人口腔、呼吸道、皮肤消毒，行细菌培养，体温监测，选用有效的抗生素，在防治感染下可并用肾上腺皮质激素，如氢化可的松每日 200 mg。

4. 对出血性疾病的围术期处理

(1) 查清出血性疾患的原因。如为毛细血管病变所致的出血，血管脆性试验为阳性，出血时间延长。血小板计数如 < 50×10^9/L 有可能出血。血小板功能异常可用病人血小板进行凝血活酶生成试验，结果多不佳。在凝血机能障碍中凝血时间延长，以第一阶段因子缺乏最为显著，其中血友病较为常见。凝血酶原时间测定、对凝血酶形成障碍、各种凝血因子缺乏 (包括凝血酶原、因子 V、Ⅶ 稳定因子、Xstuart power 因子) 的诊断确有帮助。

(2) 维生素 K 对一些缺乏 VK 引起的出血性疾患有效；抗纤维蛋白溶解药物对因纤维蛋白溶解而致的出血有效。血小板缺乏造成的出血可输血小板或冷沉淀物。血友病主要为Ⅷ因子缺乏可直接输Ⅷ因子、大量新鲜血浆 (一般输入 1 000 ml 新鲜血浆，可提高血浆Ⅷ因子含量至正常的 20% ~ 25%)。

(3) 肾上腺皮质激素的应用大多数出血性疾患对肾上腺皮质激素的应用均有良好的反应，包括血管脆性疾病、血小板减少性紫癜、血友病等都可采用激素治疗，每日用量氢化可的松 300 ~ 400 mg。

(4) 术中彻底止血、放置引流，术终前仔细检查有无出血点，术后观察有无继发出血。应用止血药，根据情况适量补充新鲜血或新鲜血浆。引流通畅避免组织间积血，少量细菌可致感染，预防性用抗生素不可缺。放置于病人体内的一切导管，包括引流管、鼻饲管、导尿管甚至氧气管，均要采用质软的消毒塑料管或硅胶管，避免压迫溃疡而增加出血机会。

(5) 术后观察与疗效 血液病患者因原发性血小板减少或出现脑出血征而行脾切除术后，血小板上升较快，一般可由术前 10×10^9/L 上升至 50×10^9/L，如血小板减少性紫癜脾切除后 24 ~ 48 小时 2/3 病人血小板明显上升，出血趋势好转，有助于延缓病情的发展，术后情况多有改善。

脾脏是产生 B 淋巴细胞及少量 T 淋巴细胞并合成大量抗体的场所，脾切除后细胞免疫及体液免疫功能下降，术后易发烧、感染，甚者并发脓毒血症之憾。年龄愈小细胞吞噬作用及免疫功能愈差，病死率也愈高，应严格无菌隔离制度，减少交叉感染，有人定期给注射人血丙种球蛋白以增强抗感染力及免疫力。

八、血液病病人麻醉并发症的预防与处理

血液病病人麻醉的并发症多因贫血、出凝血障碍、血容量不足而加重出血，应采取小量多次输新鲜成分血以提高血红蛋白量及血容量，以增加细胞携氧及释放氧所需。2，3- 二磷酸甘

油酯 (2，3-DPG)、巨母细胞贫血多见于恶性贫血和叶酸缺乏。镰状细胞 (Sickle Cell) 贫血易合并肺栓塞，可并发缺氧酸中毒，镰状细胞增多症可进行适量血液稀释，输液 (平衡盐液、低分子右旋糖酐) 可减缓细胞堆集，但应依据血液流变学测定为指标以指导输液。同时宜观察血小板计数；当血小板 (Pt) $< 3 \times 10^9$/L 或 Pt 功能减退时易出现皮肤粘膜出血，伤口渗血，凝血障碍。特发性血小板减少性紫癜 (ITP) 术后因尿毒症使血小板进一步减少，可给皮质激素同时输注新鲜血小板，如 70 k 体重输浓缩 Pt 2 ~ 5 μ，即可提高 0.4×10^9/L 至 2×10^9/L，Pt 半存活期约 8 小时，仍可并发呼吸道粘膜出血，恶性白血病、淋巴瘤或骨髓瘤病人麻醉期可渗血不止或血栓形成。但经过治疗处于缓解期的手术病人危险性并非想象的严重。急性白血病如白细胞总数增高不甚严重，Hb 10 g/L 虽无明显出血征除急救手术外不宜进行手术麻醉，因一般术后合并症较多。但当出现贫血和 Pt 明显下降时，为减少出血，围术期应准备新鲜血小板或冷沉淀物，以缓解症状提高手术麻醉的耐受性。血液病人术中因输大量库血、血温过低，且含枸橼酸量过多而导致血钙缺乏，甚至因大量输注血浆代用品使血液过度稀释，影响凝血机制发生出血倾向，大手术创面大广泛毛细血管内凝血，造成各种凝血因子的破坏及大量消耗，进而增加凝血机制紊乱。对慢性粒细胞白血病，虽然 Pt 超过百万、白细胞超过 100×10^9/L 亦可进行手术。真性红细胞增多症术中易出血、栓塞，当红细胞比容增至 60% 可出现凝血酶原减少，部分凝血酶时间显著延长和纤维蛋白下降，需放血治疗，血液稀释，以预防或进行放射、化疗，待红细胞总数下降后再选择手术麻醉，以减少合并症的发生。

九、几种血液病外科处理的麻醉要点

（一）急性白血病外科处理的麻醉

1. 急性白血病病人

偶尔可并发急性阑尾炎，是否施行阑尾切除手术，须视血液病病情而定。白血病恶化期施行手术，易致出血，感染和伤口不愈合，因此宜尽量保守治疗，但白血病缓解期，可在控制感染和出血的条件下施行阑尾切除术，选用硬膜外阻滞麻醉、术中充分吸氧。

2. 因软组织感染形成脓肿时

应在局麻下进行穿刺抽脓，不宜切开引流，否则易致创口长期不愈合，如必须切开排脓时，也可在局麻下施行。

3. 肛旁周围脓肿

可因白血病细胞浸润或化疗后形成，常同时合并口腔粘膜溃疡，顽固难愈，甚者发展为败血症。脓肿手术切开，易致出血不止，应在局麻或表面麻醉下穿刺抽脓。

（二）慢性白血病外科处理的麻醉

慢性白血病的病情趋于缓和，贫血、出血和感染的程度均比急性白血病者轻，因此手术指征可适当放宽，一般在缓解期进行手术麻醉尚称安全；中国医学科学院血液学研究所曾有数例毛细胞白血病施行脾切除术，采用连续硬膜外阻滞，术中出血量虽增多，但采取等量输新鲜血措施，经过仍顺利，术后恢复也尚佳。

（三）再生障碍性贫血外科处理的麻醉

再生障碍性贫血采取脾切除治疗，或因合并功能性子宫出血，子宫肌瘤或妊娠者并不少见。早期妊娠应考虑人工流产中止妊娠，但有出血和感染的危险。足月妊娠剖宫产或子宫切除术可在睾丸酮加皮质激素治疗下进行，一般不致出现危险，手术麻醉效果也良好。子宫肌瘤病人常可能并存血液浓缩、血粘度增高、易致血栓形成，因此在围术期血流动力学和血液流变学稳定的情况下，适当多输晶体液以稀释血液。

（四）血小板减少性紫癜外科处理的麻醉

这类血液病病人的麻醉安全性远较上述几类血液病者为高，手术前经皮质激素及小量多次输新鲜血治疗后，手术麻醉的耐受性可显著增强。外科常采取脾切除治疗，选用连续硬膜外阻滞较为适宜，可避免因气管插管损伤粘膜所致的呼吸道阻塞意外，但是必要时也可选用气管内插管全麻，要求谨慎轻柔插管以避免粘膜损伤。但硬膜外穿刺置管操作应轻柔，避免损伤周围组织，形成血肿。同时应尽量避免硬膜外血肿的产生。

（五）其他贫血病人外科处理的麻醉

贫血以缺铁性贫血、缺叶酸性巨幼细胞贫血为多见，其次为缺维生素 B_{12} 贫血及再障初发期贫血。妊娠期生理性贫血属缺铁性贫血。功能性子宫出血或子宫肌瘤引起出血性贫血者，常需施行子宫切除术，麻醉处理多无困难，可采用连续硬膜外阻滞；宫外孕致急性失血性贫血，在输血补液抗休克下施行手术，麻醉也不存在困难，可选用局部浸润麻醉复合小剂量氯胺酮，或全麻连续硬膜外麻醉，应控制阻滞平面不超过胸 7 水平，注意及时输血补液，但也要求麻醉者有熟练的处理水平。

溶血性贫血病人有时为缓解脑出血征，需采取脾切除治疗，可首选连续硬膜外阻滞，术中输新鲜血；如果采用全麻，以维持浅麻醉为准，术毕应尽早苏醒，以利于脑出血征的病情预后判断。一般当脾切除后，贫血程度得到改善，血小板计数得以提高，脑出血征可获缓解。

脾功能亢进（含斑替氏脾）病人均并存贫血、脾肿大和脾周围粘连，或合并肝硬化及门脉高压症，外科常采取分流术治疗，早年选胸腹联合切口，近年已仅取经腹切口，麻醉选择与处理一般无大困难，为便于充分暴露手术野，宜选择全身麻醉，并用肌松药，亦有人认为硬膜外阻滞复合浅全麻较好。

血液病致口腔、鼻腔出血不止者需施行填塞止血术，偶而也需要麻醉医生协助施行粘膜表面麻醉并监控病人全身情况。

第六节 烧伤患者的麻醉

烧伤除了局部组织的破坏外，严重者出现全身一系列病理生理的改变。整个发展过程主要分四期：体液渗出期、急性感染期、创面修复期和康复期。

一、烧伤的病理分期

（一）体液渗出期（休克期）

烧伤后烧伤组织的毛细血管通透性增加，使血管内血浆性液体很快渗入组织间隙或渗出创面，形成组织水肿，渗出液或水疱。在严重烧伤患者非烧伤区组织的毛细血管通透性也增加，进一步增加了血管内液体的丢失，易发生低血容量性休克。

（二）急性感染期

是指烧伤后短期内发生的局部和全身的急性感染，一般在伤后 1 周内发生。此期应使用大量广谱抗生素，且一定要结合创面分泌物培养菌株之后，有的放矢应用，此期还应进行清创，早期切痂植皮，更应加强感染的控制。

（三）创面修复期（瘢痕形成期）

肉芽组织的出现，机体形成的一道防御线，细菌自创面进入的机会很少。要防止肢体或其关节功能障碍，除功能锻炼外，要及时进行整形手术。

（四）康复期

因烧伤形成的瘢痕，常需多次整形修复。

二、特点及要求

1. 全身反应应激性很明显

大面积深度烧伤后的全身反应严重，应激性明显。麻醉前详细了解病情，评估患者的危险因素。患者抑郁、悲观、自暴自弃等，要加强心理治疗，做好安慰工作，重要器官的并发症需同时治疗。

2. 全身情况差

患者在全身情况差的情况下接受大范围的、多次的切痂手术和麻醉，其精神和体力负担很大，病程越长，体力消耗越大，全身情况就越差，手术麻醉的危险性亦越大。

3. 麻醉前准备仓促

患者手术出血多，创伤重，且术前准备有限。患者常伴低血容量、低蛋白血症、贫血和电解质紊乱，麻醉前需积极纠正内环境紊乱，以提高机体抵抗力。

4. 做好呼吸道管理的准备

呼吸道烧伤患者均可造成下呼吸道梗阻，麻醉前对头、面、颈烧伤患者，评估呼吸道的通畅情况，对呼吸功能的影响，做好呼吸管理的准备。若面颈部组织肿胀，将造成气管插管困难，必要时须行气管切开术。

5. 术后清醒应快

全麻手术后应尽早清醒，以减少术后不良反应，加速术后恢复和营养摄入。

6. 麻醉效果要可靠

烧伤患者对疼痛敏感，止痛要完善。

7. 开放静脉通道

烧伤患者静脉穿刺困难，麻醉前要做静脉切开或深静脉穿刺。

8. 严密监测

肢体烧伤不能测定血压和脉搏时，可凭借心电图、心音、中心静脉压、创面渗血和尿量来综合性判断循环情况。

三、麻醉前准备

(1) 首先应解除患者剧痛和镇静，麻醉前给予吗啡 5 mg 肌内注射，2 mg 静脉注射，呼吸道灼伤和呼吸困难病例免用。

(2) 麻醉前应了解补液是否足够，如不够应及时补充，以保证有效循环血量，防止术中发生休克和心搏骤停。

(3) 其他：①保持呼吸道畅通。②开放 2 条静脉以补血补液和麻醉用药。③插入胃管，抽空胃内空气和胃液，防止术中反流误吸。

四、方法

小面积的烧伤麻醉方法的选择和操作没有什么特殊困难，无需特殊处理。若为大面积深度烧伤 (总面积 50%，Ⅲ度 30% 以上，叫特重烧伤)、头颈、呼吸道烧伤的麻醉处理较难。

1. 氯胺酮静脉全麻

适用于大面积深度烧伤患者的早期切除手术，多在伤后 0 ～ 3 d 施行。可采取 1 ～ 2 mg/kg 氯胺酮，分次静脉注射或持续静脉输注方法，必要时辅助冬眠药、地西泮、咪达唑仑、依诺伐 (氟芬合剂) 等镇静、镇痛药，维持麻醉。氯胺酮是用于烧伤患者较为理想的麻醉药，对中枢抑制轻，镇静、止痛作用强，呼吸道易于维持通畅，且有升压作用，对烧伤患者都有利。咪达唑仑和地西泮辅助氯胺酮效果最满意，合用后可减少术后恶梦及精神紊乱的发生，协同麻醉效果最佳。

(1) 麻醉前用药：哌替啶 50 mg，异丙嗪 25 mg，东莨菪碱 0.3 mg，术前 30 min 肌内注射。

(2) 呼吸管理：严重呼吸道烧伤，头颈部组织水肿、肿胀，伤后已做气管切开，麻醉中呼吸道的管理方便。俯卧位在气管插管下施行手术，比较安全。氯胺酮的诸多优点，减少了气管插管的应用，在仰卧和侧卧位时，在准备好气管插管的情况下，可暂不插管，但仍需随时注意观察呼吸的情况，加强监测。

(3) 纠正呼吸抑制：氯胺酮静脉注射后，偶有舌根后坠，致上呼吸道梗阻和一过性呼吸抑制，要注意发现，及时纠正。不插管时少用冬眠及镇静药，可减少舌后坠的发生。

(4) 吸氧：整个麻醉手术期间保留自主呼吸，术中需常规给氧。

2. 静脉复合麻醉

一般均需气管内插管，依诺伐 (氟芬合剂)、哌替啶和丙泊酚等复合麻醉，维持浅全麻状态。

3. 肢体烧伤手术可选神经阻滞

单一上肢手术选用臂丛，且穿刺部位需有正常皮肤，单一下肢或双下肢手术选用腰麻或硬膜外麻醉，须注意血压的稳定；如多个肢体手术，神经阻滞无意义。对于呼吸道有严重烧伤，又无气管造口术，或肺部有感染时，应首先选神经阻滞。广泛切痂手术出血较多，每切痂 1% 躯干部需输血 90 mL，四肢上虽有止血带，也需输血 50 mL。术中需保证静脉通畅，以备能及时、快速地输血、输液。

4. 气管插管麻醉

严重感染败血症患者有时需行急诊手术，去痂或截肢等手术以除掉感染源，小量氯胺酮为首选，对循环抑制小；大面积烧伤患者合并腹部急腹症时，如应激性溃疡出血，需急诊手术止血时，可气管内插管，以氯胺酮加肌松药，或丙泊酚维持。对烧伤伴有肝、肾功能变化或者气管黏膜烧伤的不宜用吸入麻醉。

5. 局部阻滞麻醉

小面积 (1% ～ 2%) Ⅲ度烧伤的早期切痂植皮或肢体电烧伤后，早期血管移植为急诊手术，可用区域阻滞或局部神经阻滞麻醉。

6. 烧伤瘢痕切除和植皮术麻醉

麻醉选择同一般手术，麻醉要维持一定的深度，使患者绝对安静，注意失血量的补充，以术后早醒为原则。

五、麻醉处理

1. 保持呼吸道通畅

①及时清除口内及上呼吸道分泌物、血痰等。②防止舌后坠、喉痉挛发生致上呼吸道梗阻。对呼吸道烧伤患者，应行早期气管检查，正确评估其烧伤程度对气道形成的影响，为麻醉选择用药和方案提供良好依据。

2. 严密监测

对呼吸、血压、SpO_2、心电图、尿量等进行监测，确保烧伤患者的生命安全。

3. 维持肾功能

选择肾毒性较小的麻醉药，重视尿的监测，根据病情及尿量，适量输血补液，保证肾脏的血流灌注。

4. 支持疗法

在对Ⅲ度烧伤患者术中综合治疗之一，就是高蛋白营养及支链氨基酸的补充，可调节机体的主动免疫功能，提高危重烧伤患者的治愈率。积极预防和治疗烧伤及整形手术麻醉的并发症。

第七节 休克病人手术的麻醉

休克 (shock) 为一种临床综合征，是人体有效循环血量减少、组织灌注不足所引起的代谢障碍、细胞受损的病理过程，常是多种因素共同作用的结果。凡是造成全身氧输送、氧摄取和利用受损的任何因素都可导致休克的发生。常见的病因有：失血、张力性气胸、心脏压塞、心脏损伤、脊髓损伤、气道梗阻或肺损伤、脓毒症等。此外，患者的潜在并发症也可能是休克的重要促发因素，导致氧输送下降，机体的低灌注状态，削弱机体正常的代偿机制。

血容量、心排出量和血管张力是维持有效循环血量的三个主要影响因素，可按以上三个影响因素，将休克分为低血容量性休克、心源性休克、分布性休克和阻塞性休克。

一、休克的分型

(一) 低血容量性休克

1. 低血容量性休克在临床上最为常见，主要因创伤、失血或脱水引起急性循环血量不足，引起器官灌注不足，功能受损害。

2. 无明显出血时，血浆丢失过多也可引起与失血症状类似的低血容量性休克，如严重烧伤导致的休克。

3. 体液或电解质丢失过多也可引起低血容量性休克，如呕吐腹泻、肠梗阻及腹膜炎可使有效循环血量减少导致低血容量性休克。

4. 在低血容量性休克早期应迅速恢复有效血容量，患者合并严重创伤时，如不及时纠正，休克加重。

（二）心源性休克

1. 心源性休克是因心功能极度减退，心输出量明显下降引起严重的急性周围循环衰竭的一种综合征。

2. 急性心肌梗死是其最常见病因，严重心肌炎、心肌病、心脏压塞或严重心律失常均可导致心源性休克，死亡率极高。

3. 心排血功能衰竭，心输出量下降导致血压明显降低，重要脏器严重缺血缺氧，导致全身性微循环功能障碍。

4. 心肌梗死患者术中的顽固性低血压大多对输液治疗无效，可通过心电图动态变化确诊，及时建立有创监测并观察病情变化。

（三）阻塞性休克

1. 阻塞性休克

主要是由循环血流的机械梗阻所致，其病因包括张力性气胸、腹腔间隙综合征、正压通气、呼气末正压、肺栓塞、空气栓塞、主动脉夹层分离、肺动脉高压、心脏压塞或缩窄型心包炎等。

2. 心脏压塞

是阻塞性休克最常见的原因，主要临床表现为血压骤降、心动过速、呼吸困难和发绀。

3. 临床治疗

以病因治疗为主，患者一旦发生阻塞性休克，常危及生命，须紧急处理。

（四）分布性休克

1. 分布性休克

的基本机制为血管收缩舒张功能异常，感染性休克是临床上最常见的分布性休克。

2. 感染性休克

可致血液重新分布，以体循环阻力减低为主要表现。

(1) 感染性休克患者多器官均受累，低血压、心动过速和体温变化是其早期临床表现，后期常发展为多器官功能障碍综合征。

(2) 首先积极控制感染，尽早清除感染灶，合理选用有效抗生素，维持有效灌注压，必要时可联合应用血管活性药。

3. 神经节阻断、脊髓休克等神经性损伤或麻醉药物过量等可导致容量血管扩张，循环血量相对不足，体循环阻力可在正常范围。

二、休克的病理生理机制

（一）休克时微循环障碍的基本环节

休克时持续的低灌流状态导致重要器官的功能、代谢紊乱，引起细胞膜功能失常，细胞代谢障碍，最终导致细胞死亡。

1. 灌注不足

组织器官的血液灌流首先取决于灌注压，灌注压受血容量、心输出量和外周血管阻力这三个因素的影响。血容量锐减、心输出量明显下降以及外周血管阻力突然降低导致灌注压降低从而引起休克。

2. 流通不畅

休克直接因素如内毒素、过敏或间接因素如缺氧、酸中毒、儿茶酚胺增多、补体增多等引起的体液因子释放损害微血管，使其舒缩功能紊乱、内皮细胞受损、通透性增加、动 - 静脉短路开放以及微血流血液流变学异常，使组织微循环流通不畅，回心血量进行性减少而引起休克。

（二）休克时微循环变化的分期及其机制

根据休克发展过程中微循环的变化规律，以典型的失血性休克为例，休克时微循环的改变大致可分为如下三个时期。

1. 微循环缺血期

(1) 微循环缺血期是休克发展的早期阶段，主要特征是微循环缺血。表现为小血管持续痉挛，真毛细血管网大量关闭，微循环少灌少流，灌少于流，组织呈缺血缺氧状态。

(2) 临床表现为面色苍白、四肢冰冷、尿量减少、体温下降、呼吸浅促、心率加快、脉搏细速、脉压减小及冷汗淋漓，可伴有烦躁不安。

(3) 组织器官微循环障碍发生在血压明显下降之前，脉压缩小是休克的早期表现。

(4) 该期为休克的可逆期，如能尽早纠正休克，及时补充血容量，则患者较易恢复健康，否则休克将继续加重而进入休克期。

2. 微循环淤血期

如休克病因未能及时纠正，病情进展，交感 - 肾上腺髓质系统长期过度兴奋，组织持续缺血缺氧，休克将发展到微循环淤血期。

(1) 该期主要特征是微循环淤血，表现为微血管大量开放，血液淤滞，微血管通透性升高，微循环处于灌注大于流出的状态。

(2) 该期微循环中血管自律运动现象消失，终末血管床对儿茶酚胺的反应逐渐下降。微动脉和毛细血管前括约肌的收缩功能减退，血液大量涌入真毛细血管网，微循环静脉端血流缓慢，血黏度增加。

(3) 该期的临床表现主要与微循环淤血，有效循环血量显著减少有关。皮肤出现发绀或花斑、厥冷，肾脏出现少尿或无尿，心音低钝、脉搏细弱频速，心输出量进行性减少，动脉血压进行性降低。

(4) 临床治疗上应针对该期微循环淤滞的发生机制，及时纠正酸中毒以提高血管对活性药物的反应；充分输液以扩充血容量；使用血管活性药物改善微循环。

3. 微循环衰竭期

休克期持续一段时间后，便进展至微循环衰竭期，该期即使积极补充血容量和抗休克治疗，患者休克状态仍难以纠正。失代偿期时脏器的微循环淤滞更加严重，并且出现组织器官的功能障碍。

该期特征是微循环衰竭，表现为微血管的反应性明显降低，出现弛缓性麻痹扩张，毛细血管内血流停滞，出现不灌不流状态，甚至有微血栓形成。

本期的临床表现主要为循环衰竭、DIC 以及重要器官功能不全或衰竭。

(1) 血压进一步下降，甚至难以测出。

(2) 可出现微血管病性溶血性贫血。

(3) 全身多部位出血，如皮肤出血点、瘀斑、呕血、便血及其他器官出血。

(4) 序贯性出现多系统器官衰竭，病情迅速恶化甚至死亡。

休克发展到 DIC 或生命重要器官功能衰竭对临床治疗带来极大的困难。

三、麻醉药与麻醉方法的选择

在满足手术要求的前提下，尽量选用对患者血流动力学影响小、对循环抑制轻的麻醉方式。麻醉过程保持呼吸道通畅，保证有效的通气量和氧供。注意休克患者对麻药耐受性较差，减少麻醉药的用量，避免加重休克。

（一）局部麻醉和神经阻滞

1. 适用于高危休克患者，对全身影响最小，但局麻药的耐受量亦相应减小，需严格控制单位时间用药量。

2. 休克患者多存在低蛋白血症，局麻药的耐受量相应减小，易于发生局麻药中毒，需严格控制用药量。

3. 上肢手术可选用臂丛神经阻滞，下肢手术可在腰丛和坐骨神经阻滞下完成手术。

（二）椎管内麻醉

1. 在休克未得到纠正前，绝对禁忌施行椎管内麻醉。无论硬膜外麻醉还是蛛网膜下腔麻醉均产生交感神经阻滞，引起血管扩张，回心血量减少，心排量下降，外周血管阻力减小。交感神经阻滞范围主要决定于注药部位和药量。处于代偿阶段的休克患者，其动脉血压在很大程度上依赖于血管收缩，椎管内麻醉使阻滞区域血管扩张可导致严重低血压。

2. 待血容量得到一定补充，病情转稳定后，方可考虑采用连续硬膜外麻醉，并需遵循下列处理原则：

(1) 穿刺置管成功后暂不注药，改为平卧位开始静脉输液扩容后，分次小量试探性注射局麻药，密切观察血压和脉搏的变化。

(2) 如血压明显下降，提示血容量仍然不足，停止注药，继续输血补液，情况紧急时先应用适量麻黄碱提升血压。

(3) 严格控制麻醉平面在可满足手术需要的最低水平。待循环纠正后再小量分次追加，尽量控制最小而有效的阻滞范围，以确保安全。

（三）全身麻醉

1. 吸入麻醉药

(1) 注意掌握麻醉深度，严禁任何阶段的深麻醉。几乎所有的吸入麻醉药可通过抑制心肌收缩力、改变外周血管张力和影响自主神经活动抑制循环，影响程度与吸入浓度有关。

(2) 低氧血症加重吸入性麻醉药对休克患者的循环抑制。在吸入性麻醉药中氟烷和安氟醚心肌抑制明显，尤其氟烷降低心排量和心肌收缩力，同时抑制颈动脉窦压力感受器反射，易导致低血压。异氟烷、地氟烷和七氟烷降主要是通过外周血管扩张使血压降低。

(3) 氧化亚氮心肌抑制作用最轻，但麻醉作用弱，常与其他药物配伍应用。吸入麻醉药造成的低血压可通过降低吸入麻醉药的浓度，加快液体输注速度，正性肌力药物或血管收缩药快速纠正。

(4) 休克患者对麻醉药耐受能力降低，低血容量时皮肤和胃肠道血管收缩，心脑肾等重要脏器血流量相对增加，少量的麻醉药即可使患者进入麻醉状态。

(5) 由于多数吸入麻醉药有剂量依赖的循环抑制作用，休克患者麻醉时可小量联合应用，如氧化亚氮 - 氧 - 肌松药，辅以小量七氟烷或异氟烷，麻醉作用协同而循环抑制减轻。

2. 静脉麻醉药

麻醉诱导可用氯胺酮、羟丁酸钠、咪达唑仑、乙托咪酯等，但注意适当减量，缓慢分次注射，随时注意血压和脉搏的变化。

(1) 硫喷妥钠极易导致血压剧降，应避免使用。

(2) 氯胺酮应用后血压升高，心率加快，这一特点使氯胺酮在休克患者麻醉中占有重要地位。

(3) 乙托咪酯对循环影响较小，对心肌收缩力和交感反应无明显抑制作用，适用于低血容量和循环状态不稳定的休克患者。

(4) 苯二氮卓类药物具有抗焦虑和遗忘作用，可与镇痛药联合应用于休克患者麻醉诱导和维持。浅麻醉时小量应用咪达唑仑可避免患者术中知晓。

(5) 舒芬太尼和芬太尼对循环影响小，不抑制心肌功能，也无组胺释放作用。

3. 肌肉松弛药

休克患者全身低灌注状态差和肝肾功能不全使药物代谢速率降低，肌松药应适当减量。

(1) 琥珀胆碱：是目前起效最快的肌肉松弛药，$1 \sim 2$ mg/kg 静脉注射，1 分钟即可提供满意肌松，是休克患者快速诱导插管的常用药物，但合并大范围软组织损伤、严重烧伤或截瘫患者可因高钾血症导致心搏骤停。

(2) 罗库溴铵：作用快，维持时间较短，适用于快速诱导插管。

(3) 中短效药物：维库溴铵循环稳定，无组胺释放作用。

(4) 顺阿曲库铵：不依赖肝肾代谢，无药物蓄积，几乎无组胺释放作用。

(5) 哌库溴铵：不阻断交感神经节，无组胺释放作用，均可用于休克患者。

四、麻醉管理

（一）维持血压、支持心功能

1. 休克患者在麻醉前行有创监测是非常有必要的，可在诱导过程密切观察患者生命体征变化。

(1) 对于循环状态不稳定的患者，先浅麻醉使患者意识消失，辅助肌肉松弛药实施麻醉诱导气管插管，手术过程中根据循环情况调节麻醉深度。

(2) 休克患者对镇静、镇痛、肌松和其他麻醉药耐量很差，可采用少量试探性给药法，使用最小有效剂量满足手术的需要，尽量减少药物对休克患者的不利影响。

(3) 麻醉过程继续抗休克治疗，维持动脉压接近正常。

2. 多数休克患者的低血压低心排可以通过调节麻醉深度和补液来得到纠正。血管收缩药应用有可能加重休克患者的代谢紊乱，只在有绝对适应证和极紧急情况下应用。

(1) 休克持续时间过长，确诊血管舒缩功能明显减退，在扩容和纠正酸中毒的基础上可静脉滴注适量血管收缩药。

(2) 感染性休克高排低阻时，可静滴小剂量多巴胺以保护肾功能。

(3) 突然大量失血，血压骤降至 6.7 kPa 以下时，可单次注射一次升压药，加快输液输血。

3. 休克患者麻醉期间容易出现心律失常，诱发原因包括血儿茶酚胺升高、低血容量、低氧血症、酸碱和电解质紊乱、心肌缺血和麻醉药物作用。发生心律失常时，应首先明确诱因并予治疗。

（二）加强呼吸管理

1. 全麻患者应用肌松剂控制通气，保证患者充分供氧，减少患者呼吸作功，降低机体氧耗。

(1) 通气时吸氧浓度应高于 40%，以保证组织氧合。

(2) 同时避免长时间吸入高浓度氧导致肺不张、氧中毒，围手术期可根据动脉血气分析调节吸氧浓度和呼吸参数。

(3) 严重低氧血症可采用呼气末正压通气来纠正。注意潮气量过大、气道压力过高、呼气末正压过高及吸气相延长均可影响休克患者动脉血压。

2. 非全麻手术面罩吸氧

可提供较高的吸入氧浓度。面罩吸氧时氧流量 5 L/min 以上时，可提供 40% ～ 60% 的吸氧浓度，带储气囊的吸氧面罩还可进一步提高吸氧浓度。

3. 术前胃肠减压

不能完全使胃内容物排空，胃管使食管下段开放，更容易发生反流。

(1) 对于饱胃患者全麻诱导，可根据麻醉医生的个人习惯和紧急气道处理能力选择清醒气管内插管或快诱导配合环状软骨加压。

(2) 麻醉苏醒期同样有反流误吸风险，患者循环稳定，咳嗽吞咽反射恢复后方可拔除气管导管。

（三）应用血管扩张药的指征

晚期休克时，低血容量可致心衰，心输出量降低，外周血管总阻力以及 CVP 升高，此时则以应用血管扩张药为适宜，但要同时补充血容量。任何原因引起的休克，如出现肺动脉高压或左心衰竭，在补充血容量的同时，也是用血管扩张药的指征。

（四）纠正酸中毒

微循环得到有效改善和维持正常的肾功能时才能彻底纠正酸中毒。5% $NaHCO_3$ 是临床上最常用碱性药物，纠正其酸中毒时需要依据血清钾下降程度适当补钾。

（五）保持安定

当患者变换体位时，搬动要小心，以免体位改变对血压的影响。平卧位时，下肢应略抬高以利于静脉血回流。如有呼吸困难可将头部和躯干抬高一点，以利于呼吸。

（六）改善微循环

是微动脉和微静脉之间的血液循环，是血液与组织细胞进行物质交换的场所。微循环的基本功能是进行血液和组织液之间的物质交换。正常情况下，微循环的血流量与组织器官的代谢水平相适应，保证各组织器官的血液灌流量并调节回心血量。

如果微循环发生障碍，将会直接影响各器官的生理功能。

1. 肾上腺皮质激素有增强心肌收缩力、稳定细胞膜的通透性、保护溶酶体的作用，并有轻度 α 受体阻滞作用，有利于改善休克状态。

2. 在补足血容量的前提下，应用酚妥拉明等血管扩张药以解除微血管痉挛。

五、注意事项

1. 边进行积极的术前准备，边进行有效的抗休克治疗，是休克病人进行手术和麻醉的重要原则。

2. 确保静脉通路畅通十分重要，只要有条件就必须建立中心静脉输液和测压。

3. 麻醉前应对病人进行血气分析。

4. 如确实不能完成的监测，切莫强求，以免延误最佳抢救时机。

5. 麻醉方法的选择和麻醉药物的用量，必须根据病人当时情况而定，做到个体化用药，切莫机械照搬书本和药典。

6. 有效的呼吸、循环管理，是确保休克病人麻醉安全的重要措施。

7. 术后把病人送入 ICU 病房进一步监测和治疗，是减少术后并发症的有效措施。

六、并发症

1. 全身低温。

2. 苏醒延迟。

3. 水、电解质代谢和酸碱失衡。

4. 弥散性血管内凝血 (dessiminated intravascular coagulation，DIC)。

5. 急性呼吸衰竭综合征 (acute respiratory distress syndrome，ARDS)。

6. 急性肾功能衰竭 (acute renal failure，ARF)。

7. 多器官功能不全综合征 (multiple organ dysfunction syndrome，MODS)。

第八节 创伤患者的麻醉

伤病情紧急、危重、复杂，绝大多数需要急诊手术，其中麻醉处理的质量可直接影响治疗效果和预后，麻初期评估应遵循 ABCDE 的步骤，即气道 (airway)、呼吸 (breathing)、循环 (circulation)、功能障碍 (disability) 和暴露 (exposure)。对于严重创伤患者，评估应与复苏同步进行，不能因为评估而延误对患者的复苏。

一、术前病情评估和紧急处理

创伤患者因手术紧迫，术前不可能获得详细的病情资料，但通常情况下，手术也应在充分体液复苏后进行，若病情稳定可以允许同选择性手术一样，作充分的术前评估和必要的检查。

（一）外伤情况

包括受伤程度和范围、预计手术时间、失血量、最初复苏方法和效果以及气道情况。有些检查对麻醉尤其重要。如脑外伤患者头颅 CT 能显示有无颅内高压和颅底骨折。颈部侧位片可显示有无颈椎骨折和皮下气肿。胸部 X 线摄片提示有无肋骨骨折、气胸、血胸、纵隔增宽、气管位置偏移、纵隔积气和皮下气肿，了解这些常可避免麻醉处理中的困境。

（二）出血程度的评估

休克体征包括面色苍白、心率增快、低血压、四肢厥冷、烦躁、呼吸增快、中心静脉压降低和少尿，尤其存在严重发绀，这些体征表明患者失血已达 40% 以上。一般讲，症状和体征能反映失血程度。美国医学会根据症状和体征把失血程度分成四级（表 20-7）。但对老年或原有贫血者，经长时间转运或用过镇静药的患者，虽然出血程度较轻，也可出现同样的体征。此外，有些患者虽然血容量正常，但由于脊髓外伤、心包填塞或气胸则症状和体征严重，腹部钝挫伤患者，如出现低血压、苍白和心率增快，肯定有大量出血。

表表 20-7 失血程度分级

临床表现	分级			
	I	II	III	IV
失血量 (mL)	＜ 750	750 ～ 1 500	1 500 ～ 2 000	＞ 2 000
失血容量 (%)	＜ 15%	15% ～ 30%	30% ～ 40%	＞ 40%
脉搏（次 / 分）	＞ 100	＞ 100	＞ 120	＞ 140
血压 (kPa)	正常或升高	降低	降低	明显降低
周围循环	正常	较差	差	严重障碍
呼吸频率（次 / 分）	14 ～ 20	20 ～ 30	30 ～ 40	＞ 35
尿量 (mL/h)	＞ 30	20 ～ 30	5 ～ 15	无尿
中枢神经系统	轻度烦躁	中度烦躁	定向障碍	嗜睡，神志不清 输液补充
(3*1 原则)	晶体	晶体	晶体或胶体输血	晶体或胶体输血

评估出血的其他方法，如根据创面大小和深度用手或拳头试验作评估。一只手面积的表面外伤或一拳大的深部外伤失血量相当于血容量的 10%。股骨骨折可失血 500 ～ 1 500 mL，骨盆骨折失血可达 2 000 ～ 3 000 mL。

（三）一般病情

包括年龄、体重以评估输液量和用药量，了解最后一次进食时间和性质及急诊化验等，以评估创伤患者麻醉时可能发生的各种危险并设法预防。

（四）合并存在的疾病

麻醉手术的危险与患者潜在的疾病有关，伴有合并其他疾患者死亡率为 7.2%，创伤死亡率 5.3%，合并心血管神经和血液病的创伤患者死亡率大于 10%。此外老年创伤患者，多发性创伤和持续性低血压患者发生严重并发症，预后也较差。对合并心血管疾病的老年患者作肺动脉压监测有利于指导输血输液和血管活性药的使用。

合并呼吸系统疾病，肺部创伤患者及肺损伤患者，除麻醉处理应特别重视外，主要考虑手术后呼吸机支持及脱机困难，使用支气管扩张药如 β 肾上腺素激动剂、氨茶碱。对可逆性阻塞性通气障碍患者使用激素，将有利于撤离机械通气。

创伤患者偶然合并糖尿病、甲状腺疾病和其他内分泌疾病。创伤和手术应激可导致不可控制的高血糖甚至酮血症酸中毒，应密切监测血糖、电解质和酸碱平衡并适当处理。

（五）紧急处理

包括动、静脉穿刺置管，输血输液，供氧及其他麻醉前准备等。

1. 气道处理

许多外伤患者可因气道梗阻引起严重缺氧而在数分钟内死亡。因此，对下列患者的气道处理应采取紧急措施：①意识丧失后舌根下垂所致的气道梗阻。②因呕吐物、异物或其他碎片等误吸引起的气道阻塞。③因口腔外伤，如双侧下颌骨骨折所致的急性软组织水肿或出血引起的气道梗阻。首先应迅速建立通畅的呼吸道，以便充分供氧，否则将会因严重缺氧而导致心搏骤停、脑水肿和颅内压增高而死亡。

解除气道梗阻包括：清洁口腔，吸出血块或呕吐物，结扎口腔内活动性出血点，头部后仰和托起下颌骨以及放置咽喉通气道等。这些方法均能使气道保持通畅，适用于能保持自主呼吸的患者。有声音嘶哑、喘鸣、颈部挫伤或穿透伤、脑脊液外溢、X 线片显示有气管移位、颈椎不稳定、面部骨折和气管异物等患者，气道处理十分复杂，必须小心。对深昏迷患者或下颌骨骨折者应作气管插管。一般深昏迷患者不需任何药物即可完成插管，但对面部和颈椎外伤者应操作十分谨慎，防止移位，纤维支气管镜或纤维咽喉镜对这种患者非常有用，但必须由经验者操作。当存在气管变形，水肿而不能插管者应作气管切开，情况紧急时可用粗针头作环甲膜穿刺。事实上，需要紧急气管切开的机会甚少，应尽可能作气管插管，然后行气管切开。对存在严重缺氧和二氧化碳潴留患者，作气管插管比气管切开更安全，一旦气道建立，即应作气管内吸引，清除呕吐物、血液、黏液或其他异物，保证气道既可充分供氧，又可防止反流和误吸引起的肺损害。对颅内高压者应用过度通气而降低颅内压，当气道梗阻解除和充分供氧后，缺氧仍未见改善者应考虑缺氧由其他因素引起，如血气胸、心包填塞、心脏直接损伤及严重脑外伤等。如有血气胸者应立即作胸腔引流以保证肺扩张，其他胸部外伤如气管撕裂、食管破裂、肺撕裂伤、大血管损伤等均应考虑，并需作急诊开胸手术。

2. 循环管理

创伤性休克患者早期最突出的矛盾为血容量不足，也是造成全身性生理紊乱的主要原因。纠正低血容量，维持循环稳定必须与呼吸衰竭同时处理。快速有效地恢复循环，保证组织供氧，防止低血压所致的脑缺氧，心搏骤停和肾功能损害是创伤后休克早期复苏的基本目标。

(1) 体液复苏：失血性休克时应用胶体液还是晶体液始终是有争议的问题，但这种争论可能没有必要。因为两种处理方法均不能完全适合于所有的临床情况。因为休克的主要问题是有效循环容量的缺失，以胶体来补充只需较小容量即可达到快速复苏的效果。血容量缺失时，选择哪种液体并不影响治疗，因为容量替代治疗的成功首先取决于快速、充足的替代治疗，其次才是选择哪种溶液。但基于失血性休克时功能性细胞外液的丧失，在创伤性休克早期输入含有与血浆相似的电解质溶液维持血浆电解质平衡。乳酸复方氯化钠溶液 1 000 mL 中含有 HCO_3^- 28 mmol，相当于每升中含有 5% 碳酸氢钠溶液 47 mL，既可治疗低血钠，又能纠正酸中毒。平衡盐溶液还具有稀释血液，减低黏稠度，改善微循环的作用。一定程度的血液稀释（红细胞比积 30% 左右）能改善氧的运送，达到保护重要脏器的目的，防止发生肾衰。平衡盐溶液有较多优点，在失血性休克暂无血源时尤为适用。实践证明，每失血 1 mL 可输入 3 mL 平衡盐溶液补偿。

大多数患者对此治疗都有效，效果不明显者说明应输全血。因晶体液不能较长时间停留在血管内，输入后 30 ～ 60 min 80% 流入组织间隙。如大量使用晶体液，将引起低蛋白血症，间质性水肿，从而造成呼吸困难和高动力型心力衰竭等并发症。因此，Moore 等提出不能用平衡盐溶液完全代替全血，出血量超过 20% 者，应同时输全血或红细胞，使血细胞比积恢复到 35% 左右。人工胶体目前可分三种：即明胶、羟乙基淀粉和右旋糖酐。由于明胶的价格相对便宜，有较短的半衰期，有渗透性利尿作用，对凝血及交叉配血无影响，因而在全球范围内已得到广泛应用。右旋糖酐和羟乙基淀粉临床有报道可以导致肾衰及难以控制的出血，所以对它们应有严格的药用限制，一次用量一般不超过 1 000 mL。三种人工腔体均可以替代人血清蛋白。目前有报道认为清蛋白可能会增加重症患者的死亡率。目前的趋势是，复苏时容量补充倾向于肢体和晶体液的联合使用，晶体、肢体按 2:1 的比例输注，但须保持细胞压积在 30% 以上。有研究证实高渗盐水在出血性休克复苏中可能具有不少优点，但作为常规使用尚难以过早肯定。抗休克时，所输液体和血液均应加温后输入，并使用大口径输液管尽量减少输注阻力，常选用股静脉、贵要静脉、锁骨下静脉和颈内静脉穿刺置管，以前两者为常用。锁骨下静脉穿刺可能并发气胸或血胸故不提倡常规选用，只有在其他途径穿刺失败时才考虑应用。

(2) 输血：在严重创伤抢救中，大量输血是十分常见的，对其所带来的各种严重并发症应予重视。当失血 5 000 mL 以上者，将导致血小板和凝血因子丧失。出现凝血功能障碍时，应补充冰冻血浆、血小板等血液成分，维持血流动力学稳定，并使脉搏恢复至正常范围，CVP 达 1.1 ～ 1.6 kPa(8 ～ 12 cmH$_2$O)。每小时尿量达 1 mL/kg 时，说明输液已充分，达到了恢复正常血容量的目标。大量输血治疗还可引起电解质和酸碱失衡。故应常规作血气和生化测定。在大量输血和抢救期间，血钾的变化很大，须加强监测。由于应激反应儿茶酚胺的大量释放，在入院时常伴有低血钾，但大量输血时可产生严重高血钾，只有当输血速度超过 100 mL/min 时才有可能产生低钙血症以及枸橼酸中毒。腹腔内出血的患者在紧急情况下可采用自身血回输。

(3) 血管活性药物：对低血容量休克使用血管收缩药物以代替补充血容量是绝对禁忌的。当血压很低或测不到，而又不能即时大量快速补充液体时，为了暂时升高血压，维持心、脑血流灌注，以防心搏骤停，可以少量使用血管活性药物。其中最常用的药物是多巴胺，它可增强心肌收缩力，提高心排血量及使周围血管阻力增加，血压上升。一般剂量为每分钟 10 ～ 20 μg/kg。

总之，术前应尽量在有限时间内使患者情况纠正到能耐受麻醉和手术的程度。然而在严重出血时，出血速度超过每分钟 150 mL 者，可在 20 min 内丧失 50% 以上的血容量。出血量达每分钟 30 ～ 150 mL 持续 30 min 亦可发生生命危险。即使小于 30 mL/min，出血持续 1 h 以上者也可危及生命。在这种情况下手术止血是患者获得生存的唯一机会，切忌拘泥于抗休克而延误手术时机。此时，麻醉医师将要承担术中一切风险，故应有充分的思想、技术和物质准备。

二、麻醉处理

创伤患者的麻醉可根据创伤部位、手术性质和患者情况选用局部麻醉区域阻滞或全身麻醉。一般来说，不能绝对地肯定某一麻醉药或麻醉技术较其他药物或方法为优越，麻醉方法的选择决定于：①患者的健康状况。②创伤范围和手术方法：③对某些麻醉药物是否存在禁忌，如氯氨酮不适用于颅脑外伤。④麻醉医师的经验和理论水平。

（一）术前用药

休克、低血容量和意识障碍患者也许不需要任何麻醉前用药。但有些外伤患者可能十分躁动，不能安静，需术前使用镇静镇痛药。疼痛的程度取决于受伤部位。头部及软组织损伤疼痛少。对头部外伤患者不能使用麻醉性镇痛药，以免影响意识和瞳孔的观察。长骨骨折和腹部创伤疼痛剧烈。对一般健康者，吗啡 10 mg 静脉注射，阿托品 0.5 mg 静脉注射，可有效地减少分泌物和防止诱导期某些药物引起的心动过缓。

（二）全身麻醉

1. 麻醉诱导

对于严重创伤患者，麻醉药物的治疗指数非常低。同样的患者，如果是受伤（尤其是摩托车事故）后，其所谓的"安全"诱导药量，这时也会造成致命性危险，对于稳定的创伤患者麻醉诱导与一般选择性手术患者无明显区别，而对低血容量的多发伤患者则要警惕。

(1) 硫喷妥钠：可降低脑氧代谢率 (CMRO$_2$)、脑血流量 (CBF)、颅内压 (ICP)，适用于颅脑创伤而血容量基本正常和循环功能稳定的患者，但该药能使心肌抑制和血管扩张而致低血压，故宜小剂量分次静脉注射。

(2) 依托咪酯：对心血管影响轻微，能降低 CMRO$_2$、CBF、ICP 和增加脑灌注压 (CPP)，因此适用于休克或循环功能不稳定的创伤患者，或伴有颅脑外伤的多发伤患者。依托咪酯的问题包括注射部位刺激痛和肌痉挛，可以通过静脉注射利多卡因，小剂量咪唑安定 (1 ~ 2 mg) 和快速起效肌肉弛缓药来减轻或缓和这些不良反应。虽有单次静脉注射依托咪酯后抑制肾上腺皮质功能的报道，但这种抑制作用的时间短，不完全，临床意义尚存在争论。

(3) 氯胺酮：该药一方面因神经末梢去甲肾上腺素的释放引起收缩压增高和心率增快，而另一方面对高交感神经活性的患者，因使心肌收缩力降低而致血压下降，以及增加 CMRO$_2$、CBF、ICP，故不适用于颅脑外伤或伴有高血压，心肌损伤的创伤患者。

(4) 异丙酚：其心肌抑制作用与硫喷妥钠相似，因此应减少药量小心慎用。该药可降低 CMRO$_2$、CBF、ICP。

(5) 咪唑安定：小剂量 (1 ~ 2 mg 静脉注射) 咪唑安定能提供良好的镇静 . 遗忘和抗焦虑作用。对心血管功能无影响，因此小剂量分次静脉注射常用于清醒性镇静，包括清醒气管内插管，该药能使 ICP 降低。

(6) 芬太尼：芬太尼对血流动力学或血管的作用较小，与催眠性诱导药结合使用有协同作用。对高交感张力的患者，该药可使心率减慢和血压下降，给予芬太尼一个负荷药量后，以每分钟 0.02 ~ 0.10 μg/kg 静脉注射可获得稳定的血浆（镇痛）浓度，并使吸入麻醉药 MAC 降低约 50%。

(7) 舒芬太尼：类似芬太尼，但起效和消除更块，静脉滴注的药量为每分钟 0.003 ~ 0.01 μg/kg。

2. 麻醉维持

低血容量患者用阿片类药 -NO$_2$- 肌肉松弛药维持麻醉。因吗啡和哌替啶均具有组胺释放作用，故常选用芬太尼。芬太尼对心血管功能差的患者能提供良好镇痛作用和对血流动力学影响较小，但因有轻度扩张周围静脉作用，开始应用药量宜小 (2 ~ 10 μg/kg)。若能耐受上述药量者，追加时可适当增量，每 20 ~ 40 min 追加 1 次 (25 ~ 50 μg)，最大量不超过 25 ~ 50 μg/kg。

此法能达到良好止痛效果。长时间手术中使用大药量者，手术结束时可用纳洛酮 (0.1 ～ 0.4 mg) 对抗以减少术后呼吸抑制。近年来对术中"知觉"问题进一步重视，可用安定、咪唑安定或异丙酚辅助。

吸入麻醉药一般用于全身麻醉维持。N_2O 有加重气胸或颅脑积气的危险，因此不适用急性多发伤患者；七氟醚起效和苏醒迅速，对气道无刺激作用，可用于麻醉诱导；地氟醚血气分配系数最低 (0.42)，并且在体内几乎无代谢 (0.02%)，尤其适用于长时间手术的麻醉维持；安氟醚有一定的肾毒性作用，对于长时间手术或肾功能障碍的患者，使用受限；异氟醚有较强的扩张周围血管的作用，但对心排血量、心率和心律影响小。

肌肉松弛药常选用非去极化肌肉松弛药，如维库溴铵对心血管影响甚微；罗库溴铵的起效时间 (3 倍 ED95 药量) 接近琥珀胆碱；阿屈库胺有一定的组胺释放和降血压作用；泮库溴铵为长效肌肉松弛药，有使心率增快作用等。

（三）局部麻醉

对一些创伤范围小，失血少的患者，区域麻醉有一定的优点，如降低交感神经张力、减轻应激反应、减少术中出血和术后深静脉血栓形成，患者在手术期间保持清醒状态，有利于神经和意识的判断以及有助于术后镇痛等。至于是否选用区域麻醉，麻醉医师则应根据手术要求和所选麻醉方法的禁忌证 (蛛网膜下腔阻滞和硬膜外阻滞均有各自的禁忌证) 决定。原则上对于循环不稳定、有意识障碍、呼吸困难或凝血功能差的患者，忌用区域麻醉。

（四）术后镇痛

麻醉的各种技能，尤其是神经阻滞可用于术后镇痛，如持续性臂丛神经阻滞、连续蛛网膜下腔和硬膜外阻滞、胸膜腔内置管持续镇痛和各种下肢神经阻滞等均可达到良好的镇痛效果。

三、术中监测及并发症

（一）术中监测

1. 心电图

常规 ECG 监测除可以了解心率和心律失常外，还可观察 QRS 波群改变，发现心肌缺血或电解质紊乱和及早诊断心搏骤停。

2. 动脉压

直接动脉压穿刺测压不仅可测得每次心脏收缩时的压力，而且可供动脉血气分析时采血用。根据血压波形的改变判断心肌收缩情况。上升支速率慢常表示心肌收缩力下降。心率快而压力波变窄时常表示低血容量和每搏量降低。

3. 中心静脉压

中心静脉压是观察血容量和心功能的精确指标。虽对危重患者由于左右心室功能不相一致而不能反映左心情况，但若患者原来心肺功能正常，同时结合 ECG、ABP 和 CVP，则足以对心血管功能作出精确评估。颈内静脉穿刺置管是 CVP 监测的最好途径。

4. 肺动脉楔压

通过 Swan-Ganz 导管可测定 PCWP、心排血量，并通过计算得出每搏量和左心室收缩功。这些参数可以作为心肌收缩力的指标，而且，计算全身血管阻力为临床提供左心室后负荷情况，这对指导创伤性休克患者的治疗具有重要价值。PCWP 在 2 ～ 2.4 kPa(15 ～ 18 mmHg) 以下可安全使用扩张药，心肌收缩力减弱可用洋地黄类药。在低灌注情况下常用多巴胺及多巴酚丁胺，每分钟 5 ～ 10 μg/kg，可取得良好效果。

5. 血气分析

严重外伤患者应经常作动脉血气分析和酸碱测定，大量输血输液者应测定细胞压积和电解质。

6. 体温

对大量输血输液及长时间手术十分重要，可用食管温度探头和拇趾皮温测定，分别监测中心体温和外周血管灌注情况。

7. 尿量

每小时 0.5 ～ 10 mL/kg 是组织灌注满意的指标。

（二）术中并发症

1. 凝血障碍和 DIC

术中应警惕可能发生的并发症，特别经补充容量后仍然存在持续性低血压的患者，则应考虑可能存在隐性出血、血气胸、心包填塞、进行性颅内出血、酸中毒、低钙血症、脂肪栓、低温及大量输血引起的凝血功能障碍等。因外伤导致凝血功能障碍的死亡率可高达 77%。

2. 低温

由于多数患者在送选手术室前已存在低温，因此低温对于创伤患者而言几乎是不可避免的，同时麻醉又可进一步损害患者的体温调节机制，全身麻醉可降低体温阈值和减少皮肤血管收缩，肌肉松弛药可抑制寒战反应等，所有这些均可使患者在麻醉期间的体温进一步降低。

低温（特别当体温降至 32℃ 以下时）危害包括：心律失常（心房颤动、Q-T 间期延长、QRS 波增宽、房室传导阻滞、心室颤动）、心肌收缩力增加、缺氧性肺血管收缩功能障碍、血液黏度增加、血小板功能障碍及 DIC 等。

低温的处理措施包括维持手术室环境温度（> 22℃），吸入气体宜加温和湿化，所用的复苏液体加温至 37℃ 以及在手术床上放置加温毯等。

四、术后并发症

严重创伤患者，常因低血容量导致组织灌注不足或凝血功能障碍，术后常可并发呼吸功能不全及肾衰竭等并发症。

（一）急性呼吸衰竭

术后发生进行性呼吸困难是创伤患者的严重并发症之一，多系统创伤、严重创伤、低血压、入院 1 h 内输入全血 1 500 mL 以上、误吸、脂肪栓塞和 DIC 等因素均可导致急性呼吸衰竭。80% 以上的复合伤伴有胸部外伤，大多数严重外伤都有呼吸异常，呈现低氧血症和过度换气。据统计，因急性呼吸衰竭导致死亡者，占所有外伤后期死亡总数的 1/3；而一旦发生急性呼吸衰竭，其病死率高达 30% ～ 50%，故应重视预防、早期诊断和正确处理。

（二）急性肾衰竭

急性肾衰竭是外伤后的主要并发症之一，其病死率可达 50% ～ 90%。麻醉人员必须意识到严重外伤患者发生肾衰竭的潜在危险性。创伤出血造成血容量不足和低氧血症，挤压伤引起的肌红蛋白增高，伴有肾、膀胱、尿道外伤的复合伤、麻醉手术对肾灌注和肾小球滤过率的影响，ADH 和醛固酮分泌使肾小管再吸收增加，及其他抗生素的使用，均可能引起急性肾衰竭。初期肾衰是可逆的，迅速处理创伤性休克，可使肾衰发生率明显降低。急性肾衰竭常表现为少尿或无尿，但多尿性肾衰竭也并非少见。出现少尿时应首先排除血容量不足，不适当地使用利尿药将进一步加重低血容量和肾衰竭。

（三）感染和多器官衰竭

除了肺、肾衰竭外，休克后还可合并肝功能及其他器官、系统功能损害。因肝动脉血流降低可发生肝小叶中心缺血性坏死，如继发感染将进一步加重肝功能损害。血肿吸收，大量输血使胆红素增加而出现黄疸。外伤后几天或几星期内死亡者称为后期死亡，大约占所有外伤死亡的 1/5，其中 80% 死于感染或创伤后多器官衰竭。

五、脑外伤

住院的脑外伤患者的死亡率约 20%～50%。降低脑外伤的病残率和死亡率的合适措施包括：适当通气、维持脑灌注压、防止高热、反复神经功能检查、颅内压测定、过度通气和利尿等方法，使 ICP 维持在正常范围。近年来采用监测颈静脉球氧饱和度(SjO_2)可间接反映脑的灌注。

（一）病理生理

脑外伤是一个动态的可变过程，其病情进展取决于损伤本身的程度以及继发性脑损害情况。

1. 原发性脑损害

在损伤当时数分钟内表现出的一种生物机械性损害，包括头皮撕裂伤、颅骨骨折、脑实质挫裂伤及弥散性血管损伤等。目前对原发性脑损伤尚无良好治疗措施。

2. 继发性脑损伤

一般发生在外伤后数分钟至几小时内，表现比较复杂，包括脑缺血、脑水肿、颅内出血及颅内压增高等。低血压、低氧血症、高碳酸血症及高血糖等既是继发性脑损害的诱因，又可相互作用，进一步加重继发性脑损害。因此积极预防和处理上述危险因素可明显改善脑外伤患者的预后。

(1) 生物化学变化：脑外伤后可发生一系列有害的生物化学改变，细胞内 Ca^{2+} 移位、氧自由基和花生四烯酸代谢物等释放，造成血管内皮细胞和神经细胞膜损害。兴奋性氨基酸(谷氨酸、天门冬氨酸) 比例增加，加重了脑损害，降低高能磷酸化合物的利用。

(2) 颅内压：引起 ICP 增高的因素有脑水肿、脑血管扩张及脑脊液吸收障碍。严重 ICP 增高可引起 CPP 下降，导致继发性脑损害。

(3) 脑血流：颅脑外伤可发生 CBF 和脑代谢两方面的动力学改变。在脑外伤后急性期，脑自主调节功能紊乱，CBF 成为压力依赖性。高血压引起脑充血，导致血管源性水肿和 ICP 增高；低血压引起脑缺血，导致细胞毒性水肿。正常情况下，低碳酸血症引起脑血管收缩，反之高碳酸血症引起脑血管扩张，但在脑外伤患者则缺乏这种 CO_2 反应性。

脑氧代谢率 ($CMRO_2$) 和乳酸代谢率 (CM-RL) 是判断脑缺血性损害程度的两个敏感指标。临床上一般可通过监测 SjO_2 及脑脊液乳酸值而获得 $CMRO_2$ 和 CMRL。当出现脑氧供需失衡时，将导致脑氧摄取率增加，SjO_2 下降以及动 - 颈静脉氧含量差 ($AJ-DO_2$) 增大。如氧供进一步降低，势必导致 $CMRO_2$ 下降及颅内乳酸性酸中毒。

(4) 脑水肿：脑外伤后脑水肿包括血管源性和细胞毒性水肿，当脑损伤时，含蛋白质的血管内液通过受损的血脑屏障渗出，增加了细胞外液容量，造成血管源性血肿。而细胞缺氧及细胞内 Na^+ 和水潴留，将导致细胞毒性水肿。

（二）治疗

1. 提高脑组织氧合

由于脑外伤后有许多影响呼吸功能的因素，例如呼吸中枢损伤、继发性水肿、胃内容物反流等，因此抢救工作的首要步骤是保持通气道开放，保证供氧，以减少因缺氧和高碳酸血症所致的继发性脑损害。评估有可能发生呼吸衰竭的患者先给面罩吸氧，并气管插管。对合并颈脊髓损伤的患者，应在颈部牵引条件下施气管内插管术。

2. 维持循环功能

单纯脑外伤本身很少发生低血压，但脑干损伤或同时伴有其他复合伤者可产生严重低血压甚至威胁生命，必须积极处理。常用恢复血容量的溶液有等张电解质和胶体溶液。高血压、心动过速是脑外伤后最常见的心血管紊乱，多半是因循环血液中肾上腺素异常增高所致，对这类患者可使用 β 受体阻滞剂治疗。某些脑外伤患者，颅内压增高有时伴有反射性高血压和心动过缓 (Cushing's 三联征)，在这种情况下，降低血压可因 CPP 下降而进一步加重脑缺血性损害。因此对于严重颅内压增高患者，必须在监测颅内压及了解 CPP 情况下，小心谨慎使用降压药物。

3. 控制颅内压

颅内压增高与预后直接相关。据统计，因脑外伤死亡的患者中有 50% 以上与颅内压增高有关。治疗颅内高压的措施包括：将患者头部放置中间位置，抬高 15° ～ 20° ，切忌旋转或屈曲；采用过度机械通气，维持 $PaCO_2$ 3.3 ～ 4.0 kPa(25 ～ 30 mmHg)；联合应用呋塞米和甘露醇，呋塞米对甘露醇具有协同作用，可加速 ICP 降低及延长小药量甘露醇的作用时间；使用巴比妥类药物等。

对脑外伤患者采用过度机械通气必降低 ICP 似乎已无疑问，但最近一次研究表明，与正常通气比较，脑外伤患者预防性过度通气反而加重神经损害，增加死亡率。

4. 激素的应用

一般认为糖皮质激素有抗炎，稳定细胞膜，修复血脑屏障，改进神经功能，降低颅内压及改善颅内顺应性等作用。因此临床上对严重脑外伤患者均应用大药量地塞米松 (每日 1 ～ 1.5 mg/kg) 以减少脑水肿，降低病死率。近年有证据表明，应用大药量皮质激素对颅内压升高者其死亡率明显高于未用皮质激素者，故有人建议对烦脑外伤患者以不用皮质激素为宜。

（三）麻醉管理

颅脑外伤患者麻醉管理的基本原则是保证氧供，维持循环功能稳定及避免增高 ICP。对于严重颅脑外伤患者可进行清醒插管。对有严重颅内压增高而循环功能较稳定的患者，可结合使用镇痛药、非去极化肌肉松弛药和静脉麻醉药。阿片类镇痛药具有轻度降低 ICP 作用。静脉麻醉药除氯胺酮外均可使颅内压不同程度下降，其中以硫喷妥钠最为明显，其次为咪唑安定、依托咪酯及异丙酚等。气管插管、气管内吸引以及患者躁动等均可引起明显的 ICP 增高，虽然是一过性的，但对已有长时间 ICP 增高者有发生脑疝的危险，因此应予以重视。在气管插管或气管吸引前必须用纯氧充分通气，或使用药物预防并尽可能减轻刺激，以避免 ICP 增高。

对于颅内压增高不显著的患者，麻醉维持可结合使用静脉麻醉药和亚 MAC 浓度异氟醚。一般认为吸入麻醉药均可增加脑血流、脑血容量和颅内压，其中以氟醚最为明显，其次为安氟醚和异氟醚。以往认为 N_2O 对 ICP 影响小，但近来认为 N_2O 与氯醚或安氟醚并用时，其 ICP 增高作用较单用氟醚或安氟醚者更高，且坐位手术时用 N_2O 易发生气栓，故应慎用。

麻醉及手术期间尽可能避免继发性脑损害。对于失血或麻醉药引起的低血压应补足血容量。ICP 增高常采用控制液体的方法，但如过分限制输液不仅使血压不稳定而且可使抗利尿激素分泌增加，反而使 ICP 增高，故术中应适当输液，保持血压平衡。

第九节 内分泌疾病患者的麻醉

一、甲亢患者的麻醉

（一）手术时机选择

基础代谢率已下降并稳定在 ±20% 范围内；临床症状缓解或消失，情绪稳定；体重已稳定，或由减转增；心脏收缩期杂音减轻，心率减慢，静止时，心率 100 次/分钟以下，最好能控制在 80 次/分钟以下为宜；脉压相对缩小，房颤患者心率大于 100 次/分钟，经过治疗有明显好转；心力衰竭后心脏代偿功能好转；不合并呼吸道感染；甲状腺功能试验：如 T3、T4、TSH 在正常范围。

如果甲状腺功能亢进未得到控制，除非急症手术，手术应绝对后延。

（二）麻醉前准备

1. 甲亢患者非甲状腺手术前，应使临床症状得到有效控制，甲状腺功能恢复正常或基本正常，强调全面的准备，包括抗甲状腺药物治疗、β- 受体阻滞剂、放射性核素碘治疗、消除紧张、适当休息、补充营养和热量、精神治疗等。抗甲状腺药物和 β- 受体阻滞剂应持续应用到术日晨，充分的准备，尽可能使甲状腺功能恢复正常，可减少麻醉危险性和并发症，降低死亡率。

2. 甲状腺功能虽可控制接近正常，但一般仍存在精神紧张和情绪不稳，因此麻醉前仍应重视充分的精神准备，术前数天开始给合适量的镇静药，包括巴比妥类、溴剂、苯二氮䓬类或吩噻嗪类药，但应控制剂量，避免呼吸抑制。对气管移位、气管受压或有入睡后因呼吸困难导致"憋醒"史者，应引起重视，需避免用任何术前睡眠药；镇静药的剂量也以

不导致入睡为原则，需适当减少。

3. 术前药中不宜使用阿托品，因可引起心动过速，并阻碍体表散热而引起体温上升，可选用东莨菪碱或长托宁。

（三）麻醉选择

1. 对于轻症甲亢患者，术前准备较好、甲状腺较小且无气管压迫症状和能合作者，可以在颈丛阻滞麻醉下进行手术，但应注意严密监护，特别是术中伍用阿片类药物者，必须严密监测呼吸功能，备好抢救药物和插管器械。

2. 症状严重和甲状腺较大的患者，特别是术前精神紧张、情绪不稳定、甲亢未完全控制、

胸骨后甲状腺肿和有气管压迫或移位的患者，以采用全麻为安全。

3. 全麻维持原则避免应用兴奋交感神经系统的药物，维持足够的麻醉深度，抑制手术刺激引起的过强应激反应。

N_2O 静脉麻醉药 - 肌松药方法显然不能产生所需的麻醉效应；为消除手术刺激引起的交感神经系统兴奋反应，使心肌对儿茶酚胺的敏感性降低，宜间断加用低浓度异氟烷或七氟烷吸入辅助。瑞芬太尼 - 异丙酚肌松药静脉麻醉能较好抑制术中应激反应，是较适宜的选择。

4. 选用适宜的肌松药具有重要性。泮库溴铵具有潜在的心率增快及肾上腺素活性增高的作用，故不适用，目前常选用对心血管副作用小的阿曲库铵（或顺阿曲库铵）和维库溴铵。对预计插管困难者，诱导也可选用去极化肌松药琥珀胆碱。因甲亢患者常并存肌肉软弱无力，且有重症肌无力的倾向，因此肌松药的剂量宜适当减少，最好在肌松监测下使用。此外，在术终拮抗非去极化肌松药残余作用时，应注意抗胆碱酯酶药可能诱发心动过缓。

（四）麻醉管理

1. 术中应密切监测心血管系统和体温，甲亢患者由于心排出量增加，代谢率增高，故对挥发性麻醉药的摄取量也相应加大；如果术中出现体温升高，MAC 也需增高。因此，为维持肺泡内和脑内麻醉药正常效应和分压，其吸入麻醉药浓度需较正常甲状腺功能患者增高。

2. 甲亢患者可能存在慢性的低血容量和血管扩张，在麻醉诱导时容易发生明显的低血压，故诱导前需行适当的扩容处理。麻醉维持需要足够的深度，避免刺激产生心动过速、高血压和室性心律失常。术前使用 β- 受体阻滞剂者，术中检查气管时应警惕发生支气管痉挛或心动过缓，一旦发生需及时处理。

3. 对甲亢患者的麻醉维持期，以始终保持交感肾上腺活性降低为原则，但一般不易满意做到。如果出现低血压，应考虑甲亢患者对儿茶酚胺可能会产生过度的循环反应，故以选用小剂量直接作用于血管的纯 α 受体兴奋药比麻黄碱为好，因麻黄碱有释放儿茶酚胺的作用。

4. 甲亢患者围手术期的潜在最大危险是甲状腺危象，多发生于手术后 6 ～ 18 h，也可能发生于手术进行中，需与恶性高热、嗜铬细胞瘤及麻醉过浅进行鉴别。甲状腺危象系甲状腺激素突然大量释放入血液循环所致，多与术前准备不充分有关，发生率占的甲亢患者的 1% ～ 8%。甲亢患者手术中因误用拟交感神经药而表现过度循环反应，可能是引起甲状腺危象的一个诱因。

(1) 临床表现：突发高热、短期内体温超过 40℃、伴不安、出汗、心动过速、心律失常、恶心、呕吐、血压波动等，可发展为充血性心衰、脱水、休克、谵妄、昏迷，其中 30% 可致死亡。

(2) 处理：针对促发因素、甲状腺功能的活跃程度和全身并发症，进行及时的支持和对症处理，包括：氧治疗；静脉输注冷液体；补充电解质和营养物质；应用快速洋地黄控制严重的房颤并心室率增快或者心力衰竭；应用物理方法降低体温；针对甲状腺功能活跃程度，采用碘化钠、氢化可的松、艾司洛尔和丙硫氧嘧啶治疗。

5. 甲状腺手术麻醉期间可因甲状腺肿大直接压迫气管、气管软化症、喉返神经损伤和喉水肿等造成严重呼吸道梗阻而发生急性窒息，严重者可导致死亡，所以，防治呼吸道梗阻是至关重要的问题。

二、糖尿病患者的麻醉

糖尿病是临床上常见的有遗传性倾向的代谢性内分泌疾病。它是胰岛素的绝对或相对分泌不足所引起的糖、脂肪、蛋白质等代谢紊乱。手术麻醉的应激反应明显加重糖尿病患者业已存在的代谢紊乱及其并发症，直接影响手术，其围术期并发症及病死率为一般患者的 11 倍。

（一）特点

1. 代谢异常

高血糖和糖尿患者对糖的利用降低；蛋白质、脂肪、电解质代谢异常；酸中毒、白细胞吞噬能力减弱，网状内皮系统的功能降低；脱水、血管损害、肝肾功能降低，抵抗力减弱等原因，使糖尿病患者易合并感染。

2. 安全性差

术中可能出现低糖、酮症酸中毒昏迷与血管意外等。严重者循环衰竭、昏迷或死亡。

3. 术后并发症多

术后出现感染或感染加重、创伤切口不愈合、肾上腺皮质功能亢进症、使糖尿病恶化等。

4. 麻醉前准备很重要

糖尿病患者由于感染或血管病变需进行外科治疗，而外科病手术伴发糖尿病者也并不少见。

（二）分类

糖尿病分为原发性和继发性两大类。原发性占绝大多数，原因不明，有遗传倾向。继发性仅占少数。可由下列病因所致。

1. 与胰腺疾病有关

慢性胰腺炎、胰腺癌与胰腺的全部或大部分切除术后，即为胰源性。

2. 对抗胰岛素的分泌物质的作用

如腺垂体功能亢进症，生长激素分泌过多；肾上腺皮质功能亢进症，皮质醇增多症（库欣综合征）等；肾上腺髓质功能亢进症，分泌过多肾上腺素、去甲肾上腺素过多的嗜铬细胞瘤；胰岛 A 细胞分泌胰高血糖素过多的胰岛 A 细胞瘤，即为内分泌性。

3. 与激素治疗有关

长期使用肾上腺皮质激素治疗引起的类固醇性糖尿病，即为医源性糖尿病。

（三）病理生理

胰岛 B 细胞分泌功能减弱或缺乏，使胰岛素绝对或相对不足，引起糖、蛋白和脂肪代谢紊乱。

1. 高血糖及糖代谢紊乱

胰岛素是血糖维持在正常水平的主要激素。胰岛素能促进糖原合成，抑制糖原分解和异生，加速组织细胞对葡萄糖的吸收利用。胰岛素促进葡萄糖透过细胞膜进入细胞，促进细胞膜主动运转葡萄糖。所以正常人血糖浓度达到 4.5 ～ 6.7 mmol/L，即可进入细胞。胰岛素缺乏时，糖由细胞外向细胞内转移即发生困难。当血浓度高达 29.5 mmol/L 才能进入细胞。胰岛素缺乏可导致葡萄糖磷酸激酶的活性降低，使肝糖原合成减少，而分解增多，糖原异生作用增强，使大量葡萄糖释放入血内。严重患者，血糖水平可达 11.4 ～ 14.7 mmol/L，甚至可高达 37.5 ～ 74.4 mmol/L。当血糖水平超过肾糖阈 (11.4 ～ 14.7 mmol/L) 时，就可产生糖尿。

2. 脂肪代谢紊乱

胰岛素可促进脂肪的合成，抑制脂肪的分解，而减少脂肪酸从脂肪组织的释放和酮体的生成。胰岛素缺乏时，脂肪合成减少，脂肪分解加强，脂肪酸的合成很不充分。在肝脏内脂肪酸的氧化只能达到乙酰辅酶 A 阶段。

3. 蛋白代谢紊乱

胰岛素促进蛋白质合成。当胰岛素分泌减少时，则蛋白质合成减少而分解增加，使血中氨基酸浓度增加，尿氮排出增加，同时糖原异生作用增强，大量氨基酸可转变为糖，常出现氮质负平衡。较重患者出现血中氨基酸及非蛋白氮浓度增高。尿中氮化物及有机酸增多，影响水及酸碱平衡，发生失水及酸中毒、水及电解质紊乱。

（四）临床类型

临床分胰岛素依赖型 (IDDM) 和非胰岛素依赖型 (NIDDM) 两型。其他分型如下。

1. 成年型

多在 40 岁以后发病，又称稳定型，占糖尿病的 75% 以上。症状轻，肥胖，多可由饮食控制，出现并发症慢，但血管病严重。

2. 幼年型

多在发育前或 15 岁以前发病，又称不稳定型，占糖尿病的 5% 以下。少见，起病急骤，症状明显，消瘦，易伴有酮尿症型酸中毒。对胰岛素治疗敏感，血糖波动大而不稳定，胰岛素药量稍大引起低血糖，稍不足又引起酮症酸中毒，病情难控制，各种并发症出现较早，麻醉处理应注意。

3. 临床症状分型

根据临床症状与空腹血糖的高低，分为轻、中、重三型。

(1) 轻型：多 40 岁以上发病，症状不明显，空腹血糖一般低于 14.7 mmol/L，不发生酮症酸中毒。饮食控制效果较好。治疗初期可辅以胰岛素，后期可不用。

(2) 中型：发病年龄不定，症状较明显，空腹血糖一般在 14.7 ~ 28.1 mmol/L，偶可发生酮症酸中毒，单用饮食控制血糖尿糖不能达到正常，每日需胰岛素 20 ~ 50 U 以上。

(3) 重型：多在年幼发病，症状明显，空腹血糖多在 28.1 mmol/L 以上，易发生严重酮症酸中毒，在饮食控制下。每日需胰岛素 50 U 以上。

（五）糖尿病并发症

1. 心血管系统

如高血压、心脏病、冠状动脉硬化性心脏病、视网膜动脉硬化、脑血管意外与四肢坏疽等。

2. 神经系统

如周围神经、脑神经、自主神经疾病及脊髓与脑疾病等。

3. 肾脏疾病

如蛋白尿、血肌酐上升、肾功能不全，最后导致肾衰竭。

4. 眼底疾病及其他

如白内障、渗出或增殖性视网膜病变、玻璃体出血及视网膜剥离，甚至失明。

5. 急性并发症

如酮症酸中毒性昏迷、胰岛素低血糖性昏迷、糖尿病非酮性高渗性昏迷与糖尿病乳酸性酸中毒等。

6. 感染

感染是手术后 2/3 的并发症，是约 20% 围术期死亡的原因，常是突然增加胰岛素用量的原因之一。

（六）实验室检查

1. 血糖

空腹正常值 4.5 ～ 6.7 mmol/L，饭后血糖可 > 8.7 mmol/L，血糖 < 11.39 mmol/L 为轻症，重症在 11.39 ～ 22.11 mmol/L。

2. 尿糖

阳性，0.3 ～ 0.56 mmol/L(++ ～ ++++)。

3. 血酮

浓度增高，呈强阳性，含量 > 500 mg/L(50 mg/dL) 为严重酮症。

4. 尿酮

重症或饮食不足、感染、发热或胰岛素用量不足时出现酮尿。尿酮出现阳性应进一步测定血酮、电解质、CO_2 结合力或进行血气分析等。

5. 葡萄糖耐量试验

对怀疑者，即使空腹血糖不高，进一步查糖耐量试验，以明确有无隐性糖尿病存在。

（七）病情估计

根据糖尿病的分型、病情、症状及有无并发症的严重程度，对糖尿患者术前做出全面的病情估计。眼、皮肤及末梢神经、末梢血管障碍等，一般不增加麻醉处理的困难。具有全身或重要脏器功能影响的并发症，如酮症酸中毒、心肌梗死、肾脏病变、严重感染等。对麻醉处理增加困难。

（八）麻醉前准备

1. 术前治疗

主要是治疗糖尿病，控制病情，增加糖原贮备，防治并发症，改善全身情况，提高对麻醉手术的耐受力。

2. 全面了解病情

麻醉前要详细了解病情、并发症、有无代谢性酸中毒、是择期还是急症手术、是大手术还是小手术、尿糖、血糖控制的程度如何。

3. 糖尿病的治疗

(1) 住院治疗：应在术前 5 ～ 10 d 入院，进行必要的检查和治疗。

治疗目的：①纠正体内代谢异常，使血糖、尿糖、血脂、水电解质等恢复或接近正常。②防治酮症酸中毒、感染以及其他心血管、肾脏、神经系统等并发症，改善各重要脏器功能。③增加糖原储备，促进胰岛及其他内分泌系统的功能，增强机体对手术麻醉的耐受性，减低对创伤、感染、出血等应激反应。

(2) 手术前对糖尿患者控制标准：术前治疗达到以下标准，有利于手术麻醉的安全。①无酮血症，尿酮体阴性。②空腹时血糖 < 8.4 mmol/L，以 5 ～ 7.2 mmol/L 为佳，最高勿超过 11.7 mmol/L。③尿糖检查为阴性或弱阳性，24 h 尿糖在 0.5 g 以下。

(3) 治疗方法：采取综合疗法、饮食疗法、口服降糖药和胰岛素治疗。

(4) 注意事项：糖尿病术前治疗应注意以下几方面。①防止发生低血糖反应：有头晕、心慌、手抖、多汗、烦躁不安、谵语、昏迷，多见于重型、不稳定型及幼年型糖尿患者。通过进食、静脉注射 50% 葡萄糖或胰高血糖素 1 mg 等治疗。②过敏反应：少数患者出现荨麻疹等，轻者自行缓解，重者注射肾上腺素和抗组胺药。③胰岛素耐药性：少数患者拮抗胰岛素，主要是抗体反应。

4. 择期手术的准备

(1) 必要时用胰岛素治疗：根据糖尿病的轻重程度，有的仅单纯饮食治疗，有的还要应用胰岛素。为了增加肝糖原储备，术前不能过于严格地控制饮食，每天给糖 200 g 左右，同时给予高蛋白质、大量维生素 C、维生素 B，以增加患者的肝糖原储备。如给糖后尿糖重新出现，弱阳性可不处理，强阳性可加大胰岛素剂量，以保证肝糖原的储备。

(2) 有酮症酸中毒绝对禁止手术：必须先行治疗，使空腹血糖降到 8.4 mmol/L 以下。对血糖的控制不应过于严格，要求接近于正常值即可，要注意避免发生低血糖休克。血糖最高亦不能超过 11.69 mmol/L；尿糖为阴性或弱阳性，排糖量 < 10 g/24 h，无酮症，一般在控制病情数日后才能进行手术。

(3) 术前控制血糖应用胰岛素的适应证：同胰岛素治疗的适应证。糖尿病得到控制，血糖接近正常，可按一般人考虑麻醉方法的选择。

(4) 预防术中低血糖：术前已用长效或中效胰岛素的患者，因其作用时间长，麻醉与手术期间有导致低血糖的可能。故多主张术前 3 ~ 4 d 改用正规胰岛素，用量不变，分 3 次或 4 次皮下注射，并在早、中、晚分别检查 3 次血糖及尿糖。如麻醉前仍用长效或中效胰岛素准备者，则术前 1 d 将胰岛素的用量应减半，并限制在早晨给药。口服降糖药控制病情者，术前应改为胰岛素，每克甲苯磺丁脲可以用胰岛素 8 U 代替。

(5) 计算准胰岛素剂量：手术日晨可用相当平日早饭热量的葡萄糖静脉注射，同时按每 2 ~ 3 g 葡萄糖给正规胰岛素 1 U 来计算。

(6) 留置导尿：患者应放置留置导尿管，以便随时检查尿糖及尿酮。

5. 急症手术的麻醉前准备

(1) 争取时间做必要准备：首先权衡急症手术的迫切性与糖尿病、酮症酸中毒的严重性。应尽量争取数小时做必要处理。控制酮症酸中毒，查尿糖、尿酮，争取查血糖、血酮、钾、钠、氯化物、CO_2 结合力或血气分析等。

(2) 应用胰岛素治疗：根据化验结果给予胰岛素治疗，静脉滴注葡萄糖，按每 2 ~ 3 g 葡萄糖给胰岛素 1 U。经过 0.5 ~ 1 h 尿酮转变为阴性后，即可麻醉与手术。以后每 4 ~ 6 h 或 2 ~ 4 h 复查尿糖、尿酮或血糖、血酮等。根据检查结果随时调整胰岛素用量。

(3) 急症的处理：约 5% ~ 10% 的糖尿患者可发生急症。紧急手术需即刻施行，如不手术常有生命危险。对不能止住的内脏大出血、呼吸道狭窄、呼吸道阻塞的气管造口术、脑疝、剖宫产等，即使糖尿病得不到控制，也要先做手术。术前留置导尿管。根据病情轻重，补给水、电解质、葡萄糖，并给胰岛素治疗，以降低血糖和酮体。然后进行手术麻醉，一边控制血糖一边进行手术。

(4) 糖尿病昏迷的术前处理：糖尿病昏迷时，除救命性小手术 (如气管造口术) 可做外，其余手术应暂缓。糖尿病性酮症酸中毒，有时出现急腹症的症状，是严重脱水而引起，易被误诊为急腹症而手术，使手术死亡率增高，需注意。发生急腹症的症状时，可先行酸中毒的试验治疗。如接受治疗后腹痛消失，则可鉴别。

(5) 糖尿病伴有酮症酸中毒患者的处理：根据症状、尿糖、血糖、酮体与钾、钠、氯化物、CO_2 结合力、非蛋白氮与血气分析等，可确定诊断。如血糖 > $16.75 \sim 22.11$ mmol/L，血酮增高 (至少 ++++)。第 1 个小时给胰岛素 100 U 注射；当血糖下降到 13.94 mmol/L 时，每小时给正规胰岛素 50 U，静脉注射葡萄糖 10 g；在测定血糖、尿糖的同时，给胰岛素 $10 \sim 15$ U/$4 \sim 6$ h。最初 $2 \sim 3$ h 静脉注射生理盐水 $1\,500 \sim 2\,000$ mL 纠正脱水；尿量增加，上述液体输完后，给 0.5% 盐水加氯化钾 40 mmol/L，2 h，24 h 至少输 3 次纠正电解质紊乱，最初 24 h 液体总量 $5\,000 \sim 6\,000$ mL，钠 $350 \sim 450$ mmol/L，钾 $100 \sim 200$ mmol/L；如在治疗初期就有低血钾症，则应密切注意补充氯化钾。pH > 7.1 时，原则上不给碱性药；有明显酸中毒、pH < 7.1 时，碳酸氢钠 40 mmol/h 静脉注射，直至 pH > 7.1、情况改善；改善末梢循环及脑脊液的酸中毒，应充分注意神经系统状态。

(6) 糖尿病非酮症性高渗性昏迷：本症并非由于胰岛素的绝对量不足，而是由于胰岛素的比较缺乏、无酮症酸中毒；高血糖 (血糖值 $22.11 \sim 113.90$ mmol/L)，高血钠；血浆渗透压亢进 ($350 \sim 450$ mOsm/L)；血酮阴性；无严重酸中毒。从以上检查可明确诊断。治疗上，最初 $1 \sim 2$ h 给 0.5% 生理盐水 $1\,000$ mL 输注，第 2 个 $1 \sim 2$ h 重复同量；最初 24 h 输液 $4\,000 \sim 6\,000$ mL。随着输液和胰岛素治疗，血容量增加，血糖和血钠降低。当血浆渗透压降到 330 mOsm/L 以下时，则改输生理盐水等渗液。胰岛素最初 1 h 给 50 U，血糖至少也应下降 $30\% \sim 40\%$，否则在 2 h 内反复给药。

(7) 对症处理：如并发心血管、脑血管、肾脏病变时，除积极控制糖尿病外，还应紧急对症治疗，如抗生素、强心、降压、利尿等。

(九) 麻醉前用药

1. 镇静药

给适量的镇静药可减轻应激反应，减少患者的紧张情绪。对老年及久病者，宜用小剂量，以防发生低血糖昏迷时不易鉴别。如戊巴比妥钠、哌替啶或地西泮等。

2. 抗胆碱药

给东莨菪碱 0.3 mg，术前 1 h 肌内注射。

(十) 麻醉选择

要结合手术的要求，应尽量选用对患者糖代谢影响最小的麻醉方法。

1. 局麻

尽管局麻药对胰岛素分泌有影响，但可阻断自主神经和交感神经、抑制手术刺激对机体的反应，可尽量选用。局麻药中忌加肾上腺素，因其可促进糖原和脂肪的分解。

2. 神经阻滞麻醉

神经阻滞可阻断手术时引起的末梢疼痛刺激。糖尿病患者常选用。有利于糖耐量的保存及胰岛素的释放，但应严格掌握无菌术，因其对感染的抵抗力差，同时注意重型糖尿病患者常有脱水，局麻药中不加肾上腺素，必要时加麻黄碱。

(1) 腰麻：不影响血中生长激素、胰岛素、游离脂肪酸，血糖稍上升。

(2) 硬膜外麻醉：最适宜糖尿病患者的麻醉。适应证广，可阻断末梢疼痛刺激，又可部分地阻断交感神经系统。使手术时肾上腺皮质与高血糖反应减弱或消失。可抑制手术时所发生的血中肾上腺素上升。无论硬膜外麻醉还是腰麻，对伴有动脉硬化等血管系统并发症的老年人，容易发生低血压，应予注意。局麻药的剂量应偏小。

3. 全麻

全麻对糖代谢影响较大。影响的因素较多，如必须采用全麻，则选用对血糖影响小的全麻药。

(1) 吸入全麻药：全麻选用恩氟烷及氧化亚氮药物对血糖无明显影响。

(2) 静脉麻醉药：以硫喷妥钠对血糖影响最小，羟丁酸钠和镇静催眠药对血糖影响亦小。

(3) 气管内插管要充分评估插管的困难程度，防止误吸、缺氧、CO_2 蓄积和低血压。

(十一) 麻醉管理

1. 监测

麻醉及手术时机体的内分泌和代谢性的变化是有个体差异的。从术前糖尿病的轻重程度与控制的情况，不易预测麻醉中的状态。轻症或得到较好控制的患者，麻醉中也有产生高血糖、酮症酸中毒的病例。应积极的处理，除监测呼吸、循环外，定时监测血糖、尿糖。麻醉期间每 2 h 监测尿糖和酮体 1 次。也可间隔 15～60 min 监测 1 次。同时监测血清电解质与血气分析。监测血糖、尿糖与酮体，有专门监测试纸，虽精确度不高，但迅速、简便。

2. 麻醉中控制指标

血糖 8.38～11.39 mmol/L；尿酮 (-)；尿糖 (-)～(+) 的程度；血糖要维持在较高水平，以防用胰岛素时产生低血糖的危险。对伴有动脉硬化者，必须注意血压的大波动或低血压。

3. 血糖变化的处理

(1) 低血糖：因口服降糖药过量；或数小时注射过剂量过大胰岛素，麻醉中又继用长效或中效胰岛素；或患者有脓肿、坏疽等感染性疾病，使患者对胰岛素的敏感性降低，当手术消除上述感染性疾病后，对胰岛素的敏感性转为正常，如仍按原剂量应用，则可能产生低血糖。术中出现低血压，特别是舒张压降低。当全麻患者出现不明原因的心动过速、出汗、脉压增宽，或手术过程中患者意识消失的程度与麻醉的深度不符合；或停止麻醉后患者长时间不清醒时，应考虑低血糖的可能。神志清楚的局麻患者，可凭心慌、饥饿感或眩晕等主观感觉来判断。检查血糖 < 2.9 mmol/L、血酮 (-)、尿糖 (-)、尿酮 (-)。治疗上，立即静脉注射 50% 葡萄糖 20～40 mL，停用胰岛素，必要时检查血糖做进一步证实。体胖静脉注射困难的患者，可肌内注射高血糖素 1 mg。如意识恢复，继之经静脉给以一定量葡萄糖。

(2) 高血糖：因胰岛素作用不足，含糖液输入过多而引起。必须查血酮。如高血糖同时伴尿酮阳性，为胰岛素用量不足而引起。应 1 次给胰岛素 4～8 U，直到酮体消失。可同时输晶体液，如乳酸林格液或生理盐水等。如尿酮阴性，而只有高血糖 (11.39～16.65 mmol/L)，可减慢葡萄糖溶液的输液速度或暂停，边查尿酮、血糖，边观察经过。如血糖高达 16.65～22.11 mmol/L，是给胰岛素的适应证。

4. 尿酮阳性

正常血中有少量酮体。血酮增加超过正常范围时，尿中也大量排出，试纸检验呈阳性。如血糖低时，应考虑给糖量不足，而出现饥饿性酮病。先试给葡萄糖，酮体应变成阴性。血糖比较高时，也可疑为酮症酸中毒，可边观察血糖边分次给予胰岛素与输晶体溶液，直至酮体变为阴性。监测血气分析，以观察酸中毒的改善情况。

5. 低血糖昏迷

麻醉中有原因不明的频脉、冷汗、面色苍白应考虑低血糖昏迷。这是肾上腺素的分泌增加，而代偿所出现的症状。经查血糖如证明为低血糖，则即刻静脉注射 50% 葡萄糖 20～40 mL。病情会好转，但意识恢复较慢。

6. 麻醉后苏醒迟延

除麻药或辅助药过量、低温外，对糖尿患者应当考虑低血糖或糖尿病性昏迷。酮症酸中毒时尿酮呈强阳性。高渗性高血糖性昏迷，有明显的高血糖与血浆渗透压上升，尿酮阴性。乳酸性酸中毒等有乳酸上升明显、尿酮阴性。

7. 麻醉输液

为补充细胞外液的丧失，与一般输液相随同，术中输注晶体液及胶体液。对肾病、肾功能降低者，应限制输液。血糖较低时，术中应积极输入葡萄糖溶液。以含电解质的葡萄糖为好，同时给胰岛素。对轻型的成人型（非胰岛素依赖性）的糖尿病患者，还可应用木糖醇、果糖、麦芽糖等。

8. 麻醉中胰岛素的用法

术中保持血糖在 8.4～11.2 mmol/L 水平。

(1) 静脉滴注：最确实可靠的方法是将规定量的胰岛素加入液体内，用输注法给药。由于部分胰岛素被输液器或莫菲滴管的内壁所吸附，所以经输液瓶滴入胰岛素时，可于塑料瓶中加 0.1%～1.0% 的血清蛋白，或 0.5 以上浓度的 Polygeline，并把被吸附胰岛素的估计量（回收率为 68%±14%）加上为宜。

(2) 静脉注射：经静脉持续少量注入胰岛素（应用输液栗或小儿输液器）。在监测血糖条件下，每小时给胰岛素 1～4 U。

（十二）麻醉后处理

1. 实验室检查

术后应根据糖尿病的轻重程度和手术损伤程度，定时检查血糖、尿糖和尿酮。如胃切除术后，从手术当天即能经口进食，至少应 4～6 h 检查 1 次。如有特殊情况，检查间隔应缩短。保持尿糖 ±～++。血糖 5.5～13.94 mmol/L。

2. 输注胰岛素

术后出现尿糖强阳性，首先检查血糖，如血糖达 16.75～22.11 mmol/L，应给胰岛素 6～10 U，输注给药以观察之。如这时尿酮为阳性，应追加胰岛素直至尿酮阴性。血糖 11.39～16.75 mmoI/L，尿酮阴性时，可放慢葡萄糖的输注速度。

3. 麻醉后输液注意

同一般输液。凡术后输液不能进食者，补给的糖量，除了排泄量外，至少补给 100 g/d。

以均等的速度滴注为好。给胰岛素也应补钾。

现代奕用临束麻碎学

4. 机体对胰岛素的敏感性增高

术后比术前给的胰岛素量显著减少，仍有产生低血糖者，因为手术切除了感染病灶，机体对胰岛素的敏感性提高。

5. 昏迷

由于胰岛素过量而产生的低血糖、糖尿病性昏迷（酮症酸中毒）、高渗性高血糖性昏迷、乳酸性酸中毒性昏迷等。低血糖性昏迷和酮症酸中毒昏迷，是麻醉中的主要危险，要特别注意，一旦发现，及时处理。

三、嗜铬细胞瘤患者的麻醉

嗜铬细胞瘤是从肾上腺髓质（85% ～ 90%）或异位的类似嗜铬性组织内长出的一种分泌大量儿茶酚胺的肿瘤。嗜铬细胞瘤分泌大量的肾上腺素和去甲肾上腺素，使周围血管强烈收缩，心脏收缩力增强，引起严重高血压、心律失常、心力衰竭、肺水肿、低血容量及代谢异常等。麻醉处理困难，危险性大，死亡率高。

（一）麻醉前准备

1. α 受体阻滞剂控制血压

(1) 酚苄明：可缓解持续性的，且难以控制的高血压。若血细胞比容 > 75% 时，于术前 2 ～ 3 周开始口服酚苄明，每次 10 ～ 20 mg，每日 2 次或 3 次，然后逐渐增加剂量，直至接近正常的血压水平，然后用维持量。病情控制较好的标志：阵发性高血压发作率明显减少，程度大大减轻，或无高血压发作。持续性高血压控制至正常或大致正常；高代谢率症状改善。高血压危象时，可静脉注射 20 mg 酚苄明。

(2) 苄胺唑啉：作用时间短暂，仅 5 ～ 10 mim 临床控制血压作用迅速，但长期治疗不够满意。术前持续用药数日或数周，5 ～ 10 mg 加在 5% 葡萄糖 250 ～ 500 mL 内输注。用于治疗高血压危象。

(3) 哌唑嗪：是 α_1 受体阻滞剂，可替代酚苄明，半衰期短，作用缓，因体位性低血压明显，初剂量为 1 mg，卧床时用，2 ～ 3 mg/d，逐渐增至 8 ～ 12 mg/d，共 2 周。

(4) 拉贝洛尔：为 α 受体和 β 受体阻滞剂，主要是 β 受体阻滞作用，静脉注射后 β 受体阻滞作用 7 倍于 α 受体阻滞作用，使血浆内血管紧张素 II 及醛固酮的浓度降低、外周血管扩张及心率减慢。术前 300 ～ 400 mg/d，分次口服，连续 1 ～ 2 周。

2. β 受体阻滞剂控制心率

心率明显增快（ > 130 次 / 分），普萘洛尔 10 ～ 20 mg，每日 3 次，术前 1 ～ 4 d 服用，预防心律不齐。

3. 补充血容量

术前补充足够的全血、血浆、血浆代用品和液体，改善嗜铬细胞瘤的低血容量状态。注意防止心脏负荷过重而发生心力衰竭。

4. 麻醉前给激素

术前适量给予皮质激素，以预防肾上腺皮质功能减退现象。因长期血中儿茶酚胺含量增高，

可抑制垂体 - 肾上腺系统的活动性。双侧嗜铬细胞瘤切除后，其肾上腺皮质功能可严重低下，因而影响循环的稳定。术前用皮质激素准备，可以预防。一般术前 12 h 和 2 h，各肌内注射醋酸可的松 50 mg。

5. 镇静药

术前晚口服巴比妥或地西泮等镇静催眠药。

6. 冬眠药物

应采用小量冬眠药物以达到镇静目的，防止血压过度升高。

7. 抗胆碱药

东莨菪碱较好。阿托品不用，因和肾上腺素、去甲肾上腺素协同有升压作用。

(二) 麻醉选择

1. 持续硬膜外麻醉

用于肿瘤定位明确者，对机体干扰小，是安全有效的方法之一。要求有足够的麻醉平面，适当加用辅助药，能消除反射性的儿茶酚胺增加。但有可能在摘除肿瘤后血压下降。

2. 全麻

为首选的麻醉方法。可充分供氧，循环呼吸管理方便＞可避免患者的精神紧张而产生血压骤增；对摘除肿瘤后的低血压控制很有利。

(1) 全麻诱导：采用静脉注射硫喷妥钠或丙泊酚、琥珀胆碱诱导、气管内插管。或羟丁酸钠、冬眠 4 号加东莨菪碱 0.002 ～ 0.08 mg/kg 输注后，在表麻下气管内插管。

(2) 麻醉维持：多用恩氟烷、异氟烷吸入，或丙泊酚、瑞芬太尼复合麻醉，控制呼吸。或用镇静催眠药物维持。应与肌松药维库溴铵、镇痛药或恩氟烷吸入复合应用。

(三) 麻醉管理

1. 开通静脉通路

术中开放 3 条静脉，一条切开，连接分别准备好的有降压药苄胺唑啉 1 mg/mL 的液体和升压药去甲肾上腺素 0.1 mg/mL 的液体，为双联瓶装置。同时可将三通与测中心静脉压管相接，同时监测 CVP。一条静脉供输血输液，一条静脉给麻药和其他药物治疗用。

2. 监测

严密加强监测血压、CVP、心电图及尿量等。最好行有创动脉压监测。

3. 处理高血压危象

术中给降压药或升压药要及时果断。当在全麻诱导、气管内插管、手术切皮开始、操作探查及剥离肿瘤时，或缺氧和二氧化碳蓄积时，血压骤增，出现高血压危象 (Desmonts 认为收缩压＞ 33.25 kPa，持续 1 min 以上即可称之)，或收缩压＞ 26.6 kPa(200 mmHg) 时，立即将苄胺唑啉 10 mg 加入 5% 葡萄糖溶液 100 mL 内快速输注；或用 0.01% 硝普钠或硝酸甘油输注，维持血压在麻醉前水平。当结扎肿瘤血管和肿瘤摘除后，体内儿茶酚胺急骤下降，周围血管张力减弱，再加上血容量不足、α 和 β 受体阻滞剂的残余作用及麻醉等因素，发生低血压，立即夹住降压药输液胶管，同时开放装有升压药的胶管。即去甲肾上腺素 10 mg、肾上腺素 2 mg 加入 100 mL 葡萄糖液，快速输注。

4. 扩容

术中扩张血容量，当阻断肿瘤血管前，即提前开始超量补充血液。在使用升压药的同时，加快输血输液，可以避免肿瘤切除后的严重低血压。减少应用升压药的药量，缩短用药时间。

5. 给予葡萄糖和激素

当低血压长期不能回升时，静脉注射 50% 葡萄糖溶液 100 ~ 200 mL，或并用肾上腺皮质激素。常用氢化可的松 100 ~ 300 mg 加入 5% 葡萄糖溶液 250 ~ 500 mL 静脉输注。输液输血超量的数量应根据患者的血压、脉搏、CVP 等综合判断。

6. 治疗心律失常

当心电图出现心律失常时，如心动过速、室性期前收缩等，用普萘洛尔 10 mg 或艾司洛尔 50 ~ 150 μg/(kg·min)，静脉注射。否则有导致心室纤颤的危险。当有心力衰竭或心肌缺血表现时，输注毛花苷 C 0.2 ~ 0.4 mg，以改善心脏功能。

7. 麻醉后处理

术终要在手术室内观察一段时间 (30 ~ 180 min)，病情不稳定时，仍需观察治疗。待病情稳定后，送回病房或 ICU，继续观察治疗。术后一直用升压药，直到血压稳定在正常水平后，逐渐撤除。

8. 无症状嗜铬细胞瘤

要警惕术前未诊断出的嗜铬细胞瘤。这是在麻醉或手术时危险性最大的、死亡率最高的。凡是在进行其他麻醉和手术中，由于手术麻醉的刺激，特别是施行腹腔探查时，出现难以解释的血压剧烈波动，即血压突然上升到 > 26.6 kPa(200 mmHg)，出现高血压危象，甚至心力衰竭，伴有心律不齐时，应首先考虑到嗜铬细胞瘤的可能性。

四、皮质醇增多症患者的麻醉

皮质醇增多症又称库欣综合征，是由于肾上腺皮质功能亢进，皮质激素分泌过多所发生的一系列机体病理改变，其中分泌增多的主要是皮质醇，故又称皮质醇症。病变由肾上腺皮质肿瘤、垂体或其他器官分泌过多的促肾上腺皮质激素，或类似促肾上腺皮质激素的活性物质，引起肾上腺皮质增生而发生皮质醇症。

(一) 麻醉特点

1. 青壮年多

患者多有向心性肥胖、高血压、血糖升高和糖尿；有出血倾向，有低钾血症、高钠血症等症状。除术前已定位明确的肿瘤外，要进行双侧肾上腺探查术，取上腹部横切口，或经两侧腰部切口。后者术中要变换体位，患者体胖，术野往往暴露困难，易发生出血及胸膜破裂。

2. 对麻醉的要求高

(1) 患者体胖要求肌肉松弛，镇痛完善。

(2) 患者体重很大，但对麻药的耐受性很低，用量要酌情减少，以免对呼吸、循环产生抑制。

(3) 手术中一旦肿瘤被切除，立即出现肾上腺皮质功能的不足，术前、术中及术后一段时间内应作补充治疗。

(4) 长期高血压及伴有动脉硬化或心脏代偿功能较差，因而患者对低血压的耐受性极差，处理也困难，麻醉中要注意维护循环的稳定。

(5) 术中有可能发生气胸。一旦发生气胸，对于全麻者处理相对简单，而对于行硬膜外麻醉者处理则较为复杂，常需外科干预和改变麻醉方式。

(6) 注意控制血糖和维持水、电解质和酸碱平衡。

（二）麻醉前准备

1. 全身性准备

(1) 皮质醇增多症的患者由于代谢和电解质紊乱，对于手术耐受性差，而肾上腺的切除又可使功能亢进突然转为功能不足，机体很难适应这种变化，术前应纠正代谢紊乱，治疗并发症。

(2) 低钾血症可加重患者的肌肉软瘫，并可引起心律失常，应适当补充钾，必要时可用螺内酯等保钾利尿药，促进水钠排出和保钾，同时有利于血压的控制。

(3) 血糖升高或糖尿病，需进行饮食控制，必要时用胰岛素来治疗。患者对胰岛素常不敏感，应在密切监测下，适当增加胰岛素用量，但应注意在肾上腺切除后出现低血糖，所以一般情况下不主张用胰岛素。

(4) 对病情严重，肌肉软弱无力，骨质疏松等蛋白质分解亢进，有负氮平衡时，需要用丙酸睾酮以促进蛋白质合成。

2. 皮质激素的补充

此类患者原来体内有高浓度的皮质醇，一旦切除肿瘤或增生的腺体全切或大部全切除后，体内糖皮质激素水平骤降，如不及时补充，则可以发生肾上腺皮质功能不足危象。因此，术前、术后应补充肾上腺皮质激素。

（三）麻醉前用药

皮质醇增多症患者对镇静镇痛药耐受性较差，虽肥胖但不能按每公斤体重常规剂量给药。术前用药镇静、催眠及镇痛药应减量，一般用量仅及正常人的 1/3 ～ 1/2 即可，病情严重者可完全免用。肥胖患者不宜使用吗啡类镇痛药，以免引起呼吸抑制或呼吸暂停。

（四）麻醉选择

由于皮质醇增多症患者对手术麻醉的应激能力低，耐受性差，因此对麻醉药物用量比正常患者相对要小，使麻醉对肾上腺皮质功能、心血管、呼吸的影响尽可能小。除满足手术基本要求外，应针对病情、手术特点，保证呼吸道通畅，进行必要的呼吸管理，维持血压平稳。

1. 全身麻醉

除依托咪酯对肾上腺皮质功能有抑制作用外，其他常用静脉和吸入麻醉药对肾上腺皮质功能均无明显影响，但患者对各种全麻药及肌松药的需要量均减少。腹腔镜手术除非有特殊禁忌，均应选用全麻。

2. 硬膜外阻滞

(1) 硬膜外阻滞对肾上腺皮质功能干扰小，麻醉并发症少，患者恢复较快。但手术部位较深，常有牵拉反应等引起患者不适，多需静脉辅助用药，此时应严密监测患者呼吸和循环状况，必要时可复合全身麻醉。

(2) 对于有精神症状、硬膜外穿刺部位有感染、合并心血管系统疾患不易维持循环稳定者、呼吸功能明显降低的患者，不宜应用硬膜外麻醉。

（五）麻醉管理

1. 呼吸管理

(1) 皮质醇增多症患者面颊肥胖，颈部短粗，肌力减弱，在全麻诱导插管前或麻醉终了拔管后容易出现呼吸道梗阻、发绀，托下颌有一定困难，应适当采用通气导管等措施维持呼吸道通畅。

(2) 可能在气管插管时发生插管困难，应做好困难插管的准备，如纤维支气管镜等，必要时可尝试保留气道反射的清醒镇静插管。

(3) 麻醉后易因呕吐误吸而发生肺部感染等呼吸系统并发症，此类患者呼吸储备及代偿功能差，对缺氧耐受性低，再加体位的影响，手术时胸膜破裂发生气胸，全麻过深或硬膜外阻滞平面过高等，均可进一步影响患者的通气，麻醉中应严密观察患者通气状态，维持呼吸道通畅，进行辅助呼吸等呼吸管理。

2. 循环管理

(1) 此类患者对失血的耐受性很差，虽出血量不多，容易发生血压下降，再加上麻醉的影响，术中体位的变动等因素可发生低血压甚至休克，术中应及时补充血容量。

(2) 对于肾上腺皮质功能不全或肾上腺切除的患者，术中可以出现急性肾上腺皮质功能不全的症状，原因不明的低血压、休克、心动过速、发绀、高热等，除采用一般抗休克治疗外，应静滴氢化可的松 100 ~ 300 mg 或甲泼尼龙 40 ~ 80 mg。如出现顽固性低血压休克，需增加激素用量，并给予升压药支持循环功能。

3. 控制血糖

(1) 皮质醇增多症患者常并存继发性糖尿病，术中血糖若 < 16.7 mmol/L 可不予特殊处理，肾上腺切除后随着糖皮质激素的分泌减少血糖会自然下降。部分患者肾上腺切除后如未及时补充皮质激素和葡萄糖，可发生低血糖，甚至引起患者苏醒延迟。故术中不同阶段均应严密监测血糖浓度，及时对症处理。

(2) 该类患者常伴有低钾血症，术前未纠正者，术中应继续补钾。宜监测血气分析和尿量，根据结果酌情给予。

第十节 急症手术的麻醉

大多数的急症手术患者的病情虽然都较急，但未必严重。如局部小的创伤、单纯性骨折、急性阑尾炎、嵌顿疝、一般的剖腹产、卵巢囊肿蒂扭转等都属急症，但患者周身情况都较良好，不致给手术或麻醉构成困难。然而也有一部分患者的病情极其严重，其中有的患者其外科疾患已显著影响周身情况下有的患者则外科疾患未必严重，但其并存病或并发病已足以影响其治疗；也有的患者则二者兼而有之。

急症危重患者系指患者病情已达濒死阶段，按 ASA 分类属第 V 类 E。

各种病因的危重患者，无例外地先后出现循环、呼吸、代谢等系统功能严重损害，因而构成病情复杂多变的特点。部分危重患者手术治疗原发病是挽救生命的唯一方法。危重患者的生理代偿功能多已消耗殆尽，麻醉非常危险，而危重患者的病理生理改变显著地影响麻醉药物的反应。所以麻醉前应尽可能使内环境的稳定重建，达到较为满意的程度。

一、急症手术患者的麻醉特点

（一）危重程度评估

创伤患者，可根据患者意识状态，血压、脉搏、呼吸状况，体温改变，以及身体各部位创伤性质与程度，将病情分为轻、重、严重、危重四级。

急性脑损伤的患者，可用 Glasgow 昏迷分级计分法（依患者睁眼反应，言语反应，运动反应）评估患者预后。

麻醉医师对患者病情的评估，除应参考上述评估指标，还应特别注意下列几个方面：循环功能；呼吸功能；水、电解质及酸碱平衡情况。

（二）准备不足

术前进行充分准备无疑将增加麻醉和手术的安全性，但这仅适用于常规手术患者，急症手术常常时间紧迫，术前难以做到完善的准备，故麻醉和手术的危险性、并发症和死亡率都相应增高。应在术前短暂的时间里，迅速全面地、有重点地做好术前准备，及早施行手术治疗。

二、麻醉前准备及治疗

麻醉前急救及治疗是提高麻醉、手术安全性的重要环节，若立即手术是挽救患者生命的唯一手段，则应在积极采取有效治疗措施的同时，立即进行手术。如无立即危及患者生命的病情，可先抓紧时间进行有效治疗，待患者一般情况改善后再行手术治疗，麻醉危险性可减少。

（一）保证气道通畅及供氧

急症危重患者常伴神志不清或昏迷，丧失调节呼吸道通畅能力，加上呼吸道分泌物不断增多，呕吐误吸及舌后坠等，很难使呼吸道通畅。通气障碍，经常加速病情恶化，使患者丧失救治时机。

深度昏迷或脑疝患者，以及颌面部严重创伤患者，可紧急气管内插管，吸净分泌物及呕吐误吸物，以确保气道通畅。因舌后坠阻塞咽部使呼吸道不畅，可置口腔通气道或喉罩。对估计长时间昏迷的患者，可考虑气管造口。

PaO_2 8 kPa 或 SaO_2 90% 是氧治疗的指征，目的是通过提高吸入气体氧浓度提高 PaO_2 到 10.7 kPa 以上，即使 SaO_2 达 96% 以上。由于 SpO_2 监测与 PaO_2 呈正相关，所以监测 SpO_2 可指导氧治疗。当用鼻管吸氧甚或面罩吸氧都不能使 SPO_2 达 96% 时，应考虑用 PEEP 通气以改善缺氧。

（二）保证静脉通路补充血容量

开放静脉通路是能够及时补充血容量的可靠保障。急症危重患者，由于血管床状态异常，不管有否体液及循环容量欠缺，充分补充循环容量对改善循环状态都是有益的。多数急症危重患者由于身体多处外伤，或内脏破裂出血、穿孔，使大量的细胞外液及血液存积于创伤部位或丢失体外，造成循环容量严重欠缺，使机体陷入低血容量性休克状态，如果不及时补充血容量，难以争取以手术救治的机会。

（三）纠正水、电解质与酸碱平衡紊乱

脱水及代谢性酸中毒是急症危重患者普通存有的病理生理改变，特别是烧伤、创伤、肠梗阻、胰腺炎及局部缺血引起的休克，由于毛细血管渗透性增加，血浆蛋白外渗，血容量减少。

血生化检查呈现低 Na^+、Cl^-，高血 K^+。充分补充乳酸林格注射液，不仅可补充功能性细胞外液的体外丢失和体内转移，而且可以改善和恢复细胞膜电位，有利于细胞膜功能的恢复。乳酸林格注射液的补充量已能使脱水的临床症状消失、排尿量恢复正常、CVP 升到正常为准。液体补充速度以右心、左心功能能承受为依据，即 CVP 不超过 8.8 kPa，随着液体的不断进入血压呈进行性升高，而不是降低。

此外，还应及时根据血气分析结果补给 5% $NaHCO_3$ 液纠正代谢性酸中毒。

（四）监测

急症危重患者还应进行呼吸功能、循环功能、体温、出凝血功能等监测，但需注意，切莫为完成某项监测而延误对患者的抢救。

三、麻醉处理原则

对急症危重患者，特别是严重创伤的患者，应给适量止痛、镇静药，消除患者紧张及恐惧，但应注意所用药以不使血压降低、不抑制呼吸为前提。对已昏迷或垂危患者只应用抗胆碱药。对处于休克状态患者，最好是小量、分次静脉给药。

此类患者的麻醉选择以采用气管内插管全麻为宜，它可保证充分吸氧，并能使麻醉医师全力处理术中循环方面的问题。

（一）气管内插管全身麻醉

危重急症患者对疼痛反应迟钝，常能在浅麻醉下完成较复杂手术。尽管如此，为清除手术创伤对机体的不良反应，不仅镇痛应完全，而且还应千方百计地阻断手术创伤对中枢的不良影响。为防止呕吐或胃液反流误吸，应常规置放胃肠减压管，应给一定量西咪替丁。采用气管表面麻醉清醒插管或静脉注射（安定 10 mg+ 芬太尼 0.1 mg+ 氟哌啶 5 mg+25% 葡萄糖稀释至 20 mL）清醒健忘式插管，插管后给乙咪酯等行麻醉诱导。麻醉维持可采用安氟醚、异氟醚并用肌松药维持麻醉，麻醉中尽量减少麻药用量，麻醉深度要适宜。肌松药量要偏大些，以能保证进行手术的最浅麻醉，能保持机体的正常反应。术中采用呼吸机通气，维持呼吸道通畅，术中保证充分供氧。必要时做好辅助呼吸或控制呼吸。防止特殊体位对呼吸的影响。要预防呕吐、反流导致误吸。若发生反流及误吸时，按误吸方案处理。

（二）麻醉药选择

急症危重患者的循环功能已处于崩溃边缘，为维护已经十分脆弱的循环功能，应慎用各种麻醉药。硫喷妥钠抑制循环作用显著，不宜应用。安氟醚、异氟醚、笑气等吸入麻醉药，如能妥善地控制吸入浓度，皆能取得满意麻醉效果。氯胺酮、乙咪脂、芬太尼等静脉麻醉药，为急症危重患者经常选用的麻醉药，咪唑安定及异丙酚的循环抑制作用与剂量及注药速度呈正相关，特别危重患者应控制使用。

（三）维持血流动力学平稳

从缺血、损伤及坏死组织中释放出的毒性物质对心脏及血管床的影响，细胞外液、特别是血液的大量丢失所致的有效循环量减少，以及脱水所致的血浓缩，是破坏血流动力学稳定的主要原因。使用洋地黄类药增强心脏功能，充分输血输液，特别是输入大量乳酸林格液，以及适当使用改善微循环灌流的药，如地塞米松、654-2 等，是使血流动力学稳定的常用措施。麻醉中继续纠正休克，纠正水电解质紊乱，代谢性酸中毒、补充血容量。术中严密观察血压、脉搏和呼吸的变化，并维持在正常范围。只有尽可能地保持血流动力学平稳，才能为手术顺利完成提供保证。

（四）补充血容量

急症危重患者普遍存在血容量欠缺，它是循环功能不全的首要因素，用各种方法测得的血液亏损量都难以指导临床实践。因血管床状态及体内血液分布情况，难以做出定量性估计。因此，只能根据血流动力学的改善情况去估计血容量是否已补足。为能使血容量补充顺利进行，需监测 CVP，以免造成循环超负荷。

第十一节 诊断性检查的麻醉

一、概述

为明确疾病的诊断和部位、范围，对患者施行某些特殊检查，统称为诊断性检查，有些于检查的同时，还进行某些治疗操作。为保证诊治过程中患者绝对安静不动及生命体征稳定，常需应用基础麻醉或应用适量镇静睡眠药，少数患者还需要在全麻下完成。对不合作的小儿、心绪紧张不能自控的患者、震颤躁动的某些神经系统的患者以及病情危重的患者，麻醉医师通过充分的术前患者病情估计、恰当的镇静睡眠药选配和全麻实施，以及严密全面的监测，不仅可做到患者完全不动，更有维护生理功能稳定和及时有效处理各种意外并发症的安全保证。

（一）诊断检查分类

(1) 利用内镜进行直视诊断。包括活检和治疗，如支气管镜、食管镜、膀胱镜、直肠镜和腹腔镜等。

(2) 在 X 线下施行导管或造影检查。以协助诊断，包括治疗。如心导管检查和造影、脑血管造影、脑室造影和气脑造影、支气管造影、逆行输尿管肾盂造影、肝肾动脉造影、介入疗法等。

（二）麻醉特点

1. 麻醉方法因人而异

在成人，大多数诊断性检查均可在黏膜表面麻醉，局部浸润麻醉，或辅以安定、氟哌利多等完成。在少儿和情绪特别紧张的成人，则必须与基础麻醉或全麻，以保证检查的顺利进行。

2. 工作环境特殊

(1) 诊断性检查多在暗室中进行：能见度差，对观察患者和给麻醉操作造成很多不便，有时会影响麻醉和急救的顺利进行。

(2) 诊断性检查有的在 X 线下进行：X 光机为高压电装置，一旦漏电，危险性大，免用易燃易爆全麻药。

(3) 麻醉医师因不能离开患者：在 X 线曝光瞬间，同样要接受相当伦琴当量的 X 线辐射，对造血细胞或性腺细胞产生损害，故必须重视防护。

(4) 暗室面积有限，妨碍麻醉或急救复苏的顺利进行。

(5) 检查中注意体位对呼吸循环的干扰。或因患者难以忍受某种体位，可影响检查结果，甚至引起呼吸道阻塞等意外。医生应予以预防处理。

(6) 暗室可被吸入麻醉药严重污染。

3. 造影剂不良反应

因造影剂引起的不良反应，发生率 1/40 000。其中 5% 属严重反应，包括两类。

(1) 心血管反应：表现为心肌收缩力抑制。心输出量减少、动脉压降低，心率减慢和心肌缺血等。与造影剂的浓度、电解质含量和渗透压等决定其严重性，还与造影剂的容积和注射速度有关，大量快速输入造影剂，血容量将骤然升高，甚至可诱发肺水肿；主动脉造影时，大量造影剂进入冠状动脉，可直接抑制心肌收缩力而导致低血压和心动过缓；脑血管造影时，快速注入造影剂可引起迷走神经反射而致低血压和心动过缓。

(2) 药物反应：造影剂与某些药物之间相互存在不良反应。在用洋地黄治疗的患者，用泛影葡胺钠可导致洋地黄样的心律失常。醋碘苯酸钠可增强巴比妥类睡眠作用而引起苏醒延迟。

4. 技术危险

(1) 食管镜、直肠镜等检查中有可能造成脏器穿孔意外。

(2) 心导管插入或动脉穿刺有可能引起血管壁损伤而严重出血。也可引起气栓、严重心律失常和感染等意外。

(3) 加压注射造影剂，可导致动脉瘤破裂。

(三) 麻醉原则

(1) 总的原则：①解除患者痛苦和不适。②尽可能避免能影响检查结果正确性的干扰因素。③麻药、麻醉器械及麻醉方法要适应诊断型检查的环境。

(2) 麻醉前尽可能消除患者紧张和激动的心理。

(3) 麻醉前对病理生理改变及其并发症和并存疾病要有足够的了解和估计，并认真做好麻醉前准备工作。如心导管检查和造影术前，要充分了解心脏功能、心肌缺血程度，是否合并其他系统疾病 (如慢性支气管炎、糖尿病等)。

(4) 麻醉的深度一般只需维持稳定、不咳嗽、不躁动即可，无需深麻醉，密切配合检查步骤。检查完毕，患者已清醒。

二、常见的诊断性检查和治疗的麻醉

(一) 气管、支气管镜检查的麻醉

气管、支气管镜检查有急症及择期二类。择期者主要为诊断疾病，危险性很少；急症镜检大多为气道异物取出且多用于小儿，危险性较大。气道异物对呼吸通气功能的影响，直接取决于：异物大小、异物性质、气管粗细、异物的位置和异物存留的时间。其影响以小儿比成人者为明显，可相应发生窒息、肺不张、肺气肿、肺炎等并发症，患者表现为发绀、鼻翼扇动、吸气性三凹征等。这些并发症又可进一步加重对呼吸功能的影响，严重者足以促使小儿在检查中死亡。

1. 麻醉前准备

不论采用局麻或者全麻，术前应强调禁食。术前用药成人肌内注射足量阿托品；小儿除给阿托品外，宜于术前半小时肌内注射氯丙嗪和异丙嗪各 1 mg/kg，可使小儿安静浅睡，呼吸用力减轻，但用药后必须注意保持呼吸道通畅，吸入高浓度氧，一旦病情加剧，需随时进行紧急检查，不宜久等。

2. 麻醉处理

表面麻醉适用于成人。小儿可用小量氯胺酮静脉或肌内注射，应常规吸氧。环甲膜注射 1% 地卡因 1 mL 气管内表面麻醉后开始镜检，同时于气管镜侧管高频喷射通气供氧。当麻醉转浅时，小量氯胺酮静脉注射。镜检过程中一旦出现严重缺氧、青紫，应毫不犹豫地将支气管镜退到总气管，充分供氧，待情况改善后再继续镜检，否则有可能引起心搏骤停。

3. 并发症

多见于急症危重患者。

(1) 心律失常：多数发生窦性心动过速；有时可出现窦性心动过缓，甚至心搏骤停，多系在严重缺氧基础上出现迷走神经反射所引起。镜检过程中，除密切观察呼吸、唇色外，必须持续监听心音，或用心电图示波监测，以便及早发现心律失常，及时处理。

(2) 喉水肿：发生率较高，但程度可轻重不等。成人轻至中度喉水肿时，仅表现疼痛不适和声嘶，经过治疗，尚无危险。小儿喉头细小，且组织疏松，淋巴丰富，镜检后较易出现喉水肿，且易继发阻塞窒息意外，故应积极防治。

(3) 呕吐：易见于急症饱胃病例，有误吸、窒息危险，必须从预防着手，避免发生。

(4) 纵隔气肿：多因支气管镜损伤气管的后壁所引起，可导致严重皮下气肿，甚至循环骤停，虽属少见，但后果严重，处理也较困难。

（二）胃镜检查的麻醉

胃镜检查的目的，一为取出异物；另一为疾病的诊断。患者的全身情况大多属良好，病情也较少紧急，镜检对呼吸、循环功能的影响也轻微或无。因此，在麻醉处理上较支气管镜检查简单。

1. 麻醉前准备

按全麻处理，术前禁食。小儿用足量阿托品及氯丙嗪、异丙嗪 1 mg/kg 肌内注射。

2. 麻醉处理

成人可采用表面麻醉和异丙酚 1 ～ 1.5 mg/kg 静脉注射，待患者睫毛反射消失后开始镜检，检查中根据患者情况追加异丙般 30 ～ 50 mg。

小儿在肌内注射氯胺酮 2 ～ 4 mg/kg 后施行镜检。

3. 并发症

(1) 婴幼儿镜检中压迫气管后壁，使食管突向气管而引起呼吸道梗阻。一旦出现呼吸困难、青紫时，应立即退出胃镜，待缺氧改善后，再继续镜检，否则有可能导致心搏骤停的危险。

(2) 机械损伤：食管、胃黏膜擦伤、穿孔和继发性纵隔炎，甚至死亡。

(3) 预防办法：术者操作轻柔；麻醉深度适宜，避免小儿躁动挣扎。

（三）心导管检查、心血管造影及心导管介入性治疗的麻醉

心导管检查有右心和左心导管两类。右心导管检查为诊断先天性心脏病的一项重要手段，大多为小儿和青少年。少数有生长发育不良或循环功能严重不全，多数情况循环代偿功能良好。左心导管检查主要为诊断后天性心脏病和大血管病变。大多数需要同时进行造影术，确定诊断主动脉狭窄、瓣膜病或冠状动脉病的病变部位和严重程度。大多数为成人，循环功能受损显著，心脏对导管的刺激一般均较敏感，应有一定的危险性。麻醉处理不当，可影响检查结果的正确

性。要求患者安静、无躁动或挣扎；保持循环稳定、避免血压、心率波动；保证呼吸道通畅，保留自主呼吸，避免缺氧。

1. 麻醉前准备

尽量纠正心肺功能紊乱；按全麻处理，禁食；心导管检查的患者，一般不用阿托品或东莨菪碱，以防引起窦性心动过速。对紫绀性先天性心脏患者，可改用吗啡 0.1 mg/kg 和阿托品 0.02 mg/kg。

2. 麻醉处理

(1) 心导管检查的麻醉：婴幼儿肌内注射氯胺酮 4 mg/kg；小儿用氟芬合剂，小量分次静脉滴入，复合氯胺酮 (1 ～ 2 mg/kg) 分次静脉注射。

(2) 心导管造影的麻醉：心血管造影，尤其是左心造影，一般将造影剂加压快速注入，引起患者不适或出现并发症。因此，需要一定的麻醉处理。较适宜的方法是：面罩吸高浓度的氧气数分钟，然后静脉注射氯胺酮 2 mg/kg，同时给予面罩扶助呼吸，以提高肺内压力和肺循环阻力，使静脉回心血流减慢。这样造影剂在心腔内存留的时间延长，使左心造影的图像更清晰。无论是选择性造影或直接造影，只要造影剂浓度恰当，曝光开始时间适宜，一般均可在自主呼吸下完成，不必作加压控制呼吸，即使是主动脉造影也能取得满意效果。

3. 并发症防治

(1) 心律失常：较常见。多因导管或造影剂直接刺激心内膜所致。做好心电监测，及时识别心律失常。立即暂停检查，迅速将导管撤离心律失常的诱发点，往往节律恢复正常。窦性心动过缓，血压降低、静脉注射阿托品予以纠正。频发性室性过早搏动或二联律，静脉注射利多卡因解除后中止检查，因其极易变成心室纤颤。如果出现持续性室性心动过速、多源性室性过早搏动、或三度房室传导阻滞，提示极易发展成心室纤颤或心搏骤停。必须立即停止检查，密切观察血压和呼吸，并吸入高浓度氧以改善缺氧，并给予相应药物治疗。一旦发生心室颤动，应立即作胸外心脏挤压和除颤，进行心肺复苏。

(2) 低血压：缺氧、麻醉过深、造影剂刺激引起的周围血管扩张，以及失血和心律失常等所引起，应针对不同原因予以处理。

(3) 心力衰竭、急性肺水肿：见于心脏功能代偿不全的患者，因为精神过度紧张、导管刺激心内膜，或加压注入造影剂促使左室舒张末压急剧上升等，诱发左心衰竭和肺水肿。已有充血性心力衰竭及发绀的婴幼儿，当心导管内的液体注入过多而诱发心衰和肺水肿。并存急性肺栓塞的患者，对任何原因所致的周围血管扩张和右心负荷减轻都特别敏感，容易发生心衰。

(4) 心肌梗死：冠状动脉造影术中发生率约为 0.5%，近期有心肌梗死和心绞痛的患者，发生率更高。因此，术前应尽量纠正心律不齐、电解质失衡、心肌缺血，术中需维持血压、心率稳定和供氧充分。

(5) 呼吸抑制：麻醉处理不当引起，如肌内注射硫喷妥钠的剂量过大；快速静脉注射氯胺酮或安定等，在已用麻醉性镇痛药的情况下，均容易诱发呼吸抑制，并可影响循环功能稳定性。

(6) 晕厥、急性脑缺氧：在肺动脉高度狭窄、法洛四联症、三联症患者，当导管通过狭窄的右心流出道而堵塞血流时，或因缺氧诱发漏斗部痉挛时，可引起急性脑缺氧性晕厥。迷走神经反射也可引起晕厥，患者面色苍白、出汗、神志模糊、血压降低、脉搏微弱、心动过缓和瞳孔散大。应立即将导管撤离心脏，停止检查，并使患者头低位、吸氧、静脉注射阿托品。当患者因脑急性缺氧而致全身性抽搐时，立即静脉注射 2.5% 硫喷妥钠 3～5 mL 制止，处理不及时可以引起死亡。

(7) 体温过低：易发生在婴幼儿。要强调合理保温，室温不低于 29℃，体温大于等于 35℃。

第十二节 高热患者的麻醉

外科感染性疾病如急性化脓性胆管炎、急性腹膜炎、急性肠坏死等疾病，都伴发高烧，并需急症手术。高热促进代谢增高，氧耗剧增，组织需氧量增加，二氧化碳产量也增高，这些都将加重心肺负荷。连续高热必然伴有脱水、电解质失衡和代谢性酸中毒和心动过速，尤以小儿容易发生，严重者可继发脑缺氧、脑水肿、惊厥、昏迷，甚至心跳骤停。

一、麻醉前准备

(1) 术前使体温降至 38℃ 以下才施行麻醉和手术，需采取积极的降温措施，如冰袋冷敷、静脉输注冰盐水、酒精擦浴、冰水保留灌肠等。宜同时监测鼻咽温度和直肠温度。

(2) 在降温的同时，吸入高流量氧，避免 CO_2 蓄积，并积极静脉补液，以纠正水、电解质和酸碱失衡。

(3) 术前用药禁用阿托品，改用东莨菪碱。

二、麻醉选择

(1) 尽量选用部位麻醉。

(2) 若需采用全麻，应尽量避免用紧闭式麻醉机。宜在肌松药作用下施行半紧闭式麻醉机控制呼吸麻醉，以减少呼吸机做功产热和有利于散热；并在钠石灰罐外周敷以冰袋散热。上述措施在夏日或室温过高时尤为必要。

三、麻醉处理

(1) 术中需继续严密监测体温及施行降温措施；继续纠正脱水、酸中毒；吸入高流量氧，防 CO_2 蓄积；防惊厥。

(2) 术中尽量避免妨碍散热的因素：避免照明灯直接照射患者；尽量减少手术巾等敷料覆盖，最好不直接贴附体表皮肤；手术间应通风良好，保持室温在 20℃～22℃。

(3) 一旦出现脑水肿、惊厥，采用冬眠合剂控制惊厥，但需小量分次用药，防止血压下降、呼吸抑制、用甘露醇等脱水剂控制脑水肿；用过度通气排出二氧化碳，以降低颅内压；手术宜暂停，直至体温下降、惊厥被控制后再继续进行。

第十三节 水、电解质、酸碱失衡患者的麻醉

外科感染、急腹症、创伤、灼伤等常并发水、电解质、酸碱平衡失调，其中以低血清钠、低血清钾、高血清钾、代谢性酸中毒等混合型脱水最为多见，往往先后或同时出现，均需于手术前尽量纠正。

一、病情特点

（一）低钠脱水

同时丢水和电解质，以失钠为主。血 Na^+ < 130 mmol/L 即为低钠血症，其后果是：细胞外液量骤减，低血容量；继发周围循环衰竭、休克；持续丢失肠液可致代谢性酸血症；持续丢失胃液可致代谢性碱血症，临床表现其主要症状来自血容量不足，依不同的低钠程度，表现也各异。

（二）代谢性酸血症

外科急症患者并发低钠脱水时，常继发代谢性酸血症；尿毒症；糖尿病 5 小儿高热、饥饿；惊厥；严重缺氧；心跳骤停复苏后。临床表现：早期呼吸深快，呼出气有酮臭味，唇潮红，心率快；晚期出现低血压，可达严重休克，对升压药一般已无反应；伴低钠、低钙、低血糖，心电图示高钾或低钾。麻醉可诱发休克或加重休克。

（三）低钾血症

血 K^+ < 3.5 mmol/L 以下，即为低钾血症，但血 K^+ 正常时，仍有全身性细胞内低钾的可能。因此，血 K^+ 的结果不是诊断低钾血症的唯一依据，需同时参考临床征象和心电图变化。临床表现：昏睡、淡漠、厌食、恶心；平滑肌、骨骼肌、心肌张力减退；进行性腹胀、便秘；重者呼吸困难、通气量不足，心率增快，血压下降，对升压药反应差；ECG 出现频繁室性早搏，ST 段下移，T 波低平或倒置，PR 和 QT 时间延长，出现 U 波；对全麻药耐受性差，容易并发低血压和严重心律失常，麻醉后苏醒期延长。

（四）高钾血症

血 K^+ > 5.5 mmol/L 以上，即为高钾血症。临床表现：缓脉、微弱、不规律、低血压；皮色灰白；肌肉兴奋性增强；ECG 示 T 波高耸、基底变宽，R 波降低，P 波消失，严重者 QRS 波显著增宽，ST 段下移，频发性室性早搏、室速，往往突然发生心室纤颤而猝死。

二、麻醉前准备

(1) 丢钠量可根据某些临床体征做出粗略估计。血压无变化，只有精神淡漠者，约缺钠 0.5 g/kg；血压降至 10.6 ~ 12 kPa，并出现木僵者，约缺钠 1.25 mg/kg。补充时一般先将估计量的 1/2 于短时间内输入；余量根据化验结果酌情于 24 h 内要均匀地输毕。

(2) 补钠液可用平衡盐液、生理盐水或林格液。

(3) 重度低钠常伴细胞内脱水，需用高渗盐水补钠，按 5% NaCl 溶液 6 mL/kg 提升血清钠 5 mmol/L 计量，同样先给估计量的 1/2，根据患者反应决定是否再补，或换用平衡盐液。

(4) 低血钠伴酸血症时，应首先纠正低钠，在此基础上再用 5% $NaHCO_3$ 2 ~ 4 mL/kg 静脉滴注。应用碱性药之前，先抽血样做生化测定。

(5) 待低血钠、酸血症得到初步纠正后，若已有足够的尿量，此时方可开始纠正低血钾或高血钾等变化。

(6) 麻醉前用药：病情严重者免用，或经静脉给药，即入手术室后静脉追补，仅用阿托品或东莨菪碱。或入室后加用对循环、呼吸抑制少的药物，如安定等。

三、麻醉选择

尽量选用对患者对血液动力学影响小、对循环抑制少，又能满足手术要求的麻醉。保持呼吸道通畅，充分吸氧，保证有效的通气量。

（一）局部麻醉

对全身影响最小，但局麻药的耐受量均相应减小，需严格控制单位时间用药量。

（二）椎管内麻醉

待血容量得到一定补充、病情转稳定后，方可考虑采用连续硬膜外麻醉，并需遵循下列处理原则：穿刺置管成功后，宜先暂不注药，待改为平卧位、并开始静脉输液扩容以后，才允许作分次小量试探性注射局麻药，每次仅用通用量的 1/2，密切观察血压、脉搏的反应；如出现明显下降，提示血容量仍然不足，不应再注药，待纠正后再小量分次，边用药、边观察，目的在尽量控制最小而有效的阻滞范围，以确保安全。绝对禁止按"常规"刻板用药，更忌一次大量用药。

（三）吸入麻醉

必须掌握浅麻醉，严禁任何阶段的深麻醉。N_2O-O_2- 肌松药气管内麻醉，辅用短时间低浓度安氟醚（或异氟醚等）是较常用的方法。并用肌松药可做到浅麻醉，但需重点注意：对大面积软组织损伤、大块肌肉坏死变性或并存截瘫的患者，应避用琥珀胆碱，因有可能诱发高血钾反应而猝死；对肾功能障碍患者，应禁用通过肾脏排泄的肌松药，如氨酰胆碱、三碘季氨酚、潘库溴铵等，可用琥珀胆碱、维库溴铵、卡肌宁等。

（四）静脉全麻

适用于血容量已初步纠正的病例。诱导可用安定、γ- 羟丁酸钠、咪唑安定、乙咪酯、异丙酚或氯胺酮等，但剂量均应偏小、注射速度应缓慢，随时注意血压、脉搏的变化。一般禁忌使用硫喷妥钠，因极易导致血压剧降。维持麻醉可用异丙酚 15～20 mL/h，N_2O-O_2- 肌松药气管内麻醉，辅用短时间低浓度安氟醚（或异氟醚等）是较常用的方法。并用肌松药可做浅麻醉。

四、麻醉管理

（一）维持血压、支持心功能

麻药对循环和代谢有不同程度的影响，给麻药量要慎重，可采用小量试探性给药法，小量麻药即可满足手术的需要。或采取少量多次给药法。水、电解质、酸碱失衡患者对镇静、镇痛、肌松和各种麻醉药耐量很差，尽量减少药物对患者的不利影响。麻醉全程继续抗休克综合治疗，维持动脉压接近正常，但不应为单纯追求血压的绝对数值而任意使用缩血管药升压。

血压是否适宜：应以能否维持脏器充分灌注为唯一的衡量标准，例如血压虽只有 12.0/8.7 kPa(90/65 mmHg)，但尿量＞30 mL/h，表示此较低的血压已能维持满意的肾脏灌注，这样就无需再用升压药处理。

（二）纠正酸中毒

要彻底改善微循环和保持肾功能的健全，方能彻底纠正酸中毒。一般使用缓冲剂缓解，以 5% $NaHCO_3$，最常用。

（三）保持安定

尽量不要搬动患者。如需变换体位时，搬动要小心，以免体位改变对血压的影响。并注意保暖。

（四）加强呼吸管理

常规气管内插管施行手法呼吸管理，保证充分的气体交换，或用定容型呼吸器施行 IPPV，适当加大潮气量。如果不能保持 PaO_2 在 10.7 kPa 以上，应考虑加用低压（$0.2 \sim 0.5$ kPa）PEEP 通气。

（五）改善微循环

(1) 应用肾上腺皮质激素、抗胆碱药、东莨菪碱或 654-2 等。激素有增强心肌收缩力、稳定细胞膜的通透性、保护溶酶体的作用，并有轻度受体阻滞作用。

(2) 在补足血容量的前提下，应用酚妥拉明等血管扩张药以解除微血管痉挛。

五、术中监测

监测便于对病情和疗效进行正确估计和判断。监测项目有血压、脉搏、CVP、ECG、尿量及血气分析等。记录监测每小时尿量，预防肾衰竭的发生。一旦出现肾衰竭应及时予以处理。

（一）主要是保护肾功能

尽快补充血容量，维持滤过压；不使用对肾有害的血管收缩药；尿量减少时使用利尿药等。

（二）肾功能不全的治疗

少尿期要限制液体；治疗酸中毒与高血钾症；病情严重者可行腹膜或血液透析；多尿期要注意低血钾的纠正与水的平衡。

第十四节 癫痫患者的麻醉

一、癫痫患者的特点

癫痫是由各种原因导致的慢性脑功能失调所引起的一种临床综合征。WHO 癫痫术语委员会提出"癫痫是由不同原因引起的脑的慢性疾病，其特征是由于大脑神经元过度放电所引起的具有各种临床和实验室表现的反复发作"。

（一）癫痫的分类

1. 大发作型表现发作性、余身性、强直性肌肉收缩，具有生命威胁。持续不断的癫痫大发作，可能诱发急性循环衰竭。

2. 小发作型或精神运动发作型表现一过性意识消失，不伴抽搐。

3. 局部发作型表现机体的某一部位阵发性肌肉挛缩。

（二）癫病发作的翻

1. 脑的炎症、肿瘤、外伤、血管病、寄生虫病及中毒性脑病。

2. 妊娠毒血症后期。

3. 术前恐惧、焦虑、激动、失眠或劳累、围手术期高热、缺氧、低血糖、低钙血症、低镁血症。

4. 强烈的感觉刺激等。

(三) 临床表现

癫痫的典型发作主要是意识突然丧失伴有强直性和阵挛性肌肉抽搐。

(四) 癫痫的治疗

1. 药物治疗

(1) 常用于抗癫痫的药物有苯巴比妥类和苯妥英钠等，多数为肝代谢酶促进剂，需长期不间断地服用，由此可能产生某些副作用，如：困倦、眩晕、复视、共济失调、眼球震颤等，在麻醉前可能不表现出来或没被察觉，但麻醉手术后，由于肝脏代谢功能减退，上述症状就会充分显露，甚至出现危急情况，对原先已有肝病或肝功能不全的患者尤其危险。

(2) 由于机体对某些吸入麻醉药的摄取将增强，同时其代谢显著减慢，故有导致麻醉药体内蓄积中毒的危险，表现为苏醒延迟、苏醒后困倦、眩晕、迷睡，严重者可能出现急性黄色肝萎缩、肝小叶中心坏死、中毒性肝炎等，严重者可致患者死亡。

2. 癫痫的手术治疗

大部分癫痫患者的发作都可以通过合理的药物治疗而得到完全或基本控制，但仍有 20% 左右的患者药物无法控制，即所谓的"顽固性癫痫"。这些"顽固性癫痫"需要依靠手术处理，主要的手术方式有以下几种：

(1) 发作为局灶性的顽固性癫痫，经 CT、MRI、EEG 证实，癫痫放电为局灶性，且不在大脑主要功能区，经抗癫痫药物治疗 (3 ～ 4 年) 未能控制，发作频繁的顽固性局限性癫痫，可行致痫灶切除术。

(2) 具有一侧大脑半球萎缩的婴儿脑性偏瘫引起的顽固性癫痫可行大脑半球切除术。

(3) 顽固性颞叶癫痫可行颞叶前部切除术。

(4) 全身顽固性癫痫，为阻止发作的播散，把癫痫放电局限在患侧半球，使全身发作转为局限性发作而易于控制，可作大脑联合纤维切开术。严重精神和行为障碍者，可行脑立体定向毁损术，

(5) 对于药物不能控制的顽固性癫痫而又合并以此破坏脑深部结构，阻断癫痫放电的传导通路。

二、癫痫患者的麻醉特点

(1) 癫痫是神经系统常见病，也是某些脑病常易并发的突发症状，特点是脑功能阵发性失调，表现为意识突然消失，伴全身性、强直性、阵挛性肌肉收缩。病期冗长，后期常伴有精神和性格异常。

(2) 癫痫有三类。①大发作型：表现为发作性、全身性、强直性肌肉收缩，具有生命威胁。持续不懈的癫痫大发作，可能诱发急性循环衰竭。②小发作型或精神运动发作型：表现为一过性意识消失，不伴抽搐。

③局部发作型：表现为机体的某一部位阵发性肌肉挛缩。

(3) 癫痫的发作常伴有一定的诱因，如脑的炎症、肿瘤、外伤、血管病和寄生虫病；中毒性脑病；妊娠毒血症后期；术前恐惧、焦虑、激动、失眠或劳累、围术期高热、缺氧、低血糖、低血钙、低血镁；强烈的感觉刺激。

(4) 常用于抗癫痫的药物有苯巴比妥类和苯妥英钠等，多数是肝代谢酶促进剂，需长期不间断地服用，由此可能产生某些不良反应，如困倦、眩晕、复视、共济失调、眼球震颤等，在麻醉前可能不表现出来或没被察觉，但麻醉手术后，由于肝脏代谢功能减退，上述症状就会充分显露，甚至出现险情，对原先已有肝病或肝功能不全的患者尤其具有威胁。机体对某些吸入麻醉药的摄取将增强，同时其代谢显著减慢，因此，有导致麻醉药体内蓄积中毒的危险，具体表现为苏醒延迟、苏醒后困倦、眩晕、迷睡，严重者可能出现急性黄色肝萎缩、肝小叶中心坏死、中毒性肝炎等，足以致死。

(5) 癫痫不是择期手术的禁忌证：癫痫大发作时，患者容易遭遇外伤或灼伤，有时需要紧急手术处理，关键在围术期避免癫痫大发作，否则不仅妨碍手术进行，更有唾液分泌剧增及胃内容物反流，易导致误吸、窒息意外。

三、麻醉前准备

癫痫不是择期手术的禁忌证。癫痫大发作时，患者容易遭遇外伤或灼伤，有时需要紧急手术处理，此时，关键是在围手术期避免癫痫大发作。否则不仅妨碍手术进行，而且有唾液分泌剧增及胃内容物反流，将导致误吸、窒息等意外。

麻醉前准备的原则是：避免诱发大发作的各种因素、应用抗惊厥药治疗以控制其发作。具体准备事项如下：

1. 稳定情绪，做好安慰、解释工作，术前数天开始按需加用镇静药。
2. 应用抗癫痫药，持续用至癫痫症状得到控制，但手术前 1～2 天开始需暂停用药。
3. 麻醉前药物，在术前停用抗癫痫药时，可常规给巴比妥类及抗胆碱药，紧张者可加用安定和小量氯丙嗪。

四、麻醉处理原则

(一) 阻滞麻醉

在抗癫痫药和麻醉前用药充分发挥作用的前提下，可选用阻滞麻醉，但需强调阻滞完善，避免任何精神紧张、疼痛和不适；防止局麻药逾量和误注血管内中毒。

(二) 全身麻醉

长期频发癫痫的患者常伴有精神和性格异常，故以选用气管内插管复合全麻为宜。

选用全麻药的原则是：对纯粹中枢抑制型的全麻药均可用，如硫喷妥钠、安定、乙醚、氟烷、异氟醚等。对中枢抑制伴中枢兴奋及僵直性能的全麻药，由于剂量过大常诱发惊厥，故应慎用或避用，如氯胺酮、羟丁酸钠、普鲁卡因、安氟醚、N_2O 等。肌松药的选择：苯妥英钠与非去极化肌松药之间存在协同增强，故后者的剂量宜偏小或避用；去极化肌松药与抗癫痫药之间不存在协同，适用于麻醉诱导插管和维持。

(三) 麻醉处理

癫痫患者与其他全麻患者的处理相同，但应强调避免任何诱发癫痫发作的因素。

第十五节 高血压患者的麻醉

目前我国高血压患病率约为24%，并逐渐年轻化，合并高血压的手术患者也不断增加。围手术期高血压可诱发或加重心肌缺血、导致脑卒中、增加手术出血以及肾脏衰竭等并发症。

一、特点

1. 高血压的危害

(1) 心脏损害：高血压病引起的心脏损害最为重要，故高血压患者的麻醉意外较多。为克服增高的外周血管阻力，左心室负荷增加，引起左心室肥厚和扩张，心肌收缩力减弱，导致左心功能不全、肺淤血、肺水肿。继而右心室肥厚、扩张而致右心室衰竭。高血压状态下又可促进冠状动脉粥样硬化，心肌供血减少，心肌耗氧量增加，故可发生缺血性心脏病、心肌梗死、心律失常等后果。

(2) 脑损害：脑的小动脉硬化可致脑供血不足。脑出血、脑血管痉挛和脑血栓形成等脑血管意外，伴有脑组织软化、水肿等病理损害。这是高血压患者主要死亡原因之一。

(3) 肾功能损害：肾细小动脉病变在高血压时最重，肾小管动脉硬化、狭窄使肾血流减少，肾小球滤过率减低，以及肾单位玻璃样变化，导致肾衰竭及尿毒症。

(4) 大血管损害：主动脉可发生粥样硬化、囊样中层坏死和夹层动脉瘤。

2. 高血压分期

不同类型的高血压对麻醉和手术的危险性也不相同。根据高血压的病程和靶器官受损的程度分期。

(1) 一期：患者血压高于正常，但波动。经卧床休息数日后，血压可降至正常。无心、脑、肾等器官受损的表现。

(2) 二期：血压高，并有脏器损害，有下列之一即可诊断。左室肥厚或左室扩大、眼底动脉变窄、蛋白尿或肌酐血浓度升高、动脉粥样斑块。但有功能代偿能力，经服用降压药可使血压降低。

(3) 三期：有显著而持续的血压升高，伴重要脏器损害，功能失代偿期。有下种之一者可诊断，脑出血或高血压脑病，心绞痛，心肌梗死，左心衰竭，肾衰竭，眼底出血或渗血、渗出，夹层动脉瘤、动脉闭塞。

(4) 恶性高血压危症：为一特殊的高血压类型，其特点是舒张压持续 $>$ 16.0 kPa(120 mmHg)，伴肾衰竭、眼底Ⅱ～Ⅳ级改变，称为高血压危症。高血压危象还包括高血压急症，是指舒张压 $>$ 14.6 kPa(110 mmHg) 而无靶器官受损。三期高血压患者麻醉的危险性和手术死亡率大为增加，其危险程度随各靶器官损害程度的增加而加大。恶性高血压施行麻醉时的危险性最大。

3. 高血压病治疗与麻醉

血压的调控不是简单地以降压为目的，而以其对靶器官氧供（血流）影响的结果为基础，选一种适合于对一个危险因素的有效治疗，不引起对另一个危险因素产生不利影响的血压调控方法。

(1) 降压药与麻醉药的相互作用：掌握抗高血压药与麻药的协同作用或配伍禁忌，并决定在麻醉前、麻醉后的继用或停用等问题。

(2) 检查电解质：利尿药近年来作为抗高血压的基础药而被广泛利用。如有低血钾，麻醉时易出现心律失常、洋地黄中毒，对心血管系统、酸碱平衡也均有影响，还可加强非去极化肌松药的作用。高血压对琥珀胆碱的应用带来一定危险性。麻醉前纠正电解质紊乱十分重要。

(3) β 受体阻滞药：如普萘洛尔等是治疗高血压的首选药物之一。若服用时间长、剂量大后，常有心动过缓、潜在削弱心肌收缩力等作用。在术前可一直用药到手术当天，以避免突然停药引起心肌耗氧量突然增加，而致心肌急性缺血。

(4) 交感神经末梢介质耗竭或阻断药：前者如利舍平、萝芙木 (降压灵)，后者如胍乙啶。此类药长期大量使用可使体内儿茶酚胺耗竭或释放受阻。当出现低血压时，应用升压药不易奏效，应于术前 2 周停药。

(5) 单胺氧化酶抑制药如帕吉林 (优降宁)，可增强拟交感胺，即升压药的升压效应，在应用帕吉林 (优降宁) 的情况下同时使用升压药，可使患者血压骤升，发生高血压危象。还可抑制多种药物的代谢酶，增强巴比妥类及镇痛药的毒性，如使哌替啶产生低血压、昏迷、严重呼吸抑制等，甚至死亡。故术前 2 ～ 3 周停药，以免麻醉时的不利影响。

二、术前高常见诱因

(一) 原发性高血压

原发性高血压占 90% ～ 95%，主要受遗传易感性和环境因素的影响，另外肥胖、服用特殊药物、睡眠呼吸暂停低通气综合征等也可引起原发性高血压。

(二) 继发性高血压

继发性高血压占 5% ～ 10%，血压升高仅是某种疾病的临床表现之一。引起继发性高血压的常见的疾病包括血管疾病、颅脑疾病、肾脏疾病、内分泌疾病以及妊娠期高血压。

(三) 精神因素

临床上很多患者对麻醉和手术有恐惧心理，入手术室后测量血压偏高，回病房或适度镇静后血压恢复正常。

(四) 其他病理生理状态

导致高血压的其他常见原因还包括：

①升压药物使用不当；

②输液过量；

③尿潴留；

④肠胀气；

⑤寒冷与低温；

⑥术后咳嗽、恶心呕吐及术后疼痛等。

三、麻醉前评估

高血压患者的危险性评估，以是否合并重要脏器损害和损害的程度而定，如合并重要脏器损害，尤以心、脑、肾的功能损害最重要，对麻醉的危险性影响最大。

1. 心脏受累情况

有无心力衰竭，心脏的辅助检查表明有无心室肥厚、扩大、心律失常、冠心病及心功能不全„有心衰和冠心病者，麻醉的危险性增加。

2. 脑功能受损情况

有无高血压脑病及脑血管意外史。伴有者处理时很棘手，危及患者生命，危险性大。

3. 眼底

有无血管痉挛、硬化、出血及渗出。

4. 肾功能不全

肾功能有异常者，麻醉危险性大。

5. 电解质紊乱

有用利尿降压药后所致的低钾、低钠等电解质紊乱时麻醉危险性大。

6. 血压水平

血压的高数值，决定着麻醉和手术的危险性，其评估：收缩压＜ 21.3 kPa(160 mmHg)，舒张压＜ 13.3 kPa(100 mmHg)，眼底检查血管痉挛或硬化Ⅰ级，无心、脑、肾损害者，对麻醉危险性较小；收缩压＞ 21.3 kPa(160 mmHg) 或舒张压＞ 13.3 kPa(100 mmHg)，眼底检查血管硬化Ⅱ级，心、肾有轻、中度损害者，对麻醉有一定危险。

四、麻醉前给药

1. 强心药

高血压患者术前有心力衰竭者，用强心药物治疗。

2. 镇静药物

高血压患者系不稳定神经型，且有手术顾虑等因素引起血压波动，故术前安定镇静药用量可适当加大。肌内注射地西泮 10 mg 或咪达唑仑 2.5 ～ 5 mg、哌替啶 50 mg、异丙嗪 25 mg。

3. 抗胆碱类药物

常规给予阿托品 0.5 ～ 1.0 mg，肌内注射，以防止术中可能出现的心动过缓，特别术前曾服用过利舍平、普萘洛尔者。

4. 扩冠状血管药物

高血压患者合并冠心病者，用罂粟碱 30 mg，术前肌内注射。

五、方法

高血压患者的麻醉选择，以高血压的严重程度和有无严重并发症来考虑。对Ⅰ期高血压的患者，麻醉危险性不大，与一般患者麻醉无区别。对Ⅱ期，特别是Ⅲ期高血压患者，常合并其他脏器的器质性病变，有一定危险性或危险性较大，应予重视，要选择对循环系统、脑和肾影响最小的麻药和方法。

1. 局麻

仅适用于小手术。麻醉效果应力求全面，辅助镇静药，以减少刺激。局麻药禁忌加入肾上腺素。神经阻滞同局麻。

2. 腰麻

选低位手术较安全。防止平面过高，以免对循环影响较大，禁用于阻滞乃。以上的手术。

3. 硬膜外麻醉或腰硬联合麻醉

限于脐区以下手术。但平面不宜过宽，避免血压波动。应分次小量给药。一旦血压降低，以输液和升压药等纠正。当效果麻醉不够满意时，要用辅助药，麻醉不宜过量、过快给药。上腹部手术应予慎重。腰硬联合麻醉具有二者优点，多选用。

4. 全麻

手术范围广、创伤大的复杂手术，或病情危重者，选全麻安全。麻醉药的选择如下。

(1) 氟哌利多与芬太尼合剂对高血压患者的心脏功能影响小，严格掌握用药量避免一次快速大量给药而导致血压下降。

(2) 吸入麻药氟烷和恩氟烷对心肌有抑制作用，但可减少心肌耗氧量，使血压下降，由于阻力降低，血流反可增加。可采用静吸复合麻醉，辅以小量的异氟烷或恩氟烷吸入，只要注意，不致造成对循环的过度抑制。

(3) 硫喷妥钠对心肌有抑制作用，小剂量用于诱导插管，仍是好方法。但用量过大或快速静脉注射，易引起血压骤降。

(4) 氯胺酮不宜应用。因其有拟交感活性作用，使心率增快，血压上升，心脏指数增加。

(5) 丙泊酚对呼吸、循环抑制轻微，$1.0 \sim 2.0$ mg/kg 静脉注射用诱导，6 mg/(kg•h) 持续滴注用于麻醉维持。

(6) 肌松药除三碘季铵酚外，其他均可应用。

六、围麻醉手术期及术后严重高血压的应激处理

1. 血压未到危急状态

一般收缩压〉24.0 kPa(180 mmHg)、舒张压＞16.0 kPa(120 mmHg)，处理如下。

(1) 排除高血压诱发因素，如麻醉深度不够、缺氧、CO_2 潴留、手术强烈刺激等。

(2) 应用氟哌啶 $3 \sim 5$ mg 静脉注射，吸入高浓度恩氟烷 (4% ~ 5%)，持续 5 min。如血压不但不降，反而升高，应立即改用 0.01% 硝酸甘油溶液静脉滴注，滴数据病情而定。

(3) 如经以上处理血压仍不能有效控制，可应用乌拉地尔降压，初始剂量为 5 mg 静脉注射，无效可重复追加，直至血压控制为止。一般用至 $10 \sim 25$ mg 可见效，常用量为 $15 \sim 25$ mg，避免使用大剂量，极量为 50 mg。

(4) 艾司洛尔 $0.05 \sim 0.3$ mg/kg 或维拉帕米 1 mg 分次给药，控制心动过速。

(5) 对于心肌缺血、心绞痛、冠心病或其他心脏疾患者，最好应用硝酸甘油控制降压。

2. 血压急剧上升处于危急状态收缩压＞26.0 kPa(200 mmHg)，应先将血压降到安全水平。

(1)0.01% 硝普钠溶液静脉滴注或 $2 \sim 6$ μg/(kg•min) 栗输注。非常紧急状态时，应用硝普钠溶液 $1 \sim 30$ μg/(kg•min) 持续静脉注射 (应边观察变化边给药)。

(2) 丙泊酚 $1 \sim 2$ mg/kg 静脉注射加深麻醉。

(3) 乌拉地尔每次 $15 \sim 30$ mg，静脉注射。

(4) 艾司洛尔 0.3 mg/kg 或尼卡地平 $20 \sim 30$ μg/kg 静脉注射。

七、麻醉处理

对心、脑、肾进行持续监护是非常必要的。术中除监测血压、ECG、CVP、尿量之外，有条件时，对特殊病例或心血管手术患者，行 PCWP 监测。

1. 全麻期间保持麻醉平稳

术中防止血压的急骤波动，血压维持在不低于原基础血压 1/3 的水平，维持在术前镇静后血压下降的水平。凡基础血压上升或下降＞25%，持续 30 min，可导致心、脑、肾的严重后果。

血压持续升高，可致脑血管破裂或脑血管痉挛，或急性心力衰竭的危险；血压过低使生命的重要器官缺血、缺氧，引起脑血管、冠状血管、肾血管的栓塞形成。

2. 诱导期

喉镜和气管内插管的强烈刺激，会产生心动过速、血压升高、血浆儿茶酚胺增加等。预防措施如下。

(1) 喉部表麻：对咽喉部和气管内充分表麻。

(2) 镇静镇痛药：适当的镇静、镇痛，使麻醉达一定深度。

(3) 用降压药：对兴奋性较高及高血压患者，用硝苯地平、维拉帕米、尼卡地平、拉贝洛尔、艾司洛尔等，维持血压相对稳定。

3. 血压过高的处理

指血压上升超过基础血压水平 25% 以上。麻醉过浅、缺氧、二氧化碳蓄积、输液过多过快、吸痰刺激、气管内插管、手术操作刺激、精神紧张或疼痛等，以及服用帕吉林（优降宁）后等多种因素均可使血压上升，甚至剧烈持续升高，发生高血压危象，导致脑出血、心脏后负荷过高，而诱发肺水肿等并发症。处理原则如下。

(1) 对因处理：如手术切皮、开胸去肋、内脏探查等应静脉注射芬太尼 0.1 ~ 0.2 mg，加深麻醉，避免各种刺激，改善缺氧，解除二氧化碳蓄积，辅助镇静药等。

(2) 危象状态可用乌拉地尔 25 mg 缓慢静脉注射，或尼卡地平 0.2 ~ 0.5 mg 或利舍平 1 ~ 2 mg 静脉注射。或苄胺唑啉 5 ~ 10 mg 溶于 5% 葡萄糖液 500 mL 中，以 20 ~ 60 滴 / 分或 0.03 ~ 0.1 mg/min 输注；或硝普钠 25 ~ 50 mg 溶于 5% 葡萄糖液 500 mL 中，以 10 ~ 50 滴 / 分或 20 ~ 100 μg/min 静脉注射。1 级高血压患者可选用，但血压不宜过低，低血压时间不宜过长；2 级高血压患者则应严格掌握适应证，慎重选用；3 级高血压患者对低血压的耐受力差，容易遭受缺血损害，原则上免用。使用苄胺唑啉和硝普钠时，应在严密观察血压下逐渐加量。调节至疗效满意后维持之，避免血压剧降引起意外。

4. 血压过低的处理

高血压患者如有休克或血压过低，应根据基础血压水平来判断，一般血压降低 25% 时，即可视为低血压。严重低血压状态对高血压患者极为不利，可诱发脑血栓形成、心肌梗死及肾衰竭。当外周血管阻力降低、血容量不足、心排出减少及末梢淤积时，血压过低。尤其是舒张压过低，可影响冠状动脉供血，导致心肌缺氧。硬膜外麻醉时，常可出现严重低血压。一因平面过高过广、局麻药量过大，二因内脏牵拉、缺氧、二氧化碳急速排出。开胸后呼吸循环紊乱，及术前曾应用利舍平、帕吉林、氯丙嗪等药物，也可发生低血压。处理方法如下。

(1) 原因及时处理：如重视血容量的补充，充分供氧，纠酸，在 CVP、尿量指导下进行输血、输液。

(2) 使用升压药：如多巴胺、间羟胺（阿拉明）、去氧肾上腺素（苯福林）、甲氧明、麻黄碱等。用量应适当，切忌血压急剧上升。选用升压药时，应注意到长期服用利舍平等药的患者。当间接作用的升压药，如麻黄碱、间羟胺等无效，或不易奏效时，应考虑选用直接兴奋肾上腺素受体的药物，如甲氧明、去甲肾上腺素等。

第十六节 充血性心力衰竭患者的麻醉

慢性心功能不全又称充血性心力衰竭 (CHF)，是一种多原因多表现的"超负荷心肌病"。在血流动力学方面表现为心脏不能射出足量血液以满足全身组织的需要。心功能受几种生理因素的影响，如心肌收缩力、心率、前、后负荷及心肌氧耗量等。CHF 时心肌收缩力减弱，心率加快，前后负荷增高，氧耗量增加。

充血性心力衰竭是由多种原因引起的一种心脏泵功能不全综合征。通常有两种情况：一是机体代谢虽然正常，但是心排血量下降，从而产生一系列"供"不应"求"的症状，此称为低排血量衰竭＞二是机体代谢亢进或机体对氧的要求增高，虽然心排血量正常甚或高于正常，但仍不能满足需要，如甲状腺功能亢进和严重贫血等，此又称为高排血量衰竭。

一、充血性心力衰竭患者的麻醉特点

(1) 术前并存心衰者，属 ASA-V 级病例，心脏已毫无储备功能，心脏死亡率达 70% 以上，故除非紧急抢救手术，禁忌任何其他手术。

(2) 心衰于术前已经控制者，手术的危险性仍然很高，多数于手术后再发心衰。

(3) 无既往心衰史者，术中一般不会发生急性心衰，但下列情况下仍有发生的可能：年龄超过 60 岁；术前心电图存在非特异性 ST 段和 T 波改变；腹腔、胸腔复杂大手术；围术期并发急性心肌梗死。围术期某些能危害或加重心脏负荷的因素，应视为诱发心衰的危险因素，如发热、贫血、电解质酸碱紊乱、低氧血症、高碳酸血症、低血容量、高血压或输血输液过量等，应于术前充分纠正。

(4) 充血性心力衰竭的临床特征：心源性休克；进行性呼吸困难，肺湿啰音；颈静脉怒张；心音微弱，心率增快，奔马律；心律失常＞血流动力呈低排高阻改变，心排血量下降，CVP 或 PCWP 高与正常。

二、麻醉前准备及治疗

(1) 尽管心源性休克的来势凶猛、病情危急，但仍应抓紧麻醉前 2～3 h 的全面准备，力争初步纠正休克。

(2) 充血性心衰在治疗过程中，容易出现各种新的矛盾，应予个别对待。如利尿可致水、电解质紊乱、低血容量、低血钾、低血钠和酸血症，使原有的心脏病情复杂化。低血钾容易诱发围术期洋地黄中毒，术前应予纠正至少达 4 mmol/L 或更高些。应用地高辛的患者，术前应了解血清地高辛浓度，因某些麻醉药与地高辛之间存在相互协同作用，由此可构成术中并发洋地黄中毒的潜在危险因素。

(3) 增强心肌收缩力：急性心衰期一般不主张用洋地黄治疗，因其作用出现缓慢，且容易发生洋地黄中毒，一般以选用正性变力药为适宜，常用的有：多巴胺 2.5～10 μg/(kg·min) 静脉滴注，有强心、升压和利尿效应；多巴酚丁胺 2.5～10 μg/(kg·min) 静脉滴注，其正性变力效应比多巴胺强；急性心衰合并严重低血压时，可慎用去甲肾上腺素 $1 \sim 8$ $\mu g/kg$ 单次静脉注射，或短时间静脉滴注 $1 \sim 8$ $\mu g/(kg \cdot min)$；经上述处理，血压虽已回升，但脉压不增大、药量反而减少时，应重点调整心脏前负荷及降低后负荷。

(4) 调整前负荷：急性心衰期中，由于患者不能进食、呕吐、出汗，或应用血管扩张药，容易合并血容量不足。因此，在应用正性变力药的同时，必须同时纠正血容量，调整心脏前负荷以提高心排血量，争取在 PCWP 指导下调整输液速度和输液量，要求 PCWP 逐步提高到 $2.0 \sim 2.4$ kPa($15 \sim 18$ mmHg)，以保证最适宜的每搏量。急性心衰时，由于 CVP 的变化一般要比 PCWP 的变化晚出现 $15 \sim 30$ min，因此，不能适时反映心脏前负荷情况，故价值不大。

(5) 降低后负荷，经正性变力药及调整血容量治疗后，如果血压仍低，提示心肌泵功能受损，需考虑使用血管扩张药以降低后负荷，外周血管阻力下降以提高心排血量、降低 PCWP 和提升血压。常用的血管扩张药有：酚妥拉明 $0.1 \sim 0.5$ mg/min 静脉注射；硝酸甘油 $10 \sim 500$ μg/min 静脉滴注；硝普钠 $8 \sim 250$ μg/min 静脉滴注。不论采用何种血管扩张药，都必须严防血压过降，特别对并存冠状动脉硬化和脑血管硬化的患者尤需避免，应严格控制滴注速度，最好采用微量泵注射器用药。当心排血量增高并稳定后，及时逐步减慢滴速，直至停用。一旦出现低血压，除减慢或停用血管扩张药外，应及时加用正性变力药多巴胺或多巴酚丁胺纠正。

(6) 应用利尿药：有利于控制心衰，但利尿速度必须缓和，并于手术日晨停用，同时静脉补液。利尿过急，易致低血容量和水电解质紊乱，全麻或椎管内麻醉中易并发低血压、严重心律失常和洋地黄中毒。手术后则可酌情继续使用利尿药。

(7) 对慢性或亚急性心衰用洋地黄制剂的控制效果较好，但洋地黄化需至少数天至 1 周以上，期间需加强观察。洋地黄化的方法：初载量地高辛 0.25 mg 口服，每 6 h 一次，连用 3 次；继以维持剂量 0.25 mg 口服，每日一次；如伴有肾衰，维持剂量需减小；用药开始后 $24 \sim 36$ h 期间应测定地高辛血药浓度，以观察疗效和预防洋地黄中毒；心衰已被控制后，手术日晨应停用地高辛，待术后当天再恢复使用。

(8) 其他治疗：包括通气、氧合、调整电解质、纠酸、止痛、治疗心律失常以及保护脏器功能等，均需切实做到。

(9) 对充血性心衰、心源性休克患者必须做好围术期的各种监测准备。

(10) 麻醉前用药的选择取决于休克程度，一般应酌减剂量；对并存休克者，免用镇静药，仅用小剂量阿托品即足。鉴于外周循环已衰竭，经皮下或肌内注射途径用药，其效果不稳定，宜常规静脉注射用药。选用全麻者，可静脉注射安定 5 mg 和阿托品 0.5 mg；伴剧痛者用杜冷丁 $25 \sim 50$ mg 或芬太尼 0.1 mg。

三、麻醉处理原则

(一) 麻醉选择

1. 局部麻醉

适用于高危休克患者，对局麻药的耐受量相应降低，需严格控制用药总量。

2. 椎管内麻醉

(1) 休克未纠正之前，绝对禁忌采用椎管内麻醉。

(2) 血容量得到补充，心肌收缩力初步增强，心衰病情转稳定后，可考虑施行低位硬膜外麻醉，但需持谨慎态度：先做硬膜外腔置管，暂不注药；改为平卧位后，先开放静脉通路，然后分次小量试探性用药，每次仅用通用量的 1/3～1/2，边用药、边观察血压、脉搏反应，以控制最小有效的阻滞范围为原则。如果出现血压明显下降，提示不能再注药，必须等待纠正后再分次小量用药，严禁按"常规"刻板用药，更禁忌一次大量用药。

(3) 吸入麻醉：施行不影响血压和脉搏的浅麻醉，严禁任何深麻醉。N_2O-O_2- 肌松药气管内全麻．辅用低浓度安氟醚或异氟醚较为常用。

(4) 静脉全麻：对心功能已初步纠正，血容量已基本补足的患者，可用安定、羟丁酸钠、咪唑安定、异丙酚和氯胺酮适量施行麻醉诱导，剂量均宜偏小；但禁忌使用硫喷妥钠。

(5) 肌松药：并用肌松药可做到浅麻醉，复合心源性休克患者的要求，但选用时应注意：患者对肌松药的耐量均减小，作用时间相对延长，故应酌情减小剂量；对并存大面积软组织损伤、大块肌肉坏死变性或截瘫的患者，应用琥珀胆碱有可能诱发高血钾而猝死，故应禁用；对肾功能障碍的患者，禁忌使用氨酰胆碱、三碘季胺酚、潘库溴铵等经肾脏排泄的肌松药，可用阿屈可林、维库溴铵、琥珀胆碱，但用药量也需严格控制。

(二) 麻醉期监测

对充血性心衰或心源性休克患者实施监测的总则是：急救之初，先采取最简捷有效的临床观察，包括神智、皮肤、脉搏、呼吸、心电图、尿量等，同时开放静脉抽取血样送检验，应尽早开始治疗＞待各项治疗措施开始以后，紧急病情获得初步解除后，再施行各种特殊监测措施；监测所获得的数据，务必与临床症状和体格检查紧密结合，综合分析，然后用以指导处理。

1. 血流动力监测

(1)CVP：能反映静脉回心血量是否足够，结合动脉压及尿量，对血流动力、血容量及心脏栗功能的现状可做出初步判断。但用于心衰患者，往往不能反映瞬间的血流动力变化，存在不够及时和灵敏的缺点，故对于其数据需要客观综合分析，避免产生错误指导，最好改用PCWP 监测。

(2) 直接动脉压：可连续动态监测，即使血压很低，也能正确测知，故特别适用于充血性心衰休克的场合。

(3)PCWP：反应左室心泵功能状况，变化灵敏、适时，一般可比 CVP 至少提前 15 min 出现变化，故对指导输液扩容、正确使用正性变力药和血管扩张药、判断心脏功能的转归程度等关键问题，都十分有价值，特别适合用于心衰、心源性休克患者的监测。

(4) 心排血量：可正确反映左室栗功能及血容量。心源性休克患者经治疗后，若心排血量增加，提示处理正确有效，反之，应进一步追究原因并及时纠正。

(5)外周血管阻力(SVR)：休克必然伴SVR增高。通过治疗，若SVR下降,结合心排血量增加，尿量增多，提示心脏后负荷减轻，心泵功能正在恢复，病情显著改善。

2. 呼吸功能监测

(1) 通气功能：包括潮气量，频率，每分钟通气量，每分钟有效通气量，通气效率。正常值为 0.3，若增大，提示通气效率减退。

(2) 通气 / 灌流比值：正常值 0.8；增大，表示无效死腔增加；若减小，提示肺内分流加大。

(3) 肺泡 - 动脉血氧分压差：其正常值于吸入空气时，为 0.53～3.3 kPa；吸入纯氧时为

$3.3 \sim 10$ kPa。若增大，反应肺泡弥散功能异常或动静脉短路加剧；超过 13.3 kPa，提示严重通气异常。

(4)PaO_2，$PaCO_2$ 有助于判断通气功能和诊断 ARDS。

(5) 动 - 静脉血氧分压差：反应组织血流灌注、组织摄氧及利用氧的能力。若缩小，提示组织灌流减少、摄氧及氧利用下降；若增大，说明组织灌流改善，摄氧和氧利用能力增高。

3. 生化监测

(1) 酸碱监测：测定 BE、$PaCO_2$、HCO_3^-，判断酸碱失衡情况。

(2) 血乳酸含量：当微循环灌流不足，组织处于乏氧代谢时，乳酸值上升；待休克治疗后微循环改善，乳酸值回降。乳酸值持续增高，提示存在广泛的无氧代谢和肝功能不全，对判断休克预后有实用价值。

(3) 电解质 K^+、Na^+、Cl^-、Mg^{2+}

4. 微循环监测

通过临床观察口唇颜色、皮肤毛细血管充盈时间、尿量、血压、脉率、皮肤温度，并前后比较，可判断微循环灌流情况。

5. 凝血功能监测

严重休克时，为及时发现 DIC，需定时检查纤维蛋白原、血小板、凝血酶原时间、试管内全血凝固和溶解情况、部分凝血活酶时间、凝血酶时间、纤维蛋白降解产物等。

（三）麻醉管理

1. 维持动脉血压

麻醉全过程继续支持心功能，采取抗休克综合治疗，维持动脉血压接近正常，但不应为单纯追求满意的血压数字而滥用升压药。维持血压的根本目的在维护正常的器官血流灌注，应用缩血管药升压，有时反而削减器官血流灌注，故对升压药的选用必须持慎重态度，一般不用，仅在下列情况下才考虑使用：休克持续过久，确诊已存在血管舒缩功能明显减退，可在扩容、纠酸的基础上，静脉滴注适量血管收缩药；感染性休克高排低阻时，可静脉滴注小剂量多巴胺；突然出血导致血压骤降至 6.7 kPa 以下时，为应急可单次静脉注射升压药，而后继以快速输血。

2. 加强呼吸管理

常规气管内插管施行手法呼吸管理，以保证充分的气体交换；或采用定容型呼吸机维持通气，适当加大潮气量。如果尚不能保持动脉氧分压在 0.7 kPa 以上时，应考虑加用低压 PEEP 通气。

3. 改善微循环

加强器官组织灌注是治疗休克的唯一目标，应用肾上腺皮质激素、抗胆碱药、东莨菪碱或 654-2 等；在补足血容量的前提下，应用酚妥拉明等血管扩张药以解除微血管痉挛。

4. 预防术后某些严重合并症

较常见的有充血性心衰和肺水肿致心源性休克；凝血功能障碍致创面渗血不止；DIC；ARDS；肾衰竭；最终致多器官功能衰竭，处理困难，预后很差，故需重视预防。

(1) 凝血功能障碍：表现创面广泛渗血，应仔细鉴别是否出现 DIC。因纤维蛋白原缺乏引起者，血块于 $1 \sim 2$ h 内又重新溶解，提示可能存在原发性纤溶，可用对羧基卞胺等抗纤维蛋白溶解药治疗。

如果血小板显著减少、纤维蛋白原降低、血块于 2 h 内复溶，提示可能已存在 DIC，需进一步做血液凝固因子检查以确诊。

DIC 的治疗甚为困难，除输新鲜血和成分输血补充凝血因子外，为制止凝血因子的继续耗损，可采用肝素治疗：首剂肝素 4 000 ～ 6 000 单位静脉注射，以后每 4 ～ 6 h 一次，保持凝血时间在 15 ～ 30 min；当凝血酶原时间恢复至正常，或缩短 5 s 以上，停用肝素；不必使用抗纤维蛋白溶解药。

(2) 呼吸功能不全：手术后容易并发 ARDS，表现进行性呼吸困难、烦躁、心率增快；尽管吸用高浓度氧，PaO_2 始终低于 8 kPa 以下，胸部 X 片呈点状或片状浸润射性阴影。治疗困难，预后差。

(3) 肾功能不全：血压和血容量恢复后，仍然少尿或尿闭为其特点，对利尿药无反应，同时血清尿素氮、肌酐及 K^+ 进行性增高，酸中毒加重。其诱因有：肾脏低灌注和持续过久，致肾小管缺血坏死；长时间低血容量和肾毒素的影响，致肾血管通透性增高、肾间质水肿；DIC 致肾微血管栓塞；α 受体兴奋药使用过量致肾血流长时间不足等。关键在于预防，从休克治疗之初即予采取保护肾脏的措施，如尽快改善微循环；尽快补足血容量；严禁滥用 α-受体兴奋药；预防 DIC 等。

(4) 充血性心衰。

1) 术前心衰四级，经治疗后虽初步控制症状，手术后心衰加重伴急性肺水肿者仍占 30%，不伴肺水肿者有 25%。术后心衰与全麻药之间无相关性；约 50% 与术中输液过量有密切的关系；其他诱因有心肌缺血、心肌梗死、心律失常、高血压、贫血、感染、发热、通气不足、酸碱失衡或肺栓塞等。

2) 心衰加重发生于术后 30 ～ 60 min 以内者，大多系停止正压通气导致通气不足而引起；发生于术后 24 ～ 48 h 者，多与术中大量输液导致组织间隙内的积液移入血压循环有关。

3) 合并肺水肿者，75% 出现于术后 30 min 内；25% 出现于术后 1 h 内，一般都伴随高血压，临床上往往首先出现急性呼吸功能不全症状，表现呼吸急促、困难，肺啰音或哮鸣音，心率增快，继以第三心音和颈静脉怒张；仔细记录出入水量和体重证实伴有水、钠潴留，诊断可以确定。胸部 X 片于早期可能无阳性发现，需延长至 12 h 以后可能出现 X 片改变。有时在心源性心衰与呼吸功能衰竭之间难以做出鉴别诊断，可做肺动脉插管检查，如果 PCWP 升高、心排血量剧减，伴 X 线片示肺血管充血，可确定为心衰，

4) 治疗：

①床头抬高 30° ～ 45°。

②限钠、限水。

③氧治疗，保持动脉氧分压超过 8.0 kPa(60 mmHg)；如不能维持此限值，需用面罩施行 CPAP 吸氧；严重呼吸困难者需气管内插管机械通气。

④吗啡对急性肺水肿发作初期最为有效，可用 3 ～ 5 mg 经稀释后静脉注射 3 min 以上，需要时隔 15 min 再重复一次，总量不超过 10 mg，需密切监测血压和呼吸频率。

⑤利尿药，静脉注射速尿适用于重度心衰、肺水肿病例，初量 20 mg，每 1 ～ 2 h 增加一倍量，利尿不佳者，可重复用药，直至一次量用至 400 mg，但注速应减慢为数分钟，以防发生听神

经毒性损伤。肾功能正常者 20 ~ 40 mg 即可奏效。尿量满意后，低钾、低钠、低氯性代谢性碱申毒是较常见的并发症，因此，在利尿期间应每日检查血清电解质和酸碱平衡情况。

⑥正性变力药，多巴酚丁胺为首选，次为多巴胺，适用于心衰伴外周血管扩张的场合，严者的剂量都为 10 μg/(kg•min)，可逐步加量，宜与硝普钠等血管扩张药并用，最好在直接动脉压监测下用药。

⑦血管扩张药，适用于急性肺水肿、中至重度心衰、伴高血压或外周阻力增高的场合。硝普钠初量 20 μg/min，以后每 5 min 增量 5 μg，直至血压降至 13.3 kPa(100 mmHg) 左右为止；需长时间滴注或肝肾功能不全者，为避免发生硫氰酸中毒，可改用硝酸甘油静脉滴注；如果在心室功能改善之前先出现血压下降，则需加用正性变力药多巴酚丁胺或多巴胺。

⑧洋地黄，已如前述，用于急性期的疗效不如正性变力药，故不首选。一般常用地高辛，仅于心衰或肺水肿合并快速型心房纤颤或心房扑动时应用，以控制心室率至 80 ~ 90 次 / 分。

第十七节　重症肌无力患者的麻醉

重症肌无力 (MG) 是一种由乙酰胆碱受体 (acetylcholinereceptor，AChR) 抗体介导、细胞免疫依赖、补体系统参与，主要累及神经 - 肌肉接头突触后膜 AChR 的自身免疫性疾病。主要临床表现为骨骼肌极易疲劳，活动后症状加重，休息和应用胆碱酯酶抑制剂治疗后症状明显减轻。

一、概述

(一) 主要病理生理

1. 运动神经末梢与骨骼肌的连接部位形成神经肌肉接头。

2. 神经肌肉接头可分为三部分：运动神经末梢及其末端的接头前膜；肌纤维的终板膜即接头后膜；介于接头前后膜之间的神经下间隙。

3. 正常情况下，当运动神经兴奋传至末梢时，轴突末端释放乙酰胆碱 (ACh)，作用于突触后膜上的乙酰胆碱受体 (AChR)，改变其离子通道，引起膜的电位变化使肌膜去极化，进而触发了兴奋 - 收缩耦联，引起肌纤维收缩。

4. MG 患者神经 - 肌肉接头突触后膜上 AChR 数目大量减少，可能的机制为患者体内产生乙酰胆碱受体抗体，在补体参与下与乙酰胆碱受体发生应答，使 80% 的肌肉乙酰胆碱受体达到饱和，经由补体介导的细胞膜溶解作用使乙酰胆碱受体大量破坏，导致突触后膜传导障碍而产生肌无力。

5. 在 80% ~ 90% 重症肌无力患者外周血中可检测到乙酰胆碱受体特异性抗体，而在其他肌无力中一般不易检出，因此对诊断本病有特征性意义。

(二) 临床表现

1. 该病起病缓慢，症状呈波动性；早晨较轻，劳动后和傍晚加重，休息后好转；肌肉麻痹最初首先从眼外肌受累开始，其次是面肌、咬肌、咽喉肌、颈肌、肩胛带肌和髋部的屈肌，严重时累及呼吸肌。

2. 主要表现为眼球运动受限、眼睑下垂、斜视、复视等，当全身肌肉受累时，表现为全身肌肉极度疲乏，进食、吞咽、呼吸、翻身均困难。腱反射多存在；无感觉障碍；脑脊液正常；疲劳试验和新斯的明试验阳性；感染或外伤等因素，易诱发肌无力危象，甚至导致呼吸衰竭或死亡。

3. 根据临床症状，通常将 MG 分为以下几个亚型：成年型重症肌无力、儿童型重症肌无力、少年型重症肌无力。

（三）治疗

1. 目前治疗方法主要有 5 大类，即抗胆碱酯酶药物、肾上腺皮质激素、血浆置换、胸腺切除和其他免疫抑制药。

2. 当对药物治疗无效时，应及早考虑手术。外科手术治疗重症肌无力必须配合应用抗乙酰胆碱药治疗，待临床状状稳定后方可手术。胸腺切除术可使肌无力明显改善，但其疗效常需延迟至术后数月或数年才能产生。

3. 血浆置换价格昂贵，仅适用于新生儿、重症肌无力危象和个别的术前准备。肾上腺皮质激素在开始使用时有可能加重肌无力，值得注意。

二、麻醉前准备

（一）病情估计

(1) 手术前应了解患者的肌力情况，以作为手术中用药量的参考。

(2) 评估患者的通气功能是否受到影响，手术中和手术后是否需要进行呼吸功能支持。表20-8 的评分标准可供手术后是否需要呼吸功能支持时作参考。总分 1～9，预示手术后即可考虑拔除气管导管；而总分大于 10 者，提示手术后需要进行一定时间的呼吸功能支持。

(3) 注意了解夹杂症的存在及其严重程度，麻醉前应给予相应的治疗。

表 20-8 预示手术后呼吸功能支持的评分标准

评分项目	记分
病程＞6 年	12
合并有其他呼吸系统疾病	10
吡斯的明用虽＞750 mg/d	8
肺活量＜2.9 L	4
总分	34

（二）手术前特殊检查

1. 纵隔气体造影

明确有无肿瘤及其性质和范围。

2. 心电图 (ECG) 和肌电图 (MCG)

了解心脏和肌力情况。

3. 免疫学

如免疫球蛋白 IgG、IgM、IgA 检查，能确定抗体蛋白的类型；血清 Ach 受体抗体效价测定及血清磷酸肌酸激酶 (CPK) 测定能确定病源及肌肉的代谢情况。

4. 肺功能

进行肺通气功能检查和拍摄 X 线胸片可了解肺功能。如果有肺不张或肺部感染，应予以治疗和预防。肺功能明显低下者，宜延缓手术。

（三）麻醉前用药

应减少镇静药物和镇痛药物的用量。如果患者不紧张，可不给予巴比妥类、苯二氮草类、丙嗪类和吗啡类药物。常规使用阿托品，以减少呼吸道分泌物及预防抗胆碱酯酶药物的作用。

三、麻醉选择和管理

（一）局部麻醉或椎管内阻滞

只要患者的病情许可，肢体和腹腔内手术原则上应首选局部麻醉、神经阻滞或椎管内阻滞。因为这类麻醉方法简单易行，效果确切，用药也不复杂，手术后恢复快，还可避免气管内麻醉对全身干扰大的特点，但对于胸腺切除手术，局部麻醉常有实施困难和难以取得完善阻滞的缺点；硬膜外间隙阻滞也常有抑制呼吸和不便于呼吸道管理的缺点；故胸腺切除手术应选用气管插管全身麻醉。

（二）气管插管全身麻醉

1. 肌肉松弛药的选择

由于中、短效非去极化肌肉松弛药的问世，加之有拮抗药物，故目前大多主张采用新型非去极化肌肉松弛药，如维库溴铵和阿曲库铵，但其所用剂量为正常人 1/5 ～ 1/4 即可。

2. 气管插管

可在良好表面麻醉下给患者实施清醒气管插管，对于不合作的患者，可先联合应用小剂量的咪达唑仑与丙泊酚等静脉全身麻醉药，然后给予适量的阿曲库铵产生满意的肌肉松弛作用，进行快速麻醉诱导气管插管。

3. 手术中的麻醉维持

有些手术可以不用肌肉松弛药，仅用吸入麻醉药即可。吸入麻醉药对神经 - 肌肉接头阻滞的强度依次为异氟烷＞安氟烷＞氟烷〉N_2O。但如果与静脉麻醉药复合应用，则必须严格控制静脉麻醉用药的剂量及速度。麻醉性镇痛药具有呼吸抑制作用，故应慎用。

（三）手术后管理

1. 拔管处理

对于气管插管者，除需符合常规的拔管指征外，为慎重起见，在重症肌无力患者手术后拔管前，应让其自主呼吸空气，如果 30 min 内持续维持 $SPO_2 > 95\%$；$PETCO_2 < 6$ kPa(45 mmHg)，方可拔管；否则须暂停拔管，并继续给予呼吸功能支持。

2. 呼吸功能的维持

在接受全身麻醉的重症肌无力患者，手术结束后要严密观察其肌力的恢复情况，有些重症肌无力患者，手术后近期不能维持正常的肺通气功能，常需给予一段时间的呼吸功能支持。估计短期内（< 48 h）不能拔管的患者，应及时作气管切开术，以便于进行呼吸支持和管理。

3. 重症肌无力危象及其防治

重症肌无力患者如急剧发生呼吸无力，而且不能维持正常的通气功能时，即为危象。通常将危象分为肌无力型和胆碱能型两种。治疗应以维持呼吸道通畅，用人工呼吸器维持正常的通气功能，再针对不同类型的危象进行适当的处理。出现肌无力危象时，可根据患者病情的程度给予适量的抗胆碱酯酶药物，如新斯的明 1 mg 肌内注射或 0.25～0.5 mg 缓慢静脉注射。在应用抗胆碱酯酶药物前，应先给予阿托品 0.5～1.0 mg 肌内注射或 0.4～0.6 mg 静脉注射，用药期间要严密观察患者病情的变化。处理胆碱能型危象的原则是立即停用抗胆碱酯酶药物，以阿托品对抗之，并可用氯磷定 500 mg 静脉注射，以后每隔 3～5 min 再给上述药物的半量，直至患者的病情改善。

第十八节 肥胖患者的麻醉

一、肥胖患者的麻醉特点

1. 肥胖患者呼吸储备功能相对低下，功能余气量(FRC)减少，患者手术和麻醉需取仰卧位，麻醉后功能余气量进一步减少，故加大通气量、有效的控制呼吸对肥胖患者围手术期低氧血症的预防是很有必要的。

2. 肥胖患者患高血压的风险高，循环血量、心排出量随着体重和氧耗量的增加而增加，心排出量的增加主要靠增加每搏量来实现，而心率正常或稍低。肥胖人每搏量增加显著降低了心血管储备功

能，增加围手术期的风险。

3. 肥胖患者常并发非胰岛素依赖性糖尿病，另外很多患者血脂增高，极易导致重要器官的小血管硬化，尤其是冠心病的发生，增加围手术期血压波动的风险。

4. 肥胖患者腹内压增高，禁食状态下的肥胖患者仍有高容量和高酸性的胃液，麻醉诱导期误吸及吸入性肺炎的发生率均高于非肥胖患者。

二、手术前评估

肥胖患者在感染、创伤、手术、麻醉等情况下的应激能力差，手术耐受力差。因此一旦合并感染、创伤，病情往往较重，病程长，伤口愈合慢，病死率高，对手术的耐受力差，手术和麻醉的病死率高，手术后并发症增多。

在肥胖患者，除常规手术前访视和体格检查外，还应特别注意肥胖引起的其他系统功能改变。询问患者的现病史和既往史，估计对麻醉和手术的危险系数。与患者家属悉心交谈麻醉的危险性，以及手术中可能发生的严重并发症。

(一)呼吸功能的评估

询问患者平时睡眠能否平卧，睡眠时有无鼾声和呼吸暂停的发生。评估患者是否存在匹克威克综合征。血气分析中 $PaCO_2$ 是否增高和是否合并有呼吸性酸中毒。如睡眠 7 h 中发生 10 s 以上的呼吸暂停达 30 次以上，应测试呼吸通气量。如有呼吸功能低下，可使吸入麻醉的诱导期延长，并易发生缺 O_2 和 CO_2 蓄积；易使血压升高，对于原有高血压的患者危险性增加。麻

醉医师还应特别注意患者是否有颈部粗短以及头后仰、寰枕活动和颞颌关节活动受限等，以估计气管插管操作的难易度。

（二）循环功能的评估

肥胖患者常合并有心血管系统病变，手术中容易发生循环功能抑制。有心肌病者，可使麻醉的危险性增加。因此手术前应详细了解患者的心脏功能。心电图各项指标是否正常，有无冠心病、高血压史及高黏血症。倘若 Hb > 16.5 g/L，应考虑放血或行血液稀释。

（三）神经功能的评估

观察患者的神志和精神状态，是否存在答非所问的现象，是否合并有脑栓塞、脑瘫，各种神经反射是否正常，估计手术结束后拔管时可能出现的神经功能障碍，如嗜睡或昏迷等。

（四）其他

了解各种化验指标，是否并存有肾脏疾病、肝胆疾病及糖尿病等；肥胖患者脂肪厚，采用神经阻滞、蛛网膜下隙阻滞和硬膜外间隙阻滞等麻醉方法时标志不清楚，或穿刺针相对过短，易造成阻滞失败。肢体静脉不易显现，可给手术中输血补液带来困难，对此均应有充分的准备。

三、麻醉前准备与处理

（一）麻醉前访视

肥胖患者麻醉前评估除详细了解病史及体检外，应着重了解呼吸和循环系统的问题以及注重插管困难度的评估与准备。

1. 肥胖患者麻醉无论选择何种麻醉方法，都要进行插管困难度的评估与准备，因为即使行非全身麻醉时，也有可能出现呼吸道并发症需要紧急插管，充分的插管困难度评估与准备对于肥胖患者的围手术期安全具有举足轻重的作用。评估内容包括头后仰度、枕寰关节活动度、颞下颌关节活动度、舌体大小、张口度等，有无颈部、口腔、咽喉部手术史。

2. 了解患者呼吸道通畅程度，询问与麻醉和手

术有关的上呼吸道梗阻、气道暴露困难史及睡眠时有无气道阻塞的症状（有无夜间打鼾、呼吸暂停、睡眠中觉醒以及日间嗜睡等），以明确患者是否伴有 OSAS 及其严重程度。术前力求要明确诊断和全面评估，必要时可暂缓手术，做必要的检查或请相关科室会诊，以保障患者围手术期的安全。

3. 肺功能检查、动脉血气检查以及屏气试验等，以判断患者的肺功能及其储备能力。术前动脉血气基础值的测定有助于判断患者的 co2 清除能力，有利于指导术中和术后的通气治疗以及术后对拔管困难度的预测。

4. 详细询问患者有无高血压、肺动脉高压、心肌缺血等的病史或症状。常规心电图检查有助于发现心室肥厚、心肌缺血等，但漏诊率高达 60% 以上。必要时可建议患者行动态心电图、心脏彩超等检查。肺动脉高压最常见的表现为：呼吸困难、乏力和晕厥。这些都反映患者运动时 CO_2 不能相应增加。心脏彩超发现三尖瓣反流是诊断肺动脉高压最有价值的指标。胸片检查也有利于发现可能存在的肺疾患和肺动脉膨出征象。严重肺动脉高压的患者需进行肺动脉压监测。

5. 询问患者入院前 6 个月内及住院期间的用药史，尤其应关注是否服用减肥药物以及采用其他减肥治疗措施等。部分新型减肥药具有一定的拟交感作用和（或）内源性儿茶酚胺耗竭作

用，患者在麻醉诱导和维持中循环功能的变化难以预料，出现严重低血压或高血压的可能性增加，对麻黄碱等常用血管活性药物的反应性明显降低。麻醉医生对这类药物的药理学特性应十分了解，术中使用血管活性药物可考虑使用去氧肾上腺素等受体作用更单纯而明确的药物。必要时可暂时推迟手术时间，以进行进一步的检查和内科治疗。

6. 必须了解空腹血糖、糖耐量；如果发现有糖尿病或酮血症时，应该在手术前给予治疗。此外还应询问患者是否有食管反流症状。

7. 告知患者围手术期呼吸系统相关并发症的发生风险。包括清醒插管，术后拔管延迟，呼吸机辅助呼吸，甚至气管切开的可能性。

（二）麻醉前用药

1. 肥胖尤其是重度肥胖对各类中枢抑制药物

敏感，术前应用镇静药物、麻醉性镇痛药物发生上呼吸道梗阻的可能性增加，术前应慎用。已有研究表明盐酸右美托咪定可安全用于肥胖患者清醒气管插管达到镇静镇痛的要求，但其负荷剂量要根据患者去脂体重来计算，否则，易出现低血压、心动过缓等不良事件。

2. 术前应给予足量的抗胆碱药物，比如阿托品、东莨菪碱或者是长托宁，尤其是需要清醒插管的患者。

3. 肥胖患者易发生胃内容物反流，因此麻醉前应给抑酸药（H_2-受体阻滞药），以减少胃液，提高胃液的 pH。但常规应用可能会增加术后感染的风险。术后伤口感染发生率高，需预防性使用抗生素。

4. 病态肥胖是术后急性肺栓塞的一个独立的危险因素，建议围手术期应用低剂量的肝素到术后完全活动，以减少深静脉血栓及肺栓塞的发生。

（三）麻醉前准备

除进行常规麻醉设施准备外，任何用于肥胖患者的术中、术后管理设备都必须适合于肥胖患者的特点。呼吸机、麻醉机、气管导管等设备的型号必须适当。

此外，应特别准备气管插管困难所需的用具，如氧气面罩、口咽通气道、鼻咽通气道、导管芯、枪式喷雾器、多种型号的喉罩、各种型号的咽喉镜片及纤维支气管镜等。

四、肥胖患者的麻醉方法

肥胖患者麻醉方法的选择应考虑肥胖引起的诸多问题，要求麻醉医师选用最安全、最简便、最熟练的麻醉方法，以保证患者安全度过围手术期。

（一）椎管内阻滞

对于实施下肢或盆腔手术而且无匹克威克综合征的肥胖患者，仍应以椎管内阻滞为首选的麻醉方法。主要优点有：①麻醉时效可以任意延长。②对生理干扰轻微。③镇痛效果好，肌肉松弛满意。④手术中患者清醒，有利于手术中监测和管理。⑤手术后呼吸和循环并发症少。⑥手术后可保留硬膜外导管，以实施患者自控镇痛（PCEA）。据报道，对伴有扩张型心肌病的肥胖产妇，采用蛛网膜下隙-硬膜外间隙联合阻滞（针内针）进行剖宫产手术是安全可行的。

肥胖患者采用椎管内阻滞的常见问题有：

①肥胖患者的腹内压较高，下腔静脉血易被驱向硬膜外间隙的静脉系统，从而硬膜外间隙静脉丛扩张和硬膜外间隙相应变窄，蛛网膜下隙阻滞的平面不易控制，因此蛛网膜下隙阻滞时

的局部麻醉药用量应比一般人酌减 1/4 ～ 1/3，以免阻滞平面过高或过广产生呼吸和循环功能抑制。

②因硬膜外间隙静脉丛扩张，穿刺针极易损伤静脉丛引起硬膜外间隙血肿，故当穿刺针内血液色泽很浓时或继续出血不止时，必须立即将穿刺针及硬膜外导管一并拔除。

③脂肪组织厚，使神经阻滞、蛛网膜下隙阻滞和硬膜外间隙阻滞操作时的标志不清，穿刺针相对过短，易造成麻醉失败；宜使用长度为 15 cm 的穿刺针。

④对于过度肥胖患者，即使麻醉效果满意，但手术操作仍很困难。

⑤椎管内阻滞对腹式呼吸的抑制以及仰卧位等可加重肥胖患者业已存在的通气功能不足，故椎管内阻滞时必须常规给予面罩吸氧，并加强手术中监测。

⑥当麻醉效果不满意，手术操作困难或患者出现呼吸和循环功能不稳定时，应考虑更换麻醉方法，必要时选择硬膜外间隙阻滞复合气管插管全身麻醉，有利于手术中的肌肉松弛，但需尽早停用或减少全身麻醉药物的用量。

⑦手术后加强通气管理，减少因吸痰和拔管时呛咳，腹压增高，缝线断裂引起的腹疝；另外，手术后还可保留硬膜外导管施行手术后镇痛治疗。

(二) 全身麻醉

1. 气管插管的处理

麻醉前的呼吸道评估十分重要，据报道，肥胖患者的困难气管插管发生率大约为 13.2%，原因为颞颌关节活动受限，直接喉镜不能显露声门。因此，麻醉诱导前必须认真估计患者的气管插管处理有无困难，并做好充分的准备工作。在气管插管前应重视呼吸道位置的调整，可在患者的肩胛下垫一个楔形物，以使其肩部能很好地过度到头部，此对肥胖患者的气管插管操作常常相当有用。在充分预吸氧去氮的前提下，肥胖患者的直接喉镜显露及气管插管操作的安全无通气时间为 2 min 左右，比正常人的 4 min 时间明显缩短。随体重超重程度的增加和气管插管操作中无通气时间的延长，SPO_2 下降的程度越明显。肥胖患者气管插管时的心血管应激反应较强，除明显的血压增高和心率增快外，由于交感 - 肾上腺系统兴奋，还可使血糖增加 4 ～ 6 mmol/L，因此要求气管插管时麻醉诱导快速平稳，以使心血管应激反应减少到最低程度。据国外文献报道，应用雷米芬太尼与七氟烷复合诱导，对超重肥胖患者的气管插管操作非常有利；国内常以神经安定镇痛药物进行静脉诱导，即常规硫喷妥钠麻醉诱导时，辅以少量芬太尼 (0.2 mg) 和氟哌利多 (5 mg)，分次静脉注射非去极化肌肉松弛药，并加用琥珀胆碱。在肥胖患者，气管导管被误插入食管内的发生率相当高，而且因胸腹部过厚不易用听诊法及早发现，是招致严重麻醉并发症的常见原因。安全的方法是监测 $PETCO_2$。如果呼吸道检查提示有发生气管插管操作困难的潜在可能，应考虑在清醒和满意镇静处理下使用光导纤维支气管镜进行气管插管处理。

2. 面罩通气的处理

对于清醒状态下不能满意耐受仰卧位的肥胖患者 . 麻醉诱导时至少应保持 30° 的头高位。由于患者颈短粗及下颌和寰枕活动受限，胸骨上和颈部脂肪垫过厚不能后仰；患者面部过宽，面罩相对过小等，可使气管插管前维持呼吸道通畅困难，常需两人合作进行呼吸道管理的手法操作，如托下颌。

手术前需选择合适的吸氧面罩，并采取一切措施来达到满意的面罩密闭；在挤压呼吸囊时需进行环状软骨压迫等操作，以达到有效的辅助通气和防止胃内容物反流、误吸。

3. 体位与通气维持

在肥胖患者实施手术时，头高位 (RTP) 是一种合适且常用的体位，因为它对血流动力学的影响最小，而且可以改善患者的通气功能障碍。在肥胖患者全身麻醉后，特别是在仰卧位或头低位时，小气道闭合可影响其正常的通气功能，导致静脉血掺杂及动脉血氧分压 (PaO$_2$) 剧降。吸入麻醉药和硫喷妥钠等具有扩张血管及其负性变力作用，可使心排血量和混合静脉血氧分压 (PVO$_2$) 下降。吸气时高呼吸道压可阻碍肺小血管的血液流入上部肺叶，即阻碍肺血流灌注入具有良好通气的肺泡，从而导致无效腔增加及 PaCO$_2$ 升高，同时受阻的血流被分配至分流区，可增加肺内分流比率及静脉血掺杂，采用呼气末正压 (PEEP) 通气可使肺动脉压进一步升高，PaO$_2$ 得不到改善。因此肥胖患者不宜应用 PEEP，而应采用增大潮气量的人工通气 (15～20 mL/kg) 法。处于仰卧位时，抬高患者的头部可降低呼吸做功和耗氧量。手术中改变体位及手术结束时搬动患者均可影响呼吸和循环功能，应注意血压的改变和保持呼吸通畅。

4. 全身麻醉药代谢

使用高脂溶性全身麻醉药时，其可存积于肥胖患者过多的脂肪组织内，从而使药效延长，苏醒延迟和并发症增多，如硫喷妥钠在肥胖患者的消除半衰期($t_{1/2\beta}$)较非肥胖的正常人延长 5 倍。使用卤素类吸入全身麻醉药时，可因血中氟离子浓度增高而引起肾中毒 (指血清尿酸增加及尿浓缩功能损害)，手术后出现无明显诱因的黄疸。因此，肥胖患者禁用氟烷。安氟烷吸入 2.3 MAC/h 后，血清无机氟化物的浓度为 22.7 μmol/L，也有轻微增高；异氟烷、N$_2$O、七氟烷、地氟烷和雷米芬太尼对肥胖患者的肝、肾功能影响不大，不延长苏醒时间。

5. 匹克威克综合征和肥胖患者的拔管指征

对于并发匹克威克综合征的极度肥胖患者，手术结束后应保留气管导管 24 h，辅以镇痛镇静药物，通过辅助机械通气改善低氧血症后，只有在患者达到以下条件时方可拔管：①患者完全清醒，有吞咽动作，肌力达到III级。②肌肉松弛药和阿片类药物的残余作用已完全消失。③患者的自主呼吸频率低于 30 次 / 分，吸入 40%～50% 氧时，动脉血 pH=7.35～7.45，PaO$_2$ > 10.7 kPa 或 SPO$_2$ > 96%，PaCO$_2$ < 6.761，脱离呼吸机后，SPO$_2$ 不低于手术前值或不低于90%，患者呼吸平稳，无缺氧症状。④呼吸器显示的最大吸力至少达 2.45～2.94 kPa，潮气量 > 5 mL/kg。⑤循环功能稳定。拔管后应改为鼻导管吸氧或面罩吸氧，并持续监测 SPO$_2$ 1～3 d。

(三) 联合麻醉

肥胖患者选择单一麻醉方法常难以完全满足手术的要求。如果麻醉效果欠佳，患者不能忍受，失去主动配合的能力，无疑给手术医师的操作带来极大的不便。近年来有在肥胖患者实施联合麻醉的报道，具有提高麻醉质量，保证患者安全和减少麻醉药物总用量等优点，弥补了各自的不足。常用的联合麻醉方法有：硬膜外间隙阻滞与全身麻醉联合、蛛网膜下隙阻滞与硬膜外间隙阻滞联合、臂丛神经阻滞与全身麻醉联合等。

1. 硬膜外间隙阻滞与全身麻醉联合 (CEGA)

硬膜外间隙分次小量给药对患者血压与心率的影响轻微，整个麻醉过程的应激反应小。在实施上腹部手术以及胸腹联合手术的肥胖患者 (如贲门癌、胰头癌、全胃和肺叶切除、肝内胆总管结石），可联合应用硬膜外间隙阻滞与全身麻醉，不仅可免除硬膜外间隙阻滞时阻滞平面过宽引起的血压下降和内脏牵拉造成机体应激反应强烈而使血中儿茶酚胺浓度升高等缺点，而且保留了手术区域良好的镇痛和肌肉松弛作用。另外，全身麻醉还具有供氧充分及 CO_2 排出良好、血流动力学稳定、呼吸管理可靠等优点，从而可减少全身麻醉和硬膜外间隙阻滞用药的总量。

2. 蛛网膜下隙 - 硬膜外间隙联合阻滞 (CSEA)

此方法需要采用特殊的穿刺针（针内针），其突出优点是麻醉效果完善和可连续给药。在给肥胖患者实施硬膜外间隙穿刺时，由于其脊椎标志不清楚或黄韧带突破感不明显，麻醉医师常需凭经验来判断穿刺针的位置，造成穿刺失败或神经阻滞效果不满意的发生率较高。采用蛛网膜下隙 - 硬膜外间隙联合阻滞时，只要蛛网膜下隙穿刺针刺破硬脊膜，并见脑脊液流出，即可确定硬膜外间隙穿刺针的位置正确无误。蛛网膜下隙阻滞起效迅速，腰骶部神经阻滞完善，而且目前使用的针内针仅为 26～27 G，对硬脊膜的损伤小，患者手术后不会发生头痛。但蛛网膜下隙阻滞平面过高时对血流动力学影响较大，特别是存在肥胖性低通气量综合征的患者，故需严格控制蛛网膜下隙阻滞时的局部麻醉药用量，使阻滞平面不超过 T_8 水平；然后在硬膜外间隙间断应用适量的局部麻醉药维持麻醉。此法适合于盆腔或下肢的手术。

3. 臂丛神经阻滞与全身麻醉联合 (CBGA)

适用于前臂手术的患者。由于肥胖患者颈粗短，颈部脂肪垫过厚，肌间沟解剖标志不清，大多采用腋部臂丛神经阻滞法或连续腋部臂丛神经阻滞法，待阻滞平面出现后联合全身麻醉完成手术，不仅麻醉平稳，而且安全，手术后恢复好。

联合麻醉是一种新的麻醉方法，不仅可使肥胖患者的麻醉效果更为完善和手术中的生命体征更加平稳，而且还能将患者的不利因素降低到最低限度。唯一的缺点是穿刺操作较为复杂。理论和技术上的问题尚待进一步探讨。

五、手术后并发症及处理

由于肥胖患者手术前常伴有多种疾病，所以手术后并发症的发生率和病死率明显高于非肥胖患者。大多数患者手术后存在通气功能不足，因此，肥胖患者手术后应在 ICU 进行持续的生命体征监测，需要多科医师共同努力才能降低麻醉的危险及手术后并发症。

（一）低氧血症

低氧血症是导致肥胖患者手术后死亡的主要因素。在手术后 2～3 d 内 SPO_2 可降至 90% 以下，PaO_2 可降至 8 kPa(60 mmHg) 以下。为改善肺通气功能，应从拔管开始至手术后 2 d 内（避免仰卧位）取头高位、半坐位或侧卧位，并持续吸氧，持续监测 SPO_2，维持呼吸功能稳定。肥胖患者的呼吸功能恢复至手术前水平往往需要 2～3 周。

（二）肺部并发症

肥胖患者采用全身麻醉时，特别是急症手术，由于胃液过多常因呕吐和误吸造成手术后肺炎。手术后呼吸功能恢复较慢可并发肺不张，发生率最高可达 10%～20%。硬膜外间隙阻滞者无此项并发症，因此肥胖患者宜采用硬膜外间隙阻滞联合全身麻醉，手术后留置硬膜外导管，实施硬膜外间隙镇痛，良好的手术后镇痛作用有利于患者的咳嗽及深呼吸，可有效纠正低氧血症和预防肺部并发症。

（三）切口疝及切口感染

全身麻醉后的拔管刺激常使肥胖患者发生呛咳，可增高腹内压和造成腹部切口缝线断裂，从而形成切口疝。由于皮下脂肪厚和合并糖尿病等，手术后切口极易感染，应严格无菌操作，静脉注射抗生素，并控制血糖在 (++) 以内。在实施腹部手术的肥胖患者，手术结束后需采用腹带进行加压包扎。

（四）血栓性静脉炎和肺栓塞

肥胖患者手术后 3 d 内极易发生深静脉血栓或肺栓塞，发生率是非肥胖者的 2 倍。因此应于手术日开始，每日静脉滴注低分子右旋糖酐或羟乙基淀粉 500 mL。手术后使用弹力绷带包扎双下肢 1 周。也可在下地活动前每日 2 次静脉注射肝素 5 000 U。鼓励患者早期离床活动，以防止深静脉血栓的形成。

（五）肥胖患者的手术后镇痛处理

在对呼吸功能进行满意监测的情况下，给肥胖患者进行有效的手术后镇痛处理对改善肺功能和早期下地行走十分重要。常用的镇痛方法有肌内注射、皮下注射、静脉注射和硬膜外间隙注射阿片类药物。研究发现，硬膜外间隙患者自控镇痛优于其他镇痛方法，对早期下地活动，减少肺部并发症，缩短住院时间更为有利。硬膜外间隙局部麻醉药和阿片类药物的用量在肥胖和非肥胖患者之间无明显差别。值得注意的是，所有硬膜外间隙应用阿片类药物进行镇痛治疗的患者，均有发生潜在性呼吸抑制的高度可能，所以应持续进行呼吸功能监护。

第二十一章 麻醉意外

麻醉人员在手术期间除了解除病人疼痛、维护其生命安全，并为施行手术提供方便条件外，如何积极防治麻醉期间意外相并发症的发生，也是至为重要的任务。尽管，近年来麻醉工作育了新的发展，监测手段也在日趋完善，麻醉恢复室和 ICU 的设置等使手术和麻醉的安全性显著提高。但迄今为止，因麻醉意外或其严重并发症而道致病人死亡的事例仍时有发生。其发生的原因大致可归纳为两类：其一，是麻醉技术上的失误，如错误的操作、机械失灵、用药不当或过量、观察病情粗疏和处理不当等。这一类的失误，通过提高麻醉人员的素质和责任感，绝大多数是可以避免的。另一类则属于麻醉本身的危害，如对麻醉药物过敏，心血管意外等。麻醉期间的意外和并发症甚多，以下着重介绍如下的内容。

一、低氧血症与通气不足

(一) 气道阻塞

全麻后气道阻塞 (airwayobstmction) 最常见的原因是因神志未完全恢复，舌后坠而发生咽部的阻塞；喉阻塞则可因喉痉挛或气道直接损伤所致。对舌后坠采用最有效的手法，是患者头后仰的同时，前提下颌骨，下门齿反咬于上门齿。据患者不同的体位进行适当的调整，以达到气道完全畅通。如果上述手法处理未能解除阻塞，则应置入鼻咽或口咽气道。但在置入口咽气道时，有可能诱发患者恶心、呕吐、甚至喉痉挛，故应需密切观察。极少数患者才需重行气管内插管。

(二) 低氧血症

低氧血症不仅是全身麻醉后常见的并发症，而且可导致严重的后果。据丹麦的文献报告术后发生一次或一次以上低氧血症 ($SaO_2 < 90\%$) 的患者占 55%，并指出其发生是与全麻时间、麻醉药应用及吸烟史有关。自采用脉搏血氧饱和度 (SPO_2) 监测方法后，使医生能及时地发现低氧血症，且有了较准确的评估标准。

1. 易于引起麻醉后低氧血症的因素

其主要因素有：①患者的年龄＞65 岁。②体重超重的患者，如＞100 kg。③施行全身麻醉的患者要比区域性麻醉更易于发生。④麻醉时间＞4 h。⑤施行腹部手术者对呼吸的影响显著于胸部，以肢体手术的影响较为轻微。⑥麻醉用药，如苯二氮卓类与阿片类药物并用，用硫喷妥钠诱导麻醉对呼吸的影响要显著于异丙酚。术中应用芬太尼＞2.0 $\mu g/(kg\cdot h)$ 或并用其他阿片类药物则影响更为显著。尤其非去极化肌肉松弛药的应用剂量、时效和肌肉松弛是否已完全反转都是极其重要的因素，例如术中应用阿曲库铵＞0.25 mg/(kg·h). 则将增加发生低氧血症的危险。至于术前患者一般情况 (ASA 分级) 对此的影响似无明显的差异。

2. 发生低氧血症的主要原因

在全麻后发生低氧血症的原因是多因素的，也较为复杂。

(1) 由于供氧浓度的低下或因设备的故障引起吸入氧浓度 < 0.21。尽管发生此意外并不多见，但发生误接气源或混合气体装置的失灵的可能性仍然存在，是不能失于大意。

(2) 通气不足 (hypoventilation)，请见后述。

(3) 术后肺内右致左的分流增加，如术后发生肺不张、急性气胸或急性肺梗死等，使经肺的静脉血得不到充分的氧合，提高了动脉内静脉血的掺杂，造成动脉低氧血症是必然的结果。

(4) 肺通气 / 灌流 (V/Q) 的失衡，如因麻醉药的影响损害了低氧下肺血管收缩的补偿，V/Q 的失衡加重。同时，术后患者的心排血量低下也促进了这种失衡。

(5) 采用不正确的吸痰方法，易被忽视的原因。应用过高的吸引负压、过粗的吸痰管和超时限的吸引，可以引起患者 SaO_2 的显著下降，尤其是危重和大手术后患者。

(6) 其他：术后患者的寒战可使氧耗量增高 500%，对存在肺内分流患者，通过混合静脉血氧张力，使 PaO_2 也下降。

（三）通气不足

通气不足系指因肺泡通气的降低引起 $PaCO_2$ 的增高。手术后通气不足的原因：①中枢性呼吸驱动的削弱。②呼吸肌功能恢复的不足。③体内产生 CO_2 增多。④由于呼吸系统急性或慢性疾病所影响。

1. 削弱中枢性呼吸驱动

事实上，应用任何麻醉药对呼吸中枢都具有抑制的效应，尤其麻醉性镇痛药。这种呼吸的抑制，可以通过对 CO_2 的曲线的向下、向右的移位来加以证实。又如芬太尼或芬太尼 - 氟哌利多混合剂 (Innovar) 的应用，可呈双相性呼吸抑制，在手术终了可用较小剂量的拮抗剂来消除其呼吸抑制。

2. 呼吸肌功能的障碍

呼吸肌功能的障碍包括手术切口部位、疼痛均影响到深呼吸的进行。如上腹部手术后，患者是以胸式呼吸为主，呼吸浅快，肺活量 (Vc) 和功能余气量 (FRC) 均呈降低，直至术后 2 ～ 3 d 才开始逐渐恢复。Vc 在手术当天可降至术前的 40% ～ 50%，术后 5 ～ 7 d 才恢复至术前 60% ～ 70%。Vc 的下降使术后患者有效的咳嗽能力受限，为肺部并发症发生提供有利条件。FRC 的下降，使 FRC 与闭合容量 (CC) 的比率发生了改变，CC/FRC 相对升高具有重要的临床意义。即小气道易于闭合，局部通气 / 血灌流比率失调，导致肺泡气体交换障碍，则发生低氧血症和通气不足是必然的结果。

目前认为膈肌功能障碍是造成术后肺功能异常的一个重要的原因。用麻醉药、镇静药或疼痛等对膈肌功能虽有一定的影响。但对膈肌功能障碍的原因不能全面加以说明。如今较能为人们所接受的观点：由于手术创伤通过多渠道传入神经途径减弱了中枢神经系统的驱动，对膈神经传出冲动减少，而引起术后膈肌功能障碍。

应用非去极化肌肉松弛药的残留效应。长效肌肉松弛药应用、拮抗肌肉松弛的效应不足和肾功能障碍等均可使肌肉松弛药的作用残留，而影响了术后呼吸肌功能的恢复，也是造成术后患者通气不足的常见原因。有报告指出，在术后发生呼吸系统问题的患者中，有 25% 是与肌肉松弛药的应用有关，其中 8.3% 患者需要进一步反转肌肉松弛药的残留效应。

肥胖患者、胃胀气、胸腹部的敷料包扎过紧也会影响到呼吸肌功能。

（四）监护与预防

有关手术后患者呼吸功能的观察与监测在本书相关章节内已予详述了。这里要着重指出的，临床上不能忽视肉眼的观察如呼吸的深度、呼吸肌的协调和呼吸模式等，监测方面包括脉搏血氧饱和度的持续、$PetCO_2$ 和 $PaCO_2$ 的监测。

一般认为对如下患者应加强术后的呼吸功能监测和氧的支持：①胸腹部手术后。②显著超重的患者，如 $BMI > 27 \sim 35 \ kg/m^2$。③用过大剂量阿片类药物。④存在急性或慢性呼吸系疾病。

以下患者即使其 PaO_2 处于正常范围，但仍有发生组织低氧或缺氧的可能：①低血容量（低 CVP、少尿）。②低血压。③贫血，血红蛋白 $< 70 \ g/L$。④心血管或脑血管缺血患者。⑤氧耗增高，如发热的患者。

一般要求这些患者可以增强氧的支持，至于呼吸空气时的 $SPO_2 > 90\%$ 或恢复至手术前的水平。对有气道慢性阻塞的患者，其呼吸功能有赖于 CO_2 或低氧的驱动，所以谨慎调节供氧的浓度，经常进行动脉血气分析是必要的措施。

二、急性肺不张

急性肺不张是指患者骤然出现肺段、肺叶或一侧肺的萎陷，从而丧失通气的功能。急性肺不张是手术后严重的并发症之一，尤其多见于全身麻醉之后。但局部麻醉、区域性神经阻滞同样也会发生肺不张。大面积急性肺不张，可因呼吸功能代偿不足，使患者因严重缺氧而致死。

（一）预防

预防措施主要有：①术前禁烟 $2 \sim 3$ 周。②有急性呼吸道感染的患者，至少应延期手术 $2 \sim 3$ 周。③术前发现有明显危险因素的患者，也应延期手术，经 $5 \sim 7 \ d$ 强化呼吸道的治疗。④对慢性阻塞性肺病（COPD）或慢性支气管炎患者，术前应加强胸部物理治疗（如体位引流，胸壁叩击等），以减少气道的梗阻，增强排痰能力，训练深呼吸和咳嗽，增加肺容量。⑤麻醉期间保持气道通畅，避免长时间固定的潮气量通气，应定时吹张肺（"叹气"）。但有报告指出，吹气的气道压 $> 0.3 \ kPa$ 时方为有效。⑥术毕尽早使患者清醒，充分恢复自主呼吸；在拔气管导管前应反复吸引分泌物，应用空气 - 氧或惰性气体 - 氧吸入，避免纯氧吸入。⑦回恢复室后，定时变换患者体位，鼓励咳嗽和早期离床活动。⑧术后减少或避免应用麻醉镇痛药，代以神经阻滞或硬膜外腔注射局麻药与小剂量麻醉镇痛药（如芬太尼或曲马多）。

（二）处理

处理的主要目的是消除呼吸道梗阻的原因，积极预防感染，并使萎陷的肺复张。①积极鼓励患者咳嗽排痰，或诱导发生呛咳。②施行纤维光导支气管镜检查，不仅可明确梗阻的部位和原因，且可进行分泌物的吸引和异物的钳取。③若患者存在明显低氧血症，可用机械性正压通气（$FiO_2 < 0.6$），附以 $PEEP(0.1 \sim 0.2 \ kPa)$，有助于肺泡的复张。④其他如雾化吸入，祛痰药，支气管扩张药，激素等应用有助于改善通气的功能。⑤根据痰液细菌培养结果和药敏实验，选用有效的抗生素。

三、反流、误吸和吸入性肺炎

麻醉下发生呕吐或反流有可能招致严重的后果，胃内容物的误吸，以至造成急性呼吸道梗阻和肺部其他严重的并发症，是目前全麻患者死亡的重要原因之一。患者发生误吸导致急性肺损伤的程度，与误吸的胃内容物理化性质（如 pH、含脂碎块及其大小）和容量，以及细菌的污染直接相关。

误吸的临床表现包括急性呼吸道梗阻、Mendelson 综合征、吸入性肺不张、吸入性肺炎等。预防误吸主要是针对构成误吸和肺损害的原因采取措施：

(1) 减少胃内容量和提高胃液 pH；

(2) 降低胃内压，使其低于食管下端括约肌阻力；

(3) 保护气道，尤当气道保护性反射消失或减弱时，更具有重要意义。误吸的处理关键在于及时发现和采取有效的措施，以免发生气道梗阻窒息和减轻急性肺损伤。具体措施包括重建通气道、支气管冲洗、纠正低氧血症、激素、气管镜检查、抗生素及其他支持疗法。

为了减少反流和误吸的可能性，手术患者常需要术前禁食水，通常禁食 6～8 小时，禁饮 4 小时，小儿可以控制在 2 小时。

四、支气管痉挛

在麻醉过程和手术后均可发生急性支气管痉挛，表现为支气管平滑肌痉挛性收缩，气道变窄，气道阻力骤然增加，呼气性呼吸困难，引起严重缺氧和 CO_2 蓄积。若不即时予以解除，患者因不能进行有效通气，不仅发生血流动力学的变化，甚至发生心律失常和心搏骤停。

（一）预防

对既往有呼吸道慢性炎症或支气管哮喘史的患者应仔细了解其过去发病的情况，分析可能存在的诱发因素。术前应禁吸烟 2 周以上。若近期有炎症急性发作，则应延缓择期手术 2～3 周。术前患者应行呼吸功能的检查，可请呼吸专科医师会诊，必要时应用激素、支气管扩张药、抗生素等作为手术前准备。避免应用可诱发支气管痉挛的药物如可用哌替啶或芬太尼来取代吗啡，因前几种药对支气管平滑肌张力影响较弱。若异喹啉类肌肉松弛药要比留类肌肉松弛药易引起组胺释放，如泮库溴铵、维库溴铵、哌库溴铵在临床剂量下不致引起明显的组胺释放。肌肉松弛药引起组胺释放是与药量、注药速度有关，减少用药量和注药速度可减少组胺释放量。琥珀胆碱仍可引起少量组胺释放，故文献上既有用来治疗支气管痉挛，也有数例患者引起支气管痉挛的报道。吸入性麻醉药则可选用氟烷、恩氟烷、异氟烷等，氯胺酮可明显减低支气管痉挛的气道阻力，这与拟交感效应，促进内源性儿茶酚胺释放有关。此外，还能抑制肥大细胞释放组胺，故对气道高反应患者，可选用氯胺酮行麻醉诱导。阻断气道的反射，选用局麻药进行完善的咽喉部和气管表面的麻醉，可防止因刺激气道而诱发支气管痉挛。

（二）处理

(1) 明确诱因、消除刺激因素，若与药物有关应立即停用并更换之。

(2) 如因麻醉过浅所致，则应加深麻醉。

(3) 面罩吸氧，必要时施行辅助或控制呼吸。

(4) 静脉输注皮质类固醇类药（如氢可的松和地塞米松）、氨茶碱等，两药同时应用可能收效更好。若无心血管方面的禁忌，可用 β 受体激动药如异丙肾上腺素稀释后静脉点滴或雾化吸入。目前，还可采用选择性受体激动药，尤其适用于心脏病患者。

五、张力性气胸

在麻醉过程和手术后发生张力气胸，多与有创性监测，手术麻醉的操作不当有关。对此并发症能未及时的发现和处理，而引起一侧或两侧受压萎陷，肺泡无法进行通气，使肺通气／血液灌流严重失衡，患者出现极端呼吸困难，且因大量未氧合的血液掺杂于动脉血内，出现显著紫绀和低氧血症，以及急性呼吸衰竭的临床表现。由于患侧胸内的高压，足以把纵隔推向健侧，心脏移位和腔静脉回心血流的受阻，引起排血量显著下降，严重低血压或休克。若不立即解除张力气胸，患者可在短时间因呼吸循环衰竭而致死。

对张力气胸患者应立即采取措施，除了给予必要的呼吸循环支持外；应在无菌条件下，用粗径针头对患侧经锁骨中线第 2 或第 3 肋间进行穿刺抽气。如果抽气后症状仍不缓解或需多次抽气时，则应在胸腔内置管进行闭式胸腔负压吸引，以促进萎陷肺的复张。同时应积极预防感染。

六、高血压

全身麻醉恢复期，随着麻醉药作用的消退，疼痛不适以及吸痰、拔除气管内导管的刺激等原因极易引起高血压的发生。尤其先前有高血压病史的几占一大半，且多始于手术结束后 30 min 内。如果在术前突然停用抗高血压药物，则发生高血压情况更呈严重。高血压的发生率为 4% ～ 6%。

预防和处理：

(1) 首先要发现和了解引起高血压的原因，并给以相应的处理，如施行镇痛术，呼吸支持以纠正低氧血症以及计算液体的出入量以减缓输液的速率或输入量，

(2) 减少不必要的刺激：使患者处于安静姿态。当患者呼吸功能恢复和血流动力学稳定时，应尽早拔除导管，为了减少拔管时的刺激和心血管副反应，可在操作前 5 ～ 3 min 给以地西泮 0.1 mg/kg 或咪达唑仑 1 ～ 2 mg 和 1% 利多卡因 (1 mg/kg)。有报告在拔管前 20 min 用 0.02% 硝酸甘油 4 μg/kg，经双鼻孔给药，可防止拔管刺激引起高血压。

(3) 药物治疗：由于多数患者并无高血压病史，且在术后 4 h 内高血压能呈缓解，故不必应用长效抗高血压药物。值得选用的药物：①硝普钠的优点在于发挥药效迅速，且停止用药即可反转。对动脉、静脉壁均有直接的扩张效应。一般多采用持续静脉点滴给药，开始可以 0.5 ～ 10 μg/(kg·min) 给药达到可以接受的血压水平。但应密切监测动脉血压的动态。适时调整给药速率。②压宁定若在拔管时给以 0.5 mg/kg，可有效预防当时高血压反应和维持循环功能的稳定。③ β- 受体阻滞剂如拉贝洛尔 (labetalol) 和艾司洛尔 (esmolol)，前者兼有 α 和 β 受体阻滞的作用，常用来治疗术后高血压。但对 β 受体阻滞更为突出。由于负性变力性效应使血压降低。艾司洛尔为超短效 β 受体阻滞药，对处理术后高血压和心动过速有效。但因半衰期短应予持续静脉点滴给药，依据血压的反应调节给药速率，相当于 25 ～ 500 μg/(kg·min)。④对高龄、体弱或心脏功能差的患者，则可采用硝酸甘油降压。它对心脏无抑制作用，可扩张冠脉血管，改善心肌供血和提高心排血量。停药后血压恢复较缓，且较少发生反跳性血压升高。

七、急性心肌梗死

麻醉期间和手术后发生急性心肌梗死，多与术前有冠心病，或潜在有冠脉供血不足有关。同时又遭受疾病、疼痛和精神紧张的刺激，以及手术和麻醉等的应激反应，都将进一步累及心肌耗氧和供氧间的平衡，任何导致耗氧量增加或心肌缺氧都可使心肌功能受损，特别是心内膜下区。有资料表明，非心脏手术的手术患者围术期心肌缺血的发生率可高达 24% ～ 39%，冠心病患者中可高达 40%。如果发生心肌梗死的范围较广，势必影响到心肌功能，排血量锐减，终因心泵衰竭而死亡。尤其是新近 (6 个月以内) 发生过心肌梗死的患者，更易于出现再次心

肌梗死。

（一）预防

对手术患者，特别是有高血压或冠状动脉供血不足的患者，要力求心肌氧供求的平衡，在降低氧耗的同时，还要提高供氧，如减轻心脏做功（高血压的治疗），改善和保持满意的血流动力学效应（如麻醉方法选择、纠正心律失常、洋地黄化等提高供氧如纠正贫血以提高携氧能力，保持满意的冠状动脉灌注压和心舒张间期。术前对患有心肌供血不足患者应给以必要药物治疗和镇静药。对心肌梗死患者的择期手术，尽量延迟到 4 ～ 6 个月以后再施行，如此可把再梗死的发生率降至 15%。两者相距的时间越短，则再发率越高。再发心肌梗死患者的死亡率可高达50% ～ 70%。

（二）处理

处理措施包括：①麻醉期间或手术后心肌梗死的临床表现很不典型，主要依据心电图的提示和血流动力学的改变，宜及时请心血管专科医师会诊和协同处理。②必不可少的血流动力学监测如平均动脉压、中心静脉压、体温、尿量，以及漂浮导管置入，以便进一步了解肺动脉压(PAP)、肺毛细血管楔压 (PCWP) 和左心室舒张末压 (LVEDP) 等。③充分供氧，必要时行机械性辅助呼吸。④暂停手术，或尽快结束手术操作。⑤应用变力性药物如多巴胺、去甲肾上腺素以保持冠状动脉血液灌注。近年有推荐用多巴酚丁胺具有较强的变力性效应。但变时性和诱发心律失常要比异丙肾上腺素少见。变力性药物可使心肌氧耗量增加。如并用血管扩张药硝酸甘油或硝普钠，不仅可降低心肌氧耗量，且将提高心脏指数和降低已升高的 LVEDP。⑥处于心源性休克或低血压状态的治疗。应用辅助循环装置 - 主动脉内囊扶助 (IABA) 即反搏系统，通过降低收缩压，减少左心室作功，使心肌氧耗量随之下降，同时还增加舒张压，有利于冠状动脉血流和心肌供氧。⑦其他对症治疗，如应用镇静和镇痛药（罂粟碱或吗啡）。

八、急性肺栓塞

急性肺栓塞是指来自外源性或内源性栓子突然堵塞肺动脉或分支引起肺循环障碍，使其所累及肺区组织血流中断或极度减少，引起相应的病理生理和临床上的综合征。栓子的来源，大多数是由于盆腔内静脉或下肢深静脉血栓的脱落，空气、脂肪、肿瘤细胞脱落、羊水和肺动脉血栓形成等在也是手术期发生肺栓塞的原因。充血性心力衰竭及心房纤颤患者的栓子可来自右心房或右心室的血栓脱落。尽管肺栓塞的发生与麻醉没有直接相关，但仍是围手术期的肺部重要并发症之一。

急性肺栓塞的后果主要取决于栓子的大小和栓塞部位、范围。若其主要的肺血管血流被阻断，则迅速引起肺动脉高压、缺氧、心律失常、右心衰竭和循环衰竭而致死；也可因神经反射引起呼吸和心搏骤停。值得注意的，引起肺血管阻力增加，除了机械性因素外，还有细胞因子和介质，如血小板活化因子、内皮素、花生四烯酸的代谢物（血栓素、前列环素），以及白三烯肽类 5- 羟色胺等都能诱发肺血管的收缩。据文献报告，肺栓塞极易被临床上漏诊，仅10% ～ 30% 能在生前作出诊断，尤其肺小动脉栓塞多在尸检时方被发现。

（一）预防

如下措施有助于降低肺栓塞的发生：①避免术前长期卧床。②下肢静脉曲张患者应用弹力袜，以促进下肢血液循环。③治疗心律失常，纠正心力衰竭。④对红细胞比容过高患者，宜行血液稀释。⑤对血栓性静脉炎患者，可预防性应用抗凝药。⑥保持良好体位，避免影响下肢血流。⑦避免应用下肢静脉进行输液或输血。⑧一旦有下肢或盆腔血栓性静脉炎时，应考虑手术治疗。

（二）处理

对急性大面积肺栓塞的治疗原则是进行复苏、纠正和支持呼吸与循环衰竭。其主要方法包括吸氧、镇痛，控制心力衰竭和心律失常，抗休克和抗凝治疗。若临床上高度怀疑有急性肺栓塞，且又无应用抗凝药的禁忌，则可应用肝素，或链激酶、尿激酶进行血栓溶解。

胸外心脏按压术有可能引起栓子破碎而分散远端小血管，从而有改善血流之可能。有的患者可在体外循环下进行肺内栓子摘除术。

静脉内气栓：①充分给予纯氧吸入不仅是纠正低氧血症，且可通过与气泡内的压力差使氮从气泡内逸出而缩小气泡的体积。②可迅速进行扩容以提高静脉压，防止气体进一步进入静脉循环。③应用中心静脉导管或肺动脉导管置入右心房吸出空气，其效果取决于患者体位、导管位置，但有可能吸出 50% 的气体。行高压氧舱治疗并非第一线的措施，只对伴有神经系统症状的一种辅助疗法。

所谓反常性栓塞 (paradoxicalembolism) 系指空气或气体进入静脉系统而却达到体动脉循环，并出现末端动脉阻塞的症状。其发生的可能机制：①气体通过未闭的卵圆孔进入体循环，当静脉内发生气栓时使肺动脉压力增高，右心房压力也随之升高，为气泡通过未闭卵圆孔提供了方便的条件。另一可能，是进行机械性通气时采用 PEEP 模式，使左心房压力的下降在未闭卵圆孔两侧出现压力差，使气泡从静脉系统逸入体循环。②动物实验表明，大量 (> 20 mL) 或小量气体 (11 mL/min) 持续进入静脉系统，也会在动脉内出现气泡，尽管不存在有解剖学上缺陷。资料表明，多种麻醉药可使肺循环滤过气栓子的能力削弱；特别吸入性麻醉药有可能解除静脉内气泡逸入体动脉的界限。由此可见，任何静脉内气栓都有可能演变为动脉气栓。

对动脉内气栓治疗首要目的，在于保护和支持生命器官的功能，进行心肺复苏。如上所述，必须提高氧的浓度。患者应处于平卧位，任何头低位都将加重脑水肿的发生，何况气泡的浮力不足以阻挡血流把气泡推向头部。

九、躁动

全麻恢复期，大多数患者呈嗜睡、安静或有轻度定向障碍和脑功能逐渐恢复趋于正常，但仍有部分患者出现较大的情感波动，表现为不能控制的哭泣和烦躁（躁动）不安。躁动的出现除了与术前、术中用药有关外，术后疼痛可能是引起躁动的重要因素。对强烈躁动的患者必要时应予适当的防护措施，以防止患者本身或 PACU 人员造成伤害。

预防和处理：

(1) 维持合适的麻醉深度、充分的术后镇痛，保持充分通气供氧和血流动力学的稳定，避免不良的刺激，外环境的安静对患者平稳的恢复也很重要。

(2) 消除引起躁动的因素，包括减少或即时拔除有创性各种导管和引流管刺激，定时地变动患者体位不仅有利于呼吸功能改善，且避免长时间固定体位的不适。必要时适当地应用镇痛药和镇静药。

(3) 防止因躁动引起的患者自身的伤害，定时进行动脉血气分析，以免发生低氧血症或二氧化碳的潴留。

十、全麻后苏醒延迟

全身麻醉包括吸入性、静吸复合、全凭静脉麻醉，在停止给药后，患者一般在 60～90 min 当可获得清醒，对指令动作、定向能力和术前的记忆得以恢复。若超过此时限神志仍不十分清晰，可认为全麻后苏醒延迟。苏醒时间除了与患者个体生理和病理状态有关外，还与麻醉药血、气分配系数和肺泡通气功能直接相关，患者肺泡通气不足则是苏醒延迟最常见的原因。还与麻醉前用药，诱导和维持麻醉的药物，复合的用药如阿片类、肌肉松弛药、神经安定药的剂量和持续时间等也是影响因素。但对苏醒延迟还应该考虑其他影响的因素，以排除酸碱平衡失调和电解质紊乱、伴发疾病或并发症引起昏迷之可能，及时予以纠正和生命支持。

（一）药物作用时间的延长

用药过量，仍是全麻后苏醒延迟的最常见原因。若按体重计算的药物剂量未必过大，但由于患者伴有低蛋白血症，使血内游离的药物水平增高而出现抑制的深化。在相同吸入浓度下，控制性呼吸要比自主呼吸更易于加深麻醉。为了避免麻醉过浅，频繁追加咪达唑仑或阿片类药物。在静吸麻醉中。应用咪达唑仑苏醒时间要比异丙酚延迟。在诸因素中药物消除排出时间的延长，也是常见的原因。如脂溶性强的吸入药如甲氧氟烷、氟烷自体内排出时间＞异氟烷、安氟烷＞地氟烷，且苏醒也与麻醉持续时间成正比。手术后通气不足，减少了肺泡内与静脉内麻醉药张力的梯度，使药物排出时间延长。

高龄、营养不良，低温或多种药物的并用都将影响肝代谢功能，降低药物在肝内代谢的速率。又如氯胺酮在肝内生物转化影响着对中枢神经系统的效应，因此肝功能异常患者其苏醒延迟。同样，肾功能障碍患者使非极化肌肉松弛药作用延长。

（二）代谢性疾病

全身代谢性紊乱会引起麻醉后期的中枢神经系统的抑制，故应与麻醉药的残留效应相鉴别。另一方面，代谢性脑病也将提高对抑制性药物的敏感性。

低氧症、高碳酸血症和酸中毒常见于手术麻醉的后期，此时患者可能已恢复自主呼吸，但通气量却显得不足，而麻醉人员也易失于严密的观察。特别与如下因素有关：患者因素（＞60岁、糖尿病和肥胖体型）；外科因素（急症手术且手术时间＞4 h)；麻醉因素[如麻醉用药，以硫喷妥钠诱导或芬太尼＞2.0 μg/(kg•h)]。这些因素不仅影响呼吸功能的恢复，也延缓了吸入麻醉药的排出。某些慢性肺部疾病患者可因吸入高浓度氧而出现高碳酸血症，发生 CO_2 麻醉而不伴有低氧症。

肝、肾功能障碍都会影响全麻后的苏醒时间，将延长巴比妥类的睡眠时间；对严重肝功损害患者即使用正常剂量的吗啡，也会诱发昏迷的可能。还有甲状腺功能低下或肾上腺功能严重障碍患者，也将延迟患者的苏醒时间，还应该注意糖尿病患者发生低血糖性昏迷，尽管在手术和麻醉的应激下易于发生高糖血症。但由于应用胰岛素和口服抗血糖药物作用时间的重叠，或由于禁食和术中过度限制含糖溶液的输入而造成低血糖。造成昏迷和代谢性酸中毒。所以在手术过程中，监测患者的尿糖和血糖是很重要的。另一重要的代谢性脑病是高糖高渗性非酮症昏迷（HHNKC)，此综合征在临床上并不多见，若不及时地诊断和治疗，其死亡率仍在50%左右。患者无糖尿病史，但多伴有严重疾病如脓毒症、胰腺炎或肺炎等，或进行过腹膜透析或血液透析，加之静脉输入大量高渗性葡萄糖液或静脉高营养，有时因输入高渗性甘露醇而加速其利尿脱水。

除了患者临床表现和用药史外，实验室检查也是诊断的重要依据。血糖水平 > 6 000 mg/L，血浆容量渗克分子浓度 (osmolarity) 明显升高，但无酮体出现；常存在氮血症和低钾血症。一般发病缓慢，在手术麻醉后期发生昏迷。确诊后，可用常规胰岛素 50 U 静脉注射，初步降低血糖水平，若血糖水平下降过快，则有可能发生急性脑水肿。纠正脱水则输入大量 0.45% 生理盐水，补充钾以利于细胞利用葡萄糖。

(三) 中枢神经系统损伤

全麻后苏醒的延迟或昏迷，可能由于大脑缺血缺氧、脑出血或脑栓塞引起的损害。

脑缺血，多与原来患者的疾病有关，如糖尿病、高血压和脑血管疾病，尤其是老年患者。所以进行控制性低血压过程，其降压幅度不宜过大 (>原水平的 30% ~ 60%)，降压速率和低血压持续时间也不宜太快太长。头高位 (< 30°) 或坐位时，加之血容量不足更易引起脑缺血。此外，其他不当的体位如颈极度屈曲或后仰，以及旋转，甚至手术器械的牵拉等都会影响到椎血管或颈部血流的供应，而导致脑的缺血缺氧。

脑出血、脑栓塞 (包括气栓) 的发生，或有抗凝血治疗、高血压和脑心脏手术的病史；待麻醉药作用消除后，可出现神经系统损伤定位体征。当然，进行颅脑 X 射线摄片，CT 或核磁共振扫描是确诊的重要依据。

处理原则：①支持疗法，无论何种原因引起的苏醒延迟，首先是保持充分的通气 (包括机械性通气)，补充血容量的不足，保持电解质的平衡。②实验室检查，包括血清 K^+、Na^+、Cl^- 水平，血糖，酮体；动脉血气分析以及尿常规 (尿糖、酮体)。若有异常，则可行纠正 - 采用相应治疗。③若是吸入性药物麻醉过深，在停止给药并保持充分通气后，当可逐渐苏醒，不必盲目应用呼吸兴奋药。若疑为麻醉性镇痛药和肌肉松弛药联合用药的残留作用，除了进行肌肉松弛的监测外，一般可先拮抗麻醉性镇痛药 (如钠络酮) 的效应，随后再拮抗肌肉松弛药的残留效应。

十一、术后恶心与呕吐

术后的恶心与呕吐 (PONV) 是全麻后很常见的问题。尽管不是严重的并发症，但仍造成患者的不安不适而影响休息；甚至延迟出院的时间。尤其是非住院患者的手术。PONV 发生率为 20% ~ 30%。

(一) 易于发生 PONV 的危险因素

(1) 倾向性因素包括年轻患者，妇女，早期妊娠，月经周期的天数 (与排卵和血内黄体酮的水平有关)，以及糖尿病和焦虑的患者。

(2) 胃容量增加，如肥胖、过度焦虑等。

(3) 麻醉用药与方法：全麻远比区域性麻醉或局部麻醉多见；用药以氧化亚氮、乙醚酯和氯胺酮，以及新斯的明为多见。

(4) 手术部位与方式如手术时间、牵拉卵巢和宫颈扩张术，以及腹腔镜手术，斜视纠正术，中耳的手术等为多见。

(5) 手术后的因素，如疼痛、应用阿片类药、运动、低血压和大量饮水等。胃肠减压导管刺激也常引起呕吐。

对术前有明显发生 PONV 倾向的患者，才考虑采用药物预防，一般不需预防性用药。

(二) 治疗

用来预防和治疗恶心、呕吐的药物主要有如下几类。

1. 丁酰苯类 (butyrophenones)

常用的药物为氟哌利多是强效神经安定药。通过对中枢多巴胺受体的拮抗而发挥镇吐效应，又不影响非住院患者的出院时间。当 > 20 μg/kg 时将呈明显的镇静作用可延长出院时间。有报告指出，小剂量氟哌利多与甲氧氯普胺并用时，对腹腔镜胆囊切除术的镇吐作用要比恩丹西酮效果好。如剂量过大时则可出现负效应，包括运动障碍、好动和烦躁不安的反应。

2. 吩噻嗪类

此类药物抗呕吐的作用，可能是通过阻断中枢化学触发带多巴胺受体所致。如多年来应用氯丙嗪和异丙嗪来拮抗阿片类药物引起的恶心、呕吐。但有可能发生低血压、重度镇静而影响出院时间，特别是可能发生锥体系统的症状如烦躁不安和眼球旋动等。

3. 胃动力性药

甲氧氯普胺和多潘立酮为胃动力性药。以促进胃和小肠运动，提高食管下括约肌的张力。甲氧氯普胺 (20 mg 静脉注射或 0.2 mg/kg 静脉注射) 可预防 PONV，由于其半衰期短应在即将结束手术前给药，以保证术后早期的药效。

4. 抗胆碱能药

传统的抗胆碱能药物有阿托品、格隆溴铵和东莨菪碱，它们具有止涎和解迷走神经效应。但由于这些药物负效应较为突出，如口干、谵妄、瞳孔扩大和眩晕等而限制了应用。

5. 抗组胺药

茶苯醇胺和羟嗪主要作用于呕吐中枢和前庭通路可用于预防 PONV 的发生，尤宜用于治疗运动病和中耳手术后的患者。

6.5- 羟色胺拮抗剂

由于发现 5- 羟色胺 (5-HT) 在细胞毒药物引起呕吐中所发生的病理生理作用，因此启发人们用 5-HT 拮抗剂如恩丹西酮、granisetmdolasetron 等对 5-HT 受体有高度选择性能有效预防和治疗 PONV，且无多巴胺受体拮抗剂毒覃碱或组胺拮抗剂的负效应。但偶可出现镇静、焦虑、肌张力失常，视力紊乱和尿潴留等负效应，对呼吸和血流动力学无明显的影响。静脉输注时，可发生无症状性 QRS、PR 间期的延长。预防性用量为 0.05 ～ 0.20 mg/kg，静脉注射或口服。由于目前此类药物的耗费高昂，而影响其广泛常规的应用。

7. 非药物性疗法

非药物性疗法首先当推荐应用针刺 (acupuncture) 疗法在防止恶心和治疗 PONV 时取得良好的疗效，并为国际权威杂志和书籍所引用。

十二、恶性高热

恶性高热 (MH) 是由于在 MH 易感者 (包括人类和动物) 由挥发性吸入麻醉药和琥珀胆碱所触发的骨骼肌异常高代谢状态，是以体温升高代谢急剧增加及高病死率为特征的临床症候群。其发病率虽低，但发病突然，进展迅速而且凶猛，如无特殊药则病死率很高。恶性高热是 20 世纪 60 年代正式命名，70 年代提出应用琥珀胆碱麻醉诱导后出现咬肌僵硬与 MH 有关；1981 年成立美国 MH 协会。MH 在人类不同种族中均有报道，以白种人多发，儿童发病率 (1/5 000) 明显高于成人 (1/50 000)。儿童好发年龄多在 10 岁以下。男性多于女性。MH 以先天性疾病如斜视、上睑下垂、特发性脊柱侧弯、胳疝等多见，在其他外科疾病也有报道。

（一）治疗

一旦考虑为恶性高热时，应立即终止吸入麻醉药，并用高流量氧气（大于 20 L/min）进行过度通气，尽快完成手术。同时马上通知手术室抢救人员开始下列治疗措施。

1. 尽早静脉注射恶性高热的特效药丹曲洛林直至 MH 症状消失

目前我国尚无此药，资料显示丹曲洛林开始剂量为 2 mg/kg，根据临床和实验室检查可重复使用至代谢性酸中毒已纠正，血浆肌红蛋白水平已降到正常，通常该药剂量的高限为 10 mg/kg。应当强调的是丹曲洛林应尽早使用，因为发生循环衰竭、肌肉血流灌注不佳时，丹曲洛林则不能发挥其作用。其作用机制为降低肌浆网释放钙离子，抑制骨骼肌的收缩力，在肌肉兴奋-收缩耦联水平上发挥作用，而不影响神经肌肉接头的功能，对骨骼肌纤维膜电活动无影响。

2. 立即开始降温

中心体温降至 38℃时停止降温，具体方法可采用物理降温、胃内冰盐水灌洗、静脉输注冷盐水、体外循环降温等措施。

3. 纠正高血钾及酸中毒

(1) 纠正酸中毒，静脉滴注碳酸氢钠 2～4 mEq/kg，并根据血气结果进行调整。

(2) 治疗心律失常，首选普鲁卡因胺 3 mg/kg 静脉滴注，最大剂量 15 mg/kg。

(3) 尽早建立有创动脉压监测。

(4) 应用大剂量肾上腺皮质激素。

(5) 注意液体出入平衡，适当应用升压药、利尿药等，以稳定血流动力学，保护肾功能。

(6) 手术后加强监护治疗，确保患者安全度过手术期。

（二）预防

(1) 详细询问病史，特别注意有无肌肉病、麻醉后高热等个人和家族史。

(2) 可疑 MH 的患者，应避免使用诱发 MH 的药物，如氟烷及所有挥发性麻醉药、琥珀酰胆碱、钙通道阻滞剂等。

(3) 麻醉诱导采用琥珀酰胆碱时，应注意有无异常肌强直。麻醉过程中除了常规检测血压、脉搏、心电图外，还应检测呼气末 CO_2 及体温。特别是呼气末 CO_2 检测对于 MH 的早期诊断具有重要的作用。

(4) 术前及术中对患者的临床表现及实验室检查进行粗略估计 MH 的可能性，尽量做到早期诊断、早期治疗。

目前，国内有一些散在的 MH 个案报道，但对 MH 的病理生理改变尚认识不足，对 MH 预测性的实验室检查亦未建立，而且一旦围术期发生 MH，很难作出早期诊断和早期处理，且我国尚无特效药丹曲洛林，因此待考虑为 MH 时，病程已发展到晚期。即使采用现代化的治疗手段也难以奏效。因此应积极开展该方面的研究、提高对 MH 的认识，将预防工作放到首位。